中医医师规范化培训结业理论考核通关系列

中医医师规范化培训结业理论考核拿分考典

中医医师规范化培训结业理论考核命题研究组　编

全国百佳图书出版单位
中国中医药出版社
·北　京·

图书在版编目（CIP）数据

中医医师规范化培训结业理论考核拿分考典／中医医师规范化培训结业理论考核命题研究组编．--北京：中国中医药出版社，2024．10．--（中医医师规范化培训结业理论考核通关系列）．--ISBN 978－7－5132－8896－5

Ⅰ．R2

中国国家版本馆 CIP 数据核字第 2024Q5M440 号

中国中医药出版社出版

北京经济技术开发区科创十三街 31 号院二区 8 号楼

邮政编码　100176

传真　010－64405721

河北品睿印刷有限公司印刷

各地新华书店经销

开本 787×1092　1/16　印张 40.75　字数 1063 千字

2024 年 10 月第 1 版　2024 年 10 月第 1 次印刷

书号　ISBN 978－7－5132－8896－5

定价　178.00 元

网址　www.cptcm.com

服务热线　010－64405510

购书热线　010－89535836

维权打假　010－64405753

微信服务号　zgzyycbs

微商城网址　https://kdt.im/LIdUGr

官方微博　http://e.weibo.com/cptcm

天猫旗舰店网址　https://zgzyycbs.tmall.com

如有印装质量问题请与本社出版部联系（010－64405510）

使用说明

中医医师规范化培训结业理论考核是对中医医师能否顺利完成从理论到临床过渡的一次系统性检验，旨在评价该医师是否具有良好的职业道德，扎实的中医基础理论、专业知识和临床技能，是否掌握必要的西医学临床知识和技术，是否具备规范独立处理本专业常见病、多发病及某些疑难危重病证的能力。

中医医师规范化培训结业理论考核为全国统一命题考试。为帮助考生顺利通过考试，我们组织专家编写了这套《中医医师规范化培训结业理论考核通关系列》丛书，包括拿分考典、表格速记、习题集（全解）、模拟试卷（精解）。

本书紧扣2024版最新考纲编写，从命题的角度出发，突出考试重点和得分点。全书涵盖中医内科学、中医外科学、中医妇科学、中医儿科学、中医骨伤科学、针灸推拿康复学、中医眼科学、中医耳鼻咽喉科学、卫生法规与医学伦理，每单元均有重点提示，指出要求掌握的内容和程度，“★★★”为重点掌握，“★★”为熟悉，“★”为了解，全面、详尽梳理知识点，高频考点标色，对指导复习极具实用性。

希望此书能帮助考生高效备考，顺利通过考核！

目　录

第一部分

中医内科学

第一章 肺系病证

第一单元 感冒

重点提示 感冒的病因病机、临床表现与诊断、鉴别诊断、辨证论治（★★★）。

一、定义

感冒系外感风邪，客于肺卫，以恶寒、发热、鼻塞、流涕、咳嗽、头身疼痛为主要临床表现。

二、病因病机

1. 常见病因 外感六淫、时行疫毒。
2. 基本病机 邪犯肺卫，卫表不和。病位在肺卫。

三、临床表现与诊断

临证以卫表及鼻咽症状为主，可见鼻塞、流涕、多嚏、咽痒、咽痛、周身酸楚不适、恶风或恶寒，或有发热等。风邪有夹暑、夹湿、夹燥的不同，还可见相关症状。病程一般3～7天，四季皆可发病，而以冬、春两季为多。

四、鉴别诊断

1. 风温 初症类感冒，但病势急骤，寒战发热甚至高热，汗出后热虽暂降，但脉数不静；传变入里可见神昏、惊厥、谵妄。

2. 时行感冒 病情较重，发病急，全身症状显著，可发生传变，化热入里，继发或合并他病，具有广泛的传染性、流行性。

五、辨证论治

1. 辨证要点 首先应辨普通、时行感冒；其次须辨别虚证、实证感冒；再次还要辨别风寒、风热、暑湿感冒。

2. 治疗原则 解表达邪。

3. 分证论治

	证型	证候		治法	方药
实证感冒	风寒束表证	恶寒重，发热轻，无汗，头痛	苔薄白，脉浮紧	辛温解表，宣肺散寒	荆防败毒散
	风热犯表证	恶寒轻，身热较著，流黄浊涕	苔薄黄，脉浮数	辛凉解表，疏风清热	银翘散
	暑湿伤表证	心烦口渴，渴不多饮	苔黄腻，脉濡数	清暑祛湿解表	新加香薷饮

续表

	证型	证候		治法	方药
虚证感冒	气虚感冒证	咳痰无力，气短懒言，反复易感	舌淡苔白，脉浮无力	益气解表，调和营卫	参苏饮
	阴虚感冒证	口干咽痛，干咳少痰	舌红少苔，脉细数	滋阴解表	加减葳蕤汤
	阳虚感冒证	面色㿠白，语声低微，四肢不温	舌淡胖，脉沉细无力	助阳解表	麻黄附子细辛汤

第二单元　咳嗽

重点提示　咳嗽的病因病机、临床表现与诊断、鉴别诊断、辨证论治（★★★）。

一、定义

咳嗽是以发出咳声或伴有咳痰为主症的疾病。有声无痰为咳，有痰无声为嗽，临床上多表现为痰声并见，难以截然分开，故以咳嗽并称。

二、病因病机

咳嗽按病因分外感咳嗽和内伤咳嗽两类。

1. 病因　①外感六淫（六淫外邪犯肺，肺气壅遏不畅）。②内邪干肺（脏腑功能失调）。

2. 病机　邪犯于肺，肺气上逆。病位在肺，与肝脾有关，久则及肾。内伤咳嗽的病理因素主要为痰、火。

三、临床表现与诊断

外感咳嗽，起病急，病程短，常伴肺卫表证。内伤咳嗽，常反复发作，病程长，多伴其他兼症。急性咳嗽<3周，亚急性咳嗽为3～8周，慢性咳嗽>8周。

四、鉴别诊断

1. 肺痨　感染痨虫所致，有传染性，常见咳嗽、咯血、潮热、盗汗、消瘦等症。X线胸部检查能确定病灶所在。

2. 肺胀　多见于老年人，有慢性肺系疾患病史，以咳嗽、咳痰、喘息气促、胸部膨满、憋闷如塞、面色晦暗为特征，或见唇舌紫绀，颜面四肢浮肿，症状反复发作，时轻时重，经久不愈。

3. 喘证　临床上常咳、喘并见，二者均为肺气上逆，但咳嗽以气逆有声为主；喘证以呼吸困难为主。

五、辨证论治

1. 辨证要点　首辨外感内伤，其次辨证候虚实，最后辨咳嗽、咳痰的特点。

（1）辨外感内伤：

	外感	内伤
病史新久	多为新病	久病，常反复发作

续表

	外感	内伤
起病缓急	急	缓
病程	短	长
兼症	常伴肺卫表证：恶寒、发热、头痛	可伴他脏见证
病性	邪实	虚实夹杂

（2）辨证候虚实：①外感咳嗽：风寒、风热、风燥为主，属邪实。②内伤咳嗽：痰湿、痰热、肝火多为邪实正虚，肺阴亏耗则属正虚或虚中夹实。

（3）辨咳嗽及咳痰特点：

咳嗽特点	早晨咳嗽，阵发加剧，咳嗽连声重浊，痰出咳减	多属痰湿或痰热咳嗽
	午后、黄昏咳嗽加重，或夜间有单声咳嗽，咳声轻微短促	多属肺燥阴虚
	夜卧咳嗽较剧，持续不已，少气或伴气喘	属久咳致喘的虚寒证
咳痰特点	咳而少痰	多属燥热、气火、阴虚
	咳痰多	常属湿痰、痰热、虚寒
	咳吐粉红色泡沫痰，咳而气喘，呼吸困难	多属心肺阳虚，气不主血
	味甜	属痰湿
	味咸	属肾虚

2. 治疗原则　咳嗽的治疗应分清邪正虚实。除直接治肺外，还应从整体出发，注意治脾、治肝、治肾等。

（1）外感咳嗽——实证——祛邪利肺，按病邪性质分风寒、风热、风燥论治。

（2）内伤咳嗽——邪实正虚——标实祛邪止咳；本虚扶正补虚。

3. 分证论治

	证型	证候		治法	方药
外感咳嗽	风寒袭肺证	咳嗽声重，气急，鼻塞流清涕，恶寒发热无汗	苔薄白，脉浮紧	疏风散寒，宣肺止咳	三拗汤 + 止嗽散
	风热犯肺证	咳嗽频剧，气粗，鼻流黄涕，恶风身热汗出	苔薄黄，脉浮数	疏风清热，宣肺止咳	桑菊饮
	风燥伤肺证	干咳无痰，口鼻干燥	苔薄黄，脉浮数	疏风清肺，润燥止咳	桑杏汤
内伤咳嗽	痰湿蕴肺证	痰多易咳，胸闷脘痞，食少体倦，便溏	苔白腻，脉濡滑	燥湿化痰，理气止咳	二陈平胃散 + 三子养亲汤
	痰热郁肺证	痰多质稠色黄，面赤身热	苔薄黄腻，脉滑数	清热化痰，肃肺止咳	清金化痰汤
	肝火犯肺证	咳逆阵作，咽干口苦，随情绪波动增减	苔薄黄少津，脉弦数	清肺泻肝，化痰止咳	黛蛤散 + 黄芩泻白散
	肺阴亏虚证	干咳，痰中带血，颧红，潮热，盗汗	舌红少苔，脉细数	养阴清热，润肺止咳	沙参麦冬汤

第三单元　哮病

重点提示　哮病的病因病机、临床表现与诊断、鉴别诊断、辨证论治（★★★）。

一、病因病机

1. 病因　①外邪侵袭。②饮食不当。③体虚病后。④情志刺激。

2. 病机　病位主要在肺，与肝、脾、肾关系密切。病理因素以痰为主，痰为“夙根”。哮病发作时的基本病机为“伏痰”遇感引触，痰随气升，气因痰阻，相互搏结，壅塞气道，气道挛急，通畅不利，肺气宣降失常，引动停积之痰，而致痰鸣如吼，气息喘促。

二、临床表现与诊断

1. 多与先天禀赋有关，可有家族史。

2. 发作时喉中哮鸣有声，呼吸困难，甚则张口抬肩，不能平卧，或口唇指甲发绀，约数分钟、数小时后缓解。

3. 呈反复发作性，常因气候变化、饮食不当、情志失调、劳累等因素而诱发。发作前多有鼻痒、打喷嚏、咳嗽、胸闷等先兆。

三、鉴别诊断

1. 喘证　哮病与喘证都有呼吸急促；哮必兼喘，而喘未必兼哮。哮指声响言，喉中有哮鸣声，是一种反复发作的疾病；喘指气息言，为呼吸急促困难，是多种急慢性疾病的一个症状。

2. 支饮　饮留胸膈，可有痰鸣气喘症状，但多由慢性咳嗽经久不愈，逐渐加重而成咳喘，病情时轻时重，发作与间歇的界限不清，以咳嗽和气喘为主。如《金匮要略·痰饮咳嗽病脉证并治》云：“咳逆倚息，短气不得卧，其形如肿，谓之支饮。”哮病间歇发作，突然起病，迅速缓解。

四、辨证论治

1. 辨证要点　①辨发作期与缓解期。②辨寒热。

2. 治疗原则　发时治标，平时治本。

（1）发作期：攻邪治标，祛痰利气。若发生喘脱危候，应急予扶正救脱。

（2）缓解期：扶正治本，阳气虚者应予温补，阴虚者则予滋养，分别采用补肺、健脾、益肾等法。

3. 分证论治

	证型	证候		治法	方药
发作期	寒哮证	哮鸣如水鸡声，形寒怕冷	苔白滑，脉浮紧	宣肺散寒，化痰平喘	射干麻黄汤
	热哮证	痰鸣如吼，气粗息涌，口苦，口渴喜饮	舌红苔黄腻，脉滑数	清热宣肺，化痰定喘	定喘汤
	寒包热哮证	胸膈烦闷，发热，恶寒，无汗	苔白腻罩黄，脉弦紧	解表散寒，清化痰热	小青龙加石膏汤/厚朴麻黄汤

续表

	证型	证候		治法	方药
发作期	风痰哮证	痰涎壅盛，声如拽锯，喘急胸满	苔厚浊，脉滑实	祛风涤痰，降气平喘	三子养亲汤
	虚哮证	声低，气短息促，动则喘甚	舌淡，脉细数	补肺纳肾，降气化痰	平喘固本汤
	哮喘脱证	喘息鼻扇，张口抬肩，气短息促，神志昏蒙	苔腻或滑，脉细数不清或浮大无根	补肺纳肾，扶正固脱	回阳急救汤+生脉饮
缓解期	肺虚证	气短声低，自汗畏风，咳痰色白，多因气候变化而诱发	舌淡苔白，脉细弱或虚大	补肺益气	玉屏风散
	脾虚证	食少便溏，痰多而黏	舌淡，苔白滑或腻，脉细弱	健脾益气	六君子汤
	肾虚证	呼多吸少，咳痰质黏，腰酸腿软	舌淡苔白质胖，或舌红少苔，脉沉细或细数	补肾纳气	金匮肾气丸/七味都气丸

第四单元　喘证

重点提示　喘证的病因病机、临床表现与诊断、鉴别诊断、辨证论治（★★★）。

一、病因病机

1. 病因　①外邪侵袭。②饮食不当。③情志所伤。④劳欲久病。

2. 病机　病位在肺、肾，涉及肝、脾、心。肺失宣降，肺气上逆；气无所主，肾失摄纳。

二、临床表现与诊断

以气短喘促，呼吸困难，甚至张口抬肩，鼻翼扇动，不能平卧，口唇发绀为特征。多有慢性咳嗽、哮病、肺痨、心悸等病史，每遇外感及劳累而诱发。

三、鉴别诊断

1. 气短　气短与喘证同为呼吸异常的疾病。但喘证以呼吸困难、张口抬肩甚至不能平卧为特征，实证气粗声高，虚证气弱声低；短气亦即少气，主要为呼吸浅促，或短气不足以息，似喘而无声。气短进一步加重，可呈虚喘表现。

2. 哮病　区分哮病与喘证之不同（见“哮病”）。

四、辨证论治

1. 辨证要点

（1）辨虚实

实喘	呼吸深长有余，呼出为快，气粗声高，伴有痰鸣咳嗽，脉数有力，病势多急
虚喘	呼吸短促难续，深吸为快，气怯声低，少有痰鸣咳嗽，脉象微弱或浮大中空，病势徐缓，时轻时重，遇劳则甚

（2）实喘辨外感与内伤

外感	起病急，病程短，多有表证
内伤	病程久，反复发作，无表证

（3）虚喘辨病变脏器

肺虚	劳作后气短不足以息，喘息较轻，常伴有面色㿠白，易汗出感冒
肾虚	静息时亦有气喘，动则更甚，伴有面色苍白、颧红，怕冷，腰酸膝软
心气、心阳衰弱	喘息持续不已，伴有发绀，心悸，浮肿，脉结代

2. 治疗原则　以虚实为纲。实喘治肺，祛邪利气；虚喘培补摄纳。

3. 分证论治

	证型	证候			治法	方药
实喘	风寒犯肺证	喘逆胸胀	痰带泡沫，恶寒，发热，无汗	苔薄白而滑，脉浮紧	宣肺散寒	麻黄汤＋华盖散
	表寒肺热证		息粗，鼻扇，形寒，身热	舌边红，苔薄白，脉浮数	解表清里，化痰平喘	麻杏石甘汤
	痰热郁肺证		身热有汗，痰多质黏色黄或夹有血色，口渴喜冷饮	舌红苔薄黄，脉滑数	清热化痰，宣肺平喘	桑白皮汤
	痰浊阻肺证		咳吐不利，口黏不渴	苔白腻，脉滑	祛痰降逆，宣肺平喘	二陈汤＋三子养亲汤
	肝气乘肺证	情志刺激诱发，息粗气憋，咽中如窒		苔薄，脉弦	开郁降气平喘	五磨饮子
	水凌心肺证	倚息难卧，咳痰稀白，心悸，唇甲青紫		舌淡胖，苔白滑，脉沉细或涩	温阳利水，泻肺平喘	真武汤＋葶苈大枣泻肺汤
虚喘	肺虚证	气怯声低，咳声低弱，自汗畏风		舌淡红，脉细数	补肺益气	生脉散＋补肺汤
	肾虚证	呼多吸少，气不得续，汗出肢冷		舌淡苔白或黑润，脉沉弱，或舌红少津，脉细数	补肾纳气	金匮肾气丸＋参蛤散
	喘脱证	张口抬肩，端坐不能平卧，稍动则咳喘欲绝		脉浮大无根	扶阳固脱，镇摄肾气	参附汤送服黑锡丹，配合蛤蚧粉

第五单元　肺胀

重点提示　肺胀的病因病机、临床表现与诊断、鉴别诊断、辨证论治、调护（★★★）。

一、病因病机

肺胀的发生，多因久病肺虚，痰瘀潴留，而致肺不敛降，气还肺间，肺气胀满，每因复感外邪诱使病情发作或加剧。病位在肺，涉及脾、肾、心等多个脏腑。

二、临床表现与诊断

1. 有长期慢性咳喘病史及反复发作，多见于老年人。典型的临床表现为喘息气促，咳嗽咳痰，胸闷如塞，心悸等，以咳、喘、痰、胀为特征。

2. 病程缠绵，时轻时重，日久可见面色晦暗，唇甲发绀，脘腹胀满，肢体浮肿，甚则喘脱等危重证候，病重可发神昏、动风、出血等症。

3. 常因外感而诱发，以寒邪为主，过劳、暴怒、炎热也可诱发。

4. 肺功能检查、胸部 CT 检查有助于诊断。

三、鉴别诊断

1. 哮病　是一种发作性的痰鸣气喘疾患，发病年龄较轻，发作时以喉中哮鸣有声，呼吸急促困难，甚则喘息不能平卧为主要表现，常突然发病，迅速缓解，且以夜间发作多见；如哮病进一步发展而伴持续的气喘、咳嗽、痰鸣，则归为肺胀。肺胀是包括哮病在内的多种慢性肺系疾病后期转归而成，每次因外感诱发而逐渐加重，经治疗后逐渐缓解，发作时痰瘀阻痹的症状较明显。

2. 喘证　以呼吸困难，甚则张口抬肩，鼻翼扇动，不能平卧为主要表现；可见于多种急慢性疾病的过程中，常为某些疾病的重要主症和治疗重点。肺胀由多种慢性肺系疾病迁延不愈，导致肺气胀满，不能敛降，喘咳上气仅是肺胀的一个症状。

四、辨证论治

1. 辨证要点　首辨标本虚实的主次；偏实者分清痰浊、水饮、血瘀的偏盛，偏虚者区别气（阳）虚、阴虚以及肺、心、肾、脾病变的主次。

2. 治疗原则　抓住治标、治本两个方面，祛邪与扶正共施，依其标本缓急，有所侧重。正气欲脱时则应扶正固脱，救阴回阳。

（1）标实者：根据病邪的性质，分别采取祛邪宣肺，降气化痰，温阳利水甚或开窍、息风、止血等法。

（2）本虚者：当以补养心肺、益肾健脾为主，或气阴兼调，或阴阳两顾。

3. 分证论治

证型	证候			治法	方药
外寒内饮证	胸部膨满	气短气急，咳痰呈泡沫状，口干不欲饮，周身酸楚，头痛，恶寒，无汗	舌暗淡，苔白滑，脉浮紧	温肺散寒，降逆涤痰	小青龙汤
痰浊壅肺证		短气喘息，稍劳即著，怕风汗多，脘痞纳少	舌暗，苔薄腻或浊腻，脉滑	化痰降气，健脾益气	苏子降气汤 + 三子养亲汤
痰热郁肺证		痰黄稠难咳，胸满烦躁，目胀睛突，口渴欲饮	舌质暗红，苔黄或黄腻，脉滑数	清肺化痰，降逆平喘	越婢加半夏汤/桑白皮汤
痰蒙神窍证		咳痰不爽，表情淡漠，嗜睡，甚或意识朦胧，谵妄，神志恍惚，撮空理线	舌暗红或淡紫，苔白腻或黄腻，脉细滑数	涤痰开窍	涤痰汤 + 安宫牛黄丸/至宝丹

续表

证型	证候			治法	方药
痰瘀阻肺证	胸部膨满	喉间痰鸣，喘息不得卧，胸部膨满，憋闷如塞，面色灰白而暗，唇甲发绀	舌质紫，舌下瘀筋增粗，苔腻，脉弦滑	涤痰祛瘀，泻肺平喘	葶苈大枣泻肺汤＋桂枝茯苓丸
阳虚水泛证		面浮肢肿，尿少怕冷，面唇青紫	舌体胖质暗，舌苔白滑，脉沉细	温阳化饮利水	真武汤＋五苓散
肺肾气虚证		呼吸浅短难续，声低气怯，张口抬肩，倚息不能平卧	舌淡或暗紫，苔白润，脉沉细无力	补肺纳肾，降气平喘	补虚汤＋参蛤散
肺脾两虚证		咳嗽，少食乏力，自汗怕风，腹胀，便溏	舌体胖大、齿痕，舌质淡苔白，脉细	补肺健脾，降气化痰	六君子汤＋玉屏风散

五、调护

1. 重视对原发病的治疗。饮食有节。
2. 加强体育锻炼，平时常服用扶正固本方药。
3. 既病之后，宜适寒温，预防感冒，避免接触烟尘。如因外感诱发，立即治疗。

第六单元　肺痈

重点提示　肺痈的病因病机、诊断、鉴别诊断、辨证论治、调护（★★★）。

一、病因病机

1. 病因　①感受外邪。②痰热素盛。③内外合邪。

2. 病机　邪热郁肺，蒸液成痰，邪阻肺络，血滞为瘀，痰热与瘀血互结，蕴酿成痈，血败肉腐化脓，肺络损伤，脓疡内溃外泄。

二、诊断

1. 发病急骤，常突然寒战高热，咳嗽胸痛，咳吐黏浊痰，经旬日左右，咳吐大量腥臭脓痰，或脓血相兼，身热遂降，症情好转，经数周逐渐恢复。

2. 有感受外邪的病史，多有原肺系其他痼疾。

3. 传统诊断方法。

验痰法	脓血浊痰吐入水中，沉者是痈脓，浮者是痰
验口味	口嚼生黄豆或生豆汁不觉有腥味者
验爪甲	可见“爪甲紫而带弯”，指端呈鼓槌样

4. 血白细胞总数、胸部X线片及支气管碘油造影、纤维支气管镜检查有助于诊断。

三、鉴别诊断

1. 咳嗽（痰热蕴肺证）　肺痈与痰热蕴肺证均见发热、咳嗽、咯吐脓痰、胸痛等症状。咳嗽痰热蕴肺证咳吐黄稠脓痰、量多，夹有血色，肺痈则咳吐大量腥臭脓血浊痰。

2. 风温　与肺痈初期极为类似，但肺痈之振寒、咳吐浊痰明显，喉中有腥味。风温起病多急，以发热、咳嗽、烦渴或伴气急胸痛为特征。经正确及时治疗后，邪在气分而解，如经 1 周身热不退，或退而复升，咳吐浊痰，应考虑肺痈可能。

四、辨证论治

1. 辨证要点　①辨病期。②辨顺逆，溃脓期是病情顺和逆的转折点。
2. 治疗原则　祛邪为原则——清热解毒，化瘀排脓。
3. 分证论治

分期	证候			治法	方药
初期	咳嗽、胸痛、发热	恶寒，痰量日渐增多	苔薄黄，脉浮数而滑	疏散风热，清肺化痰	银翘散
成痈期		汗出身热不解，咳吐黄绿色痰，喉间有腥味	苔黄腻，脉滑数有力	清热解毒，化瘀消痈	苇茎汤 + 如金解毒散
溃脓期		咳吐大量脓血痰，或如米粥，腥臭异常	舌红苔黄腻，脉滑数	排脓解毒	加味桔梗汤
恢复期		身热渐退，咳嗽减轻，痰液转为清稀	舌红苔薄，脉细数无力	益气养阴清肺	沙参清肺汤 + 竹叶石膏汤

五、调护

1. 健康宣教。自我调护，保持心情舒畅，做好防寒保温。
2. 生活作息有规律，饮食宜清淡，忌油腻厚味及一切辛辣刺激海腥之物。
3. 病程中，安静卧床休息，每天观察病情。
4. 定期复诊，治疗原发病等。

第七单元　肺痨

重点提示　肺痨的病因病机、诊断、鉴别诊断、辨证论治、调护（★★）。

一、病因病机

1. 病因

（1）感染痨虫。

（2）正气虚弱：①先天禀赋不足。②劳倦伤脾。③病后失养。④情志不遂，忧思过度。

2. 病机　痨虫蚀肺，肺阴耗损，阴虚火旺，阴损及阳。病位主要在肺，久则可传脾肾，也可涉及心肝。

二、诊断

1. 常有与肺痨患者的长期接触史。
2. 以咳嗽、咯血、潮热、盗汗、身体明显消瘦为典型表现。
3. 不典型患者仅感疲劳乏力，微咳，食欲不振，身体逐渐消瘦。
4. 痰涂片、血沉、结核菌素试验、结核分枝杆菌核酸检测、X 线片、支气管镜等检查可明确诊断。

三、鉴别诊断

1. 虚劳

	肺痨	虚劳
特点	是一个独立性疾病	是多种慢性虚损性疾病的总称
病理性质	以阴虚为主	五脏虚损
表现	主要为咳嗽、咯血、潮热、盗汗、身体逐渐消瘦等	可出现五脏气、血、阴、阳亏虚表现
传染性	有	一般无

2. 肺痿　肺部多种慢性疾患后期转归而成，肺痨、久嗽等导致肺叶痿弱不用，俱可成痿。以咳吐浊唾涎沫为主症。

四、辨证论治

1. 辨证要点　①辨病变部位。②辨病情轻重。
2. 治疗原则　补虚培元，抗痨杀虫。治疗以滋阴润肺为主。
3. 分证论治

证型	证候		治法	方药
肺阴亏损	干咳，胸部隐隐闷痛	舌边尖红，苔薄白，脉细或兼数	滋阴润肺	月华丸
虚火灼肺	呛咳气急，时时咯血，血色鲜红，急躁易怒	舌干红，苔薄黄或剥，脉细数	滋阴降火	百合固金汤+秦艽鳖甲散
气阴耗伤	咳嗽无力，气短声低，自汗与盗汗并见	舌光淡苔薄，脉细弱而数	益气养阴	保真汤
阴阳虚损	面浮肢肿，形寒肢冷	舌光淡隐紫，少津，脉细而数，或虚大无力	滋阴补阳	补天大造丸

五、调护

1. 健康宣教。自我调护，保持心情舒畅，做好防寒保温。
2. 生活作息有规律，饮食宜清淡，忌油腻厚味及一切辛辣刺激海腥之物。
3. 定期复诊，治疗原发病等。

第二章　心系病证

第一单元　胸痹

重点提示　胸痹的病因病机、临床表现与诊断、鉴别诊断、辨证论治、调护（★★★）。

一、病因病机

1. 病因　①寒邪内侵。②饮食不节。③情志失调。④劳倦内伤。⑤年迈体虚。

2. 病机　心脉痹阻（阳微阴弦）。病位在心，涉及肝、肺、脾、肾等脏。病理性质为本虚标实，虚实夹杂。本虚有气虚、气阴两虚及阳气虚衰；标实有血瘀、寒凝、痰浊、气滞。

二、临床表现与诊断

1. 膻中或心前区憋闷疼痛，甚则痛彻左肩背、咽喉、左上臂内侧等部位。呈发作性或持续不解。常伴有心悸气短，自汗，甚则喘息不得卧。

2. 胸闷胸痛一般几秒到几十分钟而缓解。严重者可有疼痛剧烈，持续不解，汗出肢冷，面色苍白，唇甲青紫，心跳加快，或心律失常等危象，可发生猝死。

3. 多见于中年以上，常因操劳过度，抑郁恼怒或多饮暴食，感受寒冷而诱发。

4. 心电图、动态心电图、运动试验等可明确诊断。必要时做心肌酶谱测定，心电图动态观察。

三、鉴别诊断

1. 悬饮　胸胁胀痛，持续不解，多伴有咳唾，转侧、呼吸时疼痛加重，肋间饱满，并有咳嗽咳痰等肺系证候。

2. 胃脘痛　与饮食相关，以胀痛为主，局部有压痛，持续时间较长，常伴有泛酸、嘈杂、嗳气、呃逆等胃部症状。

3. 真心痛　是胸痹的进一步发展，症见心痛剧烈，甚则持续不解，伴有汗出、肢冷、面白唇紫、手足青至节，脉微或结代等的危重急症。

四、辨证论治

1. 辨证要点　首先辨别虚实，分清标本；再辨病情轻重。

2. 治疗原则　先治其标，后治其本，先从祛邪入手，再予扶正，必要时可根据虚实标本的主次，兼顾同治。

（1）标实当泻，针对气滞、血瘀、寒凝、痰浊而疏理气机、活血化瘀、辛温通阳和泄浊豁痰，尤重活血通脉治法。

（2）本虚宜补，权衡心脏阴阳气血之不足，有无兼见肺、肝、脾、肾等脏之亏虚，补气温阳，滋阴益肾，纠正脏腑之偏衰，尤其重视补益心气之不足。

3. 分证论治

证型	证候		治法	方药
心血瘀阻证	心胸疼痛，如刺如绞，痛有定处，入夜为甚	舌质紫有瘀斑，苔薄，脉弦涩	活血化瘀，通脉止痛	血府逐瘀汤
气滞心胸证	时欲太息，情志不遂时易诱发或加重，得嗳气或矢气则舒	苔薄，脉细弦	疏肝理气，活血通络	柴胡疏肝散
痰浊闭阻证	痰多气短，体沉肥胖，遇阴雨天易发作或加重	舌体胖大，边有齿痕，苔浊腻，脉滑	通阳泄浊，豁痰宣痹	瓜蒌薤白半夏汤＋涤痰汤
寒凝心脉证	遇寒而发，手足不温，冷汗自出，胸闷气短，心悸	苔薄白，脉沉紧	辛温散寒，宣通心阳	枳实薤白桂枝汤＋当归四逆汤
气阴两虚证	心胸隐痛，时作时休，气短乏力，懒言声低	舌淡红，舌体胖且边有齿痕，苔薄白，脉虚细	益气养阴，活血通脉	生脉散＋人参养荣汤

续表

证型	证候		治法	方药
心肾阴虚证	虚烦不寐，腰膝酸软，盗汗，头晕耳鸣	舌红少津，苔薄，脉细数	滋阴清火，养心和络	天王补心丹 + 炙甘草汤
心肾阳虚证	面色㿠白，神倦怯寒，四肢欠温	舌淡胖，边有齿痕，苔白腻，脉沉细迟	温补阳气，振奋心阳	参附汤 + 右归饮

五、调护

1. 避免情绪波动。
2. 生活作息有规律，寒温适宜，饮食有节，宜低脂、低盐饮食，忌烟酒、浓茶。
3. 发病时加强病情观察，必要时给予吸氧，心电监护及保持静脉通道。

第二单元　心悸

重点提示　心悸的病因病机、临床表现与诊断、鉴别诊断、辨证论治、调护（★★★）。

一、病因病机

1. 病因　①体虚劳倦。②七情所伤。③感受外邪。④药食不当。

2. 病机　病位在心，与肝、脾、肾、肺密切相关。病理因素包括气滞、血瘀、痰浊、水饮。基本病机为气血阴阳亏虚，心神失养，或邪扰心神，心神不宁。

二、临床表现与诊断

1. 自觉心慌不安，心跳剧烈，神情紧张，不能自主，心搏或快速，或心跳过重，或忽跳忽止，呈阵发性或持续不止。

2. 伴有胸闷不适，易激动，心烦，少寐多汗，颤动，乏力，头晕等。中老年发作频繁者，可伴有心胸疼痛，甚至喘促，肢冷汗出，或见晕厥。

3. 常由情志刺激、惊恐、紧张、劳倦过度、饮酒饱食等原因诱发。

4. 心电图、血压、胸部 X 线片等检查有助于明确诊断。

三、鉴别诊断

1. 胸痹心痛　常有心慌不安，心搏快速，乏力头晕等证候，脉结或代，但以胸闷不适，心痛频作为主症。心悸是胸痹心痛的重要临床兼症。

2. 真心痛　以心前区或胸骨后刺痛，牵及肩胛两背为主症，并常伴较突出的心搏快速，神情紧张，不能自主，脉或数，或迟，或脉律不齐，常因劳累、受寒、饱餐、情绪过激等诱发，多突然发作，甚者心痛剧烈不止，唇甲发绀或手足青冷至节，呼吸急促，大汗淋漓，脉微欲绝，直到晕厥，病情岌岌可危。

3. 心衰　各证型均以心慌喘息、不能自主为主症，多为虚证，阳虚、气虚、心肺气虚、气阴两虚、心肾阳虚、阴阳两虚，心悸动则加重，多伴有不同程度的水肿、疲乏倦怠、不思饮食，患者可问及原发病史，心悸是其证候之一。

四、辨证论治

1. 辨证要点　辨虚实，辨脉象。

2. 治疗原则　虚证宜补气、养血、滋阴、温阳。实证宜祛痰、化饮、清火、行瘀。虚实错杂宜扶正祛邪兼顾。

3. 分证论治

证型	证候		治法	方药
心虚胆怯证	善惊易恐，坐卧不安，多梦易惊醒，食少纳呆	苔薄白，脉细略数	镇惊定志，养心安神	安神定志丸
心脾两虚证	头晕健忘，面色无华，神疲乏力，纳呆食少，便溏	舌淡红，脉细弱	补血养心，益气安神	归脾汤
阴虚火旺证	五心烦热，口干，盗汗，耳鸣，腰酸，头晕目眩	舌红少津，少苔，脉细数	滋阴清火，养心安神	黄连阿胶汤
心阳不振证	胸闷气短，动则尤甚，面色苍白，形寒肢冷	舌淡苔白，脉虚弱	温补心阳，安神定悸	桂枝甘草龙骨牡蛎汤
水饮凌心证	渴不欲饮，浮肿尿少，形寒肢冷	舌淡苔滑，脉沉弦	温阳化饮，利水宁心	苓桂术甘汤
心血瘀阻证	心痛时作，痛如针刺，唇甲青紫	舌质紫暗有瘀斑，脉涩或结或代	活血化瘀，理气通络	桃仁红花煎
痰火扰心证	心悸时发时止，受惊易作，便结尿赤	舌红苔黄腻，脉弦滑	清热化痰，宁心安神	黄连温胆汤

五、调护

1. 健康宣教。自我调护，保持心情舒畅。
2. 生活作息有规律，饮食有节，宜低脂、低盐饮食，忌烟酒、浓茶。
3. 轻症者可从事适当体力活动，重症者卧床休息。
4. 定期复诊，治疗原发病等。

第三单元　心衰

重点提示　心衰的病因病机、临床表现与诊断、鉴别诊断、辨证论治、调护（★★★）。

一、病因病机

1. 病因　久病耗伤，感受外邪，情志失调，劳倦内伤。
2. 病机　心之气血阴阳亏损，血脉瘀阻，痰浊、水饮停聚。

二、临床表现与诊断

1. 有慢性心系疾患病史多年，反复发作，时轻时重，经久难愈。多见于中老年人。

2. 轻者可仅表现为气短、不耐劳累，重者可见喘息心悸，不能平卧，或伴咳吐，尿少肢肿，或口唇发绀，胁下痞块，颈脉显露，甚至出现端坐呼吸，喘悸不休，汗出肢冷等厥脱危象。

3. 常因外感、劳倦、情志等刺激诱发。

三、鉴别诊断

1. 喘证　心衰常见喘促短气之症，需与喘证鉴别。心衰一般存在心系基础病，发作时除喘促外，尚可伴见心悸、浮肿、尿少等水饮内停表现；而喘证多由外感诱发或加重，实者起病急，多有表证，虚者常反复发作，遇劳尤甚，平素亦可见气怯声低、脉弱等肺肾气虚之证，多伴不同程度的呼吸功能受限。

2. 水肿、鼓胀

鉴别要点	心衰	水肿	鼓胀
病变脏腑	心肺肝脾肾	肺脾肾	肝脾
病机	心气不足、心阳亏虚	肺、脾、肾功能失调，全身气化功能障碍，水湿泛溢	气、血、水结于腹中
主症	气短、喘促、心悸	身肿、腹大、小便难	腹大、肢细、腹壁脉络显露

四、辨证论治

1. 辨证要点　辨轻重缓急；辨标本虚实。

2. 治疗原则　补气温阳，活血利水，兼顾阴津。

3. 分证论治

<table>
<tr><th>证型</th><th colspan="3">证候</th><th>治法</th><th>方药</th></tr>
<tr><td>气虚血瘀证</td><td rowspan="2">胸闷气短，心悸，乏力</td><td>自汗、面色㿠白</td><td>舌淡胖或淡暗，有瘀斑，脉沉细或涩、结、代</td><td>补益心肺，活血化瘀</td><td>保元汤＋血府逐瘀汤</td></tr>
<tr><td>气阴两虚证</td><td>口干，五心烦热，腰膝酸软，头晕耳鸣</td><td>舌暗红少苔，脉细数无力</td><td>益气养阴，活血化瘀</td><td>生脉散＋血府逐瘀汤</td></tr>
<tr><td>阳虚水泛证</td><td colspan="2">喘息不得卧，面浮肢肿，尿少，畏寒肢冷，口唇发绀，胸部刺痛</td><td>舌淡胖有齿痕，或有瘀点瘀斑，脉沉细或结、代、促</td><td>益气温阳，化瘀利水</td><td>真武汤＋葶苈大枣泻肺汤</td></tr>
<tr><td>喘脱危证</td><td colspan="2">面色晦暗，喘悸不休，额汗如油，四肢厥冷</td><td>舌淡苔白，脉微细欲绝或疾数无力</td><td>回阳固脱</td><td>参附龙骨牡蛎汤</td></tr>
</table>

五、调护

1. 避免情绪过激；预防感冒；劳逸适度。
2. 平素饮食清淡，不过食咸味及膏粱之品，限烟控酒。适度进行有氧运动。
3. 勤监护（呼吸、尿量）、慢调理、长维持。

第四单元　不寐

重点提示　不寐的病因病机、临床表现与诊断、鉴别诊断、辨证论治、调护（★★★）。

一、病因病机

1. 病因　①饮食不节。②情志失常。③劳倦、思虑过度。④病后、年迈体虚。

2. 病机　阳盛阴衰，阴阳失交。一为阴虚不能纳阳，一为阳盛不得入阴。病位主要在心，与肝、脾、肾关系密切。

二、临床表现与诊断

1. 轻者入寐困难或寐而易醒，醒后不寐，连续3周以上，重者彻夜难眠。

2. 常伴有头痛、头昏、心悸、健忘、多梦等症。

3. 各系统实验室检查未见异常。

4. 多导联睡眠图可确诊。测定其平均睡眠潜伏期时间延长大于30分钟；测定实际睡眠时间减少，每夜小于6.5小时；测定觉醒时间增多，每夜大于30分钟。

三、鉴别诊断

1. 一过性失眠　在日常生活中常见，可因一时性情志不舒、生活环境改变，或因饮用浓茶、咖啡和服用药物等引起。一般有明显诱因，病程不长。不属病态，也不需任何治疗，可通过身体自然调节而复常。

2. 生理性少寐　多见于老年人，虽少寐早醒，而无明显痛苦，属生理现象。

四、辨证论治

1. 辨证要点　辨受病脏腑；辨病情轻重久暂。

2. 治疗原则　补虚泻实，调整阴阳。

3. 分证论治

证型	证候		治法	方药
肝火扰心证	急躁易怒，头晕头胀，目赤耳鸣，口干而苦	舌红苔黄，脉弦而数	疏肝泻热，镇心安神	龙胆泻肝汤
痰热扰心证	胸闷脘痞，泛恶嗳气	舌红苔黄腻，脉滑数	清化痰热，和中安神	黄连温胆汤
心脾两虚证	心悸健忘，神疲食少，腹胀便溏，面色少华，四肢倦怠	舌淡苔薄，脉细无力	补益心脾，养血安神	归脾汤
心肾不交证	头晕耳鸣，腰膝酸软，潮热盗汗，五心烦热	舌红少苔，脉细数	滋阴降火，交通心肾	六味地黄丸+交泰丸
心胆气虚证	触事易惊，终日惕惕，胆怯心悸，气短自汗，倦怠乏力	舌淡，脉弦细	益气镇惊，安神定志	安神定志丸+酸枣仁汤

五、调护

1. 健康宣教。心理疏导。增强体质。

2. 养成良好睡眠习惯。

3. 定期复诊，治疗原发病等。

第三章　脑系病证

第一单元　头痛

重点提示　头痛的病因病机、诊断、鉴别诊断、辨证论治（★★★）。

一、病因病机

1. 病因　①感受外邪。②情志失调。③先天不足或房事不节。④饮食劳倦及体虚久病。⑤头部外伤或久病入络。

2. 病机　不通则痛，不荣则痛。外感头痛以风邪为主，外邪上扰清窍，壅滞经络，络脉不通。内伤头痛多与肝、脾、肾三脏功能失调有关。

二、诊断

1. 头痛部位多在头部一侧额颞、前额、颠顶，或左或右辗转发作，或呈全头痛。头痛性质多为跳痛、刺痛、胀痛、昏痛、隐痛，或头痛如裂等。头痛每次发作可持续数分钟、数小时、数天，也有持续数周者。

2. 隐匿起病，逐渐加重或反复发作。

3. 查血常规，测血压，必要时做腰穿、骨穿，脑电图。有条件时做经颅多普勒、CT、磁共振等检查，以明确头痛的病因，排除器质性疾病。

三、鉴别诊断

1. 眩晕　头痛发病与外感六淫、饮食劳倦、情志失调，或病后体虚有关，主症为头部疼痛，以实证居多。眩晕多与内伤有关，主症为头部昏眩，轻者闭目自止，重者如坐车船，旋转不定。

2. 真头痛　是一种特殊的急危重症，与一般头痛相鉴别。起病急骤，头痛剧烈，持续不解，阵发性加重，手足逆冷，甚至呕吐如喷，抽搐。

四、辨证论治

1. 辨证要点

（1）首辨外感内伤：

外感头痛	多因外邪致病，发病较急，病势较剧，多表现掣痛、跳痛、胀痛、重痛、痛无休止
内伤头痛	起病缓慢，痛势较缓，多表现隐痛、空痛、昏痛、痛势悠悠，遇劳则剧，时作时止

（2）辨病因：

掣痛、跳痛	多为阳亢、火热所致
重痛	多为痰湿
冷感而刺痛	为寒厥
刺痛固定，或日轻夜重者	常为瘀血
痛而胀者	多为阳亢

续表

隐痛绵绵或空痛者	多为精血亏虚
痛而昏晕者	多为气血不足

（3）辨疼痛部位与脏腑经络关系：①气血、肝肾阴虚者，多以全头作痛；阳亢者痛在枕部，多连颈肌；寒厥者痛在巅顶；肝火者痛在两颞。②前额部及眉棱骨处痛为阳明经；头后部或连及项部痛为太阳经；两侧或连及耳部为少阳经；巅顶痛，或连及目系为厥阴经。

（4）辨诱因。

2. 治疗原则

（1）外感头痛——实证，以风邪为主——主以疏风，兼以散寒、清热、祛湿。

（2）内伤头痛——虚证或虚实夹杂证——虚者以滋阴养血，益肾填精为主；实证当平肝息风、化痰、活血化瘀；虚实夹杂者，标本兼治。

3. 分证论治

	证型	证候		治法	方药
外感	风寒头痛	痛连项背，恶风畏寒，遇风尤剧	舌淡红，苔薄白，脉浮紧	疏风散寒止痛	川芎茶调散
	风热头痛	头痛而胀，头痛如裂，发热或恶风，口渴欲饮，便秘溲黄	舌红，苔黄，脉浮数	疏风清热，通络止痛	芎芷石膏汤
	风湿头痛	头痛如裹，肢体困重，胸闷纳呆，小便不利	舌淡红，苔白腻，脉濡	祛风胜湿，通窍止痛	羌活胜湿汤
内伤	肝阳头痛	头胀痛而眩，心烦易怒，面赤口苦	舌红，苔薄黄，脉弦数	平肝潜阳息风	天麻钩藤饮
	痰浊头痛	头痛昏蒙沉重，胸脘满闷，纳呆呕恶	舌质淡胖或有齿痕，苔白腻，脉滑或弦滑	健脾化痰，降逆止痛	半夏白术天麻汤
	瘀血头痛	头痛如刺，痛处固定不移，入夜尤甚	舌质紫暗，或有瘀斑、瘀点，苔薄白，脉细或细涩	活血化瘀，通窍止痛	通窍活血汤
	肾虚头痛	头痛而空，眩晕耳鸣，腰膝酸软，遗精，带下	舌红少苔，脉沉细	滋阴补肾，填精生髓	大补元煎
	血虚头痛	头痛隐隐，伴昏晕，畏风，遇劳加重，面色少华，心悸不宁，神疲乏力	舌淡苔薄白，脉细弱	养血滋阴，和络止痛	加味四物汤

五、调护

禁烟戒酒。头部保健按摩。食疗辅助。急性发作期休息，不宜食用炸烤辛辣的厚味食品。

第二单元　眩晕

重点提示　眩晕的病因病机、诊断、鉴别诊断、辨证论治（★★★）。

一、病因病机

1. 病因　情志不遂、年老体虚、饮食不节、久病劳倦、跌仆坠损。

2. 病机　虚实两端。本虚为肝肾亏虚，气血亏虚，或髓海不足，清窍失养；标实为风、火、痰、瘀，扰乱清窍。

二、诊断

1. 头晕目眩，视物旋转，轻者闭目即止，重者如坐车船，甚则仆倒。

2. 可伴恶心呕吐、眼球震颤、耳鸣耳聋、汗出、面色苍白等。

3. 慢性起病逐渐加重，或急性起病，或反复发作。

4. 测血压，查血红蛋白、红细胞计数及心电图，电测听，脑干诱发电位。眼震电图及颈椎 X 线片，经颅多普勒超声等易明确诊断，有条件做 CT、MRI 检查。

三、鉴别诊断

1. 厥证　以突然昏仆，不省人事，或伴见四肢厥冷为特征，一般可在短时间内苏醒，严重者可一厥不复，甚至死亡。

2. 中风　以猝然昏仆、不省人事，伴口舌歪斜、半身不遂、失语，或不经昏仆，仅以㖞僻不遂为特征。部分中风患者以眩晕、头痛为先兆表现，应注意二者的区别及联系。

四、辨证论治

1. 辨证要点　辨相关脏腑、辨虚实标本、辨缓急轻重。

2. 治疗原则　补虚泻实，调整阴阳。虚者当补益气血、滋养肝肾、填精益髓；实者当潜阳息风、清肝泻火、化痰祛瘀；虚实夹杂者，宜标本兼顾。

3. 分证论治

证型	证候		治法	方药
肝阳上亢证	头胀耳鸣，急躁易怒，遇烦劳郁怒而加重，肢麻震颤	舌红苔黄，脉弦或数	平肝潜阳，清火息风	天麻钩藤饮
痰湿中阻证	头重如蒙，胸闷恶心，呕吐痰涎，食少多寐	舌苔白腻，脉濡滑	化痰祛湿，健脾和胃	半夏白术天麻汤
瘀血阻窍证	头痛，痛有定处，面唇紫暗	舌暗有瘀斑，多伴见舌下脉络迂曲增粗，脉涩或细涩	祛瘀生新，活血通窍	通窍活血汤
气血亏虚证	劳累即发，面色㿠白，神疲自汗，唇甲不华	舌淡苔薄白，脉细弱	补益气血，调养心脾	归脾汤
肾精不足证	腰酸膝软，健忘，耳鸣齿摇，颧红咽干，或形寒肢冷	舌淡嫩，苔白，脉沉细无力，尺脉尤甚	滋养肝肾，填精益髓	左归丸

五、调护

1. 健康宣教，心理疏导。

2. 饮食清淡有节，戒烟戒酒，作息规律。

3. 适当体育锻炼。已罹患眩晕者，避免突然、剧烈的体位改变和头颈部运动，避免从事高空作业。

4. 定期复诊，治疗原发病等。

第三单元　中风

重点提示　中风的病因病机、诊断与鉴别诊断、辨证论治（★★★）。

一、病因病机

1. 病因　①内伤积损。②劳欲过度。③饮食不节。④情志过极。

2. 病机　脏腑功能失调，气血逆乱，上冲犯脑，脑之神明失用。病性多为本虚标实，上盛下虚。病位于脑，与心、肝、脾、肾关系密切。

二、诊断

1. 以半身不遂，口舌歪斜，舌强言謇，偏身麻木，甚则神志恍惚、迷蒙、神昏、昏愦为主症。

2. 发病急骤，有渐进发展过程。病前多有头晕头痛、肢体麻木等先兆。

3. 常有年老体衰，劳倦内伤，嗜好烟酒，膏粱厚味等因素。每因恼怒、劳累、酗酒、感寒等诱发。

4. 血压、神经系统、脑脊液及血常规、眼底等检查。头颅 CT、MRI 检查，可有异常表现。

三、鉴别诊断

口僻	俗称吊线风。以口眼歪斜、口角流涎、言语不清为主症，常伴外感表证或耳背疼痛，无半身不遂、口舌歪斜、神志不清等症。不同年龄均可罹患
痉证	以四肢抽搐、颈项强直甚至角弓反张为特征，甚或神昏，但神昏多出现在抽搐之后，无半身不遂、口舌歪斜、言语不利等症
痿证	一般起病缓慢，多表现为双下肢痿躄不用，或四肢肌肉萎缩，痿软无力，与中风之半身不遂不同
痫证	发作性疾病，昏迷时四肢抽搐，口吐涎沫，双目上视，或作异常叫声，醒后一如常人，肢体活动多正常，发病以青少年居多
厥证	神昏常伴有四肢逆冷，但无四肢抽搐，一般移时苏醒，醒后无半身不遂、口舌歪斜、言语不利等症

四、辨证论治

1. 辨证要点

（1）辨中经络与中脏腑：

中经络	一般无神志改变，不经昏仆而突然发生口眼歪斜、言语不利、半身不遂	病位较浅，病情较轻
中脏腑	突然昏仆，不省人事，半身不遂、口舌歪斜、舌强言謇或不语、偏身麻木、神识恍惚或迷蒙为主症，常遗留后遗症	病位较深，病情较重

（2）中脏腑辨闭证与脱证：

闭证	阳闭	痰热闭阻清窍，症见面赤身热，气粗口臭，躁扰不宁，舌苔黄腻，脉弦滑而数
	阴闭	湿痰内闭清窍，症见面白唇暗，静卧不烦，四肢不温，痰涎壅盛，舌苔白腻，脉象沉滑或缓

续表

脱证	五脏真阳散脱于外，症见昏愦无知，目合口开，四肢松懈瘫软，手撒肢冷汗多，二便自遗，鼻息低微，为中风危候

（3）辨病期：根据病程，分为 3 期。急性期为发病后 2 周以内，中脏腑可至 1 个月；发病 2 周后或 1 个月至 6 个月以内为恢复期；6 个月以上者为后遗症期。

2. 治疗原则

	原则	方法
急性期	标实症状突出，急则治其标，以祛邪为主	常用平肝息风、清化痰热、化痰通腑、活血通络、醒神开窍等
恢复期及后遗症期	多为虚实夹杂，邪实未清而正虚已现，宜扶正祛邪	常用育阴息风、益气活血等

3. 分证论治

<table>
<tr><th></th><th colspan="2">证型</th><th colspan="3">证候</th><th>治法</th><th>方药</th></tr>
<tr><td rowspan="3">中经络</td><td colspan="2">风阳上扰证</td><td rowspan="3">意识清楚，口眼歪斜，语言不利，半身不遂</td><td>头痛眩晕，面红目赤，口苦咽干，尿赤</td><td>舌红或红绛，苔薄黄，脉弦数</td><td>平肝息风，活血通络</td><td>天麻钩藤饮</td></tr>
<tr><td colspan="2">风痰入络证</td><td>肌肤不仁，手足麻木</td><td>舌暗淡，苔薄白或白腻，脉弦滑</td><td>祛风化痰通络</td><td>化痰通络汤</td></tr>
<tr><td colspan="2">阴虚风动证</td><td>烦躁失眠，眩晕耳鸣，手足心热</td><td>舌红绛或暗红，少苔或无苔，脉弦细或弦细数</td><td>滋养肝肾，潜阳息风</td><td>镇肝熄风汤</td></tr>
<tr><td rowspan="4">中脏腑</td><td rowspan="3">闭证</td><td>痰热腑实证</td><td colspan="2">神识欠清或昏糊，肢体强直，腹胀、便秘，头晕目眩，痰多</td><td>舌暗红或暗淡，苔黄或黄腻，脉弦滑</td><td>通腑泄热，化痰息风</td><td>大承气汤</td></tr>
<tr><td>痰火瘀闭证</td><td colspan="2">神昏，半身不遂，鼻鼾痰鸣，肢体强痉拘急，项背身热，躁扰不宁</td><td>舌红绛，苔黄腻，脉弦滑数</td><td>清火化痰，辛凉开窍</td><td>羚角钩藤汤加减＋安宫牛黄丸</td></tr>
<tr><td>痰浊瘀闭证</td><td colspan="2">突发神昏，不省人事，牙关紧闭，口噤不开，两手握固，面白唇暗，静卧不烦，四肢不温，痰涎壅盛</td><td>舌暗淡，苔白腻，脉沉滑或沉缓</td><td>化痰息风，辛温开窍</td><td>涤痰汤加减＋苏合香丸</td></tr>
<tr><td colspan="2">脱证</td><td colspan="2">目合口开，鼻鼾息微，肢体瘫软，手撒肢冷，汗多，二便失禁</td><td>舌痿，舌质紫暗，苔白，脉沉细或脉微欲绝</td><td>回阳救阴，益气固脱</td><td>参附汤＋生脉汤</td></tr>
<tr><td rowspan="3">后遗症</td><td colspan="2">气虚血瘀证</td><td colspan="2">面色无华，气短乏力，心悸，自汗</td><td>舌暗淡，苔薄白或白腻，脉沉细或濡缓</td><td>益气活血，化瘀通络</td><td>补阳还五汤</td></tr>
<tr><td colspan="2">风痰瘀阻证</td><td colspan="2">口眼歪斜，言语謇涩或失语，半身不遂、肢体麻木</td><td>舌暗紫，苔白滑腻，脉弦滑</td><td>搜风化痰，化瘀通络</td><td>解语丹</td></tr>
<tr><td colspan="2">肝肾亏虚证</td><td colspan="2">患侧肢体僵硬，拘挛变形，舌强不语，或偏瘫，肢体肌肉萎缩</td><td>舌暗红，苔少，脉沉细或细数</td><td>滋养肝肾</td><td>左归丸＋地黄饮子</td></tr>
</table>

五、调护

1. 防胜于治，重视中风先兆症的观察。

2. 加强护理和康复。急性期宜卧床休息，密切观察病情。保持呼吸道通畅和肠道通畅，防止感染。语言不利者，加强语言训练。病情稳定后可配合针灸、推拿及功能训练，并指导自我锻炼。

3. 顺应四时，注重调养，控制好血压、血糖、血脂等，定期复查。

第四单元　痴呆

重点提示　痴呆的病因病机、诊断、鉴别诊断、辨证论治（★★★）。

一、病因病机

1. 病因　禀赋不足、后天失养、年老肾虚、情志所伤、久病耗损。

2. 病机　髓减脑消，神机失用。病位在脑，与心、肝、脾、肾功能失调相关，尤其与肾虚关系密切。病理因素主要为痰、瘀、火。

二、诊断

1. 智能缺损，严重程度足以妨碍工作学习和日常生活。

轻度	工作学习和社交能力下降，尚保持独立生活能力
中度	除进食、穿衣及大小便可自理外，其余生活靠他人帮助
重度	个人生活完全不能自理

2. 近事遗忘，记忆近事能力减弱，对新近发生的事件常有遗忘。

3. 抽象概括能力明显减退，或判断力明显减退，或失语、失用、失认，计算、构图困难等。

4. 性格改变，孤僻，表情淡漠，语言啰唆重复，自私狭隘，顽固固执，或无理由的欣快，易于激动或暴怒，道德伦理缺乏，不知羞耻等。

5. 起病隐匿，发展缓慢，渐进加重，病程一般较长。少数病例起病较急。

6. 颅脑 CT、MRI 检查；临床痴呆评定量表（CDR）、Hachinski 缺血评分量表、简易精神状态量表（MMSE－R）、韦氏记忆量表（WMS）和日常生活活动（ADL）量表等有助于诊断。

三、鉴别诊断

1. 郁证　痴呆的神志异常与脏躁相鉴别。脏躁多发于青中年女性，多在精神因素的刺激下呈间歇性发作，不发作时可如常人，无智能、人格方面的变化。痴呆可见于任何年龄，尤多见于中老年人，男女发病无明显差别，病程迁延，心神失常症状不能自行缓解，并伴有明显的智力、记忆力、计算力及人格情感的变化。

2. 癫证　以沉默寡言、情感淡漠、语无伦次、静而多喜为特征，俗称“文痴”，以成年人多见。痴呆属智能活动障碍，以神情呆滞、愚笨迟钝为主要表现，多发于老年人。重症痴呆与癫证在精神症状上有相似之处，临床难以区分。精神检查、头颅影像学检查等有助于鉴别。

3. 健忘　是指记忆力差，遇事善忘的一种病证。痴呆则以神情呆滞，反应迟钝，动作笨拙为主要表现。痴呆根本不知前事，而健忘则晓其事而易忘，且健忘不伴有神志障碍。健忘可以是痴呆的早期临床表现。由于外伤、药物所致健忘，一般经治疗后可恢复。精神检查、头颅影像学检查等有助于鉴别。

四、辨证论治

1. 辨证要点

（1）辨虚实：本虚者，辨明是气血亏虚，还是阴精衰少；标实者，辨明是痰浊或痰火为病，还是瘀血为患。本虚标实，虚实夹杂者，分清标本主次。

（2）辨病位：辨主病之脏腑。

2. 治疗原则　补虚泻实。

3. 分证论治

	证型	证候		治法	方药
平台期	髓海不足证	头晕耳鸣，齿枯发焦，步行艰难	舌瘦色淡，苔薄白，脉沉细弱	补肾益髓，填精养神	七福饮
	脾肾亏虚证	食少纳呆，口涎外溢，腰膝酸软，四肢不温，泄泻	舌淡白，舌体胖大，苔白，或舌红，苔少或无苔，脉沉细弱	补肾健脾，益气生精	还少丹
	气血不足证	少言寡语，倦怠少动，面唇无华，爪甲苍白，纳呆食少	舌淡苔白，脉细弱	益气健脾，养血安神	归脾汤
波动期	痰浊蒙窍证	忽歌忽笑，口吐痰涎，纳呆呕恶，体肥懒动	舌苔黏腻浊，脉弦而滑	化痰开窍，醒神益智	洗心汤
	瘀阻脑络证	头痛难愈，面色晦暗	舌紫瘀斑，脉细弦或沉迟	活血化瘀，通窍醒神	通窍活血汤
	心肝火旺证	急躁易怒，梦幻游离，耳鸣如潮，口疮、口臭，尿赤便干	舌红或绛，苔黄或黄腻，脉弦滑或弦数	清心平肝，安神定志	天麻钩藤饮
下滑期	热毒内盛证	狂越，谵妄，颤动，痫痉	舌红绛少苔，苔黏腻浊，或腐	清热解毒，通络达邪	黄连解毒汤

第五单元　郁证

重点提示　郁证的病因病机、诊断、鉴别诊断、辨证论治（★★★）。

一、病因病机

1. 病因　情志内伤、体质因素。

2. 病机　气机郁滞，脏腑功能失调。病位主要在肝，涉及心、脾、肾。

二、诊断

1. 忧郁不畅，精神不振，胸闷胁胀，善太息，或不思饮食，失眠多梦，易怒善哭等症。

2. 有郁怒、多虑、悲哀、忧愁等情志所伤史。

3. 经各系统检查和实验室检查可排除器质性疾病。

三、鉴别诊断

1. 郁证梅核气与虚火喉痹、噎膈相鉴别

梅核气	自觉咽中有物梗塞，咽之不下，咯之不出，但无咽痛，进食无阻塞，不影响吞咽，咽中梗塞的感觉与情绪波动有关，当心情抑郁或注意力集中于咽部时，则梗塞感觉加重
虚火喉痹	咽部除有异物感外，尚觉咽干、灼热、咽痒，咽部症状与情绪无关，但过度辛劳或感受外邪则易加剧
噎膈	以吞咽困难为主，程度日渐加重，梗塞感觉主要在胸骨后而不在咽部

2. 郁证脏躁与癫证相鉴别

脏躁	多在精神因素刺激下呈间歇性发作，不发作时可如常人，主要表现为情绪不稳定、烦躁不宁、易激惹、易怒易哭、时作欠伸，但有自知自控能力
癫证	主要表现为表情淡漠、沉默痴呆、出言无序或喃喃自语、静而多喜、缺乏自知自控能力，心神失常症状极少自行缓解

四、辨证论治

1. 辨证要点　辨受病脏腑；辨证候虚实。
2. 治疗原则　理气开郁、调畅气机、怡情易性。
3. 分证论治

<table>
<tr><th>证型</th><th colspan="4">证候</th><th>治法</th><th>方药</th></tr>
<tr><td>肝气郁结证</td><td rowspan="3">胁肋胀满</td><td rowspan="2">精神抑郁</td><td>痛无定处，脘闷嗳气，不思饮食，大便不调</td><td>舌淡红，苔薄腻，脉弦</td><td>疏肝解郁，理气和中</td><td>柴胡疏肝散</td></tr>
<tr><td>痰气郁结证（梅核气）</td><td>咽中如有异物梗塞，吞之不下，咯之不出</td><td>舌淡，苔白腻，脉弦滑</td><td>行气开郁，化痰散结</td><td>半夏厚朴汤</td></tr>
<tr><td>气郁化火证</td><td colspan="2">急躁易怒，口干苦，头痛，目赤耳鸣</td><td>舌红苔黄，脉弦数</td><td>疏肝解郁，清肝泻火</td><td>加味逍遥散</td></tr>
<tr><td>心神失养证</td><td rowspan="3">情绪不宁</td><td colspan="2">多疑易惊，悲忧善哭，喜怒无常</td><td>舌淡，苔薄白，脉弦</td><td>甘润缓急，养心安神</td><td>甘麦大枣汤</td></tr>
<tr><td>心脾两虚证</td><td colspan="2">多思善虑，头晕神疲，心悸胆怯，面色无华，纳差</td><td>舌淡，苔薄白，脉细弱</td><td>健脾养心，益气补血</td><td>归脾汤</td></tr>
<tr><td>心肾阴虚证</td><td colspan="2">虚烦少寐，惊悸健忘，头晕耳鸣，五心烦热，盗汗，咽干</td><td>舌红，少苔或无苔，脉细数</td><td>滋养心肾</td><td>天王补心丹＋六味地黄丸</td></tr>
</table>

第六单元　痫证

重点提示　痫证的病因病机、诊断、鉴别诊断、辨证论治（★★★）。

一、病因病机

1. 病因　禀赋异常、情志失调、饮食不节、脑窍损伤。
2. 病机　气机逆乱，元神失控。病位在脑，与心、肝、脾、肾等脏腑密切相关。

二、诊断

1. 全面性发作时突然昏倒，项背强直，四肢抽搐，或仅两目瞪视，呼之不应，或头部下垂，肢软无力。

2. 部分性发作时可见多种形式，如口、眼、手等局部抽搐而无突然昏倒，或幻视，或呕吐，多汗，或言语障碍或有无意识的动作等。

3. 起病急骤，醒后如常人，反复发作。

4. 多有家族史、产伤史或脑部外伤史，老年人可有中风史，每因惊恐、劳累、情志过极等诱发。

5. 发作前常有眩晕、胸闷等先兆，发作后常伴疲乏无力。

6. 脑电图检查有阳性表现，颅脑 CT、MRI 检查等可排除中风、占位等病变。

三、鉴别诊断

1. 中风　痫证是中风的重要临床兼症。痫证典型大发作与中风均有突然仆倒、昏不知人等症状，但痫证有慢性、反复发作史，发时口吐涎沫、两目上视、四肢抽搐，或口中怪叫，可自行苏醒，无半身不遂、口舌歪斜等症状。中风无口吐涎沫、两目上视、四肢抽搐，或口中怪叫等症状，醒后常有半身不遂等后遗症。

2. 厥证　除见突然仆倒、昏不知人等症状外，还有面色苍白、四肢厥冷，无痫证之口吐涎沫、两目上视、四肢抽搐和口中怪叫等症状。

3. 痉证　两者都具有时发时止、四肢抽搐拘急症状，但痫证多兼有口吐涎沫、口中怪叫、醒后如常人，多无发热，而痉证多见身体强直、角弓反张、不能自止，常伴发热，多有原发疾病存在。

四、辨证论治

1. 辨证要点　首当辨病情轻重，痫证发作有轻重之别，再辨病性虚实，最后辨阳痫、阴痫。

2. 治疗原则　首当分清标本虚实，轻重缓急。发作期病急，开窍醒神定痫以治其标，治宜清泻肝火，豁痰息风，开窍定痫；休止期病缓，祛邪补虚以治其本，治宜健脾化痰，滋补肝肾，养心安神等。

3. 分证论治

	证型	证候		治法	方药
发作期	阳痫	牙关紧闭，两目上视，项背强直，喉中痰鸣，或发怪叫，平素多有情绪急躁，心烦失眠，口苦咽干	舌红，苔白腻或黄腻，脉弦数或弦滑	急以开窍醒神，继以泻热涤痰息风	黄连解毒汤＋定痫丸
	阴痫	手足清冷，双眼半开半合，口不啼叫，或声音微小，平素多见神疲乏力，恶心泛呕，纳差便溏	舌淡，苔白腻，脉多沉细或沉迟	急以开窍醒神，继以温化痰涎，顺气定痫	五生丸＋二陈汤

续表

	证型	证候		治法	方药
休止期	肝火痰热证	急躁易怒，面红目赤，心烦失眠，咳痰不爽，口苦咽干，发作时昏仆抽搐	舌红苔黄腻，脉弦滑而数	清肝泻火，化痰宁心	龙胆泻肝汤＋涤痰汤
	脾虚痰盛证	少气乏力，脘痞纳差，发作时面色晦滞或㿠白，蜷卧拘急，口吐涎沫	舌淡，苔白腻，脉濡滑或弦细滑	健脾化痰	六君子汤
	肝肾阴虚证	神思恍惚，两目干涩，耳轮焦枯不泽，健忘失眠，腰膝酸软	舌红，苔薄白或薄黄少津，脉沉细数	滋养肝肾，填精益髓	大补元煎
	瘀阻脑络证	单侧肢体抽搐，颜面口唇青紫，多继发于中风、颅脑外伤、产伤、颅内感染性疾患后	舌暗红或有瘀斑，苔薄白，脉涩或弦	活血化瘀，息风通络	通窍活血汤

第七单元　颤证

重点提示　颤证的病因病机、诊断、鉴别诊断、辨证论治（★★★）。

一、病因病机

1. 病因　①年老体虚。②情志过极。③饮食不节。④劳逸失当。

2. 病机　肝风内动，筋脉失养。病位在筋脉，与肝、肾、脾等脏关系密切。病理性质为本虚标实。本虚包括气血阴阳亏虚，以阴津精血亏虚为主；标实常见风、火、痰、瘀等病理因素。

二、诊断

1. 头部及肢体颤抖、摇动、不能自制，甚者颤动不止，四肢强急。

2. 常伴动作笨拙、活动减少、多汗流涎、语言缓慢不清、烦躁不寐、神识呆滞等症状。

3. 多发生于中老年人，一般呈隐匿起病，逐渐加重，不能自行缓解。部分患者发病与情志有关，或继发于脑部病变。

4. 颅脑 CT、MRI、正电子发射断层成像术（PET）或单光子发射计算机断层成像术（SPECT）等影像学检查，有助于因脑部疾病引起颤证的诊断。眼底角膜色素环（K－F 环）检查，血铜、尿铜测定和肝功能检查，有助于因铜代谢异常性疾病引起颤证的诊断。检测 T_3、T_4及甲状腺功能，有助于内分泌疾病的诊断。

三、鉴别诊断

瘛疭　即抽搐，多见于急性热病或某些慢性疾病急性发作，抽搐多呈持续性，有时伴短阵性间歇，手足屈伸牵引，弛纵交替。部分患者可有发热、两目上视、神昏等症状。颤证以头颈、手足不自主颤动、振摇为主要症状，手足颤抖动作幅度小，频率较快，而无肢体抽搐牵引、发热、神昏等症状。

四、辨证论治

1. 辨证要点　重在辨清标本虚实。

2. 治疗原则　息风柔筋、补虚泻实。本病多发于中老年人，治疗更应重视补益肝肾，以求治本。

初期	以清热、化痰、息风为主
病程较长，年老体弱	以滋补肝肾、益气养血、调补阴阳治本为主，兼以息风通络

3. 分证论治

证型	证候		治法	方药
风阳内动证	肢体麻木，口苦而干，面赤烦躁，大便干	舌红，苔黄，脉弦滑数	镇肝息风，舒筋止颤	天麻钩藤饮＋镇肝熄风汤
痰热风动证	头晕目眩，胸脘痞闷，口苦口黏，口吐痰涎	舌体胖大，有齿痕，舌红，苔黄腻，脉弦滑数	清热化痰，平肝息风	导痰汤＋羚角钩藤汤
气血亏虚证	面色㿠白，气短乏力，心悸健忘，眩晕，纳呆	舌体胖大，舌淡红，苔薄白滑，脉沉濡无力或沉细弱	益气养血，濡养筋脉	人参养荣汤
髓海不足证	持物不稳，腰膝酸软，失眠心烦，善忘	舌红，苔薄白，或红绛无苔，脉象细数	填精补髓，育阴息风	龟鹿二仙胶
阳气虚衰证	畏寒肢冷，心悸懒言，气短自汗，小便清长或自遗，大便溏	舌淡，苔薄白，脉沉迟无力	补肾助阳，温煦筋脉	地黄饮子

第四章　脾胃肝胆系病证

第一单元　胃痛

重点提示　胃痛的病因病机、诊断、鉴别诊断、辨证论治（★★★）。

一、病因病机

1. 病因　外邪侵袭、饮食不节、情志失调、久病体虚。

2. 病机　胃气郁滞，失于和降，不通则痛。病变部位在胃，与肝、脾密切相关。病理因素以气滞为主，并见食积、寒凝、热郁、湿阻、血瘀等。

二、诊断

1. 胃脘部疼痛，常伴痞闷或胀满、嗳气、泛酸、嘈杂、恶心呕吐等症。

2. 发病常与情志不畅、饮食不节、劳累、受寒等因素有关。

3. 上消化道钡餐 X 线检查、纤维胃镜及组织病理活检等，可见胃、十二指肠黏膜炎症、溃疡等病变。

4. 大便或呕吐物隐血试验强阳性者，提示并发消化道出血。

5. B 超、肝功能、胆道 X 线造影有助于鉴别诊断。

三、鉴别诊断

1. 真心痛　是心系病变所引起的心痛证，多见于老年人，当胸而痛，多刺痛，动辄加重，痛引肩背，常伴心悸气短、汗出肢冷，病情危急，其病变部位、疼痛程度与特征、伴随症状及其预后等方面，与胃痛有明显区别。

2. 胁痛　以胁部疼痛为主症，可伴发热恶寒，或目黄肤黄，或胸闷太息，极少伴嘈杂泛酸，嗳气吐腐。肝气犯胃的胃痛有时亦可攻痛连胁，但仍以胃脘部疼痛为主症。两者具有明显区别。

3. 腹痛　以胃脘部以下，耻骨毛际以上部位疼痛为主症。胃痛以上腹胃脘部近心窝处疼痛为主症。二者疼痛部位不一样。

四、辨证论治

1. 辨证要点　辨虚实寒热；辨在气在血。
2. 治疗原则　以理气和胃止痛为大法，疏通气机，“通则不痛”。
3. 分证论治

证型	证候		治法	方药
寒邪客胃证	胃痛暴作，恶寒喜暖，得温痛减，遇寒加重，口淡不渴	舌淡苔薄白，脉弦紧	温胃散寒，行气止痛	香苏散＋良附丸
宿食积滞证	胀满拒按，嗳腐吞酸，呕吐不消化食物，其味腐臭，吐后痛减	舌苔厚腻，脉滑	消食导滞，和胃止痛	保和丸
肝气犯胃证	脘痛连胁，遇烦恼加重，喜长叹息	舌苔薄白，脉弦	疏肝解郁，理气止痛	柴胡疏肝散
肝胃郁热证	胁胀不舒，泛酸嘈杂，口干口苦	舌红苔黄，脉弦或数	平逆散火，泄热和胃	化肝煎
湿热中阻证	脘闷灼热，口干口苦，渴不欲饮，身重疲倦，纳呆恶心	舌苔黄腻，脉滑数	清化湿热，理气和胃	清中汤
瘀血停滞证	疼痛如针刺、刀割，痛有定处，入夜尤甚	舌质紫暗或有瘀斑，脉涩	化瘀通络，理气和胃	失笑散＋丹参饮
胃阴不足证	隐隐灼痛，饥不欲食，五心烦热，消瘦乏力	舌红少津，脉细数	养阴益胃，和中止痛	一贯煎＋芍药甘草汤
脾胃虚寒证	隐痛绵绵，喜温喜按，空腹痛甚，得食则缓，劳累或受凉后发作或加重	舌淡苔白，脉虚弱或迟缓	温中健脾，和胃止痛	黄芪建中汤

第二单元　胃痞

重点提示　胃痞的病因病机、诊断、鉴别诊断、辨证论治（★★★）。

一、病因病机

1. 病因　感受外邪、内伤饮食、情志失调、体虚久病等。
2. 病机　中焦气机不利，脾胃升降失宜。

二、诊断

1. 临床以胃脘痞塞，满闷不舒为主症，或伴纳呆、早饱、嗳气，并有按之柔软，压之不痛，望无胀形的特点。

2. 发病缓慢，时轻时重，反复发作，病程漫长。

3. 多由饮食、情志、寒温等因素诱发。

4. 电子胃镜、X线钡餐检查、B超、腹部CT、病理组织活检、幽门螺杆菌检查有助于临床诊断与鉴别诊断。

三、鉴别诊断

1. 聚证　以腹中气聚、攻窜胀痛、时作时止为主症，发作时可见腹部有气聚胀满的表现，但一般扪不到包块。

2. 气鼓　以腹部胀大如鼓，中空无物，小便不利为主症，甚或全身肿胀，但按之皮肉不如泥。从病位及表现不难鉴别。

四、辨证论治

1. 辨证要点　辨实痞与虚痞、辨热痞与寒痞、辨在经（气）与在络（血）、辨胃痞与腹胀。

2. 治疗原则　调理脾胃升降，行气除痞消满。

3. 分证论治

	证型	证候		治法	方药
实痞	外寒内滞证	恶寒发热，头痛无汗，身体疼痛，大便溏薄	舌苔薄白或白腻，脉浮紧或濡	理气和中，疏风散寒	香苏散
	饮食内停证	脘腹痞胀，进食尤甚，嗳腐吞酸，厌食呕吐	舌苔厚腻，脉滑	消食和胃，行气消痞	保和丸
	痰湿中阻证	头晕目眩，身重困倦，呕恶纳呆，口淡不渴	舌苔白厚腻，脉沉滑	燥湿健脾，化痰理气	二陈平胃散
	寒热错杂证	纳呆呕恶，嗳气不舒，肠鸣下利	舌淡苔腻，脉濡或滑	辛开苦降，寒热平调	半夏泻心汤
	肝郁气滞证	心烦易怒，善太息，呕恶嗳气	舌淡红，苔薄白，脉弦	疏肝解郁，和胃消痞	越鞠丸＋枳术丸
虚痞	脾胃虚弱证	脘腹满闷，时轻时重，喜温喜按，纳呆便溏，神疲乏力，少气懒言	舌质淡，苔薄白，脉细弱	补气健脾，升清降浊	补中益气汤
	胃阴不足证	脘腹痞闷，嘈杂，饥不欲食，恶心嗳气，大便秘结	舌红少苔，脉细数	养阴益胃，调中消痞	益胃汤

第三单元　呕吐

重点提示　呕吐的病因病机、诊断、鉴别诊断、辨证论治（★★★）。

一、病因病机

1. 病因　外邪犯胃、饮食不节、情志失调、素体脾胃虚弱等。

2. 病机　胃失和降，胃气上逆。

二、诊断

1. 临床以饮食、痰涎、水液等胃内容物从胃中上涌，自口而出为主症，也有干呕无物者。

2. 常兼有脘腹疼痛或胀满不适，恶心纳呆、泛酸嘈杂，腹泻等症。

3. 体格检查依据疾病不同，可出现上腹部或中上腹部压痛阳性，胃肠型、蠕动波或振水音，肠鸣音亢进或减弱等体征。

4. 疾病或缓或急，常先有恶心欲吐之感，多由饮食、情志、寒温不适，闻及不良气味等因素诱发，也有由服用化学药物、误食毒物所致者。

5. 上消化道造影、电子胃十二指肠镜检、呕吐物的实验室检查、颅脑 CT 或 MRI 等，有助于诊断。

三、鉴别诊断

1. 反胃　因脾胃虚寒，胃中无火，难以腐熟，食入不化所致。以朝食暮吐，暮食朝吐，终致完谷尽吐出而始感舒畅为主症。

2. 噎膈　因气、痰、瘀交结，阻隔于食管所致。以进食哽噎不顺或食不得入，或食入即吐，甚则因噎废食为特征。病程较长，治疗困难，预后不良。

3. 关格　以小便不通与呕吐并见为特征，病机为脾肾衰惫，气化不利，湿浊毒邪内蕴三焦。病程较长，病情危重，治疗困难，预后极差。

4. 霍乱　以猝然发作，上吐下泻，吐泻物为米泔水样，腹痛或不痛为主症。病位在肠腑，一般发病急，病程短，病情较重，具有很强的传染性，若治疗不及时，预后欠佳。

四、辨证论治

1. 辨证要点　辨虚实、辨呕吐物。

2. 治疗原则　以和胃降逆为基本治法。

偏于实者	宜祛邪为主，采用解表、消食、化痰、理气之法，邪去则呕吐自止
偏于虚者	宜扶正为主，采用健脾益气、温中散寒、养阴和胃等法，正复则呕吐自愈
虚实夹杂者	当标本兼顾，审其标本缓急之主次而治之

3. 分证论治

证型	证候		治法	方药
外邪犯胃证	突然呕吐，发热恶寒，头身疼痛	舌苔白腻，脉濡	疏邪解表，化浊和中，降逆止呕	藿香正气散
饮食停滞证	呕吐酸腐，脘腹胀满，得食更甚，吐后反快	舌苔白腻，脉滑实有力	消食化积，和胃降逆	保和丸
痰饮内阻证	呕吐物多为清水痰涎，胸脘痞闷，纳食不佳，头眩，心悸	舌苔白滑而腻，脉沉弦滑	温化痰饮，和胃降逆	小半夏汤 + 苓桂术甘汤

续表

证型	证候		治法	方药
肝气犯胃证	呕吐吞酸，脘胁胀痛，烦闷不舒，嗳气频频，随情志变化	舌边红，苔薄腻或微黄，脉弦	疏肝和胃，降逆止呕	四七汤
脾胃虚寒证	饮食稍多即欲吐，时发时止，食入难化，面色㿠白，疲怠乏力，四肢不温	舌质淡，苔薄白，脉濡弱或沉	温中健脾，和胃降逆	理中丸
胃阴亏虚证	反复发作，胃中嘈杂，似饥不欲食，口燥咽干	舌红少津，苔少，脉细数	滋养胃阴，和胃降逆	麦门冬汤

第四单元　腹痛

重点提示　腹痛的病因病机、诊断、鉴别诊断、辨证论治（★★★）。

一、病因病机

1. 病因　①外感时邪。②饮食不节。③情志失调。④阳气素虚。⑤跌仆损伤。⑥腹部手术。

2. 病机　脏腑气机阻滞，气血运行不畅，脉络痹阻，“不通则痛”；脏腑经络失养，“不荣则痛”。

二、诊断

1. 凡是在胃脘以下、耻骨毛际以上部位的疼痛，即为腹痛。

2. 根据性别、年龄、婚况，与饮食、情志、受凉等关系，起病经过，其他伴发症状，鉴别何脏腑受病，明确病理性质。

3. 血、尿、便常规检查，血、尿淀粉酶检测，电子胃镜、肠镜、腹腔镜，腹部 X 线、CT、MRI、B 超等有利于明确诊断。

三、鉴别诊断

1. 胃痛　胃痛在心下胃脘之处，腹痛在胃脘以下、耻骨毛际以上；其次伴随症状不同，胃痛常伴有恶心、嗳气等胃病见症，腹痛可伴有便秘、腹泻或尿频、尿急等症状。

2. 积证　积证腹中有结块，且结块固定不移，腹痛瘀血型腹中无结块。腹痛可伴有便秘、腹泻或尿频、尿急等症状；积证可伴有胁痛、黄疸、鼓胀等病证。

四、辨证论治

1. 辨证要点

（1）辨虚实。

（2）辨腹痛性质

寒痛	腹痛拘急，疼痛暴作，痛无间断，坚满急痛，遇冷痛剧，得热则减
热痛	痛在脐腹，痛处有热感，时轻时重，或伴有便秘，得凉痛减
气滞痛	腹痛时轻时重，痛处不定，攻冲作痛，伴胸胁不舒，腹胀，嗳气或矢气则胀痛减轻
血瘀痛	少腹刺痛，痛无休止，痛处不移，痛处拒按，夜间加剧，伴面色晦暗
伤食痛	因饮食不慎，脘腹胀痛，嗳气频作，嗳后稍舒，痛甚欲便，便后痛减

2. 治疗原则　以“通”立法。

3. 分证论治

证型	证候		治法	方药
寒邪内阻证	腹痛拘急，痛势急暴，遇寒痛甚，得温痛减，口淡不渴，形寒肢冷，小便清长	舌淡苔白腻，脉沉紧	温中散寒，理气止痛	良附丸＋正气天香散
湿热壅滞证	腹痛拒按，烦渴引饮，大便秘结，或溏滞不爽，潮热汗出	舌红苔黄燥或黄腻，脉滑数	泄热通腑，行气导滞	大承气汤合/或枳实导滞丸
饮食积滞证	脘腹胀满，疼痛拒按，嗳腐吞酸，泻后痛减	舌苔厚腻，脉滑	消食导滞，理气止痛	枳实导滞丸
肝郁气滞证	腹痛胀闷，得嗳气或矢气则舒，遇忧思恼怒则剧，善太息	舌红苔薄白，脉弦	疏肝解郁，理气止痛	木香顺气散
瘀血内停证	痛如针刺，痛处固定，入夜尤甚	舌质紫暗，脉细涩	活血化瘀，和络止痛	少腹逐瘀汤
中虚脏寒证	腹痛绵绵，喜暖喜按，畏寒怯冷，气短懒言	舌淡苔白，脉弱或沉缓	温中补虚，缓急止痛	小建中汤/大建中汤

第五单元　泄泻

重点提示　泄泻的病因病机、诊断、鉴别诊断、辨证论治（★★★）。

一、病因病机

1. 病因　感受外邪，饮食所伤，情志不调，禀赋不足及年老体弱、大病久病之后脏腑虚弱。

2. 病机　脾虚湿盛，脾失健运，水湿不化，肠道清浊不分，传化失司。病位在脾胃、大小肠，脾失健运是关键，与肝、肾也有着密切关系。

二、诊断

1. 大便稀薄，或如水样，次数增多。可伴腹胀腹痛等症。
2. 急性暴泻，起病突然，病程短。可伴有恶寒、发热等症。
3. 慢性久泻，起病缓慢，病程较长，反复发作，时轻时重。
4. 饮食不当、受寒凉或情绪变化可诱发。
5. 大便常规检查，可见少许红细胞、白细胞，大便培养致病菌阳性或阴性。
6. 必要时做X线钡剂灌肠或纤维肠镜检查。

三、鉴别诊断

1. 痢疾　泄泻与痢疾共同特点是大便稀溏，大便次数增加，可伴有腹痛发作，完谷不化。但泄泻发作时大便中无脓血，不伴里急后重。而痢疾以腹痛、便下赤白脓血、里急后重为特征。

2. 霍乱　上吐下泻并作，发病特点是来势急骤，变化迅速，病情凶险，有饮食不洁史或患者接触史，呈地区流行。起病时常突然腹痛，继则吐泻交作，所吐之物均为未消化之食物，气味酸腐热臭，所泻之物多为黄色粪水，或吐下如米泔水，可伴恶寒、发热，无里急后重。部分患者在剧烈吐泻之后，迅速出现皮肤松弛，目眶凹陷，下肢痉挛转筋，可伴心烦口渴，精神萎靡，少尿或尿闭，腹中绞痛，面色苍白，汗出肢冷等津竭阳衰之危候，预后很差。而泄泻以大便稀溏、次数增多为特征，一般预后良好。

四、辨证论治

1. 辨证要点　辨轻重、辨缓急、辨寒热、辨虚实。

2. 治疗原则　运脾化湿。久泻治疗注意事项：①不可轻易采用补、涩之法。如匆忙补涩，容易引起“炉烟虽熄，灰中有火也”，变证接踵而至。②不可过于分利小便。利小便而实大便之法主要适用于暴泻。久泻多为脾虚失运或脏腑克制所致，虽有水湿，乃暂积而成，非顷刻之病变，故迁延难愈，轻者宜芳香化湿，重者宜苦温燥湿，若过于分利小便则伤正气。

3. 分证论治

	证型	证候		治法	方药
暴泻	寒湿内盛证	泄泻清稀，甚如水样，恶寒，发热，头痛	舌苔白或白腻，脉濡缓	芳香化湿，解表散寒	藿香正气散
	湿热中阻证	泻下急迫，粪色黄褐臭秽，肛门灼热，烦热口渴，小便短黄	舌红苔黄腻，脉滑数或濡数	清热燥湿，分消止泻	葛根芩连汤
	食滞肠胃证	泻下臭如败卵，泻后痛减，脘腹胀满，嗳腐酸臭，不思饮食	舌苔垢浊或厚腻，脉滑	消食导滞，和中止泻	保和丸
久泻	肝气乘脾证	每因抑郁恼怒，或情绪紧张而发泄泻，伴胸胁胀闷，嗳气食少	舌淡红，脉弦	抑肝扶脾	痛泻要方
	脾胃虚弱证	时溏时泄，稍进油腻则大便次数增多，食少纳呆，脘闷不舒，面色萎黄	舌淡苔白，脉细弱	健脾益气，化湿止泻	参苓白术散
	肾阳虚衰证	黎明前腹部作痛，肠鸣即泄，完谷不化，腹部喜暖喜按，形寒肢冷，腰膝酸软	舌淡苔白，脉沉细	温肾健脾，固涩止泻	附子理中丸＋四神丸

第六单元　便秘

重点提示　便秘的病因病机、诊断、鉴别诊断、辨证论治（★★★）。

一、病因病机

1. 病因　①饮食不节。②情志失调。③年老体虚。④感受外邪。

2. 病机　大肠传导失常。

二、诊断

1. 排便次数每周少于3次，或周期不长，但粪质干结，排出艰难，或粪质不硬，虽频有便意，但排便不畅。

2. 粪便的望诊及腹部的触诊、大便常规、隐血试验、肛门指诊、钡灌肠或气钡造影、纤维结肠镜检查等有助于诊断。

三、鉴别诊断

1. 肠结　两者皆有大便秘结。肠结多为急症，主要表现为腹部疼痛拒按，大便完全不通，且无矢气和肠鸣音，严重者可吐出粪便。

2. 积聚　两者皆有腹部包块。积聚的包块在腹部各处均可出现，形状不定，多与肠形不一致，与排便无关。

四、辨证论治

1. 辨证要点　辨虚实、辨寒热。

2. 治疗原则　以通下为主，以恢复大肠传导功能，保持大便通畅为原则。

3. 分证论治

	证型	证候		治法	方药
实秘	热秘	大便干结，口干口臭，面红心烦	舌红苔黄燥，脉滑数	泻热导滞，润肠通便	麻子仁丸
	气秘	便后不爽，肠鸣矢气，嗳气频作	舌苔薄腻，脉弦	顺气导滞，降逆通便	六磨汤
	冷秘	大便艰涩，手足不温，呃逆呕吐	苔白腻，脉弦紧	温里散寒，通便止痛	温脾汤+半硫丸
虚秘	气虚秘	虽有便意，但排出困难，用力努挣则汗出气短，便后乏力，面白神疲	舌淡苔白，脉弱	补脾益气，润肠通便	黄芪汤
	血虚秘	大便干结，面色无华，皮肤干燥，健忘少寐，口唇色淡	舌淡苔少，脉细	养血滋阴，润燥通便	润肠丸
	阴虚秘	形体消瘦，头晕耳鸣，颧红盗汗，心烦少寐	舌红少苔，脉细数	滋阴增液，润肠通便	增液汤
	阳虚秘	面色㿠白，四肢不温，腹中冷痛	舌淡苔白，脉沉迟	补肾助阳，润肠通便	济川煎

第七单元　黄疸

重点提示　黄疸的病因病机、诊断、鉴别诊断、辨证论治（★★★）。

一、病因病机

1. 病因　感受外邪、饮食所伤、脾胃虚寒、病后续发、其他（砂石、虫体阻滞胆道而导致胆汁外溢）。

2. 病机　湿邪困遏，脾胃运化失健，肝胆疏泄失常，胆汁泛溢肌肤。病理因素有湿邪、热邪、寒邪、疫毒、气滞、瘀血六种，但以湿邪为主。病位主要在脾、胃、肝、胆。

二、诊断

1. 目黄、肤黄、尿黄，以目黄为主。

2. 初起有恶寒发热，纳呆厌油，恶心呕吐，神疲乏力，或大便颜色变淡。黄疸严重者皮肤瘙痒。

3. 有饮食不节，肝炎接触或应用化学制品药物等病史。

4. 肝脏、脾脏或胆囊肿大，伴有压痛或触痛。

5. 血清胆红素（直接或间接），尿胆原、尿胆红素检查，血清谷丙转氨酶，谷草转氨酶，γ-谷氨酰转肽酶，碱性磷酸酶检查，以及B超、胆囊造影、X线胃肠造影等有助病因诊断。

6. 必要时做甲胎蛋白测定，胰、胆管造影，CT等检查，以排除肝、胆、胰等恶性病变。

三、鉴别诊断

1. 萎黄　黄疸的主要病因为湿邪、疫毒或脾胃虚弱或肾精不足，基本病机为湿浊阻滞脾胃，肝胆失疏，胆汁外溢；萎黄与饥饱劳倦、食滞虫积或病后失血有关，病机为脾胃虚弱，气血不足，肌肤失养。两者均有气血不足的病机，但黄疸的病机重在血败，而萎黄的病机重在血虚。黄疸与萎黄皆有肌肤发黄，但萎黄之皮肤萎黄不华，而目睛不黄，黄疸则目睛发黄。

2. 黄胖　两者同有皮肤色黄之症，亦有气血耗伤之相似病机。但黄胖是由于肠中钩虫匿伏，蚕食血气所致，表现为面部肿胀色黄，肌肤色黄带白而目不黄；黄疸则由胆汁外溢肌肤或气血之败，血不华色使然，并伴目睛黄染。

四、辨证论治

1. 辨证要点　以阴阳为纲。阳黄以湿热疫毒为主，其中有热重于湿、湿重于热、胆腑郁热与疫毒炽盛的不同；阴黄以脾虚寒湿为主，注意有无血瘀。

（1）辨阳黄、阴黄、急黄与虚黄

阳黄	多由湿热所致，黄色鲜明并伴湿热蕴蒸之证
阴黄	由脾胃虚寒、寒湿内阻或肝郁血瘀所致，黄色晦暗并伴有虚、寒湿及血瘀之证
急黄	由疫毒所致，起病急，色黄如金，伴热扰神明，内陷心包之证
虚黄	血败而不华，黄色较淡并伴气血亏虚表现

（2）辨阳黄之湿热轻重

热重于湿	身目俱黄，色泽鲜明，发热口渴，大便燥结，舌苔黄腻，脉弦数
湿重于热	身目俱黄，色泽不如热甚者鲜明，头身困重，胸脘痞满，苔白腻微黄，脉弦滑

（3）辨阴黄之寒湿与血瘀

脾胃虚弱，寒湿内阻	黄色晦暗不泽，或如烟熏，神疲畏寒，苔白腻，脉濡缓
瘀血内阻，胆汁外泄	色黄晦暗，面色黧黑，舌质紫暗，可见瘀斑，或胁下积块，脉弦涩

2. 治疗原则　化湿邪，利小便。

3. 分证论治

	证型	证候		治法	方药
急黄	疫毒炽盛证	发病急骤，黄疸迅速加深，其色如金，神昏谵语，烦躁抽搐	舌质红绛，苔黄而燥，脉弦滑或数	清热解毒，凉血开窍	《千金》犀角散

续表

	证型	证候			治法	方药
阳黄	热重于湿证	身目俱黄，黄色鲜明	发热口渴，口干而苦，小便短少黄赤，便秘	舌苔黄腻，脉象弦数	清热通腑，利湿退黄	茵陈蒿汤
	湿重于热证		黄色不及热重于湿证鲜明，头重身困，胸脘痞满，恶心呕吐，便溏	舌苔厚腻微黄，脉象濡数或濡缓	利湿化浊运脾，佐以清热	茵陈五苓散+甘露消毒丹
	胆腑郁热证		上腹右胁胀闷疼痛，牵引肩背，或寒热往来，口苦咽干	舌红苔黄，脉弦滑数	疏肝泄热，利胆退黄	大柴胡汤
阴黄	寒湿阻遏证	身目俱黄，黄色晦暗	脘痞纳少，神疲畏寒，口淡不渴	舌淡苔腻，脉濡缓或沉迟	温中化湿，健脾和胃	茵陈术附汤
	瘀血阻滞证		胁下癥结刺痛，面颈部见有丝红纹	舌有紫斑或紫点，脉涩	活血化瘀消癥	鳖甲煎丸
黄疸消退后的调治	湿热留恋证	脘痞胀闷，胁肋隐痛	口苦尿赤	苔腻，脉濡数	清热利湿	茵陈四苓散
	肝脾不调证		肢倦乏力，饮食欠香，大便不调	舌苔薄白，脉来细弦	调和肝脾，理气助运	柴胡疏肝散/归芍六君子汤

第八单元　积聚

重点提示　积聚的病因病机、诊断、辨证论治（★★★）。

一、病因病机

1. 病因　情志失调、饮食所伤、外邪侵袭、他病续发。
2. 病机　气机阻滞，瘀血内结。

二、诊断

1. 积证以腹部可扪及或大或小、质地或软或硬的包块，部位固定不移，并有胀痛或刺痛为临床特征。随着积块的出现及增大，相应部位常有疼痛，或兼恶心、呕吐、腹胀，以及倦怠乏力、胃纳减退等症状。而积证的后期，除上述症状加剧外，虚损症状也较为突出。

2. 聚证以腹中气聚、攻窜胀痛、时作时止为临床特征。发作时可见病变部位有气聚胀满现象，但一般扪不到包块；缓解时则气聚胀满现象消失。聚证发作时，以实证表现为主，反复发作，常出现倦怠乏力、纳差、便溏等脾胃虚弱的证候。

3. 结合病史，做 B 超、CT、胃肠钡餐 X 线检查及纤维内窥镜检查等有助于诊断。

三、鉴别诊断

1. 腹痛　两者皆可由气滞血瘀、瘀血内结、脉络不通引起腹部疼痛。腹痛之瘀血阻滞型，可出现少腹疼痛，部位固定不移，痛势较剧，痛如针刺，甚则腹部包块等症，且腹痛病证以腹部疼痛为主要表现。

2. 鼓胀　以腹部胀大、脉络暴露为特征，疼痛不显，以胀为主，病机可有水饮内停，因而腹中有无水液停聚是积聚与鼓胀鉴别之关键所在。

3. 胃痞　两者均可因情志失调而致气滞痰阻，出现脘腹满闷之症。胃痞表现为满闷不适，系自觉症状，而外无形征可见，更无包块可扪及。

四、辨证论治

1. 辨证要点

（1）辨积与聚：

	积证（癥积）	聚证（瘕聚）
病位	血分	气分
病机	痰凝血瘀	气机阻滞
主症	积块明显，固定不移，痛有定处，刺痛为主	无积块，腹中气聚散无常，痛无定处，胀痛为主
病情	病史较长，病情较重	病史较短，病情较轻

（2）辨部位：

病在肝	右胁腹内积块，伴见胁肋刺痛、黄疸、纳差、腹胀等症状
病在胃	胃脘部积块伴见反胃、呕吐、呕血、便血等症状
病在肠	右腹积块伴腹泻或便秘、消瘦乏力，左腹积块伴大便次数增多、便下脓血

（3）辨虚实：积证大体可分为初、中、末三期。

初期	正气未至大虚，邪气虽实而不甚。积块较小、质地较软，虽有胀痛不适，一般情况尚可
中期	正气渐衰而邪气渐甚。积块增大、质地较硬、疼痛持续，并有饮食日少、倦怠乏力、形体消瘦等症
末期	正气大虚而邪气实甚。积块较大、质地坚硬，疼痛剧烈，并有饮食大减、神疲乏力、面色萎黄或黧黑、明显消瘦等症

2. 治疗原则　聚证病在气分，以疏肝理气、行气消聚为基本治则，重在调气；积证病在血分，以活血化瘀、软坚散结为基本治则，重在活血。

3. 分证论治

	证型	证候			治法	方药
聚证	肝郁气滞证	聚散无常	腹中气聚，攻窜胀痛，常随情绪波动而起伏	舌淡红，苔薄，脉弦	疏肝解郁，行气散结	逍遥散
	食滞痰阻证		腹部时有条索状物聚起，重按则胀痛更甚，便秘，纳呆	舌苔腻，脉弦滑	导滞通便，理气化痰	六磨汤
积证	气滞血阻证	积块固定	质软不坚，胁痛痞满	舌暗苔薄白，脉弦	理气活血，通络消积	大七气汤
	瘀血内结证		硬痛不移，面暗，面颈胸臂或有血痣赤缕	舌紫暗或有瘀点，脉细涩	祛瘀软坚	膈下逐瘀汤
	正虚瘀阻证		面色萎黄或黧黑，形脱骨立，饮食大减，神疲乏力	舌质淡紫，舌光无苔，脉细数或弦细	补益气血，活血化瘀	八珍汤＋化积丸

第九单元　鼓胀

重点提示　鼓胀的病因病机、诊断、辨证论治、调护（★★★）。

一、病因病机

1. 病因　①酒食不节。②情志刺激。③虫毒感染。④他病继发。

2. 病机　肝、脾、肾三脏功能受损，气滞、血瘀、水停腹中。

二、诊断

1. 初起脘腹作胀、腹部膨大，食后尤甚，叩之呈鼓音或移动性浊音，继而腹部胀大如鼓，重者腹壁青筋显露，脐孔突起。

2. 常伴有乏力、纳差、尿少及齿衄、鼻衄、皮肤紫斑等出血征象，可见面色萎黄、皮肤或巩膜黄染、手掌殷红、面颈胸部红丝赤缕、血痣及蟹爪纹。

3. 常有情志内伤、酒食不节、虫毒感染或黄疸、积聚久病不愈等病史。

4. 常用检查有 B 超、CT，发现腹水有助于诊断。

三、鉴别诊断

肠蕈　主要因湿热瘀毒流连肠道，阻滞气机而致。常见下腹部肿块，早期肿块局限于下腹部，大如鸡卵，以后逐渐增大，可如怀胎之状，按之坚硬，推之可移，无水液波动感。早期以实证居多。肠蕈为慢性耗损性疾病，若不积极治疗，预后不佳。鼓胀虽同见腹部胀大，但触之常未见有形肿块，常伴水液停聚。

四、辨证论治

1. 辨证要点　辨标实、辨脏腑之虚。

2. 治疗原则　以攻补兼施为治则。

（1）逐水法如下。

适应证	病程较短，正气尚未过度消耗，而腹胀甚，腹水不退，尿少便秘，脉实有力者。主要适用于水热蕴结证和水湿困脾证
禁忌证	鼓胀日久，正虚体弱，或发热，黄疸日渐加深，或有消化道溃疡，曾并发消化道出血，或见出血倾向者，均不宜使用。正虚者，先补后攻或攻补兼施
注意事项	中病即止、严密观察

（2）若延至晚期，邪实正虚，腹水反复发生，病情不易稳定，则预后较差。饮食不节，或服药不当，或劳倦过度，或正虚感邪，病情可致恶化。如阴虚发热，络脉瘀损，可致鼻衄、齿衄，甚或大量呕血、便血，或肝肾阴虚，邪从热化，蒸液生痰，内蒙心窍，引动肝风，则见神昏谵语、痉厥等严重征象；如脾肾阳虚，湿浊内蒙，蒙蔽心窍，亦可导致神糊昏厥之变，终至邪陷正虚，气阴耗竭，由闭转脱，病情极为险恶。

3. 分证论治

证型	证候			治法	方药
气滞湿阻证	腹大胀满	按之不坚，食后胀甚，嗳气稍减	舌苔薄白腻，脉弦	疏肝理气，运脾利湿	柴胡疏肝散 + 胃苓汤
水湿困脾证		按之如囊裹水，下肢浮肿，得热则舒，怯寒懒动	舌苔白腻，脉缓	温中健脾，行气利水	实脾饮
湿热蕴结证		烦热口苦，渴不欲饮，小便赤涩，大便秘结	舌边尖红，苔黄腻或兼灰黑，脉象弦数	清热利湿，攻下逐水	中满分消丸
肝脾血瘀证		青筋显露，痛如针刺，面色晦暗，口干不欲饮水	舌质紫暗或有紫斑，脉细涩	活血化瘀，行气利水	调营饮
脾肾阳虚证		形似蛙腹，朝宽暮急，脘闷纳呆，神倦怯寒，肢冷浮肿	舌体胖，质紫，苔淡白，脉沉细无力	温补脾肾，化气利水	附子理苓汤
肝肾阴虚证		口干而燥，心烦失眠，齿鼻衄血	舌红绛少津，苔少或光剥，脉弦细数	滋肾柔肝，养阴利水	六味地黄丸 + 一贯煎
变证	黄疸	身目黄染如金，倦怠乏力，恶心厌油，双下肢水肿，尿少如浓茶	舌暗红苔黄腻，脉弦滑	清热解毒，利湿退黄	甘露消毒丹
	出血	轻者牙龈出血，重者呕吐鲜血或大便出血	舌红苔黄，脉弦数	泻火解毒，凉血止血	犀角地黄汤
	神昏	神昏谵语，烦躁不宁，溲赤尿少	舌红绛，苔黄燥，脉细数	清热解毒，醒脑开窍	清营汤 + 安宫牛黄丸

五、调护

1. 注意休息，保持情绪稳定。
2. 宜低盐饮食，禁食生冷、油腻、辛辣刺激等食物，食用富含维生素的食物。
3. 忌饮酒，少吸烟，避免与血吸虫疫水接触，避免接触对肝有害的毒性物质。
4. 定期复诊，治疗原发病等。

第十单元　瘿病

重点提示　瘿病的病因病机、诊断、辨证论治（★★）。

一、病因病机

1. 病因　情志内伤、饮食及水土失宜、体质因素。
2. 病机　气滞、痰凝、血瘀壅结颈前。病变部位主要在肝、脾，与心有关。

二、诊断

1. 以颈前喉结两旁结块肿大为临床特征。初作可如樱桃或指头大小，一般生长缓慢，大小不一，大者可如囊如袋，触之多柔软、光滑，病程日久则质地较硬，或可扪及结节。

2. 多发于女性，常有饮食不节、情志不舒的病史，或发病有一定的地域性。

三、鉴别诊断

瘿病	肿块在颈部正前方，一般较大
瘰疬	肿块在颈项的两侧或颌下，一般较小，每个约黄豆大，数目多少不等

四、辨证论治

1. 辨证要点　辨痰与瘀、辨火旺与阴伤。
2. 治疗原则　理气化痰、消瘿散结。
3. 分证论治

证型	证候		治法	方药
气郁痰阻证	质软不痛，喜太息，胸胁窜痛，病情常随情志波动	苔薄白，脉弦	理气舒郁，化痰消瘿	四海舒郁丸
痰结血瘀证	按之较硬或有结节，肿块经久未消，胸闷，纳差	舌暗或紫，苔薄白或白腻，脉弦或涩	理气活血，化痰消瘿	海藻玉壶汤
肝火旺盛证	性情急躁易怒，眼球突出，手指颤抖，面部烘热，口苦	舌质红，苔薄黄，脉弦数	清肝泻火，消瘿散结	栀子清肝汤 + 消瘰丸
心肝阴虚证	心悸不宁，心烦少寐，易出汗，手指颤动，眼干	舌质红，苔少或无苔，舌体颤动，脉弦细数	滋阴降火，宁心柔肝	天王补心丹/一贯煎

五、调护

1. 保持精神愉快。在易发生瘿病的地区，可经常食用海带或采用碘化食盐预防。
2. 病程中观察瘿肿的变化，如瘿肿经治不消，增大变硬，应高度重视。

第十一单元　腹心痛

重点提示　腹心痛的病因病机、诊断、辨证论治（★★★）。

一、病因病机

1. 病因　多由暴饮暴食、酗酒过度或情志失调、蛔虫窜扰等，导致气机郁滞所致。

2. 病机　气滞、湿热、积热壅阻中焦，气机不利，不通则痛，以实证、热证为主。病变以脾胃为主，与肝、胆关系密切，并涉及心、肺、肾、脑、肠。

二、诊断

1. 多与胆道疾病、蛔虫病史、暴饮暴食、酗酒过度有关。
2. 临床表现如下。

主要症状	脘腹疼痛胀满，拒按，痞满燥实，恶心呕吐
次要症状	微热或壮热甚则出现寒热往来、口干渴、尿短赤、肌肤紫斑
舌脉	舌质红或淡红，苔黄腻或黄厚，或薄黄，或燥，脉弦数或洪数，或弦滑，或细，或紧

3. 起病急骤，轻症者经 3～5 天积极治疗多可治愈。重症者病势凶险，甚至出现厥脱危象，若治之不当或不及时，可危及生命。

4. 血、尿、便常规检查，血脂肪酶、血尿淀粉酶、血钙、血糖、C 反应蛋白检测，腹部 X 线、B 超、CT、MRI、腹腔诊断性穿刺等有利于明确诊断。

三、鉴别诊断

1. 真心痛　是心经病变所引起的心痛证。多见于老年人，当胸而痛，多为刺痛，动辄加重，痛引肩背，常伴有心悸气短，汗出肢冷，病情危重。

2. 急性胆胀　以右胁下或右上腹部剧烈疼痛为主症，常突然发病，阵发性加重，牵及右肩胛，兼有寒战发热，恶心呕吐，厌食油腻。胆区多有压痛。超声波检测有助于诊断。

四、辨证论治

1. 辨证要点

（1）辨脾心痛之虚实：

实证	腹痛剧烈，全腹作痛，按之痛甚，或伴见口干口苦、恶心呕吐、烦渴不欲饮等
虚证	腹痛绵绵，喜温喜按，呕恶身热，烦渴多饮，面色苍白，肢冷抽搐或冷汗淋漓

（2）辨脾心痛之轻重：腹痛较轻，气粗声高，神志清晰，有尿者为轻症；腹痛剧烈，大汗淋漓，气粗息微，神志模糊，无尿者为重症。

2. 分证论治

证型	证候		治法	方药
肝郁气滞证	痛引两胁，或向右肩背部放射，恶心呕吐，口干苦	舌淡红苔薄白，脉弦细或紧	疏肝利胆，行气止痛	小柴胡汤
肝胆湿热证	上腹胀痛拒按，胁痛，恶心呕吐，目黄身黄，小便短黄	舌红，苔薄黄或黄腻，脉弦数	清利肝胆湿热	清胰汤 + 龙胆泻肝丸
肠胃热结证	全腹疼痛，痛而拒按，口苦而干，脘腹胀满，便秘	舌红苔黄腻，脉沉实或滑数	通腑泄热，行气止痛	大承气汤

第五章　肾系病证

第一单元　水肿

重点提示　水肿的病因病机、诊断、辨证论治（★★★）。

一、病因病机

1. 病因　风邪外犯、疮毒内陷、水湿浸渍、饮食劳倦、体虚久病。

2. 病机　肺失通调、脾失转输、肾失开阖、三焦气化不利。病位在肺、脾、肾，关键在肾。

二、诊断

1. 水肿先从眼睑或下肢开始，继及四肢、全身。

2. 轻者仅眼睑或足胫浮肿，重者全身皆肿，甚则腹大胀满，气喘不能平卧。

3. 严重者可见尿闭或尿少，恶心呕吐，口有秽味，齿衄鼻衄，甚则头痛、抽搐、神昏谵语等危象。

4. 可有乳蛾、心悸、疮毒、紫癜以及久病体虚史。

5. 做尿常规，24 小时尿蛋白定量，血常规，红细胞沉降率，血浆白蛋白，血尿素氮，肌酐，体液免疫检测，以及心电图、心功能测定、超声、影像等，以助明确诊断。

三、鉴别诊断

病证	影响脏腑	病因病机	症状
水肿	肺、脾、肾	水气通调失职，水泛肌肤	四肢皮色不变，发病时头面或下肢先肿，甚者全身浮肿，可有喘息，但先肿后喘，多伴有尿量减少
鼓胀	肝、脾、肾	脾虚木贼，湿热相乘	水聚腹腔，单腹肿胀，青筋暴露；病重时或兼下肢肿，或先有积聚后成鼓胀，有时小便减少
饮证	肺	水气射肺，水凌胸肺	久咳喘逆后面目浮肿，其形如肿，实不是肿；严重时可见身肿，先喘，久喘才成肿胀，小便初正常，后偶有不适

四、辨证论治

1. 辨证要点

（1）辨阳水阴水

阳水	多由感受风邪、疮毒而来，发病较急，每成于数日之间，浮肿由面目开始，自上而下，继及全身，肿处皮肤绷急光亮，按之凹陷即起，身热烦渴，小便短赤，大便秘结，脉滑有力
阴水	多因饮食劳倦、先后天脏腑亏损，或阳水失治、误治转化所致，发病缓慢，浮肿由足踝开始，自下而上，继及全身，肿处皮肤松弛，按之凹陷不易恢复，甚则按之如泥，身冷不热，不渴，小便或短但不赤涩，大便溏薄，脉沉细无力

（2）辨虚实

实	年轻体壮，病程短，发病迅速，肿势急剧，咽喉肿痛或皮肤疮疡，小便短赤或不通，大便秘结
虚	年老体衰，病程长，浮肿按之如泥，畏寒肢冷，腰膝酸软，小便清长，大便稀溏

（3）辨病邪性质

水肿以头面为主，恶风头痛	多属风
水肿以下肢为主，纳呆身重	多属湿
水肿伴有咽痛、溲赤	多属热
因疮痍、猩红赤斑而致水肿	多属疮毒

（4）辨脏腑

水肿较甚，咳喘少气，不能平卧	多在肺
水肿日久，纳食不佳，身重倦怠，苔腻	多在脾

续表

水肿反复，腰膝酸软	多在肾
水肿下肢明显，心悸怔忡，甚则不能平卧	多在心

2. 治疗原则　发汗、利尿、泻下逐水。
3. 分证论治

<table>
<tr><th></th><th>证型</th><th colspan="3">证候</th><th>治法</th><th>方药</th></tr>
<tr><td rowspan="4">阳水</td><td>风水相搏证</td><td colspan="2">眼睑浮肿，来势迅速，恶寒发热，肢节酸楚，小便不利</td><td>偏于风热者，舌红，脉浮滑数；偏于风寒者，舌苔薄白，脉浮滑或浮紧</td><td>疏风清热，宣肺行水</td><td>越婢加术汤</td></tr>
<tr><td>湿毒浸淫证</td><td colspan="2">浮肿延及全身，身发疮痍，甚则溃烂，恶风发热</td><td>舌红苔薄黄，脉浮数或滑数</td><td>宣肺解毒，利湿消肿</td><td>麻黄连翘赤小豆汤＋五味消毒饮</td></tr>
<tr><td>水湿浸渍证</td><td colspan="2">全身水肿，下肢明显，按之没指，身体困重，纳呆泛恶</td><td>苔白腻，脉沉缓</td><td>运脾化湿，通阳利水</td><td>五皮饮＋胃苓汤</td></tr>
<tr><td>湿热壅盛证</td><td colspan="2">皮肤绷紧光亮，胸脘痞闷，烦热口渴</td><td>舌红，苔黄腻，脉沉数或濡数</td><td>分利湿热</td><td>疏凿饮子</td></tr>
<tr><td rowspan="3">阴水</td><td>脾阳虚衰证</td><td rowspan="3">水肿日久</td><td>脘腹胀闷，纳减便溏，面色不华，神疲乏力</td><td>舌质淡，苔白腻或白滑，脉沉缓或沉弱</td><td>健脾温阳利水</td><td>实脾饮</td></tr>
<tr><td>肾阳衰微证</td><td>腰酸冷痛，四肢厥冷，怯寒神疲</td><td>舌质淡胖，苔白，脉沉细或沉迟无力</td><td>温肾助阳，化气行水</td><td>真武汤</td></tr>
<tr><td>瘀水互结证</td><td>肿势不一，皮肤瘀斑，腰部刺痛</td><td>舌紫暗，苔白，脉沉细涩</td><td>活血祛瘀，化气行水</td><td>桃红四物汤＋五苓散</td></tr>
</table>

第二单元　淋证

重点提示　淋证的病因病机、诊断、鉴别诊断、辨证论治（★★★）。

一、病因病机

1. 病因　①外感湿热。②饮食不节。③情志失调。④禀赋不足或劳伤久病。
2. 病机　湿热蕴结下焦，肾与膀胱气化不利。病位在膀胱与肾，与肝、脾相关。

二、诊断

1. 小便频数、淋沥涩痛、小腹拘急引痛为各种淋证的主症，是诊断淋证的主要依据。还需根据各种淋证的不同临床特征，确定不同的淋证类型。
2. 病久或反复发作后，常伴有低热、腰痛、小腹坠胀、疲劳等。
3. 多见于已婚女性，每因疲劳、情志变化、不洁房事而诱发。
4. 尿常规、尿细菌培养、静脉肾盂造影、腹部平片、膀胱镜检查等有助于诊断。

三、鉴别诊断

1. 癃闭　二者都有小便量少、排尿困难。但淋证尿频而尿痛，每天排尿总量多正常；癃闭则无尿痛，每天排尿量少于正常，严重时甚至无尿。癃闭复感湿热，常可并发淋证，而淋证日久不愈，亦可发展成癃闭。

2. 尿血　血淋与尿血都有小便出血，尿色红赤，甚至溺出纯血等症状。其鉴别要点是有无尿痛。“痛者为血淋，不痛者为尿血”。

3. 尿浊　膏淋与尿浊在小便浑浊症状上相似，但后者在排尿时无疼痛滞涩感，可资鉴别。

四、辨证论治

1. 辨证要点　辨淋证类别、辨证候虚实、辨标本缓急。

2. 治疗原则　实则清利，虚则补益。

3. 分证论治

证型	证候		治法	方药
热淋	小便短赤，灼热刺痛，口苦呕恶，便秘	苔黄腻，脉滑数	清热利湿通淋	八正散
石淋	尿中夹砂石，排尿时突然中断，尿道窘迫疼痛，一侧腰腹绞痛	舌红，苔薄黄，脉弦或代数	清热利湿，排石通淋	石韦散
血淋	尿色深红，或夹血块，心烦	舌尖红，苔黄，脉滑数	清热通淋，凉血止血	小蓟饮子
气淋	郁怒之后，小便涩滞，淋沥不已	苔薄白，脉弦	理气疏导，通淋利尿	沉香散
膏淋	小便浑浊如米泔水，上有浮油，置之沉淀，或伴有絮状凝块物	舌红，苔黄腻，脉濡数	清热利湿，分清泄浊	程氏萆薢分清饮
劳淋	淋沥不已，时作时止，遇劳即发	舌质淡，脉细弱	补脾益肾	无比山药丸

第三单元　尿浊

重点提示　尿浊的病因病机、诊断、辨证论治（★★★）。

一、病因病机

1. 病因　多由过食肥甘油腻食物，脾失健运，酿湿生热，或某些疾病（如血丝虫病）病后，湿热余邪未清，蕴结下焦，清浊相混，而成尿浊。或热盛灼络，络损血溢，则尿浊伴血。

2. 病机　湿热下注，脾肾亏虚。

二、诊断

1. 以小便浑浊，乳白如泔浆，解时无疼痛为主症。可伴见血尿，血块。

2. 每因进食油腻、蛋白饮食或劳累过度而诱发或加重。

3. 体检可伴见睾丸肿大、阴囊积液及象皮腿。

4. 小便乳糜定性试验阳性，查尿常规有蛋白、红细胞。尿离心沉淀或可查到微丝蚴。

5. 必要时做膀胱镜检查，可明确病位。

三、鉴别诊断

1. 血淋　尿浊可伴有小便发红，或伴血块，小便可有灼热感，但不伴尿痛，血淋除有尿色深红，或夹有血块等症状外，同时伴有尿痛。

2. 膏淋　膏淋与尿浊在小便浑浊症状上相似，膏淋在排尿时有疼痛滞涩感，可资鉴别。

四、辨证论治

1. 辨证要点　辨尿的颜色、辨证候虚实、辨标本缓急。

2. 治疗原则　本病初起以湿热为多，属实证，治宜清热利湿；病久则脾肾亏虚，治宜培补脾肾，固摄下元；虚实夹杂者，应标本兼顾。

3. 分证论治

证型	证候		治法	方药
湿热下注证	小便浑浊夹凝块，有浮油，尿有灼热感，口苦口干	舌红苔黄腻，脉濡数	清热利湿，分清泄浊	程氏萆薢分清饮
脾虚气陷证	小便状如白浆，小腹坠胀，神倦无力	舌淡苔白，脉虚软	健脾益气，升清固摄	补中益气汤
肾虚不固证	小便乳白如脂膏，头晕耳鸣，腰膝酸软	肾阴虚者，舌红脉细数；肾阳虚者，舌淡红脉沉细	偏肾阴虚者，滋阴益肾；偏肾阳虚者，温肾固摄	偏肾阴虚者，用知柏地黄丸；偏肾阳虚者，用鹿茸补涩丸

五、调护

1. 保持乐观情绪。注意休息，忌劳累，禁房事，饮食宜清淡；避免过食寒凉，忌肥腻辛辣醇酒之品。

2. 妇女在月经期、妊娠期、产后更应注意外阴卫生。

3. 南方地区注意预防血丝虫病。

第四单元　关格

重点提示　关格的病因病机、诊断、鉴别诊断、辨证论治（★★★）。

一、病因病机

1. 病因　多因水肿、淋证、癃闭等病证久治不愈，或失治误治，迁延日久而引起。

2. 病机　脾肾衰惫，气化不利，湿浊毒邪内蕴三焦。病理性质为本虚标实，脾肾虚衰为本，湿浊毒邪为标。病位在脾（胃）、肾（膀胱），以肾为关键，涉及肺、肝、心多脏。

二、诊断

1. 呕吐及小便不通为关格主症，但须先有小便不通，而后出现呕吐，方可诊断为关格。

2. 病程中可出现神疲乏力，腰膝酸痛，头晕，头痛，严重者伴喘促、抽搐，甚至谵语、昏迷。

3. 一般起病较缓慢，多有水肿、淋证、癃闭等病史。

三、鉴别诊断

1. 癃闭　二者都有小便量少或闭塞不通，但关格常由水肿、淋证、癃闭等经久不愈发展而来，是小便不通与呕吐并见的病证，常伴有皮肤瘙痒，口中尿味，四肢搐搦，甚或昏迷等症状。而癃闭不伴有呕吐，部分患者有水蓄膀胱之证候。癃闭进一步恶化，可转变为关格。癃闭病情轻于关格。

2. 走哺　以呕吐伴有大小便不通为主症。往往先有大便不通，而后出现呕吐，呕吐物可以是胃内的饮食痰涎，也可带有胆汁，常伴有腹痛，最后出现小便不通，由于大小便不通，浊气上冲，而饮食不得入，属实热证，病位在肠。关格属于脾肾衰败，湿浊毒邪壅塞三焦，是虚中夹实的病证。一般关格属危重疾病，预后较差，走哺只要治疗得当，预后一般较好。

四、辨证论治

1. 辨证要点　首辨虚实，本虚主要是脾肾阴阳衰惫，标实主要是湿浊毒邪。次辨病位，分清在脾胃、在肾、在心、在肝的不同。

2. 治疗原则　治宜攻补兼施，标本兼顾。早期以补为先，兼以化浊利水；晚期应补中有泻，补泻并重，泻后即补，或长期补泻同用，灵活掌握。

3. 分证论治

证型	证候		治法	方药
脾肾阳虚，湿浊内蕴证	形寒肢冷，浮肿以腰下为主，纳差，腹胀	舌淡体胖，边有齿印，苔白腻，脉沉细	温补脾肾，化湿降浊	温脾汤＋吴茱萸汤
肝肾阴虚，虚风内动证	头晕头痛，面部烘热，腰膝酸软，手足抽搐	舌红，苔黄腻，脉弦细	滋补肝肾，平肝息风	杞菊地黄丸＋羚角钩藤汤
肾气衰微，邪陷心包证	全身浮肿，面白唇暗，四肢厥冷，口中尿臭，神识昏蒙，循衣摸床	舌卷缩，淡胖，苔白腻或灰黑，脉沉细欲绝	温阳固脱，豁痰开窍	急用参附汤＋苏合香丸，继用涤痰汤

第六章　气血津液病证

第一单元　急劳

重点提示　急劳的病因病机、诊断、辨证论治（★）。

一、定义

急劳是造血干细胞的恶性克隆性疾病。克隆中的白血病细胞在骨髓和其他造血组织中大量累积，并浸润其他器官和组织，由此产生贫血、出血、感染、肝脾大及淋巴结肿大等一系列症状和体征。

二、病因病机

机体正气不足，感受毒邪，邪毒内蕴，伤及营血，骨髓受损，引起瘀血。

三、诊断

1. 发病特点　急性起病多见于儿童或35岁以下人群，病情变化多端，进展迅速。慢性起病多见于中老年患者，病情进展相对缓慢。急性变者，进展明显加快，常以出血、发热、面色苍白而就诊。

2. 临床表现　主要有出血（齿衄、鼻衄、紫斑、月经过多，甚则便血、尿血等），低热或高热，面色苍白，气短懒言，体倦乏力，胸骨压痛。病变进一步发展可出现心悸心慌，头目眩晕，咽干口燥，形体消瘦，五心烦热，自汗盗汗，上腹饱胀，食欲减退，体表肿核，腹内积块坚硬等症。

3. 实验室检查

（1）多数患者外周血白细胞升高，分类可见数量不等的原始和幼稚细胞。少数患者白细胞减少，外周血中仅有极少甚至没有原始或幼稚细胞出现。多数病例有不同程度的血红蛋白、红细胞及血小板减少。

（2）多数患者骨髓呈高度增生或极度活跃，正常造血细胞被白血病细胞取代，可见各阶段的幼稚细胞、原始细胞。少数患者骨髓增生低下，但原始细胞仍在30%以上。

（3）免疫组织化学能帮助对急性白血病的分型。常用过氧化酶染色，粒细胞系列为阳性反应，单核细胞系列呈弱阳性或阴性反应，淋巴细胞系列则为阴性反应。

四、鉴别诊断

1. 虚劳　气血阴阳亏虚，脏腑功能失调，以慢性虚损性疾病症状为主要表现。急劳更多以虚劳、发热与出血并见，并多伴有痰瘀内停的表现，如痰核瘰疬、腹部积块等。

2. 急髓劳　是由多种致病因素导致的骨髓空虚，血液生化极度乏源的急危重病，发病急、进展快，具有典型的发热、出血、血亏等症状，与急劳表现非常类似，但急髓劳无骨痛、癥块、痰核或瘀斑等体征。

3. 瘟疫　是感受疫戾之气而发生的急性、流行性传染病。初起表现为憎寒而后发热，头身疼痛，胸痞呕恶，日后但热而不憎寒，昼夜发热，日晡益甚，苔白如积粉，脉数。急劳虽与瘟疫发热病状相似，但无传染性。

五、辨证论治

1. 治疗原则　遵循治火、治气、治血3个基本原则。

2. 分证论治

证型	证候		治法	方药
气滞血瘀证	体表肿核，按之坚硬，时有胀痛，形体消瘦，皮肤瘀斑	舌质暗红或见瘀点、瘀斑，舌苔白，脉弦涩	行气活血，祛瘀消癥	膈下逐瘀汤
热毒炽盛证	壮热口渴，皮现紫癜，齿鼻渗血	舌红苔黄，脉数	清热解毒，凉血止血	清瘟败毒饮
痰浊凝滞证	胁下包块，按之坚硬，时有胀痛	舌暗苔腻，脉弦细或涩	化痰软坚散结	海藻玉壶汤＋二陈汤
气血两虚证	神疲乏力，唇甲苍白，头晕目眩	舌淡白苔白，脉沉细无力	益气养血，扶正祛邪	八珍汤＋三才封髓丹

第二单元　髓劳

重点提示　髓劳的病因病机、诊断、鉴别诊断、辨证论治（★★★）。

一、定义

髓劳又称髓枯，是指因先、后天不足，精血生化无源；或因药毒、邪毒及理化等因素伤及正气，导致骨髓瘀阻，新血不生，继而发生气血阴阳虚损，五脏功能失调，并伴有血不循经的出血，正气亏虚外感等为主要表现的疾病。

二、病因病机

1. 病因　①外因：失治误治，用药不当或接触毒物，或直接邪毒内侵，深伏少阴，发为伏热，耗伤气血。②内部因素可由先天禀赋不足，或因劳伤其肾，或因情志失调引动。

2. 病机　肾虚髓枯为本，脾虚气血不足为标。

三、诊断

1. 常见症状与体征　多数患者常见面色无华，萎黄或苍白，体倦乏力，心悸气短，失眠健忘，头目眩晕，月经过多，皮下瘀斑、瘀点或鼻衄或齿衄等。部分患者在上述症状基础上，有畏寒肢冷，腰膝酸软，或五心烦热，夜间盗汗等。

2. 特异性症状与体征

（1）急髓劳：起病急骤，进展迅速，病势凶险，死亡率高等。临床除有常见症状与体征外，还有下列特征。

发热	多数患者发病时即见高热或壮热持续不退，或汗出热不解，或热退后复升等。过高热者可见神识昏迷或谵语，头痛如裂或抽搐等
出血	多为急性，皮肤可见大片瘀斑、瘀点或血疱，或见严重的鼻衄、齿衄、尿血，便血，或其他内脏出血（咯血、吐血、脑出血、崩漏等）
耗血	血虚（贫血）呈进行性加重，面色如白纸，爪甲苍白，心慌心悸，失眠多梦等
伤津	多数患者在发病过程中有烦躁易怒、烦渴欲饮、大便干结、小便黄赤等

（2）慢髓劳：起病与进展相对缓慢，病情较轻，病程长等。除常见症状与体征相对急髓劳轻外，还见或并发以下特征。

心病	长期气血亏虚，阴阳失调可导致心脏病变，心慌心悸，胸胁满闷，心脏扩大，严重者可见心阳不振，导致心血瘀阻而发生心痛
肾病	长期气血亏虚导致肾脏失养，功能衰竭，水液代谢紊乱，可见水肿、少尿等
血瘀	长期输血或久病入络，可导致血脉瘀阻（血色病），可见面色黧黑（青铜色或灰色）、胁下癥块（肝脾大）、骨节疼痛、关节不利等

患者除具备临床常见共性症状外，具备急髓劳特异性症状或体征 2 条以上，可诊断急髓劳；具有慢髓劳特异性症状或体征 2 条以上，可诊断慢髓劳。在临床实际中，除症状外，还要结合外周血象、骨髓象、骨髓活检及其染色体等检查予以定性诊断。

四、鉴别诊断

1. 虚劳　具有典型虚、损、劳、极的动态发病过程，病位在五脏，虚损在气血，失调于阴阳。而髓劳病位在骨髓，累及五脏。急性发病者，病因直中骨髓，精髓空虚，髓不生血，病情危重，进展迅速；慢性发病者，虽可见到虚、损、劳、极的动态病理变化过程，但病位在骨髓，病程长，症状相对较轻。

2. 紫癜　主要以皮肤紫斑为主，急性发病者可见肌肤大片瘀斑、瘀点或血疱，或见严重的鼻衄、齿衄、尿血、便血，或其他内脏出血；慢性发病者仅见肌肤瘀斑、瘀点。无论急性或慢性发病除以出血为特征外，并无明显精亏、血虚以及五脏虚损等临床症状。而髓劳除严重（急髓劳）或轻微（慢髓劳）出血症状外，还有典型的气血阴阳、五脏亏虚等表现。

3. 髓毒（白血病）　发病过程虽具有典型的髓劳表现，病位也在骨髓，有典型的发热、出血、虚弱等症状。但髓毒发病急骤，进展迅速，死亡率高，特别是在疾病发生或进展过程中，颌下、颈部、腋窝可触及痰核、瘰疬，胁下癥块（肝脾大）等能明确区别于急髓劳或慢髓劳。

五、辨证论治

1. 辨证要点　辨缓急、辨病变脏腑。

2. 治疗原则　以补益为原则，以补肾填精为基本大法。

3. 分证论治

证型	证候		治法	方药
热毒壅盛，破血妄行证	持续发热，皮肤瘀斑，鼻衄齿衄，烦躁口渴，便干溲赤	舌苔黄，脉洪大数疾	清热解毒，凉血止血	清瘟败毒饮
肾阴虚证	腰膝酸软，五心烦热，潮热盗汗，口干咽燥，便干尿黄	舌淡红，少苔或无苔，脉细数	滋阴补肾，填精益髓	左归丸
肾阳虚证	面目虚浮，腰膝酸软，畏寒肢冷，夜尿频多，食少便溏	舌体胖大，边有齿痕，苔白滑，脉细弱	温阳补肾，填精益髓	右归丸
肾阴阳两虚证	肾阴虚、肾阳虚症状兼备		滋阴济阳，填精益髓	桂附地黄丸

第三单元　血证

重点提示　血证的病因病机、诊断、鉴别诊断、辨证论治（★★★）。

一、病因病机

1. 病因　①感受外邪。②情志过极。③饮食不节。④劳欲太过。⑤久病体虚。

2. 病机　火热熏灼、迫血妄行，气虚不摄、血溢脉外。

二、诊断

1. 鼻衄　血自鼻道外溢，而非因外伤、倒经所致者。

2. 齿衄　血自齿龈或齿缝外溢，且排除外伤所致者。

3. 咳血　血由肺、气道而来，经咳嗽而出，或觉喉痒胸闷，一咯即出，血色鲜红，或夹泡沫，或痰血相兼，痰中带血。多有慢性咳嗽、痰喘、肺痨等病史。

4. 吐血　发病急骤，吐血前多有恶心、胃脘不适、头晕等症。血随呕吐而出，常夹有食物残渣等胃内容物，血色多为咖啡色或紫暗色，也可为鲜红色，大便呈暗红色或黑如柏油。常有胃痛、胁痛、黄疸、癥积等病史。

5. 便血　大便色鲜红、暗红或紫暗，甚至黑如柏油样，次数增多。常有胃肠或肝病病史。

6. 尿血　小便中混有血液或夹有血丝，排尿时无疼痛。

三、鉴别诊断

1. 鼻衄与经行衄血　经行衄血的发生与月经周期有密切关系，多于经行前期或经期出现，与内科所论鼻衄机理不同。

2. 咳血与吐血、口腔出血　血液均从口而出、但咳血之血由肺而来，咳血前多有咳嗽、胸闷、喉痒等症，血色多鲜红，经气道随咳嗽而出，常混有痰液；大量咳血后，可见痰中带血数天；少量咳血或没有将较多咳到口腔的血吞咽入胃则粪便不呈黑色。吐血之血自胃而来，吐血前多有胃脘不适或胃痛、恶心等症，血经呕吐而出，常夹有食物残渣，色鲜红或紫暗，粪便多呈黑色，吐血后无痰中带血。口腔出血是鼻咽部、齿龈及口腔其他部位的出血，常为纯血或随唾液而出，血量少，并有口腔、鼻咽部病变相应症状可寻，不伴咳嗽。

3. 便血与痢疾、痔疮　痢疾为脓血相兼，且有腹痛、里急后重、肛门灼热等症，初起有发热、恶寒等。便血无腹痛、里急后重、脓血相兼。痔疮属外科疾病，其大便下血的特点为便时或便后出血，常伴有肛门异物感或疼痛，做肛门直肠检查时，可发现内痔或外痔。

4. 远血与近血　远血血色如黑漆色或暗紫色，近血血色多鲜红或暗红。

5. 尿血与血淋、石淋　三者均有血随尿出，但尿血与血淋以小便时痛与不痛为鉴别要点，不痛者为尿血，痛（滴沥刺痛）者为血淋。石淋为尿中时有砂石夹杂，小便涩滞不畅，时有小便中断，尿道窘迫疼痛，或伴腰腹绞痛等症。

四、辨证论治

1. 辨证要点　辨病证的不同，辨脏腑病变之异同，辨证候之虚实。

2. 治疗原则　治火、治气、治血。

3. 分证论治

	证型	证候		治法	方药
齿衄	胃火炽盛证	血色鲜红，齿龈红肿疼痛，口渴口臭	舌红苔黄，脉洪数	清胃泻火，凉血止血	加味清胃散＋泻心汤
	阴虚火旺证	血色淡红，起病较缓，常因受热及烦劳而诱发，齿摇不坚	舌红少苔，脉细数	滋阴降火，凉血止血	六味地黄丸＋茜根散
鼻衄	热邪犯肺证	鼻燥衄血，口干咽燥，身热、恶风、头痛	舌红苔薄，脉数	清泄肺热，凉血止血	桑菊饮
	胃热炽盛证	血色鲜红，口渴欲饮，口干臭秽，烦躁，便秘	舌红苔黄，脉数	清胃泻火，凉血止血	玉女煎
	肝火上炎证	口苦，烦躁易怒，两目红赤，耳鸣目眩	舌红苔黄，脉弦数	清肝泻火，凉血止血	龙胆泻肝汤
	气血亏虚证	神疲乏力，面色㿠白，头晕心悸，夜寐不宁	舌淡，脉细无力	补气摄血	归脾汤

续表

<table>
<tr><th></th><th>证型</th><th colspan="3">证候</th><th>治法</th><th>方药</th></tr>
<tr><td rowspan="3">咳血</td><td>燥热伤肺证</td><td rowspan="3">痰中带血</td><td>喉痒咳嗽，口干鼻燥</td><td>舌红苔薄黄少津，脉数</td><td>清热润肺，宁络止血</td><td>桑杏汤</td></tr>
<tr><td>肝火犯肺证</td><td>咳嗽阵作，烦躁易怒，口苦</td><td>舌红，苔薄黄，脉弦数</td><td>清肝泻肺，凉血止血</td><td>泻白散+黛蛤散</td></tr>
<tr><td>阴虚肺热证</td><td>咳嗽痰少，口干咽燥，颧红，潮热盗汗</td><td>舌红少苔，脉细数</td><td>滋阴润肺，宁络止血</td><td>百合固金汤</td></tr>
<tr><td rowspan="3">吐血</td><td>胃热壅盛证</td><td colspan="2">吐血色红，夹食物残渣，口臭便秘，便黑</td><td>舌红苔黄腻，脉滑数</td><td>清胃泻火，化瘀止血</td><td>泻心汤+十灰散</td></tr>
<tr><td>肝火犯胃证</td><td colspan="2">口苦胁痛，心烦易怒，寐少梦多</td><td>舌红，脉弦数</td><td>泻肝清胃，凉血止血</td><td>龙胆泻肝汤</td></tr>
<tr><td>气虚血溢证</td><td colspan="2">缠绵不止，时轻时重，神疲乏力，心悸气短，面色苍白</td><td>舌质淡，脉细弱</td><td>健脾益气摄血</td><td>归脾汤</td></tr>
<tr><td rowspan="4">便血</td><td>肠道湿热证</td><td colspan="2">血红黏稠，大便不畅或稀溏，或有腹痛，口苦</td><td>舌红苔黄腻，脉滑数</td><td>清化湿热，凉血止血</td><td>地榆散+槐角丸</td></tr>
<tr><td>热灼胃络证</td><td colspan="2">便色如柏油，胃脘疼痛，口干</td><td>舌淡红，苔薄黄，脉弦细</td><td>清胃止血</td><td>泻心汤+十灰散</td></tr>
<tr><td>气虚不摄证</td><td colspan="2">便血淡红，食少体倦，面色萎黄</td><td>舌淡，脉细</td><td>益气摄血</td><td>归脾汤</td></tr>
<tr><td>脾胃虚寒证</td><td colspan="2">血色紫暗，腹痛隐隐，喜热饮，面色不华，神倦懒言，便溏</td><td>舌淡，脉细</td><td>健脾温中，养血止血</td><td>黄土汤</td></tr>
<tr><td rowspan="4">尿血</td><td>下焦湿热证</td><td colspan="2">小便黄赤灼热，心烦口渴，面赤口疮</td><td>舌红脉数</td><td>清热利湿，凉血止血</td><td>小蓟饮子</td></tr>
<tr><td>肾虚火旺证</td><td colspan="2">头晕耳鸣，颧红潮热，腰膝酸软</td><td>舌红少苔，脉细数</td><td>滋阴降火，凉血止血</td><td>知柏地黄丸</td></tr>
<tr><td>脾不统血证</td><td rowspan="2">久病尿血</td><td>体倦乏力，气短声低，面色不华</td><td>舌淡，脉细弱</td><td>补中健脾，益气摄血</td><td>归脾汤</td></tr>
<tr><td>肾气不固证</td><td>头晕耳鸣，精神困惫，腰脊酸痛</td><td>舌淡，脉沉弱</td><td>补益肾气，固摄止血</td><td>无比山药丸</td></tr>
</table>

五、“治吐血三要法”与“治血四法”

治吐血三要法	宜行血不宜止血、宜补肝不宜伐肝、宜降气不宜降火
治血四法	止血、消瘀、宁血、补虚

第四单元　紫癜

重点提示　紫癜的病因病机、诊断、鉴别诊断、辨证论治（★★★）。

一、病因病机

1. 病因　①感受外邪。②情志过极。③饮食不节。④劳欲太过。⑤久病体虚。

2. 病机　火热熏灼、迫血妄行，气虚不摄、血溢脉外。

二、诊断

1. 全身或四肢可见点状或斑块状出血，不高出皮肤，反复发作。或出血斑点略高出皮肤，色鲜红或暗红，微痒，可伴腹痛或关节酸痛等症。

2. 可伴低热，齿衄，鼻衄，月经过多。严重者可出现头痛，昏迷，便血，尿血。

3. 血小板计数低于正常，出血、凝血时间延长，束臂试验阳性。骨髓象：巨细胞正常或增多，血小板形成减少或缺如。若均正常者多为过敏性紫癜。

4. 必要时查免疫球蛋白 PAIgG 和 IgA，PAC3，有助原发性血小板减少性紫癜的诊断。

三、鉴别诊断

1. 出疹　均有局部肤色改变，紫癜呈点状者需与出疹的疹点区别。紫斑隐于皮内，压之不褪色，触之不碍手；疹高出于皮肤，压之褪色，摸之碍手。且两者成因、病位均有不同。

2. 温病发斑　皮肤斑块的表现类似，但病情、病势预后迥然有别。温病发斑发病急骤，常伴有高热烦躁、头痛如劈、昏狂谵语、四肢抽搐、鼻衄、齿衄、便血、尿血、舌质红绛等，病情险恶多变。紫癜发斑一般不如温病发斑急骤，常有反复发作史，也有突然发生者，虽时有热毒亢盛表现，但一般舌不红绛，不具有温病传变急速的特点。

四、辨证论治

1. 辨证要点　辨虚实、辨脉象。

2. 治疗原则　治火、治气、治血。

3. 分证论治

病证	证候			治法	方药
血热妄行证	皮肤青紫斑点或斑块	鼻衄，尿血，发热，口渴，便秘	舌红苔黄，脉弦数	清热解毒，凉血止血	十灰散
阴虚火旺证		颧红，口渴心烦，手足心热，潮热盗汗，月经过多	舌红少苔，脉细数	滋阴降火，宁络止血	茜根散
气不摄血证		久病不愈，神疲乏力，头晕目眩，面色苍白或萎黄，食欲不振	舌淡，脉细弱	补气摄血	归脾汤

第五单元　厥证

重点提示　厥证的病因病机、诊断、鉴别诊断、辨证论治（★★★）。

一、病因病机

1. 病因　情志内伤、体虚劳倦、亡血失津、饮食不节。

2. 病机　气机逆乱，升降乖戾，气血阴阳不相顺接。病变所属脏腑主要在于心、肝，涉及脑（清窍），与肺、脾、肾密切相关。

二、诊断

1. 以突然昏仆，不省人事，或伴四肢逆冷等为主症，具有急骤性、突发性和一时性的特点。

2. 发病前常有先兆症状，如头晕、恶心、心悸、视物模糊、面色苍白、出汗等，而后突然发生昏仆，不省人事，移时苏醒。发病时常伴有恶心、汗出，或伴有四肢逆冷，醒后感头晕、疲乏、口干，但无失语、偏瘫等后遗症。

3. 发病前多有明显的诱发因素，如精神刺激、情绪波动等，或有大失血病史，或有饮食不节史，或有痰盛宿疾，应了解既往有无类似病证发生。注意询问发作时的体位、持续时间以及昏厥前后的表现。

4. 血压、血糖、脑血流图、脑电图、脑干诱发电位、动态心电图、颅脑 CT、MRI 等检查有助于诊断。

三、鉴别诊断

1. 中风　中老年人多见，常有素体肝阳亢盛。其中脏腑者，突然昏仆，并伴有口眼歪斜、偏瘫等症；若神昏时间较长，苏醒后有偏瘫、口眼歪斜及失语等后遗症。厥证可发生于任何年龄，昏倒时间较短，醒后无后遗症，但血厥之实证重者可发展为中风。

2. 昏迷　为多种疾病发展到一定阶段所出现的危重证候。多发生缓慢，存在昏迷前的临床过程，先轻后重，多由烦躁、嗜睡渐次发展，昏迷后持续时间一般较长，恢复较难，苏醒后原发病仍然存在。厥证多突然发生，昏倒时间较短，常因情志刺激、饮食不节、劳倦过度、亡血失津等诱发。

四、辨证论治

1. 辨证要点　辨病因、辨虚实、分气血。

2. 治疗原则　发作时回厥醒神，醒后则需辨证论治，调治气血。

3. 分证论治

证型		证候		治法	方药
气厥	实证	突然昏倒，不省人事，或四肢厥冷，呼吸气粗，口噤握拳	舌苔薄白，脉伏或沉弦	开窍，顺气，解郁	通关散＋五磨饮子
	虚证	发作时眩晕昏仆，面色苍白，呼吸微弱，汗出肢冷	舌淡，脉沉细微	补气，回阳，醒神	生脉饮、参附汤、四味回阳饮
血厥	实证	突然昏倒，不省人事，牙关紧闭，面赤唇紫	舌暗红，脉弦有力	平肝潜阳，理气通瘀	羚角钩藤汤/通瘀煎
	虚证	突然昏厥，面色苍白，口唇无华，四肢震颤，自汗肢冷，目陷口张，呼吸微弱	舌质淡，脉芤或细数无力	补养气血	急用独参汤灌服，继服人参养荣汤
痰厥		突然昏厥，喉有痰声，或呕吐涎沫，呼吸气粗	舌苔白腻，脉沉滑	行气豁痰	导痰汤
食厥		暴饮暴食，突然昏厥，脘腹胀满，呕呃酸腐，头晕	舌苔厚腻，脉滑	和中消导	先用盐汤探吐，再用神术散＋保和丸

第六单元　消渴

重点提示　消渴的病因病机、诊断、鉴别诊断、辨证论治（★★★）。

一、病因病机

1. 病因　禀赋不足、饮食失节、情志失调、劳欲过度。

2. 病机　阴津亏损，燥热偏盛，阴虚为本，燥热为标。病变脏腑主要在肺、胃、肾，但以肾为关键。

二、诊断

1. 口渴多饮，多食易饥，尿频量多，形体消瘦。

2. 初起可“三多”症状不著。病久常并发眩晕、肺痨、胸痹、中风、雀目、疮痈等。严重者可见烦渴、头痛、呕吐、腹痛、呼吸短促，甚或昏迷厥脱危象。

3. 查空腹、餐后2小时尿糖和血糖，尿比重，葡萄糖耐量试验。必要时查尿酮体，血尿素氮、肌酐，二氧化碳结合力及血钾、血钠、血钙、血清氯化物等。

三、鉴别诊断

1. 口渴症　是指口渴饮水的一个临床症状，可出现于多种疾病过程中，尤以外感热病为多见。但这类口渴各随其所患病证的不同而出现相应的临床症状，不伴多食、多尿、尿甜、瘦削等消渴的特点。

2. 瘿病　瘿病之气郁化火、阴虚火旺证，以情绪激动、多食易饥、形体日渐消瘦、心悸眼突、颈部一侧或两侧肿大为特征。其中多食易饥、消瘦，类似消病的中消，但眼球突出、颈前肿有形则与消渴有别，且无消渴病的多饮、多尿、尿甜等症。

四、辨证论治

1. 辨证要点　辨病位、辨标本、辨本症与并发症。

2. 治疗原则　以清热润燥、养阴生津为基本治则，对上、中、下消有侧重润肺、养胃（脾）、益肾之别。

3. 分证论治

	证型	证候			治法	方药
上消	肺热津伤证	多饮	口舌干燥，尿频量多，烦热多汗	舌边尖红，苔薄黄，脉洪数	清热润肺，生津止渴	消渴方
中消	胃热炽盛证	多食	易饥，口渴，尿多，形体消瘦，大便干燥	苔黄，脉滑实有力	清胃泻火，养阴增液	玉女煎
	气阴亏虚证		能食与便溏并见，精神不振，乏力，体瘦	舌淡红，苔白而干，脉弱	益气健脾，生津止渴	七味白术散

续表

	证型	证候			治法	方药
下消	肾阴亏虚证	多尿	尿频，浑浊如脂膏，或尿甜，腰膝酸软，乏力，头晕耳鸣，口干唇燥，皮肤干燥	舌红少苔，脉细数	滋阴固肾	六味地黄丸
	阴阳两虚证		小便频数，浑浊如膏，甚至饮一溲一，面容憔悴，耳轮干枯，腰膝酸软，畏寒肢冷	舌苔淡白而干，脉沉细无力	滋阴温阳，补肾固涩	金匮肾气丸

五、消渴变证

消渴病变涉及多个脏腑经络，失治误治及病情严重的患者，可见变证百出。①肺失滋润，日久可并发肺痨。②肾阴亏损，肝失濡养，肝肾精血不足，不能上承耳目，可并发白内障、雀目、耳聋等。③燥热内结，营阴被灼，络脉瘀阻，蕴毒成脓，发为疮疖、痈疽。④阴虚燥热，炼液为痰，煎熬血脉为瘀，痰瘀阻滞经络，可致胸痹。⑤可引起脑脉闭阻或血溢脉外，可发为中风。⑥阴损及阳，脾肾衰败，水湿潴留，泛溢肌肤，发为水肿。⑦严重者因阴液极度耗损，虚阳浮越，而见面红、烦躁、头痛、呕恶、呼吸深快等症，甚则出现昏迷、肢厥、脉微欲绝等阴竭阳亡危象。

六、调护

1. 保持情志平和调畅。限制粮食、油脂摄入，忌食糖类，定时定量进餐。戒烟、酒、浓茶及咖啡等。

2. 中年肥胖者，加强运动，改善痰湿体质。并发痹证、痿证者，保护患肢；并发痈疽者，保持患处清洁，促进局部血液循环。

3. 定期复诊。

第七单元　汗证

重点提示　汗证的病因病机、诊断、鉴别诊断、辨证论治（★★★）。

一、病因病机

1. 病因　体虚久病、情志失调、饮食不节。

2. 病机　阴阳失调，腠理不固，而致汗液外泄失常。病变脏腑涉及肝、心、脾、胃、肺、肾。

二、诊断

1. 不受外因外界环境影响，在头面、颈胸或四肢、全身出汗者。

2. 昼日汗出溱溱，动则益甚者为自汗；睡眠中汗出溱溱，醒后汗止者为盗汗。

3. 必要时做胸部X线片，痰涂片找抗酸杆菌以及做抗链球菌溶血素O，红细胞沉降率，黏蛋白，T_3、T_4基础代谢等检查以排除肺痨、风湿痹、甲亢等。

三、鉴别诊断

1. 脱汗　发生于病情危重之时，正气欲脱，阳不敛阴，以致汗液大泄，表现为大汗淋漓或汗出如珠，常同时伴有声低息短、精神疲惫、四肢厥冷、脉微欲绝或散大无力等症状，为病势危急的征象，又称“绝汗”。其汗出的情况及病情的程度均较汗证为重。

2. 战汗　发生于急性热病过程中，症见发热烦渴，突然全身恶寒战栗，继而汗出，热势渐退；多为正气拒邪；若正胜邪退，乃属病趋好转之象；与阴阳失调、营卫不和之汗证迥然有别。

3. 黄汗　以汗出色黄如柏汁、染衣着色为特点，多因湿热内蕴所致。可为汗证中的邪热郁蒸型，但汗出色黄的程度较重。

四、辨证论治

1. 辨证要点

（1）辨自汗、盗汗：不因外界环境因素的影响，而白昼时时汗出，动辄益甚者为自汗；寐中汗出，醒来自止者为盗汗。

（2）辨伴随症状。

（3）辨汗出部位：

头面汗出，食后尤甚，手足汗出	多为湿热蕴蒸
腋下、阴部汗出	多属肝经有热
半身或局部汗出	为营卫不和
心胸部汗出	多为心脾两虚、心血不足
遍身汗出，鼻尖尤甚	多为肺气不足

2. 治疗原则　以虚为主者，虚证当根据证候的不同而治以益气、养阴、补血、调和营卫；以实为主者，当清肝泄热、化湿和营；虚实夹杂者，则根据虚实的主次而适当兼顾。汗证均以腠理不固、津液外泄为共同病理变化，皆可配伍固涩、敛汗之法，以增强止汗的功能。

3. 分证论治

证型	证候		治法	方药
肺卫不固证	易于感冒，体倦乏力，周身酸楚，面色㿠白	苔薄白，脉细弱	益气固表	桂枝加黄芪汤＋玉屏风散
心血不足证	心悸少寐，神疲气短，面色不华	舌淡，脉细	养血补心	归脾汤
阴虚火旺证	五心烦热，午后潮热，两颧色红，口渴	舌红少苔，脉细数	滋阴降火	当归六黄汤
邪热郁蒸证	蒸蒸汗出，汗黏，面赤烘热，口苦，小便色黄	舌苔薄黄，脉象弦数	清肝泄热，化湿和营	龙胆泻肝汤

第八单元　饮证

重点提示　饮证的病因病机、诊断、鉴别诊断、辨证论治（★★★）。

一、病因病机

1. 病因　外感寒湿、饮食不当、劳欲体虚。

2. 病机　三焦气化失职，肺、脾、肾功能失调，阳虚阴盛，津液停聚。

二、诊断

1. 根据四饮的不同临床特征确定诊断。

痰饮	心下满闷，呕吐清水痰涎，胃肠沥沥有声，形体昔肥今瘦	属饮停胃肠
悬饮	胸胁饱满，咳唾引痛，喘促不能平卧，或有肺痨病史	属饮流胁下
溢饮	身体疼痛而沉重，甚则肢体浮肿，当汗出而不汗出，或伴咳喘	属饮溢肢体
支饮	咳逆倚息，短气不得平卧，其形如肿	属饮邪支撑胸肺

2. 多有感受寒湿，或嗜食生冷，或冒雨涉水等经历；或多有反复发作的病史。

3. 胸部X线及CT检查有助于慢性支气管炎、支气管哮喘、渗出性胸膜炎的诊断；胃镜检查可明确慢性胃炎诊断；有心力衰竭临床表现者，颈静脉压或肺毛细血管楔压（PCWP）增高，有助于右心衰竭或左心衰竭的诊断；尿常规、肾功能等检查有助于肾炎等疾病的诊断。

三、鉴别诊断

1. 悬饮与胸痹　两者均有胸痛，但胸痹为胸膺部或心前区闷痛，可引及左侧肩背或左臂内侧，常于劳累、饱餐、受寒、情绪激动后突然发作，历时较短，休息或用药后得以缓解；而悬饮为胸胁胀痛，持续不解，多伴咳唾，转侧、呼吸时疼痛加重，肋间饱满，并有咳嗽、咳痰等肺系证候。

2. 溢饮与风水证　风水证即水肿之风水相搏证，可分为表实、表虚两个类型。表实者，水肿而无汗，身体疼重，与水泛肌表之溢饮基本相同；如见肢体浮肿而汗出恶风，则属表虚，与溢饮有异。

3. 支饮、伏饮与肺胀、喘证、哮病　上述病证均有咳逆上气、喘满、咳痰等表现。但肺胀是肺系多种慢性疾患日久渐积而成；喘证是多种急慢性疾病的重要主症；哮病是呈反复发作的一个独立疾病；支饮是痰饮的一个类型，因饮邪支撑胸肺而致；伏饮是指伏而时发的饮证。其发生、发展、转归均有不同，但其间亦有一定联系，如肺胀在急性发病阶段，可表现支饮证候；喘证的肺寒、痰饮两证，常具有支饮的特点。

4. 痰证与饮证　痰、饮均为津液不归正化，停聚而成。

	痰	饮
形质	多稠厚	多清稀
病位	无处不到，或在肺为咳，在胃为呕，在心则心悸，在头则眩，在肠则泻，在经络则肿，在四肢为痹，变化多端	发于中，随处留积，多停聚于局部或走肠间，或留胁下，或归四肢，或上犯胸肺
病理属性	多因热煎熬而成	多为阴邪，因寒积而成

四、辨证论治

1. 辨证要点　辨清部位、标本虚实、区分兼夹。

2. 治疗原则　以温化为原则。

3. 分证论治

	证型	证候		治法	方药
痰饮	脾阳虚弱证	胸胁支满，心下痞闷，胃中有水声，饮入易吐，口渴不欲饮水，头晕目眩，食少便溏	舌苔白滑，脉弦细而滑	温脾化饮	苓桂术甘汤 + 小半夏加茯苓汤
	饮留胃肠证	心下坚满或痛，自利，利后反快；或水走肠间，沥沥有声，腹满，排便不畅	舌苔腻，色白或黄，脉沉弦或伏	攻下逐饮	甘遂半夏汤/己椒苈黄丸
悬饮	邪犯胸肺证	胸痛气急，伴寒热往来，身热起伏，咳嗽，痰少，呼吸、转侧则疼痛加重，心下痞硬	舌苔薄白或黄，脉弦数	和解宣利	柴枳半夏汤
	饮停胸胁证	胸胁疼痛，咳唾引痛，痛势较前减轻，而呼吸困难加重，咳逆气喘息促，不能平卧，病侧肋间胀满	舌苔白，脉沉弦或弦滑	泻肺祛饮	椒目瓜蒌汤 + 十枣汤
	络气不和证	胸胁疼痛，如灼如刺，胸闷不舒，呼吸不畅，经久不已，阴雨天更甚	舌暗，苔暗，脉弦	理气和络	香附旋覆花汤
	阴虚内热证	咳呛时作，口干咽燥，午后潮热，颧红，心烦，手足心热，盗汗，形瘦	舌偏红，少苔，脉数	滋阴清热	沙参麦冬汤 + 泻白散
溢饮	表寒里饮证	肢体浮肿，伴恶寒无汗，咳喘，痰多白沫，胸闷，干呕，口不渴	苔白，脉弦紧	发表化饮	小青龙汤
支饮	寒饮伏肺证	咳逆喘满不得卧，吐白沫、量多，天冷受寒加重	舌苔白滑或白腻，脉弦紧	宣肺化饮	小青龙汤
	脾肾阳虚证	喘促动则为甚，心悸气短，怯寒肢冷，神疲，足跗浮肿	舌体胖大，质淡，苔白润或腻，脉沉细而滑	温脾补肾，以化水饮	金匮肾气丸 + 苓桂术甘汤

第九单元　内伤发热

重点提示　内伤发热的病因病机、诊断、鉴别诊断、辨证论治（★★★）。

一、病因病机

1. 病因　久病体虚、饮食劳倦、情志失调、外伤出血。

2. 病机　脏腑功能失调，阴阳失衡，气血阴阳亏虚，或气、血、湿郁遏化热，病变涉及多个脏腑，包括肺、脾（胃）、心、肝、肾，而以肝、脾、肾为主。

二、诊断

1. 起病缓慢，病程较长，多为低热，或自觉发热，而体温并不升高。不恶寒，或虽有怯冷，但得衣被则温。常兼见头晕、神疲、自汗、盗汗、脉弱等症。

2. 一般有气、血、阴、阳亏虚或气郁、血瘀、湿阻的病史，或有反复发热史。

3. 无感受外邪所致的头身疼痛、鼻塞、流涕、脉浮等症。

4. 血、尿、大便常规检查，红细胞沉降率测定、抗链球菌溶血素 O 测定、红斑狼疮细胞检查、有关血清免疫学检查、肝功能、基础代谢检查、ECG、胸部 X 线片以及骨髓象检查等，有助于诊断。

三、鉴别诊断

外感发热　由感受外邪所致，表现为高热，呈持续性，初期伴有恶寒恶风、头身疼痛、鼻塞流涕、咳嗽、脉浮等外感表证表现，其恶寒得衣被不减，起病较急，病程较短，发热较高，外邪不除，则发热不退。内伤发热起病缓慢，病程较长，呈间歇性，多为低热，或自觉发热而体温不升高，或五心烦热，发热而不恶寒，或虽有怯冷，但得衣被则除，多兼头晕、神疲、自汗、盗汗、脉弱无力等症。

四、辨证论治

1. 辨证要点　辨证候虚实、辨气血病位、辨病情轻重。

2. 治疗原则　调理气血阴阳、补虚泻实。实证——解郁、活血、除湿；虚证——益气、养血、滋阴、温阳。

3. 分证论治

证型	证候		治法	方药
阴虚	午后潮热，或夜间发热，不欲近衣，手足心热，烦躁，少寐多梦，盗汗，口干咽燥	舌红，或有裂纹，苔少甚至无苔，脉细数	滋阴清热	清骨散
血虚	多低热，头晕目眩，心悸不宁，身倦乏力，面白少华，唇甲色淡	舌淡苔白，脉细弱	补益心脾，养血退热	归脾汤
气虚	发热常在劳累后发作或加重，头晕，倦怠乏力，气短懒言，食少便溏，自汗，易于感冒	舌淡苔薄白，脉细弱或细数	益气健脾，甘温除热	补中益气汤
阳虚	发热而欲近衣被，形寒怯冷，四肢不温，少气懒言，头晕嗜卧，腰膝酸软，纳少便溏，面色㿠白	舌体胖或有齿痕，舌淡苔白润，脉沉细无力	温阳补肾，引火归原	金匮肾气丸
气郁	发热多为低热或潮热，热势常随情绪波动而起伏，精神抑郁，烦躁易怒，喜叹息	舌红苔黄，脉弦数	疏肝理气，解郁泻热	丹栀逍遥散
湿郁	低热，午后热甚，或身热不扬，心中烦热，胸闷脘痞，身体困重，头重如裹，渴不欲饮，呕恶	舌苔白腻或黄腻，脉濡或濡数	除湿清热，宣畅气机	三仁汤
血瘀	午后或夜晚发热，口干咽燥，但不多饮，皮肤粗糙甚至肌肤甲错，面色萎黄或晦暗	舌质青紫，或有瘀点、瘀斑，脉弦或涩	养血活血，化瘀清热	血府逐瘀汤

第十单元　虚劳

重点提示　虚劳的病因病机、诊断、鉴别诊断、辨证论治（★★★）。

一、定义

虚劳又称虚损，是以脏腑亏虚，气血阴阳虚衰，久虚不复成劳为主要病机，以五脏虚症为主要临床表现的多种慢性虚弱证候的总称。

二、病因病机

1. 病因　①先天不足。②烦劳过度，损伤五脏。③饮食不节。④重病久病，失于调理。⑤误治失治。

2. 病机　病理性质以本虚为主，表现为气、血、阴、阳亏损。病位涉及五脏，尤以脾、肾为要。

三、诊断

1. 脏腑、气血、阴阳的亏虚以一组或多组有内在联系的证候群出现，并呈慢性演变的过程。起病多缓慢或隐匿，亦可明显、急骤，但以前者为多见。

2. 临床可见消瘦憔悴，面色无华，身体羸弱，甚或形神衰败，大肉尽脱，食少便溏，心悸气促，呼多吸少，自汗盗汗，或五心烦热，或畏寒肢冷，脉虚无力等诸多证候。

3. 病因复杂，涉及外感六淫、内伤七情、饮食劳倦、痰饮、瘀血等。常有慢性疾病史。

4. 排除内科其他疾病中出现的虚证。

四、鉴别诊断

1. 肺痨

	肺痨	虚劳
病因	正气不足，结核分枝杆菌侵袭	外感、内伤等
病位	主要为肺	涉及多个脏腑，以脾肾为主
病机特点	阴虚火旺。亦可由肺病波及他脏，发生气阴亏耗，或阴损及阳、阴阳两虚的病变	脏腑气血阴阳亏损，久虚不复
主要表现	咳嗽、咯血、潮热、盗汗、消瘦等	脏腑气血阴阳亏虚的多种证候
传染性	有	无

2. 内科其他疾病虚证

	内科其他疾病虚证	虚劳
范畴	属“证”的范畴，为证候诊断，有其固定的主证	属“病”的范畴，为病名诊断，无固定的主证
表现	以脏腑气血阴阳某一部分的损害为主，病变脏腑单一，以该病的主要症状为突出表现	为脏腑气血阴阳多方位、多层次的损害，以出现一系列精气亏虚的症状为特征
治疗	相对容易	难取速效，甚或难以取效
预后	良好	常呈慢性演变性发展

五、辨证论治

1. 辨证要点　辨五脏气血阴阳亏虚的不同、辨兼夹病证的有无。

2. 治疗原则　以补益为基本原则，重视补益脾肾。

3. 分证论治

	证型	证候		治法	方药
气虚	肺气虚证	短气自汗，声音低怯，咳嗽无力，痰液清稀，平素易于感冒	舌淡，脉弱	补益肺气	补肺汤
	心气虚证	心悸，气短，劳则尤甚，神疲体倦，自汗	舌淡，脉弱	益气养心	七福饮
	脾气虚证	饮食减少，食后胃脘不舒，倦怠乏力，大便溏薄，面色萎黄	舌淡，苔薄，脉弱	健脾益气	加味四君子汤
	肾气虚证	神疲乏力，腰膝酸软，小便频数而清，白带清稀	舌淡，脉弱	益气补肾	大补元煎
血虚	心血虚证	心悸怔忡，健忘，失眠，多梦，面色不华	舌淡，脉细或结代	养血宁心	养心汤
	肝血虚证	头晕目眩，胁痛，肢体麻木，筋脉拘急，面色不华	舌淡，脉弦细或细涩	补血养肝	四物汤
阴虚	肺阴虚证	干咳，咽燥，咳血，潮热，盗汗，面色潮红	舌红少津，脉细数	养阴润肺	沙参麦冬汤
	心阴虚证	心悸，失眠，烦躁，潮热，盗汗，或口舌生疮，面色潮红	舌红少津，脉细数	滋阴养心	天王补心丹
	脾胃阴虚证	口渴，唇舌干燥，不思饮食，甚则干呕，呃逆，大便燥结，面色潮红	舌红少苔，脉细数	养阴和胃	益胃汤
	肝阴虚证	头痛，眩晕，耳鸣，目干畏光，视物不明，急躁易怒，或肢体麻木	舌干红，脉弦细数	滋养肝阴	补肝汤
	肾阴虚证	腰酸，遗精，两足痿弱，眩晕耳鸣，甚则耳聋，口干，咽痛，颧红	舌红少津，脉沉细	滋补肾阴	左归丸
阳虚	心阳虚证	心悸，自汗，神倦嗜卧，心胸憋闷疼痛，形寒肢冷，面色苍白	舌淡或紫暗，脉细弱或沉迟	益气温阳	保元汤
	脾阳虚证	面色萎黄，食少，形寒，神倦乏力，少气懒言，大便溏薄，肠鸣腹痛，每因受寒或饮食不慎而加剧	舌淡，苔白，脉弱	温中健脾	附子理中汤
	肾阳虚证	腰背酸痛，遗精，阳痿，多尿或不禁，面色苍白，畏寒肢冷，下利清谷或五更泄泻	舌淡，舌边齿痕，脉沉迟	温补肾阳	右归丸

第十一单元　血浊

重点提示　血浊的病因病机、诊断、辨证论治（★★★）。

一、定义

血浊是血的浑浊或混乱，浑浊是血的物质构成发生了变化，混乱是血的循行发生了紊乱。血浊是指血液受体内外各种致病因素影响，失却其清纯状态，或丧失其循行规律，影响其生理功能，因而扰乱脏腑气机的病理现象。

二、病因病机

主要是由于饮食失节、好静少动、七情内伤及年老体衰所致。其病位在肝脾肾。

三、诊断

1. 临证常见眩晕、胸闷、头目昏蒙等。

2. 实验室检查主要为血浆中胆固醇和/或甘油三酯升高，包括低高密度脂蛋白血症在内的各种血脂异常。

四、鉴别诊断

血作为基本物质，不但可再分为营气和津液，同时其成分也可随着机体代谢的变化而发生改变。像脂类、糖类以及其他各种代谢产物本来在血液中就存在，如超出正常范围则称为异常，这就是血浊；或者血液中出现本不该存在的新的异常物质，也是血浊。血浊作为一种病理状态，脂浊可引起高脂血症、动脉粥样硬化，应与其他浊邪引起的疾病相鉴别，像糖浊、尿酸浊、蛋白浊等浊邪堆积，机体自身净化不及，分别可导致糖尿病、高尿酸血症以及痛风和各种肾病等。

五、辨证论治

1. 辨证要点　辨本虚标实、辨病变脏腑、辨病邪性质。

2. 治疗原则　实证治以化痰降浊，理气活血，通络降脂为主；虚则治以补脾和胃，滋补肝肾为主。

3. 分证论治

证型	证候		治法	方药
痰浊内阻证	形体肥胖，胸闷，头重如裹，呕恶痰涎，肢重	舌胖，苔滑腻，脉滑	化痰降浊	二陈汤
气滞血瘀证	胸胁胀闷，走窜疼痛	舌暗有瘀点或瘀斑，脉弦或涩	行气活血，化瘀降浊	血府逐瘀汤
脾虚湿困证	胸闷，恶心，身困，脘胀	舌淡，舌体胖大有齿痕，苔白腻，脉细弱或濡缓	益气健脾，化湿和胃	参苓白术散
肝肾阴虚证	眩晕耳鸣，腰膝酸软，口干，健忘失眠	舌红少苔，脉细数	滋补肝肾，养血益阴	一贯煎

六、调护

1. 饮食治疗和改善生活方式，规律运动、远离烟草和保持理想体重。

2. 提倡有氧运动，安排合理的娱乐消遣活动。

第十二单元　肥胖

重点提示　肥胖的病因病机、诊断、鉴别诊断、辨证论治（★）。

一、病因病机

1. 病因　年老体弱、饮食不节、劳逸失调、先天禀赋、情志所伤。
2. 病机　阳气虚衰，痰湿偏盛。病位在脾与肌肉，与肾关系密切，涉及肝、心、肺。

二、诊断

1. 以形体肥胖为主要表现。

2. 起病缓慢，病程长，常伴有身体沉重、头晕乏力、行动迟缓，甚或动则喘促等症状。且形成肥胖，不易短时间内减轻体重。

3. 常有嗜食肥甘、缺乏运动的习惯，或有肥胖病的家族史。可因长期过重的精神压力以及不适当地服用药物诱发。

4. 肥胖病变日久，常变生他病，易合并消渴、眩晕、中风等。

5. 测量体重、身高、腰围、腹围、血压，进行血脂、血糖、血清胰岛素、黄体生成素、皮质酮、睾酮等检查。必要时行 CT 或 MRI 计算皮下脂肪厚度或内脏脂肪量检查，也可通过身体密度测量法、生物电阻抗法、双能量 X 线吸收法测定体脂总量。

三、鉴别诊断

1. 水肿　两者均形体肥胖，甚则臃肿。肥胖多因饮食不节、缺乏运动、先天禀赋等原因引起，经治疗体重可减轻，但较慢。水肿多因风邪袭表、疮毒内犯、外感水湿、久病劳倦等导致，以颜面、四肢浮肿为主，严重者可见腹部胀满、全身皆肿。经治疗体重可迅速减轻并降至正常。

2. 黄胖　两者均有面部肥胖。肥胖多由年老体弱、饮食不节、缺乏运动、情志所伤、先天禀赋等原因引起。黄胖则由肠道寄生虫与食积所致，以面部黄胖、肿大为特征。

四、辨证论治

1. 辨证要点　辨虚实、辨标本、辨脏腑部位。
2. 治疗原则　补虚泻实是基本原则。
3. 分证论治

证型	证候		治法	方药
胃热火郁证	消谷善饥，大便不爽，口干口苦，喜饮水	舌红苔黄，脉数	清胃泻火，佐以消导	白虎汤 + 小承气汤
痰湿内盛证	身体沉重，肢体困倦，头晕，口干而不欲饮，大便黏滞不爽，嗜食肥甘醇酒	舌淡胖或大，苔白或白滑，脉滑	化痰利湿，理气消脂	导痰汤 + 四苓散
气郁血瘀证	喜太息，胸闷胁满，便干，失眠，男子性欲下降甚至阳痿，女性月经不调	舌暗或有瘀斑瘀点，舌苔薄，脉弦或涩	理气解郁，活血化瘀	血府逐瘀汤
脾虚不运证	神疲乏力，身体困重，脘腹痞闷，饮食如常或偏少	舌淡胖，边有齿印，苔薄白或白腻，脉濡细	健脾益气，渗利水湿	参苓白术散 + 防己黄芪汤

续表

证型	证候		治法	方药
脾肾阳虚证	四肢厥冷，喜食热饮，小便清长	舌淡胖，苔薄白，脉沉细	补益脾肾，温阳化气	真武汤+苓桂术甘汤

五、调护

1. 健康宣教，保持心情舒畅。做好自我调护。
2. 饮食宜清淡，养成良好的进食习惯，适当参加体育锻炼等。
3. 定期复诊，治疗合并症。

第七章　肢体经络病证

第一单元　痹证

重点提示　痹证的病因病机、诊断、鉴别诊断、辨证论治（★★★）。

一、病因病机

1. 病因　感受外邪、饮食不节、劳逸不当、体质亏虚。

2. 病机　风、寒、湿、热外邪侵袭肢节、肌肉，经脉痹阻，气血运行失畅，“不通则痛”，发为痹证。病位初在肌表经络，久则深入筋骨、病及五脏。

3. 痹证迁延日久常见病机演变

（1）瘀血、痰浊痹阻经络，深入骨骱，可见皮肤瘀斑、关节周围结节、关节肿大、僵硬、变形、屈伸不利。

（2）病久耗伤阴阳气血津液，可致气血亏虚，肝肾不足。

（3）病邪由经络而内舍脏腑，出现脏腑痹，尤以心痹较为常见。

二、诊断

1. 以四肢大关节走窜疼痛为主，伴重着、酸楚、麻木、关节屈伸不利。多有恶寒、发热等症。
2. 病前多有咽痛乳蛾史，或涉水淋雨、久居湿地史。
3. 部分患者可有低热，四肢环形红斑，或结节性红斑。常可心脏受累。
4. 红细胞沉降率增快，抗链球菌溶血素O升高。

三、鉴别诊断

痿证　鉴别要点首先在于痛与不痛，痹证以关节疼痛为主，而痿证则为肢体力弱，无疼痛症状；其次，观察肢体的活动障碍，痿证是无力运动，痹证是因痛而影响活动；再者，部分痿证病初即有肌肉萎缩，而痹证是由于疼痛甚或关节僵直不能活动，日久废而不用导致肌肉萎缩。

四、辨证论治

1. 辨证要点

（1）辨病邪偏盛。

痹痛游走不定者	为行痹，属风邪盛
病势较甚，痛有定处，遇寒加重者	为痛痹，属寒邪盛
关节酸痛、重着、漫肿者	为着痹，属湿邪盛
关节肿痛，肌肤焮红，灼热疼痛	为热痹，属热邪盛
关节疼痛日久，肿痛局限，或见皮下结节者	为痰
关节肿胀，僵硬，疼痛不移，肌肤紫暗或瘀斑等	为瘀

（2）辨别虚实。

2. 治疗原则　以祛邪通络、宣痹止痛为基本原则。根据邪气的偏盛，分别予以祛风、散寒、除湿、清热、化痰、行瘀，兼以舒筋通络。久痹正虚者，重视扶正，以益气养血、培补肝肾为法。虚实夹杂者，宜标本兼顾。

3. 分证论治

证型	证候		治法	方药
行痹证	恶风发热，关节游走疼痛，屈伸不利	苔白，脉浮	宣痹通络，疏风止痛	防风汤
痛痹证	疼痛较剧，得热则痛缓，遇寒则痛甚	苔薄白，脉弦紧	散寒通络，祛风除湿	乌头汤
着痹证	肌肉酸楚重着，关节活动不利，肌肤麻木不仁	苔白腻，脉濡缓	除湿通络，祛风散寒	薏苡仁汤
风湿热痹证	发热、恶风、汗出、口渴、烦躁不安，关节局部灼热红肿，疼痛，重则可见皮下结节或红斑	舌苔黄或黄腻，脉滑数	清热通络，祛风除湿	白虎加桂枝汤＋宣痹汤
痰瘀痹阻证	肢体僵硬，顽麻或重着，屈伸不利	舌质紫暗或有瘀斑，苔白腻，脉弦涩	化痰行瘀，蠲痹通络	双合汤
肝肾两虚证	腰膝酸软，畏寒肢冷，阳痿，遗精，大便溏薄，小便清长，骨蒸劳热，心烦口干，形体消瘦	舌淡红，苔薄白或少津，脉沉细弱或细数	培补肝肾，舒筋止痛	独活寄生汤

第二单元　痿证

重点提示　痿证的病因病机、诊断、鉴别诊断、辨证论治（★★★）。

一、病因病机

1. 病因　感受温毒；湿热浸淫；饮食、毒物所伤；劳病体虚；跌仆瘀阻。

2. 病机　五脏受损，精津不足，气血亏耗，肌肉筋脉失养，而发痿证。病变部位在筋脉肌肉，但根柢在于五脏虚损。

二、诊断

1. 肢体筋脉弛缓，软弱无力，活动不利，甚则肌肉萎缩，弛纵瘫痪。

2. 可伴有肢体麻木、疼痛，或拘急痉挛。严重者可见排尿障碍、呼吸困难、吞咽无力等。

3. 常有久居湿地、涉水淋雨史。

4. 部分患者发病前有感冒、腹泻病史，有的患者有神经毒性药物接触史或家族遗传史。

5. 可结合西医相关疾病做相应理化检查，如有条件应做 CT、MRI 等。

三、鉴别诊断

1. 偏枯　亦称半身不遂，是中风症状，病见一侧上下肢偏废不用，常伴有语言謇涩、口眼歪斜，久则患肢肌肉枯瘦，其瘫痪由中风而致，二者临床不难鉴别。

2. 痹证　痹证后期，由于肢体关节疼痛，不能运动，肢体长期废用，亦有类似痿证之瘦削枯萎者。但痿证肢体关节一般不痛，痹证均有疼痛，其病因病机、治法也不相同，应予鉴别。

四、辨证论治

1. 辨证要点　辨病位、审虚实。

2. 治疗原则　虚证以扶正补虚为主。肝肾亏虚者，宜滋养肝肾；脾胃虚弱者，宜益气健脾。实证宜祛邪和络。肺热伤津者，宜清热润燥；湿热浸淫者，宜清热利湿；瘀阻脉络者，宜活血行瘀。虚实兼夹者，又当兼顾之。

3. 分证论治

<table>
<tr><th>证型</th><th colspan="3">证候</th><th>治法</th><th>方药</th></tr>
<tr><td>肺热津伤证</td><td rowspan="5">关节无痛，无力运动</td><td>发热，皮肤干燥，心烦口渴，咳呛少痰，咽干不利</td><td>舌红，苔黄，脉细数</td><td>清热润燥，养阴生津</td><td>清燥救肺汤</td></tr>
<tr><td>湿热浸淫证</td><td>肢体困重，扪及微热，喜凉恶热，胸脘痞闷</td><td>舌红，苔黄腻，脉濡数或滑数</td><td>清热利湿，通利经脉</td><td>二妙丸</td></tr>
<tr><td>脾胃虚弱证</td><td>神疲肢倦，肌肉萎缩，少气懒言，纳呆便溏</td><td>舌淡苔薄白，脉细弱</td><td>补中益气，健脾升清</td><td>参苓白术散</td></tr>
<tr><td>肝肾亏损证</td><td>腰膝酸软，不能久立，眩晕耳鸣，遗精</td><td>舌红少苔，脉细数</td><td>补益肝肾，滋阴清热</td><td>虎潜丸</td></tr>
<tr><td>脉络瘀阻证</td><td>肌肉瘦削，麻木不仁，青筋显露</td><td>舌痿不能伸缩，舌暗淡或瘀点、瘀斑，脉细涩</td><td>益气养营，活血行瘀</td><td>圣愈汤 + 补阳还五汤</td></tr>
</table>

五、治痿独取阳明

1. 不论选方用药，针灸取穴，都应重视补益脾胃。

2. “独取阳明”尚包括清胃火、祛湿热，以调理脾胃。

3. 临证时要重视辨证施治。

第三单元　蝶疮流注

重点提示　蝶疮流注的病因病机、诊断、辨证论治（★）。

一、定义

蝶疮流注是一种面部常发生似蝴蝶形状之红斑，并可伴有关节疼痛、脏腑损伤等全身病变的系统性疾病。

二、病因病机

以真阴不足，热毒内盛，流注脏腑，痹阻血脉而发病。病机以肝肾阴虚为本，热毒、瘀血为标，为本虚标实之证，虚、瘀、毒相互交织，病情往往复杂多变，重者可同时侵犯多个脏腑，危及生命。病位在血脉，与心、脾、肾密切相关，可累及肺、肝、脑、胃肠、皮肤、肌肉、关节、营血等全身各处。

三、诊断

1. 系统性红蝴蝶疮　相继或同时出现下述4项以上，即可诊断。

（1）蝶形红斑：颧部隆起的或平的固定红斑。鼻唇沟部位无皮损。

（2）盘状红斑：红色隆起斑片，表面附有黏着性、角化性鳞屑及毛囊栓，陈旧损害可见萎缩性瘢痕。

（3）有光敏史或检查发现对光异常反应所致皮疹。

（4）口腔或鼻咽部有溃疡，常无痛感。

（5）可有累及两个或更多的周围关节触痛、肿胀或积液。

（6）有确切胸痛史或体检发现胸膜摩擦音或胸腔积液。或心脏听诊有心包摩擦音，实验室检查有心包积液。

（7）持续性蛋白尿、24小时尿蛋白大于0.5g，并可见有尿红细胞、白细胞、颗粒、管型等。

（8）排除药物或代谢紊乱如尿毒症、酮症、电解质紊乱等出现抽搐或精神症状者。

（9）血液检查：溶血性贫血或白细胞少于$4\times10^9/L$；或淋巴细胞比例少于15%（$1.5\times10^9/L$）；或血小板少于$100\times10^9/L$。

（10）免疫学检查：狼疮细胞阳性或抗dsDNA抗体滴度异常或有SM抗体或梅毒血清学反应假阳性。

（11）荧光抗核抗体阳性。

2. 盘状红蝴蝶疮　皮损好发于面颊、眉弓、耳郭、口唇、手背等曝光部位，呈暗紫红色浸润性斑片，表面覆有菲薄鳞屑，部分可见萎缩。皮肤病理检查有基底细胞液化变性，真皮血管和附件周围灶性淋巴细胞浸润，狼疮带试验阳性确诊。

3. 亚急性皮肤型红斑狼疮　皮损多为环状红斑或呈多形性。病理表现同盘状红蝴蝶疮。系统损害轻微，抗核抗体多为阳性。

四、鉴别诊断

肌痹　因热毒与痰湿郁于肌腠，滞留不去，肌肤失养所致，临床上以对称性近端肌肉乏力、疼痛、麻木，或有肌肉萎缩，伴见眼睑等部位紫红色斑等为主要特征。诊断要点为肌痛、肌无力、肌萎缩等。蝶疮流注亦可出现肌肉酸痛，但没有肌无力、肌萎缩等表现。

五、辨证论治

1. 辨证要点　先辨病势，辨明轻重缓急，急则治标，缓则治本。再辨病性，从虚、瘀、毒三大主要病理因素着手，兼顾脏腑病位，随证治之。

2. 治疗原则

（1）急性期以热毒血瘀、弥漫三焦、燔灼营血为主，治当凉血解毒、祛瘀消斑，以求热毒得泄，并配合滋阴清热之品，以凉血护阴。

（2）缓解期以阴虚内热、伤津耗液为主，治当滋阴清热、解毒化痰，以求热退阴复、阴平阳秘，并配合清热透邪之品，以透邪外出。

3. 分证论治

证型	证候		治法	方药
肝肾阴虚证	夜间潮热，口干咽燥，五心烦热，腰膝酸软，盗汗，消瘦，月经后期，量少或闭经	舌红，少苔，脉弦细数	滋补肝肾，养阴清热	知柏地黄丸
热毒血瘀证	手足红斑，烦躁不安，甚则神昏谵语，口糜口渴，咽痛咳嗽	舌暗红，苔黄，脉滑数或洪数	凉血解毒，祛瘀消斑	犀角地黄汤＋清瘟败毒饮
气血亏虚证	心悸，气短乏力，面色苍白，脱发，纳呆	舌淡红，苔薄白，脉细弱	益气养血，扶正祛邪	当归补血汤＋增液汤
风湿痹阻证	肢体关节疼痛、重着，痛处游走不定，关节屈伸不利，四肢肌肉酸痛或困重	舌红苔腻，脉滑或弦	祛风除湿，通络止痛	蠲痹汤

第八章　癌病

第一单元　肺癌

重点提示　肺癌的病因病机、诊断、鉴别诊断、辨证论治、调护（★★★）。

一、定义

肺癌是指起源于支气管黏膜或肺泡细胞的恶性肿瘤，以咳嗽、咯血、发热、胸痛、气急为主要症状。

二、病因病机

因脏腑气血阴阳不足，或感受外邪，或内伤致病，日久形成气滞、血瘀、痰凝、毒聚等有形实邪，聚于肺脏而发病。病位在肺，与脾、肾密切相关。

三、诊断

1. 发病特点　肺癌发病呈现城市化，中老年人多见，但近年来，发病年龄呈下降趋势，肺癌年轻化、女性化的趋势日益明显。与吸烟呈明显的相关性。起病缓慢，呈进行性加重，常因早期症状隐匿和缺少特异性而失治误治，延误时机。

2. 临床表现

（1）肺内症状：

咳嗽	常较早出现，患者可有干咳或咳吐少量黏稠白痰，或剧咳，热毒犯肺时可咳吐脓痰
咯血和血痰	多为间断性反复少量血痰，血多于痰，色鲜红，偶见大咯血
胸痛	早期常为不定时的胸闷，压迫感或钝痛，有些患者难以描述疼痛的性质和部位，痛无定处，甚则胸痛剧烈或痛无缓解。有的周围型肺癌患者以胸胁痛、肩背痛、上肢痛等为首发症状
气急	主要为活动后气急，肺癌晚期淋巴结转移压迫大支气管或隆突及弥漫性肺泡癌、胸腔积液、心包积液等则气急症状更明显
发热	多为肿瘤压迫或阻塞支气管后引起肺部感染，也可由于癌肿坏死毒素吸收而引起癌性发热，抗感染治疗效果不明显

（2）肺外表现：主要是由于肿块压迫、侵犯邻近的组织、器官，远处转移，以及副肿瘤综合征，如“类癌综合征”（表现为皮肤潮红、腹泻、浮肿、喘息、心悸阵作等）“库欣综合征”“异位生长激素综合征”“异位甲状旁腺综合征”“异位促性腺激素综合征”“肺性关节炎”等。

3. 影像学检查　肺部X线、CT及MRI的应用，有助于肺癌的定位及分期诊断。

4. 细胞病理学诊断　包括痰液、纤维支气管镜刷检物、支气管吸出液及灌洗液、各种穿刺物的细胞学检查，是确诊肺癌的重要方法。经皮肺穿刺术可行细胞学或病理学诊断。

5. 血清学检查　部分患者血清癌胚抗原（CEA）呈阳性。

四、鉴别诊断

1. 肺痨　两者临床表现接近，但肺痨好发于40岁以下者，发病前有明确的痨虫接触史，经抗结核治疗有效。肺癌可见气急，在正虚的基础上，气滞、血瘀、痰湿、邪毒互相搏结而成，病情进展迅速，难以治愈。借助现代医学诊断方法，如微生物学、影像学、病理学等有助于明确诊断。

2. 肺痈　肺癌发病较缓，热势不高，以呛咳或顽固性持续性干咳为主，咳痰不出或带有少量的痰血。肺痈多急性发病，表现为高热、咳痰多而腥臭，影像学检查有助于两者的鉴别。

3. 肺胀　肺脾肾虚损，气道滞涩不利，以胸中胀满，痰涎壅盛，上气咳喘，动则加剧，面色晦暗，唇舌发干，颜面四肢浮肿，病程缠绵，经久难愈为特征，可由多种慢性肺系疾病发展而成。肺癌发展过程中虽可见喘息气促、咳嗽咳痰、胸部膨满、憋闷如塞、心悸浮肿、唇甲发绀等症状，但不是必见症状，肺胀可以是肺癌发展到某阶段的一种表现，往往病程较短，发展迅速，预后不良。

五、辨证论治

1. 辨证要点　肺癌是一种因虚得病，因虚致实的全身属虚，局部属实的疾病。证候特点多为虚实夹杂，虚者指脏腑气血阴阳亏虚，实者多指气滞、瘀血、痰凝、邪毒之类。随着正邪盛衰的变化，各证型之间常发生转变，应分清虚实的主次，虚实夹杂的特点，扶正注重补益肺脾肾，调整气血阴阳平衡，祛邪重在理气化痰，祛瘀解毒。

2. 治疗原则　以扶正祛邪，攻补兼施为关键，重视气阴、脾肾兼顾。

3. 分证论治

证型	证候		治法	方药
肺脾气虚证	咳嗽痰多，胸闷气短，纳少便溏，神疲乏力，面色少华	舌淡胖有齿印，苔白腻，脉濡缓或濡滑	益气健脾，肃肺化痰	六君子汤 + 二陈汤
阴虚内热证	咳嗽，少痰，低热盗汗，心烦失眠	舌红或红绛，少苔或光剥无苔，脉细数	滋阴润肺，止咳化痰	沙参麦冬汤
气阴两虚证	咳声低弱，气短乏力，口干不多饮	舌红或淡红，有齿印，苔薄，脉细弱	益气养阴，清热化痰	四君子汤 + 沙参麦冬汤
气滞血瘀证	胸胁胀痛，痛有定处，青筋显露，唇甲紫暗	舌暗红，舌有瘀斑，苔薄黄，脉弦或涩	理气化瘀，软坚散结	复元活血汤
痰热阻肺证	咳嗽不畅，痰中带血，胸闷气促，烦躁不安，唇燥口干	舌红或暗红，苔黄腻，脉滑数	清热化痰，祛湿散结	清气化痰汤

六、调护

1. 健康宣教。生活作息有规律，饮食有节。戒烟。
2. 手术、放化疗期间注意休息。饮食宜清淡、易消化。康复期适当锻炼。
3. 定期复诊，治疗原发病等。

第二单元　胃癌

重点提示　胃癌的病因病机、诊断、鉴别诊断、辨证论治（★★★）。

一、定义

胃癌是指起源于胃黏膜上皮细胞的恶性肿瘤，其发病部位包括贲门、胃体、幽门，以进行性胃脘痛、食少、消瘦、便血为常见症状。

二、病因病机

主要是由于正气不足，脾胃虚弱而致的局部邪实，本虚标实，病位在胃，涉及脾、肝、肾等脏，其中脾虚贯穿胃癌发生、发展、变化的整个过程中。

三、诊断

胃癌的诊断多依据临床表现、影像学检查、内镜及组织病理学等进行综合判断，其中组织病理学检查结果是诊断胃癌的“金标准”。

1. 临床症状　胃癌缺少特异性临床症状，早期胃癌常无症状。常见的临床症状有上腹部不适或疼痛、食欲减退、消瘦、乏力、恶心、呕吐、呕血或黑便、腹泻、便秘、发热等。

2. 体征　早期或部分局部进展期胃癌常无明显体征。晚期胃癌患者可扪及上腹部包块，发生远处转移时，根据转移部位，可出现相应的体征。出现上消化道穿孔、出血或消化道梗阻等情况时，可出现相应体征。

3. 辅助检查

（1）内镜检查：①胃镜检查是确诊胃癌的必要检查手段，可确定肿瘤位置，获得组织标本以行病理检查。必要时可酌情选用色素内镜或放大内镜。②超声胃镜检查有助于评价胃癌浸润深度、判断胃周淋巴结转移状况，用于胃癌的术前分期。③对怀疑腹膜转移或腹腔内播散者，可考虑腹腔镜检查。

（2）病理学诊断：组织病理学诊断是胃癌的确诊和治疗依据。

（3）实验室检查：血常规、血生化、血清肿瘤标志物等检查，以及尿液、粪便常规，粪便隐血试验。

（4）影像检查：CT；MRI；上消化道造影；胸部 X 线检查；超声检查；PET/CT；骨扫描。

4. 原发病灶及部位的诊断　①根治术后病例：根据术后病理，明确诊断为胃癌。②非根治术后及晚期病例：未手术患者根据胃镜加活检病理，姑息术/改道术/探查术后患者根据术后病理，明确为胃癌。③对于胃镜见符合胃癌的恶性表现但未取到病理者，可诊断为“胃恶性肿瘤”，并应继续取病理以明确诊断。

5. 复发或转移病灶的诊断　胃镜/超声内镜（EUS）以及活检病理学检查可明确复发。以影像学检查，包括多层螺旋 CT（MSCT）、MRI、EUS、B 超、消化道造影等，必要时行 PET/CT；浅表淋巴结活检可诊断肿瘤转移。

6. 腹膜/网膜/肠系膜转移的诊断　除 Krukenberg 瘤、左锁骨上转移、肝转移等常见的转移部位，腹膜/网膜/肠系膜亦是胃癌常见的转移。对于粟粒样或 <1cm 的腹膜/网膜/肠系膜转移灶，CT 及 MRI 等影像学手段常无法及时发现，但患者多可出现腹水、肠梗阻等肿瘤相关症状，该部分患者的诊断目前尚无统一标准，推荐病理学检查结合 PET/CT 等以助于明确诊断，包括：腹腔积液找脱落细胞、PET/CT、腹腔镜探查、手术探查、转移病灶的病理诊断。

四、鉴别诊断

1. 胃痛　指上腹部近胃脘处发生的以疼痛为主的病证，可伴有嗳气、泛酸等症状，病程长短、疼痛性质与强度，随引起疼痛的疾病性质而不同，其发生往往具有一定诱因，或与季节有关，预后大多良好。胃癌常以胃脘疼痛为首发或主要症状，疼痛无规律，药物不易缓解，伴消瘦、面色萎黄、腹部肿块，甚至锁骨上窝淋巴结肿大等，预后较差。胃镜、胃肠钡餐等检查可鉴别。

2. 胃痞　指胃脘部胀满痞闷不舒，但无胀急之形，触之无形，按之不痛的一种临床表现。胃癌临床症状复杂，病机变化多端，在病情发展的某一阶段可出现胃痞的表现，同时也可见胃痛、饱胀不舒、泛酸、嗳气、消瘦等症状，部分患者存在上腹部轻微压痛；其预后较胃痞凶险，应借助内镜、医学影像学等加以鉴别。

3. 呕吐　由于胃气失于和降，气机上逆引起，迫使胃中食物、痰涎、水液等从口而出的一种症状。感受外邪、饮食不节、情志不畅，以及脾胃亏虚可导致本症的发生。其病程长短取决于引起呕吐的疾病性质，以及患者正气的强弱。而胃癌以胃脘胀痛，纳少形瘦为主要表现，发病与正气不足、气滞、痰凝、血瘀、热毒有关，呕吐是胃癌发展过程中的一种临床表现，预后欠佳，胃镜及胃肠摄片有助于诊断及两者的鉴别。

五、辨证论治

1. 辨证要点　辨虚实、辨舌象。

2. 治疗原则　遵守扶正为本，辅以祛邪的原则，正确处理好扶正与祛邪、扶正和通降的关系，在扶助正气的同时注意补而不滞、滋而不腻，不影响胃的通降，亦不可耗伤胃阴。

3. 分证论治

证型	证候		治法	方药
脾气虚证	肢体倦怠，少气懒言，面色萎黄，形体消瘦	舌淡苔白，脉缓弱	健脾益气	四君子汤
胃阴虚证	嘈杂疼痛，饥不欲食，口干咽燥，大便干燥，形体消瘦	舌红少苔乏津，脉细数	养阴生津	益胃汤
血虚证	面色淡白，口唇、眼睑、爪甲色淡，心悸多梦，健忘，头晕眼花，经量少，色淡	舌淡，脉细无力	补血益气	四物汤
脾肾阳虚证	朝食暮吐，面色苍白，神疲乏力，肢冷便溏，喜温喜按	舌淡胖，苔白滑，脉沉迟无力	温补脾肾	附子理中汤+右归丸
热毒证	胃脘灼痛，消谷善饥	舌红苔黄，脉滑数	清热解毒	清胃散+泻心汤
痰湿证	泛吐痰涎，口淡无味，腹胀，大便溏薄	舌淡红，苔白腻，脉弦滑或濡滑	化痰利湿	二陈汤
血瘀证	胃脘刺痛拒按，痛有定处，可触及质硬肿物，呕血黑便，肌肤甲错	舌质紫暗，或见瘀斑瘀点，脉多细涩，或结、代、无脉	活血化瘀	膈下逐瘀汤
肝胃不和证	脘胁疼痛，嗳气陈腐，呕吐，心烦胸闷，纳谷不馨	舌淡红，苔薄白，脉弦细	疏肝和胃，降逆止痛	柴胡疏肝散

第三单元　肝癌

重点提示　肝癌的病因病机、诊断、鉴别诊断、辨证论治（★★★）。

一、定义

肝癌是指原发于肝细胞或肝内胆管上皮细胞的恶性肿瘤，又称原发性肝癌，是最常见的恶性肿瘤之一。

二、病因病机

多由邪毒内侵、饮食劳倦或七情内伤所致。初起病机多以气郁脾虚湿阻为主，进一步可致湿热毒瘀互结，耗伤阴血，终致正衰邪实，病情恶化，甚则阴阳离决。病位在肝，与脾、胃、肾密切相关。

三、诊断

1. 病理诊断　肝内或肝外病理学检查证实为原发性肝癌者。

2. 临床诊断

（1）AFP≥400μg/L，能排除妊娠、活动性肝病、生殖腺胚胎源性肿瘤及转移性肝癌等，并能触及肿大、坚硬及有结节状的肝脏或影像学检查有肝癌特征的占位性病变者。

（2）AFP<400μg/L，能排除妊娠、活动性肝病、生殖腺胚胎源性肿瘤及转移性肝癌等，并有两种影像学检查有肝癌特征性占位病变；或有两种肝癌标志物（AFP 异质体、异常凝血酶原、γ-GT 同工酶Ⅱ、α-L-岩藻糖苷酶及 CA19-9 等）阳性及一种影像学检查具有肝癌特征性占位性病变者。

(3) 有肝癌的临床表现，并有肯定的肝外远处转移病灶（包括肉眼可见的血性腹水或在其中发现癌细胞），并能排除转移性肝癌者。

四、鉴别诊断

1. 黄疸　以目黄、身黄、小便黄为主症，主要病机为湿浊阻滞，胆液不循常道外溢而发黄。而肝癌以右胁疼痛、肝脏进行性肿大、腹胀、乏力、形体消瘦为特征，中晚期可伴有黄疸，但此时黄疸仅视为一个症状而不是独立的病种。

2. 胁痛　以一侧或两侧胁肋部疼痛为主要表现，其病机关键或在气，或在血，或气血同病。肝癌虽亦有胁痛，但只是一个症状，且以右胁为主，常伴有坚硬、增大之肿块，纳差乏力，形体明显消瘦，病情危重。

3. 鼓胀　肝癌失治或晚期伴有腹水者可见腹胀大、皮色苍黄、脉络暴露的症状，属于鼓胀的一种特殊类型，往往预示着病情危重，预后不良。

五、辨证论治

1. 辨证要点　辨病程、辨虚实。
2. 治疗原则　以标本兼治、扶正祛邪为原则。
3. 分证论治

证型	证候		治法	方药
肝郁脾虚证	胸闷不舒，善太息，纳呆食少	舌淡红、苔白微腻，脉弦	疏肝解郁，健脾理气	柴胡疏肝散
肝热血瘀证	右胁下或脘部痞块巨大，痛处固定拒按，痛引肩背，入夜尤甚，胸胁炽痛不适，口干唇燥	舌质紫暗有瘀斑、瘀点或瘀条等，脉弦数或弦滑有力	清肝凉血，解毒祛瘀	龙胆泻肝汤 + 下瘀血汤
肝胆湿热证	壮热，口干口苦，心烦易怒，胸腹满闷，右胁疼痛，溲黄便干	舌紫暗，苔黄腻，脉滑数或弦滑	清热利湿，消痞抑瘤	茵陈蒿汤 + 龙胆泻肝汤
脾虚湿困证	脘痞食少，肢体倦怠，肢重足肿，口黏不欲饮	舌苔薄白腻，脉细弦或滑或濡	健脾益气，利湿解毒	四君子汤 + 五皮饮
肝肾阴亏证	腹大如鼓，青筋暴露，呕血，五心烦热，心悸少寐，头晕	舌红少苔，脉细而数	养阴散结，凉血解毒	一贯煎

第四单元　胰腺癌

重点提示　胰腺癌的病因病机、诊断、鉴别诊断、辨证论治（★★★）。

一、定义

胰腺癌是常见的消化系统恶性肿瘤之一，病变位于胰腺本身，以上腹部隐痛不适为主要症状，疼痛可放射至腰背部，痛甚者夜间不能入睡，前屈体位可使疼痛有所缓解，或伴有黄疸、食欲下降及体重减轻等症。上述症状常呈进行性加重，晚期胰腺癌患者可出现上腹部肿块、腹水、肝转移，伴发糖尿病等。

二、病因病机

系由内、外因所致湿、热、毒邪互结，久之积而成癌。内因包括七情失调、肝气郁结、饮食失节、脾失运化等，外因为外邪中的湿、热、毒邪直接侵入人体。病位在胰腺，涉及肝脾两脏，久则湿热毒邪瘀结、气血阴阳俱虚。

三、诊断

1. 早期诊断困难，出现以下临床表现者应重视：持续性上腹不适，进餐后加重伴食欲下降；不能解释的进行性消瘦；不能解释的糖尿病或糖尿病突然加重；多发性深静脉血栓或游走性静脉炎。

2. 有胰腺癌家族史，既往大量吸烟、有慢性胰腺炎者，密切随访检查。

3. 影像学检查提示有胰腺癌风险者，如 B 超检查、CT 扫描等是诊断胰腺癌的首选方法，联合血清肿瘤标志物检查能提高对胰腺癌诊断的敏感性和特异性。确诊及明确病理类型需活体组织病理学和细胞学检查。

四、鉴别诊断

1. 胃脘痛　病位在胃，与肝、脾有关，以胃脘疼痛为主，与进食有关，常伴有脘腹痞闷胀满、嘈杂吞酸等症。胰腺癌病位在胰腺，涉及肝、脾，以右上腹疼痛为主，疼痛持续时间长，并呈渐进性加重趋势，腹部或可扪及肿块，伴乏力纳差、消瘦等症。

2. 萎黄　多因脾胃虚弱，气血不足，肌肤失养；主症为肌肤萎黄不泽，目睛及小便不黄，无腹痛，可伴有头昏倦怠、心悸少寐、纳少便溏等症状。胰腺癌黄疸的病机为湿热毒邪瘀积，肝胆疏泄失常，胆汁外溢；主症为身黄、目黄、小便黄，伴腹痛、消瘦等症。

五、辨证论治

1. 辨证要点　辨病邪性质、辨标本虚实、辨病程阶段。

2. 治疗原则　理气、通下、清热、消导、化痰、散结。

3. 分证论治

证型	证候		治法	方药
热毒蕴结证	心下痞硬，或心下满痛，上腹部胀满或积块，质硬痛剧，胸胁苦满，烦闷，身热不退，恶心呕吐	舌红，苔黄腻或干，脉弦数且有力	和解少阳，内泻热结	大柴胡汤
肝胆湿热证	面目身黄，小便黄赤，恶心呕吐，上腹部胀满不适或胀痛，食欲不振，疲乏无力，胁肋疼痛，口苦口臭	舌红苔黄腻，脉滑数	清肝利胆，祛湿降浊	茵陈蒿汤
脾虚湿阻证	上腹部不适或按之痛减，面浮色白，胸闷气短，纳食减少，或大便溏薄，肢体乏力，甚至面浮足肿，或头眩心悸	舌淡苔薄或白腻，脉濡细或沉滑	健脾和中，燥湿消痞	陈夏六君汤
肝阴亏损证	上腹痞满或触及肿物疼痛，烦热口干，低热盗汗，胸胁不舒或疼痛，消瘦纳呆，或鼻衄齿衄，便结溺黄	舌红少苔或光剥有裂纹，脉细弦数或细涩	养阴涵木，消癥散结	一贯煎 + 二至丸

西医内科

第九章　呼吸系统疾病

第一单元　急性上呼吸道感染

重点提示　急性上呼吸道感染的病因、临床表现、辅助检查、治疗（★★★）。

一、病因

急性上呼吸道感染简称急性上感，常由病毒感染引起，细菌感染可单纯发生或继发于病毒感染后。

二、临床表现

普通感冒	起病较急，表现为鼻部症状，如打喷嚏、鼻塞、流清水样鼻涕，或咳嗽、咽干、咽痒、烧灼感，甚至鼻后滴漏感
急性病毒性咽炎和喉炎	前者多由鼻病毒、腺病毒、流感病毒等引起，表现为咽痒和灼热感，咽痛不明显。后者多由流感病毒、腺病毒等引起，表现为明显声嘶、讲话困难等
急性咽结膜炎	多发于夏季，发热、咽痛、畏光、流泪、咽及结膜明显充血
急性疱疹性咽峡炎	查体可见咽部充血，软腭、悬雍垂溃疡，周围伴红晕
急性咽扁桃体炎	起病急，咽痛明显，伴发热、畏寒，体温可达39℃以上

三、辅助检查

病毒性感染时白细胞计数正常或偏低，淋巴细胞比例升高。细菌感染者可有白细胞计数与中性粒细胞增多和核左移现象。胸部 X 线检查阴性。

四、治疗

以对症治疗为主。普通感冒无须使用抗生素。有细菌感染证据时可使用抗生素。抗病毒药物治疗。

第二单元　急性气管－支气管炎

重点提示　急性气管－支气管炎的病因、临床表现、辅助检查、治疗（★★★）。

一、病因

感染（如病毒、细菌、支原体和衣原体），物理、化学刺激或过敏反应等。

二、临床表现

症状	起病较急，常先出现鼻塞、咽喉疼痛等。初为干咳或咳少量黏液痰，随后痰量增多，有时痰中带血，咳嗽和咳痰常不超过1个月。支气管痉挛时可出现胸闷、气急。全身症状不重，发热常为低至中等度
体征	不明显或两肺呼吸音粗糙，可闻及散在干湿啰音，部位不固定，咳嗽后减少或消失

三、辅助检查

痰液涂片和培养可发现致病菌。胸部X线片多见肺纹理增粗。

四、治疗

1. 一般治疗　休息，多饮水，保暖，避免接触刺激性气体或粉尘。
2. 对症治疗　止咳、祛痰、解痉、抗过敏。
3. 抗菌治疗　单纯急性气管-支气管炎患者不建议常规使用。

第三单元　慢性阻塞性肺疾病

重点提示　慢性阻塞性肺疾病的病因、诊断、治疗（★★★）。

一、病因

慢性阻塞性肺疾病（COPD）简称慢阻肺，多有慢性支气管炎、阻塞性肺气肿病史，主要病因为导致气道不可逆性阻塞的因素，包括吸烟、环境污染、感染等，发病与社会经济地位有一定的相关性。

二、诊断

1. 临床表现　主要为慢性咳嗽、咳痰，胸闷气短，喘息，呼吸困难。查体有桶状胸，双侧语颤减弱，肺部叩诊呈过清音，两肺呼吸音低，呼气延长。急性加重时可出现干、湿啰音。

2. 并发症　慢性呼吸衰竭（常在COPD急性加重时发生）、自发性气胸（X线检查可确诊）和慢性肺源性心脏病。

3. 呼吸功能检查　是诊断COPD的必备条件，也是判断病情程度的主要依据。吸入支气管扩张剂后，第一秒用力呼气容积（FEV_1）占用力肺活量（FVC）之比值（FEV_1/FVC）低于70%，是确定存在持续气流受限的主要客观指标，排除其他已知病因或具有特征病理表现的疾病，即可诊断COPD。

4. 分级诊断

肺功能分级	患者FEV_1占预计值的百分比/%
GOLD1级（轻度）	≥80
GOLD2级（中度）	50～79
GOLD3级（重度）	30～49
GOLD4级（极重度）	<30

三、治疗

1. 急性加重期治疗

抗感染治疗	细菌感染常最重要。常用阿莫西林/克拉维酸、头孢唑肟钠、头孢曲松、左氧氟沙星、莫西沙星等
支气管扩张剂	可选用短效 β_2 受体激动药，必要时合用抗胆碱能药。病情严重者可静脉滴注茶碱类
氧疗	COPD 患者多为Ⅱ型呼吸衰竭，吸入氧浓度以 28% ~30% 为宜
糖皮质激素	住院患者宜在应用支气管扩张剂的基础上应用
其他	祛痰，维持水、电解质、酸碱平衡，必要时机械通气

2. 稳定期治疗

健康教育与管理	戒烟属于 COPD 的病因治疗
支气管扩张剂	控制症状，如 β_2 受体激动药（沙丁胺醇）、抗胆碱药（异丙托溴铵）、茶碱类（氨茶碱）
糖皮质激素	联合吸入糖皮质激素与长效 β_2 受体激动药，如氟替卡松 + 沙美特罗
祛痰药	对痰不易咳出者可应用，如盐酸氨溴索、N－乙酰半胱氨酸等
长期家庭氧疗（LTOT）	一般经鼻导管吸氧，氧流量为 1.0 ~2.0L/min，吸氧持续时间 >15h/d
康复治疗	可改善生活质量，稳定病情

第四单元　慢性肺源性心脏病

重点提示　慢性肺源性心脏病（简称慢性肺心病）的病因、临床表现、诊断、治疗（★★★）。

一、病因

①慢性支气管－肺疾病，以慢性阻塞性肺疾病最多见，其次是支气管哮喘、支气管扩张症、肺结核、间质性肺疾病等。②胸廓运动障碍性疾病。③肺血管疾病，如肺小动脉炎。④睡眠呼吸暂停低通气综合征等。

二、临床表现

1. 肺、心功能代偿期表现　原发病表现、肺动脉高压表现和心室肥大表现。

2. 肺、心功能失代偿期表现　原发病表现、呼吸衰竭和右心衰竭。

3. 并发症　肺性脑病、酸碱平衡失调及电解质紊乱、心律失常、休克及消化道出血等。

三、诊断

符合下列 1 ~4 项中的任一项，同时满足第 5 项，并排除其他可能导致右心功能代偿或失代偿改变的疾病（如风湿性心脏病、心肌病、先天性心脏病），即可诊断为慢性肺心病。

1. 病史　有慢性支气管炎、慢性阻塞性肺疾病或其他胸肺疾病病史（如特发性肺动脉高压、栓塞性肺动脉高压）。

2. 症状　存在劳力性呼吸困难、乏力和劳动耐力下降。

3. 体征　颈静脉怒张、$P_2 > A_2$、剑突下心脏搏动增强、肝颈静脉回流征阳性、下肢水肿等。提示肺动脉压增高、右心室增大或右心功能不全的可能。

4. 其他辅助检查　心电图、胸部 X 线片有提示肺心病的征象。

5. 超声心动图　有肺动脉增宽和右心增大、肥厚的征象。

四、治疗

1. 急性加重期治疗　积极抗炎、控制呼吸衰竭、心力衰竭和心律失常以及并发症。

2. 缓解期治疗　延缓病情进展、呼吸康复治疗、增强机体免疫力、家庭长期氧疗以及避免诱因。

第五单元　支气管哮喘

重点提示　支气管哮喘的病因、临床表现、诊断、治疗（★★★）。

一、病因

包括遗传因素与环境因素两个方面，遗传因素是患病的基本条件，在环境因素激发下，发展为临床哮喘。

二、临床表现

1. 主要症状　反复发作的呼气性呼吸困难，伴有胸闷、气促，或咳嗽。

2. 典型体征　两肺闻及广泛的哮鸣音，呼气音延长。严重者可表现为“沉默肺”。

3. 咳嗽变异性哮喘　部分患者没有喘息，而表现为反复发作的咳嗽。

三、诊断

符合 1～4 条或第 4、第 5 条者，即可诊断。

1. 反复发作喘息、气急、胸闷或咳嗽，多与接触变应原、冷空气、物理性及化学性刺激、病毒性上呼吸道感染、运动等有关。

2. 发作时在双肺可闻及散在或弥漫性、以呼气相为主的哮鸣音，呼气相延长。

3. 上述症状可经治疗缓解或自行缓解。

4. 除外其他疾病所引起的喘息、气急、胸闷和咳嗽。

5. 临床表现不典型者（如无明显喘息或体征）应有下列至少 1 项阳性：支气管激发试验阳性；支气管舒张试验阳性；平均每日 PEF 昼夜变异率 >10% 或 PEF 周变异率 >20%。

四、治疗

控制慢性气道炎症，防治哮喘发作。糖皮质激素是抑制哮喘慢性气道炎症、控制哮喘最有效的药物；吸入型糖皮质激素（布地奈德、氟替卡松等）是哮喘长期治疗的首选药物；吸入短效 β 受体激动剂（沙丁胺醇等）是缓解哮喘急性发作的首选药物。

第六单元　肺炎

重点提示　肺炎链球菌肺炎的病因、临床表现、辅助检查、治疗（★★★）。

一、病因

细菌性肺炎	如肺炎链球菌、金黄色葡萄球菌、肺炎克雷伯菌、流感嗜血杆菌肺炎
非典型病原体所致肺炎	如支原体、衣原体肺炎
病毒性肺炎	如冠状病毒、腺病毒、呼吸道合胞病毒、流感病毒等引起的肺炎
肺真菌病	如念珠菌、曲霉、隐球菌等引起的肺炎
其他病原体所致肺炎	如立克次体、肺吸虫等引起的肺炎
理化因素所致肺炎	如放射性肺炎、化学性肺炎等

二、肺炎链球菌肺炎

1. 临床表现　起病急骤，常有受凉、淋雨、劳累、病毒感染等诱因，多有上呼吸道感染的前驱症状。

（1）症状：寒战、高热，咳嗽、咳痰（可咳出黏液血性痰或铁锈色痰），胸痛，呼吸困难。少数有恶心、呕吐、腹胀或腹泻等胃肠道症状。严重感染者可出现神志模糊、烦躁、嗜睡、谵妄、昏迷等。

（2）体征：多数患者呈急性热病容，部分有鼻翼扇动，口唇单纯疱疹。典型的肺实变体征表现为患侧呼吸运动减弱、触觉语颤增强、叩诊呈浊音、听诊呼吸音减低或消失，并可出现病理性支气管呼吸音。

2. 并发症　感染性休克、胸膜炎、脓胸、心肌炎、脑膜炎、关节炎等。

3. 辅助检查　血常规检查、病原学检查及胸部 X 线检查。

（1）血白细胞计数（10～20）$\times 10^9$/L，中性粒细胞多在 80% 以上，并有核左移，或细胞内可见中毒颗粒。

（2）痰直接涂片发现典型的革兰染色阳性、带荚膜的双球菌，可初步做出病原学诊断。

（3）胸部 X 线检查早期仅见肺纹理增粗、增深。肺实变期呈大叶、肺段分布的密度均匀阴影，并在实变阴影中可见支气管气道征，肋膈角可有少量胸腔积液征。

4. 治疗

（1）一般治疗：卧床休息，补充足够蛋白质、热量及维生素，防止休克发生。

（2）抗菌药物治疗：首选青霉素 G。

（3）对症治疗：高热者物理降温。呼吸困难、发绀者吸氧。剧烈胸痛者可热敷或酌用小量镇痛药。

（4）感染性休克的处理：①平卧，吸氧，监测生命体征。②补充血容量（重要措施）。③纠正水、电解质和酸碱平衡紊乱。④糖皮质激素。⑤血管活性药物。⑥控制感染。⑦防治心肾功能不全。

第七单元　特发性间质性肺炎

重点提示　特发性间质性肺炎的临床表现、诊断、治疗（★★）。

一、病因

特发性间质性肺炎（IIP）的发病危险因素有吸烟、接触金属粉尘或木尘等，亦与胃食管反流病、病毒感染、自身免疫等因素有关。遗传因素对发病过程可能有影响。

二、临床表现

1. 症状　起病隐匿，主要是劳力性气促，进行性加重，伴干咳。一般不出现全身性表现，也可有乏力、体重减轻等不典型表现。

2. 体征　部分患者出现杵状指（趾），典型的可闻及肺底部吸气性 Velcro 啰音，晚期可出现发绀、右心功能不全等体征。

三、诊断

1. IIP 确诊标准一

（1）外科肺活检显示组织学符合普通型间质性肺炎的改变。

（2）同时具备下列条件：①排除其他已知的可引起间质性肺疾病（ILD）的疾病，如药物中毒、职业环境性接触和结缔组织病等。②肺功能检测有限制性通气功能障碍伴弥散功能下降。③常规胸部 X 线片或 HRCT 显示双下肺和胸膜下分布为主的网状改变或伴蜂窝肺，可伴有少量磨玻璃样阴影。

2. IIP 确诊标准二　无外科肺活检时，需符合下列所有 4 条主要指标和 3 条以上的次要指标。

主要指标	①除外已知原因的 ILD，如某些药物毒性作用、职业环境接触史和结缔组织病等。②肺功能表现异常，包括限制性通气功能障碍。③胸部 HRCT 表现为双下肺和胸膜下分布为主的网状改变或伴蜂窝肺、可伴极少量磨玻璃样阴影。④经支气管镜肺活检或支气管肺泡灌洗液检查不支持其他疾病的诊断
次要指标	①年龄 > 50 岁。②隐匿起病或无明确原因的进行性呼吸困难。③病程≥3 个月。④双肺听诊可闻及吸气性 Velcro 啰音

四、治疗

1. 药物治疗　糖皮质激素（特发性肺间质纤维化急性加重者推荐应用）；抗肺纤维化治疗（吡非尼酮、尼达尼布）。

2. 非药物治疗　肺康复训练；氧疗。

3. 肺移植　目前 IIP 最有效的治疗方法。

第八单元　支气管扩张症

重点提示　支气管扩张症的病因、诊断、治疗（★★★）。

一、病因

下呼吸道感染（尤其是婴幼儿时期的呼吸道感染，是最常见病因）、支气管和肺结核、非结核分枝杆菌感染、变态反应性支气管肺曲菌病等。

二、诊断

1. 临床表现　慢性咳嗽、咳大量脓痰，伴或不伴有咯血是主要特征。部分患者以反复咯血为唯一症状，称为“干性支气管扩张症”。病变重或合并感染时常可闻及固定而持久的局限性粗湿啰音，多见于下胸部及背部。部分患者可闻及干啰音。严重者可见杵状指（趾）、发绀。

2. 辅助检查

(1) 胸部X线检查：囊状支气管扩张可表现为典型的囊腔，其内可见气液平面。特征性的支气管扩张、气道壁增厚在X线上可显示为“双轨征”或“环形阴影”。

(2) 胸部高分辨CT：主要表现为支气管囊状或柱状改变，气道壁增厚、黏液阻塞、树枝发芽征及马赛克征。扫描层面与扩张支气管平行时，呈“双轨征”或“串珠状”；垂直时，呈环形透亮影，与伴行的肺动脉形成“印戒征”。

三、治疗

控制感染，清除气道分泌物，应用支气管舒张剂（β_2受体激动剂），处理咯血，外科治疗。

第九单元　肺结核

重点提示　肺结核的病因、临床表现、诊断、鉴别诊断、治疗（★★）。

一、病因

肺结核是由结核分枝杆菌引起的慢性呼吸道传染病，主要经呼吸道传播，排菌的肺结核患者是重要的传染源。

二、临床表现

结核毒性症状	午后低热、乏力、盗汗、消瘦、食欲不振、女性月经失调等
呼吸道症状	刺激性咳嗽，少痰（为白色痰，继发感染后可有脓性痰）或无痰，咯血，胸痛，呼吸困难等
体征	可有胸膜炎或胸腔积液的体征

三、诊断

1. 痰结核分枝杆菌检查　痰中找到结核分枝杆菌是确诊的重要依据，并提示患者具有传染性。痰菌由阳性转为阴性是判断肺结核疗效的主要根据。

2. 胸部X线检查　早期发现肺结核的重要方法，常见征象有渗出性、干酪样、空洞、纤维钙化等。

3. 胸部CT检查　可发现微小或隐蔽病变，对病变性质鉴别有重要意义。

4. 结核菌素试验（PPD试验）　对诊断有参考意义。

操作	皮内注射0.1mL（5U）PPD后48～72小时测量皮肤硬结直径，硬结≥5mm者为阳性
阳性意义	提示曾有过结核感染。3岁以下幼儿呈强阳性反应，提示为新近感染的活动性结核病
阴性意义	①提示没有结核分枝杆菌感染，或感染在4～8周内机体变态反应尚未充分建立。②见于应用糖皮质激素后、营养不良、老年人、合并有淋巴细胞系统免疫缺陷病（如淋巴瘤、艾滋病等）、各种危重患者、应用抗肿瘤药者及严重结核病

四、鉴别诊断

肺炎	①起病急，寒战高热，咳痰明显，血白细胞总数和中性粒细胞比例增高。②胸部X线片可见片状或斑片状阴影，抗生素治疗有效

续表

支气管扩张	①长期咳嗽、咳大量脓痰，反复咯血。②胸部 CT 可确诊
原发性肺癌	①多有长期吸烟史，多见于40岁以上患者，男性居多。②痰结核分枝杆菌检查、细胞学检查、胸部 CT 及支气管镜检查有助于鉴别诊断

五、治疗

1. 原则　早期、规律、全程、适量、联合。

2. 常用抗结核药

异烟肼，INH（H）	一线杀菌剂
利福平，RFP（R）	一线杀菌剂
链霉素，SM（S）	一线半杀菌剂
吡嗪酰胺，PZA（Z）	一线半杀菌剂
乙胺丁醇，EMB（E）	二线抑菌剂
对氨基水杨酸钠，PAS（P）	二线抑菌剂
利福布汀、左氧氟沙星、环丙沙星等	抗结核新药

3. 标准化治疗方案　整个化疗方案分为强化和巩固 2 个阶段。

治疗对象	每天用药方案	间歇用药方案
初治活动性肺结核	2*HRZE/4HR	$2H_3$**$R_3Z_3E_3/4H_3R_3$
复治涂阳肺结核	2HRZSE/6～10HRE	$2H_3R_3Z_3S_3E_3/6$～$10H_3R_3E_3$

注：*，代表服药的月数；**，代表隔天1次或每周3次。

4. 对症治疗

（1）少量咯血：安静休息、消除患者紧张，可用氨基己酸、卡巴克洛（安络血）等止血药。

（2）大量咯血：①取患侧卧位，轻轻将积血咯出；用垂体后叶素 5～10U 缓慢静脉注射，然后将垂体后叶素加入液体静脉滴注维持。高血压、冠心病、心力衰竭患者和孕妇禁用。②少量输血。③支气管动脉破裂出血者，经支气管动脉栓塞止血。

（3）糖皮质激素：用于结核毒性症状较重，如干酪性肺炎、急性血行播散性肺结核、结核性脑膜炎及有大量胸腔积液的结核性胸膜患者。须在有效抗结核药物治疗的情况下使用。待毒性症状缓解后剂量递减，至4～8周停药。

5. 预防性化疗　适用于结核病高危人群。常用异烟肼，每天 300mg 顿服，6～9 个月；或常规剂量异烟肼和利福平，每天顿服，3 个月。

第十单元　原发性支气管肺癌

重点提示　原发性支气管肺癌的临床表现、诊断、治疗（★★★）。

一、病因

原发性支气管肺癌，简称肺癌。病因尚不明确，与吸烟、空气污染、职业致癌因子以及家族遗传等有关。

二、临床表现

原发肿瘤引起的症状	刺激性干咳，痰中带血或咯血，胸闷气短或喘鸣，可有发热，晚期出现消瘦等
肺外胸内扩展所引起的症状和体征	常见胸痛、声音嘶哑、吞咽困难、胸腔积液、上腔静脉阻塞综合征、霍纳综合征
胸外转移引起的症状和体征	多见于小细胞肺癌。转移至中枢神经系统，可出现头痛、呕吐，或小脑功能障碍等；转移至骨骼，可出现骨痛和病理性骨折；转移至腹部，可出现胰腺炎症状或阻塞性黄疸；转移至淋巴结，以锁骨上淋巴结转移最多见
胸外表现	主要有肥大性肺性骨关节病、类癌综合征、神经肌肉综合征、库欣综合征等

三、诊断

肺癌的早期诊断，依赖于患者的及时就诊及必要的辅助检查，影像学、细胞学和病理学检查是肺癌诊断的必要手段。一般经肺部 CT 确定癌肿部位，然后经组织学检查确定诊断及病理学分型。有条件者在病理学诊断的同时，检测肿瘤组织的 *EGFR* 基因、*ALK* 基因和 *ROS*1 融合基因。

四、治疗

1. 手术治疗　为非小细胞肺癌的主要治疗方法，主要适用于Ⅰ期、Ⅱ期患者，根治性手术切除是首选的治疗措施。

2. 化疗　小细胞肺癌对化疗最敏感，鳞癌次之，腺癌最差。

3. 放疗　对小细胞肺癌效果较好，其次为鳞癌和腺癌。放射剂量以腺癌最大，小细胞癌最小。

4. 其他　靶向治疗、生物反应调节剂、介入治疗等。

第十一单元　呼吸衰竭

重点提示　呼吸衰竭的病因、临床表现、诊断、治疗（★★★）。

一、急性呼吸衰竭

1. 病因　气道阻塞，引起肺实质浸润的疾病，肺间质及实质渗出水肿，肺血管疾患（如肺血栓、脂肪栓塞），胸壁胸膜疾患，神经肌肉系统疾患。

2. 临床表现　主要是低氧血症所致的呼吸困难和多脏器功能障碍。呼吸困难是呼吸衰竭最早出现的症状。

3. 诊断　除原发疾病、低氧血症及 CO_2 潴留所致的临床表现外，呼吸衰竭的诊断主要依靠血气分析，PaO_2 < 60mmHg，伴或不伴 $PaCO_2$ > 50mmHg。结合肺功能、胸部影像学和纤维支气管镜、病理等检查对明确呼吸衰竭的病因诊断至关重要。

4. 治疗　保持呼吸道通畅（开放气道，解除痉挛，β_2 受体激动剂、糖皮质激素等），氧疗，机械通气，应用呼吸兴奋剂，病因治疗，一般治疗，并发症治疗。

二、慢性呼吸衰竭

1. 病因　支气管 – 肺疾病是主要病因，常见于慢性阻塞性肺疾病、重症肺结核、肺间质纤维化、肺尘埃沉着病等。

2. 临床表现　主要是缺氧、二氧化碳潴留引起的呼吸困难和多脏器代谢功能紊乱，以及原发病表现。其中呼吸困难最主要、最早出现。

3. 诊断　①有慢性支气管-肺疾患，导致呼吸功能障碍的原发疾病史。②有缺氧和二氧化碳潴留的临床表现。③动脉血气分析示 $PaO_2<60mmHg$，或伴有 $PaCO_2>50mmHg$，即可确立诊断。

4. 治疗　保持气道通畅，应用祛痰药、支气管扩张剂，必要时建立人工气道；氧疗；增加通气量，合理应用呼吸兴奋剂、机械通气；纠正酸碱失衡和电解质紊乱；防治感染；治疗并发症。

第十二单元　急性呼吸窘迫综合征

重点提示　急性呼吸窘迫综合征的病因、临床表现、诊断、治疗（★★）。

一、病因

①直接因素，如严重肺感染、胃内容物吸入、肺挫伤、吸入性肺损伤、淹溺、肺血管炎等。②间接因素，如脓毒症、严重的非胸部创伤、重症胰腺炎、大量输血、体外循环、弥散性血管内凝血（DIC）等。

二、临床表现

1. 症状　呈进行性加重的呼吸困难；胸廓紧束、严重憋气，即呼吸窘迫；不能用通常的吸氧疗法改善，亦不能用其他原发心肺疾病解释；常伴烦躁、焦虑、出汗等。

2. 体征　①发绀。②早期肺部无异常或可有细湿啰音，后期可闻及水泡音，管状呼吸音。

三、诊断

同时符合以下 4 项者，可诊断为 ARDS。

1. 明确诱因下 1 周内出现的急性或进展性呼吸困难。

2. 胸部 X 线片/胸部 CT 显示双肺浸润影，不能完全用胸腔积液、肺叶/全肺不张和结节影解释。

3. 呼吸衰竭不能完全用心力衰竭和液体负荷过重解释。如果临床没有危险因素，需用客观检查（如超声心动图）来评价心源性肺水肿。

4. 低氧血症　根据 PaO_2/FiO_2 确立 ARDS 诊断，并将其按严重程度分为轻度、中度和重度。轻度：$200mmHg<PaO_2/FiO_2\leq300mmHg$。中度：$100mmHg<PaO_2/FiO_2\leq200mmHg$。重度：$PaO_2/FiO_2\leq100mmHg$。

四、治疗

1. 原发病治疗　是治疗的首要原则和基础。

2. 氧疗　高浓度给氧，使 $PaO_2\geq60mmHg$ 或 $SaO_2\geq90\%$。

3. 机械通气　推荐采用肺保护性通气，主要包括合适水平的 PEEP 和小潮气量。

4. 液体管理（液体出入量宜轻度负平衡）、营养支持与监护等。

第十章 循环系统疾病

第一单元 心力衰竭

重点提示 心力衰竭的病因、临床表现、诊断、治疗（★★★）。

一、慢性心力衰竭

1. 病因 器质性心脏病是发病基础。老年人常见冠心病、肺心病、高血压心脏病等，青壮年以心脏瓣膜病及心肌病为主，青少年多见于心脏病及心肌炎等。常见诱因包括肺部感染、劳累、大量输液等。

2. 临床表现

（1）左心衰竭：表现为劳力性呼吸困难，夜间阵发性呼吸困难，端坐呼吸，急性肺水肿（心源性哮喘），心排血量不足的表现。随着病情由轻到重，肺部湿啰音可从局限于肺底部发展到全肺。肺动脉瓣区第二心音亢进，心尖区可闻及舒张期奔马律和/或收缩期杂音，可触及交替脉等。

（2）右心衰竭：食欲不振，腹胀，上腹隐痛，伴有夜尿增多、轻度气喘等。身体低垂部位可见凹陷性水肿。颈静脉搏动增强、充盈、怒张，肝－颈静脉反流征阳性，肝脏因淤血肿大伴压痛，三尖瓣关闭不全的反流性杂音，发绀等。

3. 辅助检查

（1）血浆脑钠肽（BNP）及N端前脑钠肽（NT－proBNP）检测：有助于心衰的诊断及判断预后。BNP＞400pg/mL支持心衰诊断。NT－proBNP＜300pg/mL为正常，可排除心衰。

（2）X线检查：可协助明确肺淤血的严重程度，有助于诊断及治疗效果的评估。急性肺泡性肺水肿时肺门呈蝴蝶状，肺野可见大片融合的阴影。

（3）超声心动图：是最有价值的诊断方法。左心室射血分数（LVEF）≤40%为收缩性心力衰竭的诊断标准。

4. 心功能评估 美国纽约心脏病学会（NYHA）分级方法，根据患者自觉的活动能力划分为四级。

分级	表现
Ⅰ级	有心脏病但活动不受限制，平时一般活动不引起疲乏、心悸、呼吸困难或心绞痛。为心功能代偿期
Ⅱ级	活动受轻度限制，休息时无自觉症状，但平时一般活动下可出现疲乏、心悸、呼吸困难或心绞痛发作等
Ⅲ级	活动明显受限，小于平时一般活动即可引起上述症状
Ⅳ级	不能从事任何体力活动。休息状态下即有心力衰竭的症状，体力活动后显著加重

5. 治疗

（1）病因治疗：治疗原发病，消除诱因，及时有效控制肺部感染为主。

（2）一般治疗：休息，监测体重，控制钠盐摄入。

（3）药物治疗：

利尿剂	常用噻嗪类利尿剂（如氢氯噻嗪）、袢利尿剂（如呋塞米）、保钾利尿剂（如螺内酯）

续表

肾素-血管紧张素-醛固酮系统（RAAS）抑制剂	血管紧张素转换酶抑制剂（如卡托普利）、血管紧张素受体阻滞剂（如氯沙坦）、醛固酮受体拮抗剂
β受体阻滞剂	常用美托洛尔、比索洛尔等，慎用于Ⅳ级心功能不全患者
正性肌力药	洋地黄类药（如地高辛）、肾上腺素能受体激动剂（如多巴胺）
血管扩张药	适用于中、重度慢性心力衰竭，常用小静脉扩张剂（如硝酸酯类药），小动脉扩张剂（如酚妥拉明），同时扩张动、静脉药（如硝普钠）

二、急性心力衰竭（AHF）

1. 病因　急性弥漫性心肌损害、急性机械性阻塞、心脏容量负荷急剧加重、心脏后负荷急剧增加、严重心律失常、主动脉夹层、慢性心力衰竭急性失代偿。

2. 临床表现

症状	急性肺水肿，突发严重呼吸困难，呼吸30～40次/分，强迫端坐位、频繁咳嗽、咳粉红色泡沫样痰、面色灰白、发绀、大汗、烦躁
体征	两肺满布湿啰音和哮鸣音，心率增快，心尖区第一心音减弱，可有舒张早期奔马律，肺动脉瓣区第二心音亢进

3. 诊断　根据典型症状与体征，结合基础心脏病史和/或诱因，即可做出诊断。

4. 病情评估　急性心力衰竭的严重度分级可采用Killip分级。

Ⅰ级	有AHF
Ⅱ级	AHF，表现为肺部中下肺野可闻及湿啰音，心脏奔马律，胸部X线片可见肺淤血
Ⅲ级	严重AHF，表现为严重肺水肿，双肺满布湿啰音
Ⅳ级	伴有心源性休克

5. 治疗

（1）一般处理：患者取半卧位或坐位，双腿下垂。吸氧，适用于低氧血症和明显呼吸困难者。镇静。

（2）容量管理：是AHF治疗中的关键环节之一。肺淤血、体循环淤血及水肿明显者，严格限制饮水量和静脉输液速度。

（3）药物治疗：①快速利尿，如呋塞米。②扩张血管药物，常用硝普钠、硝酸甘油等。③洋地黄类药物，常用毛花苷C。④氨茶碱。⑤其他正性肌力药，如多巴胺。⑥血管收缩药物和抗凝治疗。

（4）非药物治疗：血液净化、主动脉内球囊反搏等。

（5）病因治疗。

第二单元　心律失常

重点提示　常见心律失常的病因、诊断、治疗（★★★）。

一、过早搏动

1. 病因　①生理性，如情绪激动，剧烈活动，焦虑，饮浓茶、咖啡，饮酒。②病理性，见于器质性心脏病。

2. 心电图诊断

房性过早搏动	①提前出现的P′波与窦性P波形态各异；PR间期≥0.12秒。②提前出现的QRS波群形态通常正常。③代偿间歇常不完全
房室交界性过早搏动	①提前出现的室上性QRS波群，其前面无相关的P波。②有逆行P波，可在QRS波群之前、之中或之后。③QRS波群形态正常。④代偿间歇多完全
室性过早搏动	①提前出现的QRS波群前无相关P波。②提前出现的QRS波群宽大畸形，时限超过0.12秒，T波的方向与QRS波群的主波方向相反。③代偿间歇完全

3. 治疗

（1）无器质性心脏病的过早搏动：无症状者无须药物治疗；症状明显者可给予镇静剂和β受体阻滞剂等。

（2）频繁发作，症状明显或伴有器质性心脏病的过早搏动：①积极治疗病因及诱因，对症治疗。②抗心律失常药物治疗；洋地黄毒性所致室性早搏，立即停用洋地黄，给予苯妥英钠或氯化钾等治疗。③心动过缓时出现的室性早搏，宜给予阿托品、山莨菪碱等。

二、阵发性心动过速

1. 房性心动过速

（1）病因：常见于器质性心脏病、慢性肺部疾病、酗酒及各种代谢障碍、洋地黄中毒等。

（2）心电图诊断：

自律性房性心动过速	①心房率多<200次/分。②P波形态与窦性者不同，在Ⅱ、Ⅲ、aVF导联通常直立。③常合并二度Ⅰ型或Ⅱ型房室传导阻滞，P波之间的等电线仍存在。④发作开始时心率逐渐加速。⑤QRS形态、时限多与窦性相同
折返性房性心动过速	①心房率多在150～200次/分，较为规则。②P波形态与窦性不同。③PR间期常延长，发生房室传导阻滞时不能终止发作
紊乱性房性心动过速	常有3种或3种以上形态各异的P波，PR间期各不相同，心房率100～130次/分

（3）治疗：出现严重血流动力学障碍，心室率140次/分以上时，紧急治疗。①洋地黄中毒引起者，立即停用洋地黄并补钾。②非洋地黄引起者，可减慢心室率。如未能转复为窦性心律，可用抗心律失常药试行转律，药物治疗无效可考虑做射频消融术根治。

2. 房室交界区相关的折返性心动过速

病因	发生于无器质性心脏病表现的患者
心电图诊断	①心率150～250次/分，节律绝对规则。②逆行P波可埋藏于QRS波群内或位于其终末部分，不能辨认，P波与QRS波群关系恒定。③QRS波群正常，伴室内差异性传导或束支传导阻滞时，可使QRS波群增宽、畸形。④可有继发性ST-T改变。⑤常由房性早搏触发
治疗	①急性发作期，机械刺激迷走神经（压迫眼球、按压颈动脉、刺激会厌引起恶心等），腺苷与钙通道阻滞剂，洋地黄与β受体阻滞剂，抗心律失常药，直流电复律，射频消融术等。②预防复发，可选用洋地黄、长效钙通道阻滞剂、长效β受体阻滞剂

3. 室性心动过速

病因	多见于器质性心脏病，以冠心病最常见
心电图诊断	①3 个或 3 个以上的连续室性早搏。②心室率 100～250 次/分，节律可略不规则。③QRS 波群宽大畸形，时限超过 0.12 秒，T 波方向与 QRS 波群主波方向相反。④P、QRS 波间无固定关系，形成房室分离。⑤可出现心室夺获与室性融合波（特征性表现）
治疗	①终止发作，无显著血流动力学障碍，宜用胺碘酮、利多卡因、β 受体阻滞剂治疗；同步直流电复律（用于伴有血流动力学异常者）。②预防复发，去除病因及诱因；应用抗心律失常药物，常用胺碘酮等；安置心脏起搏器；冠状动脉旁路移植手术

三、心房颤动

1. 病因

（1）阵发性房颤：常发生于情绪激动、手术后、运动或急性酒精中毒时及心脏和肺部疾病患者。

（2）持续性房颤：常见于心脏瓣膜病、冠心病、高血压心脏病、甲状腺功能亢进症、缩窄性心包炎、心肌病、感染性心内膜炎、慢性心力衰竭及慢性肺源性心脏病等。

（3）孤立性房颤：指无心脏病基础的心房颤动。

2. 心电图诊断　①P 波消失，代之以一系列大小不等、形状不同、节律完全不规则的房颤波（f 波），频率 350～600 次/分。②心室率绝对不规则，心室率常在 100～160 次/分。③QRS 波群形态正常，伴室内差异性传导时则增宽变形。

3. 治疗　病因治疗。急性房颤者，控制快速的心室率；药物治疗未能恢复窦性心律，伴有急性心力衰竭或血压明显下降者，紧急施行电复律；房颤转复后，维持窦性心律。

第三单元　高血压病

重点提示　高血压病的病因、临床表现、诊断、治疗（★★★）。

一、病因

遗传因素，饮食因素，超重和肥胖，饮酒，长期精神紧张，缺乏体力活动，服用避孕药、非甾体抗炎药、含有麻黄碱或甘草等的药物，睡眠呼吸暂停低通气综合征等。

二、临床表现

1. 早期一般无特异性表现，部分患者出现烦躁易怒、头昏头晕、心悸乏力、头痛等症状。可出现靶器官损害表现如心绞痛发作、短暂性脑缺血发作等，甚至出现脑出血等严重表现。

2. 并发症

（1）靶器官损害并发症：高血压心脏病、脑卒中、慢性肾脏病及血管并发症（视网膜动脉硬化、主动脉夹层）。

（2）高血压急症：指高血压患者在某些诱因作用下血压突然和显著升高，常超过 180/120mmHg，同时伴有进行性心、脑、肾等重要靶器官功能不全的表现。

高血压脑病	以舒张压增高为主，舒张压常超过120mmHg。头痛、烦躁不安、恶心、呕吐、视物模糊、精神错乱，严重者可出现神志恍惚、谵妄甚至昏迷
高血压危象	以收缩压急剧升高为主，血压可高达200/110mmHg及以上，常因紧张、寒冷、突然停服降压药物等原因诱发，伴有心悸、汗出、烦躁、手抖等

（3）高血压亚急症：指血压显著升高但尚未出现严重临床症状及进行性靶器官损害。

三、诊断

在未使用降压药物的情况下，非同日3次测量血压，收缩压≥140mmHg和/或舒张压≥90mmHg，即可诊断为高血压。血压水平分类和定义如下。

分类	收缩压/mmHg	—	舒张压/mmHg
正常血压	<120	和	<80
正常高值血压	120～139	和/或	80～89
高血压	≥140	和/或	≥90
1级高血压（轻度）	140～159	和/或	90～99
2级高血压（中度）	160～179	和/或	100～109
3级高血压（重度）	≥180	和/或	≥110
单纯收缩期高血压	≥140	和	<90

四、治疗

1. 降压目标　一般患者将血压降至140/90mmHg以下；65岁及以上的老年人收缩压控制在150mmHg以下；伴有慢性肾脏疾病、糖尿病，或病情稳定的冠心病、脑血管病的高血压患者，一般将血压降至130/80mmHg以下。

2. 降压药物　①治疗原则：小剂量，尽量应用长效制剂，联合用药，个体化。②常用药物：利尿剂、β受体阻滞剂、钙通道阻滞剂、血管紧张素转换酶抑制剂（ACEI）/血管紧张素Ⅱ受体阻滞剂（ARB）等。

3. 高血压急症的治疗　控制性降压，数分钟至1小时内，平均动脉压降低不超过治疗前的25%或保持血压在（160～170）/（100～110）mmHg水平；随后的2～6小时内，将血压降至安全水平，即160/100mmHg以内；24～48小时逐步降至达标范围。

第四单元　冠状动脉粥样硬化性心脏病

重点提示　冠状动脉粥样硬化性心脏病的病因、临床表现、诊断、治疗（★★★）。

一、概述

冠状动脉粥样硬化性心脏病与冠状动脉痉挛导致的心肌缺血缺氧，统称为冠状动脉性心脏病（CHD），简称冠心病，分为急性冠状动脉综合征（ACS）和慢性心肌缺血综合征（CIS）两大类。

二、急性冠状动脉综合征

ACS包括不稳定型心绞痛（UA）、非ST段抬高型心肌梗死（NSTEMI）、ST段抬高型心肌梗死（STEMI）及冠心病猝死。

	非ST段抬高型ACS（UA、NSTEMI）	急性ST段抬高型ACS（STEMI）
基本病因	动脉粥样硬化斑块不稳定而发生破裂或糜烂	冠状动脉粥样硬化
临床表现	急性胸痛，疼痛剧烈，持续时间长，可发生于安静状态下，含服硝酸甘油不能完全缓解或无缓解	乏力、心悸、气急等前驱症状；疼痛（最早出现）；全身症状；胃肠道症状；心律失常；低血压和休克；心力衰竭；心率增快，心尖区第一心音减弱，舒张期奔马律
心电图	主要是ST段一过性压低和T波低平或倒置	ST段呈弓背向上型抬高；宽而深的Q波；T波倒置；R波增高、ST段压低和T波直立并增高
治疗	①抗心肌缺血。 ②抗血小板聚集及抗凝治疗。 ③调脂治疗。 ④ACEI或ARB	①有效缓解疼痛。 ②抗血小板及抗凝治疗。 ③心肌再灌注治疗。 ④对症治疗。 ⑤β受体阻滞剂，钙通道阻滞剂，ACEI或ARB等

三、慢性心肌缺血综合征

1. 分类　慢性心肌缺血综合征亦称为慢性冠状动脉病，包括稳定型心绞痛、冠状动脉正常的心绞痛、无症状心肌缺血和缺血性心肌病。

2. 病因　患者多有高血压、吸烟、糖尿病、血脂异常等危险因素。

3. 临床表现　主要为发作性胸痛，常发作于饱食、寒冷、吸烟、心动过速、休克等状态下。疼痛出现后逐渐加重，持续3～5分钟，一般去除诱因即可缓解；舌下含服硝酸甘油可在数分钟内缓解。发作时心率增快，血压升高，心尖区可闻及舒张期奔马律。

4. 治疗

（1）发作时：立即休息，应用硝酸酯制剂。

（2）缓解期：①改善症状，应用硝酸酯类药，β受体阻滞剂和钙通道阻滞剂等。②抗血小板聚集药和他汀类药。③ACEI/ARB。④介入治疗。⑤主动脉－冠状动脉旁路移植术。

第五单元　慢性心脏瓣膜病

重点提示　慢性心脏瓣膜病的病因、临床表现、诊断、治疗（★★）。

一、二尖瓣狭窄

1. 病因　风湿热、退行性病变、结缔组织病等。

2. 临床表现　呼吸困难、咯血。重度二尖瓣狭窄常有“二尖瓣面容”；可见心尖搏动弥散；心脏相对浊音界向左扩大，呈梨形心；心尖部第一心音亢进，可闻及开瓣音，心尖区可闻及舒张中晚期隆隆样杂音，局限不传导；可闻及舒张早期吹风样杂音（Graham－Steell杂音）。

3. 诊断　心尖区闻及隆隆样舒张期杂音，X线或心电图提示左心房肥大，即可诊断二尖瓣狭窄，超声心动图检查可确诊。

4. 治疗　对症治疗，经皮球囊二尖瓣成形术（单纯二尖瓣狭窄者首选），二尖瓣分离术，瓣膜置换术。

二、二尖瓣关闭不全

1. 病因 基本同二尖瓣狭窄。

2. 临床表现 心悸、呼吸困难、乏力等。发生右心衰竭时可见颈静脉怒张、肝-颈静脉反流征阳性、下肢水肿等。心尖搏动向左下移位，可触及抬举样心尖搏动。叩诊心界向左下扩大。风心病者心尖区可闻及3/6级粗糙的全收缩期吹风样杂音，向左腋下和左肩胛下区传导。

3. 诊断 心尖区典型杂音+左心房、左心室增大，即可诊断二尖瓣关闭不全。确诊有赖于超声心动图或彩色多普勒检查。

4. 治疗 无症状、心功能正常者定期随访；有症状者内科以对症治疗为主，积极治疗并发症。瓣膜修补术，人工瓣膜置换术。

三、主动脉瓣关闭不全

1. 病因 基本同二尖瓣狭窄。

2. 临床表现

（1）轻、中度患者常无明显症状，严重时常有头部搏动感、心悸、心绞痛。

（2）心尖搏动范围扩大并向左下移位，心尖搏动呈抬举样；心浊音界向左下扩大，呈靴形心；第一心音减弱，A_2减弱或消失，胸骨左缘2~3肋间及主动脉瓣区闻及与S_2同时开始的高调、递减型舒张早期叹气样杂音，向主动脉瓣区及心尖部传导；严重时闻及Austin-Flint杂音。周围血管征呈阳性。

3. 诊断 病史+典型心脏杂音+周围血管征阳性，结合胸部X线片与心脏超声检查，可做出诊断。

4. 治疗 对症治疗，人工瓣膜置换术。

四、主动脉瓣狭窄

1. 病因 基本同二尖瓣狭窄。

2. 临床表现 呼吸困难、心绞痛和晕厥为典型主动脉瓣狭窄常见的“三联征”。心尖搏动增强、弥散，向左下移位，可触及抬举样心尖搏动；主动脉瓣区可闻及4/6~5/6级喷射性粗糙吹风样收缩期杂音，呈递增-递减型，向颈部或胸骨左下缘传导。

3. 诊断 典型体征+胸部X线片+超声心动图可明确诊断，确诊依赖于心脏超声检查。

4. 治疗 内科治疗，人工瓣膜置换术，直视下主动脉瓣分离术，经皮球囊主动脉瓣成形术，经皮主动脉瓣置换术。

第六单元 扩张型心肌病

重点提示 扩张型心肌病的病因、临床表现、诊断、治疗（★★）。

一、病因

病毒性心肌炎、遗传因素、中毒、代谢内分泌因素等。

二、临床表现

1. 症状 活动耐量下降及呼吸困难，随病情加重逐步出现心力衰竭症状，食欲减低、腹胀及下肢和低垂部位水肿等。合并心律失常时出现心悸、头昏、黑矇等，严重者可导致猝死。终末期可有顽固性低血压。

2. 体征　心界扩大，左心室扩大显著，可闻及第三心音或第四心音“奔马律”。晚期右心功能不全时可见发绀、颈静脉怒张、肝大、下肢水肿，少数患者有胸腔积液、腹水。

三、诊断

1. 有心脏扩大、心律失常及心力衰竭表现，心脏超声显示有心脏扩大、心室收缩功能减低伴或不伴有充血性心力衰竭者，均应考虑本病。

2. 诊断标准　左心室舒张末内径 > 5.0cm（女性）和 > 5.5cm（男性）；LVEF < 45%，LVFS < 25%；发病时除外高血压，心脏瓣膜病、先天性心脏病或缺血性心脏病。

四、治疗

1. 病因及诱因治疗。

2. 药物治疗　利尿剂（从小剂量开始，逐渐加大剂量）；ACEI、ARB 或 ARNI（无禁忌证时尽早用）；β 受体阻滞剂（用于无禁忌证、病情稳定且 LVEF < 45% 者）；盐皮质激素受体拮抗剂；洋地黄类药（用于心力衰竭合并快速房颤患者）；伊伐布雷定。

3. 心脏再同步化治疗。

4. 防治心律失常和猝死。

5. 预防栓塞　常用抗血小板聚集药。

第七单元　病毒性心肌炎

重点提示　病毒性心肌炎的病因、临床表现、诊断、治疗（★★）。

一、病因

几乎所有感染人类的病毒均可累及心脏。主要肠道病毒如柯萨奇 B 组病毒、埃可（ECHO）病毒、脊髓灰质炎病毒常见，还有腺病毒、巨细胞病毒、流感与副流感病毒、流行性腮腺炎病毒、风疹病毒、肝炎病毒、人类免疫缺陷病毒（HIV）等。

二、临床表现

1. 症状　半数患者发病前 1 ~3 周有前驱感染症状，继而出现心悸、胸闷或胸部隐痛、乏力、恶心。少数重者可出现阿 – 斯综合征、急性心力衰竭、心源性休克等。

2. 体征　与发热程度不平行的心动过速，心尖区第一心音减弱，可有第三心音；心尖区收缩期或舒张期杂音；伴发心包炎时可有心包摩擦音。重症患者出现急性心力衰竭体征，如肺部啰音、室性或房性奔马律。

三、诊断

根据临床表现，结合心电图异常改变、血心肌损伤标志物升高基本可做出诊断。心内膜、心肌、心包穿刺液中检测出病毒、病毒基因片段或病毒蛋白抗原或血清中病毒抗体增高具有重要诊断价值。

四、治疗

一般治疗，对症治疗。早期不常规使用糖皮质激素，合并有房室传导阻滞、难治性心力衰竭及重症患者可慎用。

第八单元　急性心包炎

重点提示　急性心包炎的病因、临床表现、诊断、治疗（★★）。

一、病因

常见病因有结核感染、风湿热及其他细菌感染、病毒感染、尿毒症、急性心肌梗死等。

二、临床表现

1. 急性纤维素性心包炎　胸痛（最早、最主要），呈尖锐痛，多在卧位、咳嗽、深吸气时加重；发热。可闻及心包摩擦音，一般呈搔抓样粗糙音，以胸骨左缘第3～4肋间最明显。

2. 急性渗出性心包炎　呼吸困难（最突出），伴有烦躁不安、呼吸浅快、胸闷气促，活动后多汗。特征性体征为心脏压塞征。心尖搏动减弱或消失，心界向两侧扩大，心率加快，脉压缩小，可出现奇脉。

三、辅助检查

X线检查	渗出性心包炎时心脏阴影增大呈“三角烧瓶形”，并随体位变化而改变
心电图	除aVR和V_1导联外，所有导联ST段呈弓背向下抬高，T波高耸直立；QRS波群低电压
超声心动图	是心包积液的确诊依据
心包穿刺	进一步证实积液存在。抽取液体检查，有助于病因诊断

四、治疗

一般治疗，对症治疗，急性心脏压塞时行心包穿刺抽液或置管引流，病因治疗，外科手术。

第十一章　消化系统疾病

第一单元　胃食管反流病

重点提示　胃食管反流病的病因、临床表现、诊断、治疗（★★★）。

一、病因

主要是抗反流防御机制减弱和反流物对食管黏膜的攻击作用。致病因素包括应用缩胆囊素、胰升糖素、血管活性肠肽等激素，饮食因素，服用钙通道阻滞剂、地西泮等。腹内压增高如妊娠、大量腹水、剧烈呕吐、负重劳动等，以及胃内压增高如急性胃扩张、胃排空延迟等，均可导致胃食管反流。

二、临床表现

1. 典型症状　烧心和反流，常在餐后1小时左右出现。

2. 非典型症状　指除烧心和反流之外的食管症状，如胸痛、吞咽困难等。

3. 食管外症状　由反流物刺激或损伤食管以外的邻近组织或器官引起，如咽喉炎、慢性咳嗽和哮喘发作等，严重者可发生吸入性肺炎，甚至出现肺间质纤维化。

三、诊断

1. 胃食管反流病　有典型的反流与烧心症状，应用质子泵抑制剂诊断性治疗症状明显缓解，可初步诊断。

2. 反流性食管炎　①有反流症状。②内镜下可能有反流性食管炎表现。③有食管过度酸反流的客观证据。

四、治疗

1. 一般治疗　改变生活方式与饮食习惯。

2. 药物治疗　促胃肠动力药（莫沙必利等），抑酸药（首选质子泵抑制剂），抗酸药（铝碳酸镁等）。

3. 维持治疗　质子泵抑制剂效果最好。

4. 抗反流手术治疗，并发症治疗。

第二单元　慢性胃炎

重点提示　慢性胃炎的病因、临床表现、诊断、治疗（★★★）。

一、病因

主要与幽门螺杆菌（Hp）感染、自身免疫、理化因素、十二指肠液反流等因素有关。

二、临床表现

上腹痛、饱胀不适，可伴嗳气、反酸、恶心等。少数患者伴有上消化道出血，慢性胃体炎可有纳差、体重减轻及贫血等表现。

三、诊断

确诊必须依靠胃镜检查及胃黏膜活组织病理学检查。Hp检测及免疫学检查有助于病因学分析及诊断。怀疑自身免疫性胃炎应检测相关自身抗体。

四、治疗

1. 一般治疗　调整饮食习惯。

2. 病因治疗　根除Hp治疗（1种质子泵抑制剂+2种抗生素+1种铋剂方案）；十二指肠-胃反流应用胃黏膜保护药、促胃动力药。

3. 对症治疗。

第三单元　消化性溃疡

重点提示　消化性溃疡的病因、临床表现、诊断、治疗（★★★）。

一、病因

最常见的病因是幽门螺杆菌感染和非甾体抗炎药损害胃、十二指肠黏膜屏障作用，胃酸及胃蛋白酶分泌增多；长期精神紧张、焦虑、抑郁、恐惧等环境因素也与发病有关。

二、临床表现

1. 典型表现　慢性、周期性、节律性的上腹部疼痛。胃溃疡（GU）疼痛多位于中上腹部或偏左，餐后痛；十二指肠溃疡（DU）疼痛多位于中上腹部偏右侧，饥饿痛，餐后缓解。常伴有反酸、嗳气、恶心等消化道症状。

2. 特殊类型的溃疡

无症状性溃疡	检查时偶然发现，或因出血、穿孔等并发症被发现，老年人多见
复合性溃疡	胃和十二指肠同时存在溃疡，DU 常先于 GU 发生，易并发幽门狭窄和上消化道出血
幽门管溃疡	发生于幽门孔 2cm 以内的溃疡，一般呈高胃酸分泌，常表现为餐后立即出现的中上腹剧烈疼痛，应用抗酸药可部分缓解，易并发幽门痉挛、幽门狭窄及出血，内科治疗效果较差
球后溃疡	发生于十二指肠球部以下，位于十二指肠乳头近端的溃疡，夜间痛及背部放射痛常见，易并发出血，内科治疗效果差。X 线及胃镜检查易漏诊
难治性溃疡	经过正规治疗后，内镜检查确定未愈合和/或愈合缓慢、复发频繁的溃疡
巨大溃疡	直径超过 2cm，对药物治疗反应较差，愈合时间较慢，易发生慢性穿透或穿孔。注意与恶性溃疡鉴别
老年人消化性溃疡	指年龄超过 65 岁的消化性溃疡患者，临床表现多不典型，溃疡常较大，易并发出血，应与胃癌鉴别

3. 并发症　出血、穿孔、幽门梗阻及癌变。

三、诊断

根据患者有慢性、周期性、节律性上腹部疼痛的典型病史，可做出初步诊断，确诊依靠胃镜或 X 线钡餐检查。

四、治疗

①一般治疗。②药物治疗，根除 Hp（推荐四联疗法），抑制胃酸分泌，保护胃黏膜。③治疗并发症。④外科治疗。⑤维持治疗。

第四单元　胃癌

重点提示　胃癌的病因、临床表现、诊断、治疗（★★★）。

一、病因

主要与幽门螺杆菌感染、饮食因素、环境因素、遗传因素及癌前变化有关。

二、临床表现

1. 症状　上腹疼痛，食欲减退，恶心、呕吐，呕血、黑便，低热、疲乏无力、体重减轻、贫血、毛发脱落等全身症状。

2. 体征　早期常无异常表现，中晚期可见腹部肿块、淋巴结肿大、腹水、黄疸等。

3. 伴癌综合征　反复发作的表浅性血栓静脉炎及过度色素沉着；黑棘皮病、皮肌炎、膜性肾病、累及感觉和运动通路的神经肌肉病变等。

4. 转移途径　直接蔓延、淋巴结转移、血行播散（肝脏最常见）及种植转移。

三、诊断

依赖于胃镜和活组织检查。凡 40 岁以上，出现不明原因的上腹不适、食欲不振、体重明显减轻者，尤其是原有上腹疼痛而近期疼痛性质及节律发生改变者，或经积极治疗而病情继续发展者，无禁忌证者均应给予胃镜检查，及早进行排查。

四、治疗

外科手术切除 + 区域淋巴结清扫是目前唯一可能治愈胃癌的手段。

1. 早期胃癌　手术切除为主，辅以术后化疗，无淋巴转移时，可采取内镜下切除术。

2. 进展期胃癌　考虑术前新辅助化疗，以提高手术切除率，辅以术中化疗、腹腔灌注及术后化疗。

3. 晚期胃癌　予以姑息性手术以减轻症状或予全身治疗。

4. 肿瘤切除后　尽可能清除残胃的 Hp 感染。

5. 综合治疗　适用于各期患者，手术、放疗、化疗、靶向、生物免疫、对症支持治疗及中医药治疗是其重要组成部分。

第五单元　功能性胃肠病

重点提示　功能性胃肠病的病因、临床表现、诊断、治疗（★★★）。

一、功能性消化不良

1. 病因　与胃肠动力障碍、内脏感觉过敏、胃对食物的容受性舒张功能下降、胃酸分泌增加、幽门螺杆菌感染、精神和社会因素等有关。

2. 临床表现　主要为慢性消化不良，常见中上腹痛、餐后饱胀、早饱、上腹烧灼感、嗳气、食欲缺乏、恶心等。

3. 诊断　①存在以下 1 项或多项症状：餐后饱胀不适、早饱感、中上腹痛、中上腹烧灼感。②呈持续或反复发作的慢性过程（症状≥6 个月，近 3 个月症状符合以上诊断标准）。③排除可解释症状的器质性疾病（包括胃镜检查）。

4. 分型　餐后不适综合征、上腹疼痛综合征。

5. 治疗　主要是基于症状控制的经验治疗，包括抑酸剂、促胃肠动力药、消化酶、抗抑郁药和胃底舒张药。

二、肠易激综合征

1. 病因　与精神、饮食、感染、肠道菌群失调、遗传等因素有关。

2. 临床表现　腹痛或腹部不适；排便习惯及粪便性状改变；失眠、焦虑、抑郁、头晕、头痛等精神症状；常伴腹胀、排便不净感等。一般无明显体征，直肠指检可感到肛门痉挛、张力较高，可伴有触痛。

3. 诊断

（1）在缺乏可解释症状的形态学改变和生化异常的基础上，反复发作的腹痛，近3个月内发作至少每周1次，伴有下面2项或2项以上症状：①与排便相关。②症状发生伴随排便次数改变。③症状发生伴随粪便性状（外观）改变。诊断前症状出现>6个月，近3个月符合以上诊断。

（2）以下症状不是诊断所必备，但属于肠易激综合征的常见症状，症状越多越支持肠易激综合征的诊断：①排便频率异常（每天排便>3次或每周<3次）。②粪便性状异常（块状/硬便或稀水样便）。③粪便排出过程异常（费力、急迫感、排便不尽感）。④黏液便。⑤胃肠胀气或腹部膨胀感。

4. 治疗　①一般治疗。②对症治疗，解痉药、调节内脏感觉的药物治疗腹痛，止泻药治疗腹泻，泻药、促动力药治疗便秘，抗抑郁药治疗精神症状。③心理和行为疗法。④调节肠道菌群。

第六单元　炎症性肠病

重点提示　溃疡性结肠炎的病因、临床表现、诊断、治疗（★★★）。

一、概述

炎症性肠病（IBD）是慢性、反复发作性，累及回肠、直肠、结肠的异常免疫介导的肠道炎性疾病。溃疡性结肠炎（UC）和克罗恩病是其主要类型。

二、溃疡性结肠炎

1. 病因　与免疫、遗传、感染、精神神经等因素有关。

2. 临床表现

（1）有反复腹泻、排便次数增多、粪便时呈黏液脓血便病史，部分患者伴有食欲不振、体重减轻等全身表现。

（2）病程呈慢性过程，多表现为发作期与缓解期交替，少数症状持续并逐渐加重。腹泻为最主要的症状，黏液血便是活动期的重要表现。病变累及直肠时，可有里急后重。轻型患者在病变缓解期可无腹痛，或仅有腹部不适，部位多在左下或下腹部，亦可涉及全腹，腹痛常有疼痛→便意→排便→缓解的规律。

3. 并发症　中毒性巨结肠，直肠结肠癌变。

4. 临床类型　初发型、慢性复发型、慢性持续型及急性暴发型。

5. 诊断　主要结合临床、内镜和组织病理学表现进行综合分析，在排除感染性和其他非感染性结肠炎的基础上做出诊断。主要依据：①慢性持续性腹泻、黏液脓血便、腹痛，有不同程度全身症状，有反复发作的趋势。②多次粪检无病原体发现。③结肠镜及X线钡剂灌肠检查显示结肠炎病变。对于初发病例，如果临床表现和结肠镜改变不典型者，应列为“疑诊病例”，暂不诊断为溃疡性结肠炎，随访3~6个月。

6. 治疗

（1）一般治疗：调整饮食起居，支持治疗，应用抗生素（必要时），心理疏导。

（2）药物治疗：氨基水杨酸制剂，糖皮质激素，免疫抑制剂，沙利度胺，生物制剂，益生菌。

（3）血栓预防和治疗：应用低分子肝素。

（4）手术治疗。

第七单元　肝硬化

重点提示　肝硬化的病因、临床表现、诊断、治疗（★★★）。

一、病因

病毒性肝炎（我国最常见）、慢性酒精中毒、胆汁淤积、非酒精性脂肪性肝病、肝脏血液循环障碍、寄生虫、遗传和代谢疾病等。

二、临床表现

1. 代偿期　缺乏特异性。食欲减退和乏力，可伴有恶心、腹胀、上腹不适或隐痛、轻微腹泻等。

2. 失代偿期

（1）肝功能减退表现：全身表现（如精神萎靡、消瘦乏力），消化道症状，出血倾向和贫血，激素蓄积（肝掌、蜘蛛痣等）。

（2）门静脉高压症：脾大，侧支循环的建立和开放，腹水形成。

3. 并发症

（1）急性上消化道出血：最常见，主要死因，可诱发腹水和肝性脑病。

（2）肝性脑病：晚期肝硬化最严重的并发症，也是最常见的死亡原因。主要表现为中枢神经的功能紊乱（如性格改变、行为失常、意识障碍等）以及运动和反射异常（如扑翼样震颤、肌阵挛、反射亢进和病理反射等）。

（3）其他：原发性肝癌，感染，肝肾综合征，肝肺综合征等。

三、诊断

1. 失代偿期肝硬化的诊断依据　①有病毒性肝炎、长期大量饮酒等可导致肝硬化的有关病史。②有肝功能减退和门静脉高压症的临床表现。③肝功能指标检测有血清白蛋白下降、血清胆红素升高及凝血酶原时间延长等。④B超或CT提示肝硬化改变，内镜检查证实食管胃底静脉曲张。⑤肝活组织检查见假小叶形成是诊断的金标准。

2. 肝性脑病的诊断依据　①有严重肝病和/或广泛门体侧支循环。②出现精神紊乱、昏睡或昏迷，可引出扑翼样震颤。③有肝性脑病的诱因。④反映肝功能的血生化指标明显异常及/或血氨增高。⑤脑电图异常。

3. 病情评估　Child－Pugh分级标准。

分级评估指标	分数		
	1	2	3
肝性脑病（分期）	无	Ⅰ～Ⅱ	Ⅲ～Ⅳ
腹水	无	少量，易消退	中量，难消退
血胆红素（μmol/L）	＜34	34～51	＞51

续表

分级评估指标	分数		
	1	2	3
血白蛋白（g/L）	>35	28～35	<28
凝血酶原时间（min）	<4	4～6	>6

四、治疗

1. 病因治疗。

2. 药物治疗　①保护肝细胞治疗，促进胆汁排泄及保护肝细胞类药，维生素类药物。②抗肝纤维化药物。③抗毒物治疗。

3. 腹水治疗　限制水、钠摄入，应用利尿剂，提高血浆胶体渗透压，放腹水疗法等。

4. 一般治疗，对症治疗。

5. 肝移植。

6. 肝性脑病的治疗

（1）及早识别并去除诱因。

（2）监护治疗。

（3）减少肠内氮源性毒物的生成和吸收：限制蛋白质饮食，清洁肠道，应用乳果糖、抗生素、益生菌制剂。

（4）促进体内氨的代谢：应用L－鸟氨酸－L－天冬氨酸等。

（5）调节神经递质：应用氟马西尼、减少或拮抗假神经递质支链氨基酸制剂。

（6）人工肝系统。

（7）肝移植。

第八单元　原发性肝癌

重点提示　原发性肝癌的病因、临床表现、诊断、治疗（★★★）。

一、病因

病毒性肝炎，黄曲霉毒素污染，肝硬化，家族史及遗传因素等。

二、临床表现

1. 症状　起病隐匿，早期缺乏典型症状；中、晚期主要是在肝硬化的基础上，出现肝区疼痛等症状，或以转移病灶症状为首发表现。全身症状以进行性消瘦、乏力、发热较多见。部分患者出现伴癌综合征，主要表现为自发性低血糖症、红细胞增多症、高钙血症、高脂血症、类癌综合征等。

2. 体征　进行性肝大是特征性体征之一，肝质地坚硬，边缘不规则，表面呈结节状，部分伴有明显压痛。多数患者晚期出现黄疸。脾大见于合并肝硬化与门静脉高压症者。原有腹水者可表现为腹水迅速增加且具有难治性，腹水一般为漏出液。血性腹水多因肝癌侵犯肝包膜或向腹腔内破溃引起，少数因腹膜转移癌所致。

三、诊断

满足下列三项中的任一项，即可诊断肝癌。对高危人群（各种原因所致的慢性肝炎、

肝硬化以及 >35 岁的 HBV 或 HCV 感染者）每 6 ~ 12 个月检测 AFP 和 US 筛查，有助于肝癌早期诊断。

1. 具有两种典型的肝癌影像学（超声、增强 CT、MRI 或选择性肝动脉造影）表现，病灶 >2cm。

2. 一项典型的肝癌影像学表现，病灶 >2cm，甲胎蛋白（AFP）>400ng/mL。

3. 肝脏活检阳性。

四、治疗

手术切除（治疗早期肝癌最有效），肝动脉栓塞化疗，局部消融治疗，放射治疗，全身化疗，靶向治疗，抗病毒治疗及其他保肝治疗，肝移植术。

第九单元　急性胰腺炎

重点提示　急性胰腺炎的病因、临床表现、诊断、治疗（★★★）。

一、病因

胆胰疾病（胆石症是我国急性胰腺炎的主要病因）；大量饮酒和暴饮暴食；高甘油三酯血症；感染等。

二、临床表现

急性腹痛是主要和首发症状，常于饱餐、饮酒后突然发生，初起疼痛位于中上腹或左上腹部，可迅速扩散至全腹。腹痛轻重不一，持续性疼痛伴阵发性加剧，可向腰背部呈束带状放射。多伴有恶心，频繁呕吐，多有中度以上发热。急性重症胰腺炎及危重急性胰腺炎常伴发休克，上腹部压痛明显，腹肌紧张及反跳痛阳性，脐周皮肤出现青紫色（Cullen 征），两腰部皮肤呈暗灰蓝色（Grey - Turner 征）。

三、诊断

诊断依据包括临床特征、血清胰酶浓度及 CT 检查。临床上符合以下 3 项特征中的 2 项即可诊断急性胰腺炎：①急性、突发、持续、剧烈的上腹部疼痛，可向背部放射。②血清淀粉酶和/或脂肪酶活性至少高于正常上限值 3 倍。③增强 CT/MRI 呈急性胰腺炎典型影像学改变（胰腺水肿或胰周渗出积液）。

四、治疗

1. 监护与一般治疗。
2. 减少胰液分泌，抑制胰酶活性　禁食，抑酸治疗，应用生长抑素，抑制胰酶活性。
3. 防治感染。
4. 营养支持治疗。
5. 急诊内镜治疗。
6. 外科治疗。

第十单元　胰腺癌

重点提示　胰腺癌的病因、临床表现、诊断、治疗（★★★）。

一、病因

长期大量吸烟，肥胖，慢性胰腺炎，糖尿病，性别，家族史，某些遗传综合征（Peutz－Jesbers综合征、黑色素瘤综合征、家族性腺瘤息肉病等）。

二、临床表现

腹痛，消化不良，黄疸，情志改变，消瘦，症状性糖尿病等。

三、诊断

早期诊断困难；晚期患者出现明显消瘦、食欲减退、上腹痛，伴有黄疸、上腹部包块，影像学检查发现胰腺癌相关征象。对40岁以上，近期出现下列临床表现者，行辅助检查并随访：①持续性上腹不适，进餐后加重伴食欲下降。②出现不能解释的进行性消瘦。③新发糖尿病或糖尿病突然加重不易控制。④多发性深静脉血栓或游走性静脉炎。⑤有胰腺癌家族史、大量吸烟史、慢性胰腺炎病史者。

四、治疗

外科治疗（胰十二指肠切除术最常用），化疗，靶向药物治疗，对症治疗，支持治疗。

第十一单元　急性上消化道出血

重点提示　急性上消化道出血的临床表现、诊断、治疗（★★★）。

一、临床表现

呕血，黑便，便血，血液丢失或贫血症状；周围循环衰竭表现；发热；肠源性氮质血症。

二、诊断

根据临床表现，呕吐物或黑便隐血试验呈强阳性，血红蛋白浓度、红细胞计数及血细胞比容下降的实验室证据，可初步诊断消化道出血。胃镜是诊断上消化道出血病因、部位和出血情况的首选方法。

三、治疗

1. 一般急救措施　卧位，保持呼吸道通畅，必要时吸氧，活动性出血期间禁食。
2. 积极补充血容量　尽快建立有效的静脉输液通道和补充血容量，必要时留置中心静脉导管。立即查血型和配血，在配血过程中，可先输平衡液或葡萄糖盐水甚至胶体扩容剂。
3. 止血措施　药物止血；内镜下止血；气囊压迫止血；介入及手术治疗。

第十二章　泌尿系统疾病

第一单元　原发性肾小球疾病

重点提示　原发性肾小球疾病的病因、临床表现、诊断、治疗（★★★）。

一、慢性肾小球肾炎

1. 病因　少数由急性肾炎发展所致（直接迁延或临床痊愈若干年后再发），绝大多数病因尚不确切，部分与溶血性链球菌、乙型病毒性肝炎病毒等感染有关。

2. 临床表现　起病缓慢、隐匿，以蛋白尿、血尿、水肿和高血压为基本特征。

3. 诊断　凡存在血尿、蛋白尿、水肿和高血压者均应警惕慢性肾炎的可能，但确诊前需排除继发性肾小球疾病，如系统性红斑狼疮、糖尿病、高血压肾病可能。诊断疑难时，做肾穿刺病理检查。

4. 治疗　饮食治疗，控制高血压和保护肾功能，应用利尿剂，抗凝和血小板解聚药物，糖皮质激素和细胞毒药物等。

二、IgA 肾病

1. 病因　主要是感染等二次“打击”刺激自身抗体产生，免疫复合物形成并沉积于肾小球导致炎症反应。

2. 临床表现　起病隐匿，可有原发性肾小球疾病的各种表现，主要为发作性、无症状性肉眼血尿和/或持续性镜下血尿。多有前驱感染史，伴或不伴蛋白尿。全身症状轻重不一。

3. 诊断　确诊依赖于肾活检，尤其是肾组织的免疫荧光检查，如有 IgA 或以 IgA 为主的免疫复合物在肾小球系膜区弥漫性沉积，而患者无肾外体征，临床排除继发性 IgA 肾病，如过敏性紫癜、系统性红斑狼疮、链球菌感染后肾炎、遗传性肾病等，可做出诊断。

4. 治疗　单纯镜下血尿或/和轻微蛋白尿，监测尿蛋白和肾功能；感染后反复出现肉眼血尿或尿检异常加重，选用无肾毒性的抗生素控制感染；伴有蛋白尿，选用 ACEI/ARB，必要时糖皮质激素治疗。

三、肾病综合征

1. 病因

人群	原发性	继发性
儿童	微小病变型肾病	过敏性紫癜肾炎、乙型肝炎病毒相关性肾炎、狼疮肾炎
青少年	系膜增生性肾小球肾炎、微小病变型肾病、局灶性节段性肾小球硬化	狼疮肾炎、过敏性紫癜肾炎
老年人	膜性肾病	糖尿病肾病、肾淀粉样变性、骨髓瘤性肾病、淋巴瘤性肾病等

2. 诊断　①持续大量蛋白尿 >3.5g/24h。②血清白蛋白量 <30g/L。③高脂血症。④水肿。其中蛋白尿、低白蛋白血症是诊断的必备条件。

3. 治疗

（1）一般治疗：卧床休息，低盐饮食。

（2）对症治疗：利尿消肿，减少蛋白尿。

（3）免疫抑制治疗：糖皮质激素，细胞毒药物，环孢素，吗替麦考酚酯。

（4）并发症治疗。

第二单元　继发性肾病

重点提示　继发性肾病的临床表现、诊断、治疗（★★）。

一、狼疮肾炎

狼疮肾炎是系统性红斑狼疮的肾脏损害。

1. 临床表现　蛋白尿最常见，轻重不一，大量蛋白尿乃至肾病综合征可见于弥漫增生性和/或膜性狼疮肾炎。多有镜下血尿，肉眼血尿主要见于袢坏死和新月体形成的患者。可出现高血压。

2. 诊断　在SLE基础上，有肾脏损害表现，如持续性蛋白尿、血尿或管型尿（可为红细胞或颗粒管型等），则可诊断为狼疮肾炎。

3. 治疗　控制病情活动、阻止肾脏病变进展。应用糖皮质激素、免疫抑制剂。

二、糖尿病肾病

糖尿病肾病是糖尿病最常见的微血管并发症之一。

1. 临床表现　主要为不同程度蛋白尿及肾功能的进行性减退。1型糖尿病发病起始较明确，与2型糖尿病相比，高血压、动脉粥样硬化等的并发症较少。

2. 诊断　1型糖尿病发病后5年和2型糖尿病确诊时，出现持续微量白蛋白尿，应怀疑糖尿病肾病。如病程更长，临床逐渐出现蛋白尿，甚至出现大量蛋白尿或肾病综合征，同时合并有糖尿病的其他并发症，如糖尿病眼底病变，考虑糖尿病肾病。

3. 治疗　饮食治疗，控制血糖、血压，调脂治疗，并发症治疗，透析和移植。

三、血管炎肾损害

1. 临床表现　老年人多见。常有发热、疲乏、关节肌肉疼痛和体重下降等非特异性全身症状。肾脏受累时，活动期有血尿，多为镜下血尿，可见红细胞管型，多伴蛋白尿；肾功能受累常见。肺受累主要表现为咳嗽、痰中带血甚至咯血，严重者因肺泡广泛出血发生呼吸衰竭而危及生命。胸部X线片可见阴影、空洞和肺间质纤维化。

2. 诊断　中老年人有发热、乏力和体重下降等炎症表现，血清ANCA阳性，可考虑该病。肾活检可协助确诊和分型。

3. 治疗

（1）诱导治疗：糖皮质激素联合环磷酰胺最常用。

（2）维持治疗：小剂量糖皮质激素基础上，常用免疫抑制剂。

四、高尿酸肾损害

1. 临床表现

急性高尿酸血症性肾病	常伴溶瘤综合征的特点和低钙血症。尿酸盐结晶导致的肾内梗阻，可引起腰痛、腹痛、少尿甚至无尿
慢性高尿酸血症性肾病	常反复发作痛风。肾损害早期表现隐匿，多为尿浓缩功能下降，尿沉渣无有形成分，尿蛋白阴性或微量，逐渐出现慢性肾脏病。早期肾小球滤过功能尚正常时，尿酸排泄分数增加
尿酸肾结石	常见肾绞痛和血尿

2. 治疗

（1）急性高尿酸血症性肾病：以预防为主，肿瘤放、化疗前3～5天可应用别嘌醇。

（2）慢性高尿酸血症性肾病：控制饮食嘌呤摄入，药物治疗。

（3）尿酸肾结石：降低血尿酸水平和提高尿酸在尿中的溶解度。

第三单元　尿路感染

重点提示　尿路感染的病因、临床表现、诊断、治疗（★★★）。

一、病因

1. 致病菌　常为革兰阴性杆菌，其中以大肠埃希菌最常见。

2. 易感因素　尿路梗阻，膀胱输尿管反流，机体免疫力低下，尿路畸形或功能缺陷，神经源性膀胱，妊娠，尿路的器械使用等。

3. 感染途径　上行感染（最多见，多数为大肠埃希菌），血行感染，直接感染，淋巴道感染。

二、临床表现

1. 膀胱炎　常见于年轻女性，主要为膀胱刺激征，一般无明显的全身感染症状，外周血白细胞计数多不增高。

2. 急性肾盂肾炎　常发生于育龄妇女。①泌尿系统症状：膀胱刺激征、腰痛和/或下腹部痛。查体见肋脊角及输尿管点压痛、肾区压痛和叩击痛。②全身感染症状：常见寒战、发热、头痛、恶心呕吐、食欲不振等，体温多在38～39℃，常伴有外周血白细胞计数升高和红细胞沉降率增快。

3. 慢性肾盂肾炎　表现不典型，半数以上患者可有急性肾盂肾炎病史，后可出现低热，间歇性尿频、排尿不适，腰部酸痛等，晚期肾小管功能受损出现夜尿增多、低比重尿等。

4. 无症状细菌尿　患者有真性细菌尿，而无尿路感染的症状。

三、诊断

1. 急性膀胱炎　常以尿路刺激征为突出表现，一般少有发热、腰痛；尿白细胞增多，尿细菌培养阳性等即可确诊。

2. 急性肾盂肾炎　常有全身（发热、寒战，甚至毒血症状）、局部（明显腰痛、伴或不伴尿路刺激征，输尿管点和/或肋脊点压痛、肾区叩痛）症状和体征。合并以下表现可诊断：①膀胱冲洗后尿培养阳性。②尿沉渣镜检白细胞管型，除外间质性肾炎、狼疮肾炎等。③尿N－乙酰－β－D－氨基葡萄糖苷酶（NAG）、β_2－MG升高。④尿渗透压降低。

3. 慢性肾盂肾炎　有反复发作尿路感染史，影像学及肾脏功能检查有以下情况：①肾外形凹凸不平，且双肾大小不等。②静脉肾盂造影可见肾盂肾盏变形、缩窄。③持续性肾小管功能损害。具备上述第①、②条的任何一项再加第③条可诊断为慢性肾盂肾炎。

4. 无症状性细菌尿　无尿路感染的症状，两次尿细菌培养菌落数$\geqslant 10^5$/mL，均为同一细菌。

四、治疗

1. 一般治疗　急性期休息，多饮水，勤排尿。

2. 抗感染治疗 ①选用致病菌敏感的抗菌药物。经验性用药首选对革兰阴性杆菌有效的抗菌药物，治疗3天症状无改善，按药敏结果调整用药。②抗菌药物在肾内和尿中浓度高。③选用肾毒性小的抗菌药物。④联合用药限于单一药物治疗失败、严重感染、混合感染、耐药菌株出现时。⑤对不同类型的尿路感染疗程不同。

第四单元　急性肾衰竭

重点提示　急性肾衰竭的病因、临床表现、诊断、治疗（★★★）。

一、病因

肾前性因素	外伤、手术、严重脱水、脓毒症、休克、心力衰竭、肾血管异常等，引起有效循环血容量急剧减少，肾血流量减少，肾小球滤过率降低
肾实质性因素	肾缺血、肾中毒（药物、造影剂、重金属、有机溶剂、蛇毒、毒蕈中毒等）、异型输血、轻链肾病及高钙血症等，引起肾小管损伤
肾后性因素	各种原因（结石、肿瘤、血块、坏死的肾组织或前列腺肥大等）引起急性尿路梗阻，导致肾实质受压，使肾脏功能急剧下降

二、临床表现

1. 少尿型　以少尿（尿量<400mL/d）或无尿（尿量<100mL/d）为特点，常见少尿或无尿期、多尿期和恢复期3个临床阶段。

少尿期	高钾血症、高镁血症、高磷血症，低钠血症、低氯血症、低钙血症，其中高钾血症是少尿期患者死亡首要原因。尿毒症毒素引起临床表现，与慢性肾衰竭症状相似
多尿期	尿量>1500mL/d。血清肌酐和尿素氮水平逐步下降，尿毒症毒素症状逐渐缓解，但可出现脱水、低钾血症、低钠血症等水、电解质和酸碱平衡紊乱
恢复期	多数患者血清肌酐和尿素氮水平可恢复至正常

2. 非少尿型　部分患者临床上无少尿或无尿表现，仅表现为短时间内肌酐清除率迅速降低，血清尿素氮和肌酐迅速升高。

3. 高分解型　常表现为严重代谢性酸中毒和电解质紊乱，尿毒症毒素症状明显，特别是神经系统症状突出，可见尿毒症性脑病。

三、诊断

肾功能在48小时内急剧下降，表现为血清肌酐绝对值升高≥26.5μmol/L，或7天内血清肌酐增至≥1.5倍基础值，或尿量<0.5mL/（kg·h），持续时间>6小时。

1. 肾前性急性肾损伤（AKI）　尿比重>1.015，尿钠浓度<20mmol/L，尿渗透浓度>500mmol/L，尿素氮与血清肌酐比（BUN/Scr）升高，钠排泄分数<1。

2. 肾后性AKI　肾脏超声提示有双侧肾盂积水和/或双侧输尿管扩张，说明存在肾后性梗阻。

3. 肾性AKI　在明确为肾性AKI后，应鉴别是肾小球、肾血管还是肾间质小管病变引起，鉴别诊断困难时可行肾活检。

四、治疗

尽早纠正可逆病因，营养疗法，维持体液平衡并防治并发症，肾脏替代疗法（透析疗法是抢救 AKI 的最有效措施）。

第五单元　慢性肾衰竭

重点提示　慢性肾衰竭的病因、临床表现、诊断、治疗（★★★）。

一、病因

慢性肾衰竭（CRF）是各种慢性肾脏病（CKD）持续进展至后期的共同结局，导致 CRF 的常见病因有原发性肾小球肾炎（最常见）、糖尿病肾病、高血压肾小动脉硬化、狼疮肾炎、肾小管间质病变、肾血管病变、遗传性肾病等。

二、临床表现

1. 各系统症状

消化道症状	最早出现，食欲不振、恶心、呕吐、口腔有尿臭味等
心血管系统	高血压、心力衰竭、心包炎、动脉粥样硬化等。心血管病变是最常见死因
呼吸系统	可出现气短、气促，严重酸中毒可致呼吸深长
血液系统	主要表现为肾性贫血和出血倾向
神经系统	早期可有疲乏、注意力不集中等，后期严重时可有性格改变、反应淡漠、谵妄、惊厥，甚至抽搐、昏迷等。周围神经病变时可有肢端“袜套样”感觉减退、丧失
皮肤表现	以皮肤瘙痒最常见，可有尿毒症面容
肾性骨病	多数有肾性骨营养不良症（简称肾性骨病），包括纤维囊性骨炎、骨生成不良、骨软化症、骨质疏松症

2. 水、电解质及酸碱平衡失调　代谢性酸中毒，水钠潴留，高钾血症，高磷血症，低钙血症等。

三、诊断

根据慢性肾脏病病史，出现水、电解质和酸碱平衡紊乱，各系统症状，结合肾功能、血清电解质测定、动脉血气分析、影像学检查等，可明确诊断。

四、治疗

1. 早期治疗　有效控制高血压，严格控制血糖，控制蛋白尿。
2. 饮食治疗　限制蛋白饮食。
3. 纠正酸中毒和水、电解质紊乱。
4. 贫血治疗　应用重组人红细胞生成素治疗肾性贫血。
5. 防治感染。
6. 高血脂的治疗。
7. 肾脏替代治疗。

第十三章　血液与造血系统疾病

第一单元　缺铁性贫血

重点提示　缺铁性贫血的病因、临床表现、诊断、治疗（★★★）。

一、病因

1. 铁丢失过多　慢性失血是引起成年人缺铁性贫血的最常见原因，见于溃疡病、胃肠道恶性肿瘤、溃疡性结肠炎、痔疮等引起的消化道出血，女性可见于月经过多。

2. 铁需求增加而摄入量不足　婴幼儿、儿童，尤其是早产儿、孪生儿或母亲原有贫血者，需铁量增加，补给不足；妊娠和哺乳期妇女需铁量增加等。

3. 铁吸收不良　胃大部切除术后胃酸缺乏，或胃空肠吻合，影响铁吸收；萎缩性胃炎长期胃酸缺乏，导致铁吸收不良；长期腹泻影响铁吸收。

二、临床表现

1. 缺铁原发病表现　缺铁原发病是缺铁性贫血发生的前提。

2. 组织缺铁表现　①精神行为异常，如烦躁、易怒、注意力不集中、异食癖。②儿童生长发育迟缓、智力低下。③体力、耐力下降，易患各种感染，反复口腔炎、舌炎、口角炎。④缺铁性吞咽困难。⑤毛发干枯、易脱落，皮肤干燥，指（趾）甲缺乏光泽、脆薄易裂，重者指（趾）甲变平，呈匙状甲。

3. 贫血表现　常见乏力易倦，头昏头痛，耳鸣心悸，气促纳差等，伴面色苍白、心率增快、心尖区收缩期杂音等。

三、诊断

符合以下第1条和第2～9条中任2条或以上，可诊断缺铁性贫血。

1. 小细胞低色素性贫血　男性 Hb < 120g/L、女性 Hb < 110g/L，MCV < 80fl，MCHC < 27pg，MCHC < 0.32，RBC 形态呈低色素性表现。

2. 有明确的缺铁病因和临床表现。

3. SF < 14μg/L（诊断非单纯性缺铁，SF 标准可提高到 < 60μg/L）。

4. SI < 8.95μmol/L，TIBC > 64.44μmol/L。

5. TS < 0.15。

6. 骨髓铁染色显示骨髓小粒可染铁消失，铁粒幼细胞 < 15%。

7. FEP > 0.9μmol/L（全血），或血液 ZPP > 0.96μmol/L（全血），或 ZPP > 3.0μg/gHb。

8. sTfR 浓度 > 26.5nmol/L（2.25mg/L）。

9. 铁治疗有效。

四、治疗

1. 病因治疗。

2. 铁剂治疗　口服铁剂是首选方法。

3. 支持治疗　急性或贫血症状严重者，输红细胞悬液治疗。

第二单元　再生障碍性贫血

重点提示　再生障碍性贫血的病因、临床表现、诊断、治疗（★★★）。

一、病因

1. 原发性　①源于造血干细胞（HSC）质量异常的疾病。②自身免疫介导的再生障碍性贫血（AA），如系统性红斑狼疮。③意义未明的血细胞减少。

2. 继发性　造血系统肿瘤，其他系统肿瘤浸润骨髓，骨髓纤维化，严重营养性贫血，肿瘤性疾病因放、化疗所致骨髓抑制等，化学物质、药物、放射损伤、病毒感染等。

二、临床表现

根据严重度可分为重型再障（SAA）和非重型再障（NSAA）。

1. 重型再障　起病急，进展快，病情重。①贫血。②感染，发热可为首发症状。③出血。

2. 非重型再障　起病和进展较缓慢，贫血、感染和出血的程度较 SAA 轻，也较易控制。

三、诊断

1. 全血细胞减少，网织红细胞绝对值减少（儿童网织红细胞 $<1\%$），淋巴细胞比例增高，至少符合以下三项中两项：①Hb $<100g/L$。②PLT 计数 $<50\times10^9/L$（儿童 $<100\times10^9/L$）。③ANC $<1.5\times10^9/L$。

2. 骨髓检查至少有一部位增生减低或重度减低，如增生活跃，须有巨核细胞明显减少及淋巴细胞相对增多，骨髓小粒成分中应见非造血细胞增多，脂肪组织增加，网硬蛋白不增加，无异常细胞。

3. 必须除外引起全血细胞减少的疾病，如阵发性睡眠性血红蛋白尿（PNH）、骨髓增生异常综合征（MDS）、自身抗体介导的全血细胞减少、急性白血病（AL）、恶性组织细胞病等。

四、治疗

1. 对症支持治疗　保护措施，输血，控制感染，控制出血，祛铁治疗。

2. AA 的治疗

（1）非重型再障：首选雄激素治疗。

（2）重型再障：①免疫抑制治疗，对 SAA 患者年龄 >35 岁或虽 ≤35 岁但无 HLA 相合同胞供者的患者首选 ATG/ALG 和环孢素（CsA）。ATG/ALG 是目前治疗 SAA 的主要药物。②造血干细胞移植。

第三单元　白细胞减少症与粒细胞缺乏症

重点提示　白细胞减少症与粒细胞缺乏症的病因、临床表现、诊断、治疗（★★★）。

一、病因

药物诱发，骨髓损伤，感染，免疫因素，慢性特发性中性粒细胞减少症。

二、临床表现

1. 白细胞减少症　多为慢性过程，少数可无症状而在检查血象时发现；多数可有头晕、乏力、食欲减退、低热、失眠、多梦、腰痛等非特异性表现。

2. 粒细胞缺乏症　严重者起病急骤，突然畏寒、高热、周身不适。感染部位常见于肺、泌尿系、口咽部、肛周和皮肤，可出现疼痛，但红肿反应不明显，一般不会形成积脓，感染不易局限，甚至迅速发展为败血症或脓毒血症。

三、诊断

1. 白细胞减少症　外周血白细胞持续 $<4.0\times10^9/L$。

2. 粒细胞缺乏症　外周血粒细胞 $<0.5\times10^9/L$。

四、治疗

去除病因，控制感染，应用糖皮质激素，促进粒细胞生成（重组人粒细胞集落刺激因子）。

第四单元　白血病

重点提示　白血病的病因、临床表现、诊断、治疗（★★★）。

一、病因

生物因素（病毒和免疫功能异常），物理因素（X 射线、γ 射线等），化学因素，遗传因素，某些血液病（如骨髓增生异常综合征）。

二、急性白血病

1. 临床表现

正常血细胞减少的表现	发热和感染，出血，贫血
白血病细胞增多的表现	①淋巴结和肝脾大，无压痛。②胸骨中下段压痛。③中枢神经系统白血病（CNL）以脑膜浸润最多见；CNL 以儿童急淋白血病最多见，主要表现为头痛、恶心、呕吐、视物模糊、颈项强直等。④齿龈肿胀；皮肤浸润表现为皮疹或皮下结节；睾丸浸润多见于急淋白血病

2. 诊断　临床有发热、感染、出血、贫血等症状，查体有淋巴结、肝脾大及胸骨压痛，外周血片有原始细胞，骨髓细胞形态学及细胞化学染色显示其某一系列原始细胞占 30% 以上即可诊断。

3. 治疗

（1）化学治疗是当前主要的治疗措施，可使白血病缓解，延长患者生存时间。

（2）支持治疗以保证化疗顺利进行，防止并发症。

（3）骨髓移植是当前白血病完全治愈最有希望的措施。

三、慢性髓细胞白血病（CML）

1. 临床表现

（1）起病缓慢，早期多无明显症状。临床可有低热、出汗及消瘦等代谢亢进表现，常伴有左上腹坠痛或食后饱胀感，高热、贫血及出血均不多见。

（2）脾大是主要体征。早期多数可触及脾脏，晚期几乎都有脾大，甚至巨脾，脾栓塞、脾出血及脾周围炎等并发症多见。约半数患者有肝大。部分患者有胸骨中下段压痛。

2. 诊断

（1）慢性期：外周血白细胞常在（20～100）$\times 10^9$/L，甚至＞500$\times 10^9$/L。血涂片可见各阶段粒细胞，以中性中幼、晚幼和杆状核粒细胞为主，原始细胞低于10%，血小板可正常或增多，晚期出现贫血。

（2）加速期：出现不明原因发热，贫血、出血加重；脾脏进行性肿大；血小板进行性降低或增高；外周血嗜碱粒细胞明显增多＞20%；原始细胞在外周血或骨髓中＞10%而未达到急变期标准；出现Ph以外的染色体异常。

（3）急变期：多数为急粒变，也可为急淋变。具备下列之一者即可诊断。原始细胞在外周血或骨髓中≥20%；或有髓外原始细胞浸润。

3. 治疗　CML的治疗重点在慢性期的早期，包括分子靶向治疗（伊马替尼），化学治疗（羟基脲），干扰素－α，异基因造血干细胞移植。

第五单元　淋巴瘤

重点提示　淋巴瘤的病因、临床表现、诊断、治疗（★★）。

一、病因

EB病毒，逆转录病毒人类T淋巴细胞病毒Ⅰ型（HTLV－Ⅰ），幽门螺杆菌抗原，免疫功能低下等。

二、临床表现

无痛性进行性淋巴结肿大或局部肿块是淋巴瘤共同的临床表现，淋巴结、扁桃体、脾及骨髓是最易受累的部位。常伴有全身症状如发热、消瘦、盗汗，甚至出现恶病质。

1. 霍奇金淋巴瘤（HL）　首发症状常是无痛性颈部或锁骨上淋巴结进行性肿大，其次为腋窝淋巴结肿大。肿大的淋巴结可互相粘连，融合成块，触诊质地较韧。发热、盗汗、皮肤瘙痒及消瘦等全身症状较多见。

2. 非霍奇金淋巴瘤（NHL）　常以发热或各器官、系统症状为主要表现。

（1）胸部以肺门及纵隔淋巴受累最多见，半数患者有肺部浸润或胸腔积液，出现咳嗽、胸闷、气促、肺不张及上腔静脉压迫综合征等表现。

（2）累及胃肠道出现腹痛、腹泻和腹部包块，常因肠梗阻或大量出血施行手术而确诊。

（3）肝大、黄疸仅见于晚期患者。

（4）腹膜后淋巴结肿大可压迫输尿管，引起肾盂积水，肾损害主要为肾肿大、高血压、肾功能不全及肾病综合征。

（5）中枢神经系统病变以累及脑膜及脊髓为主，硬膜外肿块可导致脊髓压迫症。

（6）骨骼损害以胸椎及腰椎最常见，表现为骨痛，腰椎或胸椎破坏，脊髓压迫症等。

（7）皮肤受累表现为肿块、皮下结节、浸润性斑块、溃疡等。

三、诊断

凡进行性、无痛性淋巴结肿大者均应考虑淋巴瘤可能，做淋巴结活检。淋巴结组织病理学检查是确诊主要依据。

四、治疗

1. 化学治疗　HL与NHL的治疗均以化疗为基础的综合治疗为主。

(1) HL：首选ABVD（多柔比星＋博来霉素＋长春地辛＋达卡巴嗪）方案。

(2) NHL：①惰性淋巴瘤，Ⅰ期或Ⅱ期用CHOP方案化疗＋局部放疗；Ⅲ期或Ⅳ期，无治疗指征者观察等待，姑息治疗，若疾病进展，可用苯丁酸氮芥、苯达莫司汀等单药治疗或联合化疗（如CVP/CHOP方案），进展不能控制者用FC方案。②侵袭性淋巴瘤，以化疗为主，局部放疗为补充。

2. 其他　生物免疫治疗，放射治疗，造血干细胞移植，手术治疗。

第六单元　原发免疫性血小板减少症

重点提示　原发免疫性血小板减少症的病因、临床表现、诊断、治疗（★★★）。

一、病因

与免疫因素、感染、脾的作用、激素、毛细血管通透性增加等有关。

二、临床表现

1. 急性型　颅内出血是主要的死亡原因。发病前1～2周多有上呼吸道等感染史，有出血倾向，全身皮肤瘀点、紫癜、瘀斑，严重者可有血疱及血肿形成。

2. 慢性型　起病隐匿，出血倾向多数较轻而局限，但易反复发生。患者脾脏可有轻度肿大。

三、诊断

1. 至少连续2次外周血检查示PLT计数减少，外周血涂片镜检血细胞形态无明显异常。

2. 脾脏一般不增大。

3. 骨髓检查　巨核细胞增多或正常，伴成熟障碍。

4. 特殊实验检查　血小板糖蛋白特异性自身抗体阳性，TPO水平正常或程度升高。

5. 排除其他继发性血小板减少症　自身免疫性疾病、甲状腺疾病等。

四、治疗

1. 紧急治疗　ITP患者发生危及生命的出血（如颅内出血）或需要急症手术时，迅速提升PLT计数至安全水平。输注血小板或静脉注射免疫球蛋白和/或静脉输注甲泼尼龙和/或皮下注射重组人血小板生成素等。

2. 一线治疗　应用糖皮质激素和丙种球蛋白。

3. 二线治疗　应用促血小板生成药物、利妥昔单抗（CD20单抗）、联合治疗和脾切除术。

第七单元　过敏性紫癜

重点提示　过敏性紫癜的病因、临床表现、诊断、治疗（★★★）。

一、病因

感染（细菌主要为乙型溶血性链球菌），食物，药物，花粉、菌苗或疫苗接种、蚊虫叮咬、寒冷刺激等。

二、临床表现

发病前1~3周多有低热、乏力、全身不适及上呼吸道感染等前驱症状。

1. 单纯型　最常见。主要表现有皮肤紫癜，多局限于四肢，尤其是下肢及臀部，躯干少见。紫癜常成批、反复发生，呈对称性分布，同时伴有局部皮肤水肿及荨麻疹等过敏表现。紫癜大小不等，按之不褪色，可融合成瘀斑，数天内出血渐吸收变成紫色、黄褐色、淡黄色，一般7~14天可消退。

2. 腹型　除皮肤紫癜外，同时有消化道黏膜受累症状如恶心呕吐、呕血、腹痛及腹泻、黏液便血等，其中腹痛最常见，常为阵发性绞痛，多位于脐周、下腹或全腹，发作时可因腹肌紧张及明显压痛、肠鸣音亢进而被误诊为外科急腹症。

3. 关节型　除皮肤紫癜外，同时出现关节肿胀、疼痛、压痛及功能障碍等表现。以膝、踝、肘、腕等关节多见，可呈游走性，反复发作，治愈后不遗留关节畸形。

4. 肾型　为病情最严重的类型，在皮肤紫癜的基础上，出现血尿、蛋白尿及管型尿等，可伴有水肿、高血压及肾衰竭等表现。肾损害症状多发生于紫癜出现后的1周左右，多在3~4周内恢复，少数患者可进展为慢性肾炎或肾病综合征。

5. 混合型　指皮肤紫癜同时合并其他类型两种以上者。

三、诊断

1. 发病前1~3周有低热、咽痛、全身乏力或上呼吸道感染史。
2. 典型四肢皮肤紫癜，可伴腹痛、关节肿痛及血尿。
3. 血小板计数、血小板功能及凝血相关检查正常。
4. 排除其他原因所致的血管炎及紫癜。

四、治疗

1. 明确并消除致病因素。
2. 抗过敏治疗　应用抗组胺药物（盐酸异丙嗪、氯苯那敏等）和改善血管通透性药物（维生素C、卡巴克洛等）。
3. 应用糖皮质激素、免疫抑制剂。
4. 抗凝治疗　适用于肾型患者，常用低分子肝素，4周后改华法林。
5. 对症治疗　腹痛较重者应用阿托品，关节痛者酌情给予止痛药。

第十四章 内分泌与代谢疾病

第一单元 甲状腺功能亢进症

重点提示 甲状腺功能亢进症的病因、临床表现、诊断、治疗（★★★）。

一、病因

弥漫性毒性甲状腺肿（Graves 病，GD）是甲状腺功能亢进症（简称甲亢）最常见的病因。其为器官特异性自身免疫病，以遗传易感为背景，在环境因素作用下产生自身免疫反应。

二、临床表现

1. 甲状腺毒症表现

（1）高代谢综合征：如怕热多汗、皮肤潮湿、低热、多食善饥、体重锐减和疲乏无力。

（2）精神神经系统：多言好动，烦躁易怒，失眠不安，注意力不集中，记忆力减退，手和眼睑震颤，腱反射亢进等。

（3）心血管系统：心悸、气短、胸闷等。心律失常以心房颤动、房性早搏等多见。

（4）消化系统：食欲亢进，稀便，排便次数增加。

（5）肌肉骨骼系统：肌无力和肌肉萎缩。

（6）其他：女性出现月经减少或闭经，男性出现阳痿，偶有乳腺增生。外周血淋巴细胞增多，可伴血小板减少性紫癜。少数出现典型的对称性黏液性水肿，局部皮肤增厚变粗，可伴继发感染和色素沉着。

2. 甲状腺肿大　双侧甲状腺弥漫性、对称性肿大，质地多柔软，无压痛，肿大的甲状腺随吞咽而上下移动。甲状腺上下极可触及震颤，闻及血管杂音，为甲亢的特异性体征。

3. 眼征

（1）单纯性突眼：轻度突眼；Stellwag 征（瞬目减少）；上睑挛缩，睑裂增宽；von Graefe 征（双眼向下看时，由于上眼睑不能随眼球下落，显现白色巩膜）；Joffroy 征（眼球向上看时，前额皮肤不能皱起）；Mobius 征（双眼看近物时，眼球辐辏反射不良）。

（2）浸润性突眼：眼内异物感、眼部胀痛、畏光、流泪、复视及视力减退等。突眼度超过正常值上限 4mm，左右眼可不等（相差超过 3mm）。严重者眼睑肿胀肥厚、闭合不全，结膜充血水肿，角膜溃疡或全眼球炎，甚至失明。

4. 特殊表现

（1）甲状腺危象：体温超过 39℃，心率超过 140 次/分，烦躁不安，大汗淋漓，厌食，恶心呕吐，腹泻，继而出现休克、嗜睡或谵妄，甚至昏迷。部分可伴有心力衰竭、肺水肿，偶有黄疸。白细胞总数及中性粒细胞常升高。血 T_3、T_4升高，TSH 显著降低，病情轻重与血 TH 水平可不平行。

（2）淡漠型甲亢：多见于老年人，起病隐匿，全身症状明显，以纳差、乏力、消瘦、淡漠为主。

（3）亚临床甲亢：患者无自觉症状，血 T_3、T_4正常，但 TSH 显著降低。

（4）甲状腺毒症性心脏病：常表现为心力衰竭，或诱发、加重已有的或潜在的缺血性心脏病发生心力衰竭。

三、诊断

1. 甲亢的诊断　①高代谢症状和体征。②甲状腺肿大或甲状腺结节。③血清 TT_3、FT_3、TT_4、FT_4增高，TSH 减低。具备以上三项，并排除“非甲亢性甲状腺毒症”诊断即可成立。

2. GD 的诊断　①符合甲亢的诊断。②甲状腺弥漫性肿大（触诊和 B 超证实）。③眼球突出和其他浸润性眼征。④胫前黏液性水肿。⑤TRAb 或 TSAb 阳性。①～②项为诊断必备条件；③～⑤项为诊断的辅助条件。

四、治疗

1. 一般治疗。

2. 甲亢治疗　①抗甲状腺药物，硫脲类（如丙硫氧嘧啶）和咪唑类（如甲巯咪唑）。②放射性^{131}I 治疗。③手术治疗。④β 受体阻滞剂，复方碘液。

3. 甲状腺危象的治疗　积极治疗甲亢是预防危象发生的关键。

（1）消除诱因。

（2）抑制 TH 合成，应用大量抗甲状腺药物，首选丙硫氧嘧啶。

（3）抑制 TH 释放，应用抗甲状腺药物、复方碘溶液和碘化钠。

（4）迅速阻滞儿茶酚胺释放，降低周围组织对甲状腺激素的反应性，常用普萘洛尔。

（5）需要时应用糖皮质激素，常用氢化可的松。

（6）对症治疗，如降温、镇静、保护脏器功能、防治感染等。

（7）其他如血液透析、腹膜透析或血浆置换等。

4. 妊娠期甲亢的治疗　抗甲状腺药物治疗，甲状腺次全切除术（必要时在妊娠中期进行），防止新生儿甲亢。

第二单元　甲状腺功能减退症

重点提示　甲状腺功能减退症的病因、临床表现、诊断、治疗（★★）。

一、病因

自身免疫性损伤（最常见）；甲状腺破坏；摄碘过量；应用抗甲状腺药物。

二、临床表现

缺乏特异性症状，患者多以怕冷、乏力、精神不振、嗜睡、记忆力减退及体重增加而就诊。

1. 病史　如甲状腺手术史、^{131}I 治疗史，桥本甲状腺炎、Graves 病等病史和家族史。

2. 症状　①易疲劳、怕冷、体重增加、嗜睡、抑郁等。②乏力，肌强直，痉挛疼痛且遇冷加重，肌萎缩或肥大等。③心动过缓、心排血量下降等。④言语及反应缓慢，或出现偏执、抑郁，重者发生黏液水肿型癫痫。⑤厌食、腹胀、便秘，严重者出现麻痹性肠梗阻等。⑥性欲减退，男性出现阳痿，女性出现月经过多或闭经。⑦黏液性水肿昏迷。

3. 体征　典型体征有面色苍白，表情呆滞，反应迟钝，声音嘶哑，听力障碍，颜面及眼睑水肿，唇厚舌大，常有齿痕（甲减面容）。

三、诊断

有甲减症状和体征，血清 TSH 增高，TT_4、FT_4均降低，可诊断原发性甲减，应进一步明确甲减原因；血清 TSH 减低或者正常，TT_4、FT_4降低，考虑为中枢性甲减，需进一步进行下丘脑和垂体的相关检查，明确下丘脑和垂体病变。

四、治疗

1. 药物治疗　主要措施为甲状腺素补充或替代治疗。终生用药，最常用左甲状腺素。

2. 黏液水肿性昏迷的治疗　去除或治疗诱因，补充甲状腺激素，保温、供氧、保持呼吸道通畅，应用糖皮质激素，保持水钠平衡，对症治疗。

第三单元　糖尿病

重点提示　糖尿病的病因、临床表现、诊断、治疗（★★★）。

一、病因

1. 1 型糖尿病（T1DM）　多数是自身免疫性疾病，遗传因素和环境因素共同参与。

2. 2 型糖尿病（T2DM）　由多个基因及环境因素综合引起。

二、临床表现

1. 无症状期　糖耐量减低（IGT）和空腹血糖受损（IFG）是糖尿病的前期状态。

2. 典型症状　“三多一少”，即多尿、多饮、多食和体重减轻。

3. 其他　反应性低血糖可为首发表现；可有皮肤瘙痒，尤其是外阴瘙痒；视物模糊；女性月经失调，男性阳痿等。

4. 并发症

（1）急性并发症：酮症酸中毒、高渗高血糖综合征、乳酸性酸中毒等。

（2）慢性并发症：

大血管病变	冠心病、缺血性或出血性脑血管病、肾动脉硬化、肢体动脉硬化等
微血管病变	糖尿病肾病、糖尿病性视网膜病变、糖尿病心肌病
神经系统并发症	严重糖尿病酮症酸中毒、高血糖高渗状态或低血糖症出现的神志改变；缺血性脑卒中；脑老化加速及老年性痴呆等。周围神经病变最常见，自主神经病变较常见
糖尿病足	出现足部溃疡、感染和/或深层组织破坏
其他	视网膜黄斑病、白内障、青光眼、屈光改变、虹膜睫状体病变等其他眼部并发症；皮肤病变也常见

三、诊断

糖尿病诊断是基于空腹血浆葡萄糖（FPG）、任意时间或 OGTT 负荷中 2 小时血糖值（2hPG）。

1. 糖尿病　FPG≥7.0mmol/L，或 OGTT 2hPG 或随机血糖≥11.1mmol/L。

2. 空腹血糖受损（IFG）　FPG≥6.1～7.0mmol/L，且 2hPG＜7.8mmol/L。

3. 糖耐量减低（IGT）　FPG＜7.0mmol/L，且 OGTT 2hPG≥7.8～11.1mmol/L。

四、治疗

1. 治疗要点　医学营养治疗、运动疗法、血糖监测、药物治疗和糖尿病教育。

2. 口服降糖药物

促胰岛素分泌剂	磺脲类	主要用于新诊断的 T2DM 非肥胖患者、饮食和运动治疗血糖控制不理想时
	格列奈类	主要用于控制餐后高血糖。适合于 T2DM 早期餐后高血糖阶段或以餐后高血糖为主的老年患者
双胍类		T2DM 一线用药，尤其是无明显消瘦者以及伴血脂异常、高血压或高胰岛素血症者；T1DM 与胰岛素联合应用可减少胰岛素用量和血糖波动
α－葡萄糖苷酶抑制剂		尤其适用于空腹血糖正常而餐后血糖明显升高的 T2DM 患者
噻唑烷二酮类		尤其适用于肥胖、胰岛素抵抗明显的 T2DM 患者
二肽基肽酶－4（DPP－4）抑制剂		可单用，也可与其他降糖药等联合应用治疗 T2DM
钠－葡萄糖共转运蛋白 2 抑制剂（SGLT－2i）		可单用，也可与其他降糖药等联合应用治疗 T2DM。尤其适合 T2DM 合并动脉粥样硬化性心血管疾病、心衰、慢性肾脏病及肥胖患者
胰高血糖素样肽－1 受体激动剂（GLP－1RA）		
胰岛素		①适应证：1 型糖尿病；2 型糖尿病经饮食，运动和口服降糖药治疗未获得良好控制；糖尿病酮症酸中毒，高渗性昏迷和乳酸性酸中毒伴高血糖时；各种严重的糖尿病急性或慢性并发症；手术，妊娠和分娩；2 型糖尿病 β 细胞功能明显减退者；某些特殊类型糖尿病。 ②不良反应：低血糖反应最常见

第四单元　血脂异常

重点提示　血脂异常的病因、临床表现、诊断、治疗（★★★）。

一、病因

1. 原发性血脂异常　多原因不明，可能是多基因缺陷与环境因素相互作用的结果。

2. 继发性血脂异常　①糖尿病、甲状腺功能减退症、库欣综合征、肝肾疾病及过量饮酒等可引起各种类型的血脂异常。②噻嗪类利尿剂、β 受体阻滞剂等药物长期服用，长期大量使用糖皮质激素等，均可导致血浆总胆固醇（TC）和甘油三酯（TG）水平升高。

二、临床表现

主要表现为黄色瘤、早发性角膜环及脂血症眼底改变，以黄色瘤较为常见。严重的高胆固醇血症可出现游走性多关节炎。各种动脉硬化性心血管疾病（ASCVD）的临床表现，是患者就诊的主要原因，包括冠心病、脑梗死、脑出血等。

三、诊断

1. 家族史及个人生活方式、体检（营养状态、体型、腰臀比等）等可提供诊断线索，实验室检测可明确诊断。

2. 血脂异常 ASCVD 发病危险分层如下。

（1）极高危：已确诊的 ASCVD 患者。

（2）高危：①LDL－C≥4.9mmol/L（190mg/dL）或 TC≥7.2mmol/L（280mg/dL）。②糖尿病患者，LDL－C 1.8～4.9mmol/L（70～190mg/dL），或 TC 3.1～7.2mmol/L（120～280mg/dL），且年龄在 40 岁以上的。

四、治疗

1. 控制饮食，改善生活方式。

2. 药物治疗

（1）以 TC、LDL－C 增高为主者首选他汀类，如单用他汀类不能使血脂达到治疗目标值可加用依折麦布。

（2）LDL－C 已达标，TG 增高者首选贝特类、烟酸、ω－3 脂肪酸。

（3）伴糖尿病或代谢综合征的高 TG 血症者，可单用贝特类或联合他汀类治疗。

（4）混合性高脂血症谨慎他汀类与贝特类联合用药，从小剂量开始，早上服贝特类，晚上服他汀类。

第五单元　高尿酸血症与痛风

重点提示　高尿酸血症与痛风的病因、临床表现、诊断、治疗（★★★）。

一、病因

1. 高尿酸血症　尿酸生成增多和排泄减少。

2. 痛风　高尿酸血症，遗传因素，某些疾病如肾脏疾病，恶性肿瘤化疗，长期应用某些药物等。

二、临床表现

1. 无症状期　仅有一过性或持续性高尿酸血症。

2. 急性发作期　常因高蛋白高嘌呤饮食、饮酒、劳累、感染、创伤等诱发，表现为急性关节炎，多是首发症状。单侧第一跖趾关节疼痛最常见。

3. 痛风石　痛风的特征性表现，典型部位在耳郭，可致关节僵硬，活动受限和畸形。

4. 肾脏病变　表现为痛风性肾病及尿酸性肾石病、急性肾衰竭等。

5. 眼部病变　有睑缘炎、眼睑皮下组织痛风石等。

三、诊断

1. 高尿酸血症　日常饮食情况下非同日 2 次检测空腹血尿酸超过 420μmol/L 且无临床症状。

2. 亚临床痛风　无症状高尿酸血症患者，影像学检查发现尿酸盐结晶沉积和/或痛风性骨侵蚀。

3. 痛风　在高尿酸血症基础上，出现特征性关节炎表现，尿路结石，或肾绞痛发作，即考虑痛风，如在滑囊液及痛风石的穿刺和活检中找到尿酸盐结晶即可确诊。

4. 难治性痛风　具备下列中的 1 项者：①单用或联合应用常规降尿酸药物足量、足疗程，但血尿酸≥360μmol/L。②接受规范治疗，痛风仍发作≥2 次/年。③存在多发性和/或进展性痛风石。

四、治疗

1. 非药物治疗　保持健康的生活方式等。

2. 药物治疗

（1）降尿酸药物：尿酸排泄促进剂（如苯溴马隆），尿酸合成抑制剂（如别嘌醇）。

（2）痛风急性发作期的抗炎镇痛药物：秋水仙碱，非甾体抗炎药，糖皮质激素。

（3）碱性药物的应用：碱化尿液。

3. 急性肾衰竭的治疗　应用乙酰唑胺、碳酸氢钠、呋塞米，必要时透析。

第十五章　风湿免疫疾病

第一单元　类风湿关节炎

重点提示　类风湿关节炎的病因、临床表现、诊断、治疗（★★★）。

一、病因

类风湿关节炎（RA）由遗传易感因素、环境因素及免疫系统失调等各种因素综合作用导致。

二、临床表现

1. 关节表现　晨僵，关节痛与压痛，关节肿胀、畸形及功能障碍。肩、髋关节最常见的症状是局部疼痛和活动受限，髋关节往往表现为臀部及下腰部疼痛。

2. 关节外表现　类风湿结节，类风湿血管炎，肺脏受累（肺间质病变最常见），心脏受累（心包炎最常见），神经系统表现（神经受压是主要原因），血液系统表现（贫血），费尔蒂（Felty）综合征（RA患者伴有脾大、中性粒细胞减少，甚至有贫血和血小板减少）。

三、诊断

晨僵	关节或周围晨僵持续至少1小时（≥6周）
≥3个关节肿胀	观察到14个关节区域（两侧的近端指间关节、掌指关节、腕、肘、膝、踝及跖趾关节）中有3个以上关节处出现肿胀或积液（≥6周）
手关节炎	腕关节或掌指关节或近端指间关节肿胀（≥6周）
对称性关节肿	左、右两侧关节同时受累（不一定绝对对称）（≥6周）
类风湿皮下结节	在骨突位置、伸肌表面或关节周围有皮下结节
影像学改变	手和腕关节的X线片有关节端骨质疏松和关节间隙狭窄
类风湿因子（RF）阳性	血清中RF含量升高（该滴度在正常人群的阳性率<5%）

注：上述7项中，符合4项即可诊断为RA。

四、治疗

目的在于控制病情，改善关节功能和预后。强调早期治疗、联合用药和个体化原则。

达到治疗目的的关键是早期诊断和早期治疗。

1. 一般性治疗　休息，限制关节活动，缓解期进行适当关节功能锻炼，物理疗法等。

2. 药物治疗　最重要。①非甾体抗炎药，常用塞来昔布、美洛昔康、双氯芬酸。②改变病情抗风湿药，首选甲氨蝶呤。③糖皮质激素。④植物药制剂，常用雷公藤多苷、青藤碱、白芍总苷等。

3. 外科手术治疗　关节置换术、滑膜切除术。

第二单元　系统性红斑狼疮

重点提示　系统性红斑狼疮的病因、临床表现、诊断、治疗（★★★）。

一、病因

系统性红斑狼疮（SLE）发病与遗传因素、内分泌因素和环境因素有关。

二、临床表现

1. 全身表现　常见症状为发热，以低热、中度发热为常见，其他有乏力、体重下降等。

2. 皮肤与黏膜表现　皮疹最常见，以颊部蝶形红斑最具特征性。

3. 浆膜炎　双侧中小量胸腔积液、中小量心包积液等。

4. 肌肉骨骼表现　关节痛常见，出现在指、腕、膝关节。常出现对称性多关节痛、肿。其他表现有 Jaccoud 关节病、肌痛和肌无力、肌炎等。

5. 狼疮肾炎（LN）　最常见、最严重，表现为无症状性蛋白尿和/或血尿、高血压，病情可逐渐进展发生尿毒症，个别患者首诊时已重达慢性肾衰竭，是 SLE 常见的死亡原因。

6. 心血管损害　常出现心包炎、心肌损害等，表现为气促、心前区不适、心律失常，严重者可发生心力衰竭导致死亡。

7. 肺损害　部分患者出现中小量、双侧性胸腔积液。可发生狼疮肺炎，肺间质性病变，少数患者出现肺动脉高压。

8. 神经系统损害　即神经精神狼疮（NP－SLE），轻者仅有偏头痛、性格改变、记忆力减退或轻度认知障碍，重者可表现为脑血管意外、昏迷、癫痫持续状态等。

9. 消化系统表现　部分患者有食欲减退、腹痛、呕吐、腹泻等，可为首发症状。少数可并发急腹症。

三、诊断

颊部红斑、盘状红斑、光过敏、口腔溃疡、关节炎、浆膜炎、肾脏病变、神经病变、血液系统受累（溶血性贫血，或白细胞减少，或淋巴细胞减少，或血小板减少）、免疫学异常（抗 dsDNA 抗体阳性，或抗 Sm 抗体阳性，或抗磷脂抗体阳性）、抗核抗体滴度异常。上述 11 项中，符合 4 项或 4 项以上者，除外感染、肿瘤和其他结缔组织病后，可诊断为 SLE。

四、治疗

1. 一般治疗　避免日晒，急性活动期卧床休息。

2. 基本药物治疗

（1）轻型 SLE：非甾体抗炎药、抗疟药、小剂量激素泼尼松，也可短期局部应用糖皮质激素治疗皮疹，必要时应用免疫抑制剂。

（2）重型 SLE：糖皮质激素（基础药物）、环磷酰胺、硫唑嘌呤、环孢素。

3. 对症治疗。

4. 狼疮危象的治疗　常需大剂量甲泼尼龙冲击治疗，后续治疗参照重型 SLE。

5. 其他治疗　免疫球蛋白，血浆置换，人造血干细胞移植和生物制剂。

第三单元　原发性干燥综合征

重点提示　原发性干燥综合征的病因、临床表现、诊断、治疗（★★）。

一、病因

尚未完全明确，可能与遗传、感染、环境等多因素有关。

二、临床表现

1. 局部表现

口干燥症	口干见于多数患者，严重者频繁饮水，固体食物咽下困难；出现猖獗性龋齿，牙齿逐渐变黑，并呈小片状脱落，最后遗留残根，是特异性表现之一；可出现唾液腺炎，以腮腺受累最常见，出现间歇性腮腺肿痛，多数可自行消退；舌的异常表现有干裂、舌痛，呈现镜面舌等；部分患者出现口腔溃疡
干燥性角结膜炎	眼干涩，有异物感，泪少，伴有结膜炎等

2. 系统表现

皮肤	有紫癜样皮疹、结节红斑、雷诺现象等
骨骼肌肉	关节痛、肌炎
肾	主要累及远端肾小管，表现为肾小管酸中毒
肺	出现间质性病变，弥漫性肺间质纤维化
消化系统	出现萎缩性胃炎、消化不良等，肝损害以原发性胆汁性胆管炎多见
神经系统	周围神经损害多见
血液系统	白细胞减少和/或血小板减少，可伴发淋巴瘤

三、诊断

原发性干燥综合征（PSS）分类标准：满足入选标准，并除外排除标准，且下列 5 项评分总和≥4 分者诊断为 PSS。

1. 唇腺灶性淋巴细胞浸润，且灶性指数≥1 个灶/4mm^2，计 3 分。

2. 抗 SSA/Ro 抗体阳性，计 1 分。

3. 至少单眼 OSS 染色评分≥5 或 van Bijsterveld 评分≥4，计 1 分。

4. 至少单眼 Schirmer 试验≤5mm/5min，计 1 分。

5. 未刺激的全唾液流率≤0.1mL/min，计 1 分。

入选标准	至少一项阳性：①每天感到不能忍受的眼干，持续 3 个月以上。②眼中反复沙砾感。③每天需用人工泪液 3 次或 3 次以上。④每天感到口干，持续 3 个月以上。⑤吞咽干性食物时需频繁饮水帮助。或干燥综合征（SS）患者疾病活动度指标问卷中至少一个系统阳性的可疑 SS 者

续表

排除标准	①头颈部放疗史。②活动性丙型肝炎病毒感染。③艾滋病。④结节病。⑤淀粉样变性。⑥移植物抗宿主病。⑦IgG_4相关性疾病

四、治疗

1. 局部治疗　禁烟酒，避免服用引起口干的药物如阿托品，保持口腔清洁，减少龋齿和口腔继发感染。人工泪液、人工唾液和凝胶等可减轻局部症状。毛果芸香碱可改善口眼干症状。

2. 系统治疗　伴有重要脏器受累者，使用糖皮质激素治疗，若病情进展迅速，可合用免疫抑制剂。

3. 对症处理　静脉补钾纠正急性低钾血症，平稳后改口服钾盐片。

4. 应用生物制剂　抗 CD20 单克隆抗体（利妥昔单抗）。

第四单元　强直性脊柱炎

重点提示　强直性脊柱炎的病因、临床表现、诊断、治疗（★★）。

一、病因

强直性脊柱炎（AS）是遗传和环境因素共同作用引发的多基因遗传病，其中主要易感基因是 HLA－B27。

二、临床表现

1. 症状

（1）首发症状为下腰背痛伴晨僵。疼痛在夜间或久坐时加重，活动后可部分缓解。晚期可有腰椎活动受限和胸廓活动度减低。随着病情进展，脊柱出现自下而上进展的强直。

（2）最典型和常见的表现为炎性腰背痛，部分患者以下肢大关节疼痛为首发症状，疼痛常呈非对称性、反复发作，可伴有骨关节破坏。幼年起病患者尤为常见。

（3）部分患者存在关节外症状，出现反复发作的葡萄膜炎或虹膜炎，升主动脉根部扩张和主动脉瓣病变以及心脏传导系统功能异常。

2. 体征　常见骶髂关节压痛，查体可见脊柱前屈、后伸、侧弯和转动受限，胸廓活动度减低，枕墙距增大等体征。

三、诊断

①肯定 AS：符合放射学标准和 1 项（及以上）临床标准者。②可能 AS：符合 3 项临床标准，或符合放射学标准而不伴任何临床标准者。

临床标准	①腰痛、晨僵＞3 个月，活动改变，休息后无改善。②腰椎额状面和矢状面活动受限。③胸廓活动度低于相应年龄、性别的正常人
放射学标准	双侧≥Ⅱ级或单侧Ⅲ～Ⅳ级骶髂关节炎

四、治疗

主要治疗目标是控制症状和炎症，最大限度地提高生活质量，避免远期关节畸形。

1. 非药物治疗　健康教育，规律的锻炼及物理治疗。
2. 药物治疗　非甾体抗炎药和抗 TNF 拮抗剂是目前一线用药。
3. 外科治疗。

第十六章　神经系统疾病

第一单元　脑梗死

重点提示　脑梗死的病因、诊断、治疗（★★★）。

一、病因和危险因素

1. 病因　血管壁病变、心脏病和血流动力学改变、血液成分改变和血液流变学改变、其他病因（如空气、脂肪、癌细胞和寄生虫栓子）。

2. 危险因素

不可干预因素	年龄、性别、种族、遗传因素等
可干预因素	高血压、糖尿病、血脂异常、心房颤动及其他心脏病、无症状性颈动脉狭窄、高同型半胱氨酸血症、吸烟和其他不当生活方式

二、动脉粥样硬化性脑梗死（ACI）

1. 诊断

（1）中老年人既往有高血压、糖尿病、心脏病等病史。

（2）急性起病，突然出现一侧面部或肢体无力或麻木，语言障碍等局灶神经功能缺损，少数为全面神经功能缺损。

（3）症状或体征持续时间不限（当影像学显示有责任缺血性病灶时），或持续 24 小时以上（当缺乏影像学责任病灶时）。

（4）颅脑 CT（是疑似脑卒中首选、最方便、快捷的影像学检查）或 MRI 检查有助于确诊。

2. 治疗

（1）一般治疗：保持呼吸道通畅、调整血压、控制血糖、降颅压治疗、防治感染和消化道出血、营养支持、预防深静脉血栓。

（2）特殊治疗：静脉溶栓（急性脑梗死发病 4.5 小时内，符合溶栓条件者尽快静脉给予 rt－PA 溶栓治疗）、血管内介入、抗血小板聚集、抗凝（长期卧床或合并高凝状态者可用）、降纤（用于不适合溶栓并经严格筛选的病例）、扩容（用于分水岭梗死）、应用他汀类药、脑保护治疗、其他药物治疗、外科及康复治疗。

三、心源性脑栓塞（CCE）

1. 诊断

（1）有冠心病心肌梗死、心脏瓣膜病、心房颤动等心源性栓子来源的基础原发病病史。

（2）体力活动中骤然起病，迅速出现局限性神经缺失症状，症状在数秒到数分钟达到高峰，并持续 24 小时以上，神经系统症状和体征可用某一血管综合征解释。

（3）意识常清楚或轻度障碍，多无脑膜刺激征。

（4）脑部 CT、MRI 检查可显示梗死部位和范围，并可排除脑出血、肿瘤和炎症性疾病。

2. 治疗

（1）基本同“动脉粥样硬化性脑梗死”。

颈内动脉或大脑中动脉栓塞、小脑梗死	积极脱水、降颅压治疗，必要时行去骨瓣减压术
出血性脑梗死	立即停止溶栓、抗凝和抗血小板的药物
感染性栓塞	禁用溶栓、抗凝，并应用抗生素

（2）原发病治疗。

（3）抗栓治疗：可根据病情在发病 4～14 天开始口服抗凝药。

四、腔隙性脑梗死（LI）

1. 诊断

（1）中年以后发病，且有长期高血压、糖尿病等病史。

（2）临床症状符合 Fisher 分类的腔隙性脑梗死典型表现之一者。

（3）头颅 CT 及 MRI 检查证实与临床一致的腔隙病灶。

（4）预后良好，短期内有完全恢复的可能。

2. 治疗　基本同“动脉粥样硬化性脑梗死”。强调控制危险因素，尽早开始脑血管病的二级预防，尤其应治疗高血压，注意降压不能过快、过低。

第二单元　脑出血

重点提示　脑出血的病因、临床表现、诊断、治疗（★★★）。

一、病因

脑出血（ICH）最主要的病因是高血压性动脉硬化，其他有血液病的低凝倾向、动脉瘤、脑血管畸形、脑动脉炎、脑肿瘤、抗凝或溶栓治疗等。

二、临床表现

1. 一般表现　常在情绪激动或过度用力时急性起病。发病时血压明显升高，突然出现剧烈头痛、头晕、呕吐，意识障碍和神经缺失症状常在数分钟至数小时内达高峰。

2. 出血部位不同的定位表现

壳核出血（内囊外侧型）	“三偏”征（偏瘫，偏盲，偏身感觉障碍）
丘脑出血（内囊内侧型）	“三偏”征，以感觉障碍明显
脑桥出血	昏迷，针尖样瞳孔，呕吐咖啡渣样胃内容物，中枢性高热和呼吸衰竭，四肢瘫痪及去大脑强直发作
小脑出血	眩晕，构音障碍，共济失调，眼球震颤，重症者常因急性枕骨大孔疝死亡
脑叶出血	头痛、呕吐、脑膜刺激征及出血脑叶的定位症状

三、诊断

1. 50岁以上，有长期高血压病史，尤其有血压控制不良的病史，在活动或情绪激动时突然发病。

2. 突然出现剧烈头痛、呕吐，快速出现意识障碍和偏瘫、失语等局灶性神经缺失症状，病程发展迅速。

3. 颅脑CT检查可见脑内高密度区。

四、治疗

1. 内科治疗　一般治疗；减轻脑水肿，降低颅内压；调整血压；亚低温治疗；止血治疗；处理并发症。

2. 外科治疗　清除血肿，制止出血是降低颅高压、挽救生命的重要手段。

第三单元　蛛网膜下腔出血

重点提示　蛛网膜下腔出血的病因、临床表现、诊断、治疗（★★★）。

一、病因

原发性蛛网膜下腔出血（SAH）最常见的病因是脑底囊性动脉瘤破裂，其次为脑动静脉畸形，其他非动脉瘤性病因有高血压脑动脉硬化、脑动脉炎、结缔组织病、颅内肿瘤、血液病、溶栓或抗凝治疗后等。

二、临床表现

1. 一般表现　起病前数天或数周有头痛、恶心症状，常在剧烈运动和活动中突然起病，剧烈头痛呈爆裂样发作，可放射至枕后或颈部，并伴喷射性呕吐。少数患者有癫痫样发作和精神症状。脑膜刺激征阳性。早期出现明显颈强直者，应警惕枕骨大孔疝的发生。

2. 定位表现　部分患者有局灶性体征。一侧后交通动脉瘤破裂时，可有同侧动眼神经麻痹，短暂或持久的单瘫、偏瘫、失语等。少数大出血的病例，病情凶险，起病后迅速进入深昏迷，出现去大脑强直发作，因呼吸停止而猝死。

3. SAH的严重并发症

再出血	常在发病后10～14天发生，多在病情稳定后又再次出现剧烈头痛、呕吐、抽搐、昏迷
迟发性脑血管痉挛	出血后4～15天发生，7～10天为高峰期，可继发脑梗死，出现意识障碍和神经定位体征
脑积水	发病1周内，血液进入脑室系统及蛛网膜下腔形成血凝块导致脑脊液循环障碍所致。患者出现嗜睡、记忆力减退、下肢腱反射亢进等，严重者可出现颅内压升高表现

三、诊断

1. 突发剧烈头痛伴脑膜刺激征阳性，眼底检查可见出血，尤其是玻璃体下片块状出血。

2. 颅脑CT检查阳性，脑脊液呈均匀血性。

3. 有条件可选择DSA、MRA、CTA等脑动脉造影，有助于明确病因。

四、治疗

一般处理	绝对卧床4～6周。避免用力；保持大便通畅；注意水、电解质平衡
降颅压	常用甘露醇、呋塞米、甘油果糖等。颅内血肿必要时行减压术或脑室引流术
防治脑血管痉挛	应用尼莫地平
预防再出血	应用止血药（6－氨基己酸、氨甲苯酸），调节血压（尼卡地平、拉贝洛尔等）
外科或介入治疗	夹闭动脉瘤是防止再出血最有效的治疗措施
其他	处理脑积水，预防癫痫发作，必要时放脑脊液治疗

第四单元　癫痫

重点提示　癫痫的病因、临床表现、诊断、治疗（★★★）。

一、病因

症状性癫痫	由各种已知的中枢神经系统结构或功能异常导致的癫痫
特发性癫痫	病因不明，与遗传关系密切
隐源性癫痫	表现为症状性癫痫，但相关检查未查明中枢神经系统结构与功能异常

二、临床表现

1. 部分性发作　①单纯部分性发作，表现为简单的运动、感觉、自主神经或精神症状。②部分运动性发作，发作时头眼突然向一侧偏转，也可伴躯干的旋转，称旋转性发作。③体觉性发作或特殊感觉性发作，前者呈发作性麻木感、针刺感、触电感等。④自主神经性发作，表现为皮肤发红、恶心呕吐、头痛嗜睡等。⑤精神性发作。⑥复杂部分性发作。⑦仅有意识障碍的发作。⑧伴有自动症的发作。⑨部分性发作继发为全面性发作。

2. 全面性发作　①全面性强直－阵挛发作（GTCS），即大发作，以意识丧失和全身对称性抽搐为特征。②强直性发作。③阵挛性发作。④失神发作。⑤肌阵挛发作。⑥失张力性发作。

三、诊断

1. 病史　详细而又准确的病史资料是诊断的主要依据。

2. 脑电图　诊断癫痫最重要的辅助诊断依据。

GTCS	典型的脑电图改变是强直期开始出现逐渐增强的棘波样节律，然后频率降低，波幅增高，阵挛期出现弥漫性慢波，痉挛后期呈现脑电抑制
强直性发作	典型改变是暴发性多棘波
肌阵挛发作	呈现多棘－慢波

3. 影像学及实验室检查　脑部影像学检查如CT、MRI、单光子发射计算机断层及各种化验如血常规、血糖、血钙、大便虫卵、脑脊液等检查有助于明确症状性癫痫的病因。

四、治疗

以药物治疗为主，目的在于控制发作，最大程度地减少发作次数，保持患者的原有功能状态。

1. 发作时的治疗　①一般处理：防止发生意外伤害，自伤或伤及他人。②癫痫持续状态治疗：迅速控制发作，应用地西泮（首选）、苯妥英钠、异戊巴比妥钠、10%水合氯醛；对症治疗；维持治疗。

2. 发作间歇期治疗

（1）抗癫痫药物：

传统抗癫痫药	苯妥英钠；卡马西平；丙戊酸钠；苯巴比妥，小儿癫痫首选
新型抗癫痫药	托吡酯；拉莫三嗪

（2）手术治疗：主要是癫痫病灶切除术。

第五单元　帕金森病

重点提示　帕金森病的病因、临床表现、诊断与鉴别诊断、治疗（★★）。

一、病因

帕金森病（PD）的确切病因目前仍不清楚，可能是多个基因和环境因素相互作用的结果。年龄老化、遗传因素等是PD发病的危险因素。

二、临床表现

PD起病隐匿，进展缓慢。常以一侧肢体震颤或活动笨拙，进而累及对侧肢体作为首发症状。主要临床表现有静止性震颤、运动迟缓、肌强直和姿势步态障碍，多数患者常伴有抑郁状态、便秘和睡眠障碍等非运动症状，可显著影响患者生活质量，甚至超过运动症状对生活质量的影响。

三、诊断与鉴别诊断

1. 诊断　主要依靠病史、临床症状及体征。根据隐匿起病、逐渐进展的特点，单侧受累进而发展至对侧，表现为静止性震颤和行动迟缓，排除非典型帕金森病样症状，即可做出临床诊断。左旋多巴制剂诊断性治疗显示有效，则更加支持诊断。

2. 鉴别诊断　主要与其他原因所致的帕金森综合征相鉴别。帕金森综合征包括原发性帕金森病、帕金森叠加综合征、继发性帕金森综合征和遗传变性性帕金森综合征。症状与体征不对称，静止性震颤，对左旋多巴制剂治疗敏感，多提示为原发性帕金森病。

3. 病情评估　临床常用Hoehn－Yahr 5分期法记录病情轻重，其中Ⅰ～Ⅱ期为早期，Ⅳ～Ⅴ期为晚期。

Ⅰ期	单侧肢体症状
Ⅱ期	双侧肢体轻度病变，姿势平衡正常
Ⅲ期	双侧肢体病变伴早期平衡障碍，需要少量他人协助
Ⅳ期	严重病变，需要较多帮助，但无协助下仍能站立或行走
Ⅴ期	限制在轮椅或床上，完全需要照顾

四、治疗

药物治疗是帕金森病最主要的治疗手段。左旋多巴制剂仍是最有效的药物。手术治疗是药物治疗的一种有效补充。康复治疗、心理治疗及良好的护理也能在一定程度上改善症状。目前应用的治疗手段主要是改善症状，尚不能阻止病情进展。

第六单元　阿尔茨海默病

重点提示　阿尔茨海默病的病因、临床表现、诊断、西医治疗（★★）。

一、病因

阿尔茨海默病（AD）由多种因素共同作用导致，与家族史、躯体疾病、颅脑外伤等因素有关。

二、临床表现

起病隐匿，主要表现为认知功能下降、精神症状和行为障碍，日常生活能力逐渐下降。根据认知能力和身体功能的恶化程度分为两个时期。

1. 痴呆前阶段　包括轻度认知功能障碍发生前期和轻度认知功能障碍期。表现为记忆减退，判断能力下降；工作或家务劳动漫不经心，社交困难；情感淡漠，偶尔易激惹，常有多疑。

2. 痴呆阶段　根据认知障碍的程度分为轻、中、重三级。

三、诊断

1. 很可能的AD痴呆

核心诊断标准	①符合痴呆诊断标准。②起病隐匿，症状在数月至数年中逐渐出现。③有明确的认知损害病史。④表现为遗忘或非遗忘综合征
排除标准	①有与认知障碍发生与恶化相关的卒中史，或存在多发性、广泛性脑梗死，或存在严重的脑白质变性。②有路易体痴呆的核心症状。③有额颞叶痴呆的显著特征。④有原发性进行性失语的显著特征。⑤有其他引起进行性记忆和认知功能障碍的神经系统疾病，或非神经系统疾病，或过量、滥用药物的证据
支持标准	①在以知情人提供和正规神经心理测验得到的信息为基础的评估中，发现进行性认知下降的证据。②找到致病基因（*APP*、*PS*1或*SP*2）突变的证据

2. 可能的AD痴呆　有下列任何情况时，即可诊断。

（1）非典型过程：符合很可能的AD痴呆诊断标准的第1条及第4条，但认知障碍突然发生，或病史不详，或认知进行性下降的客观证据不足。

（2）满足AD痴呆的所有核心临床标准，但具有以下证据：①伴有与认知障碍发生与恶化相关的卒中史，或存在多发性、广泛性脑梗死，或存在严重的脑白质变性。②有其他疾病引起的痴呆的特征，或痴呆症状可用其他疾病或原因解释。

四、治疗

1. 对症治疗　①抗焦虑药，常用阿普唑仑、奥沙西泮等。②抗抑郁药，常用去甲替林和地昔帕明，也可选用多塞平、马普替林及5－羟色胺再摄取抑制剂帕罗西汀、氟西汀等口服。③抗精神病药，常用小剂量奋乃静口服。

2. 应用益智或改善认知功能的药物　作用于神经递质的药物；脑代谢赋活药物。

3. 加强护理与支持治疗。

基本技能

第十七章　医疗文书的书写

重点提示　医疗文书书写基本要求（★★★）。

一、医疗文书书写基本要求

1. 门诊（电子）病历　常规记录内容主要包括患者的基本个人信息，就诊 ID 号，就诊时间与科别，出诊与复诊等。

2. 住院（电子）病历　主要内容包括入院记录、首次病程记录、病程记录、上级医师查房记录、特殊病程记录、出院记录和死亡记录等。

3. 病历书写的基本要求

（1）书写内容客观、真实、准确，书写记录及时、完整。

（2）纸质住院病历书写使用蓝黑墨水或碳素墨水，电子病历书写应符合具体规定要求。

（3）使用中文和医学术语，公认通用的外文缩写和无正式中文译名的症状、体征、疾病名称等，可以使用外文（英语等）。

（4）中医专业术语使用中华人民共和国国家标准《中医临床诊疗术语》《中医病证分类与代码》和中医药行业标准《中医病证诊断疗效标准》等有关标准规范；中药名称使用《中华人民共和国药典》中的规范名称。

（5）疾病病名诊断及手术名称依照国际疾病分类（ICD－11），译名应以《英汉医学词汇》和全国高等医药院校规划教材的名称为准。

（6）西药名称必须使用规范的中文名称书写，没有中文名称的可使用规范的英文（或拉丁文）名称书写。

（7）纸质文书书写文字工整，字迹清晰，表述准确，语句通顺，标点使用规范。书写过程中出现错字时，不得掩盖或涂抹原错字，可应用书写时的笔墨在错字上标注双划线。

（8）词句中的数字原则上使用阿拉伯数字。

（9）各项医学文书必须有完整日期，按“年－月－日”方式书写，所有具体时间以 24 小时表示。急诊接诊、抢救时应随时记录时间。

（10）各种医学文书需签字时，必须签全名，字迹清晰可辨认。

（11）有药物过敏史的患者，必须在病历的既往史中用红色笔注明过敏药物的名称。

二、各类医疗文书的书写要求

1. 门（急）诊病历　包括初诊病历、复诊病历、急诊病历、急诊留观记录、抢救记录。必须由接诊医师在患者就诊时及时完成，急诊病历及抢救记录应随时记录。门（急）诊抢救记录书写内容及要求按照住院病历抢救记录书写内容及要求执行。

2. 住院病历　包括病案首页、入院记录、病程记录、特殊治疗知情同意书、特殊检查知情同意书、病危（重）通知书、医嘱单、辅助检查报告单、体温单、医学影像检查资料、病理学检查资料等。

（1）入院记录、再次或多次入院记录应于患者入院后 24 小时内完成；24 小时内入出院记录应于患者出院后 24 小时内完成，24 小时内入院死亡记录应于患者死亡后 24 小时内完成。

（2）医嘱单分为长期医嘱单和临时医嘱单。一般情况下，医师不得下达口头医嘱。因抢救急危患者需要下达口头医嘱时，护士应复诵一遍。抢救结束后，医师应尽快如实补记医嘱。

第十八章 常用操作技术

第一单元 气管内插管术

重点提示 气管内插管术的适应证与禁忌证、操作方法、注意事项（★★★）。

一、适应证与禁忌证

适应证	①各种全麻手术。②预防和处理误吸或呼吸道梗阻，如腹内压增高、频发呕吐、颈部肿瘤、压迫气管、极度肥胖等。③呼吸功能不全，需接人工呼吸机。④心跳呼吸停止，需高级生命支持
禁忌证	①喉头水肿。②急性喉炎。③升主动脉瘤。④在心肺复苏时没有绝对禁忌证

二、操作方法

①摆放体位、开放气道。②预充氧。③准备气管导管。④准备喉镜。⑤准备牙垫、固定胶布和听诊器，吸引器连接吸痰管放置于床旁备用。⑥暴露声门。⑦插入气管导管。⑧气囊充气。⑨确认导管位置。⑩固定气管导管。

三、注意事项

准备	气管插管前充分给氧，以防插管时突然呼吸停止，加重缺氧
麻醉	麻醉用于急诊时。①咀嚼肌松弛、咽喉反射迟钝或消失者，深昏迷、心肺复苏时，可经口直接气管内插管。②咀嚼肌松弛适当，但喉镜下见咽喉反射较活跃者，可直接对咽喉、声带和气管黏膜喷雾表面麻醉后行气管插管。③意识障碍而躁动不安、不合作，但又能较安全接受麻醉药者，可直接静脉推注地西泮。④气管插管有困难（如体胖、颈短、喉结过高、气管移位），插管时可能发生反流误吸窒息（如胃胀满、呕吐频繁、消化道梗阻、上消化道大出血），口喉部损伤并出血，气管不全梗阻（如痰多、咯血、咽后壁脓肿）或严重呼吸、循环功能抑制者，经环甲膜穿刺向气管注射表面麻醉药和经口施行咽喉喷雾表面麻醉后插管
操作技术	要求熟练，动作轻巧，切忌粗暴，减少由操作不当引起的并发症
导管选择	导管过细，增加呼吸阻力；过粗，套囊充气力过大，易致气管黏膜缺血性坏死，形成溃疡瘢痕及狭窄
导管固定和口腔清洁	气管插管和牙垫固定牢固并保持清洁。随时观察固定情况和导管外露的长度。每天定时行口腔护理，随时清理口、鼻腔分泌物

第二单元　心肺脑复苏术

重点提示　基础生命支持、高级生命支持、脑复苏（★★★）。

一、基础生命支持

1. 早期识别心搏骤停　①原来清醒者突然倒地，意识突然丧失。②全麻手术中，心电图正常波形消失，术野渗血停止。

2. 启动急救系统　第一目击者呼救后立即检查患者呼吸和大动脉（颈动脉或股动脉）搏动，如呼吸停止或仅有叹息样呼吸，大动脉无搏动或无法判断，立即对患者进行早期心肺复苏（CPR）。以上判断应在 10 秒内完成。

3. 早期心肺复苏

（1）胸外心脏按压：

患者体位	仰卧于硬板床或平整地面上，或将胸外按压板垫于其胸背下
抢救者体位	紧靠患者胸部一侧，一般为右侧，可根据患者所处位置的高低采用跪式、立位或用脚凳等不同体位
按压部位	胸骨下半段避开胸骨末端。将一只手的掌根放在患者胸骨上，另一只手的掌根置于第一只手上，手指交叉并翘起，不接触胸壁
操作要点	按压时双肘关节伸直，双肩在患者胸骨上方正中，肩、臂和手保持垂直用力向下按压，肘关节不能弯曲。按压深度为 5～6cm，按压频率为 100～120 次/分，按压与放松时间大致相等。放松时掌根不能离开胸壁，以免按压点移位，放松时保证胸廓完全回弹，尽可能减少按压中断。施救者避免按压间隙倚靠在患者胸壁上
按压通气比	胸外心脏按压与人工呼吸比例为 30∶2
注意事项	重度二尖瓣狭窄和心脏瓣膜置换术后、心包压塞、严重张力性气胸、胸廓或脊柱严重畸形、晚期妊娠或有大量腹水者，不宜进行胸外心脏按压

（2）开放气道：正确开放气道是保证人体气道通畅的关键，舌根后坠和异物阻塞是造成气道阻塞最常见的原因。

仰头举颏法	抢救者左手掌根放在患者前额，用力下压使头部后仰，右手示指与中指并拢置于患者下颏骨处，向上抬起下颏。头部后仰程度是使下颏和耳垂连线与地面垂直，操作时手指不要压迫患者颈前部颏下软组织，以免压迫气管。此法不适用于可疑颈椎骨折者
仰头拉颌法	抢救者在患者头侧，双肘位于患者肩部同一水平线上，用双手托住患者两侧下颌角，向上牵拉，使下颌向前。同时使头部后仰，两手拇指可将下唇下推，使口腔打开。此法仅在怀疑头部或颈椎损伤时使用

（3）呼吸支持：人工呼吸应持续吹气 1 秒以上，胸廓有明显起伏即证明有效，避免快速和过分加压通气。

口对口人工呼吸	①保持呼吸道畅通和患者口部张开。②抢救者用按于前额一手的拇指和示指捏闭患者鼻孔。③抢救者吸一口气，张开口紧贴患者口部，以包裹患者的口周围（婴幼儿可连同鼻一块包住），不使漏气。④匀速向患者口内呼气，观察胸廓是否上抬。⑤一次呼气完毕，立即与患者口部脱离，吸入新鲜空气，以便做下一次人工呼吸，同时放松捏患者鼻部的手，此时患者胸部自然回缩，有气流从口鼻呼出
其他方式的人工呼吸	患者因口腔外伤或其他原因导致口腔不能打开时，可采用口对鼻吹气。因各种原因不能行口对口和口对鼻人工呼吸时，采用口对辅助器吹气，常用 S 形管或面罩

（4）电除颤。

二、高级生命支持

1. 人工气道的建立

（1）咽部插管：主要包括口咽通气管和鼻咽通气管。

适应证	主要适用于由于舌后坠、分泌物、呕吐物、血凝块或其他异物如义齿脱落等机械因素引起的上呼吸道部分或完全梗阻，但不适宜做气管内插管，更无必要做气管切开的患者
主要步骤	首先清除口腔异物及分泌物，徒手开放气道，保持头后仰并偏向一侧，然后放入鼻咽通气管或口咽通气管

（2）气管插管：是最常用的人工气道。气管插管时尽量减少胸外按压的暂停时间。插管后可接呼吸机进行机械通气，频率一般为10次/分，初始吸入氧浓度可为100%，尽快根据氧合情况下调氧浓度至病情允许的水平。特殊情况下需要环甲膜穿刺或切开。

2. 复苏药物治疗

（1）方法：最常用留置针行外周静脉穿刺，优先选择粗直的静脉血管，如肘正中静脉、贵要静脉；必要时行中心静脉穿刺置管；特殊情况下可考虑经骨髓腔用药或气管内给药。

（2）常用复苏药物：

肾上腺素	是CPR首选药物，适用于各种类型的心搏骤停。标准剂量为每次1mg，静脉或骨髓腔内给药，每3～5分钟重复给药
胺碘酮	用于对胸外按压、电除颤和缩血管药等治疗无反应的心室颤动或无脉搏心动过速患者。首剂300mg，静脉或骨髓腔内快速推注给药，如无效，可追加150mg
利多卡因	因心室颤动或无脉室性心动过速导致心搏骤停，恢复自主循环后，可考虑立即开始或继续给予利多卡因100mg（1～1.5mg/kg），若心室颤动或心动过速持续存在，可每隔5～10分钟增加0.5～0.75mg/kg，第1小时总剂量不超过3mg/kg
硫酸镁	使用指征：①电击无效的顽固性心室颤动、室性快速心律失常伴有低镁血症。②尖端扭转型室性心动过速。③洋地黄中毒。初始剂量为2g，1～2分钟内注射完毕，10～15分钟后可酌情重复给药
碳酸氢钠	pH＜7.1（碱剩余10mmol/L以下）时考虑应用。原本就有代谢性酸中毒、高钾血症、三环类抗抑郁药过量时使用可能有益
参附注射液、生脉注射液	二者单用或联用能更好地保护缺血后的心脏功能，维持良好的血液循环，保护心、脑、肾等重要器官功能，提高心肺复苏成功率。心肺复苏开始时给予50～100mL，静脉推注

三、脑复苏

1. 复苏适应证

适应证和开始复苏的时间	估计心肺复苏不够及时（大于4分钟），且已呈明显的脑缺氧体征时，立即复苏
避免盲目脑复苏	体温升高及肌张力亢进、痉挛、抽搐及至惊厥等缺氧性损伤的体征，说明脑缺氧时间较长。对心脏停搏时间很短（小于4分钟）的患者盲目进行脑复苏，可使本来能自然恢复的病程复杂化，甚至丧失恢复机会。如脑损伤程度已使患者肌张力完全丧失（即软瘫），常已接近“脑死亡”的程度，目前的脑复苏措施还不能使其恢复

2. 复苏措施　①体位：脑复苏时采取头部抬高15°～30°的体位，以利于静脉回流，增加脑血供，减轻脑水肿。②机械通气。③脱水。④低温治疗。⑤肾上腺皮质激素。⑥高压

氧治疗。⑦血糖控制。⑧抗癫痫。

3. 临床应用　①脑血管疾病（脑梗死、脑血栓、脑萎缩、脑出血、脑供血不足等）、开放性颅脑损伤、脊髓损伤等。②新生儿脐带绕颈、羊水过多、产程过长等造成的窒息、缺氧缺血性脑病及脑性瘫痪等。③病毒性脑炎、脑膜炎、帕金森综合征、偏头痛、癫痫等。④休克、急性中毒、溺水、电击、自缢、一氧化碳中毒等。

四、复苏后处理

心肺复苏后由于全身缺血和再灌注损伤而产生的各种病理生理状态，称为心搏骤停后综合征（PCAS）。自主循环恢复后，应进行以脑复苏为核心的全身支持治疗。主要内容包括复苏后生命体征监测、呼吸支持、循环支持、中枢神经系统支持、血糖管理、镇静镇痛等。

第三单元　电击除颤术

重点提示　电击除颤术的适应证与禁忌证、操作方法、注意事项（★★★）。

一、适应证与禁忌证

适应证	心室颤动及心室扑动是绝对适应证。发生心室颤动或心室扑动后，患者已失去知觉，电击时无须任何麻醉剂，在积极行 CPR 时即刻进行非同步电复律。选用的电功率宜大，如 300～360J（单相波除颤仪）或 150～200J（双相波除颤仪），以期一次除颤成功
禁忌证	无绝对禁忌证，存在电除颤适应证时应立刻处理，以免延误病情

二、操作方法

1. 首先通过心电（图）监护确认存在心室颤动或心室扑动。

2. 打开除颤器电源开关，并检查选择按钮应置于“非同步”位置，将能量选择键调至所需的除颤能量水平。

3. 电极板涂上导电糊或包以数层浸过盐水的纱布，将电极分别置于胸骨右缘第 2 肋间及左腋中线与第 5 肋间交点，并用力按紧，在放电结束之前不能松动，以保证有较低的阻抗。两个电极板至少相隔 10cm。

4. 按下“充电”按钮，将除颤器充电到所需水平。

5. 按紧“放电”按钮，观察到除颤器放电后再放开按钮。

6. 放电后立即继续心肺复苏，2 分钟后判断是否需要再次除颤，若仍存在心室颤动或心室扑动则再次除颤，所用能量同首次或稍高于首次。

7. 除颤完毕，关闭除颤器电源，将电极板擦干净，收存备用。

三、注意事项

1. 迅速除颤是室颤患者存活的主要决定因素。提倡使用电极板示波，以鉴别晕厥的性质。自动体外除颤器可自动分析心律失常，识别室颤，使操作更简便。

2. 如诱发心室颤动或心室扑动的因素仍存在（电解质与酸碱平衡紊乱、缺氧、心肌梗死、休克等）需同时积极加以处理，以防再发。

第四单元　球囊呼吸器的使用

重点提示　球囊呼吸器的操作方法（★★★）。

一、适应证与禁忌证

适应证	①心肺复苏。②缺氧。③通气不足
禁忌证	①由于面罩密闭性不佳而无法通气。②完全性上气道梗阻而无法通气。③大量活动性咯血或气道分泌物

二、操作方法

1. 根据患者年龄、体型准备好合适的球囊和面罩，准备好床边吸痰装置并连接，保证试运行良好。

2. 连接球囊和面罩。

3. 置患者于去枕平卧位；取出义齿等任何可见的口腔内浅表异物。

4. 快速评估是否存在困难球囊面罩通气情况——“BOOTS”法，即胡须（B）、肥胖（O）、老年（O）、牙齿缺失（T）、声音（S）。

5. 操作者位于患者头端，运用仰头抬颏法或托下颌法开放气道。

6. 将面罩正确扣于患者面部，罩住患者口鼻。

单人操作法	操作者以非主利手的拇指和示指置于面罩上，摆出“C”的手势，以其余手指抬起下颌骨（“EC”法），以主利手挤压球囊通气
双人操作法	患者头端的操作者以双手“EC”法将面罩固定于患者面部，另一名操作者负责挤压球囊

7. 有氧源的条件下，连接储氧袋、氧气连接管，给予12L/min以上流量的供氧，保证储氧袋充分膨胀；无氧源情况下，不连接储氧袋和氧气连接管。

第五单元　机械通气的临床应用

重点提示　机械通气的适应证、常用模式、参数调节（★）。

一、适应证与禁忌证

适应证	①各种原因导致的急性呼吸心搏骤停，需心肺复苏者。②任何原因导致的呼吸动力不足或呼吸衰竭，经保守治疗无效者。③出于特殊目的的机械通气，如预防性机械通气、康复治疗、分侧肺通气等。④麻醉中保证镇静和肌松剂的安全使用
禁忌证	无绝对禁忌证。相对禁忌证：①大咯血。②气胸。③张力性肺大疱。④低血压及心力衰竭。⑤活动性肺结核出现播散时

二、常用的机械通气模式

控制呼吸（C）	主要用于自主呼吸消失或微弱的患者。自主呼吸强烈很难达到同步通气，应使用药物将自主呼吸抑制掉

续表

辅助呼吸（A）	适用于自主呼吸节律平稳者
辅助/控制通气（A/C）	以上两种通气模式结合，自主呼吸频率缓慢，每分通气量小于预定值时，呼吸机自动以控制呼吸来补充，防止通气量不足
间歇正压通气（IPPV）	可提高潮气量，维持适当的肺泡通气量，对通气不足引起的Ⅰ型呼吸衰竭疗效较好
间歇指令通气（IMV）与同步间歇指令通气（SIMV）	适用于呼吸机撤机前过渡；神经肌肉疾病的恢复期患者；肺顺应性下降、弥漫性肺泡炎、肺水肿的恢复期患者
压力支持通气（PSV）	主要用于呼吸机撤机过程，也可用于哮喘或手术后通气功能不足者
持续气道内正压通气（CPAP）	可用于睡眠呼吸暂停综合征、支气管哮喘、ARDS撤离机械通气时的过渡治疗
高频通气（HFV）	主要目的在于维持通气功能的同时降低呼吸道内压。适应证：①上呼吸道梗阻或其他危重情况的抢救初期，为气管切开或插管等进一步处理争取时间。②支气管胸膜瘘、气胸、小儿肺炎缺氧。③心肌梗死、心衰、低血容量性休克。④清除分泌物时，由于高频通气为非密闭气路，吸痰时不必停止通气。⑤做气管镜等功能检查时，在保证通气的同时完成检查。⑥Ⅰ型呼吸衰竭。⑦多发性肋骨骨折
呼气末正压通气（PEEP）	适宜的呼气末正压值确定要达到的要求：吸入氧浓度在50%以下，使 PaO_2 > 60mmHg，而心输出量无明显降低。呼气末压力从低水平开始，逐步增加至最适值。常用PEEP压力为0.49～1.47kPa（5～15cmH_2O）。PEEP禁用于低血容量性休克和心源性休克及气胸、纵隔气肿患者

三、呼吸机参数的调节

吸入氧浓度（FiO_2）	机械通气治疗初期，FiO_2可调至0.7～1.0。测定第一次血气分析后，若情况许可时，FiO_2可逐渐降低，但仍要求患者 PaO_2 >60mmHg
潮气量（VT）	常规设置为6～8mL/kg
呼吸频率（RR）	呼吸机上呼吸频率设置为10～20次/分。机械通气时，根据 $PaCO_2$ 和pH以及患者自主呼吸的情况随时调整
灵敏度	流量灵敏度需人工设定，呼气流量需降低到何种程度，患者才能触发呼吸机并释放出新鲜气体
流速率	常用通气流速率为40～60L/min，较高的流速率（>60L/min）可缩短吸气时间，使呼气时间延长，降低吸/呼比值，适用于COPD患者的通气治疗。较低的流速率（20～50L/min）可使吸气时间延长，并改善气体分布
流速波形	常用方形波（最常用）、正弦波形、加速波形、减速波形
吸/呼（I∶E）	常设定在（1∶2）～（1∶1.5），即在整个呼吸周期中，吸气时间为0.8～1.2秒
I∶E相反比例	指I∶E为（1～4）∶1时。仅局限于某种特定情况，如肺顺应性下降而导致肺内气体分布不均，应用反比呼吸可改善氧合
吸气末暂停	在吸气末期，肺泡扩张，以预期的压力或容量维持一定时间（常<2秒）。目的是增加肺内气体分布的时间
叹气	由呼吸机产生的叹气样呼吸，其气量约为潮气量的1.5倍，每小时10次。如已应用PEEP，或设置的潮气量较大（10～15mL/kg），不需要应用叹气功能
呼气末正压（PEEP）	在呼气末，气道内有一个恒定的正压，该压力不会降低到大气压水平。常设定在5～20cmH_2O

四、机械通气的撤离

1. 撤机的生理指标　①最大吸气压力 >20cmH_2O。②肺活量 >10～15mL/kg。③每分通气量 <10L。④最大每分通气量大于安静时的 2 倍。⑤PaO_2/FiO_2 >300mmHg。患者达到以上指标，原发病得到控制，病情稳定，即可撤机。

2. 撤机的步骤

间断停机法	开始间歇停用要加氧疗，停的时间可短些。先在白天停用，每次停机约 30 分钟，最后达到白天完全停机。然后开始夜间间断停机，方法同白天一样，最终达到完全撤机
改换通气模式停机法	同步间歇指令通气（SIMV）采用自主呼吸与机械通气相结合的方法，为呼吸机撤离提供了一种较为理想的方法

3. 拔管的时机与方法　撤机后立即拔管，主要适用于气管插管的患者。撤机后逐渐拔管，主要用于气管切开患者。

第六单元　导尿术

重点提示　导尿术的适应证、注意事项（★）。

一、适应证与禁忌证

适应证	①各种原因导致的尿潴留需要引流者。②行大型手术，为方便观察术中及术后患者尿量者。③行盆腔内器官手术时，为避免术中误伤膀胱者。④因某些泌尿系统疾病行手术，术后为便于持续引流和冲洗，减轻手术切口的张力，加快愈合者。⑤昏迷、截瘫或会阴部有伤口，需保持会阴部清洁、干燥者。⑥抢救危重、休克患者时，需准确记录尿量、测尿比重者。⑦为测定膀胱容量、压力及残余尿量，需向膀胱注入造影剂或者气体等以协助诊断者。⑧急救患者中急需注入造影剂或药物，以便进一步诊断和治疗者
禁忌证	尿道损伤伴狭窄、月经期、妊娠者

二、注意事项

1. 导尿

女性	导尿管插入尿道 6～8cm，见有尿液溢出时，再将导尿管插入 1cm 左右，向气囊内注射 10～20mL 无菌等渗盐水，轻拉导尿管有阻力感，接导尿袋或贮尿瓶
男性	提起阴茎，与腹壁成 60°角，导尿管插入尿道 20～22cm，见有尿液溢出时，再将导尿管插入 1～2cm，向气囊内注射 10～20mL 无菌等渗盐水，轻拉导尿管有阻力感，接导尿袋或贮尿瓶

2. 嘱患者多饮水，避免折压导尿管。

3. 导尿管需长期留置者，先剃除阴毛，每天用消毒溶液消毒尿道口，并用密闭式冲洗法冲洗膀胱 1～2 次，冲洗液吊瓶每天更换 1 次。

4. 贮尿瓶或导尿袋中尿满时，及时倾倒，并记录尿量。倒尿时，不可将橡胶引流管末端提高，应夹闭尿管，以防尿液逆流。

5. 一次性尿袋或玻璃接管、橡胶管、贮尿瓶每 3 天更换 1 次，导尿管每周更换 1 次。经常清洁外阴部，以保持尿道口清洁，防止感染。

6. 如尿道口有脓性分泌物，用手自阴茎根部向前轻轻按摩，以利尿道分泌物排出。

第七单元　洗胃术

重点提示　洗胃术的适应证与禁忌证、操作方法、注意事项（★★）。

一、适应证与禁忌证

适应证	①清除胃内各种毒物。②治疗完全或不完全性幽门梗阻。③急、慢性胃扩张
禁忌证	①意识障碍者。②强酸、强碱及其他对消化道有明显腐蚀作用的毒物中毒。③伴有上消化道出血、食管静脉曲张、主动脉瘤、严重心脏疾病等患者。④中毒诱发惊厥未控制者。⑤孕妇及老年人

二、操作方法

1. 若患者清醒而合作，可先用棉签或压舌板刺激咽喉催吐，以减轻洗胃的困难。

2. 患者取坐位或半坐位，中毒较重者取左侧卧位。将橡胶围裙围于患者胸前，如有活动性义齿应先取下，置盛水桶于头下，置弯盘于患者口角处。

3. 确定胃管插入长度。

成人	从前发际至剑突或由鼻尖经耳垂到剑突处，一般为45～55cm，胃肠减压者应再增加5～10cm
新生儿	从鼻尖到剑突，长约10cm
幼儿及年长儿	从耳垂到鼻尖再到剑突，1岁儿童为10～12cm，5岁儿童约16cm，学龄前儿童为20～25cm

4. 插管　用镊子或戴无菌手套插入胃管，插入会厌部（10～15cm）后稍停，嘱患者吞咽，随吞咽送管至预定长度。

5. 胃管插入胃内的判断　胃管抽出胃液；置听诊器于胃部，快速经胃管向胃内注入10mL空气，听到气过水声；或将胃管末端置于水中无气泡逸出。

6. 洗胃　用胶布妥善固定好胃管，保持其通畅和外端清洁。使用漏斗胃管洗胃法：举漏斗高过头部30～50cm，将洗胃液慢慢倒入漏斗300～500mL，当漏斗内尚余少量溶液时，迅速将漏斗降低至低于胃的位置，并倒置于盛水桶，利用虹吸作用引出胃内灌洗液；若引流不畅时，可挤压橡胶球吸引，直至排尽灌洗液，然后高举漏斗，注入溶液，如此反复灌洗，直至洗出液澄清无味。

7. 洗毕，拔管，将胃管反折迅速拔出，避免误吸，并帮助患者漱口、洗脸。

8. 记录灌洗液名称及液量、洗出液的颜色和气味、患者目前情况，并及时送检标本。

三、注意事项

1. 中毒患者洗胃前应留取标本做毒物分析。

2. 幽门梗阻者洗胃，宜在饭后4～6小时或空腹进行。

3. 洗胃过程中观察患者生命体征，遇到梗阻、疼痛、出血或休克症状时停止洗胃并查找原因。

4. 洗胃液悬挂在高于胃部30～50cm处，吸引器负压保持在100mmHg。

第八单元　氧疗技术

重点提示　氧疗技术的适应证、临床应用、操作方法、注意事项（★★★）。

一、适应证

①低氧血症。②呼吸窘迫。③低血压或组织低灌注状态。④低心排出量和代谢性酸中毒。⑤一氧化碳中毒。⑥心搏呼吸骤停。

二、临床应用

1. 需要氧疗的患者　①通气量正常或有轻度呼吸抑制者，吸入任何高浓度的氧，都能维持满意 PaO_2，但避免长时间吸入高浓度氧的危险。②通气功能异常者，患者主要依靠缺氧刺激呼吸中枢，多有长时间的 $PaCO_2$ 升高。给予高浓度氧疗前，先观察患者对控制氧疗的反应，然后给予合理调整。

2. 正确氧疗方法　①患者意识清醒或渐转不清者，缓慢降低吸氧浓度，鼓励患者用力呼吸。②已昏迷或昏迷加深者，辅助无创或有创机械通气，以较快纠正高碳酸血症和缺氧。对通气不良合并有循环衰竭、大脑缺氧或心脏疾患者，需保持良好动脉血液氧合时应给较高浓度氧。

3. 慢性肺部疾患患者氧疗适应证　①轻度低氧血症，患者无发绀，SaO_2 在 0.85 以上，PaO_2 在 50mmHg 以上，$PaCO_2$ 低于 50mmHg。对此类患者进行长期氧疗，有利于缓解呼吸困难等症状，改善预后，延长生存期。②中重度低氧血症，患者有明显发绀，SaO_2 在 0.60 以下，PaO_2 在 30mmHg 以下。患者必须及时给予氧疗，改善组织缺氧状态，同时合并高碳酸血症者，注意给氧浓度。应用鼻管、面罩或无创通气时，须维持低浓度给氧。

三、操作方法

1. 氧疗装置

高流量系统	①能提供较准确的、不同氧浓度的气体，氧浓度不受患者呼吸模式的影响。②气流完全由系统提供，可根据患者需要调整气体的温度和湿度
低流量系统	①优点：患者耐受性较好，较为舒适；实施较方便。②缺点：气体不能满足患者吸气的需要，需额外吸入空气，使吸入氧浓度不稳定；吸入氧浓度受患者呼吸模式的影响较大

2. 应用指征

（1）病情稳定、呼吸平稳，对吸入氧浓度的准确性要求不高者，宜采用低流量氧疗系统。高流量氧疗系统适用于严重通气或氧合功能障碍者。

（2）采用低流量氧疗系统者应具备：潮气量 300 ~ 700mL；呼吸频率低于 25 ~ 30 次/分；呼吸规则而稳定。不符合上述条件者，应采用高流量系统。

3. 低流量氧疗系统

鼻导管或鼻塞	安全简单，不影响口腔护理及进食，但吸入氧浓度不稳定，适用于轻症及呼吸衰竭恢复期的患者
普通面罩	开放式为低流量系统，密闭式为高流量系统。使用时注意面罩位置，以免影响吸入氧浓度，适用于不能耐受导管的患者
附储气袋面罩	未气管切开或气管插管者需吸入高浓度氧气（吸入氧浓度 > 60%）维持氧饱和度时，可在简单面罩上加装一体积为 600 ~ 1000mL 的储气袋。氧流量须在 5L/min 以上，以确保储气袋适当充盈和将面罩内 CO_2 冲洗出
无重复呼吸和部分重复呼吸面罩	部分重复呼吸面罩允许患者重复呼吸部分呼出气，以减少氧气消耗。在密封较好的部分重复呼吸面罩，氧流量为 6 ~ 10L/min 时，吸入氧浓度可达 35% ~ 60%。无重复呼吸面罩则使患者不再吸入呼出气

续表

气管内给氧法	适合于脱离呼吸机，但仍需保留气管插管或气管切开的患者

4. 高流量氧疗方法

Venturi 面罩法	适用于严重的呼吸衰竭患者。目前临床用的 Venturi 面罩不能提供高浓度的氧气吸入
密闭面罩加压给氧法	适用于严重低氧血症，肺水肿，昏迷、自主呼吸微弱的危重患者，也常用于气管插管前预充氧
氧帐法	在密闭和高流量给氧（20L/min）时，吸入氧浓度能达到60%。改进式氧气头帐，以10～20L/min 给氧，颈项部胶布固定防漏气条件下，氧浓度提高到60%～70%，多用于婴幼儿
高压氧疗法	适用于缺氧不伴二氧化碳潴留的患者，如急性严重缺氧、重度一氧化碳中毒等
经鼻高流量氧疗（HFNC）	吸入氧浓度可控，不随患者呼吸状态的改变而变化，可加温的湿化水罐及内置加热线路的呼吸管路可提供37℃、相对湿度为100%的气体，可有效保护黏液纤毛转运系统的功能

四、注意事项

选用合适的氧疗方式	COPD 引起的呼吸衰竭应使用控制性低流量和持续性氧疗，氧浓度控制在24%～28%，流量为1～2L/min
注意湿化和加温	呼吸道内保持37℃的温度和95%～100%的湿度，是黏液纤毛系统正常清除功能的必要条件
定时更换和清洗消毒	防止污染和导管堵塞
氧疗效果评价	评估循环系统、呼吸系统指标，监测动脉血气
防止并发症	如去氮性肺不张、氧中毒、晶状体后纤维组织形成

第九单元　胃十二指肠置管术

重点提示　胃十二指肠置管术的适应证、禁忌证、操作方法、注意事项（★★★）。

一、适应证

①上消化道（屈氏韧带以上）功能障碍或病变，如胃轻瘫、胃食管反流、胃十二指肠瘘、急性胰腺炎、上消化道梗阻等需要进行营养支持者。②上消化道梗阻，需进行胃肠减压者。③短期（一般短于6周）肠内营养支持者。

二、禁忌证

相对禁忌证	①食管胃底静脉曲张、溃疡或肿瘤者。②鼻咽部或食管上端梗阻者。③近期做过胃手术者。④心脏疾病未稳定的患者，或对迷走神经刺激耐受差的其他患者。⑤不能合作的患者
绝对禁忌证	①严重的上颌部外伤或颅底骨折，留置胃管时可能会误入脑室，增加颅内感染的机会。②严重而未能控制的出血性疾病。③食管黏膜大疱性疾病

三、内镜引导下鼻空肠管放置术

1. 操作方法

经胃镜导管推入法	①咽部局麻，石蜡油润滑导管前端，经一侧鼻腔插至食管中部，助手于鼻翼处固定导管。②经口插入胃镜，先检查胃部，以排除异常情况，并了解局部解剖情况。③将胃镜推至食管中部，助手松开导管，使内镜连同导管一起进入胃腔，通过幽门至十二指肠上段或胃肠吻合口。④助手继续固定导管，缓慢将胃镜推至胃腔。⑤助手再次松开导管，使内镜连同导管一起通过幽门或胃肠吻合口。⑥多次同样操作，可使导管插至近端空肠或吻合口远端。⑦胃镜确定导管插入深度、放置部位及其在胃内无盘曲后，即可退出胃镜。⑧导管内注入石蜡油，撤去导丝，体外固定
胃镜旁异物钳置管法	①取左侧卧位，清醒患者口服利多卡因胶浆。②润滑胃镜，从鼻孔插入，约进入15cm，经胃镜在咽喉部见鼻胃管。③经胃镜工作通道插入异物钳并伸出镜端，钳夹导管前端，使内镜连同导管一起通过幽门至十二指肠上段或胃肠吻合口。④保持异物钳钳夹导管状态并固定，缓慢退出胃镜至胃腔，松开异物钳，使之脱离导管，合拢钳子并退回胃腔。⑤胃镜观察下，异物钳再次钳夹导管的腔侧，胃镜位置不变，保持夹持状态，插入异物钳，使之通过幽门或胃肠吻合口。⑥多次同法操作，可使导管插至近端空肠或吻合口远端。⑦固定鼻肠管，松开异物钳，后退异物钳和胃镜。⑧妥善固定鼻肠管
经胃镜工作通道导丝置管法	①咽部局麻，胃镜经口插至十二指肠或经胃肠吻合口至空肠，尽可能深插胃镜。②经胃镜工作通道插入导丝并伸出胃镜，胃镜直视下深插导丝至十二指肠或空肠。③边深插导丝边退镜，以保证导丝在深插入情况下退出胃镜。④退出胃镜后，导丝由口腔转为经鼻腔引出。⑤经导丝将导管插至近端空肠后，固定导管插入深度，缓慢退出导丝。⑥注水试验鼻肠管通畅，即外固定鼻肠管。⑦经X线透视观察，根据肠道正常生理弯曲即可判定导管尖端所在。如有疑问，可注入少量60%泛影葡胺造影以证实鼻肠管是否在位

2. 注意事项　内镜辅助置管是目前置管成功率最高的方法。不足之处：①上消化道存在机械性梗阻导致胃镜不能通过时，无法实施。②不能保证导管尖端的位置符合要求及导管的通畅。③置管后需再次行造影检查以证实导管尖端位置，如导管尖端位置不符合要求、导管扭折，还需再次进行调整。④需专门的器械，需熟练掌握内镜操作技术。⑤存在因内镜本身不能彻底消毒而导致交叉感染的可能性。

四、X线引导下鼻空肠管置入术

1. 操作方法

（1）患者平卧位，以常规置胃管方法将导管插至胃部，并确定导管尖端位置在胃部。

（2）将导管进一步推送至幽门附近。

（3）经导管尾部置入超滑导丝。

（4）继续插入超滑导丝超出导管尖端，在X线透视辅助下将超滑导丝送入并依次通过幽门、十二指肠降部、水平部、升部。

（5）继续将超滑导丝通过十二指肠－空肠曲进入上段空肠。

（6）进一步将超滑导丝向远端推送至患者需要的部位。

（7）固定超滑导丝，将导管沿超滑导丝轻柔推送至超出超滑导丝尖端。

（8）拔出超滑导丝，经导管用60%泛影葡胺造影，如有必要，进一步调整导管尖端位置，使其符合临床要求后固定导管，结束操作。

2. 注意事项

优点	①除非合并消化道完全闭塞、断裂、吻合口脱落等严重的消化道解剖结构改变均可应用，即使上消化道存在机械性梗阻亦可使用。②导管位置可最大限度地符合临床需要，理论上只要导管、导丝长度足够，即可满足全小肠任何部位的置管要求。③无须特殊器械及专门技术，易于临床开展使用。④患者耐受性及医嘱依从性极高，护理简单、方便。⑤导管拔出容易。⑥费用低廉
缺点	①需要床边 X 线透视设备，尤其对不能脱离呼吸机、循环不稳定或不适于搬动的患者不能开展。②放射污染，医师和患者均需接受一次以上与普通上消化道钡餐检查剂量类似的放射线照射

五、盲插法鼻空肠管置入术

1. 操作方法

（1）先将导管置入胃内。置管前 15～30 分钟患者肌内注射甲氧氯普胺 10mg，取半卧位或头高脚低位，操作者戴灭菌手套，用等渗盐水润滑鼻空肠管。用带刻度的鼻空肠管测量患者剑突－前额发际距离（成人 45～55cm），记录长度。按鼻胃管置入术先将导管置入胃内，导管抽出胃液或听诊有气过水声以证实导管在胃内。

（2）导管证实在胃内后，往胃内注入 50～100mL 等渗盐水，保持轻柔的、不间断的推进力。推进力度以不使握持点至鼻孔一段管体弯曲为度，随着患者每次呼吸运动，导管将克服摩擦力而前进数毫米，在导管进入十二指肠之前（约 75cm），推进力不得间断，以免导致导管头端移位。

（3）导管在通过幽门进入十二指肠时有轻微突破感，进入十二指肠降部后（75～85cm），自导管开口回抽检查，若有金黄色胆汁，证实导管已经进入十二指肠；若无，可继续置管。无论回抽是否见到胆汁，均继续置管至 105cm 以上，由导管尾端注入 20mL 等渗水，抽出导丝后固定。患者置管后立即行床边腹部 X 线检查，以确认导管形态和头端位置。

2. 注意事项

（1）如遇导丝回弹大，向后慢速回撤，每次 5cm，直到感觉导丝能够在管道内自由移动。

（2）正常如遇阻力明显增加，不应盲目用力置管。

（3）置管困难可辅助使用注水、注气等方法。

（4）气管插管/气管切开置管前可放松气囊再置管。

第十单元　快速血糖测定

重点提示　快速血糖测定的适应证与临床应用、注意事项（★★★）。

一、适应证

高血糖症	①门诊患者或住院患者的糖尿病筛检。②糖尿病治疗监测。③评价碳水化合物代谢（孕妇、慢性肝病、急性肝炎、急性胰腺炎、慢性胰腺病、肢端肥大症、艾迪生病、全垂体功能减退等）
低血糖症	①糖尿病治疗时出现低血糖症有关的症状。②排除临床表现健康的低血糖症患者（胰岛素瘤除外）。③患者的低血糖症相关症状。④新生儿低血糖症的检测。⑤儿童期先天性代谢障碍的相关线索

二、临床应用

血糖检测是目前诊断糖尿病的主要依据，也是判断糖尿病病情和控制程度的主要指标。

1. 空腹血糖（FBG）增高　FBG 增高但未达到诊断糖尿病的标准时，称为空腹血糖受损（IFG）；FBG 增高超过 7.0mmol/L 时称为高血糖症；FBG7.0～8.4mmol/L 为轻度增高；8.4～10.1mmol/L 为中度增高；大于 10.1mmol/L 为重度增高。FBG 超过 9mmol/L（肾糖阈）时尿糖即可呈阳性。

生理性增高	餐后 1～2 小时、高糖饮食、剧烈运动、情绪激动、胃倾倒综合征等
病理性增高	①各型糖尿病。②内分泌疾病，如甲状腺功能亢进症、巨人症、肢端肥大症、皮质醇增多症、嗜铬细胞瘤和胰高血糖素瘤等。③应激性因素，如颅内压增高、颅脑损伤、中枢神经系统感染、心肌梗死、大面积烧伤、急性脑血管病等。④药物影响，如噻嗪类利尿剂、口服避孕药、泼尼松等。⑤肝脏和胰腺疾病，如严重肝病、坏死性胰腺炎、胰腺癌等。⑥高热、呕吐、腹泻、脱水、麻醉和缺氧等

2. FBG 减低　FBG 低于 3.9mmol/L 为血糖减低，低于 2.8mmol/L 时为低血糖症。

生理性减低	饥饿、长期剧烈运动、妊娠期等
病理性减低	①胰岛素过多，如胰岛素用量过大、口服降糖药、胰岛 β 细胞增生或肿瘤等。②对抗胰岛素的激素分泌不足，如肾上腺皮质激素、生长激素缺乏。③肝糖原贮存缺乏，如急性重型肝炎、急性肝炎、肝癌、肝淤血等。④急性酒精中毒。⑤先天性糖原代谢酶缺乏，如Ⅰ、Ⅲ型糖原贮积症等。⑥消耗性疾病，如严重营养不良、恶病质等。⑦非降糖药物影响，如磺胺药、水杨酸、吲哚美辛等。⑧特发性低血糖

三、注意事项

FBG 易受肝功能、内分泌激素、神经因素和抗凝剂等多种因素的影响，不同检测方法的结果也不尽相同。临床常用葡萄糖氧化酶法和己糖激酶法测定，采集静脉血或毛细血管血，可用血浆、血清或全血，以空腹血浆葡萄糖检测最可靠，但临床上通常采用血清较多且更为方便。

第十一单元　口服葡萄糖耐量试验（OGTT）

重点提示　口服葡萄糖耐量试验的适应证、临床应用、注意事项（★★）。

一、适应证

1. 无糖尿病症状，随机血糖或 FBG 异常，以及有一过性或持续性糖尿者。
2. 无糖尿病症状，但有明显的糖尿病家族史。
3. 有糖尿病症状，但 FBG 未达到诊断标准者。
4. 妊娠期、甲状腺功能亢进症、肝脏疾病时出现糖尿者。
5. 分娩巨大胎儿或有巨大胎儿史的妇女。
6. 原因不明的肾脏疾病或视网膜病变。

二、临床应用

1. 方法

（1）早晨空腹进行，一般于 7～9 时开始，受试者空腹 8 小时以上，但不超过 16 小时，口服溶于 300mL 水内的无水葡萄糖粉 75g，如用 1 分子水葡萄糖则为 82.5g。儿童予每千克体重 1.75g，总量不超过 75g。糖水在 5 分钟之内服完。

（2）从服糖第一口开始计时，于服糖前和服糖后120分钟分别在前臂采血测血糖。有特殊需要时可增加采血时间点（如30分钟、60分钟、90分钟等），也可视情况延长试验时间。

2. 诊断糖尿病

（1）有以下条件者，可诊断为糖尿病：①具有糖尿病症状，FPG≥7.0mmol/L。②OGTT 2小时PG≥11.1mmol/L。③具有临床症状，随机血糖≥11.1mmol/L，且伴有尿糖阳性者。

（2）临床症状不典型者，需另一天重复检测确诊，一般不主张做第3次OGTT。

3. 判断糖耐量异常（IGT）　FPG＜7.0mmol/L，2小时PG为7.8～11.1mmol/L，且血糖到达高峰的时间延长至1小时后，血糖恢复正常的时间延长2～3小时以后，同时伴有尿糖阳性者为IGT，常见于2型糖尿病、肢端肥大症、甲状腺功能亢进症、肥胖症及皮质醇增多症等。

4. 糖耐量曲线

平坦型糖耐量曲线	FPG降低，口服葡萄糖后血糖上升不明显，2小时PG仍处于低水平状态。常见于胰岛β细胞瘤、肾上腺皮质功能减退症、腺垂体功能减退症，可见于胃排空延迟、小肠吸收不良等
储存延迟性糖耐量曲线	口服葡萄糖后血糖急剧升高，提早出现峰值，且大于11.1mmol/L，而2小时PG又低于空腹水平。常见于胃切除或严重肝损伤

5. 鉴别低血糖

功能性低血糖	FPG正常，口服葡萄糖后的高峰时间及峰值均正常，但2～3小时后出现低血糖，见于特发性低血糖症
肝源性低血糖	FPG低于正常，口服葡萄糖后血糖高峰提前并高于正常，但2小时PG仍处于高水平，且尿糖阳性。常见于广泛性肝损伤、病毒性肝炎等

三、注意事项

1. 糖尿病患者不宜行此项检查。

2. 嘱患者缓慢喝下，如喝得过快，可出现恶心等不适。试验过程中，患者若有恶心、呕吐、面色苍白、晕厥等不适，应停止试验。

3. 饮食　试验前3天摄入足够的碳水化合物，一般应为250g/d，不少于150g/d。严重营养不良者应延长碳水化合物的准备时间（1～2周）。试验前禁食，可饮水。

4. 体力活动　试验前患者静坐或静卧至少半小时。

5. 精神因素　试验期间应避免精神刺激。

6. 应激　心脑血管意外、创伤、发热、感染、手术等应激可使血糖暂时升高，糖耐量减低，称应激性高血糖，需待患者恢复正常时再行此试验。

7. 疾病　肝脏、肾脏、胰腺疾病以及内分泌疾病（如库欣综合征、肾上腺皮质功能减退、原发性醛固酮增多症、甲状腺功能亢进、甲状腺功能减退、嗜铬细胞瘤）等均会导致血糖变化。

8. 为排除药物对OGTT的影响，若患者病情允许，检查前停用以下药物3天以上：噻嗪类利尿剂、呋塞米、糖皮质激素、生长激素、肾上腺素、去甲肾上腺素、依他尼酸、避孕药、吲哚美辛、氯丙嗪、咖啡、尼古丁。

第十二单元　穿刺术

重点提示　穿刺术的适应证、禁忌证、操作方法、注意事项（★★★）。

一、腰椎穿刺术

1. 适应证与禁忌证

适应证	①中枢神经系统疾病，取脑脊液做常规、生化、细菌学与细胞学等检查，测颅内压，以明确诊断、鉴别诊断和随访疗效。②椎管内注入药物达到治疗疾病的目的。③可疑椎管内病变，行脑脊液动力学检查，以明确脊髓腔内有无阻塞和阻塞程度
禁忌证	①颅内压升高者必须先做眼底检查，如有明显视盘水肿或脑疝先兆，禁忌穿刺。②休克、衰竭或濒危状态。③穿刺部位及附近皮肤、软组织或脊椎有感染性疾病。④颅后窝有占位性病变或伴有脑干症状。⑤兴奋、躁动、极为不合作。⑥有严重凝血功能障碍，如血友病。⑦脊髓压迫症，如高位脊髓病变

2. 操作方法

（1）除需做气脑或脊髓空气造影术时采用坐位外，一般采用侧卧位。

（2）患者侧卧于硬板床上，脊柱靠近床沿，背部与床面垂直，头向前胸部屈曲，两手抱膝，使前胸贴近腹部，或由助手在术者对面用一手挽住患者头颈部，另一手挽住双下肢腘窝处并用力抱紧，使脊柱尽量后突以增宽脊椎间隙，便于进针。

（3）穿刺部位应在腰椎第2棘突以下，一般以髂后上棘的连线与后正中线的交会处（相当于第3～4腰椎间隙）最常用。

（4）穿刺部位常规皮肤消毒，术者戴无菌手套，铺无菌巾，用1%～2%利多卡因溶液2～3mL自皮下到椎间韧带做局部麻醉。

（5）术者以左手拇指指尖紧按穿刺棘突间隙以固定皮肤，右手持用无菌纱布包绕的穿刺针，自局麻点取垂直脊柱背面针尖稍向头部倾斜的方向进行穿刺。穿刺针穿过黄韧带和硬脊膜进入蛛网膜下腔时，可有突然阻力消失感，然后缓慢抽出针芯，可见脑脊液外滴。一般成人进针深度为4～6cm，儿童为2～4cm。

（6）放液前先接上测压管测压，患者完全放松，头稍伸直，双下肢收为半屈或稍伸直，呼吸平稳，可见测压管中脑脊液平面随呼吸上下波动。正常侧卧位脑脊液压力为7～18cmH_2O或每分钟40～50滴。测完脑脊液压力后，缓慢放出所需要的脑脊液（一般为2～5mL）送检。需做培养时，应用无菌操作法留标本。

（7）术毕，将针芯插入，并一起拔出穿刺针，用拇指紧压穿刺处1～2分钟，局部覆盖消毒纱布，用胶布固定，嘱患者平卧4～6小时，以免引起术后头痛。

3. 注意事项

（1）严格掌握腰椎穿刺禁忌证。疑有颅内压升高者必须先做眼底检查，如有明显视盘水肿或有脑疝先兆，禁忌穿刺；如确属诊断与治疗需要，可先用脱水剂降低颅内压，再用细针穿刺，缓慢放出脑脊液适量（一般放数滴或1mL）。

（2）穿刺针进入棘突间隙后，如有阻力不可强行再进，应将针尖退至皮下，调整方向或位置后再进针。进针动作轻巧，用力适当。

（3）针尖刺到马尾神经根时，患者感下肢电击样疼痛，但无须处理。

（4）了解蛛网膜下腔有无阻塞，可做动力试验。即测定初压后，由助手压迫患者一侧颈静脉约10秒，正常时脑脊液压力立即上升1倍左右，解除压力后10～20秒又降至原来水平，为动力试验阳性（该侧），表示蛛网膜下腔通畅。若压迫颈静脉后，脑脊液压力不上升，则为动力试验阴性，表示蛛网膜下腔完全阻塞。若压迫后压力缓慢上升，放松后又缓慢下降，也为该侧动力试验阴性，表示该侧有不完全性阻塞。脑部病变尤其伴有颅内压明显增高或脑出血者禁做此试验。疑椎管内胸段与腰段蛛网膜下腔有梗阻，可做压腹试验，助手以拳用力压迫上腹部，如无梗阻可使压力升高为初压的 2 倍，停压后下降迅速，梗阻时压力不上升。

（5）需鞘内给药时，先放出同等量脑脊液，再注入药物。做气脑造影术检查时，先缓慢放液 10mL，如此反复进行，达所需量时再行摄片。

（6）穿刺术中，若患者出现呼吸、脉搏、面色异常等症状，立即停止手术，做相应处理。

（7）脑脊液压力低于 7cmH_2O 为低颅内压，测定初压后即刻停止操作，不应收集脑脊液标本，并按颅内低压症处理。

二、骨髓穿刺术

1. 适应证与禁忌证

适应证	疑有白血病、传染病（如黑热病、疟疾、伤寒等）或感染性疾病（如败血症）、多发性骨髓瘤、骨髓转移癌、单核－吞噬细胞系统疾病等
禁忌证	①血友病或有严重凝血功能障碍。②骨髓穿刺局部皮肤有感染。③有出血倾向及妊娠期妇女慎做骨髓穿刺。④小儿及不合作者不宜做胸骨穿刺

2. 操作方法

（1）确定穿刺部位：

髂前上棘穿刺点	最常用的穿刺点，患者仰卧，穿刺点位于髂前上棘后 1～2cm
髂后上棘穿刺点	患者侧卧（幼儿俯卧，腹下放一枕头），上面的腿向胸部弯曲，下面的腿伸直，髂后上棘突出于臀部之上，相当于第 5 腰椎水平旁开 3cm 左右处
胸骨穿刺点	患者取仰卧位，背下置一枕头，使胸部抬高，取胸骨中线相当于第 2 肋间水平处为穿刺点
腰椎棘突穿刺点	患者取坐位，双手伏在椅背上，上身前屈；体弱者可取侧卧位，两膝向胸部弯曲，以两臂抱之，取第 3 或第 4 腰椎棘突为穿刺点。有时棘突尖端小而硬，可在距离棘突约 1.5cm 处从侧方穿刺棘突

（2）消毒、麻醉：常规消毒皮肤，铺无菌洞巾，术者戴手套，以 1%～2% 利多卡因溶液 2～3mL 局部浸润麻醉直至骨膜，按摩注射处。

（3）穿刺：将骨髓穿刺针的固定器固定在距针尖 1～1.5cm 处（胸骨穿刺约 1cm，髂骨穿刺约 1.5cm），术者用左手拇指和示指固定穿刺部位，右手持针向骨面垂直刺入（若为胸骨穿刺则与骨面成 30°～40°角），当针尖触及骨质后则将穿刺针左右旋转，缓缓钻刺骨质，当感到阻力消失，且穿刺针已能固定在骨内时，表示已进入骨髓腔。若穿刺针不固定，再钻入少许达到能固定为止。

（4）抽取骨髓液：拔出针芯，接上干燥的 10mL 或 20mL 注射器，用适当的力量抽吸，若针头确在骨髓腔内，抽吸时患者感到一种尖锐的疼痛，随即便有少量红色骨髓进入注射器中。骨髓液吸取量以 0.1～0.2mL 为宜。若做骨髓液细菌培养需在留取骨髓液细胞计数和涂片标本后，再抽取 1～2mL。如未能吸出骨髓液，可能是针腔被皮肤或皮下组织块堵塞或干抽，应重新插上针芯，稍加旋转或再钻入少许或退出少许，拔出针芯，如见针芯带有血迹时，再行抽吸。

（5）加压固定：抽毕，重新插上针芯，左手取无菌纱布置于针孔处，右手将穿刺针拔出，随即将纱布盖于针孔上并按压1～2分钟，再用胶布将纱布加压固定。

3. 注意事项

（1）术前做出凝血时间检查，有出血倾向者操作时应注意，血友病患者绝对禁忌此术。

（2）穿刺针与注射器必须干燥，以免发生溶血。穿刺时不宜用力过猛，尤其做胸骨穿刺时，针头进入骨质后不可摇摆，以免断针。

（3）做细胞形态学检查，抽出液量不宜过多；做细菌培养可抽取1～2mL。抽不出骨髓液时，如排除技术问题，则为“干抽”，多见于骨髓纤维化、恶性组织细胞病、恶性肿瘤骨髓转移、多发性骨髓瘤及血细胞成分异常增生（如白血病原始幼稚细胞高度增生）时，需更换部位穿刺或做骨髓活检。

（4）穿刺过程中，若感到骨质坚硬，难以进入骨髓腔，不可强行进针，以免断针。

（5）老年人骨质疏松，不要用力过猛；小儿不合作，除严格选择穿刺部位外，必要时穿刺前给镇静剂。

三、腹腔穿刺术

1. 适应证与禁忌证

适应证	①诊断性：腹水原因不明或疑有腹腔内出血者。②治疗性：大量腹水引起呼吸困难或难以忍受的腹胀者；需腹腔内注药或腹水浓缩再输入达到治疗目的者
禁忌证	①严重凝血功能障碍或穿刺部位感染者。②肝性脑病前驱症状者。③兴奋、躁动、极为不合作者。④疑有粘连性结核性腹膜炎者。⑤巨大卵巢肿瘤患者

2. 操作方法

体位	平卧位或侧卧位（45°～60°）
穿刺点	一般选择左下腹脐与髂前上棘连线的中1/3与外1/3的交点。侧卧位，脐水平线与腋前线或腋中线交点为穿刺点
消毒、麻醉	按无菌操作要求消毒，铺洞巾，用2%利多卡因自皮肤至腹膜壁层做浸润麻醉
穿刺	穿刺针进入皮下后，“之”字形进针，保持负压回抽至有腹水抽出
术后调护	嘱患者卧床休息12小时，观察病情变化

3. 注意事项

（1）凝血功能障碍及穿刺部位有感染时禁做此穿刺。

（2）术中注意患者有无头晕、心悸症状，观察呼吸、血压、脉搏及面色情况，如有异常则立即终止操作，并做适当处理。

（3）放完腹水后拔出穿刺针，覆盖消毒纱布，再用胶布固定，大量放腹水应束缚多头腹带，以防腹压骤降、血管扩张致休克。

（4）首次抽腹水量不应超过1000mL，以后每次抽腹水不应超过3000mL。

四、胸膜腔穿刺术

1. 适应证与禁忌证

适应证	①诊断性：确定胸腔积液的病因。②治疗性：缓解大量胸腔积液、气胸引起的呼吸窘迫症状；胸腔内注药

续表

禁忌证	没有绝对禁忌证。相对禁忌证：①严重凝血功能障碍者。②多脏器衰竭病情危重，无法完成操作者。③兴奋、躁动、极为不合作者

2. 操作方法

体位	患者多取坐位，面向椅背，两手前臂置于椅背上，头枕臂上，使肋间隙增宽；病情危重不能坐起者，取仰卧位或半卧位，举起患者上臂
穿刺部位	胸腔积液者选择腋后线与肩胛下角线之间第 7 ~9 肋间或超声定位点；气胸者选择锁骨中线第 2 肋间
消毒、麻醉	按无菌操作要求消毒，铺洞巾。用1% ~2% 利多卡因沿穿刺点肋间的肋骨上缘进针，逐层做皮下浸润麻醉至胸膜
检查	穿刺针是否通畅，用血管钳夹住与穿刺针连接的乳胶管
穿刺	术者左手固定穿刺点皮肤，右手持穿刺针沿肋骨上缘缓慢刺入至阻力突然消失，接上注射器，连接胶管抽液。抽液时固定好穿刺针位置，每次取下注射器前先夹闭胶管，防止空气进入胸腔
加压固定	完成抽液或治疗后拔针，以无菌敷料局部包扎

3. 注意事项

（1）操作前向患者说明穿刺目的，以解除其顾虑；精神过于紧张者，可适当镇静止痛。

（2）穿刺点应准确，患者体位正确，穿刺过程中勿变动体位，尽量不说话、咳嗽或深呼吸。

（3）操作中仔细观察患者反应，如有头晕、面色苍白、出汗、心悸、胸部压迫感或剧痛、昏厥等胸膜过敏反应，或出现连续性咳嗽、咳泡沫样痰等现象时，立即停止抽液，对症处理。

（4）沿肋骨上缘垂直于胸廓球面进针，以防损伤肋间神经及血管。进针勿过快、过深，抽液或抽气勿过量，抽液量首次一般不宜超过 600mL，以后每次不超过 1000mL，以防止胸腔压力骤降而导致急性循环障碍及复张性肺水肿。

第二部分

中医外科学

第一章　中医外科学学术流派

重点提示　《外科正宗》《外科证治全生集》《疡科心得集》的有关论述（★）。

一、正宗派

以明代陈实功的《外科正宗》为代表。

1. 该书细载病名，各附治法，内容丰富，条理清晰，被评价为“列证最详，论治最精”。

2. “痈疽虽属外科，用药即同内伤”，强调“治疮全赖脾土”。

3. 外治方面，主张“使毒外出为第一”，常用刀针、扩创引流及腐蚀药清除坏死组织。外治法有熏、洗、熨、照、湿敷等。

二、全生派

以清代王维德的《外科证治全生集》为代表。

1. 主要学术思想为“阴虚阳实论”，创立了外科证治中以阴阳为核心的辨证论治法则。

2. 对治疗阴疽，提出“阳和通腠，温补气血”的法则，主张“以消为贵，以托为畏”，反对滥用刀针；创立了阳和汤、阳和解凝膏、犀黄丸和小金丹等治疗阴疽名方。

三、心得派

以清代高秉钧的《疡科心得集》为代表。

1. 学术思想为“外疡实从内出论”，对外科疾病病因病机的阐释，注重外证与内证的关系。

2. 将温病学说引入外科疾病的诊治，在临证中善于应用治疗温病的犀角地黄汤、紫雪丹、至宝丹等治疗疔疮走黄。

3. 用分部辨证揭示了外科病因与发病部位的规律，指出“疡科之症，在上部者，俱属风温风热，风性上行故也；在下部者，俱属湿火湿热，水性下趋故也；在中部者，多属气郁火郁，以气火俱发于中也”。

第二章　中医外科常用检查方法

第一单元　中医外科辨脓法

重点提示　确认成脓的方法、辨脓的部位深浅、形质、色泽和气味（★★★）。

一、确认成脓的方法

按触法	用两手示指的指腹轻放于脓肿患部，相隔适当的距离，然后以一手指稍用力按一下，另一手指端即有一种波动的感觉，该感觉称为应指。应指明显者，为有脓
透光法	①用左手遮住患指（趾），同时用右手把手电筒放在患指（趾）下面，对准患指（趾）照射，观察指（趾）部上面，如见深黑色的阴影，为有脓。 ②蛇眼疔甲根后的脓液积聚，可在指甲根部见到轻度的遮暗；蛇头疔脓液在骨膜部，沿指骨的行程，有增强的阴影而周围清晰；在骨部的，沿着骨有黑色遮暗，并在感染区有明显轮廓；在关节部的，则关节处有很少的遮暗；在腱鞘内的，有轻度遮暗，其行程沿整个手指掌面；全手指尖部、整个手指的脓肿，则呈一片显著暗区

续表

点压法	适用于手指（趾）部，病灶处脓液很少时，简单易行。用大头针尾或火柴头等小的圆钝物，在患部轻轻点压，如测得有局限性的剧痛点，为可疑脓肿
穿刺法	若脓液不多且位于组织深部，用按触法辨脓有困难，可直接采用注射器穿刺抽脓方法，不仅可用来辨别脓的有无，确定脓肿深度，还可采集脓液标本，进行培养和药物敏感试验
B超	操作简单、无损伤，可比较准确地确定脓肿部位，并协助判断脓肿大小，从而引导穿刺或切开排脓

二、辨脓的部位深浅

浅部脓疡	如阳证脓疡，表现为高突坚硬，中有软陷，皮薄焮红灼热，轻按则痛且应指
深部脓疡	肿块散漫坚硬，按之隐隐软陷，皮肤不热或微热，不红或微红，重按方痛

三、辨脓的形质、色泽和气味

脓为气血所化，宜稠厚不宜稀薄；宜明净不宜污浊；宜排出不宜滞留。

形质	脓稠厚者，为元气充盛；淡薄者，为元气较弱。如先出黄白稠厚脓液，次出黄稠滋水，是将敛佳象；若脓由稠厚转为稀薄，体质渐衰，为一时难敛
色泽	①黄白质稠，色泽鲜明，为气血充足，最是佳象。②黄浊质稠，色泽不净，为气火有余，尚属顺证。③黄白质稀，色泽洁净，气血虽虚，未为败象。④脓色绿黑稀薄，为蓄毒日久，有损筋伤骨可能。⑤脓中夹有瘀血，为血络损伤
气味	①一般略带腥味者，其质必稠，多是顺证现象。②脓液腥秽恶臭者，其质必薄，多是逆证现象，常为穿膜损骨之征。③如蟹沫者，为内膜已透，每多难治

第二单元　皮肤性病科检查的基本技能

重点提示　伍德灯检查、玻片压诊法、皮肤划痕试验（★★★）。

一、伍德灯检查

1. 检查方法　将伍德灯放置在暗室条件的检查室内，以确保图像清晰和多次使用。将患处置于伍德灯下直接照射，可观察荧光类型。

2. 临床意义

细菌性皮肤病	红癣呈珊瑚红色荧光，铜绿假单胞菌属的感染处呈黄绿色荧光，腋毛癣呈暗绿色荧光
真菌性皮肤病	白癣呈亮绿色荧光，黄癣呈暗绿色荧光，黑点癣无荧光，花斑癣呈棕黄色荧光
色素性皮肤病	白癜风边界清楚，呈纯白色荧光
肿瘤性皮肤病	基底细胞癌无荧光，鳞状细胞癌呈鲜红色荧光
卟啉类疾病	先天性卟啉病的牙齿、尿、骨髓呈红色荧光；皮肤迟发性卟啉病的尿液呈明亮的粉红－橙黄色荧光；红细胞生成性卟啉病的血液可见强红色荧光

二、玻片压诊法

1. 选择透明洁净的载物玻片或透明特制的压舌板，按压于皮损处 10～20 秒，以观察皮疹的颜色改变。

2. 炎性红斑、毛细血管扩张等，压之可褪色；紫癜、色素沉着等，压之不褪色；寻常性狼疮结节，压之呈苹果酱色。

三、皮肤划痕试验

适应证	用于检查过敏性皮肤病如荨麻疹、药疹、异位性皮炎等
操作方法	常用骨针或牙签等钝器，缓慢而稍加用力地在被检查者的前臂屈侧划一道线
临床意义	①正常反应为被划处皮肤先呈白色，然后变成红色，最迟在 20 分钟内红色消失。②红晕增宽、水肿、隆起，甚至有少量渗出，时间超过 20 分钟不消失者，为阳性

中医外科学

第三单元　肛肠科常用的检查方法

重点提示　肛门视诊、直肠指诊、肛门镜等检查方法，常用的检查、治疗体位（★★★）。

一、体位

侧卧位	常用的检查和治疗体位。患者向左侧或右侧卧于检查床上，上腿充分向前屈曲，靠近腹部，使臀部及肛门充分暴露
膝胸位	适用于检查直肠下部、直肠前壁或身体肥胖的患者。患者跪伏在检查床上，胸部贴近床面，臀部抬高，使肛门充分暴露
截石位	肛门直肠手术时常用体位。患者仰卧于手术床上，两腿屈曲放在腿架上，将臀部移至台边缘，使肛门暴露良好
蹲位	检查脱出性疾病的常用体位，可查到Ⅱ、Ⅲ期内痔，脱肛，息肉痔等。患者蹲踞并用力增加腹压
折刀位	肛门直肠手术时常用体位。患者俯伏于床上，髋关节屈曲，两腿随检查床下垂，臀部抬高，头部稍低
弯腰扶椅位	适用于团体检查。患者向前弯腰，双手扶椅，露出臀部

二、检查方法

肛门视诊	患者取侧卧位或膝胸位，医生用双手将患者臀部分开，查看肛门周围有无外痔、内痔、息肉、脱垂、肛周脓肿、瘘管外口、肛周湿疹、肛门白斑、肛管裂口等
直肠指诊	患者取侧卧位，医生将戴有手套或指套的右手或左手示指涂上润滑剂，轻轻插入肛管及直肠，查看肛管及直肠下部有无异常改变，如狭窄、硬结、肿块等，若发现肿块，注意肿块大小、质地、活动度及指套有无染血等
肛门镜检查	患者取侧卧位或膝胸位，深呼吸，放松肛门，将已插入塞芯的窥肛器慢慢插入肛门内，取出塞芯后观察直肠黏膜有无充血、溃疡、息肉、肿瘤等病变；再将窥肛器缓缓退到齿线附近，查看有无内痔、肛漏内口、乳头肥大、肛隐窝炎等
探针检查	寻找肛漏内口及管道的常用方法。操作应耐心、轻柔，禁用暴力。将探针自外口沿硬索状管道慢慢探入，同时以左手示指插入肛内作引导。可探知肛漏管道的走向、深度、长度，以及管道是否弯曲、有无分支、与肛管直肠是否相通等
亚甲蓝染色检查	寻找肛漏内口的常用方法。肛管直肠内放置一纱布卷，从肛漏外口注入亚甲蓝稀释液，缓慢取出纱布卷，观察有无染色及染色的部位，以判定有无内口及内口的位置

三、纤维/电子结肠镜检查

1. 临床应用　适用于直肠和结肠的各种病变，尤其对直肠和结肠肿瘤的早期诊断有重要意义。对原因不明的血便、黏液便、脓血便、慢性腹泻、里急后重、肛门直肠疼痛、粪便变形等，均应做纤维/电子结肠镜检查，以便早期明确诊断。但肛管狭窄者、月经期妇女、精神病患者，以及严重的心、肺、肾病患者，高血压患者不宜做此项检查。

2. 操作方法　检查前清洁灌肠，取膝胸位，将涂上润滑剂的结肠镜缓缓插入肛门、直肠与结肠，边退镜边观察黏膜颜色，以及有无瘢痕、炎症、出血点、分泌物、结节、息肉、溃疡、肿块等病理改变。对于肿块、息肉、溃疡可做活体组织检查，进一步明确诊断。

3. 注意事项　术后休息数小时，观察有无腹痛、便血。必要时测血压及脉搏变化，有出血及肠穿孔时及时处理。

第三章　中医外科操作方法与技术

重点提示　切开法、火针烙法、砭镰法、挂线法等的适应证、用法（★★★）。

一、切开法

1. 适应证　一切外疡，不论阴证、阳证，确已成脓者，均可使用。

2. 用法

（1）切开时机：肿疡成脓之后，脓肿中央出现透脓点（脓腔中央最软的一点），即为脓已成熟，此时予以切开最为适宜。

（2）切口选择：以便于引流为原则，选择脓腔最低点或最薄弱处进刀。切口大小根据脓肿范围大小及病变部位的肌肉厚薄而定，以脓流通畅为原则。

一般疮疡	宜循经直切，免伤血络
乳房部脓肿	以乳头为中心放射状切开，免伤乳络
面部脓肿	尽量沿皮肤的自然纹理切开
手指脓肿	从侧方切开
关节区附近的脓肿	切口尽量避免越过关节
关节区脓肿	一般施行横切口、弧形切口或“S”形切口。纵切口在瘢痕形成后，易影响关节功能
肛旁低位脓肿	以肛门为中心做放射状切开

3. 注意点

（1）在关节和筋脉的部位宜谨慎开刀，以免损伤筋脉，致使关节不利，或大出血。

（2）如患者过于体弱，切开时，注意体位并做好充分准备，以防晕厥。

（3）凡颜面疔疮，尤其在鼻唇部位，忌早期切开，以免疔毒走散而并发走黄危证。

（4）切开后由脓自流，切忌用力挤压，以免感染扩散而导致毒邪内攻。

二、火针烙法

1. 适应证　甲下瘀血，疖、痈、赘疣、息肉及创伤出血等。

2. 用法

外伤引起的指甲下瘀血	可施“开窗术”治疗，选用平头粗细适当的铁针，烧红后点穿指甲，迅速放出瘀血，患指疼痛即刻缓解，一般不引起指甲与甲床分离

续表

疖、痈脓疡表浅	用平头粗针烙后，针具直出或斜出，让脓汁自流，亦可轻轻挤出脓汁，不必放入药线
赘疣、息肉	切除病灶后，用烙法可烫治病根
创伤出血	用平头粗细适中的铁针烧红后灼之，可即刻止血

3. 注意点

（1）治疗时避开患者的视线，以免引起患者精神紧张而发生晕厥。

（2）烙时火针应避开大血管及神经，不能盲目刺入，以免伤及正常组织。

（3）手、足筋骨关节处，用之恐焦筋灼骨，造成残废；胸肋、腰、腹等部位，不可深烙，否则易伤及内膜；头为诸阳之会，皮肉较薄，亦当禁用；血瘤、岩肿等病禁用烙法；年老体弱、大病之后、孕妇等不宜用火针。

三、砭镰法

适应证	适用于急性阳证疮疡，如下肢丹毒、红丝疔、疖疮痈肿初起、外伤瘀血肿痛、痔疮肿痛等
用法	①局部常规消毒，用三棱针或刀锋直刺患处或特选部位的皮肤、黏膜，令微微出血，刺毕用消毒棉球按压针孔。②红丝疔用挑刺手法，于红丝尽头刺之，令微出血，继而沿红丝走向寸寸挑断；下肢丹毒及疖、痈初起，可用围刺手法，三棱针围绕病灶周围点刺出血
注意点	注意无菌操作。击刺时宜轻、准、浅、快，出血量不宜过多，避开神经和大血管，刺后可再敷药包扎。头、面、颈部不宜施用。阴证、虚证及有出血倾向者禁用

四、挂线法

1. 适应证　凡疮疡溃后，脓水不净，虽经内服、外敷等治疗无效而形成瘘管或窦道者；或疮口过深，或生于血络丛处而不宜采用切开手术者，均可使用。

2. 用法

（1）橡皮筋线挂线法：先用球头银丝自甲孔探入管道，使银丝从乙孔穿出（如没有乙孔，可在局麻下用硬性探针顶穿，引出银丝），用丝线做成双套结，将橡皮筋线1根结扎在自乙孔穿出的银丝球头部，再由乙孔退回管道，从甲孔抽出。橡皮筋线与丝线贯穿瘘管管道两口。将扎在球头上的丝线与橡皮筋线剪开（丝线暂时保留在管道内，以备橡皮筋线在结扎断开时用以另引橡皮筋线作更换之用），再在橡皮筋线下先垫2根丝线，然后收紧橡皮筋线，打1个单结，再将所垫的2根丝线各自分别在橡皮筋线打结处，予以结缚固定，最后抽出管道内保留的丝线。

（2）如采用普通丝线或纸裹药线挂线法，在挂线以后，每隔2～3天解开线结，收紧1次。

3. 注意点　如瘘管管道较长，发现挂线松弛时，必须将线收紧；探查管道时，轻巧、细致，避免形成假道。

五、拖线法

1. 适应证　适用于体表化脓性疾病或外科手术后残留的窦道或瘘管。

2. 用法

（1）以4～6股7号或10号医用丝线或纱带引置于管道中，丝线两端要迂折于管道外打结，以防脱落，但丝线或纱带圈不必拉紧，以便每天来回拖拉。

（2）每天换药时，用提脓祛腐药掺于丝线上，通过来回拖拉将药物置于管腔中，使管道中脓腐坏死组织得以排出。

（3）脓腐排净后，拆除拖线，外用棉垫加压固定，促进管腔粘连愈合。

（4）拖线一般保留 2～3 周，肛门部瘘管在 10～14 天，乳房部瘘管拖线时间可稍长一些。

六、结扎法

适应证	适用于瘤、赘疣、痔、息肉、脱疽等病，以及脉络断裂引起的出血之症
用法	凡头大蒂小的赘疣、息肉、痔核等，可在根部以双套结扣住扎紧；凡头小蒂大的痔核，可缝针穿线贯穿其根部，再用“8”字式或“回”字式结扎法两线交叉扎紧。目前多采用较粗的普通丝线或医用缝合线
注意点	如内痔用缝针穿线，不可穿过患处的肌层，以免化脓；扎线应扎紧；扎线未脱者，待其自然脱落，不要硬拉，以防出血。肿瘤、岩肿忌用结扎法

七、引流法

1. 药线引流　适用于溃疡疮口过小，脓水不易排出者；或已成瘘管、窦道者。

外粘药物法	①将搓成的纸线临用时放在油中或水中润湿，蘸药插入疮口，目前常用。②预先用白及汁与药和匀，黏附在纸线上，候干存贮，随时取用	外粘药物多用含有升丹成分的方剂或黑虎丹等，适用于溃疡疮口过深过小、脓水不易排出者
内裹药物法	将药物预先放在纸内，裹好搓成线状备用	内裹药物多用白降丹、枯痔散等，适用于溃疡已成瘘管或窦道者

2. 导管引流

适应证	适用于附骨疽、流痰、流注等脓腔较深、脓液多且引流不畅者
用法	将消毒的导管轻轻插入疮口，到达底部后再稍退出一些即可。管腔中已有脓液排出时，即用橡皮膏固定导管，外盖厚层纱布，脓液减少后改用药线引流

3. 扩创引流

适应证	适用于痈、有头疽溃后有袋脓者，瘰疬溃后形成空腔或脂瘤染毒化脓等
用法	在消毒局麻下，对脓腔范围较小者，只需用手术刀将疮口上下延伸即可；脓腔范围较大者，可做“十”字形扩创

八、垫棉法

1. 适应证　适用于溃疡脓出不畅有袋脓者；或疮孔窦道形成而脓水不易排尽者；或溃疡脓腐已尽，新肉已生，但皮肉一时不能黏合者。

2. 用法　腋部、腘窝部疮疡最易形成袋脓或空腔，影响疮口愈合或虽愈合而易复溃，应早日使用垫棉法。垫棉后采用不同的绷带予以加压固定，如项部用四头带，腹壁用多头带，会阴部用丁字带，腋部、腘窝部用三角巾包扎，小范围的用宽橡皮膏加压固定。

袋脓者	将棉花或纱布垫衬在疮口下方空隙处，并用宽绷带加压固定
窦道深而脓水不易排尽者	用棉垫压迫整个窦道空腔，并用绷带扎紧
溃疡空腔的皮肤与新肉一时不能黏合者	可将棉垫按空腔范围稍为放大，垫在疮口之上，再用阔绷带绷紧

九、药筒拔法

适应证	用于有头疽坚硬散漫不收，脓毒不得外出者；或脓疡已溃，疮口狭小，脓稠难出，有袋脓者；或毒蛇咬伤，肿势迅速蔓延，毒水不出者；或反复发作的流火等
用法	先用鲜菖蒲、羌活、蕲艾、白芷、甘草各15g，连须葱60g，用清水十碗，煎几十沸，待药浓熟为度，备用。其次，用鲜嫩竹数段，每段长23cm，口径约4.2cm，一头留节，刮去青皮留白，厚约0.3cm，靠节钻一小孔，用细杉木条塞紧，放前药水内煮数十沸（如药筒浮起，用物压住）。将药水盆放在患者床前，把药筒内热水倒去，乘热急对疮口合上，按紧，自然吸住，待5～10分钟药筒已凉，拔去杉木塞，药筒自落

十、熏法

神灯照法	可活血消肿、解毒止痛，适用于痈疽轻证，可使未成脓者自消，已成脓者自溃，不腐者即腐
桑柴火烘法	可助阳通络、消肿散坚、化腐生肌、止痛，适用于疮疡坚而不溃、溃而不腐、新肉不生、疼痛不止之症
烟熏法	可杀虫止痒，适用于干燥而无渗液的各种顽固性皮肤病

十一、熨法

1. 适应证　适用于风寒湿痰凝滞筋骨肌肉者，以及乳痈初起或需回乳者。
2. 用法

取赤皮葱连须240g，捣烂后与熨风散药末和匀，醋拌炒热，布包熨患处，稍冷即换	有温经祛寒、散风止痛之功，适用于附骨疽、流痰皮色不变、筋骨酸痛者
青盐适量，炒热布包熨患处，每天1次，每次20分钟	可治腰肌劳损
皮硝80g，置布袋中，覆于乳房部，再将热水袋置于布袋上，待其溶化吸收	有消肿回乳之功，适用于乳痈初起或哺乳期的回乳

十二、热烘疗法

适应证	适用于鹅掌风、慢性湿疮、牛皮癣等皮肤干燥、瘙痒之症
用法	鹅掌风、牛皮癣用疯油膏，慢性湿疮用青黛膏等。先将药膏涂于患部，须均匀极薄，然后用电吹风烘（或火烘）患部，每天1次，每次20分钟，烘后即可将所涂药膏擦去

十三、溻渍法

1. 适应证　阳证疮疡初起、溃后；半阴半阳证及阴证疮疡；美容、保健等。
2. 用法

（1）溻法：用6～8层纱布浸透药液，轻拧至不滴水，湿敷患处。

冷溻	待药液凉后湿敷患处，30分钟更换一次。适用于阳证疮疡初起，溃后脓水较多者
热溻	药液煎成后趁热湿敷患处，稍凉即换。适用于脓液较少的阳证溃疡，半阴半阳证和阴证疮疡
罨敷	在冷或热溻的同时，外用油纸或塑料薄膜包扎，可减缓药液挥发，延长药效

（2）浸渍法：

淋洗	多用于溃疡脓水较多，发生在躯干部者
冲洗	适用于腔隙间感染，如窦道、瘘管
浸泡	适用于疮疡生于手、足部及会阴部患者，亦可用于皮肤病全身性沐浴，以及药浴美容、浸足保健防病等

第四章　外科常用技术与操作方法

第一单元　消毒与无菌技术

重点提示　消毒与无菌技术的操作方法、注意事项（★★）。

一、化学消毒剂

药物浸泡消毒法	①2%中性戊二醛水溶液，常用于刀片、剪刀、缝针及显微器械的消毒，须加入0.5%亚硝酸钠防锈。②70%～75%酒精，多用于已消毒过的物品浸泡，以维持消毒状态。③10%甲醛溶液，适用于输尿管导管、塑料类、有机玻璃的消毒。④0.1%苯扎溴铵溶液，常用于已消毒过的持物钳的浸泡。⑤0.1%氯己定溶液	浸泡时间均为30分钟
甲醛气体熏蒸法	适用于不耐浸泡、不耐高温的器械和物品的消毒。如丝线、纤维内窥镜、精密仪器、手术照明灯、电线等	熏蒸1小时以上可达消毒目的；灭菌时间为6～12小时
环氧乙烷（过氧乙酸）熏蒸法	适用于各种导管、仪器及器械的消毒	环氧乙烷灭菌箱维持6小时可达灭菌效果

二、物理灭菌法

高压蒸汽灭菌法	应用最普遍且效果可靠的灭菌方法。适用于能耐受高温的物品，如金属器械、玻璃、敷料、橡胶、药液等的灭菌。蒸气压力达到102.97～137.2kPa时，温度能提高到121～126℃，持续30分钟，可杀死包括细菌芽孢在内的一切细菌。灭菌后的物品一般可保存2周
煮沸灭菌法	适用于金属器械、玻璃、橡胶类等物品。正常压力下，在水中煮沸至100℃，持续15～20分钟能杀灭一般细菌，持续煮沸1～2小时以上，可杀灭带芽孢细菌
干热灭菌法	可用于金属器械的灭菌，但有损于器械的质量，易使锐利器械变钝，不宜常用

第二单元　术前准备和术后处理

重点提示　术前准备和术后处理的操作方法、注意事项（★★）。

一、术前准备

手术人员的准备	一般准备（换衣服、鞋子，戴口罩、帽子）、手臂消毒法、穿无菌手术衣和戴无菌手套
患者手术区域的准备	手术前皮肤准备、手术区皮肤消毒、手术区铺无菌巾

二、术后处理

1. 病情监护　监测心电、动静脉压、呼吸功能、肾功能、体温。

2. 常规处理　选择合适卧位。检查导管及引流物有无阻塞、扭曲和脱出等。若无禁忌，鼓励及早活动。一般在麻醉反应消失，或胃肠功能恢复后，方可进食。

3. 术后不适的处理　切口疼痛（多用静脉镇痛泵）、发热、恶心呕吐、腹胀、呃逆、尿潴留。

4. 术后常见并发症的防治

术后出血	以预防为主，术中严格止血
肺不张和肺部感染	鼓励并协助患者咳嗽排痰，使用足量、有效的抗生素，必要时考虑行气管切开术
尿路感染	关键在于防止和及时处理尿潴留，并选择有效的抗生素
切口感染	早期可使用抗生素和局部理疗。对于深部感染，适时扩大切口，清除坏死组织及异物，敞开引流
切口裂开	部分裂开者可用敷料及绷带包扎、胶布固定等方法。全层裂开者立即用无菌敷料包裹无菌容器覆盖伤口，并即刻送手术室，在无菌条件下全层间断缝合

5. 切口处理

（1）切口分类：

清洁切口（Ⅰ类切口）	缝合的无菌切口，如甲状腺次全切除术、疝修补术等
可能污染切口（Ⅱ类切口）	手术时可能带有污染的缝合切口，如单纯性阑尾炎切除术、胃大部分切除术等；6～8小时以内创伤，经清创处理缝合的切口等
污染切口（Ⅲ类切口）	在邻近感染区或直接露于感染区的切口，如胃溃疡穿孔、阑尾穿孔手术、肠梗阻坏死的手术等

（2）缝线拆除：一般头、面、颈部切口术后4～5天拆线；下腹、会阴部手术6～7天拆线，胸部、上腹、背、臀部切口术后7～9天拆线，四肢术后10～12天拆线，近关节处可适当延长；减张缝线术后14天拆线。

（3）感染切口的处理：尚未形成脓肿时，可换药、局部热敷或理疗，同时使用有效抗生素。已经形成脓肿时，拆除部分或全部缝线，敞开切口，清除坏死组织及异物，充分引流脓液，并加强换药直至愈合。

（4）切口愈合分级：

甲级	愈合优良，无不良反应，用“甲”字表示
乙级	愈合欠佳，切口愈合处有炎症反应，如红肿、血肿、硬结和积液等，但未化脓，用“乙”字表示
丙级	切口化脓，需做切开引流等处理，用“丙”字表示

第三单元　外科换药

重点提示　外科换药的操作方法（★）。

一、疮面换药

1. 取合理体位，暴露换药部位，垫治疗巾。

2. 揭去外层敷料，用镊子取下内层敷料。

3. 观察疮面，用75%酒精棉球自创面周围10cm处开始，进行圆圈状向心性擦拭，逐渐移向创面边缘，如此进行2遍或3遍，或直至创面周围皮肤擦拭清洁。消毒皮肤的棉球不得进入创面内。用生理盐水棉球擦净创口内脓液，注意保护新生肉芽组织与上皮组织。

4. 药粉均匀撒在疮面上，再将已摊涂好药膏的纱布覆盖疮面，胶布固定，酌情包扎。

二、无菌伤口换药

1. 按照伤口部位，采取不同体位，使伤口充分暴露，患者舒适，且便于医务人员操作。

2. 清洁洗手，戴无菌口罩和帽子。

3. 根据伤口情况，准备换药物品的种类和数量。

4. 去除胶布或绷带，由外向里，勿乱拉硬扯，以免牵动伤口引起疼痛。

5. 取下纱布敷料。应用镊子夹住内层敷料的一端，顺伤口方向反折拉向另一端，以近乎平行的方向逐渐揭除纱布敷料，不可向上拉，也不可从伤口的一侧拉向另一侧。敷料被血液浸透与伤口紧密黏着时，可用生理盐水浸湿后再揭去，以免引起伤口疼痛。

6. 伤口清洁消毒。用75%酒精棉球自伤口中心部开始擦拭，然后逐渐向外，消毒2次或3次，消毒范围一般应达伤口外10cm以上。

7. 覆盖干纱布敷料，然后用胶布或绷带妥善包扎固定。

8. 换药过程中，敷料镊与接触伤口的镊子不能互换；一只弯盘摆放棉球、纱布、镊子等换药物品，另一只放置污染物品，不得混淆。

第四单元　外科手术基本手术

重点提示　切开、显露、结扎、缝合、止血（★★★）。

一、切开

高频电流（电刀）和激光（光刀）适用于较大的切口、较厚的肌层和微血管丰富组织的切开。

1. 切口部位的选择

表浅部位的手术切口	一般选择病变部位之体表
深部手术的理想切口	基本条件：①利于显露手术视野。②组织损伤小。③愈合牢固。④术后不影响切口部位的功能。⑤利于美观

2. 切口的基本原则　直视下由浅入深，逐层切开，层次清楚。切口方向多纵向，长度以有效地暴露手术野为准。

3. 组织切开的注意事项

（1）切开皮肤时，小切口可由术者左手拇、示指固定局部皮肤，右手持手术刀，垂直切开，一次性切开皮肤、皮下组织，不要用力过猛，防止损伤深部组织。皮肤、皮下组织切开及彻底止血后，用纱布垫保护手术切口周围皮肤。

（2）肌肉或腱膜尽可能顺纤维方向分开，再进行分离，必要时可切断肌肉或腱膜，注意止血。

（3）切开腹膜时，不要损伤腹腔内器官。术者和助手各用一有齿摄，在切口中段处交替提夹腹膜2~3次，确保未夹住内脏器官后，再进行切开。

二、显露

1. 理想的手术切口能充分显露手术野，便利手术操作。原则上，切口尽量接近病变部位；为能适应实际需要，切口位置和方向应便于延长扩大。

2. 切开时尽量减少组织损伤，可减少出血，缩短切开和缝合时间，还可减少术后炎症反应和瘢痕形成。

3. 适应局部解剖和生理的特点，有利于伤口愈合，能最大限度地恢复功能。

三、结扎

单手打结法	术中应用最广泛，简便迅速。左右手均可做结
双手打结法	适于作外科结，但较烦琐、浪费时间。分别以左右手用相同的方法打成两个交叉结，对深部或组织张力较大的缝合结扎较为方便可靠
器械打结法（持钳打结法）	一般左手捏住缝合针线一段，右手拿持针器或血管钳打结，用于连续缝合、深部操作、线头较短以及一些精细手术时。不影响视野、节省时间，缺点是缝合有张力时不易扎紧
深洞打结	盆腔深部常用，不论用手或止血钳，在第一道线结起后，将一线拉紧，用另一手将线结推下，同样以相反方向结扎第二个线结

四、缝合

单纯对合	①间断缝合法，最常用。②连续缝合法，常用于缝合腹膜、胃肠道和血管等。③“8”字缝合法，常用于缝合肌腱、腱膜及腹直肌鞘前层等张力较大的组织。④毯边缝合法。⑤减张缝合
内翻缝合	全层连续水平内翻缝合法、浆肌层间断缝合法、浆肌连续缝合法、荷包缝合法
外翻缝合	基本缝合法为褥式缝合法，可分为水平褥式与垂直褥式两种，每种又各有间断与连续两种方法

五、止血

一般的止血法	①压迫止血，手术中最常用的止血法。②结扎止血，包括单纯结扎和缝合结扎
选择的止血法	①血管阻断和修复。②局部药物止血。③电凝止血。④激光止血。⑤氩气刀

第五单元　外科常用诊疗操作技术

重点提示　静脉切开术、活组织检查术（★★★）。

一、静脉切开术

1. 适应证与禁忌证

适应证	①病情紧急如休克、大出血等，急需快速大量输血、输液而静脉穿刺有困难时。②需较长时间维持静脉输液，而表浅静脉和深静脉穿刺有困难或已阻塞者。③施行某些特殊检查如心导管检查、中心静脉压测定等
禁忌证	静脉周围皮肤有炎症或有静脉炎、已有血栓形成或有出血倾向者

2. 手术步骤　一般选择四肢表浅静脉切开，最常用内踝前或卵圆窝处大隐静脉。

（1）患者仰卧位，术侧下肢外旋，静脉切开部位皮肤常规消毒，铺无菌洞巾，用利多卡因作局部麻醉。

（2）在内踝前上方3cm处，横形切开皮肤，长2～2.5cm。

（3）用小弯止血钳分离皮下组织，将静脉挑出并在静脉下穿过细丝线2根，用1根先结扎静脉远侧端，暂不剪断丝线，留作安置导管时作牵引用。

（4）牵引远侧丝线将静脉提起，用小剪刀在静脉壁上剪一“V”形切口，以无齿镊夹起切口上唇静脉壁，将静脉切开导管快速插入静脉腔，深约5cm，结扎近侧丝线，并将导管缚牢。将备好的输液器接头与导管连接，观察液体输入是否畅通及有无外渗。

（5）剪去多余丝线，缝合皮肤切口。用1根皮肤缝线环绕导管结扎固定，以防滑脱。外用无菌敷料覆盖，胶布固定。

（6）不再使用时，消毒，剪断结扎线，拔出导管，局部加压，覆盖纱布包扎，胶布固定。术后7天拆除皮肤缝线。

二、活组织检查术

1. 检查方法　体表浅层活组织检查（小手术切取体表浅层的肿块或病变组织标本）、内窥镜活组织检查、穿刺或抽吸活组织检查、体腔穿刺液检查、手术切片检查。

2. 注意事项　所取组织须有足够大小径（5mm以上）。表面有坏死溃疡的病灶，取材须达到足够深度，取新鲜有活性的组织。有时需作多点活检。所取组织最好包含部分正常组织。

第六单元　普通外科特殊诊断方法和技术

重点提示　针吸活检术（★★）。

一、适应证

1. 乳腺癌或怀疑乳腺癌的住院患者，针吸确定癌细胞后即行根治术，代替冰冻切片检查。

2. 门诊患者针吸诊断为癌细胞或可疑癌细胞，一部分良性细胞异型性较明显时建议手术治疗。

3. 各种囊肿病变，可做诊断性穿刺，如积乳囊肿、血囊肿等。

4. 应用于普查　经其他方法筛选后，认为仍有问题或怀疑癌情况下施行针吸确诊。

5. 凡可触及的乳腺肿物皆可用针吸术。肿物直径小于1cm者最好在超声引导下进行穿刺。

二、禁忌证

1. 凝血机制不良者。

2. 乳腺肿块处于急性炎症期。

三、操作方法

1. 取平卧位或坐位。于肿块表面皮肤常规消毒，戴无菌手套。

2. 术者用左手拇指、示指将肿块按压固定，右手持接7号针头（细针限定针头外径为0.6～0.8mm，不超过0.9mm）的注射器（以5mL或10mL最好）直刺肿块，注射器内可事先抽入少量液体推除，使针筒内湿润，使抽得的细胞不易被破坏。

3. 按事先估计的进针深度，使针尖穿入肿块深2/3后回抽注射器并保持负压，将针头在肿块内来回穿刺3～4次，并作一定旋转，也可适当变换穿刺角度，注意针头不要穿出肿块进入正常乳腺组织内。

4. 将注射器卸下以解除负压，然后连接并拔出针头；助手负责以干蒸消毒棉球压住针吸孔，胶布粘住。施术者迅速将针头内抽吸到的细胞喷在载玻片上涂匀，自然干燥；用无水酒精固定。

第五章　疮疡

第一单元　疖

重点提示　暑疖、疖病的病因病机、临床表现、诊断与鉴别诊断、中医治疗（★★★）；蝼蛄疖的临床表现、诊断、鉴别诊断、中医治疗（★★）。

一、暑疖

1. 病因病机　暑热侵犯，日久化毒，毒壅血瘀，热肿生腐而成。

2. 临床表现与诊断　发于夏秋季，儿童及新产妇多见，以色红、灼热、疼痛、突起根浅，肿势局限，范围多小于3cm，易脓、易溃、易敛为临床特点。

3. 鉴别诊断

（1）蝼蛄疖（头皮穿凿性脓肿）：疮形、肿势虽小，而根脚坚硬，溃破虽出脓水，而坚硬不退，疮口愈后，过一时期还会复发，往往一处未愈，他处又生；或疮大如梅李，相联三五枚，溃破脓出，其口不敛，日久头皮窜空。

（2）疖病：好发于项后、背部、臀部等处。可在一定部位有几个到数十个，反复发作，缠绵经年不愈；也有在身体各处散发，一处将愈，他处又起，或间隔2周、月余再发。

4. 中医治疗

	证型	证候		治法	方药
内治法	热毒蕴结证	轻者疖肿仅1～2个，也可散发全身，或簇集一处，或此愈彼起	舌红，苔黄，脉数	清热解毒	五味消毒饮
	暑热浸淫证	局部皮肤红肿结块，灼热疼痛，根脚很浅，范围局限	舌苔薄腻，脉滑数	清暑化湿解毒	清暑汤
外治法	①轻者初起可外贴拔毒膏。 ②破溃后可用纸捻蘸少许提毒生肌散插入疮口内，外贴拔毒膏；或用二味拔毒散用米醋调成稀糊状后涂患处。 ③可用六神丸适量研成细粉后加入适量米醋后涂患处				

二、疖病

1. 病因病机　体虚毒恋。素体禀赋不足、体质虚弱者，由于皮毛不固，外邪易于侵袭肌肤而发病。若伴消渴、肾病、便秘等慢性病以致阴虚内热，或脾胃气虚者，亦容易染毒发病，病久反复，耗气伤阴，正气益虚，更难托毒，毒又聚结，如此恶性循环，日久不瘥。

2. 临床表现与诊断　此愈彼起，经久不愈，好发于项后发际、背部、臀部。常伴消渴或习惯性便秘等慢性疾病。

3. 鉴别诊断

（1）痈（皮肤浅表脓肿）：常为单发，初起无头，局部顶高色赤，表皮紧张光亮，肿势范围较大（6～9cm），初起即伴有明显的全身症状。

（2）颜面疔疮（颜面部疖）：初起有粟粒状脓头，根脚较深，状如钉丁，肿势散漫，肿胀范围显著大于疖，出脓时间较晚且有脓栓，多数患者初起即有明显的全身症状。

（3）囊肿型痤疮：好发于面颊部和背部，初为坚实丘疹，挤之有豆渣样物质，反复挤压形成大小不等的结节，常继发化脓感染，破溃流脓，形成窦道及瘢痕，病程较长，30岁以后发病减少。

4. 中医治疗

	证型	证候		治法	方药
内治法	热毒蕴结证	好发于项后发际、背部、臀部，伴发热、口渴、溲赤、便秘	舌苔黄，脉数	清热解毒	五味消毒饮
	体虚毒恋，阴虚内热证	疖肿常此愈彼起，不断发生，疖肿较大，易转变成有头疽；常伴口干唇燥	舌红，苔薄，脉细数	养阴清热解毒	仙方活命饮+增液汤
	体虚毒恋，脾胃虚弱证	疖肿泛发全身各处，成脓、收口时间均较长，脓水稀薄，常伴面色萎黄，神疲乏力，纳少便溏	舌淡或边有齿痕，苔薄，脉濡	健脾和胃，清化湿热	五神汤+参苓白术散
外治法	①初起：小者用千捶膏盖贴或三黄洗剂外搽；大者用金黄散/玉露散，以金银花露/菊花露调成糊状敷于患处，或紫金锭水调外敷。 ②脓成：宜切开排脓，九一丹、太乙膏盖贴；深者可用药线引流。脓尽用生肌散、白玉膏收口				

三、蝼蛄疖

1. 临床表现　多发于儿童头部。未破如蛐蟮拱头，已破如蝼蛄串穴。局部皮厚且硬者难治；皮薄成空壳者易治，但均以体虚者病情较重。若无适当治疗，则迁延日久，可损及颅骨，如以探针或药线探之，可触及粗糙的骨质，必待死骨脱出，方能收口。一般无全身症状，可伴有神疲形瘦、纳呆便溏等。

坚硬型	疮形肿势虽小，但根脚坚硬，溃破出脓而坚硬不退，疮口愈合后还会复发，常为一处未愈，他处又生
多发型	疮大如梅李，相联三五枚，溃破脓出，不易愈合，日久头皮窜空，如蝼蛄串穴之状

2. 诊断　多发于小儿头皮，初起为毛囊性丘疹，逐渐增大如黄豆至梅李大小之疖肿，根底坚硬，继之形成脓肿，多自溃脓出；因脓泄不畅，则根底坚硬不易消退；疮内隔膜相裹，故愈而又发；亦有疮口经久不敛，使头皮串空者。

3. 鉴别诊断

（1）有头疽：好发于项背部，初起有多个粟米状脓头，红肿范围多超过9cm以上，溃后状如蜂窝，全身症状明显，病程较长。

（2）疖病：好发于项后、背部、臀部等处。可在一定部位有几个到数十个，反复发作，缠绵经年不愈；也有在身体各处散发，一处将愈，他处又起，或间隔2周、月余再发。

4. 中医治疗

	证型	证候		治法	方药
内治法	暑湿蕴结证	疖肿如梅李，溃脓不畅，久不收口，脓窦串通，常伴精神不振，食少纳呆，烦躁不安	舌苔薄黄而腻，脉濡数	清暑化湿解毒	清暑汤
	风热上攻证	初起如豆，肿势局限，脓溃不消，或本处未罢，他处又生，疖肿相近，疮口不敛，宛如蝼蛄窜穴，可有面赤口渴，头痛烦躁	舌苔黄，脉数	疏风清热，消肿散结	祛风散热饮
	正虚毒结证	经年不愈，或作结块，迟不化脓，或已溃破，脓液稀薄，伴神疲乏力，面色无华	舌质淡，脉虚细	扶正托毒	托里消毒散
外治法	十字形切开，如遇出血，可用棉垫加多头带缚扎以压迫止血。若有死骨，待松动时用镊子钳出。可配合垫棉法，使皮肉粘连而愈合				

第二单元　疔疮

重点提示　颜面部疔疮、手足部疔疮的病因病机、临床表现与诊断、鉴别诊断、中医治疗（★★★）；烂疔、红丝疔的临床表现、诊断、鉴别诊断、中医治疗（★★）。

一、颜面部疔疮

1. 病因病机　多因火热之毒为患。若火毒炽盛，内燔营血，则成走黄重症。

2. 临床表现与诊断　多发于唇、鼻、眉、颧等处。局部开始为一个脓头，肿块坚硬根深，如钉丁之状，或麻或痒。继之红肿高突，可发展为数个脓头，焮热疼痛。有恶寒发热、头痛等症状。如有神昏谵语，皮肤瘀点，应考虑"疔疮走黄"。颈颌部多有臖核肿大疼痛。血白细胞计数及中性粒细胞增高。症状严重者应行血细菌培养。

3. 鉴别诊断

（1）疖：虽好发于颜面部，但红肿范围不超过3cm，无明显根脚，一般无全身症状。

（2）有头疽（痈）：多发于项背部肌肉丰厚处，初起皮肤即有一粟米样疮头，逐渐形成多头或蜂窝状；红肿范围常超过9cm，病程较长。

4. 中医治疗

	证型	证候		治法	方药
内治法	热毒蕴结证	红肿高突，根脚收束；伴发热、头痛	舌红，苔黄，脉数	清热解毒	五味消毒饮、黄连解毒汤
	火毒炽盛证	疮形平塌，肿势散漫，皮色紫暗，焮热疼痛；伴高热，头痛，烦渴，呕恶，溲赤，便秘	舌红，苔黄腻，脉洪数	凉血清热解毒	犀角地黄汤、黄连解毒汤、五味消毒饮
外治法	①初起：箍毒消肿，用金黄散、玉露散以金银花露或水调成糊状围敷，或千捶膏盖贴，或六神丸、紫金锭研碎水调外敷。 ②脓成：提脓祛腐，用九一丹、八二丹撒于疮顶部，再用玉露膏或千捶膏敷贴。若脓出不畅，用药线引流；若脓已成熟，中央已软有波动感时，可切开排脓。 ③溃后：提脓祛腐，生肌收口。疮口掺九一丹，外敷金黄膏；脓尽改用生肌散、太乙膏或红油膏盖贴				

二、手足部疔疮

1. 病因病机　总由火毒凝结而发。内因脏腑火毒炽盛，外因手足部外伤染毒，两邪相搏，以致毒邪阻于皮肉间，留于经络之中，血凝毒滞，经络阻塞，热胜肉腐而成。

2. 临床表现与诊断

疔疮	临床表现与诊断
蛇眼疔	①初起：多局限于指甲一侧边缘的近端，有轻微红肿疼痛，2～3 天成脓，可在指甲背面透现一点黄色或灰白色，或整个甲身内有脓液。 ②出脓后：肿退痛除，迅速愈合；严重者脓出不畅，甲下溃空或有胬肉突出，甚至指（趾）甲脱落
蛇头疔	①初起：指端麻痒而痛，继而刺痛，灼热肿胀，色红不明显，肿势逐渐扩大。 ②中期：肿势更大，手指末节呈蛇头状肿胀。 ③酿脓时：有剧烈跳痛，患肢下垂时痛甚，局部触痛明显。10 天左右成脓，多伴阵发性啄痛，常影响食欲和睡眠。伴恶寒发热、头痛、全身不适等症状。 ④后期：一般脓出肿退痛止，趋向痊愈。若未及时处理，任其自溃，溃后脓水臭秽，经久不愈，余肿不消，或胬肉突出者，多是损筋伤骨的征象
蛇腹疔	①发于指腹部，整个患指红肿疼痛，呈圆柱状，形似小胡萝卜，关节轻度屈曲，不能伸展，若强行扳直，即觉剧痛。 ②诸症逐渐加重，7～10 天成脓。因指腹皮肤厚韧，不易测出波动感，也难自溃。 ③溃后脓出黄稠，逐渐肿退痛止，2 周左右痊愈；若损伤筋脉，则愈合缓慢，常影响手指屈伸
托盘疔	①初起整个手掌肿胀高突，失去正常的掌心凹陷或稍凸出，手背肿势常更明显，甚则延及手臂，疼痛剧烈，或伴发红丝疔。伴恶寒发热、头痛、纳呆等全身症状。 ②2 周左右成脓，因手掌皮肤坚韧，虽内已化脓，但不易向外透出，可向周围蔓延，损伤筋骨，影响屈伸功能，或并发疔疮走黄。 ③若溃后脓出，肿退痛减，全身症状亦随之消失，再过 7～10 天愈合
足底疔	初起足底部疼痛，不能着地，按之坚硬。3～5 天后有啄痛，修去老皮后可见到白色脓点。重者肿势蔓延到足背，痛连小腿，不能行走，伴恶寒发热、头痛、纳呆等。溃后流出黄稠脓液，肿消痛止，全身症状也随之消失

3. 鉴别诊断

（1）手发背（手背部蜂窝织炎）：全手背漫肿，红热疼痛，手心不肿，出脓稠黄，或漫肿坚硬，不红不热，溃迟敛难，久则损筋伤骨。与托盘疔相鉴别。

（2）足发背（足背部蜂窝织炎）：足背红肿灼热疼痛，肿势弥漫，边界不清，影响活动。一般 5～7 天迅速增大化脓。溃破后脓出稀薄，夹有血水，皮肤湿烂。与足底疔相鉴别。

4. 中医治疗

	证型	证候		治法	方药
内治法	火毒凝结证	红肿热痛、麻痒相兼，伴畏寒发热	舌红，苔黄，脉数	清热解毒	五味消毒饮、黄连解毒汤
	热胜肉腐证	疼痛剧烈，痛如鸡啄，溃后脓出肿痛消退，若溃后脓泄不畅，则肿痛不退，胬肉外突，甚者损筋蚀骨	舌红，苔黄，脉数	清热透脓托毒	五味消毒饮 + 透脓散
	湿热下注证	足底部红肿热痛，伴恶寒，发热，头痛，纳呆	舌红，苔黄腻，脉滑数	清热解毒利湿	五神汤 + 萆薢渗湿汤
外治法	①初期：金黄膏/玉露膏外敷。 ②溃脓期：脓成应及早切开排脓。 ③收口期：脓尽用生肌散，白玉膏外敷				

三、烂疔

1. 临床表现与诊断

（1）多发于足及小腿，偶见于手背、臂部。

（2）初起皮肤破伤部位感觉胀痛，创口周围皮肤红、热不明显。数天后，肿胀、疼痛剧烈，皮肤出现水疱，破后流出淡棕色浆水，气味臭秽，疮口周围呈紫黑色，轻按患处可有捻发音，重按可有污脓溢出，混以气泡。

（3）伴有寒战，高热，头痛，神志时昏时清，烦渴引饮，小便短赤。

（4）若肿热蔓延，腐烂不止，持续高热，神志昏迷，为合并“走黄”。

（5）发病前多有肢体创伤和泥土污物接触史。

（6）局部脓液涂片检查和细菌培养，可发现革兰阳性梭状芽孢杆菌和大量红、白细胞。血白细胞计数增高，红细胞总数显著下降，血红蛋白下降。X 线检查见有气泡阴影。

2. 鉴别诊断

（1）流火（急性淋巴管炎）：常有反复发作史，局部皮色鲜红，边缘清楚，高出周围皮肤，压之能褪色。一般无水疱，即使有水疱亦较小，刺破后流出黄水，肉色鲜红，无坏死现象。

（2）发（蜂窝织炎）：发病相对较慢，疼痛渐渐加重，其红肿以中心最明显，四周较淡。溃烂后患处无捻发音，全身症状相对较轻。

3. 中医治疗

	证型	证候		治法	方药
内治法	湿火炽盛证	疮口周围皮肤呈红色、肿胀发亮，按之陷下，迅速蔓延成片；1～2 天后肿胀剧烈，可出现水疱，皮肉腐烂，持续高热	舌红，苔薄白或黄，脉弦数	清热泻火，解毒利湿	黄连解毒汤 + 萆薢化毒汤
	毒入营血证	局部胀痛，疮周高度水肿发亮，迅速呈暗紫色，间有血疱，气味恶臭；伴壮热头痛，神昏谵语，气促，烦躁不安，呃逆呕吐	舌红绛，苔薄黄，脉洪滑数	凉血解毒，清热利湿	犀角地黄汤、黄连解毒汤 + 三妙丸
外治法	初起用玉露膏外敷。腐肉与正常皮肉分界明显时，改掺 5%～10% 蟾酥合剂或五五丹。腐肉脱落，肉色鲜润红活者，用生肌散、红油膏盖贴				

四、红丝疔

1. 临床表现　手足部多有生疔或皮肤破损等病史，好发于手臂前侧及小腿内侧。

（1）局部症状：多先在手足生疔部位或皮肤破损处，红肿热痛，继则在前臂或小腿内侧皮肤上起红丝一条，迅速向躯干方向走窜，上肢可停于肘部或腋部，下肢可停于腘窝或胯间，或更向上蔓延。肘、腋或腘窝、胯部常有臖核作痛。

（2）全身症状：轻者红丝较细，可无全身症状；重者红丝较粗，并伴有恶寒发热、头痛、饮食不振、周身乏力、舌苔黄、脉数等全身症状。

2. 诊断　红丝显露先从手、前臂或足、小腿部开始，可延伸至肘、腋或膝、股缝处，同时有臖核肿胀疼痛。病变深者，皮肤微红或不见红丝，但可触及条索状肿胀和压痛。一般有恶寒、发热、头痛、脉数等症状。四肢远端有化脓性病灶或创伤史。血白细胞计数及中性粒细胞增高。

3. 鉴别诊断

（1）青蛇毒（血栓性浅静脉炎）：常有下肢筋瘤史，下肢有条索状红肿，压痛，发展较慢，全身症状较轻，局部病变消退较慢，消退后常在病变局部出现条索状硬结，周围皮肤颜色暗紫。

（2）股肿（血栓性深静脉炎）：常有久卧、久坐，或外伤、手术、分娩史，局部疼痛，肿胀，压痛，将患侧足背向背侧急剧弯曲时，可引起小腿肌肉疼痛。

4. 中医治疗

	证型	证候		治法	方药
内治法	火毒入络证	患肢红丝较细，红肿疼痛，全身症状较轻	苔薄黄，脉濡数	清热解毒	五味消毒饮
	火毒入营证	患肢红丝粗肿明显，迅速向近端蔓延，伴臖核肿大作痛，寒战高热，头痛，口渴	苔黄腻，脉洪数	凉血清营，解毒散结	犀角地黄汤、黄连解毒汤、五味消毒饮
外治法	①红丝细者宜用砭镰法，局部皮肤消毒后，以刀针沿红丝行走途径寸寸挑断，并用拇指和示指轻捏针孔周围皮肤，微令出血，或在红丝尽头挑断，挑破处均盖贴太乙膏掺红灵丹。 ②初期可外敷金黄膏、玉露散；若结块成脓则宜切开排脓，外敷红油膏；脓尽改用生肌散、白玉膏收口				

第三单元　痈

重点提示　颈痈、腋痈、脐痈的病因病机、临床表现与诊断、鉴别诊断、中医治疗（★★★）。

一、颈痈

1. 病因病机　多由外感风温、风热之邪，内伤情志，气郁化火，以致外邪内热夹痰蕴结于少阳、阳明经络，气血凝滞，热胜肉腐而成，或因患乳蛾、口疳、龋齿或头面疮疖毒邪流窜至颈部而成。

2. 临床表现与诊断

（1）多见于儿童，冬春季易发。发病前多有乳蛾、口疳、龋齿或头面疮疖，或附近有皮肤黏膜破伤病史。多生于颈旁两侧，也可发生于耳后、颌下、颏下。

（2）初起结块形如鸡卵，皮色不变，肿胀，灼热，疼痛，活动度不大，逐渐漫肿坚实，焮热疼痛。伴有寒热、头痛、项强等症状。

（3）若4～5天后发热不退，皮色渐红，肿势高突，疼痛加剧如鸡啄，伴口干、便秘、溲赤等症状，是欲成脓。至7～10天按之中软而有波动感者，为脓已成。溃后脓出黄白稠厚，肿退痛减，10～14天可愈合。

3. 鉴别诊断

（1）痄腮：发于腮部，常双侧发病，色白濡肿，酸胀少痛，颊黏膜腮腺导管开口处可有红肿，进食时局部疼痛，一般不化脓，1～2周消退，有传染性。

（2）臖核：为颈部慢性淋巴结炎。虽多由头面疮疖、口腔感染等疾病引起，但结块肿形较小，推之活动，轻压痛。一般不会化脓，无全身症状。

4. 中医治疗

	证型	证候		治法	方药
内治法	风热痰毒证	颈旁结块，初起色白濡肿，形如鸡卵，灼热疼痛，逐渐红肿化脓；伴恶寒发热，头痛，项强，咽痛，口干，溲赤，便秘	苔薄腻，脉滑数	散风清热，化痰消肿	牛蒡解肌汤/银翘散
外治法	①初起：金黄膏外敷，或太乙膏掺红灵丹外敷。 ②成脓：切开排脓。 ③溃后：用药线蘸八二丹/九一丹引流，外盖金黄膏/红油膏；脓腐已尽，外用生肌散、生肌白玉膏				

二、腋痈

1. 病因病机　常由上肢皮肤破损染毒，或有疮疡等病灶，毒邪循经流窜至腋部所致，或因肝脾郁热，兼忿怒气郁，导致气滞血壅，经脉阻滞而成。

2. 临床表现与诊断

（1）发病前多有手部或臂部皮肤皲裂、破损或疮疡等病史。

（2）初起多见腋部肿胀，皮色不变，灼热疼痛，同时上肢活动不利，伴有恶寒发热、纳呆等症状。若疼痛日增，寒热不退，势在酿脓。

（3）经 10 ~ 14 天肿块中间变软，皮色转红，按之波动感明显，为脓已成，应切开排脓，切开或溃后脓流不尽，肿势不退，多因切口太小，或因任其自溃而疮口过小，或因疮口位置偏高，导致袋脓。此时需及时扩创，否则可迁延日久，难以收口。

3. 鉴别诊断　腋疽：腋部肿块初起推之可动，疼痛不甚，约需 3 个月化脓，溃后脓水稀薄，并夹有败絮样物质，收口缓慢；可伴有午后潮热等症状。

4. 中医治疗

	证型	证候		治法	方药
内治法	肝郁痰火证	腋部肿胀热痛，伴发热，头痛	舌红，苔黄，脉弦数	清肝解郁，消肿化毒	柴胡清肝汤
外治法	①初起：金黄膏外敷，或太乙膏掺红灵丹外敷。②脓成：切开手术时，刀法宜取循经直开，低位引流。若有袋脓则及时扩创，或行垫棉压迫疗法				

三、脐痈

1. 病因病机　多先有脐部湿疮出水，复因搔抓染毒，或先天脐部发育不良，又有心脾湿热，下移于小肠，致使火毒结聚脐部，血凝毒滞而成。

2. 临床表现与诊断

（1）发病前常有脐孔湿疮病史，或脐孔曾有排出尿液或粪便史。

（2）初起脐部微痛微肿，皮色或红或白，渐渐肿大如瓜，或高突如铃，根盘较大，触痛明显，或绕脐而生。

（3）酿脓时可伴有恶寒发热等全身症状。溃后脓水稠厚无臭味者易敛；若脓出臭秽，或夹有粪块物质，脐孔正中下方触及条状硬结者，常形成脐漏，日久不易收口。

3. 鉴别诊断　脐风：脐部不痛不肿，潮红湿润，或湿烂流滋，瘙痒不适。可反复发作。

4. 中医治疗

	证型	证候		治法	方药
内治法	湿热火毒证	脐部红肿高突，灼热疼痛	舌苔薄黄，脉滑数	清火利湿解毒	黄连解毒汤 + 四苓散
	脾气虚弱证	久不收敛，面色萎黄，纳呆	舌苔薄，脉濡	健脾益气托毒	四君子汤 + 托里透脓汤
外治法	①初起：金黄膏外敷。②溃后：用八二丹/九一丹药线引流，外盖红油膏/青黛膏；脓腐已尽，用生肌散、白玉膏。③成漏者：疮口中可插入七三丹药线，或七仙条化管提脓，待脓腐脱尽后，加用垫棉法。④如久不收口，溃膜成漏者：可行手术治疗				

第四单元　发

重点提示　臀痈、手足发背的病因病机、临床表现与诊断、鉴别诊断、中医治疗（★★★）；锁喉痈的临床表现与诊断、鉴别诊断、中医治疗（★★）。

一、锁喉痈

1. 定义　锁喉痈是发于颈前正中结喉处的急性化脓性疾病，又称猛疽、结喉痈，俗称盘颈痰毒。

2. 临床表现与诊断

（1）多发生于儿童，发病前有口唇、咽喉糜烂及痧痘史。

（2）结喉部红肿绕喉，根脚散漫，坚硬灼热疼痛，来势凶猛。2～3 天后，肿势可延及两颈，甚至上延腮颊，下至胸前。可因肿连咽喉、舌下而并发喉风、重舌，以致汤水难下。

（3）伴有壮热口渴，头痛项强，大便秘结，小便短赤，甚至气喘痰壅而发生痉厥。

（4）若肿势渐趋局限，按之中软应指者，为脓已成熟。溃后脓出黄稠、热退肿消者轻；溃后脓出稀薄、疮口有空壳，或脓从咽喉部溃出，全身虚弱者重，收口亦慢。

3. 鉴别诊断

（1）颈痈：初起块形如鸡卵，皮色不变，肿胀范围相对较小，灼热疼痛，经 7～10 天成脓，10～14 天可愈合，伴有明显外感风温症状。

（2）瘿痈：发病前多有风温、风热症状，颈前结喉两侧结块，皮色不变，微有灼热，疼痛牵引至耳后枕部，较少化脓。

4. 中医治疗

证型	证候		治法	方药
痰热蕴结证	壮热口渴，头痛项强	舌红绛，苔黄腻，脉弦滑数或洪数	散风清热，化痰解毒	普济消毒饮
热胜肉腐证	脓出黄稠，热退肿减	舌红，苔黄，脉数	清热化痰，和营托毒	仙方活命饮
热伤胃阴证	胃纳不香，口干少津	舌光红，脉细	清养胃阴	益胃汤
外治法	①初起：用玉露散、金黄散或双柏散以金银花露或菊花露调敷。 ②成脓后：及早切开减压，用九一丹药线引流，外盖金黄膏或红油膏。 ③脓尽：改用生肌散、白玉膏			

二、臀痈

1. 病因病机

（1）急性者：多由湿热火毒内生，或臀部注射时感染毒邪，亦可从局部疮疖发展而来，导致湿热火毒相互搏结，逆于肉理，营气不从，肉腐化脓而成。

（2）慢性者：多由湿痰凝结，或注射药液吸收不良所致。

2. 临床表现与诊断

（1）局部常有注射史，或患疮疖，或臀部周围有皮肤破损病灶。

（2）急性者臀部一侧初起疼痛，肿胀焮红，患肢步行困难，皮肤红肿以中心最明显而四周较淡，边缘不清，红肿逐渐扩大而有硬结。

（3）慢性者臀部初起多漫肿，皮色不变，红热不显而结块坚硬，有疼痛或压痛，患肢步行不便，进展较为缓慢，全身症状也不明显。

3. 鉴别诊断

（1）有头疽：患处初起有粟粒样脓头，痒痛并作，溃烂时状如蜂窝。

（2）流注：患处漫肿疼痛，皮色如常，不局限于臀部一处，有此处未愈，他处又起的特点。

4. 中医治疗

	证型	证候		治法	方药
内治法	湿火蕴结证	湿烂溃脓，头痛骨楚	舌红，苔黄或黄腻，脉数	清热解毒，和营化湿	黄连解毒汤 + 仙方活命饮
	湿痰凝滞证	漫肿不红，结块坚硬	舌苔薄白或白腻，脉缓	和营活血，利湿化痰	桃红四物汤 + 仙方活命饮
	气血两虚证	面色萎黄，神疲乏力	舌淡，苔薄白，脉细	调补气血	八珍汤
外治法	①未溃时：红热明显者，用玉露膏；红热不显者，用金黄膏或冲和膏外敷。 ②成脓后：宜切开排脓。切口低位、够大够深，并清除腐肉，以排脓顺畅为目的。 ③溃后：用八二丹、红油膏盖贴，脓腔深者，用药线引流；脓尽用生肌散、白玉膏收口；疮口有空腔不易愈合者，用垫棉法加压促进愈合				

三、手足发背

1. 病因病机

（1）手发背：多由饮食不节，情志内伤，湿火内生，或局部外伤染毒，导致湿热结聚手背，气血壅滞，热胜肉腐所致。

（2）足发背：多因局部外伤感染毒邪，或湿热下注，导致湿热毒邪壅阻肌肤，气血凝滞，热胜肉腐而成。

2. 临床表现与诊断

	手发背	足发背
病史	常有手部外伤感染病史	局部常有足背部外伤感染病史
初起	手背漫肿，边界不清，胀痛不舒，或有怕冷、发热等全身症状	足背红肿灼热疼痛，肿势弥漫，边界不清，影响活动
化脓	7～10 天时化脓，患部中间肿胀高突，皮色紫红，灼热疼痛如鸡啄，全身症状加重。若按之有波动感者，为脓已成	5～7 天迅速增大化脓，伴有寒战高热、纳呆、泛恶等全身症状

续表

	手发背	足发背
溃破	皮肤湿烂，脓水色白或黄，或夹有血水，逐渐脓少而愈合。如2~3周肿势不趋局限，溃出脓稀薄而臭，是为损骨之征	脓出稀薄，夹有血水，皮肤湿烂，全身症状多随之减轻

3. 鉴别诊断

（1）托盘疔：病在手掌部，手掌部肿胀高突，失去正常的掌心凹陷或稍突出，并伴手背部肿胀。

（2）毒虫咬伤：被毒虫咬伤后，手背迅速肿起，或红热疼痛，或伴风团，咬伤处可见瘀点。严重者疼痛剧烈，可伴皮肤坏死；若毒邪走散，循经走窜可引发红丝疔；若毒邪走散入营，也可危及生命。

（3）丹毒：患部皮色鲜红，边缘清楚，一般不化脓腐溃，常有反复发作史。

4. 中医治疗

分类	证型	证候		治法	方药
手发背	湿热壅阻证	皮肤湿烂，头痛骨楚，壮热恶寒	舌苔黄腻，脉数	清热解毒，和营化湿	五味消毒饮+仙方活命饮
	气血不足证	溃后脓液稀薄，神疲乏力	舌淡，苔薄，脉细	调补气血	托里消毒散
足发背	湿热下注证	足背红肿弥漫，寒战高热，纳呆，泛恶	舌红，苔黄腻，脉滑数	清热解毒，和营利湿	五神汤
外治法	①初起：用金黄膏或玉露膏外敷。 ②脓成：切开排脓，八二丹药线引流，红油膏盖贴。 ③脓尽：改用生肌散、白玉膏				

第五单元　有头疽

重点提示　有头疽的病因病机、临床表现与诊断、鉴别诊断、中医治疗（★★★）。

一、病因病机

外感风温、湿热，内有脏腑蕴毒，内外邪毒互相搏结，凝聚肌肤，以致营卫不和，气血凝滞，经络阻隔而成。

二、临床表现与诊断

1. 初起局部红肿，中央有白头，逐渐增多，溃后脓出黄稠。

2. 有恶寒，发热，头痛，口渴，脉数等。一、二候时症状明显，三、四候逐渐减轻或消失。

3. 局部症状分为四候，每候7天左右。本病以中老年为多见，好发于颈后或背部。

一候	成形：在红肿热痛的肿块上有多个脓头
二候	化脓：肿块增大，从中心开始化脓溃烂，状如蜂窝
三候	脱腐：坏死皮肉逐渐脱落，红肿热痛逐渐减轻
四候	生新：腐肉脱落，脓液减少，新肉生长，逐渐愈合

4. 血白细胞计数及中性粒细胞明显增高。常规检查血糖、尿糖有助于明确诊断。

三、鉴别诊断

1. 发际疮　生于项后、发际附近，病小而位浅，范围局限，多小于 3cm，或多个簇生在一起，2～3 天化脓，溃脓后 3～4 天即能愈合，无明显全身症状，易脓、易溃、易敛，但易反复发作，缠绵难愈。

2. 脂瘤染毒　患处素有结块，表面与皮肤粘连，其中心皮肤常可见粗大黑色毛孔，挤之有粉刺样物溢出，有臭味。染毒后红肿较局限，范围明显小于有头疽，10 天左右化脓，脓出夹有粉渣样物，愈合较为缓慢，全身症状较轻。

四、中医治疗

	证型	证候		治法	方药
内治法	火毒凝结证	红肿高突，灼热疼痛，根脚收束，口渴，尿赤	舌苔黄，脉数有力	清热泻火，和营托毒	黄连解毒汤 + 仙方活命饮
	湿热壅滞证	全身壮热，朝轻暮重，胸闷呕恶	舌苔白腻或黄腻，脉濡数	清热化湿，和营托毒	仙方活命饮
	阴虚火炽证	皮色紫滞，口干唇燥，小便短赤	舌红，苔黄燥，脉细弦数	滋阴生津，清热托毒	竹叶黄芪汤
	气虚毒滞证	皮色灰暗不泽，腐肉难脱，面色少华	舌淡红，苔白或微黄，脉数无力	扶正托毒	八珍汤 + 仙方活命饮
外治法	初起未溃	火毒凝结证/湿热壅滞证用千锤膏或金黄膏，阴虚火炽证/气虚毒滞证用冲和膏			
	酿脓期	八二丹。若脓水稀薄而带灰绿色用七三丹 + 金黄膏，脓腐脱落用九一丹 + 红油膏			
	收口期	生肌散 + 白玉膏			
	后期	腐肉已脱，但脓水较多，可用垫棉法加压			

第六单元　丹毒

重点提示　丹毒的病因病机、临床表现与诊断、鉴别诊断、中医治疗（★★★）。

一、概述

丹毒的特点是患部皮肤突然发红成片、色如涂丹。本病发无定处，生于躯干部者，称内发丹毒；发于头面部者，称抱头火丹；发于小腿足部者，称流火；新生儿多生于臀部，称赤游丹毒。

二、病因病机

总由血热火毒为患。发于头面部者，多夹风热；发于胸腹腰胯部者，多夹肝脾湿火；发于下肢者，多夹湿热；发于新生儿者，多由胎热火毒所致。

三、临床表现与诊断

1. 多发生于下肢，其次为头面部，新生儿丹毒常为游走性。

2. 局部红赤灼热，如涂丹之状，肿胀疼痛，红斑边缘微翘起，与正常皮肤有明显分界，红斑上有时可出现水疱紫斑，偶有化脓或皮肤坏死病变附近有臀核肿痛。

3. 开始即有恶寒、发热、头痛、周身不适等症状。

4. 可有皮肤黏膜破损或脚癣等病史。

5. 血白细胞计数及中性粒细胞明显增高。

四、鉴别诊断

1. 发　局部红肿，但中间明显隆起而色深，四周肿势较轻而色较淡，边界不清，胀痛呈持续性，化脓时跳痛，多发生坏死、化脓溃烂，一般不会反复发作。

2. 接触性皮炎　有明显刺激物及过敏性物质接触史，皮损发生在接触部位，境界清楚，以红肿、水疱、丘疹为主，伴焮热、瘙痒，多无疼痛；一般无明显全身症状。

3. 类丹毒　多发于手部，有猪骨或鱼虾之刺划破皮肤史，红斑范围小，症状轻，无明显全身症状。

五、中医治疗

	证型	证候		治法	方药
内治法	风热毒蕴证	发于头面部，伴恶寒，发热，头痛	舌红，苔薄黄，脉浮数	疏风清热解毒	普济消毒饮
	湿热毒蕴证	发于下肢，伴发热，胃纳不香	舌红，苔黄腻，脉滑数	利湿清热解毒	五神汤 + 萆薢渗湿汤
	胎火蕴毒证	发于新生儿，多见于臀部，壮热烦躁，甚则神昏谵语、呕吐		凉血清热解毒	犀角地黄汤 + 黄连解毒汤
	肝脾湿火证	发于胸腹腰胯部，肿胀疼痛，口干且苦	舌红，苔黄腻，脉弦滑数	清肝泻火利湿	柴胡清肝汤、龙胆泻肝汤/化斑解毒汤
外治法	①外敷法：玉露散/金黄散。 ②砭镰法：七星针/三棱针叩刺皮肤，放血泄毒。只适用于下肢复发性丹毒，禁用于赤游丹毒、抱头火丹者。 ③若流火结毒成脓者，可在坏死部位做小切口引流，掺九一丹，外敷红油膏				

第七单元　发颐

重点提示　发颐的临床表现与诊断、鉴别诊断、中医治疗（★★）。

一、临床表现与诊断

1. 初起颐颌部肿胀疼痛，逐渐增大延及耳前后，口颊内第 2 臼齿相对的腮腺管口红肿，压迫局部，可有黏稠分泌物溢出。化脓时肿痛加剧，腮腺管口溢脓。

2. 伴有高热、口渴、便秘等症。如体质极度虚弱，可出现神昏谵语等。

3. 发病前多有某些急性热病史，或胸腹部手术史。一般单侧多见，也有双侧同时发病者。

4. 血白细胞计数及中性粒细胞明显增高。

二、鉴别诊断

1. 痄腮　多发生于5～15岁儿童，常有本病接触史。发于颐颌之间，多为双侧性，色白漫肿，酸多痛少，不化脓。

2. 颈痈　多发生于颈部、颌下一侧，虽可化脓，但无口内颊部导管开口处红肿。

3. 骨槽风　多发于20～40岁青壮年，有拔牙史，腮颊部漫肿疼痛，色红或白，牙关拘紧，不能咀嚼，脓成溃后疮口日久不收，且有死骨排出。

三、中医治疗

	证型	证候		治法	方药
内治法	热毒蕴结证	身热恶寒，小便短赤，大便秘结	舌苔薄腻，脉弦数	清热解毒	普济消毒饮
	毒盛酿脓证	口内颊部导管开口处能挤出脓性分泌物，高热口渴	舌苔黄腻，脉弦数	清热解毒透脓	普济消毒饮＋皂角刺、白芷等
	热毒内陷证	壮热口渴，痰涌气粗，烦躁不安，神昏谵语	舌红绛，苔少而干，脉弦数	清营解毒，化痰泄热，养阴生津	清营汤＋安宫牛黄丸
	余毒未清证	颐颌部触之似有条索状物，口内常有臭味	舌苔薄黄或黄腻，脉滑	清脾泄热，化瘀散结	化坚二陈丸酌＋夏枯草、连翘、黄芩、玄参、莪术等
外治法	①初起：金黄膏/玉露膏外敷。 ②脓成：及早切开排脓。 ③溃后：先用八二丹药线引流，外敷金黄膏；口腔黏膜出脓处，用青吹口散外搽，每天4～5次。脓尽改用生肌散、红油膏外敷				

第八单元　流注

重点提示　流注的临床表现与诊断、鉴别诊断、中医治疗（★★）。

一、临床表现与诊断

1. 多发于躯干或四肢。一处或相继数处肌肉深处出现脓肿。

2. 初起患处酸痛漫肿，皮色不变；成脓时患处肿痛显著，皮色转红，按之应指；溃后脓出稠厚，肿不规则，痛渐消，疮口愈合。发于髂窝者，患肢屈曲难伸。

3. 发病前有疮疖等化脓性病灶，或跌仆损伤、感受暑湿等病史。

4. 有恶寒发热、汗出而热不退。以夏秋季节发病为多。

5. 血白细胞计数及中性粒细胞增高，血培养可有致病菌生长。

二、鉴别诊断

1. 环跳疽　疼痛在髋关节部，可致臀部外突，大腿略向外旋，患肢不能伸直和弯曲（髂窝流注是屈而难伸）。患侧漫肿上延腰胯，下及大腿。必要时可做髋关节穿刺以助鉴别。

2. 髋关节流痰　起病缓慢，可有虚痨病史，患肢伸而难屈，局部及全身症状均不明显，化脓在患病后6～12个月。大腿及臀部肌肉萎缩，站立时臀纹不对称。

三、中医治疗

	证型	证候		治法	方药
内治法	余毒攻窜证	发病前有疔疮、痈、疖等病史，壮热，口渴，神昏谵语	舌苔黄，脉洪数	清热解毒，凉血通络	黄连解毒汤+犀角地黄汤
	暑湿交阻证	恶寒发热，头胀，周身骨节酸痛，胸闷呕恶	舌苔白腻，脉滑数	解毒清暑化湿	清暑汤
	瘀血凝滞证	皮色微红或青紫，脓液中夹有瘀血	舌苔薄白或黄腻，脉涩或数	和营活血，祛瘀通络	活血散瘀汤
外治法	①初期：肿而无块，金黄膏/玉露膏；肿而有块，太乙膏掺红灵丹。 ②脓成：宜切开引流。 ③溃后：先用八二丹药线引流，脓净改用生肌散，均以红油膏/太乙膏盖贴				

第九单元　流痰

重点提示　流痰的临床表现与诊断、鉴别诊断、中医治疗（★★）。

一、临床表现与诊断

以脓肿旁流和溃后脓液中伴败絮状痰样物为特征。

1. 起病缓慢，初起仅感病变关节略有酸痛，皮色不变，活动不利，动则疼痛加剧，数月或经年以后，可有寒性脓肿出现。脓肿溃后，脓水稀薄，夹有败絮状物，不易收口。

2. 早期全身症状不明显，中、后期出现低热，颧红，纳呆，盗汗，消瘦，精神疲乏，脉细数等虚弱症状。

3. 发病部位以脊椎为多，其次为髋、膝关节。胸椎可见脊骨外突，行走时常以两手支持腰胁。脓肿多出现于肾俞穴附近。

4. 好发于儿童及青少年。患者及家属可有肺痨病史。

5. 活动期血沉明显增快，结核菌素试验呈强阳性。

6. X线片早期显示骨质疏松、脱钙，甚至部分破坏模糊，稍晚可见死骨游离，死骨吸收后可见骨空洞，晚期关节间隙狭窄或消失，呈畸形。

7. 脓液培养可有结核分枝杆菌生长。

二、鉴别诊断

1. 历节风　关节肿痛，呈多发性、对称性、反复性，日久肌肉萎缩，关节变形，但不化脓。类风湿因子检查阳性有助于诊断。

2. 骨肉瘤　多见于10～25岁青少年，病变多在肩关节下方或膝关节上方，局部疼痛呈持续性，进行性加剧。2～3个月后可触及肿块，坚硬如石，高低不平，推之不移，紧贴于骨，皮肤渐变紫黑，终不化脓。

三、中医治疗

	证型	证候		治法	方药
内治法	寒痰凝聚证	病变部位隐隐酸痛，动则疼痛加剧，休息时减轻，关节活动障碍	舌淡，苔薄，脉濡细	补肾温经，散寒化痰	阳和汤
	阴虚内热证	皮色微红，中有软陷，重按应指，伴午后潮热，颧红，盗汗，口燥咽干	舌红少苔，脉细数	养阴清热托毒	六味地黄丸＋清骨散
	肝肾亏虚证	疮口流脓稀薄，夹有败絮样物，患肢肌肉萎缩、关节畸形，腰脊酸痛，盗汗	舌红苔薄，脉细数或虚数	补益肝肾	左归丸＋香贝养荣汤
	气血两虚证	疮口流脓稀薄，日久不愈，伴面色无华，形体畏寒，心悸，失眠，自汗	舌淡红，苔薄白，脉濡细或虚大	补气养血	人参养荣汤/十全大补汤
外治法	①初期：回阳玉龙膏外敷，或阳和解凝膏掺桂麝散/黑退消敷贴。 ②成脓期：切开排脓。 ③溃后：窦道形成用五五丹药线，或白降丹/千金散黏附在药线上引流。将要收口时宜改掺生肌散。袋脓者宜进行扩创				

第十单元　走黄与内陷

重点提示　走黄与内陷的临床表现与诊断、中医治疗（★★）。

一、走黄

1. 临床表现与诊断

（1）有原发疔疮病灶。

（2）原发病灶突然疮顶陷黑无脓，肿势散漫，迅速向附近扩散，皮色暗红。呈现寒战高热、头痛、烦躁不安；或伴恶心呕吐、口渴喜饮、便秘腹胀或腹泻；或伴肢体拘急、骨节肌肉痛楚；或伴发附骨疽、流注等；或伴身发瘀斑、风疹块、黄疸等；乃至伴神昏谵语、呓语谵妄、咳嗽气喘、胁痛、发痉发厥等。

（3）血白细胞计数可达 $25\times10^9/L$ 以上，中性粒细胞 80%～90%。尿中可呈现蛋白。脓液和血液细菌培养多为阳性。可伴有肝肾功能损伤和电解质紊乱等。

2. 中医治疗

	证型	证候		治法	方药
内治法	毒盛入血证	疮顶陷黑无脓，寒战，高热，头痛	舌红绛，苔多黄燥，脉洪数或滑数	凉血清热解毒	犀角地黄汤＋黄连解毒汤＋五味消毒饮
外治法	颜面疔疮早期药物外敷；中期脓肿及时切开，后期引流通畅；烂疔及时清除坏死组织，清除异物，引流通畅				

二、内陷

1. 临床表现与诊断

（1）多见于老年人，或既往有消渴病。尤易并发于脑疽、背疽患者。

（2）分型

火陷型	多见于疽证一、二候（七天为一候）	局部疮顶不高，根盘散漫，疮色紫滞，疮口干涸无脓，灼热剧痛。伴壮热口渴，便秘溲赤，浮躁不安，神昏谵语，或胸胁隐痛
干陷型	多见于疽证二～三候	局部脓腐不透，疮口中间侵蚀，脓少而薄，疮色惨淡，肿势平塌，散漫不聚，闷胀痛楚或微痛，伴发热或恶寒，神疲少食，自汗胁痛，神昏谵语，气息粗促，或体温不高，四肢厥冷，大便溏薄，小便频数
虚陷型	多见于疽证四候	局部肿势已退，疮口腐肉已尽，而脓水灰薄，或偶带绿色，新肉不生，状如镜面，光白板亮，不知痛楚。满身呈现虚热不退，形神委顿。饮食日减，可能腹痛腹泻，自汗肢冷，气息低促，随即陷入晕厥、厥脱等脾肾阳虚之证，或见舌光如镜、口舌生糜等阴伤胃败证

（3）血白细胞计数可达 $20\times10^9/L$ 以上，中性粒细胞 80%～90%；血及脓液细菌培养多为阳性；血糖、尿糖可增高。

2. 中医治疗

	证型	证候		治法	方药
内治法	邪盛热极证	多发生于疽证一～二候的毒盛期。灼热剧痛，神昏谵语，便干溲赤	舌红绛，苔黄腻或黄燥，脉洪数、滑数或弦数	凉血清热解毒，养阴清心开窍	清营汤＋黄连解毒汤、安宫牛黄丸、紫雪丹，加皂角刺
	正虚邪盛证	多发生于疽证二～三候溃脓期，发热或恶寒，神疲食少，自汗胁痛，气息急促	舌苔黄腻或灰腻，脉象虚数；或舌质淡，脉沉细	补养气血，托毒透邪，佐以清心安神	托里消毒散、安宫牛黄丸
	脾肾阳衰证	多发生于疽证四候收口期，形神委顿，纳食日减	舌淡红，苔薄白或无苔，脉沉细或虚大无力	温补脾肾	附子理中汤
	阴伤胃败证	口舌生糜，纳少口干	舌红绛，舌光如镜，脉象细数	生津养胃	益胃汤
外治法	根据原发病灶的不同，选择相应外治法				

第十一单元　褥疮

重点提示　褥疮的病因病机、临床表现与诊断、中医治疗（★★★）。

一、病因病机

多由久病气血虚弱，长期受压和摩擦部位气虚血瘀，肌肤失养，皮肉坏死而成，易于染毒。

二、临床表现与诊断

1. 好发于尾骶、背脊、肘踝等骨突易受压迫及摩擦部位。
2. 初起皮肤上出现褐色红斑，微肿，继而紫暗水肿，坏死溃烂。
3. 继发染毒时组织坏死迅速，脓水淋漓，相应部位并发臀核疼痛。
4. 多见于昏迷、瘫痪、骨折、大面积烧伤等久病卧床的患者。

三、中医治疗

	证型	证候		治法	方药
内治法	气滞血瘀证	皮肤出现红斑，继而紫暗红肿或有破溃	舌边有瘀斑，苔薄，脉弦	理气活血	血府逐瘀汤
	蕴毒腐溃证	恶臭，发热或低热，精神萎靡，不思饮食	舌红苔少，脉细数	益气养阴，理气托毒	生脉散、透脓散
	气血两虚证	面色无华，神疲乏力，纳差食少	舌淡苔少，脉沉细无力	补气养血，托毒生肌	托里消毒散
外治法	①初起局部按摩，外擦红灵酒/红花酊或外撒滑石粉；或用红外线、频谱仪照射。 ②溃烂后清除坏死组织，腐烂处用九一丹/红油膏纱条外敷。 ③疮口脓腐脱净，改用生肌散、生肌玉红膏，必要时加用垫棉法				

第十二单元　窦道

重点提示　窦道的病因病机、临床表现与诊断、鉴别诊断、中医治疗（★★★）。

一、病因病机

多由外来伤害，局部残留异物或人工医用材料植入术后感受邪毒，导致局部气血凝滞，经络阻塞，热盛肉腐化脓，久溃不愈形成腔道。

二、临床表现与诊断

1. 患处有局部手术或感染病史。
2. 局部有疮口，时有脓性分泌物，久经不愈，或反复愈合溃破。
3. 沿疮口向内探查可了解窦道深浅、结构。
4. X 线或 CT 窦道造影可见潜行管道，且所有管道均不与空腔脏器相通。

三、鉴别诊断

漏管　发生于空腔内脏器官与体表的异常管道，如消化道、泌尿系等，至少有 2 个口，即内口与外口，外口流出物多为空腔脏器内容物。

四、中医治疗

	证型	证候		治法	方药
内治法	余毒未清证	疮口脓水淋漓，疮周红肿热痛	舌苔薄黄或黄腻，脉数	清热和营托毒	仙方活命饮
	气血两虚证	疮口脓水稀薄，肉芽色淡不泽，面色萎黄，神疲倦息	舌淡苔薄，脉细	益气养血，和营托毒	托里消毒散

续表

外治法	腐蚀法	五五丹/千金散药线蚀管引流，红油膏/太乙膏盖贴。脓液由多而稀薄转为稠厚时，改用八二丹药线引流。脓净后用生肌散
	垫棉法	生肌收口时窦道部位盖以棉垫数层，阔绷带加压缠缚
	扩创法	适用于脓液引流不畅，用其他方法无效，窦道部位允许做扩创手术者
	冲洗法	适用于手术后形成的窦道，管道狭长，药线无法引流到位，又不宜扩创者
	切除法	对窦道彻底冲洗后，采用手术方法完整切除窦道壁的纤维组织，由里向外缝合，加压包扎

第六章　乳房疾病

第一单元　乳痈

重点提示　乳痈的病因病机、临床表现与诊断、鉴别诊断、中医治疗（★★★）。

一、病因病机

外吹乳痈	总因肝郁胃热，或夹风热毒邪侵袭，引起乳汁淤积，乳络闭阻，气血瘀滞，热盛肉腐而成脓
内吹乳痈	多由妊娠期胎气上冲，结于阳明胃络而成，色红者多热，色白者气郁而兼胎旺
不乳儿乳痈	可因非哺乳期儿女假吸而诱发。男子乳痈可由胃火炽盛，壅乳房而生。新生儿患乳痈多因胎热余毒，或挤伤染毒而成

二、临床表现与诊断

1. 初起乳房内有疼痛性肿块，皮肤不红或微红，排乳不畅，可有乳头破裂糜烂。化脓时乳房肿痛加重，肿块变软，有应指感，溃破或切开引流后，肿痛减轻。如脓液流出不畅，肿痛不消，可有“传囊”之变。溃后不收口，渗流乳汁或脓液，可形成乳漏。多有恶寒发热、头痛、周身不适等症。

2. 患侧腋下可有臖核肿大疼痛。

3. 患者多数为哺乳妇女，尤以未满月的初产妇为多见。

4. 血白细胞计数及中性粒细胞增高。

三、鉴别诊断

1. 粉刺性乳痈　多发生于非哺乳非妊娠期，可伴有先天性乳头凹陷畸形，乳头常有白色粉渣样物溢出。初起肿块多位于乳晕部，局部红肿热痛程度和全身症状常比乳痈轻。溃后脓液中夹有粉渣样物质，不易收口，可反复发作，形成乳漏。

2. 炎性乳腺癌　多见于青年妇女，尤其是在妊娠期或哺乳期。患乳迅速肿胀变硬，常累及整个乳房的1/3以上。病变部位皮肤颜色暗红或紫红色，皮肤肿胀，毛孔深陷呈橘皮样改变，局部不痛或轻压痛。同侧腋窝淋巴结明显肿大，质硬固定。一般无恶寒发热等全身症状，不化脓，抗感染治疗无效。疾病进展较快，预后不良。

四、中医治疗

<table>
<tr><th></th><th>证型</th><th colspan="2">证候</th><th>治法</th><th>方药</th></tr>
<tr><td rowspan="4">内治法</td><td>肝胃郁热证</td><td>乳房肿胀疼痛，皮色不变或微红，排乳不畅，伴恶寒发热，头痛骨楚，胸闷呕恶，大便干结</td><td>舌红，苔薄白或薄黄，脉浮数或弦数</td><td>疏肝清胃，通乳消肿</td><td>瓜蒌牛蒡汤</td></tr>
<tr><td>热毒炽盛证</td><td>乳房肿痛加重，结块增大，皮肤焮红灼热，继之结块中软应指，伴壮热不退，口渴喜饮，便秘溲赤</td><td>舌红，苔黄腻，脉洪数</td><td>清热解毒，托里透脓</td><td>五味消毒饮 + 透脓散</td></tr>
<tr><td>正虚邪滞证</td><td>溃后乳房肿痛减轻，脓液清稀，淋漓不尽，日久不愈，伴面色少华，神疲乏力</td><td>舌淡，苔薄，脉细</td><td>益气和营，托毒生肌</td><td>托里消毒散</td></tr>
<tr><td>气血凝滞证</td><td>乳房结块质硬，微痛不热，皮色不变或暗红，日久不消</td><td>舌质正常或瘀暗，苔薄白，脉弦涩</td><td>疏肝活血，温阳散结</td><td>四逆散 + 鹿角片、桃仁、丹参等</td></tr>
<tr><td>外治法</td><td colspan="5">①初起：皮肤红热明显者，金黄散/玉露散/双柏散，加冷开水/金银花露调敷。②成脓：切开排脓。③溃后：八二丹/九一丹药线引流，外敷金黄膏。④袋脓或乳汁从疮口溢出：可加用垫棉法。若失败则做扩创引流。⑤传囊：若局部已成脓，再做一辅助切口引流/用拖线法</td></tr>
</table>

第二单元　乳癖

重点提示　乳癖的病因病机、临床表现与诊断、鉴别诊断、中医治疗（★★★）。

一、病因病机

情志不遂→气机郁滞，不通则痛；冲任失调→气血瘀滞。

二、临床表现与诊断

1. 多数在乳房外上象限有一扁平肿块，扪之有豆粒大小韧硬结节，可有触痛。肿块边界欠清，与周围组织不粘连。乳房可有胀痛，每随喜怒而消长，常在月经前加重，月经后缓解。

2. 多见于 20 ~ 40 岁妇女。

3. 钼钯 X 线乳房摄片、冷光源强光照射、液晶热图像等检查有助诊断。必要时进行组织病理学检查。

三、鉴别诊断

乳岩　乳房肿块，多无疼痛，逐渐长大，肿块质地坚硬，表面高低不平，边界不整齐，常与皮肤粘连，活动度差，患侧淋巴结可肿大，后期溃破呈菜花样。

四、中医治疗

	证型	证候		治法	方药
内治法	肝郁痰凝证	多见于青壮年妇女，乳房肿块，质韧不坚，胀痛或刺痛，症状随喜怒消长；伴有胸闷胁胀，善郁易怒，心烦口苦	苔薄黄，脉弦滑	疏肝解郁，化痰散结	逍遥蒌贝散
	冲任失调证	多见于中年妇女，乳房肿块月经前加重，经后减缓，伴有腰酸乏力，神疲倦怠，月经失调，量少色淡，或闭经	舌淡，苔白，脉沉细	调摄冲任，和营散结	二仙汤 + 四物汤
外治法	阳和解凝膏掺黑退消/桂麝散盖贴，或用大黄粉以醋调敷				

第三单元　乳核

重点提示　乳核的病因病机、临床表现与诊断、鉴别诊断、中医治疗（★★★）。

一、病因病机

情志内伤，肝气郁结，或忧思伤脾，运化失司，痰湿内生，气滞痰凝；或冲任失调，气滞血瘀痰凝，积聚于乳房胃络而成。

二、临床表现与诊断

1. 多发生在一侧乳房，肿块多为单发，以乳房外上象限为多见。

2. 肿块呈卵圆形，大小不一，质地坚硬，表面光滑，境界清楚，活动度大，不与周围组织粘连，无疼痛和触痛，生长缓慢，不会化脓溃烂，与月经周期无关。

3. 好发于青少年女性。

4. 钼钯 X 线片、红外线热图像等检查，可帮助诊断，必要时行病理检查。

三、鉴别诊断

1. 乳岩（乳房恶性肿瘤）　多发于 40 ~ 60 岁妇女，乳房肿块质地坚硬如石，表面高低不平，边界不清，活动度差，常与皮肤及周围组织粘连，皮肤可呈橘皮样改变，患侧淋巴结可肿大。必要时行活组织检查进行鉴别。

2. 乳癖（乳腺增生病）　常为双侧乳房多发肿块，肿块大小不等，可为片块状、条索状、结节状或颗粒状，边界欠清，质地软或硬韧，多伴有胀痛感或触痛，月经期前加重、经后减轻。

四、中医治疗

	证型	证候		治法	方药
内治法	肝气郁结证	肿块较小，不红不热，不觉疼痛，推之可移；伴胸闷、喜叹息	苔薄白，脉弦	疏肝解郁，化痰散结	逍遥散
	血瘀痰凝证	肿块较大，坚硬木实，伴胸胁牵痛，烦闷急躁，或月经不调、痛经	舌质暗红，苔薄腻，脉弦滑或弦细	疏肝活血，化痰散结	逍遥散 + 桃红四物汤 + 山慈菇、海藻
外治法	阳和解凝膏掺黑退消外贴				

第四单元　乳岩

重点提示　乳岩的病因病机、临床表现与诊断、鉴别诊断、中医治疗（★★★）。

一、病因病机

情志失调、饮食失节、冲任不调或先天禀赋不足引起机体阴阳平衡失调、脏腑失和所致。

二、临床表现与诊断

乳房肿块质地坚硬，凹凸不平，边界不清，推之不移，按之不痛，或乳头溢血，晚期可见溃烂凸如泛莲或菜花，多发生于40～60岁女性，尤以未婚或婚后未曾生育者多见。

三、鉴别诊断

1. 乳癖（乳腺增生病）　好发于30～45岁女性。月经期前乳房胀痛明显，经后疼痛减轻。有大小不等的结节状或片块状肿块，边界不清，质地柔韧，常为双侧性。肿块和皮肤不粘连。

2. 乳核（乳腺纤维腺瘤）　多见于20～30岁女性。乳房肿块形如丸卵，表面坚实光滑，边界清楚，活动度好，可推移。病程进展缓慢。

3. 乳痨（乳房结核）　好发于20～40岁女性。肿块可一个或数个，质坚实，边界不清，多与皮肤粘连，肿块成脓时变软，溃破后形成瘘管，经久不愈。

四、中医治疗

	证型	证候		治法	方药
内治法	肝郁痰凝证	乳房部肿块皮色不变，质硬而边界不清；情志抑郁，胸闷胁胀，或伴经前乳房作胀或少腹作胀	苔薄，脉弦	疏肝解郁，化痰散结	神效瓜蒌散＋开郁散
	冲任失调证	乳房结块坚硬；经期紊乱，素有经前期乳房胀痛，或婚后从未生育，或有多次流产史	舌淡，苔薄，脉弦细	调摄冲任，理气散结	二仙汤＋开郁散
	正虚毒盛证	乳房肿块扩大，溃后愈坚，渗流血水，不痛或剧痛；精神萎靡，面色晦暗或苍白，饮食少进，心悸失眠	舌紫或有瘀斑，苔黄，脉弱无力	调补气血，清热解毒	八珍汤
	气血两亏证	多见于癌肿晚期或手术、放化疗后，形体消瘦，面色萎黄或㿠白，头晕目眩，神倦乏力，少气懒言	舌淡，苔薄白，脉沉细	补益气血，宁心安神	人参养荣汤加味
	脾虚胃弱证	手术或放化疗后食欲不振，神疲肢软，恶心欲呕，肢肿倦怠	舌淡，苔薄，脉细弱	健脾和胃	参苓白术散/理中汤
外治法	适用于有手术禁忌证，或已远处广泛转移，不宜手术者。①初起：阿魏消痞膏外贴。②溃后：海浮散/红油膏外敷。③坏死组织脱落后：生肌玉红膏/生肌散外敷				

第七章　瘿

第一单元　气瘿

重点提示　气瘿的临床表现与诊断、鉴别诊断、中医治疗（★★）。

一、临床表现与诊断

1. 女性多见。

2. 颈前结喉处漫肿，一侧或两侧可及多个结节，光滑，质软不痛，随吞咽动作而上下移动。

3. 如甲状腺肿块较大时，可压迫气管、食管和喉返神经等而引起各种症状，如呼吸困难、吞咽不利、声音嘶哑等。

4. B超见甲状腺增大，甲状腺内多发囊性、实性或囊实性结节。颈部X线检查可帮助判断有无气管受压、偏移。

二、鉴别诊断

1. 肉瘿（甲状腺腺瘤）　甲状腺肿块多为单个，呈球状，边界清楚，质地柔韧。

2. 瘿痈（亚急性甲状腺炎）　有急性发病史；甲状腺肿痛，质地较硬，伴发热、吞咽疼痛等全身症状。

3. 石瘿（甲状腺恶性肿瘤）　气瘿增长迅速、质地变硬时需警惕癌变，通过B超和甲状腺细针穿刺相鉴别。

三、中医治疗

证型	证候		治法	方药
肝郁痰凝证	颈前结喉处漫肿、结块，边缘不清，随喜怒消长，皮色如常，质软无压痛；伴急躁易怒，善太息	舌淡红，苔薄，脉沉弦	疏肝解郁，化痰软坚	四海舒郁丸
肝郁肾虚证	颈前结喉处漫肿、结块；伴有腰酸头晕，神疲乏力，月经不调	舌淡，脉沉细	疏肝补肾，调摄冲任	四海舒郁丸＋右归饮

第二单元　肉瘿

重点提示　肉瘿的病因病机、临床表现与诊断、鉴别诊断、中医治疗（★★★）。

一、病因病机

由于忧思郁怒，气滞、痰浊、瘀血凝结而成。情志抑郁，肝失条达，气滞血瘀；或忧思郁怒，肝旺侮土，脾失运化，痰湿内蕴。气滞、湿痰、瘀血随经络而行，留注于结喉，聚而成形，乃成肉瘿。

二、临床表现与诊断

1. 瘿囊内肿块，呈圆形，表面光滑，随吞咽上下移动，无疼痛和压痛，并发出血时，肿块可迅速增大，伴有胀痛。

2. 肿块增大时，可有呼吸困难、吞咽困难、声音嘶哑等压迫症状。

3. 多见于青中年妇女。

4. 超声检查及同位素扫描有助诊断。

5. 检测血清三碘甲状腺原氨酸（T_3）、四碘甲状腺原氨酸（T_4）及促甲状腺激素（TSH）可了解甲状腺功能。

三、鉴别诊断

甲状舌骨囊肿　肿块位于颈部正中，位置较低，常在胸锁关节上方；一般不随吞咽动作上下移动，但随伸舌动作上下移动。

四、中医治疗

	证型	证候		治法	方药
内治法	气滞痰凝证	颈部肿块，不红，不热，不痛，随吞咽上下移动，可有呼吸不畅或吞咽不利	苔薄腻，脉弦滑	理气解郁，化痰软坚	逍遥散＋海藻玉壶汤
	气阴两虚证	颈部结喉处肿块，质地柔韧；伴有急躁易怒、失眠多梦、消谷善饥、形体消瘦、月经不调	舌红，苔薄，脉弦	益气养阴，软坚散结	生脉散＋消瘰丸
外治法	阳和解凝膏掺黑退消/桂麝散外敷				

第三单元　石瘿

重点提示　石瘿的临床表现与诊断、鉴别诊断、中医治疗（★★）。

一、临床表现与诊断

1. 多见于 30～40 岁女性，多为颈前结喉处单个肿块，质地坚硬如石，表面凹凸不平，推之不移。若肿块压迫，可引起呼吸困难、吞咽困难、声音嘶哑等症。易出现颈淋巴结转移。少数患者原有其他瘿病。

2. 甲状腺同位素扫描显示甲状腺肿物为冷结节。

3. 超声和 CT 检查显示甲状腺肿物质地不均，内有沙粒样钙化，边缘不清。穿刺细胞学或活组织病理检查可确诊。

二、鉴别诊断

肉瘿　甲状腺肿物呈圆形或卵圆形，边界清楚，表面光滑，随吞咽动作而上下移动。甲状腺同位素扫描显示甲状腺肿物多为温结节或凉结节。超声和 CT 检查显示甲状腺肿物质地均匀、边缘光整，或为囊性。

三、中医治疗

	证型	证候		治法	方药
内治法	痰瘀内结证	颈部结喉处肿块坚硬如石，高低不平，推之不移；颈部憋闷	舌暗红，苔薄黄，脉弦	解郁化痰，活血消坚	海藻玉壶汤+桃红四物汤
	瘀热伤阴证	结喉处肿块坚硬，或伴有颈部他处发现转移性结块；口干咽燥，声音嘶哑，咳嗽少痰，形倦体瘦	舌紫暗，或见瘀斑，脉沉涩	化瘀散结，和营养阴	通窍活血汤+养阴清肺汤
	气阴两虚证	颈前结节有或无；神疲气短，心慌心悸，口干咽燥	舌红少苔，脉细弱	益气养阴，扶正固本	生脉散
外治法	①可用阳和解凝膏掺阿魏粉敷贴。②肿块处疼痛灼热者，可用生商陆根捣烂外敷				

第八章 瘤、岩

第一单元 血瘤

重点提示 血瘤的临床表现与诊断、鉴别诊断、中医治疗（★★）。

一、临床表现与诊断

好发于婴儿和儿童。

毛细血管瘤	多在出生后不久即发现，局部皮肤稍突出，呈葡萄酒斑或草莓状，色泽由鲜红至暗紫色不等，随着婴儿生长而增大，与周围皮肤界限清楚，好发于面颈部
海绵状血管瘤	常呈局限性半球形隆起，质地柔软，犹似海绵，用手压迫肿瘤能压缩变小，去压后复原，好发于头颈部。表皮溃破可引起出血和继发感染

二、鉴别诊断

1. 丹毒　患部皮肤突然鲜红成片，色如涂丹，灼热肿胀，迅速蔓延，全身有恶寒发热等症。

2. 疠疡风　多见于中老年人，好发于乳房、臀沟和腋窝皱襞等处，色素沉着，状如网眼，皮肤枯萎，兼有局部瘙痒。

3. 紫癜风　好发于腕部、前臂、阴股及口内黏膜；局部为扁平丘疹，呈多角形，色紫而有光泽，伴有局部瘙痒。

三、中医治疗

	证型	证候		治法	方药
内治法	心火妄动证	瘤体色泽鲜红，按之灼热；伴烦躁不安，口舌生疮，面赤口渴，小便短赤，大便秘结	舌红，少苔，脉细数	清心泻火，凉血散瘀	芩连二母丸+泻心汤

续表

	证型	证候		治法	方药
内治法	肾伏郁火证	血瘤生来即有，多见于颜面、颈肩部，瘤体表面灼热；五心烦热，潮热盗汗，发育迟缓，小便黄，大便干	舌红少苔，脉细数	滋阴降火，凉血化瘀	凉血地黄汤+六味地黄丸
	肝经火旺证	瘤体常因情志不遂或恼怒而发生胀痛，胸胁胀闷，口苦咽干，小便短赤，大便秘结	舌红，苔黄干，脉弦数	清肝凉血祛瘀	凉血地黄汤+丹栀逍遥散
外治法	①对小面积毛细血管瘤及海绵状血管瘤可用五妙水仙膏外搽。②清凉膏+藤黄膏外敷，包扎固定				

第二单元　筋瘤

重点提示　筋瘤的病因病机、临床表现与诊断、鉴别诊断、中医治疗（★★★）。

一、病因病机

由于长期从事站立负重工作，劳倦伤气，或多次妊娠，气滞血瘀，血壅于下，结成筋瘤；或骤受风寒或涉水淋雨，寒湿侵袭，凝结筋脉，筋挛血瘀，成块成瘤；或因外伤筋脉，瘀血凝滞，阻滞筋脉络道而成。

二、临床表现与诊断

1. 多发于下肢，好发于经常从事站立工作者或重体力劳动者。

2. 早期感觉患肢坠胀不适和疼痛，站立时明显，行走或平卧时消失。患肢浅静脉逐渐怒张，小腿静脉盘曲如条索状，色带青紫，甚则状如蚯蚓，瘤体质地柔软，抬高患肢或向远心方向挤压可缩小，但患肢下垂放手顷刻充盈恢复。大隐静脉瓣膜功能试验和深静脉通畅试验有助于判断疾病性质，并指导治疗。

3. 出现条索状红肿、灼热、压痛等症多为伴发青蛇毒，经治疗后则条索状肿胀较为坚韧。瘤体如被碰破，流出大量瘀血，经压迫或缝扎后方能止血。病程久者皮肤萎缩，颜色褐黑，易伴发湿疮和臁疮。

三、鉴别诊断

血瘤　常在出生后即被发现，随年龄增长而长大；瘤体小如豆粒，大如拳头，正常皮色或呈暗红/紫蓝色，形成瘤体的血管一般为丛状的血管或毛细血管。

四、中医治疗

	证型	证候		治法	方药
内治法	劳倦伤气证	久站久行或劳累时瘤体增大，下坠不适感加重；常伴气短乏力，脘腹坠胀，腰酸	舌淡，苔薄白，脉细缓无力	补中益气，活血舒筋	补中益气汤

续表

	证型	证候		治法	方药
内治法	寒湿凝筋证	瘤色紫暗，喜暖，下肢轻度肿胀；伴形寒肢冷，口淡不渴，小便清长	舌淡暗，苔白腻，脉弦细	暖肝散寒，益气通脉	暖肝煎 + 当归四逆汤
	外伤瘀滞证	青筋盘曲，状如蚯蚓，表面色青紫，患肢肿胀疼痛	舌有瘀点，脉细涩	活血化瘀，和营消肿	活血散瘀汤
	火旺血燥证	下肢青筋盘曲，瘤体灼热，伴五心烦热，口干	舌红，苔黄，脉细数	清肝泻火，养血生津	清肝芦荟丸
外治法	①选红花、桃仁、苏木、牛膝等煎水浸泡患肢。②局部条索较硬者：紫草消肿膏外敷。③局部红肿者：玉露膏/如意金黄散调麻油外敷。④合并出血者：桃花散敷创面。⑤合并患部湿疮者：青黛膏外涂患处				

第三单元　肉瘤

重点提示　肉瘤的病因病机、临床表现与诊断、鉴别诊断、中医治疗（★★★）。

一、病因病机

思虑过度或饮食劳倦伤脾，脾失运化，痰湿内生，脾气不行，痰气郁结，发为肉瘤；或郁怒伤肝，失于疏泄，木旺侮土，气痰阻滞，逆于肉理，乃生本病。

二、临床表现与诊断

1. 多见于成年女性，可发于身体各部，好发于肩、背、腹、臀及前臂皮下。

2. 大小不一，边界清楚，皮色不变，生长缓慢，触之柔软，呈扁平团块状或分叶状，推之可移动，基底较广阔，一般无疼痛。

3. 多发者常见于四肢、胸或腹部，呈多个较小的圆形或卵圆形结节，质地较一般肉瘤略硬，压之轻度疼痛。

三、鉴别诊断

1. 气瘤　瘤体为多发性，数目可从数个至千余个不等，以躯干为多；浮浅在皮肤，瘤体柔软，按之凹陷，放手凸起，状若有气。

2. 脂瘤　为皮肤内小肿块，小者如豆粒，大者如柑橘，边界清楚，质地柔软，肿块呈半圆形，肿块表面有一蓝黑小点，与皮肤粘连，但不与深部组织粘连，推之可移，生长缓慢；肿块染毒红肿破溃后可溢出豆腐渣样物质。

3. 胶瘤　多发于青壮年的腕关节或踝关节附近；肿块由豆粒大逐渐长大至指头或核桃大，部分深陷，呈圆形，绷紧，质地韧硬，但有囊性感，表面光滑，皮色正常，有压痛，或本身即有酸肿麻木感。

四、中医治疗

	证型	证候		治法	方药
内治法	肝郁痰凝证	瘤体小，质地稍硬，轻度触痛；常伴精神抑郁，心烦易怒，胸闷，善太息	舌红，苔薄黄，脉弦	疏肝解郁，理气化痰	十全流气饮
	脾虚痰湿证	瘤体较大，软如绵，基底宽大，无触痛，甚至喜温喜按；常伴面色萎黄，精神疲倦，气短懒言	舌淡，苔薄白，脉缓弱	健脾理气，燥湿化痰	参苓白术散＋二陈汤
外治法	①消瘤二反膏用醋/姜汁调敷患处。②阳和解凝膏掺黑退消外敷。③二白散用鸡子清和米醋调敷患处				

第四单元　失荣

重点提示　失荣的临床表现与诊断、鉴别诊断、中医治疗（★★）。

一、临床表现与诊断

1. 发于颈部及耳前后。颈部肿块初为一个或数个，皮色不变，不热不痛。肿块逐渐增多、增大，融合成团或连结成串，隐隐作痛。溃后无脓，但流血水，其味臭秽，疼痛剧烈。伴形体消瘦，面色无华，胸闷烦躁，夜不安寐，终至气血衰竭而不治。

2. 继发者可伴鼻出血，或视物模糊，或耳窍失聪，或声音嘶哑，或吞咽困难等。

二、鉴别诊断

1. 瘰疬（颈淋巴结结核）　肿块常三五成群，融合成串，质地韧，可化脓溃破；常伴咳嗽、低热等。必要时做活检进行鉴别。

2. 肉瘿　肿块位于结喉正中或左右，呈半球形，可随吞咽动作上下移动，生长慢，质韧，无溃烂。

三、中医治疗

	证型	证候		治法	方药
内治法	肝郁痰结证	颈项部结块坚硬如石，皮色如常，推之不移，不痛不痒；伴有情绪急躁，胸闷不舒，两胁发胀	舌苔白滑或瘀点，脉弦或弦滑	疏肝解郁，化痰散结	开郁散
	痰毒凝结证	初起颈项肿核如栗，坚硬如石，推之不移，皮色不变，不痛不痒；面色少华，形寒神倦	舌苔白腻，脉沉细	祛寒温阳，化痰散结	阳和汤
	正虚邪实证	结块渐大，微微作痛，皮色紫暗，逐渐形体消瘦	舌苔或白或黄，脉弦缓或数	益气养荣，化痰散结	和荣散坚丸

续表

	证型	证候		治法	方药
内治法	气血亏损证	溃后腐烂无脓，坚硬不消，相反越溃越坚，疮口平塌渐大，凹凸不平，形如菜花，味臭难闻，疼痛较剧，时渗血水，或疮出血如喷射状；日夜烦躁不安，形体消瘦，纳食不佳	舌苔黄腻或白滑，脉弦数或沉细无力	调补气血	香贝养荣汤
外治法	①初起：宜化痰散结、活血消肿，阿魏化痞膏外贴。②溃后：20%蟾酥软膏/皮癌净/洗药				

第九章　皮肤疾病

第一单元　热疮

重点提示　热疮的临床表现与诊断、鉴别诊断、中医治疗（★★）。

一、临床表现与诊断

1. 好发于皮肤黏膜交界处，常见于口角、唇缘、鼻孔周围、面颊及外阴等部位。

2. 皮损初起为红斑，灼热而痒，继而形成针头大小簇集成群的水疱，内含透明浆液，破裂后露出糜烂面，逐渐干燥，结痂脱落而愈，留有轻微色素沉着。

二、鉴别诊断

1. 蛇串疮　皮损为多个成群的水疱，多沿神经走向排列成带状，疱群间有正常皮肤间隔，刺痛明显，愈后多不再发。

2. 黄水疮　好发于面部等暴露部位；初起为水疱，继而形成脓疱，疱破结痂较厚，呈灰黄色。

三、中医治疗

	证型	证候		治法	方药
内治法	肺胃热盛证	疱疹多见于颜面部或口唇鼻侧，群集小水疱，灼热刺痒；可伴轻度周身不适，心烦郁闷，大便干，小便黄	舌红苔黄，脉弦数	疏风清热	辛夷清肺饮
	湿热下注证	疱疹发于外阴，灼热痛痒，水疱易破糜烂；伴有发热，尿赤、尿频、尿痛	舌红苔黄，脉数	清热利湿	龙胆泻肝汤
	阴虚内热证	间歇发作，反复不愈；伴口干唇燥，午后微热	舌红苔薄，脉细数	养阴清热	增液汤
外治法	①初起者局部酒精消毒，用三棱针或一次性5号注射针头浅刺放出疱液。②局部外用药以清热、解毒、燥湿、收敛为主。可用紫金锭磨水外搽，或金黄散蜂蜜调敷，或青吹口散/油膏、黄连膏外涂				

第二单元　蛇串疮

重点提示　蛇串疮的病因病机、临床表现与诊断、鉴别诊断、中医治疗（★★★）。

一、病因病机

由于情志内伤，肝气郁结，久而化火，肝经火毒蕴积，或夹风邪上窜头面，或夹湿邪下注，发于阴部及下肢；火毒炽盛者多发于躯干。

二、临床表现与诊断

1. 好发于春秋季节，以成年患者居多。

2. 发病初期，皮损为带状红色斑丘疹，继而出现粟米至黄豆大小簇集成群的水疱，累累如串珠，聚集一处或数处，排列成带状，疱群之间间隔正常皮肤，疱液初澄明，数天后疱液混浊化脓，或部分破裂，重者有出血点、血疱或坏死。

三、鉴别诊断

1. 热疮　多发生于皮肤黏膜交界处；皮疹为针头到绿豆大小的水疱，常为一群；1 周左右痊愈，但易复发。

2. 接触性皮炎　皮疹潮红、肿胀，有水疱，边界清楚，局限于接触部位，有明确接触史。

四、中医治疗

	证型	证候		治法	方药
内治法	肝经郁热证	皮损鲜红，灼热刺痛，疱壁紧张；口苦咽干，心烦易怒，大便干燥，小便黄	舌红，苔薄黄或黄厚，脉弦滑数	清泻肝火，解毒止痛	龙胆泻肝汤
	脾虚湿蕴证	皮损色淡，疼痛不显，疱壁松弛；口不渴，食少腹胀，便溏	舌淡或正常，苔白或白腻，脉沉缓或滑	健脾利湿，解毒止痛	除湿胃苓汤
	气滞血瘀证	皮疹减轻或消退后局部疼痛不止，放射到附近部位，痛不可忍，坐卧不安，重者可持续数月或更长时间	舌暗，苔白，脉弦细	理气活血，通络止痛	桃红四物汤
外治法	①初起：二味拔毒散调浓茶水外涂，或外敷玉露膏，或外搽双柏散、三黄洗剂、清凉乳剂，或鲜马齿苋、野菊花叶、玉簪花叶捣烂外敷。 ②水疱破后：黄连膏、四黄膏或青黛膏外涂；有坏死者用九一丹/海浮散。 ③水疱不破或水疱较大者：三棱针/消毒空针刺破，吸尽疱液或使疱液流出				

第三单元　疣

重点提示　疣的病因病机、临床表现与诊断、鉴别诊断、中医治疗（★★★）。

一、病因病机

多由风热毒邪搏于肌肤而生；或怒动肝火，肝旺血燥，筋气不荣，肌肤不润所致。其中跖疣多由局部气血凝滞而成，外伤、摩擦常为诱因。

二、临床表现与诊断

1. 疣目　相当于西医学的寻常疣。

（1）多见于儿童及青少年。

（2）好发于手足背、手指、足缘或甲廓等处。

（3）皮损初为粟粒至绿豆大小半球状角化性丘疹，逐渐增大至豌豆或更大，灰褐色或黄褐色，或正常皮色，表面呈乳头瘤状增生，质硬，表面粗糙，数目不定。

（4）多无自觉症状，触碰时有疼痛或出血。

2. 扁瘊　相当于西医学的扁平疣。

（1）多见于青年男女，又称为青年扁平疣。

（2）好发于颜面、手背，亦可见于腕和膝部。

（3）皮损为针头至粟粒大或稍大的扁平丘疹，呈圆形或椭圆形，表面光滑，淡褐色或正常肤色，数目不定。散在或密集，可互相融合，亦可因搔抓呈线状排列。

（4）一般无自觉症状，偶有瘙痒，慢性经过。

3. 跖疣　相当于西医学的掌跖疣。

（1）好发于足跖前后受压处及趾部。

（2）初起为小的发亮丘疹，逐渐增大，表面粗糙角化，灰黄或污灰色，圆形，周围绕以增厚的角质环。除去角质后可见疏松的角质软芯，里面可见散在的黑色出血点，为特征性损害。

（3）局部压痛明显。

4. 鼠乳　相当于西医学的传染性软疣。

（1）多见于儿童。

（2）好发于面部及躯干。

（3）皮损为半球形丘疹，米粒至黄豆大小；中央有脐凹，表面有蜡样光泽，挑破顶端可挤出白色乳酪样物质；数目不等，散在或簇集性分布，但不相互融合。

（4）有轻度传染性，愈后不留瘢痕，可自行消退。

5. 丝状疣　中医称为线瘊。

（1）多见于中老年人。

（2）好发于颈部及眼睑。

（3）皮损为单个细软的丝状突起，褐色或正常肤色，可自行脱落，不久又有新的皮损生长。

三、鉴别诊断

1. 扁平苔藓　多发于四肢伸侧、背部、臀部；皮疹为多角形扁平丘疹，表面有蜡样光泽，多数丘疹可融合成斑片，呈暗红色；一般瘙痒较重。与扁瘊相鉴别。

2. 鸡眼　多生于足底和趾间；损害为圆锥形的角质增生，表面为褐黄色鸡眼样的硬结嵌入皮肉；压痛明显，步履疼痛。与跖疣相鉴别。

3. 胼胝　发于跖部受压迫处；为不整形角化斑片，中厚边薄，范围较大，表面光滑，皮纹清晰；疼痛不甚。与跖疣相鉴别。

四、中医治疗

		证型	证候		治法	方药
内治法	疣目	风热血燥证	疣目结节如豆，坚硬粗糙，大小不一，高出皮肤，色黄或红	舌红，苔薄，脉弦数	养血活血，清热解毒	治瘊方
		湿热血瘀证	疣目结节疏松，色灰或褐，大小不一，高出皮肤	舌暗红，苔薄，脉细	清化湿热，活血化瘀	马齿苋合剂
	扁瘊	风热蕴结证	皮疹淡红，数目较多，或微痒，病程短；伴口干不欲饮	舌红，苔薄白或薄黄，脉浮数或弦	疏风清热，解毒散结	马齿苋合剂＋木贼草、郁金、浙贝母、板蓝根等
		热瘀互结证	病程较长，皮疹较硬，大小不一，其色黄褐或暗红，不痒不痛	舌红或暗红，苔薄白，脉沉弦	活血化瘀，清热散结	桃红四物汤
外治法	①各种疣均可选用木贼草、板蓝根、紫草、马齿苋、香附、苦参、白鲜皮、薏苡仁等中药，煎汤趁热洗涤患处。 ②疣目可用推疣法、鸦胆子散敷贴法、荸荠或菱蒂摩擦法。 ③扁瘊可用洗涤法、鸦胆子涂法。 ④鼠乳可用消毒针头挑破患处，挤尽白色乳酪样物，再用碘酒或浓石炭酸溶液点患处。 ⑤跖疣可用外敷法、电灼法、手术。 ⑥丝状疣可用推疣法，亦可用细丝线或头发结扎疣的根底部，数天后即可自行脱落。数目少者，可用激光烧灼					

第四单元　湿疮

重点提示　湿疮的病因病机、临床表现与诊断、鉴别诊断、中医治疗（★★★）。

一、病因病机

由于禀赋不耐，饮食失节，或过食辛辣刺激荤腥动风之物，脾胃受损，失其健运，湿热内生，又兼外受风邪，内外两邪相搏，风湿热邪浸淫肌肤所致。

二、临床表现与诊断

1. 急性湿疮

（1）起病较快，皮损常为对称性、原发性和多形性（常有红斑、潮红、丘疹、丘疱疹、水疱、脓、流滋、结痂并存）。常发于头面、耳后、手足、阴囊、外阴、肛门等，多呈对称分布。

（2）病变常为片状或弥漫性，无明显边界。皮损为多数密集的粟粒大小的丘疹、丘疱疹，基底潮红，丘疹、丘疱疹或水疱顶端抓破后流滋、糜烂及结痂，皮损中心较重，外周有散在丘疹、红斑、丘疱疹，边界不清。如不转化为慢性，1～2个月脱去痂皮而愈。

（3）自觉瘙痒剧烈，搔抓、肥皂热水烫洗、饮酒、食辛辣发物均可使皮损加重，瘙痒加剧，重者影响睡眠。搔抓染毒多致糜烂、渗液、化脓。

2. 亚急性湿疮　常由急性湿疮未能及时治疗，或处理失当，病程迁延所致。亦可初发即呈亚急性湿疮。皮损较急性湿疮轻，以丘疹、结痂、鳞屑为主，仅有少量水疱及轻度糜烂。自觉剧烈瘙痒，夜间尤甚。

3. 慢性湿疮

（1）常由急性和亚急性湿疮处理不当，长期不愈，或反复发作而成。部分患者开始即为慢性湿疮。

（2）皮损局限于某一部位，如小腿、手足、肘窝、膝窝、外阴、肛门等处。

（3）皮肤肥厚粗糙，触之较硬，色暗红或紫褐，皮纹显著或呈苔藓样变。皮损表面常附有鳞屑，伴抓痕、血痂、色素沉着，部分皮损可出现新的丘疹或水疱，抓破后有少量流滋。发生于手足及关节部位者，常易出现皲裂，自觉疼痛，影响活动。

（4）自觉瘙痒，呈阵发性，夜间或精神紧张、饮酒、食辛辣发物时瘙痒加剧。病程较长，反复发作，时轻时重。

三、鉴别诊断

1. 膏药风（接触性皮炎）　无一定好发部位，可发于任何年龄，发病前有接触史，皮疹一般局限于接触部位，多单一，表现为红斑、水疱、大疱等，境界清楚，伴瘙痒或灼热疼痛。预后良好，去除病因后，多易治愈。与急性湿疮相鉴别。

2. 牛皮癣（神经性皮炎）　好发于颈项、肘部、尾骶部等摩擦部位，多见于中青年，皮损分布常不对称，有典型苔藓样变，皮损倾向干燥，无多形性损害，阵发性剧烈瘙痒。慢性病程，反复发作，和精神紧张、胃肠功能障碍有一定关系。与慢性湿疮相鉴别。

3. 鹅掌风、脚湿气（手足癣）　多从单侧发病，好发于掌跖或指（趾）间，有小水疱、脱屑等，向对侧传染蔓延；多伴有甲损害。真菌镜检阳性。有不同程度皮疹，可不痒。预后良好，可治愈。与手足部的湿疮相鉴别。

四、中医治疗

	证型	证候		治法	方药
内治法	湿热蕴肤证	皮损潮红，有丘疱疹，灼热瘙痒无休，抓破渗液流脂水；伴心烦口渴，身热不扬，大便干，小便短赤	舌红，苔薄白或黄，脉滑或数	清热利湿止痒	龙胆泻肝汤+萆薢渗湿汤
	脾虚湿蕴证	发病较缓，皮损潮红，有丘疹，瘙痒，抓后糜烂渗出，可见鳞屑；伴纳少，腹胀便溏，易疲乏	舌淡胖，苔白腻，脉濡缓	健脾利湿止痒	除湿胃苓汤/参苓白术散
	血虚风燥证	皮损色暗或色素沉着，或皮损粗糙肥厚，剧痒难忍，遇热或肥皂水洗后瘙痒加重；伴有口干不欲饮，纳差，腹胀	舌淡，苔白，脉弦细	养血润肤，祛风止痒	当归饮子/四物消风饮
外治法	急性湿疮	①初起仅有潮红、丘疹，或少数水疱而无渗液时，选苦参、黄柏、地肤子、荆芥等煎汤湿敷，或用三黄洗剂外搽。 ②水疱糜烂、渗出明显时，选黄柏、生地榆、马齿苋、野菊花等煎汤，或10%黄柏溶液冷敷，用青黛散麻油调搽			
	亚急性湿疮	原则为消炎、止痒、燥湿，选用青黛膏、黄连膏软膏外搽			
	慢性湿疮	可外搽5%～10%硫磺软膏、10%～20%黑豆馏油软膏			

第五单元　癣

重点提示　癣的病因病机、临床表现与诊断、鉴别诊断、中医治疗（★★★）。

一、病因病机

总由生活起居不慎，感染真菌，复因风、湿、热邪外袭，郁于腠理，淫于皮肤所致。

二、临床表现与诊断

类型		好发人群	特点
头癣	白秃疮	男性儿童	头皮有圆形或不规则的覆盖灰白鳞屑的斑片。病损区毛发干枯无泽，常在距头皮0.3～0.8cm处折断而呈参差不齐。头发易于拔落且不疼痛，病发根部包绕有白色鳞屑形成的菌鞘。自觉瘙痒。发病部位以头顶、枕部居多，但发缘处一般不被累及。青春期可自愈，秃发也能再生，不遗留瘢痕
	肥疮	农村儿童	有黄癣痂堆积，癣痂呈蜡黄色，肥厚，富黏性，边缘翘起，中心微凹，上有毛发贯穿，质脆易粉碎，有特殊的鼠尿臭。除去黄癣痂，其下为鲜红湿润的糜烂面，病变部位可相互融合，形成大片黄痂。病变区头发干燥，失去光泽。久之毛囊被破坏而成永久性脱发。病变痊愈后，在头皮留下广泛、光滑的萎缩性瘢痕。病变四周约1cm头皮不易受损
手癣	鹅掌风	成年人	初起为掌心或指缝水疱或掌部皮肤角化脱屑、水疱，水疱多透明如晶，散在或簇集，瘙痒难忍。水疱破后干涸，叠起白屑，中心向愈，四周继发疱疹，并可延及手背、腕部
脚癣	脚湿气		主要发生在趾缝，也见于足底。以皮下水疱、趾间浸渍糜烂、渗流滋水、角化过度、脱屑、瘙痒等为特征。分为水疱型、糜烂型、脱屑型，常以1～2种皮肤损害为主
体癣	圆癣	青壮年男性	皮损为环形或多环形、边界清楚、中心消退、外围扩张的斑块，一般为钱币大或更大，多发时可相互融合形成连环形。若发于腰间，常沿扎裤带处皮肤传播，形成带形损害
花斑癣	紫白癜风	多汗体质青年	皮损好发于颈项、躯干，尤其是多汗部位以及四肢近心端，为大小不一、边界清楚的圆形或不规则的无炎症性斑块，色淡褐、灰褐至深褐色，或轻度色素减退，或附少许糠秕状细鳞屑，常融合成片。有轻微痒感，常夏发冬愈，可在家庭中互相传染

三、鉴别诊断

1. 白屑风　多见于青年人，病变部位白色鳞屑堆叠，梳抓时纷纷脱落，脱发而不断发；无传染性。须与白秃疮相鉴别。

2. 白疕　皮损为较厚的银白色鳞屑性斑片，头发呈束状，刮去鳞屑可见渗血点；无断发现象。须与白秃疮相鉴别。

3. 头部湿疮　有丘疱疹、糜烂、流滋、结痂等多形性损害；瘙痒；一般不脱发。须与肥疮相鉴别。

4. 手部湿疮　常对称发生；皮损多形性，边界不明显；痒剧；可反复发作。须与鹅掌风相鉴别。

5. 掌跖角化病　多自幼年发病；手掌、足底有对称性的角化和皲裂，无水疱等炎症反应。须与鹅掌风、脚湿气脱屑型相鉴别。

6. 白癜风　皮损为纯白的色素脱失斑，白斑中毛发也白，边界明显；无痛痒；不传染。

须与紫白癜风相鉴别。

7. 风热疮　有母斑存在，然后继发子斑，皮疹淡红色，皮损长轴沿肋骨方向排列；瘙痒剧烈；有自限性。须与紫白癜风相鉴别。

四、中医治疗

	证型	证候		治法	方药
内治法	风湿毒聚证	多见于肥疮、鹅掌风、脚湿气，症见皮损泛发，蔓延浸淫，或大部分头皮毛发受累，黄痂堆积，毛发脱而头秃	苔薄白，脉濡	祛风除湿，杀虫止痒	消风散/苦参汤
	湿热下注证	多见于脚湿气伴抓破染毒，症见足部糜烂，渗流臭水或化脓，肿连足背，或见红丝上窜，胯下臖核肿痛；甚或形寒高热	舌红，苔黄腻，脉滑数	清热化湿，解毒消肿	湿重于热用萆薢渗湿汤；湿热兼瘀用五神汤；湿热并重用龙胆泻肝汤
外治法	白秃疮、肥疮	拔发疗法			
	鹅掌风、脚湿气	可根据类型选用软膏外搽，浸泡剂浸泡等			
	圆癣	1号癣药水、2号癣药水、复方土槿皮酊等外搽			
	紫白癜风	密陀僧散，用茄子片蘸药涂搽患处			

第六单元　药毒

重点提示　药毒的临床表现与诊断、鉴别诊断、中医治疗（★★）。

一、临床表现与诊断

1. 发病前有用药史。

2. 有一定的潜伏期，第1次发病多在用药后5～20天内，重复用药在24小时内发生，短者甚至在用药后瞬间或数分钟之内发生。

3. 发病突然，自觉灼热瘙痒，重者伴有发热、倦怠、全身不适、纳差、大便干、小便黄赤等全身症状。

4. 皮损分布为全身性，对称性，可泛发或仅局限于局部，皮损形态多样。

二、鉴别诊断

1. 发疹性皮肤病

（1）麻疹：发病前先有上呼吸道卡他症状，如鼻流清涕，眼结膜充血，怕光，发热，病程2～3天出现Koplik斑，即双侧近第一臼齿颊黏膜上出现0.5～1mm针尖大白色小点，周围有红晕，逐渐增多融合。与麻疹样或猩红热样型药疹相鉴别。

（2）猩红热：皮疹出现前全身症状明显。高热、头痛、咽痛等，典型者有杨梅舌，口周苍白圈。与麻疹样或猩红热样型药疹相鉴别。

2. 常见皮肤病

（1）荨麻疹：无用药史，风团发无定处，骤起骤消，消退后不留任何痕迹。与荨麻疹样型药疹相鉴别。

（2）多形红斑：无用药史，皮损多在手足、颜面、耳郭等处，轻度瘙痒，一般无明显全身症状。与多形红斑样型药疹相鉴别。

三、中医治疗

	证型	证候		治法	方药
内治法	湿毒蕴肤证	皮疹为红斑、丘疹、风团、水疱，甚则糜烂渗液，表皮剥脱；伴灼热剧痒，口干，大便燥结，小便黄赤	舌红，苔薄白或黄，脉滑或数	清热利湿，解毒止痒	萆薢渗湿汤/龙胆泻肝汤
	热毒入营证	皮疹鲜红或紫红，甚则为紫斑、血疱，灼热痒痛；伴高热，神志不清，口渴不欲饮，便干，小便短赤	舌红绛，苔少或镜面舌，脉洪数	清热凉血，解毒护阴	清营汤
	气阴两虚证	严重药毒后期大片脱屑；伴低热，神疲乏力，气短，口干欲饮	舌红，少苔，脉细数	益气养阴，清解余热	增液汤 + 益胃汤
外治法	中药溻渍、中药熏洗、中药涂擦				

第七单元　瘾疹

重点提示　瘾疹的病因病机、临床表现与诊断、鉴别诊断、中医治疗（★★★）。

一、病因病机

总由禀赋不耐，人体对某些物质过敏所致。可因卫外不固，风寒、风热之邪客于肌表；或因肠胃湿热郁于肌肤；或因气血不足，虚风内生；或因情志内伤，冲任不调，肝肾不足，而致风邪搏结于肌肤而发病。

二、临床表现与诊断

1. 典型皮疹表现为突然发作，大小不等、形状不一的水肿性红斑风团，24 小时内可自然消退。
2. 皮疹时起时落，剧烈瘙痒，发无定处，退后不留痕迹。
3. 部分病例可有腹痛腹泻，或有发热、关节痛等。严重者可有呼吸困难，甚至引起窒息。
4. 皮肤划痕试验阳性。
5. 皮疹经过 3 个月以上不愈或反复间断发作者为慢性瘾疹。

三、鉴别诊断

1. 丘疹性荨麻疹　为散在性、质稍坚硬、顶端有小疱的丘疹，周围有纺锤形红晕。瘙痒剧烈，与跳蚤、螨虫等昆虫叮咬或消化障碍、食物过敏等有关。儿童多见。

2. 荨麻疹样型药疹　发病前有注射疫苗、服用抗生素等明确用药史，潜伏期一般 4 ~ 14 天，皮疹为水肿性红斑，颜色鲜红，一般 24 小时不能消退，皮疹泛发，瘙痒剧烈，可伴有发热、关节疼痛等全身症状。

3. 荨麻疹性血管炎　风团持续 4 ~ 6 小时以上无消退，风团消退后遗留色素沉着或鳞屑，伴有关节痛、腹痛、血沉增快，病理为坏死性血管炎，对抗组胺药物无效。

四、中医治疗

	证型	证候		治法	方药
内治法	风寒束表证	风团色白，遇寒加重，得暖则减；恶寒，口不渴	舌淡红，苔薄白，脉浮紧	疏风散寒，解表止痒	桂枝麻黄各半汤
	风热犯表证	风团鲜红，灼热剧痒，遇热加重，得冷则减；伴有发热，恶寒，咽喉肿痛	舌红，苔薄白或薄黄，脉浮数	疏风清热，解表止痒	消风散
	胃肠湿热证	风团片大红色，瘙痒剧烈，发疹同时伴脘腹疼痛，恶心呕吐，神疲纳呆，大便秘结或泄泻	舌红，苔黄腻，脉弦滑数	疏风解表，通腑泄热	防风通圣散
	血虚风燥证	反复发作，迁延日久，午后或夜间加剧；心烦易怒，口干，手足心热	舌红少津，脉沉细	养血祛风，润燥止痒	当归饮子
外治法	①中药熏洗：瘙痒明显，无胸闷憋气者适用。风团红，瘙痒明显者，选用马齿苋、白鲜皮等解毒止痒中药熏洗；风团色淡白，皮肤干燥者，选用当归、茯苓、白术等健脾养血中药熏洗。 ②中药保留灌肠：因饮食不慎而诱发者，取苦参、黄柏等中药保留灌肠以泄浊解毒				

第八单元　猫眼疮

重点提示　猫眼疮的临床表现与诊断、鉴别诊断、中医治疗（★★）。

一、临床表现与诊断

1. 发病骤急，发疹前可有全身不适等前驱症状，常可伴发咽峡炎、扁桃体炎、关节炎等。

2. 好发于指缘、手掌及前臂、足背、小腿、颜面、颈项等部位，常呈对称性。重者可累及黏膜。

3. 青年女性发病较多，春秋为发病季节。

4. 皮损初起为红斑，略高出皮面，以后中心出现水疱，约为扁豆或指盖大小。初起为鲜红色，逐渐变暗红或暗紫红色，可相互融合，红斑可中心消退，形成环状或出现重叠水疱如彩虹状。水疱若呈血性，称出血性猫眼疮。自觉疼痛，略有痒感。

5. 组织病理检查。表皮细胞水肿，渗出明显者可见表皮下水疱形成；真皮水肿，小血管扩张，周围有炎性细胞浸润。早期为嗜中性及嗜酸性细胞，晚期为淋巴细胞、组织细胞，胶原纤维明显肿胀。

二、鉴别诊断

1. 冻疮　多见于冬季；好发于肢体末端显露部位，皮损多为暗红或青紫斑块，红斑浸润显著，黏膜无损害，中心无虹膜样改变；自觉瘙痒，遇热尤甚。

2. 药毒（多形红斑样型）　有明确服药史，发病无季节性，也无一定好发部位。

3. 中毒性表皮坏死松解症（TEN）　皮损损害更严重，呈烫伤样外观，表皮坏死脱落，皮损面积超过体表面积的30%，多伴内脏损害。临床可见 Stevens－Johnson 综合征发展为中毒性表皮坏死松解症，两者在过渡期可出现症状重叠，皮损面积达到体表面积的10%～30%。

三、中医治疗

	证型	证候		治法	方药
内治法	风寒阻络证	每于冬季发病，红斑水肿，色暗红或紫红，发于颜面及手足时形如冻疮，水肿明显，遇冷加重，得热则减；伴畏寒，小便清长	舌淡，苔白，脉沉紧	温经散寒，活血通络	当归四逆汤
	风热蕴肤证	以红斑、丘疹、小风团样损害为主，颜色鲜红，自觉瘙痒；发热，咽干咽痛，关节酸痛，便干溲黄	舌红，苔薄黄，脉浮数	疏风清热，凉血解毒	消风散
	湿热蕴结证	红斑水肿，色泽鲜红，兼见水疱，或口腔糜烂，外阴湿烂，自感痒痛；身倦乏力，纳呆呕恶，溲赤，便秘或黏滞不爽	舌红，苔黄腻，脉弦滑	清热利湿，解毒止痒	龙胆泻肝汤
	火毒炽盛证	起病急骤，全身泛发红斑、大疱、糜烂、瘀斑，口腔、二阴破溃糜烂；伴高热恶寒，头痛无力，恶心呕吐，关节疼痛，便秘，溲黄	舌红，苔黄，脉滑数	清热凉血，解毒利湿	清瘟败毒饮＋导赤散
外治法	①皮损以红斑、丘疹、水疱、糜烂为主者，以清热、收敛、止痒为主。用三黄洗剂外搽患处，并外搽黄连膏。 ②皮损呈水疱、大疱，渗出明显者，以清热、燥湿、消肿为主。用马齿苋30g、黄柏30g、地榆30g水煎冷敷患处。 ③黏膜糜烂者可用生肌散/锡类散外吹患处；若口腔黏膜糜烂，可用蒲黄含漱，并用青吹口散外吹				

第九单元　瓜藤缠

重点提示　瓜藤缠的临床表现与诊断、鉴别诊断、中医治疗（★★）。

一、临床表现与诊断

1. 多见于20～40岁女性。春、秋季节多发。

2. 发病前有一定的全身症状，如低热（少数可高热）、倦怠、咽痛、食欲不振、肌痛或关节痛等。

3. 皮损突然发生，好发于两小腿伸侧，为对称性、鲜红色、略高出皮面的结节。蚕豆至杏核大或桃核大，若数个结节融合在一起，则大如鸡蛋，皮损周围水肿，但境界清楚，皮肤紧张，颜色由鲜红渐变为暗红。自觉疼痛，压之更甚。经数天或数星期，颜色及结节逐渐消退。缓解期，常残存数个小结节，新的结节可再次出现。少数患者可发于上肢及面颈部。

4. 血沉加快，抗链“O”滴度增高，血清丙种球蛋白增高，结核菌素试验皮试呈强阳性。必要时可结合组织病理检查。

二、鉴别诊断

1. 腓肠发（硬结性红斑）　秋冬季节发病；好发于小腿屈侧；结节较大而深在，疼痛轻微，易溃破而发生溃疡，愈合后留有瘢痕；起病缓慢，病程较长；常有结核病史。

2. 梅核丹（皮肤变应性血管炎）　皮损为多形性，可有红斑、丘疹、斑丘疹、瘀斑、结节、溃疡、瘢痕等，疼痛较轻；反复发作，病程较长。

三、中医治疗

<table>
<tr><th></th><th>证型</th><th colspan="2">证候</th><th>治法</th><th>方药</th></tr>
<tr><td rowspan="2">内治法</td><td>湿热瘀阻证</td><td>发病急骤，皮下结节，略高出皮面，灼热红肿。伴头痛，咽痛，关节痛，体温增高，口渴，大便干，小便黄</td><td>舌微红，苔白或腻，脉滑微数</td><td>清热利湿，祛瘀通络</td><td>萆薢渗湿汤 + 桃红四物汤</td></tr>
<tr><td>寒湿入络证</td><td>皮损暗红，伴有关节痛，遇寒加重，肢冷，口不渴，大便不干</td><td>舌淡，苔白或白腻，脉沉缓或迟</td><td>散寒祛湿，化瘀通络</td><td>阳和汤</td></tr>
<tr><td>外治法</td><td colspan="5">以消炎、散结、止痛为原则。①中药贴敷疗法：皮下结节较大，红肿疼痛者，外敷金黄膏、四黄膏或玉露膏。皮下结节色暗红，红肿不明显者，外敷冲和膏。②中药熏洗疗法</td></tr>
</table>

第十单元　白疕

重点提示　白疕的病因病机、临床表现与诊断、鉴别诊断、中医治疗（★★★）。

一、病因病机

多因素体营血亏损，血热内蕴，化燥生风，肌肤失养所致。

二、临床表现与诊断

1. 皮损初为针尖至扁豆大的炎性红色丘疹，常呈点滴状分布，迅速增大，表面覆盖银白色多层性鳞屑，状如云母。鳞屑剥离后，可见薄膜现象及筛状出血，基底浸润，可有同形反应。陈旧皮疹可呈钱币状、地图状等。

2. 好发于头皮、四肢伸侧，以肘关节面多见，常泛发全身。

3. 部分患者可见指甲病变，轻者呈点状凹陷，重者甲板增厚，光泽消失，或可见于口腔、阴部黏膜。发于头皮者可见束状毛发。

4. 有明显季节性，一般冬重夏轻。部分患者可有家族史。

5. 根据病程变化可分为进行期、静止期、消退期。

三、鉴别诊断

1. 风热疮（玫瑰糠疹）　好发于躯干、四肢近端；特征性皮疹为椭圆形红斑，上覆糠秕状鳞屑，长轴与皮纹走向一致，无薄膜及筛状出血现象。

2. 慢性湿疮　皮疹好发于四肢屈侧；皮损肥厚粗糙，边界欠清，有色素沉着，鳞屑较少；瘙痒剧烈。

3. 白屑风（头皮糠疹）　皮疹多发于头面；红斑边界不清，鳞屑多呈油腻性，无筛状出血；头发不呈束状，病久有脱发现象。

4. 牛皮癣（神经性皮炎）　皮损多是圆形或多角形的扁平丘疹融合成片，剧烈瘙痒，搔抓后皮损肥厚，皮沟加深，皮嵴隆起，极易形成苔藓样变。皮损表面无多层银白色鳞屑附着，刮后无筛状出血。

四、中医治疗

	证型	证候		治法	方药
内治法	血热内蕴证	皮疹多呈点滴状，颜色鲜红，层层鳞屑，瘙痒剧烈，刮去鳞屑有点状出血；伴口干舌燥，咽喉疼痛，心烦易怒，便干溲赤	舌红，苔薄黄，脉弦滑或数	清热凉血，解毒消斑	犀角地黄汤
	气血瘀滞证	皮损反复不愈，皮疹多呈斑块状，鳞屑较厚，颜色暗红	舌紫暗有瘀点、瘀斑，脉涩或细缓	活血化瘀，解毒通络	桃红四物汤
	血虚风燥证	病程较久，皮疹多呈斑片状，颜色淡红，鳞屑减少，干燥皲裂，自觉瘙痒；伴口咽干燥	舌淡红，苔少，脉沉细	养血滋阴，润肤息风	当归饮子
	湿毒蕴积证	皮损多发生在腋窝、腹股沟等皱褶部位，红斑糜烂有渗出，瘙痒剧烈，或伴关节酸痛、肿胀，下肢沉重	舌红，苔黄腻，脉滑	清热利湿，解毒通络	萆薢渗湿汤
	风寒湿痹证	皮疹红斑不鲜，鳞屑色白而厚，抓之易脱，关节肿痛，活动受限，甚至僵硬畸形；伴形寒肢冷	舌淡，苔白腻，脉濡滑	祛风除湿，散寒通络	独活寄生汤+桂枝芍药知母汤
	火毒炽盛证	皮肤潮红、肿胀，大量脱皮，或有密集小脓疱，伴局部灼热痒痛；壮热畏寒，口渴欲饮，便干溲赤	舌红绛，苔黄腻，脉弦滑数	清热泻火，凉血解毒	清瘟败毒饮
外治法	中药蒸气浴疗法	适用于皮损泛发的稳定期和消退期的银屑病患者。将鸡血藤、当归、丹参、三棱、莪术、威灵仙、白鲜皮等中药煎煮后注入沐浴桶，加水稀释后嘱患者坐浴其中治疗			
	中药头浴疗法	适用于头部银屑病患者。用当归、丹参、侧柏叶、白鲜皮等中药煎剂淋洗头部皮损			
	中药封包疗法	适用于皮损肥厚者。局部皮损涂擦中药膏后，采用保鲜薄膜将皮损处封包40分钟			
	中药热熨疗法	适用于关节型银屑病。将附子、红花、桂枝、透骨草、川乌、艾叶等中药装入布包，浸泡30分钟后置于蒸笼热蒸，先用干净毛巾包裹敷于受累关节处，待温度下降，可直接将药包贴于治疗部位			

第十一单元　白驳风

重点提示　白驳风的病因病机、临床表现与诊断、鉴别诊断、中医治疗（★★★）。

一、病因病机

总由气血失和，脉络瘀阻所致。

二、临床表现与诊断

1. 皮损呈白色或乳白色斑点或斑片，逐渐扩大，边境清楚，周边色素反见增加，患处毛发也可变白。大小不等，形态各异，常融合成片。可对称或单侧分布，甚至沿神经走行呈带状分布。泛发全身者，仅存少许正常皮肤。患处皮肤光滑，无脱屑、萎缩等变化，有的皮损中心可出现色素岛状褐色斑点，称“晕痣”。自觉症状不明显。

2. 必要时可结合 Wood 灯、皮肤镜检查及皮肤病理检查。

三、鉴别诊断

1. 桃花癣（单纯糠疹）　皮损淡白或灰白，为局限性色素减退斑，上覆少量灰白色糠状鳞屑，边界不清；多发于面部；儿童多见。

2. 紫白癜风（花斑癣）　皮损淡白或紫白色，呈边界清楚的圆形或卵圆形，上覆细碎鳞屑，病变处毛发不变白色；皮损处真菌镜检可呈阳性；多发于颈、躯干、双上肢；男性青壮年或多汗者多见。

3. 贫血痣　皮损淡白，为先天性局部血管功能缺陷，一般单侧分布，以手摩擦局部则周围皮肤发红而白斑不红；多发于躯干；女性出生时或幼年多见。

四、中医治疗

	证型	证候		治法	方药
内治法	肝郁气滞证	白斑散在渐起，数目不定；伴有心烦易怒，胸胁胀痛，夜寐不安，女子月经不调	舌质正常或淡红，苔薄，脉弦	疏肝理气，活血祛风	逍遥散
	肝肾不足证	多见于体虚或有家族史的患者。病史较长，白斑局限或泛发；伴头晕耳鸣，失眠健忘，腰膝酸软	舌质红，少苔，脉细弱	滋补肝肾，养血祛风	六味地黄丸
	气血瘀滞证	多有外伤，病史缠绵。白斑局限或泛发，边界清楚，局部可有刺痛	舌质紫暗或有瘀斑、瘀点，苔薄白，脉涩	活血化瘀，通经活络	通窍活血汤
外治法	①30%补骨脂酊皮损区涂擦，同时可配合日光照射5～10分钟，或紫外线照射。 ②将远志肉12g、蜜糖30g放瓷碗内，并用皮纸密封，放在蒸锅内蒸后外用				

第十二单元　黧黑斑

重点提示　黧黑斑的病因病机、临床表现与诊断、鉴别诊断、中医治疗（★★★）。

一、病因病机

多与肝、脾、肾三脏关系密切，气血不能上荣于面为主要病机。常见病因有肝郁气滞、肝肾不足、脾虚湿蕴和气滞血瘀。

二、临床表现与诊断

1. 男女均可发生，尤以青中年女性多见，皮损夏重冬轻。如发生于孕妇，多开始于孕后 2 ~ 5 个月，分娩后逐渐消退，但也有不消退者。

2. 对称发生于颜面，尤以两颊、额部、鼻、唇及颏等处为多见；皮损为淡褐色至深褐色、淡黑色斑片，大小不等，形状各异，孤立散在或融合成片，边缘较明显，一般多呈蝴蝶状。

3. 无自觉症状，病程不定，慢性经过。

4. 必要时可行皮肤病理检查。

三、鉴别诊断

1. 雀斑　皮疹分散而不融合，斑点较小；夏重冬轻或消失；有家族史。

2. 阿狄森病　色素沉着除发生于皮肤外，黏膜上也有褐黑色斑片；常伴有神疲乏力、怕冷、舌胖、脉细等症状。

3. 瑞尔黑变病　有长期接触煤焦油史；皮损主要在面颈部等暴露部位，呈弥漫性色素沉着；常伴有痤疮样炎性反应。

四、中医治疗

	证型	证候		治法	方药
内治法	肝郁气滞证	多见于女性，斑色深褐，弥漫分布；伴有烦躁不安，胸胁胀满，经前乳房胀痛，月经不调，口苦咽干	舌质红，苔薄，脉弦细	疏肝理气，活血消斑	逍遥散
	肝肾不足证	斑色褐黑，面色晦暗；伴有头晕耳鸣，腰膝酸软，失眠健忘，五心烦热	舌质红，少苔，脉细	补益肝肾，滋阴降火	六味地黄丸
	脾虚湿蕴证	斑色灰褐，状如尘土附着；伴有疲乏无力，纳呆困倦，月经色淡，白带量多	舌质淡胖边有齿痕，苔白腻，脉濡或细	健脾益气，祛湿消斑	参苓白术散
	气滞血瘀证	斑色灰褐或黑褐；多伴有慢性肝病病史，或月经色暗有血块，或痛经	舌质暗红有瘀斑，苔薄，脉涩	理气活血，化瘀消斑	桃红四物汤
外治法	中药涂擦疗法	用玉容散粉末搽面，或白附子、白芷、滑石各 250g，共研细末，每天早晚蘸末搽面			
	中药面膜倒模疗法	赤芍、丹参、桃仁、红花、白及、僵蚕、白丁香、白附子等各等份，研成粉末，加适当基质配制成中药面膜			

第十三单元　粉刺

重点提示　粉刺的临床表现与诊断、鉴别诊断、中医治疗（★★）。

一、临床表现与诊断

1. 好发于面颊、额部和鼻颊沟，其次是胸部、背部、肩部。青春期多见。

2. 皮损表现为白头与黑头粉刺、丘疹、脓疱、脓肿、结节与囊肿，少数患者形成萎缩性或增生性瘢痕。

3. 一般无自觉症状，也可伴有疼痛、瘙痒、灼热。青春期过后多数可自然减轻。

二、鉴别诊断

1. 酒齄鼻　多见于壮年人；皮疹分布以鼻端、鼻翼为主，两颊、前额也可发生，不累及其他部位；无黑头粉刺，早期患部潮红、充血、肿胀、毛细血管扩张，中后期伴有明显结节增生。常有家族史。

2. 职业性痤疮　常发生于与沥青、机器油、煤焦油及石油制品、石蜡等密切接触的工人，同工种的人往往发生同样损害；皮损发生在接触部位如面部、手背、前臂、肘部，亦有发生密集毛囊性角化丘疹。

3. 颜面播散性粟粒狼疮　多见于成年人；损害为粟粒大小淡红色、紫红色结节，表面光滑，对称分布于颊部、眼睑、鼻唇沟等处；用玻片压之可呈苹果酱色。

三、中医治疗

	证型	证候		治法	方药
内治法	肺经风热证	丘疹色红，或有痒痛，或有脓疱；伴口渴喜饮，大便秘结，小便短赤	舌质红，苔薄黄，脉弦滑	疏风清肺	枇杷清肺饮
	肠胃湿热证	颜面、胸背部皮肤油腻，皮疹红肿疼痛，或有脓疱；伴口臭、便秘、溲黄	舌质红，苔黄腻，脉滑数	清热除湿解毒	茵陈蒿汤、泻黄散
	痰湿瘀滞证	皮疹颜色暗红，以结节、脓肿、囊肿、瘢痕为主，或见窦道，经久难愈；伴纳差、腹胀	舌质暗红，苔黄腻，脉弦滑	除湿化痰，活血散结	二陈汤 + 桃红四物汤
外治法	①皮疹较多者，可用颠倒散茶调涂患处。 ②脓肿、囊肿、结节较甚者，可外敷金黄膏				

第十四单元　白屑风

重点提示　白屑风的临床表现与诊断、鉴别诊断、中医治疗（★★）。

一、临床表现与诊断

1. 好发于婴儿和青壮年，皮疹分布在油脂分泌旺盛的部位。

2. 皮疹表现可分为干性和湿性。湿性表现为油腻、黏腻油痂，头发油光发亮；干性表现为细薄小片糠秕状鳞屑；毛发细软、脱落，伴有不同程度瘙痒。

二、鉴别诊断

1. 头部白疕　皮损多在肘、膝关节的伸侧面，头发也可发生，但损害为边界清楚的红斑，其上堆集很厚的银白色鳞屑，搔抓后可见到露水珠样出血点；身体其他部位有典型白疕皮损。

2. 白秃疮　多见于儿童，头部有灰白色鳞屑斑片，其上有长短不齐的断发，发根有白色菌鞘；真菌检查呈阳性，Wood 灯下呈亮绿色荧光。

三、中医治疗

	证型	证候		治法	方药
内治法	湿热蕴结证	皮损为潮红斑片，有油腻性痂屑，甚至糜烂、渗出；伴口苦口黏，脘腹痞满，小便短赤，大便臭秽	舌质红，苔黄腻，脉滑数	清热利湿，健脾和胃	龙胆泻肝汤
	风热血燥证	多发于头面部，为淡红色斑片，干燥、脱屑、瘙痒，受风加重，或头皮瘙痒，头屑多，毛发干枯脱落；伴口干口渴，大便干燥	舌质偏红，苔薄白或黄，脉细数	祛风清热，养血润燥	消风散 + 当归饮子
外治法	①干性皮损：在头皮者，用白屑风酊外搽。在面部者，用紫草油外搽。 ②湿性皮损：有少量渗出者，可用马齿苋、黄柏、大青叶、龙葵各 30g，或单味 30g，煎汤，放凉后外洗或湿敷患处。有渗液者，用三黄散外洗，再扑三石散或青黛粉；或鲜山楂及侧柏叶捣碎，取汁外涂				

第十五单元　酒齄鼻

重点提示　酒齄鼻的临床表现与诊断、鉴别诊断、中医治疗（★★）。

一、临床表现与诊断

1. 皮损以红斑为主，好发于鼻尖、鼻翼、两颊、前额等部位，少数鼻部正常而只发于两颊和额部。

红斑型	颜面中部特别是鼻尖部出现红斑，开始为暂时性，时起时消，寒冷、饮酒、进食辛辣刺激性食物及精神兴奋时红斑更明显，以后红斑持久不退，并伴有毛细血管扩张，呈细丝状，分布如树枝
丘疹脓疱型	在红斑基础上出现痤疮样丘疹或小脓疱，但无明显的黑头粉刺形成。毛细血管扩张更明显，如红丝缠绕，纵横交错，皮色由鲜红变为紫褐，自觉轻度瘙痒
鼻赘型	多为病程长久者。鼻尖部肥大，形成大小不等的结节状隆起。皮肤增厚，表面凹凸不平，毛细血管扩张更明显

2. 一般无自觉不适症状，中年发病，慢性经过，慢性病程。

二、鉴别诊断

1. 粉刺　多发于青春期男女；常见于颜面、前胸、背部，鼻部常不侵犯；皮损为散在性红色丘疹，可伴有黑头粉刺。

2. 面游风　分布部位较为广泛，不只局限于面部；有油腻性鳞屑，不发生毛细血管扩张；常有不同程度的瘙痒。

三、中医治疗

	证型	证候		治法	方药
内治法	肺胃热盛证	多见于红斑型。红斑多发于鼻尖或两翼，压之褪色；常嗜酒，伴口干、便秘	舌质红，苔薄黄，脉弦滑	清泄肺胃积热	枇杷清肺饮
	热毒蕴肤证	多见于丘疹脓疱型。红斑上出现痤疮样丘疹、脓疱，毛细血管扩张明显，局部灼热；伴口干，便秘	舌质红，苔黄，脉数	清热解毒凉血	黄连解毒汤＋凉血四物汤
	气滞血瘀证	多见于鼻赘型。鼻部组织增生，呈结节状，毛孔扩大	舌质略红，脉沉缓	活血化瘀散结	通窍活血汤
外治法	①鼻部红斑、丘疹为主，可选用一扫光或颠倒散洗剂外搽。 ②鼻部有脓疱者，可选用四黄膏外搽。 ③鼻赘形成者，可先用三棱针刺破放血，再用颠倒散外敷或脱色拔膏棍贴敷。 ④取白蔹、白石脂、杏仁、雷丸、鹤虱、川椒、蛇床子、甘松、白牵牛、狼毒、硫黄，煎水外洗或浸泡患处，适用于各期酒齄鼻。 ⑤针刺疗法，取穴印堂、迎香、地仓、承浆、颧髎、大迎、合谷、曲池				

第十章　肛肠疾病

第一单元　痔

重点提示　痔的病因病机、临床表现与诊断、鉴别诊断、中医治疗（★★★）。

一、内痔

1. 病因病机　多与风、湿、瘀及气虚有关，加之脏腑本虚，风燥湿热下迫，瘀阻魄门，瘀血浊气结滞不散，筋脉横解，导致脏腑功能失调而成痔。

2. 临床表现与诊断

（1）便血：是最常见的早期症状。初起多为无痛性便血，血色鲜红，不与粪便相混。可表现为手纸带血、滴血、喷射状出血，便后出血停止。出血呈间歇性，饮酒、疲劳、过食辛辣食物、便秘等诱因常使症状加重。出血严重者可出现继发性贫血。

（2）脱出：随着痔核增大，排便时可脱出肛门外。若不及时回纳，可致内痔嵌顿。

（3）肛周潮湿、瘙痒：痔核反复脱出，肛门括约肌松弛，常有分泌物溢于肛门外，感肛门潮湿；分泌物长期刺激肛周皮肤，易发湿疹，瘙痒不适。

（4）疼痛：脱出的内痔发生嵌顿，引起水肿、血栓形成，糜烂坏死，可有剧烈疼痛。

（5）便秘：患者常因出血而人为地控制排便，造成习惯性便秘，干燥粪便又极易擦伤痔核表面黏膜而出血，形成恶性循环。

（6）分期

Ⅰ期	便血，色鲜红，或无症状。肛门镜检查示齿线上方黏膜隆起，表面色淡红
Ⅱ期	便血，色鲜红，伴有肿物脱出肛外，便后可自行复位。肛门镜检查示齿线上方黏膜隆起，表面色暗红

Ⅲ期	排便或增加腹压时，肛内肿物脱出，不能自行复位，需休息后或手法复位，甚者可发生嵌顿，伴有剧烈疼痛，便血少见或无。肛门镜检查示齿线上方黏膜隆起，表面多有纤维化
Ⅳ期	痔核脱出，不能及时回纳，嵌顿于外，因充血、水肿和血栓形成，以致肿痛、糜烂和坏死，即嵌顿性内痔

3. 鉴别诊断

（1）直肠息肉：与痔的共同点是肿物脱出及便血；但多见于儿童，脱出物为肉红色，一般为单个，有长蒂，头圆，表面光滑，质地较痔核硬，可活动，易出血，以便血、滴血为主，多无射血现象。

（2）肛乳头肥大：与痔的共同点是肿物脱出；但脱出物呈锥形或鼓槌状，灰白色，表面为上皮，质地较硬，一般无便血，常有疼痛或肛门坠胀，过度肥大者便后可脱出肛门外。

（3）肛裂：与痔的共同点是便血。但属排便时肛门疼痛伴出血，疼痛呈周期性，便秘时尤甚；局部检查可见肛管部位有明显裂口，多在6点或12点处。

（4）直肠脱垂：与痔的共同点是肛内有物脱出，质地柔软；但脱出物呈花瓣状，色暗红；直肠黏膜的脱出呈环层状，色淡红，可伴有肛门松弛。

（5）直肠癌：与痔的共同点是便血；但属粪便中混有脓血，多为暗红或暗紫色，常伴有黏液或腐臭的分泌物，大便变扁或变细，便次增多，里急后重；指检可触及菜花状物，或凹凸不平的溃疡，易出血，质地坚硬，不能推动；细胞学检查或病理切片可确诊。

4. 中医治疗

	证型	证候		治法	方药
内治法	风伤肠络证	大便带血、滴血或喷射状出血，血色鲜红，或有肛门瘙痒	舌质红，苔薄白或薄黄，脉浮数	清热凉血祛风	凉血地黄汤
	湿热下注证	便血色鲜，量较多，肛内肿物外脱，可自行回缩，肛门灼热	舌质红，苔黄腻，脉弦数	清热利湿止血	脏连丸
	脾虚气陷证	肛门松弛，痔核脱出须手法复位，便血色鲜或淡；面白少华，神疲乏力，少气懒言，纳少便溏	舌质淡，边有齿痕，苔薄白，脉弱	补中益气	补中益气汤
	气滞血瘀证	肛内肿物脱出，甚或嵌顿，肛管紧缩，坠胀疼痛，甚则肛缘水肿、血栓形成，触痛明显	舌质红或暗红，苔白或黄，脉弦细涩	清热利湿，祛风活血	止痛如神汤
外治法	适用于各期内痔及术后，常用熏洗法、外敷法、塞药法、挑治法、枯痔法				

二、外痔

1. 病因病机　多与湿、热、瘀有关，使得局部气血运行不畅，筋脉阻滞，日久瘀结不散所致。

2. 临床表现与诊断

（1）肛缘皮肤损伤或感染，呈红肿或破溃成脓，疼痛明显。多见于炎性外痔。

（2）肛缘皮下突发青紫色肿块，局部皮肤水肿，肿块初起尚软，疼痛剧烈，渐变硬，可活动，触痛明显。多见于血栓性外痔。

（3）排便时或久蹲，肛缘皮有柔软青紫色团块隆起（静脉曲张团），可伴有坠胀感，团块按压后可消失。多见于静脉曲张性外痔。

3. 鉴别诊断

（1）内痔嵌顿：齿线上内痔脱出、嵌顿，疼痛时间较长，皮瓣水肿，消退缓慢，痔核表面糜烂伴有感染时有分泌物和臭味。

（2）肛裂：肛门疼痛呈周期性，便鲜血，局部检查可见6点或12点处有纵形裂口。

4. 中医治疗

	证型	证候		治法	方药
内治法	湿热蕴结证	肛缘肿物肿胀、疼痛，咳嗽、行走、坐位时疼痛可加重；便干，溲赤	舌红，苔薄黄或黄腻，脉滑数或浮数	清热、祛风、利湿	止痛如神汤
	血热瘀阻证	肛缘肿物突起，肿痛剧烈难忍，肛门坠胀疼痛，局部可触及硬结节，其色暗紫；伴便秘，口渴，烦热	舌紫，苔淡黄，脉弦涩	清热凉血，消肿止痛	凉血地黄汤
	湿热下注证	便后肛门缘肿物隆起不缩小，坠胀感明显，甚则灼热疼痛或有滋水；便干，溲赤	舌红，苔黄腻，脉滑数	清热利湿，活血散瘀	萆薢化毒汤+活血散瘀汤
外治法	①熏洗法：肿胀疼痛者，可用苦参汤加减趁热先熏后洗。 ②外敷法：用黄柏膏或消痔膏敷于患处，可与熏洗法配合运用				

三、混合痔

1. 病因病机　多因重度内痔反复脱出，或经产、负重努责、腹压增加，致筋脉横解、瘀结不散而成。

2. 临床表现与诊断

（1）便血及肛门部肿物，可有肛门坠胀、异物感或疼痛。

（2）可伴有局部分泌物或瘙痒。

（3）肛管内齿线上下同一方位出现肿物（齿线下亦可为赘皮）。

第二单元　肛痈

重点提示　肛痈的病因病机、临床表现与诊断、鉴别诊断、中医治疗（★★★）。

一、病因病机

多因过食肥甘、辛辣、醇酒等物，湿浊不化，热邪蕴结，下注大肠，毒阻经络，瘀血凝滞，热胜肉腐成脓而为痈疽；亦有因肺、脾、肾亏损，湿热乘虚下注而成。

二、临床表现与诊断

1. 局部红肿疼痛，有波动感，一般无明显全身症状者，多位于肛提肌以下间隙，属低位肛痈，包括坐骨直肠间隙脓肿、肛门旁皮下脓肿、括约肌间隙脓肿。

2. 出现寒战、高热、乏力、脉数等全身症状，血白细胞计数及中性粒细胞增高，局部穿刺可抽出脓液者，多位于肛提肌以上间隙，属高位肛痈，包括骨盆直肠间隙脓肿、直肠后间隙脓肿、直肠黏膜下脓肿。

三、鉴别诊断

1. 肛周毛囊炎、疖肿　病灶仅在皮肤或皮下，因发病与肛窦无病理性联系，破溃后不会形成肛漏。

2. 骶骨前畸胎瘤　继发感染有时与直肠后部脓肿相似。肛门指诊直肠后有肿块，光滑，无明显压痛，有囊性感。X 线检查可见骶骨与直肠之间的组织增厚和肿物，或见骶前肿物将直肠推向前方，肿物内有散在钙化阴影、骨质、牙齿。

3. 骶髂关节结核性脓肿　病程长，有结核病史，病灶与肛门和直肠无病理联系。X 线检查可见骨质改变。

中医外科学

四、中医治疗

	证型	证候		治法	方药
内治法	热毒蕴结证	肛周红肿，触痛明显，质硬，皮肤焮热；恶寒、发热、便秘、溲赤	舌红，苔薄黄，脉数	清热解毒	仙方活命饮、黄连解毒汤
	火毒炽盛证	肛周红肿，按之有波动感或穿刺有脓；伴恶寒发热，口干便秘	舌红，苔黄，脉弦滑	清热解毒透脓	透脓散
	阴虚毒恋证	肛周肿痛，皮色暗红，溃后脓出稀薄，疮口难敛；伴有午后潮热，心烦口干，盗汗	舌红少苔，脉细数	养阴清热，祛湿解毒	青蒿鳖甲汤＋三妙丸
外治法	①初起：实证用金黄膏、黄连膏外敷，位置深隐者可用金黄散调糊灌肠；虚证用冲和膏/阳和解凝膏外敷。 ②成脓：早期切开引流，并根据脓肿部位深浅和病情缓急选择手术方法。 ③溃后：用九一丹纱条引流，脓尽改用生肌散纱条。日久成漏者按肛漏处理				

第三单元　肛漏

重点提示　肛漏的病因病机、临床表现与诊断、鉴别诊断、中医治疗（★★★）。

一、病因病机

肛痈溃后久不收口，湿热余毒未尽；或痨虫内侵，肺、脾、肾三脏亏损而成。

二、临床表现与诊断

患者可有流脓、疼痛、瘙痒，一般无全身症状。根据肛痈病史，病灶有外口、管道、内口，即可诊断。

低位单纯性肛漏	只有 1 个瘘管，并通过外括约肌深层以下，内口在肛窦附近
低位复杂性肛漏	瘘管在外括约肌深层以下，有 2 个以上外口，或 2 条以上管道，内口在肛窦部位
高位单纯性肛漏	仅有 1 条管道，瘘管穿过外括约肌深层以上，内口位于肛窦部位

续表

高位复杂性肛漏	有2个以上外口及管道有分支窦道，其主管道通过外括约肌深层以上，有1个或2个以上内口

三、鉴别诊断

1. 肛门部化脓性汗腺炎　是皮肤及皮下组织的慢性炎症性疾病，常可在肛周皮下形成瘘管及外口，流脓，并不断向四周蔓延。检查时可见肛周皮下多处瘘管及外口，皮色暗褐而硬，肛管内无内口。

2. 骶前畸胎瘤溃破　骶前畸胎瘤是胚胎发育异常的先天性疾病。多在青壮年时期发病，初期无明显症状，如肿瘤增大压迫直肠可发生排便困难。若继发感染，可从肛门后溃破而在肛门后尾骨前有外口，但肛门指诊常可触及骶前有囊性肿物感而无内口。手术可见腔内有毛发、牙齿、骨质等。

四、中医治疗

	证型	证候		治法	方药
内治法	湿热下注证	肛周经常流脓液，脓质稠厚，肛门胀痛，局部灼热；肛周有溃口，按之有索状物通向肛内	舌红，苔黄腻，脉弦或滑	清热利湿	二妙丸＋萆薢渗湿汤
	正虚邪恋证	肛周流脓液，质地稀薄，肛门隐痛，肛周有溃口，按之质较硬，或有脓液从溃口流出，伴神疲乏力	舌淡，苔薄，脉濡	托里透毒	托里消毒散
	阴液亏损证	肛周溃口，外口凹陷，瘘管潜行，局部常无硬索状物可扪及，脓出稀薄；潮热盗汗，心烦口干	舌红少苔，脉细数	养阴清热	青蒿鳖甲汤
外治法	①熏洗法：常用高锰酸钾（1∶5000）溶液、苦参汤、祛毒汤。 ②外敷法：实证宜采用金黄膏、黄连膏等；虚证可用冲和膏				

第四单元　锁肛痔

重点提示　锁肛痔的临床表现与诊断、鉴别诊断、中医治疗（★★）。

一、临床表现与诊断

1. 早期排便习惯改变，便次增多或减少，可伴有肛门坠胀。

2. 继而发生便血，色鲜红或暗红，伴有黏液，且便次增多。有里急后重感，或有脓血便。

3. 晚期排便困难，粪便变细变扁，甚至出现肠梗阻征象。

4. 可转移至肝、肺等部位。侵及骶丛时，可有剧烈疼痛，全身出现恶病质。

5. 肛门指诊可触及肿块及溃疡，指套染血。

6. 肠镜检查可见肿块或溃疡。活组织病理检查可明确诊断。

二、鉴别诊断

1. 直肠息肉　无痛性便血，量时多时少，少夹黏液，肛门镜或直肠镜检查可见有蒂或无蒂肿物，病理检查可协助诊断。

2. 溃疡性结肠炎　黏液血便，或里急后重，结肠镜检查可见直肠或结肠黏膜充血、水肿或糜烂、溃疡，无明显肿物及肠腔狭窄，大便培养无致病菌生长。

3. 痢疾　黏液血便，里急后重，大便培养有痢疾杆菌，抗痢疾治疗效果显著。

三、中医治疗

	证型	证候		治法	方药
内治法	湿热蕴结证	肛门坠胀，便次增多，大便带血，色泽暗红，或夹黏液，或下痢赤白，里急后重	舌红，苔黄腻，脉滑数	清热利湿	槐角地榆丸
	气滞血瘀证	肛周肿物隆起，触之坚硬如石，疼痛拒按，或大便带血，色紫暗，里急后重	舌紫暗，脉涩	行气活血	桃红四物汤＋失笑散
	气阴两虚证	面色无华，消瘦乏力，便溏或排便困难，便中带血，肛门坠胀；或伴心烦口干，夜间盗汗	舌红或绛，苔少，脉细弱或细数	益气养阴，清热解毒	四君子汤＋增液汤
外治法	灌肠疗法、敷药法（肛管癌溃烂者外敷九华膏或黄连膏）				

第十一章　男性生殖系疾病

第一单元　水疝

重点提示　水疝的临床表现与诊断、鉴别诊断、中医治疗（★★）。

一、临床表现与诊断

1. 多为单侧性阴囊肿大，逐渐增大，伴阴囊下坠感。

2. 睾丸鞘膜积液者阴囊肿大如卵圆形，表面光滑有波动感，与阴囊皮肤不粘连。睾丸及附睾不易摸到。

3. 精索囊肿在精索上扪及囊性肿块。

4. 先天性水疝，多为交通性鞘膜积液，卧位或推压阴囊，肿块可逐渐缩小或完全消失，站立后又可出现。以婴幼儿多见。

5. 继发性水疝，常有外伤、感染、血丝虫病等病史，一般发病较急，肿块不因体位变动而改变。

6. 透光试验阳性，如有血性液体、乳糜及反复感染时可为阴性。穿刺可抽到液体。

二、鉴别诊断

1. 狐疝（腹股沟斜疝）　多见阴囊一侧肿物，卧则入腹，立则出囊，用手轻压可纳回腹内，嘱患者咳嗽时有冲击感，透光试验阴性。交通性鞘膜积液时透光试验阳性。

2. 精液囊肿　常位于附睾头部，一般体积较小，睾丸可清楚扪及。穿刺囊肿液呈乳白色，镜检内含精子。

3. 睾丸肿瘤　无疼痛，肿物增长较快，质地硬且具有沉重感，透光试验阴性。

三、中医治疗

	证型	证候		治法	方药
内治法	肾气亏虚证	多见于先天性水疝之婴幼儿。阴囊肿大，甚则亮如水晶，不红不热，不痛，睡卧时缩小，站立、哭叫时增大	舌淡，苔薄白，脉细弱	温肾通阳，化气行水	济生肾气丸、真武汤
	寒湿凝聚证	阴囊肿胀逐渐加重，久则皮肤顽厚，肿胀严重时阴茎内缩，影响排尿和性交，阴囊发凉潮湿、坠胀不适；腰酸乏力	舌淡，苔白腻，脉沉弦	疏肝理气，祛寒化湿	天台乌药散、加减导气汤、水疝汤等
	湿热下注证	发病较快，阴囊肿大，皮肤潮湿而红热；伴小便短赤，或有睾丸肿痛及全身发热	舌红，苔黄，脉滑数或弦数	清热化湿	大分清饮、龙胆泻肝汤
	瘀血阻络证	多有睾丸损伤或睾丸肿瘤病史。阴囊肿大坠痛，睾丸胀痛，积液可呈红色，透光试验多为阴性	舌紫暗或有瘀点，脉沉涩	活血化瘀，行气利水	活血散瘀汤/桃红四物汤
外治法	①敷药法：湿热型用金黄散，以水调敷患处。寒湿型用回阳玉龙膏，以酒蜜调敷患处。 ②热熨法：用小茴香、橘核各100g，研粗末炒热，装布袋内热熨患处。用于婴儿水疝或继发性水疝属寒证者				

第二单元　男性不育症

重点提示　男性不育症的病因病机、临床表现与诊断、鉴别诊断、治疗（★★★）。

一、病因病机

1. 肾气虚弱　若禀赋不足，肾气虚弱，命门火衰，可致阳痿不举，甚至阳气内虚，无力射出精液；病久伤阴，精血耗散，则精少精弱；元阴不足，阴虚火旺，相火偏亢，精热黏稠不化，均可导致不育。

2. 肝郁气滞　情志不舒，郁怒伤肝，肝气郁结，疏泄无权，可致宗筋痿而不举，或气郁化火，肝火亢盛，灼伤肾水，肝木失养，宗筋拘急，精窍之道被阻，亦可影响生育。

3. 湿热下注　素嗜肥甘滋腻、辛辣炙煿之品，损伤脾胃，脾失健运，痰湿内生，郁久化热，阻遏命门之火，可致阳痿、死精等而造成不育。

4. 气血两虚　思虑过度、劳倦伤心而致心气不足，心血亏耗；大病久病之后，元气大伤，气血两虚，血虚不能化生精液而精少精弱，甚或无精，亦可引起不育。

二、临床表现与诊断

多数患者无明显临床症状，表现为不育症或为中医证候表现。需根据病史、体格检查和实验室检查结果并结合临床经验指导患者行进一步检查，以明确不育症的诊断。

三、鉴别诊断

判断不育的原因在男方而不在女方，或男女双方都存在不育的因素，进一步检查并找出病因。

四、中医治疗

证型	证候		治法	方药
肾阳虚衰证	性欲减退，阳痿早泄，精子数少、成活率低、活动力弱，伴腰酸腿软，疲乏无力，小便清长	舌质淡，苔薄白，脉沉细	温补肾阳，益肾填精	金匮肾气丸＋五子衍宗丸
肾阴不足证	遗精滑泄，精液量少，精子数少，精子活动力弱或精液黏稠不化，畸形精子较多；头晕耳鸣，手足心热，甚则潮热盗汗	舌质红，少苔，脉沉细	滋补肾阴，益精养血	左归丸＋五子衍宗丸
肝郁气滞证	性欲低下，阳痿不举，或性交时不能射精，精子稀少、活力下降；精神抑郁，两胁胀痛，嗳气泛酸	舌质暗，苔薄，脉弦细	疏肝解郁	柴胡疏肝散
湿热下注证	阳事不兴或勃起不坚，精子数少或死精子较多；小腹急满，小便短赤	舌苔薄黄，脉弦滑	清热利湿	程氏萆薢分清饮
气血两虚证	性欲减退，阳事不兴，或精子数少、成活率低、活动力弱；神疲倦怠，面色无华	舌质淡，苔薄白，脉沉细无力	补益气血	十全大补汤

五、西医治疗

1. 药物治疗　根据病情可选用绒毛膜促性腺激素、睾酮、克罗米芬、精氨酸、左卡尼汀、维生素类、硫酸锌糖浆等。

2. 手术治疗　可用于因精索静脉曲张、输精管梗阻等所致的不育症。

3. 辅助生殖技术　可用于保守治疗无效的少精、弱精、无精症等。

第三单元　精浊

重点提示　精浊的病因病机、临床表现与诊断、鉴别诊断、中医治疗（★★★）。

一、病因病机

急性者	多由饮食不节，嗜食醇酒肥甘，酿生湿热，注于下焦；或因外感湿热之邪，壅聚于下焦而成
慢性者	多由相火妄动，所愿不遂，或强忍不泄，或被阻中断，肾火郁而不散，离位之精，化成白浊；或房劳过度，以竭其精，精室空虚，湿热从精道内侵，湿热壅滞，气血瘀滞而成

二、临床表现与诊断

1. 小腹、会阴、睾丸部有胀痛不适感，轻度尿频，排尿或大便时尿道可有白色分泌物溢出。

2. 可伴有神疲乏力、头晕、腰酸痛、性欲减退、遗精、早泄、阳痿、不育等。

3. 以男性中青年多见，常呈慢性经过，多反复发作。

4. 直肠指检　精室肿大有压痛，慢性者亦可缩小。

5. 前列腺液镜检　每高倍镜视野白细胞在10个以上或成堆，卵磷脂小体显著减少或消失。

三、鉴别诊断

1. 慢性子痈（附睾炎）　阴囊、腹股沟部隐痛不适，类似慢性前列腺炎，但附睾部可触及结节，并伴轻度压痛。

2. 精癃（前列腺增生症）　多在老年人群中发病。尿频伴排尿困难，尿线变细，残余尿增多。泌尿系彩超、直肠指检可进行鉴别。

3. 精囊炎　和慢性前列腺炎多同时发生，除有类似前列腺炎症状外，还有血精及射精疼痛。

四、中医治疗

	证型	证候		治法	方药
内治法	湿热蕴结证	尿频、尿急、尿痛，尿道灼热感，排尿末或大便时尿道偶有白浊，会阴、腰骶、睾丸、小腹坠胀疼痛	苔黄腻，脉滑数	清热利湿	八正散/龙胆泻肝汤
	气滞血瘀证	病程较长，少腹、会阴、睾丸、腰骶部坠胀疼痛，尿不尽	舌暗或有瘀斑，苔白或薄黄，脉沉涩	活血祛瘀，行气止痛	复元活血汤/少腹逐瘀汤
	阴虚火旺证	尿末或大便时尿道口有白色分泌物溢出，尿道不适，阳事易举，遗精或血精；腰膝酸软，头晕耳鸣，失眠多梦	舌红少苔，脉细数	滋阴降火	知柏地黄汤
	肾阳虚损证	排尿淋沥，稍劳后尿道即有白色分泌物溢出；腰膝酸冷，阳痿，早泄，形寒肢冷	舌淡胖边有齿痕，苔白，脉沉细	补肾助阳	右归丸/济生肾气丸
外治法	坐浴、肛门内用药、保留灌肠、针灸疗法				

第四单元　精癃

重点提示　精癃的病因病机、临床表现与诊断、鉴别诊断、中医治疗（★★★）。

一、病因病机

病理基础是年老肾气虚衰，气化不利，血行不畅，与肾和膀胱的功能失调有关。

1. 脾肾两虚　年老脾肾气虚，推动乏力，不能运化水湿，终致痰湿凝聚，阻于尿道。

2. 气滞血瘀　前列腺的部位是肝经循行之处，肝气郁结，疏泄失常，可致气血瘀滞，阻塞尿道；或年老之人，气虚阳衰，不能运气行血，久之气血不畅，聚而为痰，痰血凝聚于水道；或憋尿过久，败精瘀浊停聚不散，凝滞于溺窍，致膀胱气化失司。

3. 湿热蕴结　若水湿内停，郁而化热，或饮食不节酿生湿热，或外感湿热，或恣饮醇酒聚湿生热等，均可致湿热下注，蕴结不散，瘀阻于下焦。

二、临床表现与诊断

1. 多见于老年男性。

2. 逐渐出现进行性尿频，以夜间为明显，并伴排尿困难，尿线变细，严重时可有尿闭或小便失禁。

3. 直肠指诊　精室肥大，表面光滑而无结节，边缘清楚，中等硬度而富弹性，中央沟变浅或消失。

4. 超声检查　前列腺大小测定较正常增大，膀胱残留尿大于60mL。

三、鉴别诊断

1. 前列腺癌　早期可发生骨骼与肺转移。直肠指诊前列腺多不对称，表面不光滑，可触及不规则、无弹性的硬结。前列腺特异性抗原（PSA）增高。泌尿系超声、盆腔CT和MRI可进行鉴别。前列腺穿刺活体组织检查可确诊。

2. 神经源性膀胱功能障碍　部分中枢、周围神经系统疾病患者可发生排尿困难、尿潴留或尿失禁等，多见于老年人。神经系统检查常有会阴部感觉异常或肛门括约肌松弛等。尿流动力学、膀胱镜检查可协助鉴别。

四、中医治疗

	证型	证候		治法	方药
内治法	湿热下注证	小便频数黄赤，尿道灼热或涩痛，排尿不畅，甚或点滴不通，小腹胀满，口苦口黏	舌暗红，苔黄腻，脉滑数或弦数	清热利湿，消癃通闭	八正散
	脾肾气虚证	尿频，滴沥不畅，尿线细，或尿闭不通；神疲乏力，纳差，面色无华，便溏脱肛	舌淡，苔白，脉细无力	补脾益气，温肾利尿	补中益气汤
	气滞血瘀证	尿道涩痛，闭塞不通，或小腹胀满隐痛，偶有血尿	舌暗或有瘀点瘀斑，苔白或薄黄，脉弦或涩	行气活血，通窍利尿	沉香散
	肾阴亏虚证	小便频数不爽，尿少热赤，或闭塞不通；头晕耳鸣，腰膝酸软，五心烦热，大便秘结	舌红少津，苔少或黄，脉细数	滋补肾阴，通窍利尿	知柏地黄丸
	肾阳不足证	小便频数，夜间尤甚，尿线变细，余沥不尽，尿程缩短，精神萎靡，面色无华，畏寒肢冷	舌质淡润，苔薄白，脉沉细	温补肾阳，通窍利尿	济生肾气丸
外治法	①脐疗法：独头蒜+生栀子+盐，或葱白+麝香，捣烂如泥敷脐部，外用胶布固定；或以食盐250g炒热，布包熨脐腹部，冷后再炒再熨。 ②灌肠法：大黄、泽兰、白芷、肉桂煎汤，每天保留灌肠1次。 ③针灸疗法：主要用于尿潴留患者，可针刺中极、归来、三阴交、膀胱俞、足三里等穴，强刺激，反复捻转提插；体虚者灸气海、关元、水道等穴				

第五单元　前列腺癌

重点提示　前列腺癌的临床表现与诊断、鉴别诊断、治疗（★★）。

一、临床表现与诊断

1. 早期症状常不明显，随着肿瘤发展，可引起两大类症状。

（1）压迫症状：逐渐增大的前列腺腺体压迫尿道可引起进行性排尿困难，表现为尿线细、射程短、尿流缓慢、尿流中断、尿后滴沥、排尿不尽、排尿费力，还有尿频、尿急、夜尿增多，甚至尿失禁。肿瘤压迫直肠可引起大便困难或肠梗阻，也可压迫输精管引起射精缺乏，压迫神经引起会阴部疼痛，并可向坐骨神经放射。

（2）转移症状：癌肿可侵及膀胱、精囊、血管神经束，引起血尿、血精、阳痿。盆腔淋巴结转移可引起双下肢水肿。前列腺癌易发生骨转移，引起骨痛或病理性骨折、截瘫。也可侵及骨髓引起贫血或全血象减少。

2. 直肠指检对前列腺癌的早期诊断有重要价值。确诊需前列腺穿刺活检取得组织病理诊断。经直肠前列腺超声、腹部 CT、前列腺 MRI 等检查可协助诊断及进行肿瘤分期。

二、鉴别诊断

前列腺增生症　是引起中老年男性排尿障碍最常见的疾病。直肠指检前列腺增大，表面光滑，中等硬度而富有弹性，中央沟变浅或消失。PSA 多处于正常范围。经直肠前列腺超声、腹部 CT、前列腺 MRI 等检查可协助鉴别。

三、中医治疗

证型	证候		治法	方药
湿热蕴结证	小便频数、色黄，尿道灼热或刺痛，排尿不畅；或大便干燥，口苦口黏	舌质暗红，苔黄腻，脉滑数或弦数	清热利湿，解毒通淋	八正散
脾肾亏虚证	尿频，排尿无力，尿线变细，小便淋沥不畅，严重者尿闭不通；精神疲乏无力，面色无华，胃纳差，大便溏泄	舌淡，苔白，脉细无力	补益脾肾，解毒化瘀	补中益气汤
痰瘀闭阻证	小便点滴不出，甚或尿血；面色晦暗，纳差，大便黏滞不爽	舌紫暗，苔白腻，脉涩	软坚散结，祛瘀化痰	膈下逐瘀汤
气血两虚证	多见于疾病晚期，消瘦，神疲乏力，面色㿠白	舌淡，苔白，脉细弱	补益气血，培补肾元	十全大补汤

四、西医治疗

1. 手术治疗　根治性前列腺切除术是最有效的治疗方法。

2. 放射治疗　分为根治性放疗和姑息性放疗。

3. 雄激素去除治疗　去势治疗是主要方法，包括外科去势（双侧睾丸切除）和药物去势。

第十二章　周围血管疾病

第一单元　臁疮

重点提示　臁疮的病因病机、临床表现与诊断、鉴别诊断、中医治疗（★★★）。

一、病因病机

多由久站或过度负重而致小腿筋脉横解，青筋显露，瘀停脉络，久而化热，或小腿皮肤破损染毒，湿热下注而成，疮口经久不愈。

二、临床表现与诊断

1. 以小腿内臁（内侧）较为多见。

2. 局部初起常先痒后痛，色红，糜烂，迅速转为溃疡。溃疡大小不等，呈灰白或暗红色，表面或附有黄色脓苔，脓水秽臭难闻。病久溃疡边缘变厚高起，四周皮色暗黑，漫肿或伴有湿疹，收口后易反复发作。

3. 多见于下肢患有筋脉横解（静脉曲张）的患者。

三、鉴别诊断

1. 结核性臁疮　常有其他部位结核病史；皮损初起为红褐色丘疹，中央有坏死，溃疡较深，呈潜行性，边缘呈锯齿状，有败絮样脓水，疮周色紫，溃疡顽固，长期难愈；病程较长者可见新旧重叠的瘢痕，愈合后可留凹陷性色素瘢痕。

2. 臁疮恶变　可为原发性皮肤癌，也可由臁疮经久不愈，恶变而来；溃疡状如火山，边缘卷起，不规则，触之觉硬，呈浅灰白色，基底表面易出血。

3. 放射性臁疮　常有明显的放射线灼伤史；病变局限于放射部位；常由多个小溃疡融合成一片，周围皮肤有色素沉着，或夹杂有小白点，损伤的皮肤或肌层明显僵硬，感觉减弱。

四、中医治疗

	证型	证候		治法	方药
内治法	脾虚湿盛证	病程日久，疮面色暗，黄水浸淫，患肢浮肿，纳少，腹胀，便溏，面色萎黄	舌淡，苔白腻，脉沉无力	健脾利湿	参苓白术散 + 三妙散
	湿热下注证	疮面色暗，或上附脓苔，脓水浸淫，臭秽难闻，四周漫肿灼热，伴有湿疮，痛痒时作	苔黄腻，脉数	清热利湿，和营消肿	三妙散 + 萆薢渗湿汤
	气虚血瘀证	溃烂经年，腐肉已脱，起白色厚边，疮面肉色苍白，四周肤色暗黑，板滞木硬	舌淡紫，苔白腻，脉细涩	益气活血祛瘀	补阳还五汤 + 桃红四物汤

续表

外治法	①初期：局部红肿，溃破渗液较多者，宜用马齿苋60g、黄柏20g、大青叶30g，煎汤温湿敷。局部红肿，渗液较少者，宜用金黄膏薄敷。 ②后期：久不收口，皮肤乌黑，疮口凹陷，疮面腐肉不脱，时流污水，用麻油调八二丹，摊贴于创面，用绷带缠缚。腐肉已脱，新肉渐生者，用生肌散外盖生肌玉红膏或生肌白玉膏。周围有湿疮者，用麻油调青黛散外敷。 ③药物治疗后宜用弹力绷带，并抬高患肢，以利静脉回流，减轻水肿，促使溃疡愈合

第二单元　股肿

重点提示　股肿的病因病机、临床表现与诊断、鉴别诊断、中医治疗（★★★）。

一、病因病机

主要是因为创伤或产后长期卧床，以致肢体气血运行不畅，气滞血瘀，瘀血阻于脉络，脉络滞塞不通，营血回流受阻，水津外溢，聚而为湿，而发本病。

二、临床表现与诊断

1. 小腿血栓性深静脉血栓。腓肠肌疼痛肿胀，有挤压痛，足背屈时疼痛加重，胫足踝水肿。

2. 髂股静脉血栓性静脉血栓。起病急，发热，自臀部以下整个下肢水肿疼痛，大腿内侧股三角处有明显触痛，皮肤发白，重则发绀，皮温增高。慢性期，肿胀减轻，浅静脉扩张充盈，皮肤增厚，小腿可出现色素沉着。

3. 个别病例可因血栓脱落引起肺栓塞，有胸痛、呼吸困难、咳嗽、咯血、面色发绀、血压下降，甚至厥脱。

4. 有长期卧床、久坐不动、外伤、产褥、盆腹腔手术、肿瘤或其他血管病病史。

5. 血管彩超等辅助手段，有助于下肢深静脉血栓形成早期诊断。

三、鉴别诊断

1. 原发性下肢深静脉瓣膜功能不全　多发于从事较长期的站立性工作和重体力劳动者；发病隐匿，进展较缓慢，双下肢同时发病；患者双小腿水肿、沉重感，站立位肿胀明显，抬高患肢后肿胀明显减轻或消失；后期可见较明显的浅静脉曲张，以及色素沉着、血栓性浅静脉炎、小腿溃疡等并发症；肢体多普勒超声血流检测和深静脉血管造影可明确诊断。

2. 淋巴水肿　淋巴性肿胀并非指陷性，状似橡胶海绵，肿胀分布范围多自足背开始，逐渐向近心侧蔓延；皮肤和皮下组织增生变厚；慢性淋巴功能不全发展至后期形成典型的象皮肿，皮肤增厚、粗糙而呈苔藓状，色素沉着和溃疡形成者罕见。

四、中医治疗

	证型	证候		治法	方药
内治法	湿热瘀滞证	发病较急，下肢粗肿，局部发热、疼痛，活动受限	舌质红，苔黄腻，脉弦滑	清热利湿，活血通络	萆薢渗湿汤
	血脉瘀阻证	下肢肿胀，皮色紫暗，痛处固定，肢体青筋怒张	舌暗有瘀斑，苔白，脉弦	活血化瘀，通络止痛	活血通脉汤

续表

	证型	证候		治法	方药
内治法	气虚湿阻证	下肢肿胀日久，朝轻暮重，活动后加重，休息或抬高下肢后减轻，皮色略暗，青筋迂曲，倦怠乏力	舌质淡边有齿痕，苔薄白，脉沉	益气健脾，祛湿通络	参苓白术散
外治法	①急性期：可用芒硝加冰片外敷。 ②慢性期：可选用活血止痛散煎汤趁热外洗患肢				

第三单元　脱疽

重点提示　脱疽的病因病机、临床表现与诊断、鉴别诊断、中医治疗（★★★）。

一、病因病机

与长期吸烟、饮食不节、环境、遗传及外伤等因素有关。以脾肾亏虚为本，寒湿外伤为标，气血凝滞、经脉阻塞为主要病机。

二、临床表现与诊断

1. 多发于下肢一侧或两侧。可有受冷冻、潮湿、长期多量吸烟、外伤等病史。

2. 初起趾、指冷痛，小腿酸麻胀痛，行走多时加重，休息时减轻，呈间歇性跛行，趺阳脉减弱，小腿可有游走性青蛇毒（静脉炎）。继之疼痛呈持续性，肢端皮肤发凉，下垂时则皮肤暗红、青紫，皮肤干燥，毫毛脱落，趾甲变形增厚，肌肉萎缩，趺阳脉消失。进而发生干性坏疽，疼痛剧烈，彻夜不眠，抱膝而坐。溃烂染毒时，出现湿性坏疽，肢端红肿热痛，全身发热。

3. 多为 20～40 岁男性。下肢动脉硬化性闭塞症多发于老年人。

4. 多普勒超声、血流图、甲皱微循环、动脉造影、X 线胸部摄片、血脂血糖等检查，可帮助诊断，了解血管闭塞部位及程度。

三、鉴别诊断

1. 脱疽相关疾病临床鉴别

鉴别点	血栓闭塞性脉管炎	下肢动脉硬化性闭塞症	糖尿病足
吸烟史	几乎都有	不一定	不一定
发病年龄	20～40 岁	45 岁以上	45 岁以上
游走性浅静脉炎	有	无	无
高血压	极少	大部分有	大部分有
冠心病	无	有	可有可无
血脂	基本正常	升高	多数升高
血糖、尿糖	正常	正常	血糖高、尿糖阳性
受累血管	中、小动脉	大、中动脉	大动脉、微血管

2. 神经源性跛行　椎管狭窄等神经系统病变可出现间歇性跛行症状，其症状的无力感

大于疼痛感，症状与体位明显相关，改变体位可使症状减轻或缓解，同时肢体动脉搏动正常。

3. 动脉栓塞　跛行病史是动脉血栓形成和动脉栓塞鉴别的主要依据。表现为“6P”征，即突发疼痛、苍白、麻木、无脉、感觉异常和运动障碍，常伴有房颤、瓣膜病等易致动脉栓塞的病史。

4. 雷诺综合征（肢端动脉痉挛症）　因寒冷和精神刺激双手出现发凉苍白，继而发绀、潮红，最后恢复正常的三色变化。多与免疫功能缺陷有关。多有寒冷、情绪波动及其他诱发因素。多见于青年女性，上肢较下肢多见，好发于双手，患肢动脉搏动正常，一般不出现肢体坏疽。

四、中医治疗

	证型	证候		治法	方药
内治法	寒湿阻络证	患趾（指）喜暖怕冷，麻木，酸胀疼痛，多走则疼痛加剧，稍歇痛减，皮肤苍白，触之发凉，趺阳脉搏动减弱	舌淡，苔白腻，脉沉细	温阳散寒，活血通络	阳和汤
	血脉瘀阻证	患趾（指）酸胀疼痛加重，夜难入寐，步履艰难，患趾（指）皮色暗红或紫暗，下垂更甚，皮肤发凉干燥，肌肉萎缩，趺阳脉搏动消失	舌暗红或有瘀斑，苔薄白，脉弦涩	活血化瘀，通络止痛	桃红四物汤
	湿热毒盛证	患肢剧痛，日轻夜重，局部肿胀，皮肤紫暗，浸淫蔓延，溃破腐烂，肉色不鲜，身热口干，便秘溲赤	舌红，苔黄腻，脉弦数	清热利湿，解毒活血	四妙勇安汤
	热毒伤阴证	皮肤干燥，毫毛脱落，趾（指）甲增厚变形，肌肉萎缩，趾（指）呈干性坏疽；口干欲饮，便秘溲赤	舌红，苔黄，脉弦细数	清热解毒，养阴活血	顾步汤
	气阴两虚证	病程日久，坏死组织脱落后疮面久不愈合，肉芽暗红或淡而不鲜；倦怠乏力，口渴不欲饮，面色无华，形体消瘦，五心烦热	舌淡尖红，少苔，脉细无力	益气养阴	黄芪鳖甲汤
外治法	原则：减压，清除坏死组织，保持创面畅通引流，控制局部感染，改善局部微循环，促进组织再生修复。①未溃：切开减压。②已溃：清创、通畅引流、收敛解毒、生肌收口。③截肢术				

第十三章　其他外科疾病

第一单元　冻疮

重点提示　冻疮的临床表现与诊断、鉴别诊断、中医治疗（★★）。

一、临床表现与诊断

1. 以儿童、妇女多见。有在低温环境下长时间停留史。

2. 局部性冻疮

（1）主要发生在手足、耳郭、面颊等暴露部位，多呈对称性。

（2）轻者受冻部位先有寒冷感和针刺样疼痛，皮肤呈苍白、发凉，继而出现红肿硬结或斑块，自觉灼痛、麻木、瘙痒；重者受冻部位皮肤呈灰白、暗红或紫色，并有大小不等的水疱或肿块，疼痛剧烈，或局部感觉消失。如出现紫血疱，势将腐烂，溃后渗液、流脓，甚至形成溃疡。严重的可导致肌肉、筋骨损伤。

（3）根据冻疮复温解冻后的损伤程度，分为4度。

Ⅰ度（红斑性冻疮）	损伤在表皮层，局部皮肤红斑、水肿，自觉发热、瘙痒，愈后不留瘢痕
Ⅱ度（水疱性冻疮）	损伤达真皮层，皮肤红肿更加显著，有水疱/大疱形成，疱液呈黄色或为血性。疼痛较重，对冷、热、针刺感觉不敏感
Ⅲ度（腐蚀性冻疮）	损伤达全皮层或深及皮下组织，创面由苍白变为黑褐色，皮肤触之冰冷，痛觉迟钝或消失。一般呈干性坏疽，坏死皮肤周围红肿、疼痛，可出现血性水疱。若无感染，坏死组织干燥成痂，脱落后形成肉芽创面，愈合后遗留瘢痕
Ⅳ度（坏死性冻疮）	损伤深达肌肉、骨骼。表现类似Ⅲ度冻疮。局部组织坏死，干性坏疽表现为坏死组织周围有炎症反应，肢端坏死脱落后可致残；并发感染后成湿性坏疽，可有发热、寒战等全身症状，甚至发生内陷而危及生命

3. 全身性冻伤　开始时全身血管收缩，产生寒战，随着体温下降，患者出现疼痛性发冷、发绀、知觉迟钝、头晕、四肢无力、昏昏欲睡等表现。继而出现肢体麻木、僵硬、幻觉、视力或听力减退、意识模糊、呼吸浅快、脉搏细弱、知觉消失甚至昏迷。

二、鉴别诊断

1. 雷诺综合征　因寒冷和精神刺激双手出现发凉苍白，继而发绀、潮红，最后恢复正常的三色变化。多见于青年女性，好发于双手，诱发因素解除后，症状可即时改善。

2. 类丹毒　多发生于接触鱼类或猪肉的手部，手指和手背出现边界清楚的紫红色斑状肿块，边缘部分稍高起，不化脓，也不破溃，可有水疱。自觉瘙痒或刺痛。一般2周内自愈，不会溃烂。

三、中医治疗

	证型	证候		治法	方药
内治法	寒凝血瘀证	局部麻木冷痛，肤色青紫或暗红，肿胀结块，或有水疱，发痒，手足清冷	舌淡苔白，脉沉或沉细	温经散寒，养血通脉	当归四逆汤/桂枝加当归汤
	寒盛阳衰证	时时寒战，四肢厥冷，感觉麻木，幻听幻视，意识模糊，蜷卧嗜睡，呼吸微弱，甚则神志不清	舌淡紫苔白，脉微欲绝	回阳救脱，散寒通脉	四逆加人参汤/参附汤

续表

	证型	证候		治法	方药
内治法	寒凝化热证	冻伤后局部坏死，疮面溃烂流脓，四周红肿色暗，疼痛加重；伴发热口干	舌红苔黄，脉数	清热解毒，活血止痛	四妙勇安汤
	气虚血瘀证	神疲体倦，气短懒言，面色少华，疮面不敛，疮周暗红漫肿，麻木	舌淡，苔白，脉细弱或虚大无力	益气养血，祛瘀通脉	人参养荣汤/八珍汤合桂枝汤
外治法	①Ⅰ度、Ⅱ度冻疮：用云香精液或以红灵酒或生姜辣椒酊外擦，用于红肿痛痒未溃者；或用冻疮膏/阳和解凝膏外涂。有水疱的Ⅱ度冻疮应在局部消毒后，用无菌注射器抽出疱液，或用无菌剪刀在水疱低位剪小口放出疱液，外涂冻疮膏、红油膏或生肌白玉膏等。 ②Ⅲ度、Ⅳ度冻疮：患处及周围皮肤消毒后，有水疱或血疱者用注射器抽液后用红油膏纱布包扎保暖；有溃烂时，用湿润烧伤膏外涂或制成油纱条外敷以液化清除坏死组织，根据创面液化情况及时换药，或红油膏掺八二丹外敷腐脱坏死组织。腐脱新生时，选用生肌药物如湿润烧伤膏、红油膏、康复新液等换药，促进溃疡愈合。局部坏死严重，骨脱筋连者，可配合手术清除坏死组织。肢端全部坏死者，待界限清楚后或湿性坏疽威胁生命时，可行截肢（趾、指）术				

第二单元　烧伤

重点提示　烧伤的病因病机、临床表现与诊断、鉴别诊断、中医治疗（★★★）。

一、病因病机

由于热力侵害人体，以致皮肉腐烂而成。轻者仅使皮肉损伤，不影响内脏；严重者不仅皮肉损伤，而且火毒炽盛，伤及体内阴液，或热毒内攻脏腑，以致脏腑不和，阴阳平衡失调，甚则可至死亡。

二、临床表现与诊断

1. 有明确的沸水、火焰等损伤史可查。
2. 烧伤分度

轻度	面积较小，一般无全身表现，仅有局部皮肤潮红、肿胀，剧烈灼痛，有水疱	
重度	早期（休克期）	全身或局部出现反应性水肿，创面出现水疱、焦痂和大量体液渗出；患者烦躁不安，口渴喜饮，呼吸短促，尿少或恶心呕吐。严重者出现面色苍白，身疲肢冷，淡漠嗜睡，呼吸气微，体温不升，血压下降，脉微欲绝或微细而数等
	中期（感染期）	壮热烦渴，寒战，躁动不安，口干唇燥，呼吸浅快，甚则神昏谵语，皮肤发斑，吐血衄血，四肢抽搐，纳呆，腹胀便秘，小便短赤；舌红或红绛而干，苔黄或黄糙，或黑苔，或舌光无苔，脉洪数或弦数等。创面出现坏死斑或出血点，脓腐增多，脓液黄稠腥臭或淡黄稀薄，或呈绿色。有焦痂者，焦痂软化潮湿，或痂下积脓
	后期（修复期）	形体消瘦，神疲乏力，面白无华，纳谷不香，腹胀便溏，口渴心烦，低热，盗汗，口干少津；舌红或淡红，或舌光无苔，脉细或细弱无力。创面基本愈合，深Ⅱ度烧伤愈合后留有轻度瘢痕。Ⅲ度烧伤愈合后产生大量瘢痕或畸形愈合；若创面较大，如不经植皮，多难愈合，可形成顽固性溃疡

3. 烧伤面积计算

中国新九分法	全身体表面积划分为11个9%的等份，另加1%，构成100%的体表面积。人头、面、颈部为9%，双上肢为2×9%，躯干前后包括会阴部为3×9%，双下肢包括臀部为5×9%+1%=46%
手掌法	不论性别，年龄，患者并指的掌面约占体表面积的1%
儿童计算法（12岁以下儿童）	头面颈部面积百分比：[9+（12－年龄）]%，双下肢及臀部面积百分比：[46－（12－年龄）]%

4. 烧伤深度判断

Ⅰ度烧伤（红斑性烧伤）	仅伤及表皮，生发层健在，再生能力强。表面呈红斑状，干燥无渗出，有烧灼感，3~7天痊愈，短期内可有色素沉着
浅Ⅱ度烧伤（水疱性烧伤）	伤及表皮生发层、真皮乳头层。局部红肿明显，有薄壁大水疱形成，内含淡黄色澄清液体，水疱皮如被剥脱，可见创面红润、潮湿，疼痛明显。如不发生感染，1~2周内愈合，一般不留瘢痕，多数有色素沉着
深Ⅱ度烧伤（水疱性烧伤）	伤及皮肤真皮深层，尚残留皮肤附件，也可有水疱，但去疱皮后创面微湿，红白相间，痛觉较迟钝。如不发生感染，3~4周可愈合，常有瘢痕形成
Ⅲ度烧伤（焦痂性烧伤）	全层皮肤烧伤，甚至达到皮下、肌肉或骨骼。创面无水疱，呈蜡白或焦黄色，甚至炭化，痛觉消失，局部温度低，皮层凝固性坏死后形成焦痂，触之如皮革，痂下可见树枝状栓塞的血管。一般需植皮才能愈合，愈后有瘢痕，常形成畸形，甚则难以自愈

三、鉴别诊断

1. 冻伤　有明显的受寒史。轻者，初起在受冻部位皮肤苍白，继则红肿，自觉灼痛或瘙痒，或有麻木之感；重者，受冻部位皮肤灰白或暗红或紫色，并有大小不等的水疱或紫血疱，疼痛剧烈，可出现腐烂坏死，收口较慢。

2. 接触性皮炎　一般均有明显的接触史，皮损多为红斑、水肿、丘疹、水疱或大疱、糜烂、渗出等，皮损部位局限，边界清晰，形状与所接触的物质外形大致相同。多数患者先痒后痛，局部有灼热感。

四、中医治疗

1. 内治法

证型	证候		治法	方药
火毒伤津证	壮热烦躁，口干喜饮，便秘尿赤	舌红绛而干，苔黄或黄糙，或舌光无苔，脉洪数或弦细数	清热解毒，益气养阴	白虎加人参汤
阴伤阳脱证	神疲倦卧，面色苍白，呼吸气微，嗜睡，自汗肢冷，尿少	舌淡暗苔灰黑，或舌淡嫩无苔，脉微欲绝或虚大无力	回阳救逆，益气护阴	四逆汤、参附汤＋生脉散加味
火毒内陷证	壮热不退，口干唇燥，躁动不安，大便秘结，小便短赤	舌红绛而干，苔黄或黄糙，或焦干起刺，脉弦数	清营凉血，清热解毒	清营汤/犀角地黄汤
气血两虚证	低热或不发热，精神疲倦，气短懒言，形体消瘦，面色无华，食欲不振，自汗盗汗	舌淡，苔薄白或薄黄，脉细弱	补气养血，兼清余毒	托里消毒散

续表

证型	证候		治法	方药
脾虚阴伤证	脾胃虚弱，阴津耗损，面色萎黄，纳呆食少，腹胀便溏，口干少津，或口舌生糜	舌暗红而干，苔花剥或光滑无苔，脉细数	补气健脾，益胃养阴	益胃汤 + 参苓白术散

2. 外治法　烧伤后先进行现场急救、清创，然后根据创面深浅、大小、部位等，选用包扎、暴露等疗法。烧伤发生于四肢或面积较小者，一般采用包扎疗法；发生于头面、会阴，或面积较大，或伴有明显感染者，多采用暴露疗法。紫草油膏、京万红油膏、石榴皮煎液等烧伤外治的中药，适用于轻度表浅烧伤的处理。

浅度烧伤	重点在防止感染。小面积创面可外涂湿润烧伤膏、紫草油膏等，暴露或包扎。较大面积的Ⅱ度烧伤，如水疱完整，则抽出疱内液体；如皮肤破损或水疱已破者，则剪去破损外皮，外用湿润烧伤膏
深度烧伤	小面积创面可外涂湿润烧伤膏、紫草油膏等；渗出较多或感染时用三黄洗剂外洗或湿敷；残留创面直径小于5cm可用生肌白玉膏等换药封闭创面。大面积深度创面应早期切痂、削痂植皮，或培植肉芽后植皮

第三单元　破伤风

重点提示　破伤风的临床表现与诊断、鉴别诊断、中医治疗（★★）。

一、临床表现与诊断

1. 多有外伤接触泥土或污物史。潜伏期一般为4～14天，短者24小时之内，长者数月或数年不等。潜伏期越短，病情越严重，预后也越差，死亡率也越高。

2. 前驱期一般为1～2天，患者常出现头痛、头晕、乏力、多汗、烦躁不安、打呵欠，下颌微感紧张酸胀，咀嚼无力，张口略感不便；伤口往往干陷无脓，周围皮肤暗红，创口疼痛并有紧张牵制感。

3. 典型症状

（1）肌肉强直性痉挛：首先从头面部开始，进而至躯干四肢，其顺序为咀嚼肌、面肌、颈项肌、背腹肌、四肢肌群、膈肌和肋间肌。患者开始感到咀嚼不便，咀嚼肌紧张酸痛，然后出现张口困难，牙关紧闭。

面部表情肌痉挛	呈“苦笑”面容
颈项肌痉挛	颈项强直，头略向后仰，不能做点头动作
咽喉部肌肉痉挛	可引起吞咽困难
背腹肌痉挛	腰部前凸，头和足后屈，呈角弓反张状
膈肌和肋间肌痉挛	可出现呼吸困难，甚至窒息
膀胱括约肌痉挛	可引起排尿困难，甚至尿潴留

（2）阵发性抽搐：在肌肉持续性痉挛的基础上，声音、光亮、震动、饮水、注射等轻微刺激均可诱发强烈的阵发性抽搐。每次发作可持续数秒、数分钟或数十分钟不等，发作时患者面色苍白，口唇发绀，呼吸急促，口吐白沫，流涎，磨牙，头频频后仰，四肢抽搐

不止，全身大汗淋漓，十分痛苦，但神志始终清醒。

4. 非典型发作症状　仅出现破伤部位局部的肌肉强直，不延及全身。

5. 常见并发症

肺部并发症	肺炎和肺不张最常见，多由于喉头痉挛、呼吸不畅、支气管内分泌物坠积、长期卧床所致
窒息	呼吸肌突然完全痉挛和喉头痉挛所致
酸中毒	开始是呼吸性酸中毒，由于长期喉头痉挛，呼吸不畅所引起。而后患者陷入严重的缺氧状态，糖类、脂肪发生缺氧性代谢分解不全，大量乳酸和丙酮聚集，造成代谢性酸中毒

6. 分度

轻度	仅有紧张性收缩，如“苦笑”面容、牙关紧闭、角弓反张等，无阵发性肌痉挛
中度	紧张性收缩＋阵发性痉挛
重度	痉挛延及呼吸肌，有严重的支气管肌和膈肌痉挛而有窒息危险

二、鉴别诊断

1. 化脓性脑膜炎　可出现与破伤风类似的颈项强直、角弓反张等症状，但一般无咀嚼肌痉挛，无阵发性抽搐。常有高热、剧烈头痛、喷射性呕吐、嗜睡等。脑脊液检查有压力增高、白细胞计数增多等。

2. 狂犬病　有被疯狗、猫咬伤史，潜伏期较长，以吞咽肌肉抽搐为主，患者呈兴奋、恐惧状，听到水声或看到水便发生咽肌痉挛。可因膈肌收缩产生大声呃逆，如犬吠声。很少出现牙关紧闭。脑脊液中淋巴细胞增高。

3. 癫痫　可出现与破伤风类似的面色发绀、抽搐等表现。但主要表现为意识丧失、感觉障碍、自主神经功能紊乱及神经异常。有多次反复发作史。

三、中医治疗

	证型	证候		治法	方药
内治法	风毒在表证	轻度吞咽困难和牙关紧闭，全身肌肉痉挛，或只限于破伤部位局部肌肉痉挛，抽搐较轻，间歇期长	舌苔薄白，脉弦数	祛风镇痉	玉真散＋五虎追风散
	风毒入里证	发作频繁而间歇期短，全身肌肉痉挛，抽搐，牙关紧闭，角弓反张，高热，大汗淋漓，呼吸急促，痰涎壅盛；或伴胸闷腹胀，大便秘结	舌红或红绛，苔黄或黄糙，脉弦数	祛风止痉，清热解毒	木萸散
	阴虚邪留证	疾病后期，抽搐停止，倦怠乏力，头晕，心悸，口渴，面色苍白或萎黄，时而汗出，牙关不适，偶有痉挛或屈伸不利，或肌肤有蚁行感	舌淡红，脉细弱无力	益胃养津，疏通经络	沙参麦冬汤
外治法	控制痉挛和应用破伤风抗毒素（或清创前在伤口周围注射破伤风抗毒素5000～10000U）后行彻底清创术，清除坏死组织和异物，开放创口，用过氧化氢溶液冲洗伤口和湿敷；亦可外敷玉真散；创面有残余坏死组织时，可外用七三丹、红油膏；创面干净，脓尽新生，用生肌散、生肌白玉膏				

第四单元　肠痈

重点提示　肠痈的病因病机、临床表现与诊断、鉴别诊断、中医治疗（★★★）。

一、病因病机

总由气机不畅，气滞血瘀，瘀久化热，积热腐肉而成。

二、临床表现与诊断

1. 转移性右下腹痛，持续性胀痛，阵发性加剧。可伴发热，恶心呕吐，便秘或腹泻。右下腹固定压痛。重者可有反跳痛，腹肌紧张。

2. 腰大肌试验阳性，结肠充气试验阳性。肛门指检，直肠前壁右上方有触痛。

3. 血白细胞计数及中性粒细胞增高。

三、鉴别诊断

1. 胃、十二指肠溃疡穿孔　穿孔后溢液可沿升结肠旁沟流至右下腹部，似急性阑尾炎的转移性腹痛。多有溃疡病史，突发上腹剧痛，迅速蔓延至全腹，除右下腹压痛外，上腹仍具疼痛和压痛，腹肌板状强直，肠鸣音消失，可出现休克。多有肝浊音界消失，站立位X线透视或摄片可有腹腔游离气体。如诊断有困难，可行腹腔CT或诊断性腹腔穿刺。

2. 右侧输尿管结石　腹痛多在右下腹，为突发性绞痛，并向外生殖器部位放射，腹痛剧烈，但体征不明显。肾区叩痛，尿液检查有较多红细胞。B型超声检查表现为特殊结石声影和肾积水等。X线片约90%在输尿管走行部位可显示结石影。

3. 妇产科疾病

异位妊娠	常有急性失血症状和下腹疼痛，有停经史及阴道不规则出血史，妇科检查阴道内有血液，阴道后穹隆穿刺有血等
卵巢滤泡或黄体囊肿破裂	表现与宫外孕相似，多在月经中、后期发病
卵巢囊肿扭转	腹痛突然而剧烈，盆腔检查可发现右侧囊性肿物
急性输卵管炎	腹部检查时压痛部位较阑尾炎为低，左右两侧均有压痛，白带增多或有脓性分泌物，分泌物涂片检查可见革兰阴性双球菌

四、中医治疗

	证型	证候		治法	方药
内治法	瘀滞证	转移性右下腹痛，呈持续性、进行性加剧，右下腹局限性压痛或拒按；伴恶心、纳差，可有轻度发热	苔白腻，脉弦滑或弦紧	行气活血，通腑泄热	大黄牡丹汤＋红藤煎剂
	湿热证	腹痛加剧，右下腹或全腹压痛、反跳痛，腹皮挛急；右下腹可摸及包块；壮热，纳呆，恶心呕吐，便秘或腹泻	舌红苔黄腻，脉弦数或滑数	通腑泄热，利湿解毒	复方大柴胡汤

续表

	证型	证候		治法	方药
内治法	热毒证	腹痛剧烈，全腹压痛、反跳痛，腹皮挛急；高热不退或恶寒发热，时时汗出，烦渴，恶心呕吐，腹胀，便秘或下痢不爽	舌红绛而干，苔黄厚干燥或黄糙，脉洪数或细数	通腑排脓，养阴清热	大黄牡丹汤＋透脓散
外治法	无论脓已成或未成，均可选用金黄散、玉露散或双柏散，用水或蜜调成糊状，外敷右下腹；或用消炎散加黄酒或醋调敷；还可用通里攻下、清热解毒等中药肛滴，如大黄牡丹汤、复方大柴胡汤等煎剂 150～200mL，直肠内缓慢滴入（滴入管插入肛门内 15cm 以上，药液 30 分钟左右滴完），使药液直达下段肠腔，加速吸收，以通腑泄热排毒				

第五单元　胆石症

重点提示　胆石症的临床表现与诊断、鉴别诊断、中医治疗（★★）。

一、临床表现与诊断

1. 无症状　约半数以上的单纯性胆囊结石患者可无症状。某些病例在体检或尸检时被发现。

2. 消化不良症候群　表现为腹胀、嗳气、厌油腻食物、口苦、反酸等。

3. 上腹痛　胆石在胆道移行，或发生嵌顿梗阻，引起胆道痉挛而出现急性发作性胆绞痛。疼痛多位于右胁下、胃脘或膻中。多餐后发生，尤其是在进油腻食物或腹部受震动后诱发，可痛引肩背。多为阵发性疼痛，或持续性疼痛阵发性加重，可为钝痛、绞痛、剧痛。常伴恶心、呕吐、自汗。若胆石移行损伤胆道内壁，引起胆道出血，可有呕血或黑便。

4. 黄疸　胆绞痛发作后经过一定时间出现的梗阻性黄疸，一般较轻或呈波动性，当结石急性梗阻并染毒，可出现目黄、身黄、尿黄、恶寒、壮热不退甚至热厥等。重症胆道感染累及肝脏，引起肝痈。长期胆道梗阻未除，可发生积聚、鼓胀等。

5. 发热和寒战　是胆道结石染毒的表现。

二、鉴别诊断

1. 胰腺炎　疼痛及压痛部位多在中上腹或稍偏左，胆囊区无明显触痛，血、尿淀粉酶显著增高；B 超、CT 扫描等检查可资鉴别。

2. 胃穿孔　突发腹部持续性刀割样剧痛，板状腹，肝浊音界消失，X 线透视见膈下有游离气体。

3. 蛔厥　好发于青少年，呈钻顶样绞痛，可吐出蛔虫，缓解时如常人，腹部体征不明显。

4. 肝痈　右胁腹疼痛，呕恶，尤以发热、寒战明显，B 超可鉴别。

5. 其他急腹症　急性肠梗阻、急性肠扭转、肠穿孔、急性阑尾炎并发穿孔、肠系膜血管栓塞或血栓形成、女性右侧异位妊娠及卵巢囊肿蒂扭转等疼痛性疾病。B 超检查、腹部平片、尿常规等有助于鉴别。

三、中医治疗

	证型	证候		治法	方药
内治法	肝郁气滞证	右上腹间歇性绞痛或闷痛，有时可向右肩背部放射，右上腹有局限性压痛；伴低热、口苦，食欲减退	舌淡红，苔薄白或微黄，脉弦紧	疏肝利胆，理气开郁	金铃子散＋大柴胡汤
	肝胆湿热证	右上腹有持续性胀痛，多向右肩背部放射，右上腹肌紧张，有压痛，有时可摸到肿大之胆囊；伴高热、恶寒、口苦咽干、恶心呕吐、不思饮食，部分患者出现身目发黄	舌红，苔黄腻，脉弦滑或弦数	疏肝利胆，清热利湿	茵陈蒿汤＋大柴胡汤
	肝胆脓毒证	右上腹硬满灼痛，痛而拒按，或可触及肿大的胆囊；黄疸日深，壮热不止	舌红绛，苔黄燥，脉弦数	泻火解毒，养阴利胆	茵陈蒿汤＋黄连解毒汤
	肝阴不足证	胁肋隐痛，绵绵不已，可向右肩背部放射，遇劳加重；口干咽燥，心中烦热，两目干涩，头晕目眩	舌红少苔，脉弦细	滋阴柔肝，养血通络	一贯煎
外治法	敷贴疗法、肛滴疗法				

第十四章　西医疾病

第一单元　外科感染

重点提示　疖、疖病、颜面部疖、痈、急性蜂窝织炎、急性淋巴管炎、急性淋巴结炎、手部急性化脓性感染（★★★）；头皮穿凿性脓肿、破伤风、气性坏疽、肌肉深部脓肿、全身性外科感染（★★）。

一、疖

疖是单个毛囊及其所属的皮脂腺的急性化脓性感染，常发生于毛囊和皮脂腺丰富的部位。多处疖同时出现或反复出现而不易治愈者，称为疖病，多发生于免疫力较低的小儿、营养不良或糖尿病患者。

1. 病因　致病菌多为金黄色葡萄球菌及表皮葡萄球菌。

2. 临床表现

初起	局部出现红、肿、痛的圆形小结节，逐渐肿大
数天后	结节中央变软，出现脓栓，继而表皮溃破，脓栓脱落，脓液排出而愈
海绵窦炎	发生于面部，特别是上唇、鼻及鼻唇沟周围（危险三角区）的疖，感染进入颅内海绵状静脉窦而引起；一旦发病，迅速发生眼及周围软组织的进行性红肿、硬结和疼痛，伴寒战、高热及头痛，甚至昏迷和死亡
头皮穿凿性脓肿	系多数聚集的毛囊炎及毛囊周围炎在深部融合，相互贯通，形成脓肿。多发于儿童头部。常见坚硬型和多发型，一般无全身症状

3. 治疗　注意全身营养，治疗糖尿病。颜面部特别是危险三角区的疖切忌挤压，注意休息，若出现扩散症状，使用抗菌药物，或用中药普济消毒饮、仙方活命饮。

早期	炎症结节可用热敷或理疗，亦可外敷鱼石脂软膏
已有脓头	可在其顶部涂石炭酸；有波动时切开引流

二、痈

痈是多个相邻毛囊及其所属的皮脂腺或汗腺的急性化脓性感染，好发于皮肤韧厚的颈项、背部，偶见于上唇。

1. 病因　致病菌多为金黄色葡萄球菌。

2. 临床表现

早期	大片稍隆起的紫红色炎症浸润区，坚韧、有水肿、边界不清
后期	中央区皮肤坏死，可见粟粒状脓栓，破溃后呈蜂窝状，内含脓液和大量坏死组织
周围组织	呈浸润性水肿，局部淋巴结肿大和疼痛
全身症状	如畏寒、发热、食欲减退，血白细胞计数增高。若处理不当，可引起脓毒症
唇痈	口唇极度肿胀，张口困难，易引起颅内海绵窦炎，危及生命

3. 治疗

局部处理	①早期红肿阶段可用热敷，或外敷鱼石脂软膏，或50%硫酸镁湿敷。 ②切开引流，切口大且深，超越炎症范围，达到健康组织，深达深筋膜；不宜用于唇痈；脓净后换药用凡士林纱条，以促进肉芽生长
全身疗法	适当休息，加强营养，必要时给予镇痛剂，早期给予有效抗菌药物

三、急性蜂窝织炎

急性蜂窝织炎是皮下、筋膜下、肌间隙或深部疏松结缔组织的一种急性弥漫性化脓性感染。

1. 病因　致病菌主要是溶血性链球菌，其次是金黄色葡萄球菌，亦可为厌氧性细菌。

2. 临床表现

（1）较浅部位或组织疏松者，局部红、肿、热、痛及压痛明显，红色较暗，与正常皮肤分界不清，中央颜色比周围深；部位较深或组织致密者，红肿不明显，常只有局部水肿，疼痛剧烈，有深压痛。

（2）口底、颌面和颈部的急性蜂窝织炎可发生喉头水肿和气管压迫，引起呼吸困难，甚至窒息。

（3）由产生气体的细菌引起的感染，尚可检出捻发音，脓液恶臭，全身症状明显。

3. 治疗

（1）局部处理：早期处理与痈相同；脓肿形成即切开引流；口底或颌下急性蜂窝织炎早期切开减压；捻发音性蜂窝织炎早期广泛切开引流，切除坏死组织，用3%过氧化氢溶液冲洗和湿敷。

（2）全身治疗：应用抗菌药物控制感染，必要时做细菌培养加药敏。

四、急性淋巴管炎

急性淋巴管炎是致病菌从破损的皮肤、黏膜侵入，或从其他感染病灶经组织淋巴间隙进入淋巴管内，引起淋巴管及其周围的炎症。

1. 病因　常见致病菌是金黄色葡萄球菌和溶血性链球菌。

2. 临床表现

（1）局部表现

网状淋巴管炎（丹毒）	片状红斑，鲜红，似玫瑰色，边界清楚，手指轻压可使红色消退，放手红色即恢复；红肿向周围蔓延时，中央红色逐渐消退，脱屑变为棕黄色；红肿边缘隆起，高出于正常皮肤，可有水疱。疼痛呈烧灼样，组织坏死和化脓少见。下肢丹毒可发展为象皮肿
管状淋巴管炎	常见于四肢，以下肢为多，常继发于足癣感染。浅层淋巴管炎在伤口近侧出现一条或多条"红线"，硬而有压痛；深层淋巴管炎不出现红线，肢体感染淋巴管沿线出现肿胀、压痛，均可引起引流淋巴结肿大、压痛

（2）全身症状：多有程度不等的全身不适、畏寒、发热、头痛、乏力和食欲不振、血白细胞计数升高等表现。

3. 治疗　及时处理原发病灶，早期应用抗菌药物控制感染。下肢丹毒若同时有足癣，应予彻底治疗，防止接触性传染。下肢丹毒反复发作并发展为象皮肿者，考虑血丝虫病引起的可能，常用以扎绑为主的综合治疗。

五、急性淋巴结炎

急性淋巴结炎是急性淋巴管炎继续扩散到局部淋巴结或化脓性病灶，经淋巴管蔓延到所属区域淋巴结的急性化脓性感染。

1. 病因　致病菌多为金黄色葡萄球菌和溶血性链球菌。

2. 临床表现

轻者	仅有局部淋巴结肿大和轻压痛，常随原发灶愈合而自愈
较重者	局部有红、肿、热、痛，并伴有全身症状，白细胞计数升高等。若能及时处理，尚可完全消退，亦可由于瘢痕和组织增生而遗留一小硬结
炎症扩散到周围组织	可使几个淋巴结粘连成团而发展为脓肿。疼痛加剧，局部皮肤暗红、水肿、压痛明显，有波动感，伴有明显全身症状

3. 治疗　处理原发病灶；若形成脓肿，切开引流；早期应用抗菌药物。

六、手部急性化脓性感染

1. 甲沟炎

（1）病因：致病菌主要是金黄色葡萄球菌，多因微小刺伤、挫伤、倒刺或修剪指甲过深或嵌甲等损伤引起。

（2）临床表现：甲沟炎一般疼痛不剧烈，多无全身症状。如局部处理不当，常形成慢性甲沟炎，甲沟旁有一脓瘘口，肉芽组织向外突出。有时易继发真菌感染。

甲沟炎	指甲一侧软组织红、肿、痛，进而坏死化脓
指甲周围炎	甲沟炎进一步沿甲根向对侧蔓延，形成半环形脓肿
甲下脓肿	炎症向甲下蔓延，在甲下形成脓肿，指甲下可见黄白色脓液，指甲与甲床分离，压之则下陷

（3）治疗：

初起	局部保持清洁，可热敷、理疗及应用药物
化脓后	甲沟炎可在一侧甲沟处做纵形切开引流；指甲周围炎可在指甲两侧做纵形切口，将甲根部皮片翻起，用小片凡士林纱条或橡皮片引流；甲下脓肿应拔除指甲
慢性甲沟炎	可修剪或用激光、冷冻去除突出肉芽，嵌甲引起者切除部分嵌甲

2. 脓性指头炎

（1）病因：多由刺伤引起，致病菌多为葡萄球菌。

（2）临床表现：初起指尖有针刺样疼痛，随后疼痛逐渐加剧，呈搏动性跳痛，手下垂时加重。患者烦躁不安，彻夜不眠。指头红肿不明显，有时皮肤反呈黄白色，轻触指尖即产生剧痛，多伴发热、全身不适、白细胞计数增高等全身表现。

（3）治疗：早期使用抗菌药物。经久不愈者拍 X 线片，检查是否并发骨髓炎及有无死骨，并做相应处理。

疼痛不剧、肿胀不明显	可外敷鱼石脂软膏，亦可用热盐水浸泡
疼痛加剧，出现搏动性跳痛	早期切开减压引流。手术切口应在患指侧面，不能在掌面，不可超越指关节。皮肤切开后将皮下组织内的纤维间隔切断，以充分减压，通畅引流

3. 急性化脓性腱鞘炎和化脓性滑囊炎

（1）病因：多因手掌面被刺伤后受金黄色葡萄球菌侵袭所致。

（2）临床表现：患指除末节外，呈明显的均匀性肿胀，皮肤高度紧张。患指所有关节轻度弯曲，以减轻疼痛。任何微小的被动伸指运动即引发剧痛。检查时整个腱鞘均有压痛。不出现波动感。自觉疼痛剧烈。

尺侧滑囊炎	小指与无名指呈屈曲状，拒绝伸展。压痛最明显处为手掌远侧横纹与小鱼际肌突起的桡侧缘的交叉点，手掌凹不完全消失
桡侧滑囊炎	拇指红肿、屈曲、拒绝伸展，压痛点可延至腕关节处，其他各指可活动自如

（3）治疗：①早期治疗与脓性指头炎相同。②若经积极治疗仍无好转，早期切开减压引流。③手术切口应在手指侧面，与手指长轴平行，长度不超过上下关节面；切忌在掌面切开；认清腱鞘、肌腱，不可伤及血管和神经；滑液囊感染的切口分别在大、小鱼际处。

4. 手掌深部间隙化脓性感染

（1）病因：掌中间隙感染多由中指、环指腱鞘炎蔓延引起，鱼际间隙感染则因示指腱鞘感染引起，直接刺伤也可引起感染，致病菌主要是金黄色葡萄球菌。

（2）临床表现：

掌中间隙感染	手掌凹消失，隆起，皮肤紧张、发白，压痛明显；中指、环指和小指处于半屈位，被动伸指可引起剧痛；手背水肿明显；伴有发热、全身不适、白细胞增高等全身表现
鱼际间隙感染	大鱼际和拇指指蹼明显肿胀、压痛，但手掌凹仍存在；拇指外展略屈，示指半屈，活动受限，拇指对掌不能；伴发热不适、白细胞升高等全身表现

（3）治疗：①早期局部处理同脓性指头炎。②若经积极治疗，短期内无好转，及早切开引流。③早期使用抗菌药物。

掌中间隙感染切开引流	中指与环指指蹼纵行切开，切口不超越手掌远侧横纹，以免损伤动脉的掌浅弓。用血管钳撑开皮下，即可达掌中间隙。亦可在环指相对应位置的掌远侧横纹处做一小切口，进入掌中间隙

续表

鱼际间隙感染切开引流	可直接在大鱼际肿胀和波动最明显处切开，亦可在拇指、示指间指蹼或在手背第二掌骨桡侧做纵形切口

七、破伤风

1. 病因　由破伤风杆菌引起，多发生于各种创伤后，还可能发生于不洁条件下分娩的产妇和新生儿。

2. 临床表现

（1）前驱症状可有乏力、头痛、头晕、烦躁不安，伤口局部有疼痛和肌肉牵拉感，打哈欠、张口不便、咀嚼无力等，持续1～2天。

（2）典型表现是在肌紧张性收缩（肌强直、发硬）的基础上，出现阵发性强烈痉挛，顺序为咀嚼肌、面肌、颈项肌、背腹肌、四肢肌群、膈肌和肋间肌。具体表现为牙关紧闭，"苦笑"面容，颈项强直，角弓反张，屈膝、弯肘、半握拳，尿潴留，窒息和呼吸停止。

3. 治疗　①清除毒素来源，如伤口尚未愈合，在控制痉挛下行清创术。②中和游离毒素，尽早使用破伤风抗毒素。③控制和解除痉挛，根据病情应用镇静剂、安眠药或人工冬眠药物。④应用抗菌药物。⑤全身支持疗法。⑥保持呼吸道通畅。⑦加强护理。

八、气性坏疽

1. 病因　致病菌主要有产气荚膜梭菌、水肿杆菌、腐败杆菌、溶组织杆菌等，发病时常是混合感染。

2. 临床表现　潜伏期一般为伤后1～4天。

局部表现	①早期出现伤肢沉重或疼痛，持续加重，伤口"胀裂样"剧痛，止痛剂不能缓解。②伤口周围皮肤水肿、紧张、苍白、发亮，很快变为紫红、紫黑，并出现大小不等的水疱。③伤口周围可有捻发音。④伤口内肌肉很快坏死，呈暗红或土灰色，失去活性。病变部位可流出带有恶臭、浆液性或血性液体
全身症状	头痛、头晕、恶心、呕吐、出冷汗、烦躁不安、高热、脉快、呼吸急促。随着病情发展，可发生溶血性贫血、黄疸、血红蛋白尿、酸中毒，全身情况可在12～24小时内全面迅速恶化，出现严重中毒症状，甚至死亡

3. 治疗　①紧急手术处理。②应用抗菌药物，首选青霉素。③高压氧疗法。④全身支持治疗。

九、肌肉深部脓肿

1. 病因　主要致病菌是金黄色葡萄球菌，细菌由血液循环至血管网络丰富的软组织中，形成脓肿。

2. 临床表现

（1）初起：先在四肢近端或躯干部有一处或数处肌肉疼痛，漫肿，微热而皮色不变。2～3天后，肿胀、发热、疼痛日趋明显，并可触及肿块。伴有寒战高热，头痛头胀，周身关节疼痛，食欲不振等全身症状。

（2）脓成：肿块增大，疼痛加剧，约2周肿块中央微红而热，按之有波动感。

（3）溃后：脓出黄稠或白黏脓水。随之肿硬疼痛渐消，经2周左右，脓尽疮口愈合。

3. 治疗　局部处理，脓肿形成后及时切开引流。应用有效抗菌药物；对症和支持疗法。

十、全身性外科感染（脓毒症）

1. 病因　致病菌数量多、毒力强、机体抗感染能力低下。

2. 临床表现

（1）起病急，病情重，发展迅速。一般有寒战、高热，体温可达 40～41℃。部分患者，特别是老年人、衰弱患者可出现体温不升（<36.5℃）。

（2）头痛，头晕，食欲差，恶心，呕吐，腹胀，腹泻，出冷汗，贫血，神志淡漠或烦躁，谵妄或昏迷。

（3）心率加快，脉搏细数，呼吸急促或困难，肝脾可肿大，重者出现黄疸、皮下淤血。

（4）代谢失调和肝肾功能损坏，尿中常出现蛋白、管型和酮体。

（5）白细胞计数增高，中性粒细胞比例增高，核左移、幼稚型白细胞比例增多，严重时可出现毒性颗粒。抵抗力弱者白细胞计数也可降低。

（6）如病情未能控制，可出现休克及发展为多器官功能不全，甚至衰竭。

3. 治疗　处理原发病灶，早期应用抗生素，支持疗法，对症处理，治疗全身性疾病。

第二单元　常见体表肿瘤

重点提示　脂肪瘤（★★★）；血管瘤（★★）。

一、脂肪瘤

1. 病因　由分化良好的脂肪组织增生所形成。

2. 临床表现

（1）可以单发或多发，好发于肩、背、臀部。位于皮下的脂肪瘤大小不等，呈圆形、扁圆形或分叶状，边界清楚，基部较广泛，质软，有假性波动感，与周围组织无粘连，基底部可移动，但活动度不大。一般无自觉症状，发展缓慢，极少恶变。

（2）痛性脂肪瘤或多发性脂肪瘤常见于四肢、胸腹皮下，为多发性圆形或椭圆形结节，较小，质地略硬，界清，有触痛。

3. 治疗　一般无须处理，较大者可手术切除。

二、血管瘤

1. 临床表现　生长缓慢，好发于头面、颈部、四肢、躯干，亦可见于口腔、深部组织及器官内。

毛细血管瘤	好发于婴幼儿头、面、颈部或成人胸腹部，年幼时有自行消退可能，单发或多发，色鲜红或暗红，呈边缘不规则、不高出皮肤的斑片，或高出皮肤，分叶，似草莓样。大小不一，界限清楚，柔软可压缩，压之可褪色
海绵状血管瘤	常见于头部、颈部，瘤体呈紫红或暗红色，柔软如海绵，大小不等，边界清楚，位于皮下或黏膜下组织内者可境界不清。指压柔软有波动感，少数呈柔韧或坚实感，无波动和杂音。X 线片可有钙化影
蔓状血管瘤	多发于头皮，瘤体外观常见蚯蚓状蜿蜒迂曲的血管，有压缩性和膨胀性，紫红色，有搏动、震颤及血管杂音，局部温度稍高。肿瘤周围有交通的小动脉，将其压迫则搏动消失

2. 治疗　以手术切除为主。婴儿和儿童的毛细血管瘤可采用放射疗法。海绵状血管瘤可行硬化剂注射。表浅的小血管瘤也可选用冷冻、激光、电烙等疗法。

第三单元　颈部疾病

重点提示　甲状腺腺瘤（★★★）；单纯性甲状腺肿、甲状腺癌、颈部淋巴结转移癌和原发性恶性肿瘤（★★）。

一、单纯性甲状腺肿

1. 病因　甲状腺素原料缺乏，甲状腺素需要量增高，甲状腺素合成和分泌障碍。

2. 临床表现

（1）症状与体征

甲状腺肿大	呈对称、弥漫性肿大，表面光滑，质地柔软，随吞咽上下移动。后期在肿大腺体的一侧或两侧可扪及单个或多个结节。结节发生囊肿样变并发囊内出血时，可引起结节迅速增大，可伴有疼痛
压迫症状	压迫气管影响呼吸或引起呼吸困难；压迫喉返神经可引起声嘶；胸骨后甲状腺肿可压迫上腔静脉，造成颜面部青紫色浮肿，颈部和胸部表浅静脉扩张；压迫食管可引起吞咽不适感

（2）辅助检查：①基础代谢率正常或偏低。血清中蛋白结合碘正常或偏低；TSH 增高或正常；甲状腺球蛋白升高；T_3可增高，T_4正常或下降，T_3/T_4比值上升。尿碘排出量正常或下降。②摄^{131}I 率增高或正常。^{131}I 甲状腺扫描甲状腺弥漫性增大。③B 超、X 线检查。④喉镜检查。

3. 治疗

（1）食疗；药物治疗，应用适量甲状腺激素制剂。

（2）手术治疗：多采用甲状腺次全切除术。适应证：①巨大甲状腺肿影响生活和工作者。②甲状腺肿大引起压迫症状者。③胸骨后甲状腺肿。④腺体内结节继发功能亢进者。⑤腺体内结节疑有恶变者。

二、甲状腺腺瘤

1. 病因　可能与慢性促甲状腺激素的刺激、甲状腺放射及缺碘、摄入致甲状腺肿物质等因素有关。

2. 临床表现

（1）症状与体征：多以颈前无痛性肿块为首发症状。甲状腺内出现圆形或椭圆形、质韧有弹性、表面光滑、边界清楚、无压痛结节，多为单发，随吞咽动作上下移动，生长缓慢。肿物较大时可有压迫感，可压迫气管导致其移位。可引起甲亢及发生恶性变。

（2）辅助检查：①放射性核素检查。②X 线、B 超检查。③细针穿刺细胞学检查。

3. 诊断　典型临床表现：①多发于 40 岁以下女性。②甲状腺内的单发结节，质地柔韧，随吞咽动作上下活动。③甲状腺功能检查正常。B 超、细针穿刺细胞学检查可协助诊断。

4. 治疗　手术治疗最有效。早期行包括腺瘤在内的患侧甲状腺大部或部分（腺瘤小）切除。切除标本立即行冰冻切片检查，以判定有无恶变。

三、甲状腺癌

甲状腺癌是最常见的甲状腺恶性肿瘤，多起源于滤泡上皮细胞。病理类型包括乳头状癌、滤泡状腺癌、未分化癌、髓样癌。

1. 临床表现　甲状腺内发现肿块，质地硬而固定、表面不平。腺体在吞咽时上下移动性小。未分化癌可在短期内出现上述症状，肿块增长明显，伴有侵犯周围组织的特性。晚期可出现声音嘶哑，呼吸、吞咽困难，Horner 综合征，耳、枕、肩等处疼痛，局部淋巴结及远处器官转移等表现。

2. 诊断　甲状腺肿块质硬、固定，颈淋巴结肿大，或有压迫症状，或存在多年的甲状腺肿块在短期内迅速增大，均怀疑为甲状腺癌。细针穿刺细胞学检查可帮助诊断。

3. 治疗　①手术治疗（首选），包括甲状腺本身的切除及颈淋巴结清扫。②放射性核素治疗。③内分泌治疗。④放射外照射治疗。⑤分子靶向治疗。

四、颈部淋巴结转移癌和原发性恶性肿瘤

1. 临床表现

（1）原发性颈部恶性肿瘤：肿块生长快，质地坚硬，早期为圆形或椭圆形，可活动；后期体积增大，数量增多，融合成团块状或连结成串，表面不平，活动度差。常见的原发性恶性肿瘤有恶性腮腺混合瘤、甲状腺癌、恶性淋巴瘤。

（2）转移性颈部恶性肿瘤：多可找到原发病灶，颈部肿块初为一个或数个肿大的淋巴结，增大较原发性颈部肿瘤慢，多数先有原发肿瘤表现。以鼻咽、口腔部，以及消化、呼吸系统癌肿转移至颈部多见。

2. 治疗　全身化疗。局部病变可用放射治疗。

第四单元　化脓性腮腺炎

重点提示　化脓性腮腺炎的临床表现、治疗（★★）。

一、病因

最常见的致病菌是金黄色葡萄球菌。机体抵抗力下降，细菌经腮腺导管进入腺体而致病。

二、临床表现

1. 常为单侧受累。发病急，早期症状轻微或不明显。

2. 肿胀以耳垂为中心，局部皮肤红热现象显著，呈硬性浸润，触痛明显。有轻度开口困难，腮腺导管口红肿，轻轻按摩腺体可见脓液自导管口溢出，甚至可见脓栓堵塞于导管口。

3. 全身中毒症状明显，有高热、脉率和呼吸加快，白细胞总数增加、中性粒细胞比例显著上升、核左移，并可出现中毒颗粒。

三、治疗

支持治疗，选用有效抗生素，切开引流等。

第五单元　乳房疾病

重点提示　急性乳腺炎、乳腺囊性增生病、乳腺纤维腺瘤、乳腺癌（★★★）。

一、急性乳腺炎

1. 病因　①乳汁淤积。②细菌入侵，致病菌以金黄色葡萄球菌为主。

2. 临床表现与诊断

（1）症状：乳房肿胀疼痛，发热，可出现骨节酸痛、胸闷、呕吐、恶心等症状，化脓时可有口渴、食欲不振、小便黄、大便干结等症状。

（2）体征：初起时患部压痛。化脓时患部肿块逐渐增大，结块明显，皮肤红热水肿，触痛显著，拒按。脓已成时肿块变软，按之有波动感。已溃者创口流脓黄白稠厚。患侧腋下常可扪及肿大的淋巴结，并有触痛。

（3）检查：白细胞总数及中性粒细胞比例明显增高。

3. 治疗　急性炎症期积极选用抗生素控制炎症发展。脓肿形成后及时切开排脓，以乳头为中心循乳管方向做放射状切口，至乳晕处为止；深部或乳房后脓肿可沿乳房下缘做弧形切口，经乳房后间隙引流；乳晕下脓肿沿乳晕边缘做弧形切口。炎症明显而波动感不明显者，在压痛最明显处进行穿刺。

二、乳腺囊性增生病

1. 病因　与卵巢功能失调有关。

2. 临床表现　乳房胀痛和肿块是主要症状，部分患者具有周期性，疼痛与月经周期有关，往往在月经前疼痛加重，月经来潮后减轻或消失。体检发现一侧或两侧乳腺有弥漫性增厚。

3. 诊断

（1）多为中青年妇女，常伴有月经不调。

（2）乳房胀痛，有周期性，常发生或加重于月经前期，经后可减轻或消失，也可随情志变化而加重或减轻。

（3）双侧或单侧乳房内有肿块，常为多发性，呈数目不等、大小不一、形态不规则的结节状，质韧而不硬，推之能移，有压痛。

（4）部分患者可有乳头溢液，呈黄绿色、棕色或血性，少数为无色浆液。

（5）钼靶 X 线乳房摄片、B 超检查、分泌物涂片细胞学检查、活体组织病理切片检查等有助于诊断。

4. 治疗　主要是对症治疗。一般首选具有疏肝理气、调和冲任、软坚散结及调整卵巢功能的中药或中成药。乳房胀痛严重，肿块较多、较大者，可酌情应用维生素 E 及激素类药物。配合应用局部外敷药物、激光局部照射、磁疗等方法有一定疗效。

三、乳腺纤维腺瘤

1. 病因　与卵巢机能旺盛、雌激素作用活跃有密切关系。

2. 临床表现　乳房内可扪及圆形或卵圆形肿块，好发于乳房外上象限，多为单发。常无明显自觉症状。肿块增大缓慢，质似硬橡皮球的弹性感，表面光滑，易于推动。月经周期对肿块的大小无影响。

3. 治疗　手术切除是唯一有效的方法。将肿瘤连同其包膜整块切除，以周围包裹少量正常乳腺组织为宜，肿块常规做病理检查，以排除恶性病变的可能。可酌情采用中药治疗，控制病情的发展变化。

四、乳腺癌

1. 病因　与内分泌因素、饮食与肥胖、射线照射、遗传、乳腺增生病等有关。

2. 临床表现

（1）多见于外上象限。早期患侧乳房出现无痛、单发的肿块，质硬，表面不光滑，与周围组织分界不清，不易被推动。

（2）累及 Cooper 韧带，可致肿瘤表面皮肤凹陷，即“酒窝征”。

（3）邻近乳头或乳晕的癌肿因侵入乳管使之缩短，可将乳头牵向癌肿一侧，进而可使乳头扁平、回缩、凹陷。

（4）皮下淋巴管被癌细胞堵塞，引起淋巴回流障碍，皮肤呈“橘皮样”改变。

（5）炎性乳腺癌发展迅速、预后差；局部皮肤可呈炎症样表现，开始较局限，不久即扩展到乳房大部分皮肤，皮肤发红、水肿、增厚、粗糙、表面温度升高。

（6）乳头湿疹样乳腺癌恶性程度低，发展慢；乳头有瘙痒、烧灼感，以后出现乳头和乳晕的皮肤变粗糙、糜烂如湿疹样，进而形成溃疡，可覆盖黄褐色鳞屑样痂皮。

3. 治疗　手术治疗（主要）、化学药物治疗、内分泌治疗、放射治疗及生物治疗。

第六单元　急性阑尾炎

重点提示　急性阑尾炎的病因、临床表现与诊断、治疗（★★★）。

一、病因

1. 阑尾腔梗阻（最常见）　①淋巴滤泡增生压迫。②粪石与粪块。③阑尾扭曲。④管腔狭窄。⑤寄生虫及虫卵堵塞管腔。

2. 细菌感染　致病菌多为各种革兰阴性杆菌和厌氧菌。

二、临床表现与诊断

1. 主要症状　转移性右下腹疼痛。初期常伴有恶心、呕吐，或伴有腹泻或便秘、食欲减退。早期全身症状一般不明显，体温正常或轻度升高，可有头晕、头痛、乏力等症状。

2. 主要体征　右下腹局限性压痛，反跳痛（Blumberg 征）、腹肌紧张、右下腹包块。

3. 实验室检查

（1）血常规：多数患者白细胞升高，中性粒细胞比例也有不同程度的升高。

（2）尿常规：尿中可见少量红细胞与白细胞。

4. 特殊检查　结肠充气试验（Rovsing 征）、腰大肌试验、闭孔内肌试验、直肠指诊。

三、治疗

1. 手术疗法　主要方法是阑尾切除术。

2. 非手术疗法

（1）适应证：①急性单纯性阑尾炎。②轻型化脓性阑尾炎。③阑尾周围脓肿。

（2）治疗方法：针刺、腹腔穿刺抽脓及穿刺置管引流、抗生素等。

第七单元　肛肠疾病

重点提示　痔、肛门直肠周围脓肿、肛瘘的病因、临床表现、治疗（★★★）；直肠癌的临床表现与诊断、治疗（★★）。

一、痔

1. 病因　静脉曲张，血管增生，肛垫下移。

2. 临床表现

（1）内痔：主要表现是出血和脱出。常见间歇性便后出鲜血。

（2）外痔：主要表现是肛门不适、潮湿不洁，时有瘙痒。发生急性血栓形成时，可伴有肛门剧痛，称为血栓性外痔。

（3）混合痔：内痔和外痔的症状可同时存在。

3. 治疗

（1）内痔：一般治疗，注射疗法，结扎疗法等。

（2）外痔：一般治疗，痔切除术等，血栓性外痔可采用血栓剥离术。

二、肛门直肠周围脓肿

1. 病因　主要由于肛腺感染所致。

2. 临床表现

肛门旁皮下脓肿	发生于肛门周围的皮下组织内，局部红、肿、热、痛明显，脓成按之有波动感，全身症状轻微
坐骨直肠间隙脓肿	发于肛门与坐骨结节之间，感染区域比肛门皮下脓肿广泛而深。初起仅感肛门部不适或微痛，逐渐出现发热、畏寒、头痛、食欲不振等症状，继而局部症状加剧，肛门有灼痛或跳痛，排便、咳嗽、行走时疼痛加剧，甚则坐卧不安。肛门指诊患侧饱满，有明显压痛和波动感
骨盆直肠间隙脓肿	位于肛提肌以上，腹膜以下，位置深隐，局部症状不明显，有时仅有直肠下坠感，但全身症状明显。肛门指诊可触及患侧直肠壁处隆起、压痛及波动感
直肠后间隙脓肿	症状与骨盆直肠间隙脓肿相同，但直肠内有明显的坠胀感，骶尾部可产生钝痛，并可放射至下肢，尾骨与肛门之间有明显的深部压痛。肛门指诊直肠后方肠壁处有触痛、隆起和波动感

3. 治疗　以手术治疗为主。

三、肛瘘

1. 病因　肛瘘和肛门直肠周围脓肿为肛周间隙化脓性感染的两个病理阶段，急性期为肛门直肠周围脓肿，慢性期为肛瘘。肛瘘多为一般化脓性感染所致。

2. 临床表现

（1）肛瘘外口持续或间断流出少量脓性、血性、黏液性分泌物。较大的高位肛瘘，可有粪便及气体从此排出。肛门部皮肤潮湿、瘙痒，有时形成湿疹。外口愈合，瘘管中有脓肿形成时，可感到明显疼痛，可伴有发热、寒战、乏力等全身感染症状。脓肿穿破或切开引流后，症状缓解。上述症状反复发作。

（2）肛周皮肤上可见到单个或多个外口，挤压时有脓液或脓血性分泌物排出。

3. 治疗　以手术治疗为主，常用挂线疗法、切开疗法等。

四、直肠癌

1. 临床表现与诊断

（1）便血：最常见的早期症状。大便带血，血为鲜红或暗红，量不多，常伴有黏液，呈持续性。病情进一步发展，可出现大便次数增多，有里急后重、排便不尽感，粪便中有血、脓、黏液，并有特殊臭味。

（2）排便习惯改变：也是常见的早期症状。排便次数增多，便意频繁，有排便不尽感等。有时为便秘，肛门内有不适或下坠感。

（3）大便变形：病程后期，大便形状变细、变扁，并出现腹胀、腹痛、肠鸣音亢进等肠梗阻征象。

（4）转移征象：后期穿过肠壁，侵入膀胱、阴道壁、前列腺等邻近组织，侵及膀胱、尿道时有排尿不畅及尿痛、尿频。侵及骶前神经丛时，在直肠内或骶骨部可有剧烈持续性疼痛，并向下腹部、腰部或下肢放射。转移至肝脏时，出现肝大、腹水和黄疸等。晚期可出现食欲不振、全身衰弱无力、贫血、极度消瘦等恶病质表现。

（5）直肠指检：是最重要的诊断方法。肿瘤较大时指检可清楚地扪到肠壁上的硬块、巨大溃疡或肠腔狭窄。退指后可见指套上染有血、脓和黏液。

2. 治疗　①手术疗法，根治性切除术适用于癌肿局限在直肠壁或肛管，或只有局部淋巴结转移的患者。②术前新辅助治疗。③术后放疗、化疗。

第八单元　前列腺疾病

重点提示　前列腺炎、前列腺增生症的病因、临床表现、治疗（★★★）。

一、前列腺炎

1. 病因　与致病菌或病原微生物感染、尿液反流、异常的盆底神经肌肉活动及内分泌异常、免疫、心理等因素有关。

2. 临床表现

急性	发病急骤，寒战高热，腰骶部及会阴部疼痛，常有尿频、尿痛及直肠刺激症状。形成脓肿时常发生尿潴留。直肠指检发现前列腺饱满肿胀，压痛明显，局部温度增高
慢性	主要症状为尿频，排尿后尿道口有白色分泌物溢出。病程较长者可出现阳痿、早泄、遗精或射精痛等，或伴头晕耳鸣、失眠多梦、腰酸乏力等症状。直肠指检前列腺多正常大小，或稍大或稍小，质软或软硬不均，轻度压痛

3. 治疗　对症支持治疗，选用有效抗生素，并发前列腺脓肿时，经会阴切开引流。慢性者可给予热水坐浴、前列腺按摩等综合治疗。

二、前列腺增生症

1. 病因　存在正常功能的睾丸和高龄是必备条件。

2. 临床表现

（1）逐渐出现进行性尿频，以夜间为明显，并伴排尿困难，尿线变细。部分患者出现假性尿失禁。常因受寒、劳累、憋尿、便秘等而发生急性尿潴留。严重者可引起肾损伤。

（2）直肠指检前列腺常有不同程度的增大，表面光滑，中等硬度而富有弹性，中央沟变浅或消失。

3. 治疗

（1）若症状较轻，不影响生活与睡眠，可观察等待，密切随访。

（2）药物治疗，常用α受体阻滞剂、5α－还原酶抑制剂、植物制剂等。

（3）症状严重、存在明显梗阻或有并发症者，选择手术治疗。最常用经尿道前列腺切除术（TURP）。

第九单元　鞘膜积液

重点提示　鞘膜积液的临床表现、治疗（★★）。

一、病因

1. 先天性因素　胎儿时睾丸下降而腹膜鞘状突全部或部分未闭锁。

2. 后天因素　睾丸、附睾、精索的感染、外伤、肿瘤或寄生虫病等。

二、临床表现

1. 起病缓慢，多为单侧发生，阴囊肿大，可触及光滑而柔软的肿物，呈球形或梨形，犹如囊内盛水，一般无压痛。肿胀严重时，阴囊光亮如水晶，坠胀不适。

2. 睾丸鞘膜积液因积水围绕睾丸，在患侧不能触及睾丸或附睾，只能摸到一个肿物。精索鞘膜积液时，可触及睾丸，在睾丸之上只有肿物。先天性交通性鞘膜积液平卧时按压肿块可逐渐缩小或消失，站立时又复增大。巨大鞘膜积液可使阴囊明显增大，阴茎内陷。

3. 肿物透光试验阳性，穿刺可抽出积液。

三、治疗

1. 对于壁薄而小的积液，局麻下穿刺抽尽囊液，注入25%醋酸氢化泼尼松悬液、2%盐酸普鲁卡因，或鱼肝油酸钠。注药后轻轻按摩阴囊，使药液分布均匀。禁用于交通性鞘膜积液。

2. 成人鞘膜积液较多，肿块较大，经保守治疗无效时，可采用手术治疗。

第十单元　周围血管疾病

重点提示　动脉硬化性闭塞症、下肢深静脉血栓形成、下肢静脉曲张的病因、临床表现、诊断、治疗（★★★）。

一、动脉硬化性闭塞症

1. 病因　可能与年龄、性别、吸烟、高血压及糖尿病有关。

2. 临床表现与诊断

（1）症状：早期主要为肢体发凉、沉重无力，可有肢体麻木、酸痛、刺痛及烧灼感，并出现间歇性跛行，随着病情的发展继而出现静息痛。

（2）体征：①皮肤温度下降。②皮肤颜色变化，可有皮肤苍白、潮红、青紫、发绀等改变。③肢体失养，主要表现为肌肉萎缩、皮肤萎缩变薄、汗毛脱落、趾甲增厚变形、坏疽或溃疡。④闭塞部位可扪及动脉搏动减弱或消失。

（3）Fontaine法分期

Ⅰ期	患肢无症状或仅有发凉、麻木等自觉症状。患肢皮温低、皮色苍白，足背和/或胫后动脉搏动减弱。踝－肱压指数（ABI）<0.9

续表

Ⅱ期	以间歇性跛行为主要症状。Ⅱa，跛行距离 >200m；Ⅱb，跛行距离 <200m。皮温低，患肢皮肤苍白，小腿肌肉萎缩、肢端干燥脱屑。足背动脉和/或胫后动脉搏动消失
Ⅲ期	以静息痛为主要症状。患肢持续疼痛，夜间加重。抱膝而坐或肢体下垂。趾（指）腹皮色暗红，可有肢体远端水肿。动脉狭窄广泛、不能代偿
Ⅳ期	症状加重，出现坏死或溃疡。并可出现发热、烦躁等全身毒血症症状

3. 治疗

（1）手术疗法：经皮腔内血管成形术、动脉旁路流转术、动脉内膜剥脱术、腰交感神经节切除术等。

（2）非手术治疗：降血脂，扩张血管，抗血小板抗凝祛聚，降纤溶栓，应用抗生素，体液补充，中药治疗等。

二、下肢深静脉血栓形成

1. 病因　静脉壁损伤、血流缓慢、血液高凝状态。

2. 临床表现

（1）中央型：髂－股静脉部位的血栓形成。起病急，患肢沉重、胀痛或酸痛，肿胀明显，可有股三角区疼痛、压痛。胫前可有压陷痕，患侧浅静脉怒张，可伴发热，肢体皮肤温度可增高，左侧多于右侧。

（2）周围型：股－腘静脉及小腿端深静脉处的血栓形成。患肢大腿或小腿肿痛、沉重、酸胀，发生在小腿深静脉者疼痛明显，直立时疼痛加重。血栓位于股静脉者，患肢大腿肿胀，皮温一般升高不明显，皮肤颜色正常或稍红。局限于小腿深静脉者，小腿剧痛，不能行走，行走则疼痛加重，往往呈跛行，腓肠肌压痛明显，Homans 征阳性。

（3）混合型：整个下肢深静脉的血栓形成。下肢沉重、酸胀、疼痛，股三角、腘窝和小腿肌肉疼痛，压痛明显。体温升高和脉率加速不明显，皮肤颜色变化不显著者，称股白肿；病情严重，肢体肿胀明显，足背及胫后动脉搏动减弱或消失，肢体皮肤青紫，体温升高，称股青肿。

3. 诊断

（1）急性期：发病急骤，患肢肿胀疼痛，股三角区或小腿可有明显压痛，患肢广泛性肿胀，或局限于小腿部；患肢皮肤可呈暗红色，温度升高；患肢广泛性浅静脉怒张；腓肠肌静脉丛血栓时 Homans 征阳性。

（2）慢性期（深静脉血栓形成后综合征）：下肢静脉回流障碍和后期静脉血液逆流，浅静脉怒张，活动后肢体凹陷性肿胀、疼痛，出现营养障碍改变，皮肤色素沉着，可致皮炎、溃疡等。

（3）超声多普勒血流图和静脉造影等提示静脉阻塞，D－二聚体可呈阳性。

（4）排除急性动脉栓塞、急性淋巴管炎、丹毒、原发性盆腔肿瘤、小腿纤维组织炎等疾病。

4. 治疗　①卧床休息，抬高患肢，起床活动时穿弹力袜。②手术疗法，急性期可施行静脉切开取栓术。③溶栓、抗凝、祛聚、祛纤等治疗。

三、下肢静脉曲张

1. 病因　主要是先天性浅静脉壁薄弱或瓣膜关闭不全，以及静脉内压力持久升高导致静脉扩张，近端静脉属支瓣膜发生闭锁不全，使血液逆流，又逐渐破坏了远端瓣膜而形成静脉曲张。

2. 临床表现

（1）患肢浅静脉隆起、扩张、迂曲，状如蚯蚓，甚者呈团块状，站立时明显，卧位时因曲张静脉空虚而不明显。严重者可于静脉迂曲处触及“静脉结石”。

（2）患肢沉重感、酸胀感，时有疼痛。

（3）患肢小腿下段、足踝部或足背部肿胀，并可有压陷痕。

（4）皮肤营养变化：可出现皮肤色素沉着（多在足靴区）、湿疹样皮炎和溃疡形成。

（5）血栓性浅静脉炎：在曲张静脉处形成血栓而出现局部条索状红肿，并有压痛。

3. 诊断

（1）有长期站立和腹内压升高病史或遗传史。

（2）患者下肢静脉明显迂曲扩张，站立时更为明显。

（3）深静脉通畅试验示深静脉通畅，大隐静脉瓣膜功能试验示大（小）隐静脉瓣膜功能不全，可能有交通支静脉瓣膜功能不全。

（4）超声多普勒或静脉造影显示大隐静脉迂曲扩张，隐股静脉瓣膜功能不全。

（5）可伴有色素沉着、溃疡、血栓性浅静脉炎、出血等并发症。

4. 治疗

（1）一般疗法：穿弹力袜压迫疗法、硬化剂局部注射等。

（2）手术治疗：下肢静脉曲张，症状明显和无禁忌证者（即深静脉通畅无血栓、没有严重的深静脉瓣膜功能不全），皆可施行手术。

第十一单元　下肢慢性溃疡

重点提示　下肢慢性溃疡的病因、临床表现、治疗（★★★）。

一、病因

长期深静脉瓣膜功能不全或深静脉血栓形成后遗症造成的下肢深静脉血液回流不畅是溃疡形成的主要原因。长期站立、腹压过高和局部皮肤损伤是溃疡发生的诱发因素。

二、临床表现

患者有长期站立工作史，并患有下肢静脉曲张，以中老年多见。

1. 溃疡前期　小腿下段肿胀，可在曲张静脉处反复发生血栓性静脉炎，内踝上方或外踝上方皮肤出现褐色或青紫色瘀斑，皮色渐趋淡青色。皮肤出现脱屑、粗糙、色素沉着，局部有瘙痒感。

2. 溃疡期　病变皮肤逐渐出现裂隙，可有渗出及结痂，如遇损伤易发生溃破、糜烂，甚至化脓，周围皮肤红肿。以后溃疡局限，周围皮肤红肿可消退，遗留色素沉着。溃疡初期脓水不断增多，有恶臭味，伴有疼痛，待脓腐脱落，脓水减少，出现浆液性分泌物，溃疡面可呈现灰白色、淡红色、鲜红色不等。

3. 溃疡愈合期　若溃疡周围皮肤粗糙、色素沉着逐步改善，溃疡面干净，出现鲜红色，溃疡可逐渐愈合形成瘢痕。但周围皮肤仍干燥、粗糙、脱屑、色素沉着等，如遇损伤会再次发生溃疡。

三、治疗

植皮术，静脉手术。

第十二单元　骨与关节结核

重点提示　骨与关节结核的临床表现、治疗（★★）。

一、病因

结核分枝杆菌经血循环到达骨与关节部位，在机体抵抗力下降时引起疾病发生。

二、临床表现

1. 初期　患处隐隐酸痛，动则疼痛加剧，休息时减轻。疼痛逐渐加剧，关节活动障碍，下肢出现跛行；浅表关节部位可见肿痛。儿童患者常在睡眠时痛醒哭叫，俗称“夜哭”。全身症状不明显，或有寒热表现。

2. 成脓　起病后半年至1年形成脓肿，不热不红，或皮肤微红，或有局部疼痛，病变部位或较远处按之应指。病变在四肢者，发生关节脱位或骨折，肌肉萎缩；病变在颈椎、胸椎、腰椎者，四肢强直不遂，或瘫痪，甚至二便失禁。伴有发热，朝轻暮重。

3. 溃后　脓液稀薄，夹有败絮样物质或死骨，久不愈合，形成窦道；疮口凹陷，周围皮色紫暗。

三、治疗

抗结核药联合应用，局部制动，病灶清除术。

第十三单元　皮肤疾病

重点提示　带状疱疹、疣、癣、湿疹、荨麻疹、银屑病、白癜风、黄褐斑（★★★）；药物性皮炎、多形性红斑、单纯疱疹、结节性红斑、痤疮、脂溢性皮炎、酒齄鼻（★★）。

一、带状疱疹

1. 病因　病原体为水痘－带状疱疹病毒。

2. 临床表现与诊断　簇集性水疱，有刺痛感。皮损好发于腰胁部、胸部或头面部，多发于身体一侧，常单侧性沿皮神经分布，一般不超过正中线。

3. 治疗　及早应用抗病毒药物；止痛；糖皮质激素。

二、疣

1. 病因　由人乳头瘤病毒感染引起。

2. 临床表现与诊断　一般分为寻常疣、扁平疣、传染性软疣、掌跖疣和丝状疣等。根据病史及典型皮损诊断，必要时可行皮肤病理活检。

3. 治疗　外用干扰素、维A酸霜、咪喹莫特乳膏等；皮损泛发者可用阿昔洛韦等核苷类抗病毒药，或用胸腺肽、卡介菌等免疫调节剂。可采取冷冻、微波、电灼、激光等物理疗法。

三、癣

1. 病因　由真菌感染引起。

2. 临床表现与诊断　常见头癣、手足癣、甲癣、体癣、股癣、花斑癣等。根据发病部位、临床表现及真菌学实验室检查明确诊断。

3. 治疗

头癣	内服药一般单独使用，如伊曲康唑、特比萘芬
体癣、股癣	皮损较广泛者，内服药可选伊曲康唑、特比萘芬、氟康唑等。外用药物可选水杨酸苯甲酸酊、10%冰醋酸溶液、1%～2%咪唑类霜剂或溶液、1%特比萘芬软膏等
手癣、足癣	内服药可选伊曲康唑、特比萘芬或氟康唑。外用咪唑类溶液或霜剂，亦可用水杨酸制剂。皮肤干燥甚至皲裂者用软膏剂，局部封包疗效更好
花斑癣	皮损面积广泛者可内服伊曲康唑，至真菌培养阴性为止，以后改为每月服1次伊曲康唑，以防止复发。外用可选5%～10%硫磺软膏、50%丙二醇、咪唑类及丙烯胺类霜剂或溶液

四、湿疹

1. 病因　与食物、吸入物、慢性感染病灶、内分泌及代谢改变等相互作用有关。

2. 临床表现与诊断　皮疹多形，有渗出倾向，对称分布，瘙痒剧烈，反复发作。

3. 治疗

内服	抗炎、止痒，选用抗组胺药、镇静剂。急性期可选用钙剂、维生素C、硫代硫酸钠等静脉给药，或用普鲁卡因静脉封闭疗法。合并感染者加用抗生素
外用	急性期无渗液者用氧化锌油，渗出多者用3%硼酸溶液湿敷；渗出减少时，可用糖皮质激素霜剂，可与油剂交替使用。亚急性期用糖皮质激素乳剂、糊剂。慢性期选用软膏、硬膏、涂膜剂。对顽固局限肥厚性损害可用糖皮质激素作局部皮内注射

五、荨麻疹

1. 病因　感染、食物、药物、呼吸道吸入物和皮肤接触物，以及物理因素等。

2. 临床表现与诊断

（1）发病突然，皮损可发生任何部位，为大小不等的红色或白色的风团，形态不一，可为圆形、类圆形或不规则形，皮损可随搔抓而增多、增大，亦可相互融合成地图状或环形，境界清楚，一般迅速消退，不留任何痕迹，以后成批出现，时隐时现。

（2）自觉灼热、剧烈瘙痒。部分患者可有怕冷、发热等症状；侵犯消化道黏膜者，可伴有恶心、呕吐、腹痛、腹泻等症状；累及咽喉和支气管黏膜时，可导致喉头水肿及呼吸困难，有明显气闷窒息感，甚至发生晕厥。

（3）急性者发作数天至1～2周；慢性者反复发作，迁延数月，经年不断。

3. 治疗　去除病因，应用抗组胺药物。

六、银屑病

1. 病因　与遗传因素、感染因素、代谢障碍、内分泌因素等有关。

2. 临床表现与诊断　寻常型最多见。初起一般为炎性红色丘疹，约粟米至绿豆大小，以后可逐渐扩大或融合成棕红色的斑块，边界清楚，周围有红晕，基底浸润明显，表面覆盖多层干燥的鳞屑。轻轻刮去表面鳞屑，渐露出一层淡红发亮的半透明薄膜，为薄膜现象。再刮去薄膜则有小出血点，为点状出血现象。

进行期	新皮疹不断出现、扩大，颜色鲜红、鳞屑增多，正常皮肤在摩擦、外伤、虫咬、注射或针刺处均可引起皮疹发生，即同形反应
静止期	病情保持静止阶段，基本无新皮疹出现，旧疹也不见消退
消退期	皮损缩小、逐渐消失，也有从中心开始消退，遗留暂时性的色素减退或色素沉着斑

3. 治疗　常选用抗生素、维生素类、维 A 酸类、免疫抑制剂、免疫调节剂、生物制剂及紫外光照射等疗法。

七、白癜风

1. 病因　具有遗传因素的人，在多种因素如精神、神经因素刺激下，免疫、代谢功能紊乱，使自身黑素细胞破坏，导致皮肤色素局限性脱失。

2. 临床表现与诊断　皮肤白斑可发生于任何部位、任何年龄，单侧或对称，大小不等，形态各异，与周围正常皮肤的交界处有色素沉淀圈，边界清楚；亦可泛发全身。必要时可结合 Wood 灯、皮肤镜检查及皮肤病理检查。

3. 治疗　皮损局限或全身泛发者可用光疗；外用钙调神经磷酸酶抑制剂或/和维生素 D_3衍生物，氮芥乙醇仅限于白斑区外用；局限型、节段型的静止期患者可行自体表皮移植；泛发型进展期损害者系统应用糖皮质激素可使病情尽快趋于稳定。

八、黄褐斑

1. 病因　多与内分泌失调有关，体内雌激素和孕激素增多，刺激黑素细胞分泌黑素和促进黑色素沉着是主要原因。

2. 临床表现与诊断　淡褐色至淡黑色斑片，对称发生于颜面部，大小不等，形状各异，孤立散在或融合成片，边缘较明显，一般多呈蝴蝶状。

3. 治疗　口服维生素 C 和维生素 E。外用氢醌乳膏。

九、药物性皮炎

1. 临床表现与诊断　根据用药史、发疹经过、用药与发疹的时间关系及临床表现等方面进行诊断。

2. 治疗

（1）停用可疑致敏药物，避免用与该药结构近似的药物。多饮水或静脉输液。

（2）轻型患者可给予抗组胺药、维生素 C 及钙剂等治疗。必要时口服泼尼松片，控制症状后逐渐减量至停药。局部可用炉甘石洗剂及皮质类固醇霜剂。

（3）重型患者尽早使用足量皮质类固醇激素，并给予积极的抗过敏治疗；全身支持疗法，必要时输血；加强护理，预防和治疗并发症，防止继发感染。

十、多形性红斑

1. 临床表现与诊断

（1）轻症：最多见，以青年女性为多。皮损以红斑、丘疹为主，也可见水疱、大疱、紫癜或风团。初起为水肿性圆形红斑或淡红色的扁平丘疹，呈远心性扩展，1～2 天内直径可达 1～2cm。特征性皮损为红斑中央略凹陷，颜色较深，有时为一水疱、紫癜或坏死区，边缘为一轻度的水肿环，周围绕以鲜红色晕，称为靶形或虹膜状红斑。多对称发于手足背、前臂、踝部、颜面、颈部。伴有轻度瘙痒，无明显的全身症状。

（2）重症：多见于儿童。起病急骤，有畏寒、高热、头痛、咽痛、关节疼痛、全身不适等前驱症状。皮损常广泛分布全身各处，为水肿性红斑、水疱、大疱、血疱和瘀斑等。自觉疼痛。黏膜损害发生早且严重，口腔、鼻咽、眼、尿道、肛门和呼吸道黏膜广泛累及，发生大片糜烂和坏死，并出现相应症状。常伴有支气管炎、肺炎、消化道溃疡、心肌炎及肝肾损害等。

2. 治疗　轻症者用抗组胺药、钙剂、维生素 C；重症者尽早应用足量糖皮质激素，保持水、电解质平衡，保证热量、蛋白质和维生素的摄入，若合并感染及时给予抗感染治疗。

十一、单纯疱疹

1. 临床表现与诊断　好发于皮肤黏膜交界处。皮损初起为红斑，灼热而痒，继而形成针头大小簇集成群的水疱，内含透明浆液，破裂后露出糜烂面，逐渐干燥，结痂脱落而愈，留有轻微色素沉着。一般无全身不适感。病程 1～2 周，易反复发作。

2. 治疗　局部外用 3% 阿昔洛韦水剂或乳剂，或 1% 喷昔洛韦膏等。病情严重者可口服阿昔洛韦或泛昔洛韦。

十二、结节性红斑

1. 临床表现与诊断　根据皮损为鲜红的灼痛性结节表现，发病部位，以及发病前驱症状等临床特点，结合血沉加快，抗链“O”滴度及血清丙种球蛋白增高，结核菌素试验皮试呈强阳性可诊断。必要时可结合组织病理检查。

2. 治疗　疼痛明显者可考虑给予非甾体抗炎药物；皮损广泛，炎症较重，疼痛剧烈者，可考虑使用免疫抑制剂或皮质类固醇激素，合并感染者抗感染治疗。

十三、痤疮

1. 临床表现与诊断

（1）好发于颜面、颈、胸背部或臀部。皮损初起为针头大小的毛囊性丘疹，或为白头粉刺、黑头粉刺，可挤出白色或淡黄色脂栓，因感染而成红色小丘疹，顶端可出现小脓疱。愈后可留有暂时性色素沉着或轻度凹陷性瘢痕。自觉轻度瘙痒或无自觉症状，炎症明显时自感疼痛。

（2）严重者称聚合型痤疮，病程长，不易治愈，男子多见，多感染部位较深，出现紫红色丘疹、结节、脓肿、囊肿，甚至破溃形成窦道和瘢痕，或呈橘皮样改变，常伴皮质溢出。穿通性脓肿和不规则瘢痕同时存在。

2. 治疗　根据病情选择内服抗生素类、维 A 酸类、抗雄激素药等。抗生素以四环素类、大环内酯类使用最为广泛。配合外用维 A 酸类、抗菌药物等。

十四、脂溢性皮炎

1. 临床表现与诊断　多发于皮脂丰富部位，常自头皮开始，向下蔓延至颈后、腋窝、胸部、肩胛部、脐窝、腹股沟等部位。

干性	皮损为大小不一的斑片，基底微红，上有片状白色糠秕状鳞屑，在头皮部可堆叠很厚，头皮瘙痒剧烈，梳头或搔抓时头屑易于脱落而呈白屑纷飞状，毛发干枯，伴有脱发
湿性	皮损红斑、糜烂，有油腻性痂屑，常有臭味。耳后和鼻部可有皲裂，眉毛因搔抓折断而稀疏，头部损害早期出油，或头屑多，瘙痒，继而头发细软、脱落、秃顶。严重者泛发全身，成为湿疹样皮损

2. 治疗　全身治疗可口服维生素 B_2、维生素 B_6 等；瘙痒剧烈时可用抗组胺药；局部治疗以去脂、消炎、杀菌、止痒为主，常用雷锁辛、咪唑类、水杨酸等，发于头皮部可选用2%酮康唑溶液外洗。

十五、酒齄鼻

1. 临床表现与诊断　皮损以红斑为主，好发于鼻尖、鼻翼、两颊、前额等部位。不同分期有典型表现，如鼻部和面中央部发生的充血性红斑、毛细血管扩张、复发性丘疹和脓疱，甚至鼻赘等，一般无自觉不适症状，中年发病，慢性经过，慢性病程。

2. 治疗　内服 B 族维生素、甲硝唑、米诺环素等；外用 1% 甲硝唑霜等；亦可用激光疗法去除毛细血管扩张。

第十四单元　其他

重点提示　烧伤的病因、诊断、治疗（★★★）；冻伤、胆囊结石的临床表现、治疗（★★）。

一、烧伤

1. 病因　可由热水、蒸汽、火焰、电流、激光、放射线、酸、碱、磷等致伤因素引起。临床多见单纯由热力因子引起的烧伤。

2. 诊断　估计烧伤面积、程度，及早发现全身反应和并发症。

3. 治疗

现场急救	迅速脱离火源，保护创面，适当镇静止痛，防治各种并发症与合并伤，迅速安全护送，减少现场伤亡
小面积（轻度）烧伤治疗	适当应用镇静止痛药，清创，酌情给予包扎疗法或暴露疗法，常规给予破伤风抗毒素，一般可不用抗生素
大面积（中度以上）烧伤治疗	防治低血容量性休克，处理创面，防治全身性感染（烧伤脓毒症），营养支持等

二、冻伤

1. 病因　外界气温低、寒冷是基本原因。

2. 临床表现

（1）局部冻伤：按损伤程度可分为四度，冻结融解前不易区分其深度；复温后，不同深度的冻伤各有不同表现。

（2）全身冻伤：开始时有寒战、面色苍白、发绀、疲乏无力等表现，随后出现肢体僵硬，幻觉，意识模糊甚至昏迷，心律失常，呼吸抑制，终至心跳呼吸骤停。

3. 治疗

（1）急救和复温：迅速使伤员脱离寒冷环境和冰冻物体，尽快用 40 ~ 42℃的温水浸泡伤肢或浸浴全身，20 ~ 30 分钟见冻区组织软化、皮肤转红、甲床潮红、皮温达 36℃即可，不宜过久浸泡。

（2）局部冻伤的治疗

Ⅰ度冻伤	保持创面干燥、清洁即可
Ⅱ度冻伤	创面复温解冻消毒后，注意保护水疱，用软干纱布包扎，让其痂下愈合；如有感染，先敷以抗菌湿纱布，以后再敷冻疮膏
Ⅲ度、Ⅳ度冻伤	采用暴露疗法，保持创面清洁干燥，待坏死组织边缘或分界线清楚、周围炎症减轻或消散、感染控制后将坏死组织切除。肉芽形成、创面久不愈合者可予植皮。注射破伤风抗毒素，全身应用抗生素，应用扩张血管、疏通微循环药物和营养支持等

（3）全身冻伤的治疗：首先使患者复温，之后防治休克，维护呼吸功能，纠正心律不齐和酸中毒。

三、胆囊结石

1. 病因　胆汁淤滞、胆道感染、胆道异物、代谢因素。

2. 临床表现　主要是胆绞痛，高脂肪餐、暴饮暴食、过度疲劳可诱发，发作时多伴有恶心、呕吐，部分患者表现为钝痛。

3. 治疗　胆囊切除术是最佳选择。

第三部分

中医妇科学

第一章　中医妇科学的历史源流

重点提示　中医妇科发展中的主要学术流派及著名医家的学术观点（★）。

一、萌芽时期（夏商西周）

1. 性与生育的卫生开始受到重视，已认识到近亲结婚不利后代。

2. 殷周时期的甲骨文记载了有关生育疾患和预测分娩时间的卜辞。《易经·爻辞》最早记载不孕不育症；《列女传》记载了最早的“胎教”。

二、奠基时期（春秋战国）

1. 出现了妇科医生，为中医妇科学的形成奠定基础。

2. 《胎产书》是我国目前已知最早的以胎产命名的产科专著。

3. 《素问·腹中论》记载妇科第一首方“四乌贼骨一藘茹丸”。

4. 《金匮要略》设有“妇人妊娠病脉证并治”“妇人产后病脉证并治”“妇人杂病脉证并治”三篇，是现存中医古籍中最早设妇科专篇的医著。

妊娠病篇	有妊娠诊断及妊娠恶阻、妊娠腹痛、胞阻、妊娠小便难、妊娠水肿、妊娠眩晕、伤胎等病证的证治与鉴别诊断，创立养胎、安胎的治法方药
产后病篇	论述新产妇人“三病”、产后发热、产后腹痛、产后中虚烦呕及热利伤阴的证治及病机，揭示产后病多虚多瘀的特点
妇人杂病篇	论述病因、证候、诊治原则和月经先期、痛经、月经后期、月经过多、崩漏、闭经、带下病、阴寒、阴疮、梅核气、脏躁、转胞、阴吹、癥瘕证治

三、雏形时期（秦汉）

《史记·扁鹊仓公列传》记载最早的妇产科病案；《难经》创立左肾右命门学说，首论命门功能；《神农本草经》是我国现存最早的药物学专著。

四、发展时期（三国两晋南北朝）

《脉经》第九卷首先提出“月经”之名；《小品方》卷一讨论妇女经、带、胎、产病，并存有大量方药；《逐月养胎方》论述胎儿逐月发育的情况及孕妇各月饮食起居应注意的问题和针灸禁忌；《褚氏遗书·求嗣门》有反对早婚早育的记载。

五、鼎盛时期（隋唐五代）

中医妇科学趋向专科发展的框架基本形成。《诸病源候论》三十七～四十四卷专论损伤胞宫、冲任是妇科疾病主要的病机；《经效产宝》是我国现存理论和方药较完备的妇产科专著；《备急千金要方》专设“妇人方”三卷，其中体现有重视产褥卫生积极预防疾病的思想。

六、独立分科时期（两宋）

1. 产科专著大量出版，尤其是《妇人大全良方》问世，与太医局产科及产科教授的设置，标志着中医妇科学已经形成。

2. 宋代太医局设置产科，是世界医事制度上妇产科最早的独立分科。《妇人大全良方》首先提出“妇人以血为基本”的观点，并继承发展了《诸病源候论》突出冲任损伤的病机。

七、争鸣时期（辽夏金元）

刘完素倡导“火热论”，提出“女子不月，先泻心火，血自下也”；张子和提出“贵流不贵滞”，以祛邪为主；李东垣倡导内伤学说；朱丹溪首次明确描述子宫形态，痰湿论为妇科的病理复杂性探讨开辟新途径。

八、专科理论完善时期（明代）

肾主生殖的理论在妇科领域得以发展。《景岳全书·妇人规》学术上突出肾主生殖，体现了中医妇科学在调经、治带、种子、安胎、产后调护及性养生保健、中年再振根基的学术特色。《医贯》是历史上第一部研究肾的专著。

九、汇通时期（清代、民国）

《胎产心法》是近代产科专书；《医宗金鉴》中的“妇科心法要诀”六卷，是我国最早由政府组织编写的妇产科教科书。

十、医教研体系形成时期（现代）

中医药事业成为国家卫生事业的重要组成部分，形成了现代医教研体系。

第二章　月经病

第一单元　月经不调

重点提示　月经不调的病因病机、临床表现与诊断、鉴别诊断、治疗（★★★）。

一、月经先期

1. 概述　月经周期提前7天以上，甚至10余天一行，连续2个周期以上者，称为月经先期，亦称经期超前、经行先期、经早、经水不及期等。

2. 病因病机　主要是气虚和血热。气虚则统摄无权，冲任不固；血热则热扰冲任，伤及胞宫，血海不宁，均可使月经先期而至。

3. 临床表现与诊断　月经提前来潮，周期不足21天，且连续出现2个月经周期及以上，经期基本正常，可伴有月经过多。可有平素饮食不节，或不妄寒凉，或嗜食辛辣，或有伤阴伤血，或有情志内伤等病史。妇科检查、基础体温监测、诊断性刮宫等检查有助于明确诊断。

4. 鉴别诊断　月经先期提前至10余天一行者，应与经间期出血相鉴别。后者发生在两次月经之间，出血量较月经量少，持续数小时至2~7天自行停止，或为带下中夹有血丝。基础体温监测和月经来潮12小时内诊断性刮宫有助于鉴别。

5. 中医治疗

（1）辨证要点：着重于月经周期提前及经量、色、质的变化，并结合全身证候及舌脉，辨其属虚、属实或属热。虚者多指脾气虚、肾气虚；实者多指阳盛血热、肝郁血热；热证多指阳盛、阴虚及肝郁导致的血热。

（2）治疗原则：重在益气固冲、清热调经。

（3）分证论治：

证型		证候		治法	方药
气虚证	脾气虚证	神疲肢倦，气短懒言，小腹空坠	舌淡红苔薄白，脉细弱	补脾益气，摄血调经	补中益气汤
	肾气虚证	腰酸腿软，头晕耳鸣，面色晦暗	舌淡暗苔白润，脉沉细	补益肾气，固冲调经	固阴煎
血热证	阴虚血热证	两颧潮红，手足心热，咽干口燥	舌红少苔，脉细数	养阴清热调经	两地汤
	阳盛血热证	心烦，面红口干，大便燥结	舌红苔黄，脉数或滑数	清热凉血调经	清经散
	肝郁血热证	胸闷胁胀，乳房胀痛，烦躁易怒，口苦咽干	舌红苔薄黄，脉弦数	疏肝清热，凉血调经	丹栀逍遥散

6. 西医治疗　本病基础原发病是黄体功能不足，结合基础体温监测，可给予孕激素后半周期疗法。

二、月经后期

1. 病因病机

（1）虚证：肾虚、血虚、血虚寒——精血不足，冲任不充，血海不能按时满溢而经迟。

（2）实证：血实寒、气滞、痰湿——血行不畅，冲任受阻，血海不能如期满盈而经迟。

2. 临床表现与诊断

（1）月经周期延后7天以上，甚至3～5个月一行，可伴有经量及经期的异常，连续出现2个月经周期以上。常有禀赋不足，或有感寒饮冷、情志不遂史。

（2）检查

B超检查	无明显器质性病变
尿妊娠试验	育龄期妇女，有规律性生活，应排除妊娠可能
BBT监测	低温相超过21天
女性生殖激素测定	提示卵泡发育不良或高催乳素、高雄激素、FSH/LH比值异常等

3. 鉴别诊断

（1）早孕：育龄期妇女月经过期未至。妊娠试验阳性；B超检查见宫内孕囊；早孕反应；子宫体增大。

（2）胎漏：月经过期未至，阴道少量出血，或伴轻微腹痛。妊娠试验阳性；子宫增大符合妊娠月份；B超检查见宫内孕囊。

（3）异位妊娠：月经过期未至，阴道少量出血，或突然出现一侧下腹部撕裂样剧痛，甚至出现昏厥或休克。妊娠试验阳性；B超检查宫内未见孕囊，或于一侧附件区见有混合性包块。

4. 中医治疗

（1）辨证要点：

后期量少，色淡暗，质清稀，腰酸腿软	为肾虚
后期量少，色淡质稀，头晕心悸	为血虚
后期量少，色淡质稀，小腹隐痛，喜温喜按	为虚寒
后期量少，色暗有块，小腹冷痛拒按	为实寒
后期量少或正常，色暗红，或有块，小腹胀而痛	为气滞

（2）治疗原则：重在调理冲任、疏通胞脉以调经，虚者补之，实者泻之，寒者温之，滞者行之，痰者化之。

（3）分证论治：

证型		证候		治法	方药
肾虚证		腰膝酸软，头晕耳鸣，面部有暗斑	舌淡苔薄白，脉沉细	补肾助阳，养血调经	当归地黄饮
血虚证		小腹绵绵作痛，头晕眼花，心悸少寐	舌淡红，脉细弱	补血填精，益气调经	大补元煎
血寒证	虚寒证	小腹隐痛，喜暖喜按，腰酸无力，小便清长	舌淡苔白，脉沉迟或细弱	温阳散寒，养血调经	温经汤（《金匮要略》）
	实寒证	小腹冷痛拒按，得热痛减，畏寒肢冷，面色青白	舌淡暗苔白，脉沉紧	温经散寒，活血调经	温经汤（《妇人大全良方》）
气滞证		小腹胀痛，精神抑郁，乳房胀痛	舌正常或红，苔薄白或微黄，脉弦或弦数	理气行滞，和血调经	乌药汤
痰湿证		形体肥胖，脘闷呕恶，腹满便溏	舌淡胖苔白腻，脉滑	燥湿化痰，理气调经	苍附导痰丸

5. 西医治疗　本病与西医临床关系最密切的是月经稀发、多囊卵巢综合征等疾病。结合B超、性激素等辅助检查，针对病因进行治疗，包括促进卵泡发育、孕激素后半周期疗法，高雄激素和胰岛素抵抗的治疗等。

三、月经先后无定期

1. 病因病机　主要病机是肝肾功能失常，冲任失调，血海蓄溢无常。病因多为肝郁、肾虚。

2. 临床表现与诊断

（1）月经不按周期来潮，提前或延后7天以上，并连续出现3个周期以上。

（2）B超检查：无明显器质性病变。

（3）女性生殖激素测定：常可表现为黄体不健或伴催乳素升高。

3. 鉴别诊断　崩漏：阴道出血完全没有周期性，并同时出现经期和经量异常；性激素检查雌、孕激素及垂体激素异常；基础体温单相；子宫内膜诊刮可帮助诊断。

4. 中医治疗

（1）辨证要点：结合月经的量、色、质及脉证综合分析。

伴见经量或多或少、色暗红、有血块，或经行不畅，或兼有胸胁、乳房、少腹胀痛，精神郁闷等	属肝郁
伴见量少、色淡暗、质稀，或兼有头晕耳鸣、腰酸腿软等	属肾虚

（2）治疗原则：重在疏肝补肾、调和冲任。

（3）分证论治：

证型	证候		治法	方药
肾虚证	头晕耳鸣，腰酸腿软，小便频数	舌淡苔薄，脉沉细	补肾益气，养血调经	固阴煎
肝郁证	胸胁、乳房、少腹胀痛，精神郁闷，时欲太息，嗳气食少	苔薄白或薄黄，脉弦	疏肝解郁，和血调经	逍遥散

5. 西医治疗　本病与西医关系最密切的是排卵障碍相关异常子宫出血。可给予对症治疗，如促进卵泡发育、激素替代疗法等。

四、月经过多

1. 病因病机　主要病机是冲任不固，经血失于制约。病因多为气虚、血热、血瘀。

2. 临床表现与诊断

（1）月经量较正常明显增多，或每次经行总量超过 80mL，而周期、经期基本正常。

（2）妇科检查、B 超、性激素测定等可帮助明确诊断。

3. 鉴别诊断

（1）崩漏：多有月经不调史或不孕史，多发生于青春期和绝经前后，主要表现为子宫不规则出血，无规律的月经周期。生殖器官无明显器质性病变，BBT 单相。

（2）癥瘕：月经量多，病程长。B 超、宫腔镜检查有助于发现子宫内膜息肉、黏膜下肌瘤等。

（3）血小板减少症、再生障碍性贫血等：有血液病病史，月经量多，或有皮下出血、牙龈出血等全身出血症状。血液学检查等有助于鉴别。

4. 中医治疗

（1）辨证要点：

经量多，色淡，质清稀，气短乏力，舌淡脉虚	属气虚
经量多，色鲜红或紫红，质黏稠，口渴便结，舌红脉数	属血热
经量多，色暗有块，伴小腹疼痛，舌紫脉涩	属血瘀

（2）治疗原则：经期重在固冲调经，平时重在调理气血，气虚者宜益气摄血，血热者宜清热凉血，血瘀者宜化瘀止血。

（3）分证论治：

证型	证候		治法	方药
气虚证	经色淡红，质清稀，神疲体倦，气短懒言，小腹空坠	舌淡苔薄，脉细弱	补气摄血固冲	举元煎
血热证	经色鲜红或深红，质黏稠，口渴心烦，尿黄便结	舌红苔黄，脉滑数	清热凉血，固冲止血	保阴煎 + 地榆、茜草、马齿苋
血瘀证	经色紫暗，有血块，腹痛	舌紫暗或有瘀点，脉涩	活血化瘀止血	失笑散 + 益母草、三七、茜草

5. 西医治疗　本病与西医临床关系最密切的是排卵障碍相关异常子宫出血，需除外子宫肌瘤、子宫内膜异位症、子宫内膜息肉等引起的出血量多，对症治疗。对子宫肌瘤导致月经过多，必要时采取手术治疗。

五、月经过少

1. 病因病机　虚者精亏血少，冲任气血不足，经血乏源；实者寒凝痰瘀阻滞，冲任气血不畅。病因多为肾虚、血虚、血瘀、痰湿。

2. 临床表现与诊断

（1）可有失血史、长期口服避孕药史、反复流产或刮宫等病史。

（2）月经周期正常，经量明显少于平时正常经量的1/2，或少于20mL，或行经时间不足2天，甚或点滴即净。

（3）妇科检查、女性生殖激素测定、B超、宫腔镜检查可帮助明确诊断。

3. 鉴别诊断

（1）经间期出血：发生在两次月经之间，出血量明显少于一次月经量，出血时间较短，持续数小时以至2～7天自行停止，或为带下中夹有血丝。生殖器官无明显器质性病变；BBT双相，高、低温相转变时出血。

（2）激经：早期妊娠期间每月仍按时少量行经。妊娠试验阳性，B超检查见宫内孕囊。

（3）胎漏：月经过期未至，阴道少量出血，或伴轻微腹痛。妊娠试验阳性；子宫增大符合妊娠月份；B超检查见宫内孕囊。

（4）异位妊娠：月经过期未至，阴道少量出血，或突然出现一侧下腹部撕裂样剧痛，甚至出现昏厥或休克。妊娠试验阳性；B超检查宫内未见孕囊，或于一侧附件区见有混合性包块。

4. 中医治疗

（1）辨证要点：重在月经色、质的变化，并结合全身证候及舌脉，辨其虚、实、瘀、痰。

（2）治疗原则：重在补肾养血、活血调经，虚者补之，实者泻之。

（3）分证论治：

证型	证候		治法	方药
肾虚证	经色淡暗，质稀，腰膝酸软，头晕耳鸣，足跟痛	舌淡，脉沉弱或沉迟	补肾益精，养血调经	归肾丸
血虚证	经色淡，质稀，头晕眼花，心悸怔忡	舌淡红，脉细	养血益气调经	滋血汤
血瘀证	经色紫暗，有血块，小腹胀痛，血块排出后胀痛减轻	舌紫暗，或有瘀斑、瘀点，脉沉弦或沉涩	活血化瘀调经	桃红四物汤
痰湿证	经色淡红，形体肥胖，胸闷呕恶，带多黏腻	舌淡苔白腻，脉滑	化痰燥湿调经	苍附导痰丸

5. 西医治疗　本病与西医临床关系最密切的是子宫发育不良、性腺功能低下等疾病，以及计划生育手术后导致的月经过少。对症治疗，如雌孕激素序贯疗法等。若考虑为子宫内膜粘连，必要时需行宫腔镜诊治。

第二单元　经间期出血

重点提示　经间期出血的病因病机、临床表现与诊断、鉴别诊断、治疗（★★★）。

一、病因病机

肾阴虚，癸水不足，或湿热内蕴，或瘀阻胞络，当阳气内动时，阴阳转化不协调，阴络易伤，损及冲任，血海固藏失职，血溢于外，酿成经间期出血。

二、临床表现与诊断

1. 多见于青春期及育龄期女性，月经周期及经期正常。

2. 两次月经中间出现规律性的少量阴道出血，常出现在周期的 10～16 天，出血一般不超过 3～7 天。可伴有腰酸，少腹一侧或两侧胀痛，乳胀，白带增多。如蛋清样或透明呈拉丝状，夹有血丝。

3. 妇科检查、基础体温、B 超、血清雌孕激素或诊断性刮宫等可明确诊断。

三、鉴别诊断

1. 月经先期　月经周期提前，也有恰巧在经间期这一时间段出现周期提前，周期提前 1 周及以上，连续 2 个周期以上，一般无明显改变，同平时月经量，也可能时多时少；B 超无明显器质性病变；内分泌激素检查可有异常。

2. 月经过少　月经周期无明显改变，量明显少于平时月经量，甚或点滴而下；B 超无明显器质性病变；内分泌激素检查可有异常。

3. 赤带　月经周期任何一个时间段均可出现，量少，持续时间长或反复发作，常见宫颈糜烂、宫颈赘生物，或子宫、附件区压痛明显，妇科检查可见宫颈有赘生物，子宫附件区或有炎症相关表现。

四、中医治疗

1. 辨证要点　主要根据出血的量、色、质及全身症状进行。

出血量少或稍多，色鲜红，质黏稠	属肾阴虚
出血量稍多或少，赤白相兼，质黏稠	属湿热
出血量少，血色暗红或夹小血块	属血瘀

2. 治疗原则　治疗时机重在经后期，一般以滋肾养血为主，热者清之，湿者除之，瘀者化之，阳气虚者补之。

3. 分证论治

证型	证候		治法	方药
肾阴虚证	头晕腰酸，五心烦热，便坚尿黄	舌红苔少，脉细数	滋肾养阴，固冲止血	两地汤＋二至丸
湿热证	赤白带下，腰骶酸楚，下腹时痛，胸胁满闷，口苦纳呆，小便短赤	舌红苔黄腻，脉濡或滑数	清利湿热，固冲止血	清肝止淋汤去阿胶、大枣，加小蓟、茯苓

续表

证型	证候		治法	方药
血瘀证	少腹胀痛或刺痛，拒按，胸闷烦躁	舌紫或有瘀斑，脉细弦	化瘀止血	逐瘀止血汤

五、西医治疗

本病与西医临床关系最密切的是排卵期出血，可口服短效避孕药或排卵期口服雌激素等。

第三单元　崩漏

重点提示　崩漏的病因病机、临床表现与诊断、鉴别诊断、治疗（★★★）。

一、病因病机

劳伤血气，脏腑损伤，血海蓄溢失常，冲任二脉不能制约经血，以致经血非时而下。常见病因有脾虚、肾虚、血热和血瘀。

二、临床表现与诊断

1. 月经先期、先后无定期、经期延长、月经过多等月经失调病史；年龄、孕产史、目前采取的避孕措施、激素类药物的使用史；肝病、血液病、高血压，以及甲状腺、肾上腺、脑垂体病史。

2. 月经来潮无周期规律而妄行，出血量多如山崩之状，或量少淋漓不止。

3. 出血来自子宫腔。

4. B 超检查可了解子宫大小及内膜厚度，排除妊娠、生殖器肿瘤或赘生物等；血常规、血小板计数及凝血功能等血液检查可了解贫血程度并排除血液病；卵巢功能及激素测定评估黄体及排卵功能；有性生活史者，行妊娠试验排除妊娠可能；诊断性刮宫可止血并明确诊断。

三、鉴别诊断

1. 月经不调　月经先期、先后无定期是周期异常，经期、经量正常；月经过多为经量异常（多于平时），周期、经期正常；经期延长为行经持续时间延长，但非淋漓不尽，月经周期正常；经间期出血为两次月经之间少量阴道下血，周期规则。生殖器官无明显器质性病变。

2. 胎漏　多有停经史或早孕反应，阴道出血量少，或伴轻微腹痛。子宫增大符合妊娠月份；妊娠试验阳性。

3. 异位妊娠　有停经史或急腹痛史，阴道出血量少，点滴性出血，血色暗褐，或有蜕膜管型排出。少腹一侧可触及包块，子宫无明显增大，或宫颈摇举痛；妊娠试验弱阳性。

4. 产后出血　发生于分娩后至产褥期的阴道出血，如恶露不绝、产后血晕等。子宫复旧不良，或有胎盘、胎膜残留。

5. 赤带　带下呈血性，多在月经净后出现。检查见宫颈糜烂或息肉，或有小腹压痛。

6. 癥瘕及外伤出血　妇科检查可发现瘤块，外伤出血多能追询外伤史。子宫增大质硬，外形不规则；外伤出血可查见伤处。

7. 全身性疾病及其他疾病　如血液病，其他内分泌疾病，营养不良，心力衰竭，严重肝、肾功能障碍，生殖器官炎症，药物影响等。专科检查以助鉴别。

四、中医治疗

1. 辨证要点　首先根据出血的量、色、质辨明血证的属性，分清寒、热、虚、实。经血非时崩下，量多势急，继而淋漓不止，色淡，质稀多属虚；经血非时暴下，血色鲜红或深红，质地黏稠多属实热；淋漓漏下，血色紫红，质稠多属虚热；经来无期，时来时止，时多时少，或久漏不止，色暗夹血块，多属瘀滞。出血急骤多属气虚或血热，淋漓不断多属虚热或血瘀。

2. 治疗原则　急则治其标，缓则治其本，应用“塞流、澄源、复旧”三法。

3. 分证论治

证型		证候		治法	方药
血热证	虚热证	心烦潮热，小便黄少	舌红苔薄黄，脉细数	养阴清热，止血调经	上下相资汤
	实热证	唇红目赤，烦热口渴	舌红苔黄，脉滑数	清热凉血，止血调经	清热固经汤
肾虚证	肾阴虚证	头晕耳鸣，腰膝酸软，心烦	舌红少苔，脉细数	滋肾益阴，止血调经	左归丸去牛膝 + 二至丸
	肾阳虚证	色淡质清，腰腿酸软，小便清长	舌淡苔薄白，脉沉细	温肾固冲，止血调经	右归丸去肉桂 + 补骨脂、淫羊藿
脾虚证		气短神疲，面色㿠白，面浮肢肿，手足不温	舌淡苔薄白，脉弱或沉细	补气升阳，止血调经	举元煎 + 安冲汤加炮姜炭
血瘀证		淋漓不净，色紫黑有块，小腹不适	舌紫暗苔薄白，脉涩或细弦	活血化瘀，止血调经	四草汤 + 三七、蒲黄

五、西医治疗

1. 止血　首选性激素，尽量使用最低有效剂量，若为尽快止血而用量较大时，及时合理调整剂量，治疗过程中严密观察。大量出血且药物治疗无效或需要子宫内膜组织学检查者应行刮宫术。

2. 调节周期　无排卵障碍相关异常子宫出血者，调整月经周期是治疗根本，也是巩固疗效、避免复发的关键。

3. 促排卵　用于生育期、有生育需求者，尤其是不孕患者。

4. 手术治疗　适用于药物治疗无效、不愿或不适合子宫切除术、无生育要求者，尤其是不易随访的年龄较大者。包括子宫内膜切除术和子宫切除术。

第四单元　闭经

重点提示　闭经的病因病机、临床表现与诊断、鉴别诊断、治疗（★★★）。

一、病因病机

虚者多因精血匮乏，冲任不充，血海空虚，无血以下；实者多为邪气阻隔，冲任阻滞，胞脉不通，经不得下。

二、临床表现与诊断

1. 年逾16周岁女子，月经尚未初潮者；或年逾14周岁，尚无第二性征发育及月经，属原发性闭经。

2. 女子已行经而又中断6个月或3个周期以上者，属继发性闭经。

3. 需与妊娠期、哺乳期、绝经期等生理性停经相鉴别。

三、鉴别诊断

1. 多囊卵巢综合征（POCS）　闭经，痤疮多毛，带下量多，脘腹胀满，大便不爽，舌肥嫩暗，苔白腻；基础体温单相；血清睾酮异常升高；B超检查一侧或双侧卵巢内小卵泡≥12个。

2. 卵巢早衰　闭经，伴烘热汗出，烦躁抑郁，失眠多梦，阴道干涩，脉沉细或细弦；基础体温单相；卵泡刺激素异常升高；B超见卵巢无窦卵泡或减少；生殖器萎缩。

3. 闭经溢乳综合征　闭经，或溢乳，头痛，复视，脉弦；基础体温单相；催乳素异常升高；检查头颅CT或MRI，除外垂体腺瘤等病变。

4. 希恩综合征　有产后大出血史，闭经，毛发脱落，畏寒肢冷，性欲淡漠，舌淡，脉沉；基础体温单相；促性腺激素（FSH、LH）水平降低；B超检查可见生殖器萎缩。

四、中医治疗

1. 辨证要点

年逾16岁尚未行经，或已行经而又月经稀发、量少，渐至停闭，并伴腰膝酸软，头晕眼花，面色萎黄，五心烦热，或畏寒肢冷，舌淡脉弱等	多属虚证
既往月经基本正常，而骤然停闭，伴胸胁胀满，小腹疼痛，或脘闷痰多，形体肥胖，脉象有力等	多属实证

2. 治疗原则　皆以恢复月经周期为要。切不可一味滥用攻破或峻补之法，以犯虚虚实实之戒。若因其他疾病而致经闭者，又当先治他病，或他病调经并治。

虚者	补而通之，或补肾滋肾，或补脾益气，或填精益阴，大补气血，以滋养精血之源
实者	泻而通之，或理气活血，或温经通脉，或祛痰行滞，以疏通冲任经脉
虚实夹杂者	当补中有通，攻中有养

3. 分证论治

证型		证候		治法	方药
肾虚证	肾气虚证	头晕耳鸣，腰膝酸软，小便频数，性欲降低	舌淡红苔薄白，脉沉细	补肾益气，养血调经	大补元煎＋丹参、牛膝
	肾阴虚证	腰膝酸软，手足心热，潮热盗汗，心烦少寐	舌红，苔少或无苔，脉细数	滋肾益阴，养血调经	左归丸
	肾阳虚证	腰痛如折，畏寒肢冷，小便清长，目眶暗黑	舌淡苔白，脉沉弱	温肾助阳，养血调经	十补丸＋当归、川芎

续表

证型	证候		治法	方药
脾虚证	神疲肢倦，食少纳呆，大便溏薄，面色淡黄	舌淡胖有齿痕，苔白腻，脉缓弱	健脾益气，养血调经	参苓白术散＋泽兰、怀牛膝
精血亏虚证	心悸少寐，面色萎黄，皮肤干枯，毛发脱落	舌淡少苔，脉沉细弱	填精益气，养血调经	归肾丸＋北沙参、鸡血藤
气滞血瘀证	精神抑郁，烦躁易怒，胸胁胀满，嗳气叹息	舌紫暗或有瘀点，脉沉弦或涩而有力	行气活血，祛瘀通经	膈下逐瘀汤
寒凝血瘀证	小腹冷痛拒按，形寒肢冷，面色青白	舌紫暗苔白，脉沉紧	温经散寒，活血通经	温经汤
痰湿阻滞证	形体肥胖，胸脘满闷，神疲肢倦，头晕目眩	舌淡胖苔白腻，脉滑	豁痰除湿，活血通经	丹溪治湿痰方

五、西医治疗

1. 原发性闭经　常见原因有性腺发育障碍、米勒管发育不全及下丘脑功能异常等，诊断时注意检查乳房、第二性征、子宫发育情况，重视染色体核型分析。治疗注重心理疏导，消除紧张和焦虑。含Y染色体的高促性腺性闭经，尽快行性腺切除术；因生殖道畸形经血引流障碍而引起的闭经，手术矫正使经血流出通畅。

2. 继发性闭经　以下丘脑性闭经最常见，后依次为垂体、卵巢、子宫性及下生殖道发育异常闭经。常见原因有多囊卵巢综合征、高催乳素血症及卵巢早衰等。积极治疗原发病。低体重或因节食消瘦致闭经者，调整饮食，加强营养；运动性闭经者适当减少运动量及训练强度；因应激或精神因素所致闭经，行心理治疗，消除精神紧张和焦虑；多囊卵巢综合征、闭经泌乳综合征、肿瘤等引起的闭经，行特异性治疗。

第五单元　痛经

重点提示　痛经的病因病机、临床表现与诊断、鉴别诊断、治疗（★★★）。

一、病因病机

素体肝肾亏损，气血虚弱，经期前后，血海由满盈而溢泄，气血由盈实骤虚，冲任、胞宫失养，故“不荣则痛”；由于肝郁气滞、寒邪凝滞、湿热郁结等因素导致的瘀血阻络，客于胞宫，损伤冲任，气血运行不畅，故“不通而痛”。

二、临床表现与诊断

1. 经期或经行前后小腹疼痛，痛及腰骶，甚则昏厥。呈周期性发作。
2. 排除盆腔器质性疾病所致腹痛。

三、鉴别诊断

1. 异位妊娠　多有停经史或月经量突然减少，小腹坠痛，下腹压痛、反跳痛，肌紧张不明显，可有移动性浊音。血HCG阳性，超声检查宫内无妊娠囊，宫旁有包块。

2. 宫内妊娠流产　停经史，小腹坠痛，阴道少量流血，血HCG阳性，超声检查宫内有妊娠囊。

3. 黄体破裂　多发生在排卵后期，下腹一侧突发疼痛，血 HCG 阴性，下腹压痛，反跳痛。

4. 卵巢囊肿蒂扭转　多有卵巢囊肿病史，体位改变时下腹一侧突发剧烈疼痛，血 HCG 阴性，下腹压痛、反跳痛，超声提示附件包块。

5. 盆腔炎性疾病　下腹疼痛，伴有阴道分泌物增多，宫颈摇摆痛，子宫压痛，附件增厚、压痛或扪及痛性包块。

6. 急性阑尾炎　由上腹转至右下腹持续性疼痛，伴恶心呕吐，右下腹压痛、反跳痛，肌紧张，血常规白细胞增高。

四、中医治疗

1. 辨证要点

（1）辨虚实：经前或经行之初疼痛者多属实；月经将净或经后疼痛者多属虚。掣痛、绞痛、灼痛、刺痛，疼痛拒按多属实；隐痛、空痛，按之痛减多属虚；坠痛虚实兼有。

（2）辨气血、寒热：胀甚于痛，时痛时止多属气滞；痛甚于胀，持续作痛多属血瘀；绞痛、冷痛，得热痛减多属寒；灼痛，得热痛剧多属热。

（3）辨原发病：青年未婚女性的痛经，常属于原发性痛经，多见于湿热以外的各种病因。继发性痛经生育年龄妇女较多见，以子宫内膜异位症、子宫腺肌病为基础者，多为气滞、寒凝、气虚、肾虚导致血瘀而致；以盆腔炎性疾病为基础者，多为寒凝血瘀、湿热蕴结、气滞血瘀、气虚血瘀、肾虚血瘀而致。

2. 治疗原则　经期重在调血止痛以治标，及时缓解、控制疼痛；平素辨证求因以治本。标本缓急，主次有序，分阶段治疗。

3. 分证论治

证型	证候		治法	方药
气滞血瘀证	小腹胀痛拒按，胸胁、乳房胀痛，经行不畅	舌紫暗，或有瘀点，脉弦涩	行气活血，化瘀止痛	膈下逐瘀汤
寒凝血瘀证	小腹冷痛拒按，得热痛减，畏寒肢冷，面色青白	舌暗苔白，脉沉紧	温经散寒，化瘀止痛	少腹逐瘀汤
湿热蕴结证	小腹灼痛，痛连腰骶，低热，小便黄赤	舌红苔黄腻，脉滑数或濡数	清热除湿，化瘀止痛	清热调血汤 + 车前子、薏苡仁、败酱草
气血虚弱证	小腹隐痛喜按，神疲乏力，面色苍白，失眠多梦	舌淡苔薄，脉细弱	益气养血，调经止痛	圣愈汤
肝肾亏损证	小腹绵痛，头晕耳鸣，面色晦暗，腰骶酸痛	舌淡红苔薄白，脉沉细	补养肝肾，调经止痛	益肾调经汤

五、西医治疗

1. 原发性痛经　注重心理治疗，强调足够的休息和睡眠，规律适度的锻炼，戒烟等对缓解疼痛的重要性。疼痛不能忍受时可辅以药物治疗，包括前列腺素合成酶抑制剂、口服避孕药。

2. 继发性痛经　积极治疗原发病。

（1）因盆腔炎性疾病导致的，需经抗感染等治疗。

（2）因子宫内膜异位症导致的，可采取抑制疼痛的对症治疗、抑制雌激素合成使异位内膜萎缩、阻断下丘脑－垂体－卵巢轴的刺激和出血周期为目的性激素治疗、手术治疗、手术联合药物治疗。

（3）因子宫腺肌病导致的，可采用促性腺激素释放激素（GnRH）等药物治疗，药物治疗无效者，可行全子宫切除术。

第六单元　绝经前后诸证

重点提示　绝经前后诸证的病因病机、临床表现与诊断、鉴别诊断、治疗（★★★）。

一、病因病机

七七之年，肾气渐衰，天癸渐竭，冲任二脉逐渐亏虚，月经将断而至绝经。常见病因有肾阴虚、肾阳虚、肾阴阳俱虚。

二、临床表现与诊断

1. 发病年龄多在45～55岁，40岁以前发病者考虑为卵巢早衰。

2. 见有月经紊乱或停闭，随之出现烘热汗出、潮热面红、烦躁易怒、头晕耳鸣，心悸失眠、腰背酸楚、面浮肢肿、皮肤蚁行样感、情志不宁等症状。

3. 既往有双侧卵巢切除手术史或放射治疗史；发病前工作、生活的特殊改变及精神创伤史等原因可诱发。

4. 妇科检查示子宫大小正常或偏小，可见阴道分泌物减少。

5. 血清FSH、E_2测定及AMH测定等检查有助于明确诊断。

三、鉴别诊断

1. 甲状腺功能亢进症　表现为怕热汗出、焦虑不安、情绪激动、手及眼睑震颤、心悸失眠，眼球突出，甲状腺肿大；血清促甲状腺激素（TSH）降低，血清总甲状腺素（TT_4）、总三碘甲腺原氨酸（TT_3）、血清游离三碘甲腺原氨酸（FT_3）及血清游离甲状腺素（FT_4）增高；可有甲状腺球蛋白抗体、甲状腺过氧化物酶抗体增高。

2. 高血压病　常有头晕、头痛、颈部板紧、疲劳等不适；未服降压药情况下，非同日3次测量血压，收缩压≥140mmHg和/或舒张压≥90mmHg。24小时动态血压、超声心动图、颈动脉B超等可有异常。

3. 冠状动脉粥样硬化性心脏病　表现为心绞痛，典型部位为胸骨体后，可波及心前区，呈压迫、发闷或紧缩性；一般无异常体征，心绞痛发作时可有心率增快、血压升高，皮肤冷或出汗，有时出现第四或第三心音奔马律；冠脉CTA可判断冠脉管腔狭窄程度和管壁钙化情况；冠状动脉造影可见狭窄性病变；心电图可有ST－T段改变；血清心肌损伤标记物可呈阳性。

4. 子宫内膜癌　常有不规则阴道出血；子宫可有增大、宫旁可扪及增厚结节；子宫内膜活检提示恶性病变，盆腹腔CT及MRI可提示肿瘤浸润或转移；血清CA125可有异常增高。

四、中医治疗

1. 辨证要点

（1）辨寒热虚实：

烘热汗出，五心烦热，腰膝酸软，失眠多梦，口燥咽干，皮肤干燥瘙痒，舌红苔少、脉细数	多为热证、虚证

中医妇科学

续表

精神萎靡，面色晦暗，形寒肢冷，疲乏无力	多为寒证、虚证
烘热汗出，烦躁易怒或易于激动，口苦咽干，尿赤便秘	多为热证、实证
乍热乍寒	为阴阳两虚证

（2）辨脏腑：腰膝酸痛、耳聋耳鸣等病位多在肾；胸胁胀痛、头晕胀痛、烦躁易怒等病位多在肝；心悸怔忡、失眠多梦、心烦健忘等病位多在心。

2. 治疗原则　以平调肾中阴阳、补益肾中精气为治则。注意调节心、肝、脾等脏腑气血，去除气、火、痰、瘀等病理实邪，以恢复脏腑功能而阴阳平衡、气血调和。清热不宜过于苦寒，祛寒不宜过于温燥，更不可妄用克伐，以免犯虚虚之戒。涉及他脏者，兼而治之。

3. 分证论治

证型	证候		治法	方药
肾阴虚证	烘热出汗，头晕耳鸣，五心烦热，腰膝酸软，失眠多梦	舌红少苔，脉细数	滋肾益阴，育阴潜阳	六味地黄丸＋生龟甲、生牡蛎、石决明
肾阳虚证	头晕耳鸣，腰痛如折，腹冷阴坠，形寒肢冷	舌淡或胖嫩边有齿痕，苔白滑，脉沉细而迟	温肾扶阳，填精养血	右归丸
肾阴阳俱虚证	月经紊乱，乍寒乍热，烘热汗出，头晕耳鸣，腰背冷痛	舌淡苔薄，脉沉弱	阴阳双补	二仙汤＋二至丸＋制首乌、龙骨、牡蛎
心肾不交证	烘热汗出，腰膝酸软，头晕健忘，心悸怔忡，心烦失眠，甚至情志异常	舌红，少苔，脉细或细数	滋阴降火，补肾宁心	天王补心丹

五、西医治疗

1. 一般处理和对症治疗　心理治疗是围绝经期治疗的重要组成部分。如有睡眠障碍，影响生活质量，可适当服用镇静药物辅助睡眠。

2. 激素治疗或激素补充治疗　明确适应证，并排除禁忌证，根据患者具体情况，制订个体化激素治疗方案，并加强随访。

3. 防治骨质疏松　适当锻炼，增加日晒时间，摄入高蛋白及高钙食物，必要时应用骨吸收抑制剂。

第三章　带下病

第一单元　带下过多

重点提示　带下过多的诊断、鉴别诊断、治疗（★★）。

一、诊断

1. 带下量多，绵绵不绝。
2. 带下量虽不多，但色黄或赤或青绿；质稠浊或清稀如水，气腥秽或恶臭。

3. 可伴有外阴瘙痒、灼热、疼痛，或兼有尿频尿痛。

4. 须与输卵管和子宫体、颈的恶性肿瘤相鉴别，阴道分泌物、宫颈细胞学、妇科彩超等检查有助于明确诊断。

二、鉴别诊断

1. 带下呈赤色时与经间期出血、崩漏相鉴别

（1）经间期出血：月经周期正常，在两次月经中间出现周期性出血，一般持续 3 ~ 7 天，量少，能自行停止；赤带者，出血无规律性，月经周期正常。

（2）崩漏：经血非时而下，淋漓不尽，无正常月经周期，赤带者，月经周期正常。

2. 带下呈赤白带或黄带淋漓时，与阴疮、妇科肿瘤相鉴别

（1）阴疮：溃破时可出现赤白样分泌物，可伴有阴户红肿热痛，或阴户结块；带下病无此症。

（2）妇科肿瘤：子宫黏膜下肌瘤突入阴道伴感染时，可见脓性白带或赤白带，伴臭味，症状与黄带、赤带相似，妇科检查可见悬吊于阴道内的黏膜下肌瘤。若出现大量浆液性黄水或脓性、米汤样恶臭白带，需警惕输卵管癌、子宫颈癌、子宫肿瘤等。可通过妇科检查、B 超检查、宫腔镜及腹腔镜检查、阴道细胞学检查、组织活检病理检查等进行鉴别。

3. 带下色白量多时与白浊相鉴别　白浊是泌尿生殖系统的化脓性感染，尿窍流出混浊如脓之物，多随小便流出，可伴有小便淋沥涩痛。尿道口分泌物淋病奈瑟球菌培养呈阳性，可资鉴别。

三、中医治疗

1. 辨证要点　主要根据带下的量、色、质、气味的异常及伴随症状，结合舌脉辨其寒热虚实。

2. 治疗原则　以祛湿止带为基本原则，一般治脾宜运、宜升、宜燥；治肾宜补、宜固、宜涩；湿热和热毒宜清、宜利；阴虚夹湿则清补兼施。

3. 分证论治

证型	证候		治法	方药
脾虚证	面色萎黄或白，神疲倦怠，纳少便溏	舌胖淡，边有齿痕，苔薄白或白腻，脉细缓	健脾益气，升阳除湿	完带汤
肾阳虚证	面色晦暗，畏寒肢冷，腰背冷痛，小腹冷感，夜尿频，小便清长	舌淡苔白润，脉沉迟	温肾助阳，涩精止带	内补丸
阴虚夹湿热证	带下有臭味，阴部瘙痒，五心烦热，失眠多梦，头晕耳鸣，腰酸腿软	舌红，苔薄黄或黄腻，脉细数	滋阴益肾，清热祛湿	知柏地黄汤 + 芡实、金樱子
湿热下注证	带下量多，色黄或呈脓性，味臭，胸闷纳呆，口苦口腻，大便黏滞难解	舌红苔黄腻，脉滑数	清热利湿止带	止带方
湿毒蕴结证	带下量多，色黄绿如脓，或五色杂下，小腹胀痛，口苦咽干，小便短赤	舌红苔黄腻，脉滑数	清热解毒，利湿止带	五味消毒饮 + 土茯苓、薏苡仁、黄柏、茵陈

四、西医治疗

本病与西医临床关系最密切的是阴道炎、盆腔炎及各种生殖道肿瘤。首先明确诊断，根据情况选择相应的药物及治疗方法。

第二单元　带下过少

重点提示　带下过少的诊断、鉴别诊断、治疗（★★）。

一、诊断

1. 带下量少，甚或无带下。
2. 可伴有阴道干涩，甚至阴部萎缩；或伴性欲低下，性交疼痛；烘热汗出，心烦失眠；月经错后、经量过少，甚至闭经。
3. 须与盆腔及中枢系统病变相鉴别，内分泌激素、盆腔超声等检查有助于明确诊断。

二、鉴别诊断

1. 卵巢早衰　妇女在40岁前绝经，常伴有绝经期症状，E_2下降，FSH、LH升高。
2. 绝经后　正常妇女一般在45～54岁绝经。妇女自然绝经后，出现带下过少，少数可出现阴道干涩不适等症状。
3. 手术切除卵巢或盆腔放疗后　有手术切除大部分卵巢或全部卵巢史，或有盆腔放疗史。
4. 希恩综合征　由产后大出血、休克造成垂体前叶急性坏死，丧失正常分泌功能而引起。产后体质虚弱，面色苍白，无乳汁分泌，闭经，阴部萎缩，性欲减退，并有畏寒、头昏、贫血、毛发脱落等症状。FSH、LH明显降低，甲状腺功能（TSH、T_3、T_4）降低，尿17－羟皮质类固醇、17－酮皮质类固醇低于正常。

三、中医治疗

1. 辨证要点

虚者	肝肾亏损，常兼有头晕耳鸣，腰腿酸软，手足心热，烘热汗出，心烦少寐
实者	血瘀津亏，常有小腹或少腹疼痛拒按，心烦易怒，胸胁、乳房胀痛

2. 治疗原则　重在补益肝肾，佐以养血化瘀等。用药不可肆意攻伐，过用辛燥苦寒之品，以免耗津伤阴，犯虚虚之戒。

3. 分证论治

证型	证候			治法	方药
肝肾亏损证	带下量少，阴道干涩	头晕耳鸣，腰膝酸软，烘热汗出，夜寐不安	舌红少津，少苔，脉沉细	滋补肝肾，益精养血	左归丸
血瘀津亏证		少腹疼痛拒按，胸胁、乳房胀痛，经量少或闭经	舌紫暗，或舌边有瘀斑，脉弦涩	补血益精，活血化瘀	小营煎＋丹参、桃仁、川牛膝

四、西医治疗

对于因卵巢早衰、手术或放化疗损伤卵巢功能造成带下过少者，可选择激素替代治疗；绝经期女性可选择雌激素阴道栓剂局部治疗，可缓解症状。

第四章　妊娠病

第一单元　异位妊娠

重点提示　异位妊娠的诊断、鉴别诊断、治疗（★★）。

一、诊断

1. 多有停经史，早期可有一侧下腹隐痛，输卵管妊娠流产或破裂时，突感一侧下腹疼痛或撕裂样剧痛，持续或反复发作，常伴有恶心呕吐，肛门坠胀和排便感；阴道有不规则出血，量少，亦有阴道出血量较多者，或可同时排出蜕膜样组织。

2. 由腹腔内急性出血和剧烈腹痛引起，初始或轻者出现晕厥，严重者出现低血容量性休克，休克程度与腹腔内出血的速度及血量成正比，但与阴道出血量无明显关系。

3. 输卵管妊娠流产或破裂时所形成的血肿时间较久者，由于血液凝固并与周围组织或器官发生粘连形成腹部包块。

4. 既往或有盆腔炎性疾病、不孕症、异位妊娠等病史。

5. 妊娠试验、B超检查、诊断性刮宫、阴道后穹隆穿刺等有助于明确诊断。

二、鉴别诊断

1. 未破损期输卵管妊娠　与胎动不安相鉴别。两者均可有停经史，出现阴道不规则出血及下腹痛，HCG阳性。B超检查宫内可见胎囊则为胎动不安，B超提示宫内未见妊娠囊，一侧附件区见有包块多为异位妊娠。妊娠早期常需根据动态测定HCG、B超检查等进行鉴别。

2. 已破损期输卵管妊娠

（1）流产：有停经史，妊娠试验阳性，可见下腹中央阵发性疼痛，阴道先少量流血后增多，有小血块或蜕膜绒毛组织排出，可见宫口稍开，子宫增大变软，超声提示宫内或有妊娠囊。

（2）急性输卵管炎：无停经史，妊娠试验阴性，伴下腹持续性疼痛，多无异常阴道出血，附件区压痛明显，或可触及边界不清的囊性肿块，体温升高，白细胞增高，红细胞沉降率、C反应蛋白升高，后穹隆穿刺可抽出渗出液或脓液，超声提示附件低回声区。

（3）急性阑尾炎：无停经史，妊娠试验阴性，可见持续性腹痛，从上腹部转移至右下腹，麦氏点压痛，无阴道异常出血及休克，盆腔检查无肿块触及，直肠指检右侧高位压痛，体温升高，白细胞增高，超声提示子宫附件区无异常回声。

（4）卵巢囊肿蒂扭转：无停经史，妊娠试验阴性，下腹一侧突发性疼痛，无阴道出血及休克，一侧附件区可触及囊实性包块，边缘清晰，蒂部触痛明显，体温稍高，白细胞稍高，超声提示一侧附件见不均质低回声区，边缘清晰。

（5）黄体破裂：下腹一侧突发性疼痛多发生在黄体期，多无停经史，无阴道出血史，

中医妇科学

妊娠试验阴性，下腹部压痛、反跳痛，体温稍高，白细胞正常或稍高，血红蛋白下降，后穹隆穿刺可抽出不凝血液，超声提示盆腹腔积液。

三、中医治疗

1. 辨证要点　辨其是否破损。

下腹隐痛，阴道少量流血，生命体征平稳，妊娠试验阳性，B超检查可见一侧附件区包块，盆腹腔未见液性暗区	多为异位妊娠未破损期
下腹疼痛剧烈，甚至晕厥休克，伴心率增快、血压下降，妊娠试验阳性，B超检查提示盆腹腔积液，后穹隆穿刺可见不凝血	为异位妊娠破损期，为危急重症

2. 治疗原则

（1）强调早期确诊，并争取保守治疗成功，注意动态观察病情的发展，根据病情变化，及时采取适当的治疗措施。初始以杀胚消癥、活血止痛为主；中期以活血止血、杀胚消癥为主；最后以活血化瘀消癥为主。

（2）输卵管妊娠破裂或流产致腹腔内急性出血，属危、急、重症，须立即进行抢救。将患者平卧，观察血压、脉搏、呼吸、体温、神志，急查血常规、血型，急行交叉配血试验等，做好自体血回输准备；同时开放静脉补液，立即给予吸氧，若出现失血性休克可开放两条静脉通路，迅速补充血容量；腹腔内出血较多者，立即手术治疗。

3. 分证论治

证型		证候		治法	方药
未破损期	胎元阻络证	下腹隐痛，B超检查一侧附件区或有包块，HCG阳性	舌暗苔薄，脉弦滑	化瘀消癥杀胚	宫外孕Ⅰ号方
	胎瘀阻滞证	小腹坠胀不适，B超检查或有一侧附件区局限性包块，HCG曾经阳性现转为阴性	舌暗苔薄，脉弦细涩	化瘀消癥	宫外孕Ⅱ号方
已破损期	气血亏脱证	突发下腹剧痛，面色苍白，四肢厥冷，烦躁不安，血压下降	舌淡苔白，脉细微	益气止血固脱	四物汤+黄芪
	正虚血瘀证	腹痛拒按，不规则阴道流血，头晕神疲	舌暗苔薄，脉细弦	益气养血，化瘀杀胚	宫外孕Ⅰ号方+党参、黄芪、何首乌、熟地黄、蜈蚣（去头足）、紫草、天花粉
	瘀结成癥证	腹痛减轻或消失，小腹坠胀不适	舌暗苔薄，脉弦细涩	活血化瘀消癥	宫外孕Ⅱ号方+乳香、没药

四、西医治疗

异位妊娠破裂腹腔内大量出血是手术指征，应在备血、建立静脉通道、吸氧的同时，急行腹腔镜或开腹手术，可行患侧输卵管切除术；如患者有生育要求，可根据输卵管损伤情况行输卵管切开取胚术。

第二单元　胎动不安

重点提示　胎动不安的病因病机、临床表现与诊断、鉴别诊断、治疗（★★★）。

一、病因病机

主要发病机制是冲任气血失调，胎元不固。常由肾虚、气虚、血虚、血热、外伤和癥瘕伤胎所致。

二、临床表现与诊断

1. 有停经史。
2. 胎动不安为腰酸、腹痛、小腹下坠，或伴有阴道少量出血。
3. 血人绒毛膜促性腺激素（HCG）及B超检查有助于明确诊断。

三、鉴别诊断

1. 堕胎、小产　胚胎或胎儿已死亡，子宫颈口或已扩张，可见胚胎组织堵塞于宫口，B超检查可见宫腔内妊娠囊下移或未见妊娠囊，或组织物残留。胎动不安以宫内活胎为前提，经治疗后可继续妊娠。

2. 胎死不下　胚胎或胎儿已死亡，尚未从宫腔排出，B超检查无胎心、胎动。胎动不安者B超检查提示宫内妊娠，可见胎芽、胎心。

3. 异位妊娠　B超提示宫内未见妊娠囊，一侧附件区可见混合性包块。胎动不安者B超提示宫内妊娠，宫内可见明确妊娠囊，宫外未见明显包块。

4. 葡萄胎（鬼胎）　子宫一般大于孕周，血HCG异常升高，B超检查提示宫内未见妊娠囊或胎心搏动，宫内见“落雪状”或“蜂窝状”回声。胎动不安者B超提示宫内早孕，宫内可见明确妊娠囊。

5. 激经　阴道出血量少并有明显的周期性，至孕3个月后自行停止，常不影响胚胎的生长发育，无须特殊治疗。胎动不安者阴道出血没有规律周期性，时作时止，治疗不及时或可发展为堕胎、小产。

6. 各种原因所致的宫颈出血　如宫颈赘生物、急性炎症（急性宫颈炎）、宫颈上皮内瘤样病变、宫颈癌等，或有妊娠后阴道出血的情况，但妇科检查多可见宫颈活动性出血或赘生物接触性出血，必要时行TCT检查或阴道镜下活检送病理检查，以进一步明确诊断。

四、中医治疗

1. 辨证要点　辨虚实、辨顺逆。

2. 治疗原则　以补肾固冲安胎为大法。依不同证型，采用固肾、益气、清热、化瘀等法。治疗过程中若有他病，应治病与安胎并举。

3. 分证论治

证型		证候			治法	方药
肾虚证		孕期阴道少量出血	头晕耳鸣，腰膝酸软，小便频数	舌淡苔白，脉沉滑尺弱	固肾安胎，佐以益气	寿胎丸＋党参、白术
气血虚弱证			小腹空坠而痛，神疲肢倦，面色㿠白	舌淡苔薄白，脉滑无力	益气养血，固冲安胎	胎元饮
血热证	实热证		色鲜红或深红，质稠，腰酸，小腹灼痛	舌红苔黄而干，脉滑数或弦数	清热凉血，固冲止血	阿胶汤去当归、川芎
	虚热证		五心烦热，咽干少津，便结溺黄	舌红少苔，脉细数	滋阴清热，养血安胎	保阴煎
血瘀证			色暗红，腰酸腹痛，胎动下坠	舌暗红，或有瘀斑苔薄，脉弦滑或沉弦	活血化瘀，补肾安胎	桂枝茯苓丸＋寿胎丸去桃仁

五、西医治疗

本病与西医先兆流产临床关系最密切。其发病与胚胎因素、母体因素、父亲因素和环境因素等有关。黄体功能不全者可补充孕激素治疗，妊娠合并甲状腺功能减退者予补充甲状腺激素治疗，易栓症者予阿司匹林、低分子肝素抗凝治疗。

第三单元　滑胎

重点提示　滑胎的病因病机、临床表现与诊断、鉴别诊断、治疗（★★★）。

一、病因病机

冲任损伤，胎元不固，或胎元不健，不能成形，故而屡孕屡堕。

二、临床表现与诊断

1. 堕胎、小产连续发生3次或以上。

2. 可无明显症状，或有月经过少、闭经、月经后期、经期延长、经间期出血等月经病症状或带下病症状。

3. 多有严重全身性疾病、子宫发育异常、宫腔粘连、家族遗传病病史等。

4. 妇科检查可见宫颈过短、陈旧性宫颈裂伤；子宫增大、有包块、压痛；双侧附件区增厚、包块、压痛。

5. 妇科影像学检查、宫腹腔镜联合检查、血液检查等有助于明确诊断。

三、鉴别诊断

与堕胎、小产、胎漏、胎动不安等相鉴别。

四、中医治疗

1. 辨证要点

辨虚实	虚者肾气虚损，气血虚弱，胎失所养所系，屡孕屡堕；实者瘀阻冲任胞宫，胎元不固
辨脉象	脉沉弱为肾虚之征；脉细弱为气血虚弱之征；脉沉涩为血瘀之象

2. 治疗原则　虚则补之，实则泻之，预培其损，虚证治当益气养血、补肾固冲；实证治当祛瘀消癥，固冲安胎。

3. 分证论治

（1）孕前预培其损

证型	证候			治法	方药
肾虚证	屡孕屡堕	精神萎靡，目眶暗黑，头晕耳鸣，腰酸膝软，小便频数	舌暗淡苔白，脉沉弱	补肾益气固冲	补肾固冲丸
气血虚弱证		经行小腹绵绵作痛，头晕眼花，神倦乏力，心悸气短	舌淡苔薄白，脉细弱	益气养血固冲	泰山磐石散
血瘀证		素有癥瘕伤胎，经行腹痛，肌肤甲错	舌紫暗或有瘀斑，苔薄，脉细弦或涩	祛瘀消癥固冲	桂枝茯苓丸

（2）孕后安胎：畅情志，慎起居，调饮食，适劳逸，禁房事。宫颈功能不全者，可在孕前或孕后行宫颈内口环扎术，配合补肾健脾，益气固脱治疗。

五、西医治疗

1. 药物治疗

（1）黄体功能不足的复发性流产患者，可予孕激素保胎治疗。

（2）血栓前状态导致的复发性流产患者，给予低分子肝素、阿司匹林等抗凝治疗，用药期间监测肝功能、血小板及药物导致的出血倾向。

（3）患有严重的全身性疾病（如糖尿病、甲状腺功能异常等）且与复发性流产发病有因果关系者，应至专科咨询治疗。

2. 手术治疗

宫腹腔镜手术	因子宫发育异常或生殖器官的器质性病变导致复发性流产者，如纵隔子宫、宫腔粘连、子宫肌瘤、子宫内膜息肉等可选择宫腔镜和/或腹腔镜治疗
宫颈内口环扎术	妊娠中期发生的复发性流产，检查提示宫颈功能不全者，可于妊娠 14 ~ 16 周行宫颈内口环扎术

3. 免疫治疗　封闭抗体阴性的复发性流产患者，可行淋巴细胞经主动免疫治疗。用患者丈夫或供血者的外周血淋巴细胞制成细胞悬液，于其前臂内侧行多点皮内注射，每月 1 次，每 3 次为 1 个疗程，注意复查，待封闭抗体阳性后可计划妊娠，如妊娠，再持续免疫治疗 3 次。

4. 辅助生殖技术　因亲代染色体异常，或某些家族遗传性疾病（如地中海贫血）引起的复发性流产患者，可行体外受精－胚胎移植，植入前需胚胎遗传学诊断排查。

第四单元　妊娠剧吐

重点提示　妊娠剧吐的临床表现与诊断（★★★）、鉴别诊断（★★）、中医治疗（★）。

一、临床表现与诊断

1. 病史　有停经史、早期妊娠反应，多发生在孕 3 个月内。

2. 症状　频繁呕吐，厌食，甚至全身乏力，精神萎靡，全身皮肤和黏膜干燥，眼球凹陷，体重下降，严重者可出现血压下降，体温升高，黄疸，嗜睡和昏迷。

3. 检查

（1）妇科检查：妊娠子宫。

（2）辅助检查：尿妊娠试验阳性，尿酮体阳性。可测定外周血红细胞计数、血细胞比容、血红蛋白、血酮体和血钾、钠、氯等电解质，必要时做血尿素氮、肌酐及胆红素测定，记录24小时尿量等。

二、鉴别诊断

1. 葡萄胎　恶心呕吐较剧，阴道不规则流血，偶有水泡状胎块排出，子宫多较停经月份大，质软，血HCG水平显著升高，B超显示宫腔内呈“落雪状”图像，无妊娠囊及胎心搏动。

2. 妊娠合并急性胃肠炎　多有饮食不洁史，除恶心呕吐外，常伴有腹痛、腹泻等胃肠道症状，大便检查可见白细胞及脓细胞。

3. 孕痈（妊娠期急性阑尾炎）　脐周或中上腹部疼痛，伴有恶心呕吐，24小时内腹痛转移到右下腹；右下腹部有压痛、反跳痛，伴肌紧张、体温升高和白细胞增多。

三、中医治疗

1. 辨证要点　着重从呕吐物的性状及患者的口感，结合舌脉综合分析，辨其寒热、虚实。

呕吐清水清涎，口淡者	多属虚证
呕吐酸水或苦水，口苦者	多属实证、热证
呕吐痰涎，口淡黏腻者	为痰湿阻滞
吐出物呈咖啡色黏涎或带血样物	属气阴两亏之重证

2. 治疗原则　以调气和中，降逆止呕为主。注意饮食和情志的调节，忌用升散之品。

3. 分证论治

证型	证候		治法	方药
胃虚证	食入即吐，脘腹胀闷，不思饮食，怠惰思睡	舌淡苔白，脉缓滑无力	健胃和中，降逆止呕	香砂六君子汤
肝热证	胸胁满闷，嗳气叹息，头晕目眩，口苦咽干，渴喜冷饮，便秘溲赤	舌红苔黄燥，脉弦滑数	清肝和胃，降逆止呕	加味温胆汤
痰滞证	胸膈满闷，不思饮食，口中淡腻，头晕目眩，心悸气短	舌淡胖苔白腻，脉滑	化痰除湿，降逆止呕	青竹茹汤

第五章　产后病

第一单元　产后发热

重点提示　产后发热的病因病机、临床表现、中医治疗（★）。

一、病因病机

主要有感染邪毒，正邪交争；外邪袭表，营卫不和；阴血骤虚，阳气外散；败血停滞，营卫不通。

二、临床表现

1. 病史　素体虚弱，营养不良，孕期贫血，孕晚期不禁房事；分娩产程过长，胎膜早破，产后出血，剖宫产、助产手术及产道损伤或胎盘、胎膜残留，消毒不严，产褥不洁等；或产时、产后当风感寒，不避暑热，或情志不畅。

2. 症状　产褥期内，尤其是新产后出现发热，表现为持续发热，或突然寒战高热，或发热恶寒，或乍寒乍热，或低热缠绵，常伴有恶露异常和小腹疼痛。

三、中医治疗

1. 辨证要点　寒战高热多属感染邪毒；恶寒发热多属外感；低热不退多属血虚发热；寒热时作多属血瘀发热。

2. 治疗原则　总以扶正祛邪、调气血、和营卫为主。治疗时要时时顾护正气，以扶正为主，但不可不辨病情，片面强调补虚，而忽视外感和里实之证，犯虚虚实实之戒，时时遵循“勿拘于产后，勿忘于产后”的原则。

3. 分证论治

证型		证候		治法	方药
感染邪毒证		高热寒战，小腹疼痛拒按，心烦不宁，口渴喜饮，小便短赤，大便燥结	舌红苔黄而干，脉数有力	清热解毒，凉血化瘀	解毒活血汤＋金银花、黄芩
外感证	外感风寒证	恶寒发热；头痛身痛，鼻塞流涕，咳嗽，无汗	舌淡苔薄白，脉浮紧	养血祛风，散寒解表	荆穗四物汤＋苏叶、防风
	外感风热证	汗出恶风，头痛，咳嗽或有黄痰，咽痛口干	舌红苔薄黄，脉浮数	辛凉解表，疏风清热	银翘散
血瘀证		恶露不下，色紫暗有块，小腹疼痛拒按	舌紫暗，或有瘀点、瘀斑，苔薄，脉弦涩有力	活血祛瘀，和营除热	生化汤＋牡丹皮、丹参、益母草
血虚证		身有微热，头晕眼花，心悸少寐，恶露色淡质稀，小腹绵绵作痛，喜按	舌淡红苔薄白，脉细弱	养血益气，和营退热	八珍汤＋枸杞子、黄芪

第二单元　产后腹痛

重点提示　产后腹痛的病因病机、临床表现、中医治疗（★）。

一、病因病机

主要病机为不荣而痛与不通而痛虚实两端。常因血虚、血瘀和热结所致。

二、临床表现

1. 病史　好发于经产妇，可有难产、胎膜早破、产时或产后出血过多、情志不遂及感寒等病史。

2. 症状　产后小腹疼痛，或作或止。或伴有恶露异常。

三、中医治疗

1. 辨证要点　根据腹痛性质和程度、恶露性状及伴随症状辨虚实。腹部隐隐作痛，喜温喜按多为虚证，以冲任血虚，胞脉失养所致；腹部刺痛或冷痛、拒按，多为实证，以瘀血阻滞胞宫所致。

2. 治疗原则　以补血化瘀，调畅气血为主，虚者补而调之，实者通而调之，气充血畅，胞脉流通，则腹痛自除。

3. 分证论治

证型	证候		治法	方药
血虚证	小腹隐隐作痛，喜揉喜按，头晕眼花，心悸怔忡	舌淡红苔薄白，脉细弱	补血益气，缓急止痛	肠宁汤
血瘀证	小腹刺痛或冷痛，拒按，得热痛缓，面色青白	舌紫暗，脉沉紧或弦涩	活血化瘀，温经止痛	生化汤 + 乌药、延胡索、川楝子
热结证	小腹灼痛，发热，口渴，小便短赤，便秘	舌红苔黄燥，或起芒刺，脉弦数	泻热逐瘀，活血止痛	大黄牡丹汤

第三单元　产后恶露不绝

重点提示　产后恶露不绝的病因病机、临床表现、中医治疗（★）。

一、病因病机

发病机制主要为冲任不固，胞宫藏泻失度，气血运行失常。

二、临床表现

1. 病史　多体质素弱；或产时感邪、操作不洁；或有产程过长、胎盘胎膜残留、产后子宫复旧不良等病史。

2. 主要症状

血性恶露	含大量血液，色鲜红，量多，可有小血块、坏死蜕膜及少量胎膜，常持续3~4天。其后出血逐渐减少，转变为浆液恶露
浆液恶露	色淡红，有较多坏死蜕膜组织、宫腔渗出液、宫颈黏液，少量红细胞及白细胞，有细菌

三、中医治疗

1. 辨证要点　恶露量多，色淡，质稀，无臭气者，多为气虚；恶露量较多，色红或紫，黏稠而臭秽者，多为血热；恶露淋漓量少，或突然量多，色暗有块者，多为血瘀。

2. 治疗原则　遵循虚者补之、热者清之、瘀者攻之的原则分别施治，并随证选加相应止血药以达标本同治。

3. 分证论治

证型	证候			治法	方药
气虚证	产后恶露过期不止	四肢无力，气短懒言，小腹空坠	舌淡苔薄白，脉缓弱	益气摄血固冲	补中益气汤 + 阿胶、艾叶、乌贼骨
血热证		色鲜红，质黏稠，口燥咽干，面色潮红	舌红少苔，脉细数无力	养阴清热，凉血止血	保阴煎 + 煅牡蛎、地榆
血瘀证		色暗有块，小腹疼痛拒按，块下痛减	舌紫暗，或有瘀点，苔薄，脉弦涩	活血化瘀，理血归经	生化汤 + 益母草、茜草、三七、蒲黄

第四单元　缺乳

重点提示　缺乳的病因病机、临床表现、中医治疗（★）。

一、病因病机

主要病机为乳汁化源不足，无乳可下；或乳汁运行受阻，乳不得下。

二、临床表现

1. 病史　素体气血不足，或脾胃虚弱，或素性抑郁，或产后情志不遂，或产时、产后失血过多等。

2. 症状　哺乳期乳汁甚少，不足以喂养婴儿，或乳汁全无。

三、中医治疗

1. 辨证要点

乳汁清稀，乳房柔软	属虚证，多为气血虚弱
乳汁浓稠，乳房胀硬疼痛	属实证，多为肝郁气滞

2. 治疗原则　以调理气血，通络下乳为主。虚者补益气血，实者疏肝解郁，均宜佐以通乳之品。

3. 分证论治

证型	证候		治法	方药
气血虚弱证	乳汁清稀，乳房柔软，无胀感，面色少华，神疲食少	舌淡苔薄白，脉细弱	补气养血，佐以通乳	通乳丹
肝郁气滞证	乳房硬痛，胸胁胀满，情志抑郁，食欲不振	舌红苔薄黄，脉弦或弦数	疏肝解郁，通络下乳	下乳涌泉散

第六章　妇科杂病

第一单元　不孕症

重点提示　不孕症的病因病机、临床表现与诊断、鉴别诊断、治疗（★★★）。

一、病因病机

主要病机为肾气不足，冲任气血失调。

二、临床表现与诊断

1. 育龄妇女结婚1年以上，夫妇同居，配偶生殖功能正常，不避孕而未能受孕者，为原发性不孕。曾有孕产史，继又间隔1年以上，不避孕而未怀孕者，称为继发性不孕。

2. 排除生殖系统的先天性生理缺陷和畸形。

三、鉴别诊断

暗产　有妊娠迹象但很快伴随月经而自然消失，类似现代所言生化妊娠。

四、中医治疗

1. 辨证要点　主要根据月经、带下、全身症状及舌脉等综合分析，审脏腑、冲任、胞宫之病位，辨气血、寒热、虚实之变化。重视辨病与辨证相结合。

2. 治疗原则　以温养肾气，调理气血为主。调畅情志，择"的候"而合阴阳，以利于受孕。

3. 分证论治

证型	证候		治法	方药
肾气虚证	月经不调，头晕耳鸣，腰酸腿软，小便清长	舌淡苔薄白，脉沉细	补益肾气，调补冲任	毓麟珠
肾阳虚证	月经后期，腰膝酸冷，性欲淡漠，小便清长	舌淡苔白，脉沉迟	温肾助阳，调补冲任	温胞饮
肾阴虚证	头晕耳鸣，形体消瘦，五心烦热，失眠多梦	舌淡或红，少苔，脉细或细数	滋肾养血，调补冲任	养精种玉汤
肝气郁结证	月经周期先后不定，乳房胀痛，情志抑郁，或烦躁易怒	舌淡红苔薄白，脉弦	疏肝解郁，理血调经	开郁种玉汤
痰湿内阻证	带下量多，形体肥胖，胸闷呕恶，心悸头晕	舌淡胖苔白腻，脉滑	燥湿化痰，理气调经	苍附导痰丸
瘀滞胞宫证	月经后期，少腹疼痛，肛门坠胀不适	舌紫暗，边有瘀点，脉弦涩	活血化瘀，止痛调经	少腹逐瘀汤

五、西医治疗

1. 一般治疗　加强锻炼，增强体质，保持良好乐观的生活态度。肥胖、消瘦、有不良生活习惯或环境接触史者首先改变生活方式。宣教性生活知识，帮助患者了解排卵规律，调节性生活频率和时机以增加受孕机会。

2. 纠正盆腔器质性病变　输卵管病变、子宫病变、卵巢肿瘤、子宫内膜异位症、生殖器官结核。

3. 诱导排卵　适用于排卵障碍性不孕，常用氯米芬、来曲唑、尿促性素（hMG）及HCG等。

4. 辅助生殖技术　包括人工授精、体外受精－胚胎移植及其衍生技术等。

第二单元　癥瘕

重点提示　癥瘕的诊断、鉴别诊断、治疗（★★）。

一、概述

癥瘕指妇女小腹内的结块，伴有或胀，或痛，或满，并常致月经或带下异常，甚至影响其生育的疾病。癥者，坚硬成块，固定不移，痛有定处，病属血分；瘕者，积块不坚，推之可移，痛无定处，病属气分。

二、诊断

1. 月经改变为最常见的症状，表现为月经量多或经期延长，不规则流血，或有异常带下，或有小腹胀满，或疼痛，或经期小腹疼痛等。甚者可引起不孕。

2. 全身症状可出现尿频、排尿障碍、尿潴留、便秘等。

3. 有情志抑郁，经行产后感受外邪，月经不调，带下异常等病史。

4. 妇科检查或腹部检查时可扪及包块，质地或硬或软，推之活动或不移，可有压痛。

5. B超、CT、MRI、腹腔镜、宫腔镜等检查可协助诊断。血清肿瘤标记物检查、宫颈细胞学检查等有助于诊断。

三、鉴别诊断

1. 妊娠子宫　育龄妇女有停经史。盆腔检查示子宫均匀增大变软。尿或血HCG测定及盆腔B超检查予以确诊。

2. 卵巢囊肿　有卵巢囊肿病史；或偶然发现。妇科检查可扪及肿块位于子宫旁，一般无压痛；B超可见一侧或两侧液性包块。

3. 子宫肌瘤　多有月经失调史，可见月经过多，经期延长，甚至出现压迫症状。妇科检查示子宫增大、质硬，或表面不平；B超提示子宫浆膜下或肌壁间或黏膜下见实质性包块。

4. 盆腔炎性包块　有慢性盆腔感染史，急性发作时可见腹痛，伴高热、带下增多、昏晕。妇科检查示宫颈举痛，宫体压痛，宫旁组织增厚，压痛明显，附件区可扪及包块，有压痛；急性发作时可有白细胞及中性粒细胞增高。

5. 陈旧性宫外孕　多有停经史，出现不规则阴道出血、腹痛、昏晕。妇科检查示宫颈举痛，宫旁可触及包块，有压痛，子宫大小与停经月份不符；B超提示一侧附件区可见实质性包块。

四、中医治疗

1. 辨证要点

（1）辨善恶：良性癥瘕一般生长缓慢，质地较软，边界清楚，活动良好；恶性癥瘕一般生长较快，质地坚硬，边界不清，并伴消瘦、腹水等。

（2）辨虚实：实邪多属瘀、痰、寒、湿、热等。一般包块固定、质硬，痛有定处，舌质暗或有瘀点者属瘀；包块质地软，舌淡苔腻者属痰；小腹冷痛，喜温者属寒；带下色黄，舌苔黄腻者属湿热。虚者以气虚、肾虚多见，一般小腹空坠，气短懒言属气虚；腰膝酸软，夜尿频多属肾虚。

2. 治疗原则　治疗大法为活血化瘀、软坚散结。癥瘕病机复杂，常病势迁延，顽固不化，治疗又需遵“和法”之原则，即临床上宜根据患者寒热虚实属性之不同，结合体质及病程长短，而酌用攻补，以期达到阴阳平和之目的。

3. 分证论治

证型	证候			治法	方药
气滞血瘀证	下腹结块	经行小腹疼痛，精神抑郁，胸胁胀闷，面色晦暗	舌暗，边见瘀点或瘀斑，苔薄白，脉弦涩	行气活血，化瘀消癥	香棱丸
寒凝血瘀证		经行腹痛，色暗淡，有血块，形寒肢冷，手足不温	舌淡暗，边见瘀点或瘀斑，苔白，脉弦紧	温经散寒，祛瘀消癥	少腹逐瘀汤
痰湿瘀结证		小腹胀满，体形肥胖，胸脘痞闷，带下量多，色白质黏稠	舌暗淡，边见瘀点或瘀斑，苔白腻，脉弦滑或沉滑	化痰除湿，活血消癥	苍附导痰丸＋桂枝茯苓丸
气虚血瘀证		面色无华，气短懒言，语声低微，纳少便溏	舌暗淡，边有瘀点或瘀斑，苔薄白，脉细涩	补气活血，化瘀消癥	四君子汤＋桂枝茯苓丸
肾虚血瘀证		小便清长，腰膝酸软，夜尿多	舌淡暗，边有瘀点或瘀斑，苔白润，脉沉涩	补肾活血，消癥散结	金匮肾气丸＋桂枝茯苓丸
湿热瘀阻证		带下量多色黄，身热口渴，心烦不宁，大便秘结，小便黄赤	舌暗红，边有瘀点或瘀斑，苔黄腻，脉弦滑数	清利湿热，化瘀消癥	大黄牡丹汤

五、西医治疗

1. 子宫肌瘤　根据患者年龄、症状和生育要求，以及肿瘤的类型、大小、数目全面考虑。无症状肌瘤一般不需治疗，定期随访，若出现症状可考虑药物治疗或手术治疗等方法。

2. 女性盆腔炎性疾病后遗症　不孕患者，多需辅助生殖技术协助受孕。对慢性盆腔痛，对症处理或给予中药、理疗等综合治疗，治疗前排除子宫内膜异位症等其他引起盆腔痛的疾病。盆腔炎性疾病反复发作者，在抗生素治疗基础上，可根据具体情况选择手术治疗。输卵管积水者需行手术治疗。

3. 子宫内膜异位症　根据患者年龄、症状、病变部位和范围，以及对生育要求等加以选择，强调治疗个体化。腹腔镜确诊、手术加药物为“金标准”治疗。

4. 陈旧性宫外孕　主要采用保守治疗，无效时行手术治疗。治疗期间常规观察生命体征、阴道流血、腹部疼痛、腹部包块等情况。可用抗生素和支持疗法。贫血较重者可适当输血。

第三单元　阴挺

重点提示　阴挺的病因病机、临床表现与诊断、中医治疗（★）。

一、病因病机

主要病机为气虚下陷与肾虚不固致胞络受损，带脉提摄无力，而子宫脱出。

二、临床表现与诊断

1. 病史　多有分娩损伤史；产后过早操劳；产育过多史；慢性疾病，如长期咳嗽、便秘史；年老、体弱、营养不良等。

2. 症状　有物自阴道下坠，甚至脱出阴道口外，卧床休息可变小或消失，站立过久或劳累后症状明显。伴腰骶部酸痛，小腹下坠，排尿困难、尿频或癃闭、失禁，大便秘结。若摩擦日久，可致宫颈和阴道壁溃疡，带下量多，黄水淋漓。

3. 妇科检查　患者取膀胱截石位后，检查判断子宫脱垂的程度、阴道前后壁膨出及会阴撕裂的程度。以患者平卧用力向下屏气时子宫下降最低点为分度标准，将子宫脱垂分为3度。

Ⅰ度	①轻型：宫颈外口距处女膜缘 <4cm，未达到处女膜。 ②重型：宫颈已达处女膜缘，阴道口可见宫颈
Ⅱ度	①轻型：宫颈脱出阴道口外，宫体仍在阴道内。 ②重型：部分宫体脱出阴道口外
Ⅲ度	宫颈与宫体全部脱出于阴道口外

三、中医治疗

1. 治疗原则　虚者补之，陷者举之，脱者固之。治法以益气升提、补肾固脱为主，兼湿热者，佐以清热利湿。

2. 分证论治

证型	证候		治法	方药
气虚证	劳则加剧，少气懒言，四肢乏力，面色少华	舌淡苔薄，脉虚细	补中益气，升阳举陷	补中益气汤＋金樱子、杜仲、续断
肾虚证	夜尿频多，腰酸腿软，头晕耳鸣	舌淡苔薄，脉沉弱	补肾固脱，益气升提	大补元煎＋黄芪

第四单元　阴痒

重点提示　阴痒的病因病机、临床表现与诊断、鉴别诊断、治疗（★★★）。

一、病因病机

1. 因肝肾阴虚、精血亏损、外阴失养而致阴痒者，属虚证。

2. 因肝经湿热下注，带下浸渍阴部，或湿热生虫，虫蚀阴中以致阴痒者，为实证。

二、临床表现与诊断

1. 病史　有摄生不慎，或有外阴、阴道炎病史。

2. 症状　阴部瘙痒，或如虫行状，奇痒难忍，坐卧不宁，甚至灼热、疼痛，波及肛门周围，兼带下量多、臭秽。

3. 妇科检查　外阴皮肤正常或潮红或粗糙，有抓痕，分泌物增多。病程长者，外阴色素减退，甚则呈皲裂、破溃、湿疹。

4. 阴道分泌物检查　可显示正常，或见滴虫或假丝酵母菌等。

三、鉴别诊断

1. 股癣　皮肤真菌感染所致，发生于股内侧及会阴部，病灶边缘呈堤状，清晰可见，表面有鳞屑，有明显炎症改变。阴痒无明显堤状皮损。

2. 湿疹　皮肤病变分布呈对称性，易复发，水洗或食鱼及虾蟹，常使病情加重，可发生在全身任何部位。阴痒无以上特点。

四、中医治疗

1. 辨证要点　根据阴部瘙痒的情况，带下的量、色、质、气味及全身症状进行辨证。

2. 治疗原则　以止痒为主，实者宜清热利湿、杀虫止痒；虚者宜滋阴养血止痒。着重调理肝、肾、脾的功能，遵循“治外必本诸内”的原则，将内服与外治、整体与局部相结合进行施治。

3. 分证论治

证型	证候		治法	方药
肝肾阴虚证	阴部皮肤变白，皲裂破溃，五心烦热，头晕目眩，腰酸膝软，烘热汗出	舌红少苔，脉弦细而数	调补肝肾，滋阴降火	知柏地黄丸酌加何首乌、白鲜皮
湿热下注证	带下量多，色黄如脓，稠黏臭秽，口苦咽干，便秘溲赤	舌红苔黄腻，脉弦滑而数	泻肝清热，除湿止痒	龙胆泻肝汤酌加虎杖、苦参
湿虫滋生证	带下量多，色白如豆渣状，臭秽，胸闷呃逆，口苦咽干，小便短赤	舌红苔黄腻，脉滑数	清热利湿，解毒杀虫	萆薢渗湿汤＋白头翁、苦参、防风

五、西医治疗

本病与西医临床关系最密切的是阴道炎，可根据妇科及白带检查的阳性结果，针对性用药。

第五单元　阴疮

重点提示　阴疮的病因病机、临床表现与诊断、中医治疗（★）。

一、病因病机

主要由热毒炽盛或寒湿凝滞，侵蚀外阴部肌肤所致。

二、临床表现与诊断

1. 病史　外阴感染、外阴溃疡，或有前庭大腺炎病史。

2. 症状　外阴红肿、热痛，积结成块，或化脓腐烂，脓水淋漓，甚则溃疡如虫蚀者，或凝结成块，触之坚硬，稀水淋漓，不能敛口，或者肿块位于阴道边侧，如有蚕茧。

3. 妇科检查　外阴局部黏膜充血、糜烂、溃疡、流脓，或覆有脓苔。若有脓肿形成时可触及波动感，溃疡则有脓性分泌物。

4. 分泌物涂片及细菌培养检查。

三、中医治疗

1. 治疗原则　初起属热毒者，以清热解毒，活血化瘀，消肿止痛为主；病程日久，以扶正祛邪为主。治疗应内外兼顾，重视局部治疗。

2. 分证论治

证型	证候		治法	方药
热毒证	阴部生疮，灼热结块，恶寒发热，头晕目眩，口苦咽干，便秘尿黄	舌红苔黄，脉滑数	清热利湿，解毒消疮	龙胆泻肝汤＋土茯苓、蒲公英
寒湿证	阴疮坚硬，皮色不变，稀水淋漓，神疲倦怠	舌淡苔白腻，脉细弱	散寒除湿，活血散结	阳和汤

第六单元　盆腔炎性疾病

重点提示　急性盆腔炎的临床表现、诊断要点（★★★）、鉴别诊断（★★）、治疗原则（★）。

一、急性盆腔炎

1. 临床表现　常见症状有下腹部疼痛难忍、高热或伴寒战、带下量多臭秽；正值经期可有经量增多、经期延长。伴有恶心呕吐，腹胀腹泻，尿频尿急等症状。

2. 诊断要点

最低标准	子宫颈举痛或子宫压痛或附件区压痛
附加标准	①体温超过38.3℃（口表）。②子宫颈异常黏液脓性分泌物或脆性增加。③阴道分泌物湿片出现大量白细胞。④红细胞沉降率升高。⑤血C反应蛋白升高。⑥实验室检查证实的子宫颈淋病奈瑟球菌或衣原体阳性
特异标准	①子宫内膜活检组织学证实子宫内膜炎。②阴道超声或核磁共振检查显示输卵管增粗，输卵管积液，伴或不伴有盆腔积液、输卵管卵巢肿块，腹腔镜检查发现盆腔炎性疾病征象

3. 鉴别诊断

（1）急性阑尾炎：两者均有身热、腹痛、血白细胞升高。盆腔炎性疾病痛在下腹部，病位较低，常伴月经异常、带下增多；急性阑尾炎痛多局限于右下腹，有麦氏点压痛、反跳痛，可做腰大肌和闭孔内肌试验以资鉴别。

（2）异位妊娠：多有停经、下腹疼痛、阴道不规则流血，血、尿HCG阳性，阴道后穹隆穿刺可吸出不凝血。盆腔炎性疾病下腹痛常伴发热，血中白细胞明显升高，阴道后穹隆穿刺可抽出脓液或淡黄色积液。

（3）卵巢囊肿蒂扭转：常突发下腹痛，逐渐加重，与体位改变有关，可伴有恶心呕吐。多有附件包块病史，B超、妇科检查可资鉴别。

（4）子宫内膜异位囊肿破裂：常突发剧烈腹痛，与性生活等腹压增加有关，伴恶心呕吐和肛门坠胀。多有子宫内膜异位囊肿病史，妇科检查、B超、经阴道后穹隆穿刺可资鉴别。

4. 治疗原则　急则治标，缓则治本。高热阶段以清热解毒为主；热减或热退后，以消癥散结化湿为主。

二、盆腔炎性疾病后遗症

1. 临床表现与诊断

（1）病史：多有盆腔炎性疾病发作史，或宫腔、盆腔手术史，或不洁性生活史。

（2）症状：下腹部疼痛或坠胀痛，痛连腰骶，常在劳累、性交后及月经前后加重。可伴有低热起伏，易疲劳，劳则复发，带下增多，月经不调，不孕等。

（3）检查：

妇科检查	子宫常后倾后屈，有压痛，活动受限或粘连固定；宫体一侧或两侧附件增厚，或触及呈条索状增粗的输卵管，或触及囊性肿块，压痛；宫骶韧带增粗、变硬、触痛
实验室检查	白带常规、细菌性阴道病检查（BV）、宫颈分泌物检测及红细胞沉降率、血常规检查等可有异常发现
B 超检查	可有一侧或两侧附件液性包块
子宫输卵管造影检查	输卵管迂曲、阻塞或通而不畅
腹腔镜检查	盆腔粘连，输卵管积水、伞端闭锁

2. 鉴别诊断

（1）子宫内膜异位症：常表现为痛经，进行性加重；盆腔炎性疾病后遗症疼痛不仅限于经期，平时亦有腹部疼痛，且可伴有发热，抗感染治疗有效。妇科检查、B 超、腹腔镜检查有助于诊断。

（2）盆腔淤血综合征：两者均可见长期慢性下腹疼痛、腰骶痛。但盆腔淤血综合征妇科检查多无明显异常，可见宫颈紫蓝或有举痛。腹腔镜检查及盆腔静脉造影有助诊断与鉴别。

（3）卵巢肿瘤：良性肿瘤以圆形或椭圆形较多，多为囊性，表面光滑，活动；恶性肿瘤可在阴道后穹隆触及盆腔内硬结节，肿块多为双侧，实性或半实性，表面凹凸不平，不活动，常伴有腹水，晚期可有恶病质征象。盆腔炎性疾病后遗症相关的输卵管积水或卵巢囊肿除有盆腔炎病史外，肿块呈腊肠形，囊壁较薄，周围有粘连。

3. 治疗原则　以活血化瘀，行气止痛为主，配合清热利湿、疏肝行气、散寒除湿、补肾健脾益气等治疗。在内治法的基础上，配合中药直肠导入、中药外敷、中药离子导入等综合疗法。

第七单元　子宫内膜异位症

重点提示　子宫内膜异位症的临床表现与诊断（★★★）、鉴别诊断（★★）、治疗原则（★）。

一、临床表现与诊断

1. 病史　有进行性加剧的痛经病史，或有不孕史，或有剖宫产、人工流产术等手术史。

2. 临床表现　育龄妇女有继发性、进行性加剧的痛经和不孕、性交痛，或慢性盆腔痛病史，盆腔检查扪及与子宫相粘连的囊性包块或盆腔内有触痛性结节。

3. 检查

（1）影像学检查：B 超检查可确定卵巢异位囊肿的位置、大小和形状。囊肿壁厚且粗糙，囊内有点状细小的絮状光点，与周围特别是与子宫粘连，但此回声图像无特异性，不能单纯根据 B 超确诊。盆腔 CT、MRI 对盆腔深部内异症的诊断和评估有意义。

（2）腹腔镜检查：是目前最佳诊断方法，特别是对盆腔检查和B超检查无阳性发现，但有典型内异症症状者更重要。腹腔镜下活检可确诊，并可确定临床分期。

（3）CA125 值测定：血清 CA125 值可升高，重症患者血清 CA125 值高于Ⅰ、Ⅱ期患者，但一般不超过 100U/L。

（4）膀胱镜或肠镜检查：可疑膀胱或肠道内异症，可行膀胱镜或肠镜检查及活检，并除外器官本身病变。

二、鉴别诊断

1. 子宫腺肌病　痛经症状与内异症相似，但多位于小腹正中且更剧烈。妇科检查示子宫呈球形增大、质硬、经期触痛。B超和腹腔镜检查可帮助鉴别。

2. 原发性痛经　经行小腹疼痛，呈阵发性、痉挛性或胀痛下坠感，常于1～2天内消失。妇科检查无阳性体征。B超检查盆腔无异常。

3. 盆腔炎性包块　多有盆腔炎性疾病反复发作史，疼痛无周期性，平时亦有小腹部疼痛，可伴有发热和白细胞增高等，抗感染治疗有效。妇科检查示子宫活动度差，附件区可扪及边界不清包块，有压痛。

4. 卵巢恶性肿瘤　早期无症状，但病情发展迅速，腹痛、腹胀为持续性，与月经周期无关，患者一般情况差。妇科检查除扪及盆腔包块外，常有腹水。B超提示包块以实性或混合性居多，形态多不规则。血 CA125 值多大于 200U/L，凡诊断不明确时尽早剖腹探查。

三、治疗原则

以活血化瘀为治疗总则，根据辨证结果，分别佐以理气行滞、温经散寒、清热除湿、补气养血、补肾、化痰等治法。

1. 结合病程长短及体质强弱决定祛邪扶正之先后，病程短，体质较强，属实证，以祛邪为主；病程较长，体质较弱，多为虚实夹杂证，或先祛邪后扶正，或先扶正后祛邪，亦可扶正祛邪并用。

2. 结合月经周期不同阶段治疗，一般经前宜行气活血止痛，经期以理气活血祛瘀为主，经后兼顾正气，在健脾补肾的基础上活血化瘀。

3. 注意辨病与辨证相结合，以痛经为主者重在祛瘀止痛；月经不调或不孕者配合调经、助孕；癥瘕结块者散结消癥。

第八单元　多囊卵巢综合征

重点提示　多囊卵巢综合征的临床表现与诊断（★★★）、鉴别诊断（★★）、治疗原则（★）。

一、临床表现与诊断

1. 病史　多起病于青春期，初潮后渐现月经稀发或稀少，甚则闭经，或月经频发、淋漓不尽等，渐可转为继发性闭经、不孕、肥胖、多毛等症状。

2. 症状　①月经失调：主要表现为月经稀发与闭经；也有表现为月经频发或淋漓不尽等崩漏表现。②不孕。

3. 体征　①肥胖。②多毛：常见于上唇、下腹部、大腿内侧、乳晕和脐周处，阴毛呈男性型分布。③痤疮：常累及面颊下部、前胸和后背。④黑棘皮病：局部皮肤或大或小的天鹅绒样、角化过度、灰棕色病变，常分布于颈后部、腋下、外阴、腹股沟等皮肤皱褶处。

4. 辅助检查

（1）基础体温：不排卵者表现为单相型。

（2）B超检查：见双侧卵巢均匀性增大，包膜回声增强，轮廓较光滑，间质内部回声增强。一侧或双侧卵巢各可见12个以上直径为2~9mm无回声区围绕卵巢边缘，呈车轮状排列，称为“项链征”。连续监测未见优势卵泡发育和排卵迹象。

（3）内分泌测定：雌酮升高，雌二醇正常或轻度升高，恒定于早卵泡期水平，无周期性变化，雌酮/雌二醇>1，高于正常周期。

（4）诊断性刮宫：月经前或月经来潮6小时内行诊断性刮宫，子宫内膜呈增生期或增生过长，无分泌期变化。对B超提示子宫内膜增厚者或年龄>35岁者行诊断性刮宫，以除外子宫内膜不典型增生或子宫内膜癌。

（5）腹腔镜检查：镜下可见卵巢增大，包膜增厚，表面光滑，呈灰白色，有新生血管，包膜下显露多个卵泡，但无排卵征象（排卵孔、血体或黄体）。腹腔镜下取卵巢组织送病理检查，可确诊。

二、鉴别诊断

1. 卵泡膜细胞增殖综合征　表现和内分泌检查与多囊卵巢综合征相似，但更加严重，肥胖与男性化程度更明显。血清睾酮值增高，硫酸脱氢表雄酮水平正常，LH/FSH比值可正常。卵巢活体组织检查，镜下可见卵巢皮质黄素化的卵泡膜细胞群，皮质下无类似PCOS的多个小卵泡。

2. 肾上腺皮质增生或肿瘤　肾上腺皮质增生者血17α－羟孕酮明显增高，促肾上腺皮质激素（ACTH）兴奋试验反应亢进，地塞米松抑制试验抑制率≤0.7；肾上腺皮质肿瘤者对这两项试验均无明显反应。PCOS血清硫酸脱氢表雄酮值超过正常范围上限2倍时，应与肾上腺皮质增生或肿瘤相鉴别。

3. 卵巢雄激素肿瘤　卵巢睾丸母细胞瘤、门细胞瘤、肾上腺残迹肿瘤等均可产生大量雄激素，多为单侧性、实性，进行性增大明显，可通过B超、CT或MRI协助鉴别。

4. 甲状腺功能异常　可出现月经失调或闭经，可通过检测血清TSH鉴别。

三、治疗原则

治疗以补肾治其本，健脾理气化痰、疏解肝郁泻火、活血化瘀调经治其标，标本同治。

第七章　妇科基本技能

第一单元　妇科常用检查

重点提示　双合诊、三合诊（★★★）；基础体温测定、宫颈涂片、B型超声、CT检查（★★）。

一、妇科检查

1. 双合诊

（1）检查者戴无菌手套，一手示指、中指涂润滑剂，顺阴道后壁轻轻插入，检查阴道通畅度、深度、弹性，有无畸形、瘢痕、肿块及阴道穹隆情况。

（2）再扪触宫颈大小、形状、硬度及宫颈外口情况，检查有无接触性出血。

（3）随后检查宫体，将阴道内两指放在宫颈后方，另一手掌心朝下手指平放在患者腹部平脐处，当阴道内手指向上向前方抬举宫颈时，腹部手指往下往后按压腹壁，并逐渐向耻骨联合部位移动，通过内、外手指同时分别抬举和按压，相互协调，即可扪清子宫位置、大小、形状、软硬度、活动度及有无压痛。子宫位置一般是前倾略前屈。

（4）扪清子宫情况后，将阴道内两指由宫颈后方移至一侧穹隆部，尽可能往上向盆腔深部扪触。与此同时，另一手从同侧下腹壁髂嵴水平开始，由上往下按压腹壁，与阴道内手指相互对合，以触摸该侧附件区有无肿块、增厚或压痛。若扪及肿块，应查清其位置、大小、形状、软硬度、活动度、与子宫的关系及有无压痛等。正常卵巢偶可扪及，触后稍有酸胀感。正常输卵管不能扪及。

2. 三合诊　指经直肠、阴道、腹部联合检查。

（1）双合诊检查结束后，一手示指放入阴道，中指插入直肠以替代双合诊时的两指，其余检查步骤与双合诊相同，是对双合诊检查不足的重要补充。

（2）通过三合诊可扪清后倾或后屈子宫大小，发现子宫后壁、宫颈旁、直肠子宫陷凹、宫骶韧带及盆腔后部病变，估计盆腔内病变范围及其与子宫或直肠的关系，特别是癌肿与盆壁的关系，以及扪诊阴道直肠隔、骶骨前方或直肠内有无病变。三合诊在生殖器官肿瘤、结核、子宫内膜异位症、炎症的检查时尤显重要。

二、基础体温测定

1. 测定方法　每晚睡前将体温计水银柱调至36℃以下，并将其放在伸手可取的地方。次日清晨醒后，不讲话、不活动，将体温计放于舌下，测口腔温度5分钟，每天测量时间最好固定，并最好能保持6～8小时睡眠。将测得结果逐日记录于基础体温单上，连成曲线，并将生活中有关情况，如月经期、性生活、失眠、感冒等可影响体温的因素及治疗用药都记录在基础体温单上。一般需连续测量至少3个周期。

2. 临床应用

指导避孕与受孕	基础体温上升4天后可肯定已排卵，此时至月经来潮前的10天称安全期。基础体温上升前后2～3天是排卵期的范围，易受孕
协助诊断妊娠	若基础体温上升持续3周以上，提示有妊娠可能。孕早期基础体温曲线渐下降，提示黄体功能不足或胎盘功能不良，有流产倾向
协助诊断疾病	①无排卵性子宫出血：基础体温为单相。 ②排卵性子宫出血：若黄体期短于11天，属黄体过早萎缩；若持续时间虽正常，但体温上升幅度<0.3℃，可能是黄体发育不良，黄体酮分泌不足；若基础体温为双相，但下降缓慢，为黄体萎缩过程延长，可导致子宫内膜不规则脱落
检查不孕原因	可了解有无排卵及黄体功能情况
辅助诊断闭经发病部位	基础体温为双相，病变部位在子宫；基础体温为单相，病变部位可能在卵巢或垂体、下丘脑

三、生殖道细胞学检查

1. 涂片种类　采集标本前24小时内禁止性生活、阴道检查、阴道灌洗及用药，取标本的用具必须无菌干燥。

阴道涂片	主要了解卵巢或胎盘功能。已婚妇女一般用干燥木刮板在阴道侧壁上 1/3 处轻轻刮取分泌物及细胞
宫颈刮片	是筛查早期宫颈癌的重要方法。取材应在宫颈外口鳞－柱状上皮交接处
宫颈管涂片	是筛查早期宫颈癌的重要方法
宫腔吸片	怀疑有宫腔内恶性病变时，可采用宫腔吸片，较阴道涂片及诊刮阳性率高

2. 生殖道脱落细胞检查在生殖道感染性炎症中的临床应用

细菌性阴道病	常见乳杆菌、球菌、加德纳菌和放射菌等感染。涂片中炎性阴道细胞表现为细胞核呈豆状核，核破碎和核溶解，上皮细胞核周有空晕，细胞质内有空泡
衣原体感染	宫颈涂片上可见化生的细胞质内有球菌样物及嗜碱性包涵体，感染细胞肥大多核
病毒感染	①人乳头瘤病毒（HPV）感染：涂片标本中见挖空细胞、不典型角化不全细胞及反应性外底层细胞，提示有 HPV 感染。 ②单纯疱疹病毒（HSV）感染：早期表现为感染细胞的核增大，染色质结构呈“水肿样”退变，染色质很细，散布在整个胞核中，呈淡的嗜碱性染色，均匀，犹如毛玻璃状，细胞多呈集结状，有许多胞核。晚期可见嗜伊红染色的核内包涵体，周围可见一清亮晕环

3. 生殖道细胞学在妇科肿瘤中的应用

（1）癌细胞的特征：主要表现在细胞核、细胞及细胞间关系的改变。

（2）宫颈/阴道细胞学诊断的报告形式：主要为分级诊断及描述性诊断两种。现行 TBS 描述性诊断报告主要包括：评价涂片质量，包括细胞量与鳞状上皮细胞、柱状上皮细胞两种上皮细胞的分布；描述有关发现，做出诊断；描述对诊断能提供依据的细胞成分和形态特征。

（3）人乳头瘤病毒分型。

四、B 型超声检查

1. 检查方法的选择　经阴道 B 型超声检查分辨率高，尤其对急诊、肥胖患者或盆腔深部器官的观察，效果更佳。对超出盆腔的肿物及无性生活史者，选用经腹部 B 型超声检查。

2. 临床运用

（1）产科：可用于诊断早期妊娠，鉴别胎儿是否存活；测定胎盘位置、胎盘成熟度及羊水量、有无畸形胎儿，还可诊断葡萄胎、异位妊娠，判断前置胎盘、胎盘早剥、多胎妊娠等，测量胎头双顶径，估计胎儿体重，探查有无宫内节育器及是否带器妊娠。

（2）妇科：可诊断子宫肌瘤、子宫腺肌病和腺肌瘤、盆腔炎，监测卵泡发育，鉴别卵巢肿瘤为囊性或实性，鉴别巨大卵巢囊肿等。

五、计算机体层扫描（CT）检查

CT 除显示组织器官的形态外，还可高分辨显示组织密度，能显示肿瘤的结构特点、周围侵犯及远处转移情况，可用于各种妇科肿瘤治疗方案的制订、预后估计、疗效观察及术后复发的诊断。

第二单元　妇科技术操作

重点提示　腹腔镜检查及手术（★★★）；常用的标本采集、计划生育手术（★★）；输卵管造影术、阴道镜检查（★）。

一、常用的标本采集

1. 阴道后穹隆穿刺

适应证	①疑有腹腔内出血时，如异位妊娠、卵巢黄体破裂。②明确直肠子宫陷凹积液性质，或贴近后穹隆的肿块性质。③在B超引导下经阴道后穹隆穿刺取卵可用于辅助生殖技术
禁忌证	①直肠子宫陷凹被较大肿块完全占据，并已凸向直肠。②疑有肠管与子宫后壁粘连者。③有恶性肿瘤倾向者。④对于异位妊娠准备采取非手术治疗时，尽量避免穿刺，以免引起感染，影响疗效
注意事项	①穿刺时一般为后穹隆中点进针，采用与宫颈管平行的方向，深入至直肠子宫陷凹，不可过分向前或向后伤及子宫或肠管，如穿刺处出血，可压迫止血。②检查抽出物，如为血液，放置1分钟，观察有无凝血。如凝血则为血管内出血，不凝则为腹腔内出血

2. 腹部穿刺

适应证	①明确腹水的性质。②鉴别贴近腹壁的肿物性质。③腹水过多时，可通过腹腔穿刺放出腹水，并可向腹腔内注射药物行腹腔内化疗
禁忌证	①疑有盆腔恶性肿瘤腹腔转移者。②疑有巨大卵巢囊肿者。③中、晚期妊娠
注意事项	①取脐与髂前上棘连线中外1/3交界处为穿刺点。②腹水少、移动性浊音阴性，或疑有腹腔广泛粘连者不宜行腹腔穿刺。③腹水量多者，放液过程中注意患者血压、脉搏、呼吸，控制放液速度及放液量

二、输卵管造影术

适应证	①不孕症，以明确输卵管是否梗阻或阻塞部位。②原因不明的复发性流产。了解宫颈内口是否松弛，子宫及宫颈是否畸形等。③检查宫腔疾病，如子宫畸形、宫腔粘连、内膜息肉、黏膜下肌瘤和子宫内口功能不全。④内生殖器结核非活动期
禁忌证	①内、外生殖器官急性或亚急性炎症期。②有严重的全身性疾病，不能耐受手术。③产后、流产后或刮宫术后6周内。④停经不能排除妊娠者。⑤碘过敏者
造影时间	宜在月经干净后3～7天，经净后禁止性生活

三、计划生育

1. 宫内节育器（IUD）放置取出术

（1）宫内节育器放置术

适应证	凡育龄妇女自愿要求以IUD避孕而无禁忌证者
禁忌证	①妊娠或可疑妊娠者。②生殖道急性炎症。③人工流产、分娩或剖宫产后疑有妊娠组织物残留或感染可能者。④宫颈过松、重度裂伤、重度狭窄等。⑤生殖器官肿瘤、畸形，宫腔过大或过小，重度子宫脱垂等。⑥严重的全身疾患。⑦近3个月内有月经不调、阴道不规则流血。⑧有铜过敏史者，禁用带铜节育器
放置时间	①月经干净后3～7天，禁性生活。②人工流产术后立即放置。③自然流产于转经后放置，药物流产于2次正常月经后放置。④产后42天恶露已净，会阴伤口愈合，子宫恢复正常；剖宫产术后满半年。⑤哺乳期，排除早孕后放置。⑥性交后5天内放置，为紧急避孕方法之一。⑦含孕激素IUD在月经第3天放置
注意事项	①节育器要一次放至宫底部，不可扭动放置器。②哺乳期子宫很软，易穿孔，操作须谨慎。③术后休息3天，1周内忌重体力劳动，2周内忌性交及盆浴。④定期随访，一般在术后第1年1、3、6、12个月各随访1次，以后每年随访1次，特殊情况应随时就诊

（2）宫内节育器的取出

取器指征	因副反应及并发症需取器者；改用其他避孕措施或绝育者；计划再生育或不需避孕者；放置年限已到需更换者；围绝经期停经1年内或月经紊乱者；带器妊娠者，包括宫内和宫外妊娠
取器时间	月经干净后3～7天；因出血多需取器，随时可取；带器合并早期妊娠，行人工流产时同时取器；带器异位妊娠，术前诊断性刮宫时或术后出院前取器

（3）宫内节育器的副作用：主要为经量增多、经期延长或点滴出血；或白带增多，伴有下腹胀痛。明确诊断后可对症处理。

（4）常见并发症：①出血。②疼痛。③子宫穿孔、节育器异位。④感染。⑤节育器嵌顿或断裂。⑥异位。⑦带器妊娠。⑧节育器下移或脱落等。

2. 负压吸引术

适应证	①妊娠10周内要求终止妊娠而无禁忌证者。②妊娠10周内因患某种疾病不宜继续妊娠者
禁忌证	①生殖道炎症。②各种疾病的急性期，或严重的全身性疾病不能耐受手术者。③术前2次体温在37.5℃以上者

3. 药物流产　目前临床常用米非司酮配伍米索前列醇。

（1）适应证与禁忌证

适应证	①正常宫内妊娠，孕龄7周以内，本人自愿，18～40岁的健康育龄妇女。②超声确诊为宫内妊娠且胎囊最大径线≤2.5cm。③高危人工流产对象，如有瘢痕子宫、哺乳期、多次人工流产及严重骨盆畸形等。④对手术流产有恐惧或顾虑心理者
禁忌证	①米非司酮禁忌证：肾上腺及其他内分泌疾病、肝肾功能异常、妊娠期皮肤瘙痒史、血液病和血栓性疾病、与甾体激素有关的肿瘤。 ②前列腺素药物禁忌证：心血管疾病、青光眼、胃肠功能紊乱、高血压、哮喘、癫痫等。 ③其他：过敏体质、带器妊娠、异位妊娠或可疑异位妊娠、妊娠剧吐，长期服用抗结核、抗癫痫、抗抑郁、抗前列腺素药物等

（2）米非司酮用药方法

顿服法	用药第1天顿服200mg米非司酮；服药第3天早上口服米索前列醇片0.6mg，前后空腹1小时
分服法	分次口服150mg米非司酮，第1天晨服50mg，8～12小时后再服25mg；第2天早晚再各服米非司酮25mg；第3天上午7时再服25mg。每次服药前后至少空腹1小时。第3天服用米非司酮后1小时服米索前列醇

四、阴道镜检查

1. 适应证

宫颈筛查结果异常	①宫颈细胞学未见异常，HPV16、18型阳性，或其他高危型HPV感染持续1年及以上者。②ASC－US伴高危型HPV阳性或重复性ASC－US。③ASC－H。④低级别鳞状上皮内病变（LSIL）。⑤高级别鳞状上皮内病变（HSIL）。⑥不典型腺细胞（AGC）。⑦原位腺癌（AIS）、腺癌。⑧鳞状细胞癌。⑨巴氏分级标准中≥巴氏ⅡB级以上的结果
妇科检查体征可疑	①裸眼检查见严重或明显的子宫颈溃疡、包块（肿物）或赘生物。②裸眼检查或其他检查可疑癌
病史可疑	①不明原因的下生殖道出血。②患者性伴侣生殖器官确诊湿疣或上皮内瘤变或癌。③子宫颈或阴道上皮内病变治疗后随访。④外阴或阴道壁存在HPV感染相关疾病

2. 禁忌证　没有绝对禁忌证。妊娠期妇女绝对禁止行宫颈管搔刮术，以免引发流产；下生殖道的急性感染应在检查前进行相应治疗，以免因炎症反应、出血影响阴道镜评估的准确性。

3. 注意事项　①患者在检查前24小时内禁止性交、冲洗或上药。②阴道镜检查可在除月经期的任意时段，最佳时间为月经周期第8～12天。③妊娠期妇女的阴道镜检查最好安排在妊娠期12～24周。④询问患者有无血液疾病，有无使用抗凝剂及抗血小板药物的情况。

五、腹腔镜检查及手术

1. 适应证与禁忌证

适应证	①子宫内膜异位症（腹腔镜是国内最准确的诊断方法）。②明确盆、腹腔肿块性质。③确定不明原因急、慢性腹痛和盆腔痛的原因。④明确或排除引起不孕的盆腔疾病。⑤计划生育并发症的诊断，如异位节育器、子宫穿孔
禁忌证	①绝对禁忌证：严重心肺功能不全；凝血功能障碍；绞窄性肠梗阻；大的腹壁疝或膈疝；腹腔内广泛粘连；弥漫性腹膜炎；腹腔内大出血。 ②相对禁忌证：盆腔肿块过大，超过脐水平；妊娠＞16周；晚期卵巢癌

2. 并发症

（1）腹膜后大血管损伤：穿刺部位邻近后腹膜腹主动脉、下腔静脉和髂血管，注意避免损伤。一旦发生腹膜后大血管损伤，可危及患者生命，立即开腹止血，修补血管。

（2）腹壁血管损伤：多发生在第2或第3穿刺部位，穿刺过程中使用腹腔镜透视法避开腹壁血管。如有损伤及时发现并进行缝合或电凝止血。

（3）术中出血：是腹腔镜手术最常见的并发症。术者熟悉手术操作和解剖，熟悉各种腹腔镜手术设备及器械使用方法。必要时需开腹止血。

（4）脏器损伤：主要指与内生殖器官邻近的脏器损伤，如膀胱、输尿管和肠管等损伤，多因周围组织粘连导致解剖结构异常、电器械使用不当或手术操作不熟练所致。一旦发生及时修补。

（5）与气腹相关的并发症：包括皮下气肿、气胸和气体栓塞。因CO_2对膈肌产生刺激，术后出现上腹部不适及肩痛，术后数天减轻或消失，无须特殊处理；如术中发现胸壁上部及颈部皮下气肿，立即停止手术；气体栓塞少见，一旦发生有生命危险。

（6）其他：如穿刺口不愈合、穿刺口疝等。

第八章　西医疾病

第一单元　黄体破裂

重点提示　黄体破裂的诊断、鉴别诊断（★★★）、紧急处理（★★）。

一、诊断

1. 多无停经史，无阴道出血史，下腹一侧突发性疼痛，多发生在黄体期，下腹部压痛、反跳痛，体温稍高。

2. 妊娠试验阴性。白细胞正常或稍高，血红蛋白下降。后穹隆穿刺可抽出不凝血液。

超声提示盆腹腔积液。

二、鉴别诊断

与输卵管妊娠、急性输卵管炎、急性阑尾炎、卵巢囊肿蒂扭转等相鉴别。

三、紧急处理

病情危重者，平卧，立即测血压、脉搏、呼吸、体温，观察神志变化；急查血常规、血型，交叉配血，备血。开放静脉通路，补液扩容，必要时输血。若腹腔内出血多，或经以上处理休克仍不能纠正，立即手术。

第二单元　子宫肌瘤

重点提示　子宫肌瘤的临床表现与诊断（★★★）、治疗原则（★）。

一、临床表现与诊断

1. 症状　①月经改变最常见，主要为经量增多、经期延长，严重时可致贫血。②肌瘤逐渐增大使子宫超过 3 个月妊娠大时，于下腹正中可触及不规则质硬包块。③白带增多，黏膜下肌瘤合并感染可致脓血性白带。④压迫症状，如尿频、排尿困难、尿潴留。⑤肌瘤红色样变、浆膜下肌瘤蒂扭转可有急性腹痛。

2. 体征　妇科检查扪及子宫增大，表面不规则单个或多个结节状突起。浆膜下肌瘤可扪及单个实质性球状肿块与子宫有蒂相连。黏膜下肌瘤位于宫腔内者子宫均匀增大，脱出于宫颈外口者，阴道窥器检查可看到宫颈口处有肿物，粉红色，表面光滑，宫颈外口边缘清楚。伴感染时可有坏死、出血及脓性分泌物。

3. B 超检查能区分子宫肌瘤与其他盆腔肿块。磁共振检查可准确判断肌瘤大小、数目和位置。必要时可选择宫腔镜、腹腔镜、子宫输卵管造影等协助诊断。

二、鉴别诊断

与妊娠子宫、子宫腺肌病、子宫恶性肿瘤、子宫畸形、卵巢肿瘤和盆腔炎性包块等相鉴别。

三、治疗原则

1. 观察　无症状肌瘤一般不需治疗，特别是近绝经期妇女。

2. 药物治疗　适用于症状轻、近绝经年龄或全身情况不宜手术者。

3. 手术治疗　适应证：①继发性贫血，保守治疗无效。②严重腹痛、性交痛或慢性腹痛、有蒂肌瘤扭转引起的急性腹痛。③出现膀胱、直肠等压迫症状。④因肌瘤造成不孕或反复流产。⑤疑有肉瘤变。

第三单元　前庭大腺炎

重点提示　前庭大腺炎的临床表现与诊断（★★★）、鉴别诊断（★★）、治疗原则（★）。

一、临床表现与诊断

1. 病史　常有不洁性交或外阴污染史。

2. 临床表现

急性	①初起时局部肿胀、疼痛、灼热感，局部皮肤红肿、压痛明显，患侧前庭大腺开口处可见白色小点。 ②感染进一步加重，脓肿形成并快速增大，患者疼痛剧烈，行走不便，脓肿成熟时局部可触及波动感。可出现发热等全身症状，腹股沟淋巴结可呈不同程度增大。 ③脓肿内压力增大，表面皮肤黏膜变薄，脓肿可自行破溃。若破孔大，可自行引流，炎症较快消退而痊愈；若破孔小，引流不畅，炎症持续存在，反复发作
慢性	若囊肿小且无急性感染，一般无自觉症状；若囊肿大，可感到外阴坠胀或性交不适。检查见患侧阴道前庭窝外侧肿大，外阴部后下方可触及无痛性囊性肿物，多呈圆形、边界清楚

3. 检查　急性期白细胞总数可升高。分泌物涂片或培养可找到病原体。

二、鉴别诊断

大阴唇腹股沟疝　与腹股沟环相连，挤压后可复位，包块消失，如向下屏气，增加腹压，则肿块胀大。应与前庭大腺囊肿相鉴别。

三、治疗原则

1. 急性炎症发作时，保持局部清洁，可取前庭大腺开口处分泌物行细菌培养，确定病原体，选择合适抗生素治疗。

2. 前庭大腺脓肿需尽早切开引流，切口选择在波动感明显处，尽量靠低位以便引流通畅，原则上在内侧黏膜面切开，并放置引流条，脓液可送细菌培养。

3. 无症状的前庭大腺囊肿可随访观察；囊肿较大或反复发作者可行囊肿造口术。

第四单元　阴道炎

重点提示　阴道炎的临床表现与诊断（★★★）、治疗原则（★）。

一、细菌性阴道病

1. 临床表现与诊断

（1）阴道分泌物增多，有鱼腥臭味，性交后症状加重，可伴有轻度外阴瘙痒或烧灼感。

（2）阴道黏膜无红肿、充血等炎症反应，分泌物呈灰白色、均匀一致、稀薄、黏度低，容易从阴道壁拭去。

（3）阴道分泌物可找到线索细胞，胺臭味试验阳性，无乳杆菌。

2. 治疗原则　①全身治疗，首选甲硝唑。②局部治疗，0.75%甲硝唑凝胶或2%克林霉素乳膏。③妊娠期应选择口服用药。

二、外阴阴道假丝酵母菌病

1. 临床表现与诊断

（1）外阴及阴道瘙痒难忍、疼痛，阴道分泌物增多，呈白色稠厚的凝乳状或豆渣样；外阴肿胀，伴有灼热感、尿痛、排尿困难、性交痛。

（2）外阴红斑、水肿，常伴抓痕；小阴唇内侧及阴道黏膜附有白色块状物，擦除后见黏膜充血红肿。急性期还可见糜烂面及浅表溃疡。表皮剥脱严重者可导致小阴唇肿胀粘连。

（3）阴道分泌物中可找到假丝酵母菌的芽孢或假菌丝，还可见少量白细胞。

2. 治疗原则　①全身治疗，可口服氟康唑。②局部治疗，选用克霉唑制剂、咪康唑制剂或制霉菌素制剂。③去除病因，保持皮肤清洁、外阴干燥；用过的内裤、盆及毛巾用开水烫洗；及时停用广谱抗生素或激素；积极治疗糖尿病；妊娠期患者以局部治疗为主。

三、滴虫阴道炎

1. 临床表现与诊断

（1）阴道分泌物增多，呈稀薄脓性、泡沫状、有臭味，若合并其他细菌感染则呈黄绿色。外阴瘙痒，或有灼热、疼痛、性交痛等。可有尿频、尿痛，甚至血尿。可致不孕。

（2）阴道黏膜充血，严重者可有散在出血点，甚至宫颈有出血斑点，形成“草莓样宫颈”。后穹隆有大量灰黄色、黄白色稀薄液体或黄绿色脓性分泌物，多呈泡沫状。

（3）阴道分泌物中可找到滴虫。

2. 治疗原则　全身治疗，可选择甲硝唑、替硝唑，哺乳期患者用药后不宜哺乳。性伴侣应同时治疗。

四、萎缩性阴道炎

1. 临床表现与诊断

（1）外阴瘙痒、灼热感，阴道分泌物增多，稀薄，呈淡黄色，严重者呈脓血性白带，可伴有性交痛。

（2）外阴、阴道黏膜潮红、充血，阴道黏膜萎缩性改变，上皮皱襞消失、萎缩、菲薄，呈老年性改变，阴道黏膜可见散在小出血点或点状出血斑，有时见浅表溃疡。阴道黏膜溃疡后可与对侧形成粘连，造成阴道狭窄甚至闭锁，炎性分泌物引流不畅，可形成阴道积脓或宫腔积脓。

（3）阴道分泌物可见大量基底层细胞及白细胞，无滴虫及假丝酵母菌，pH 升高，激素测定显示雌激素水平明显低下。

2. 治疗原则

（1）全身治疗：提高阴道抵抗力、补充雌激素是主要方法，给予替勃龙等。

（2）局部治疗：雌三醇软膏局部涂抹；抗生素如诺氟沙星置于阴道深部。阴道局部干涩明显者，可用润滑剂。

第五单元　宫颈炎

重点提示　宫颈炎的临床表现与诊断（★★★）、鉴别诊断（★★）、治疗原则（★）。

一、临床表现与诊断

1. 病史　常有分娩、流产、手术感染史，或经期不卫生、不洁性生活史，或子宫颈损伤，或化学物质刺激史，或病原体感染及邻近器官炎症等病史。

2. 临床表现

急性宫颈炎	①多无症状；有症状者主要表现为阴道分泌物增多，呈黏液脓性，可伴有外阴瘙痒及灼热感，或见月经间期出血、性交后出血等症状。合并尿路感染，可出现尿频、尿急、尿痛。 ②可见宫颈充血、水肿、黏膜外翻，黏液脓性分泌物附着甚至从宫颈管流出，宫颈管黏膜质脆，易诱发出血。淋病奈瑟球菌感染时，尿道旁腺、前庭大腺易受累，可见尿道口、阴道口黏膜充血、水肿及大量脓性分泌物附着
慢性宫颈炎	①多无症状。少数可见阴道分泌物增多，呈乳白色黏液状，有时呈淡黄色脓性，性交后出血，或月经间期出血，可伴腰骶部疼痛、下腹坠痛。 ②可见宫颈呈糜烂样改变，或有黄色分泌物覆盖宫颈口或从宫颈口流出，也可见宫颈肥大或子宫颈息肉

3. 辅助检查

（1）阴道分泌物检查白细胞增多。淋病奈瑟球菌及衣原体培养，分泌物检查有无细菌性阴道病、滴虫性阴道炎及外阴阴道假丝酵母菌病。

（2）B 超、彩色多普勒超声、CT、MRI 等可了解子宫颈及盆腔情况。

二、鉴别诊断

慢性宫颈炎应与宫颈柱状上皮异位和宫颈鳞状上皮内病变、宫颈腺囊肿、宫颈癌、宫颈湿疣、黏膜下子宫肌瘤等相鉴别。

三、治疗原则

1. 急性子宫颈炎　主要针对病原体选用抗生素治疗，治疗应及时彻底。合并细菌性阴道病应同时治疗细菌性阴道病。

2. 慢性子宫颈炎　以局部治疗为主。无症状的生理性柱状上皮异位无须处理。糜烂样改变伴有白带量多、乳头状增生、接触性出血最常用局部物理治疗。有子宫颈息肉者行息肉切除术，将切除的息肉送病理组织学检查。子宫颈肥大一般无须治疗。

第六单元　卵巢囊肿

重点提示　卵巢囊肿的临床表现与诊断（★★★）、鉴别诊断（★★）、治疗原则（★）。

一、临床表现与诊断

1. 一般无明显症状，体积较大或存在时间较长者可有下腹疼痛、坠胀感。妇科检查可扪及肿块位于子宫旁，一般无压痛。B 超可见一侧或两侧液性包块。

2. 出现蒂扭转时，突然发生一侧下腹剧痛，常与体位改变有关，可伴有恶心、呕吐，甚至休克。下腹压痛、反跳痛。盆腔检查一侧附件区可触及囊实性包块，边缘清晰，蒂部触痛明显，体温稍高。B 超提示一侧附件见不均质低回声区，边缘清晰。

二、鉴别诊断

卵巢囊肿应与卵巢肿瘤、妊娠子宫、子宫肌瘤等相鉴别。卵巢囊肿蒂扭转应与流产、输卵管妊娠、急性输卵管炎、急性阑尾炎、黄体破裂等相鉴别。

三、治疗原则

无症状者可观察随访；囊肿持续存在或增大、有恶变风险，或发生破裂、蒂扭转时，需手术治疗。

第七单元　先兆流产

重点提示　先兆流产的临床表现（★★★）、诊断与鉴别诊断（★★）、治疗原则（★）。

一、临床表现

妊娠28周前先出现少量阴道流血，常为暗红色或血性白带，无妊娠物排出，随后出现阵发性下腹痛或腰背痛。妇科检查：子宫颈口未开，胎膜未破，子宫大小与停经周数相符。经治疗及休息后症状消失，可继续妊娠。若阴道流血量增多或下腹痛加剧，可发展为难免流产。

二、诊断与鉴别诊断

1. 诊断　根据病史及临床表现多能确诊，必要时可行妊娠试验、B超检查。

2. 鉴别诊断　首先鉴别流产的类型。早期流产还应与输卵管妊娠、葡萄胎、异常子宫出血等相鉴别。

三、治疗原则

黄体功能不全者可肌内注射黄体酮或口服孕激素制剂；甲状腺功能减退者可口服小剂量甲状腺片。经治疗，若阴道流血停止，超声检查提示胚胎存活，可继续妊娠。若临床症状加重，超声检查发现胚胎发育不良，血HCG持续不升或下降，表明流产不可避免，应终止妊娠。

第八单元　复发性流产

重点提示　复发性流产的临床表现（★★★）、诊断与鉴别诊断（★★）、治疗原则（★）。

一、临床表现

同一性伴侣受孕，连续自然流产3次及以上。早期流产表现为先出现阴道流血，后出现阵发性下腹痛；晚期流产表现为先出现腹痛（阵发性子宫收缩），而后出现阴道流血。

二、诊断与鉴别诊断

1. 诊断　根据病史及临床表现多能确诊，必要时可行妊娠试验、B超检查。

2. 鉴别诊断　首先鉴别流产的类型。早期流产还应与输卵管妊娠、葡萄胎、异常子宫出血等相鉴别。

三、治疗原则

及时纠正导致流产的原因，孕后及早保胎治疗。

第四部分

中医儿科学

第一章　中医儿科学发展简史

第一单元　主要儿科名医学术思想

重点提示　著名医家的学术观点（★）。

钱乙	编撰《小儿药证直诀》；明析小儿生理病理特点；师仲景法，首创五脏辨证；创立小儿四诊诊法，注重望诊；儿科临证，首重脾胃，区分痘疹，明辨惊证，治疗热病，善用清凉，巧裁古方，善创新方
万全	提出“育婴四法”；创脏腑有余不足论，完善小儿生理病理；治疗注重脾胃，用药精炼轻灵；儿科诊病四诊合参，尤重望诊；施治灵活，倡导内外合治
陈复正	护本培元，创小儿元气论；注重望诊，阐述指纹脉诊见解；病证辨治，内外合治；推崇外治，区分惊风
吴塘	确立小儿生理病理特点；用药轻灵，存阴退热；四纲九证，辨析痉病；疏补通调脾胃，创立治疳九法

第二单元　中医儿科重要著作

重点提示　中医儿科发展中的主要学术流派（★）。

1. 隋唐、两宋

《诸病源候论》	将小儿外感病分为伤寒、时气两大类，内伤病以脏腑辨证为主。提出了小儿夜啼、痫证、解颅、滞颐、遗尿、蛔虫、蛲虫、脱肛、胎疸、鹅口疮、口疮等病证的病名病因证候
《备急千金要方》	首列妇人、少小婴孺方，将小儿病证分为九门，列方 325 首，总结唐代以前的儿科诊疗经验，为儿科病治疗提供大量有效方药
《颅囟经》	首创“纯阳之体”的理论；论述了小儿脉法、囟门诊治法；论述了惊、痫、癫、疳、痢的证治
《小儿斑疹备急方论》	是论述小儿麻、痘、斑、疹的第一部专著，善用寒凉法
《小儿药证直诀》	师仲景法，首创五脏辨证，提出治法方药，区分五脏的寒热虚实证候。总结出小儿面部望诊的实践经验；明确小儿的生理病理特点，是儿科发展成一门独立专科的先决条件；重视小儿脾胃病的调理，提出“疳皆脾胃病”的论点；区分麻疹、天花、水痘等出疹性疾病；对惊风和癫痫做出明确鉴别；创制、化裁经典名方
《小儿卫生总微论方》	明确指出新生儿脐风撮口是由于断脐不慎所致
《小儿痘疹方论》	首论痘疹受病之源，次论痘疹治疗之法，后集痘疹经验良方
《小儿病源方论》	一卷论养子真诀及小儿变蒸，叙述小儿护养与发育；二卷形证门，列附面部图形、按图论证；三卷分论惊风各证，后附方药；四卷论述痘疮引证和惊风引证

2. 元代、明代

《活幼心书》《活幼口议》	详论初生诸疾，较早集中论述中医新生儿学的儿科著作
《婴童百问》	将儿科病证设为百问，每问一证，究其受病之源，详述其治疗之法

续表

《保婴撮要》	论及小儿外科、皮肤、骨伤、眼、耳鼻咽喉、口齿、肛肠科病证 70 多种，脏腑、经络辨证用药，内治、外治、手术兼备，对中医小儿外科学的形成做出了重大贡献
《育婴家秘》《幼科发挥》《痘疹心法》《片玉心书》	倡导“育婴四法”，提出了“三有余，四不足”的小儿生理病理学说；首次阐述了惊风有后遗症；治疗方面提出“首重保护胃气”，并将推拿疗法用于儿科
《小儿按摩经》	有“手法歌”“观形察色法”“认筋法歌”“面部五位歌”等的详细记载
《证治准绳·幼科》	广泛辑录明代以前医家名著有关儿科的理论和经验
《景岳全书·小儿则》	主张补益真阴元阳，慎用寒凉和攻伐，临证常用温补剂
《幼科折衷》	因虑“幼科诸书，非偏寒偏热之误，便喜补喜泻之殊，予故僭而折衷之”
《博集稀痘方论》	提出婴孩之痘，须于病未成而治之的论点；载有稀痘方

3. 清代、中华人民共和国成立后

《幼科铁镜》	重视望诊，提出“有诸内而形诸外”的论点；主张用灯火燋疗法治疗脐风等证
《医宗金鉴·幼科心法要诀》	广泛搜集清代以前有关儿科的证治经验
《麻科活人全书》	为麻疹专著
《幼幼集成》	首创“赋禀”“护胎”，认为胎婴在腹，与母亲的精神、饮食、劳逸等有密切关系
《幼科要略》	对小儿杂病如伏气、风温、夏热、顺逆、疳、胀、痧疹、惊等的辨证和方药做简要叙述
《幼科释谜》	论述儿科诊法，并将主要病证（无痘科）分为 24 门（类），各编四言韵语一首
《温病条辨·解儿难》	论述了“六气为病、三焦分证、治病求本”的观点
《中医儿科学》	现代首部大型中医儿科学术著作
《儿科医籍辑要丛书》	全面整理历代中医著作，选辑其中对现代儿科临床有指导意义的内容进行归类
《实用中医儿科学》	分基础篇、临床篇、治法篇，紧密结合临床，总结名家经验，实用价值较高
《中医药学高级丛书·中医儿科学》	系统总结中医儿科学基础理论研究的成果，全面反映现代中医儿科临床和科研发展，提供中医儿科学科研思路与方法

第二章　肺系病证

第一单元　感冒

重点提示　感冒的病因病机、临床表现与诊断、辨证论治及西医治疗（★★★）。

一、病因病机

1. 病因　以感受风邪为主，常夹寒、热、暑、湿、燥邪及时邪疫毒等致病。
2. 病机　外邪犯表，卫阳被遏，肺卫失宣。

二、临床表现与诊断

1. 以发热恶寒、鼻塞流涕、打喷嚏等症为主，多兼咳嗽，可伴呕吐、腹泻或高热惊厥，重者可危及患儿生命。

2. 四时均有，多见于冬春，常因气候骤变而发病。

3. 白细胞总数正常或减少，中性粒细胞减少，淋巴细胞相对增加，单核细胞增加。

三、鉴别诊断

1. 急性传染病早期　麻疹、百日咳、水痘、手足口病、幼儿急疹、流行性脑脊髓膜炎等急性传染病的早期症状与感冒相似，根据流行病学史、临床表现及实验室检查相鉴别。

2. 急性感染性喉炎（急喉瘖）　初起仅有发热、微咳、声音嘶哑，病情较重时可闻犬吠样咳嗽及吸气性喉鸣。

3. 过敏性鼻炎　常表现为反复发作的鼻痒、打喷嚏、鼻塞、流涕，可见鼻黏膜苍白水肿，过敏原检测可作为鉴别。

四、辨证论治

1. 辨证要点　以八纲辨证为纲，重在辨风寒、风热、暑湿、表里、虚实；其次辨四时感冒与时疫感冒；再次辨兼夹证的有无。

2. 治疗原则　疏风解表。

3. 分证论治

	证型	证候		治法	方药
主症	风寒感冒	恶寒重，发热轻，无汗，流清涕	舌淡红，苔薄白，脉浮紧或指纹浮红	辛温解表	荆防败毒散
	风热感冒	发热重，有汗/少汗，咽红肿痛，口干渴	舌质红，苔薄黄，脉浮数或指纹浮紫	辛凉解表	银翘散
	暑邪感冒	发热，鼻塞，身重困倦，胸闷，泛恶，口渴心烦	舌质红，苔黄腻，脉数或指纹紫滞	清暑解表	新加香薷饮
	时邪感冒	起病急骤，高热恶寒，心烦，目赤咽红	舌质红，苔黄，脉数或指纹紫	清热解毒	银翘散＋普济消毒饮
兼症	夹痰	咳嗽较剧，痰多，喉间痰鸣	舌苔厚腻，脉浮滑或浮数	风寒者辛温解表，宣肺化痰；风热者辛凉解表，清肺化痰	风寒夹痰证＋三拗汤、二陈汤；风热夹痰证＋桑菊饮
	夹滞	脘腹胀满，不思饮食，呕吐酸腐，口气秽浊	苔厚腻，脉滑或指纹紫滞	解表兼以消食导滞	加用保和丸
	夹惊	惊惕哭闹，睡卧不宁，甚至骤然抽搐、神昏	舌质红，脉浮弦或弦数，指纹青滞	解表兼以清热镇惊	加用镇惊丸，可另服小儿回春丹、琥珀抱龙丸/小儿金丹片

五、西医治疗

一般治疗	休息，多饮水，注意呼吸道隔离，预防并发症
抗感染治疗	常用抗病毒药物利巴韦林；抗细菌药物可选用抗生素，常用青霉素类、头孢菌素类或大环内酯类
对症治疗	高热可口服对乙酰氨基酚或布洛芬，或物理降温。高热惊厥患儿可镇静、止惊

第二单元　咳嗽

重点提示　咳嗽的病因病机、临床表现与诊断、鉴别诊断、辨证论治（★★★）。

一、病因病机

1. 病因　外邪犯肺、痰浊内生、脏腑失调等。
2. 病机　肺失宣肃，肺气上逆。

二、临床表现与诊断

1. 咳嗽为主要症状，多继发于感冒之后，常因气候变化而发作。
2. 好发于冬春季节，多见于婴幼儿。
3. 肺部听诊两肺呼吸音粗糙，或有少量的散在的干、湿啰音。
4. X 线片或透视检查示肺纹理增粗。

三、鉴别诊断

1. 肺炎喘嗽　以气喘、咳嗽、痰壅、发热为主症，双肺听诊吸气末可闻及固定的中细湿啰音，胸部 X 线检查可见肺纹理增粗、紊乱及斑片状阴影。

2. 肺结核　根据结核接触史、结核菌素试验阳性、正侧位胸部 X 线片、随访结果示有肺结核或粟粒肺结核改变，以及对结核的治疗效果等加以鉴别。

3. 支气管异物　有异物吸入史，突然出现呛咳，胸部 X 线检查可见纵隔摆动，纤维支气管镜可明确诊断。

四、辨证论治

1. 辨证要点　首先辨外感、内伤，其次辨虚实，再次辨寒热。
2. 治疗原则　宣肺降气。
3. 分证论治

	证型	证候		治法	方药
外感	风寒咳嗽	痰白清稀，恶寒无汗，全身酸痛，咽部不红	苔薄白，脉浮紧，指纹浮红	疏风散寒，宣肺止咳	杏苏散
	风热咳嗽	痰黄黏稠，发热恶风，头痛，微汗出	舌质红，苔薄黄，脉浮数或指纹浮紫	疏风解热，宣肺止咳	桑菊饮
内伤	痰热咳嗽	痰多色黄，难以咳出，喉间痰鸣，发热口渴	舌质红，苔黄腻，脉滑数或指纹紫滞	清热泻肺，宣肃肺气	清金化痰汤
	痰湿咳嗽	咳嗽重浊，痰多壅盛，色白而稀，喉间痰声辘辘	舌淡红，苔白腻，脉滑或指纹沉滞	燥湿化痰止咳	三拗汤＋二陈汤
	气虚咳嗽	咳而无力，痰白清稀，面色㿠白，气短懒言，语声低微	舌淡嫩，边有齿痕，脉细无力或指纹淡	健脾补肺，益气化痰	六君子汤加味
	阴虚咳嗽	痰少而黏，口渴咽干，午后潮热或手足心热	舌质红，少苔，脉细数或指纹紫	养阴润肺，化痰止咳	沙参麦冬汤

五、西医治疗

一般治疗	注意休息和饮食，经常变换体位，多饮水
对症治疗	若咳嗽频繁影响休息，可予祛痰药物，痰黏难咳可酌情予化痰药物，避免使用镇咳药。支气管痉挛可予支气管扩张药物
其他治疗	病原体多为病毒，一般不予抗生素治疗，如合并细菌感染可用抗菌药物，若支原体感染，则予大环内酯类抗菌药

第三单元　肺炎喘嗽

重点提示　肺炎喘嗽的病因病机、临床表现与诊断、辨证论治及西医治疗（★★★）。

一、病因病机

1. 病因　外因责之于感受风邪，或由其他疾病传变而来；内因责之于小儿形气未充，肺脏娇嫩，卫外不固。

2. 病机　关键为肺气郁闭。

二、临床表现与诊断

1. 起病较急，有发热、咳嗽、气促、鼻扇、痰鸣等症，或有轻度发绀。

2. 病情严重时，喘促不安，烦躁不宁，面色灰白，发绀加重，或高热持续不退。

3. 禀赋不足患儿，常病程迁延。新生儿患本病时，可出现不乳，口吐白沫，精神萎靡等症状。

4. 肺部听诊有中、细湿啰音，常伴有干啰音，或管状呼吸音。

5. 多数白细胞总数增高，分类中性粒细胞增多。病毒感染引起者，白细胞计数可减少、稍增或正常。

6. X 线透视或摄片检查显示肺部纹理增多、紊乱，透亮度降低，或见小片状、斑点状模糊阴影，也可呈不均匀大片阴影。

三、鉴别诊断

1. 咳嗽（急性气管支气管炎）　以咳嗽为主，可见发热或无发热，肺部听诊可闻及呼吸音粗糙或有不固定的干湿啰音，胸部 X 线多正常或肺纹理增多。

2. 支气管异物　吸入异物可致肺部炎症，根据异物吸入史，突然出现呛咳，胸部 X 线检查可见纵隔摆动，纤维支气管镜可明确诊断。

3. 哮喘　以咳嗽气喘、喉间痰鸣、呼气延长、反复发作为主症，常不发热。肺部听诊以哮鸣音为主。

四、辨证论治

1. 辨证要点　辨常证、变证，初期辨风寒、风热，极期辨痰重、热重，恢复期辨气虚、阴伤，辨重症、危症。

2. 治疗原则　开肺化痰、止咳平喘。

3. 分证论治

	证型	证候		治法	方药
常证	风热闭肺证	咳嗽气急，痰多，高热烦躁，咳嗽微喘，气急鼻扇	舌红，苔薄白或黄，脉滑数，指纹紫或紫滞	辛凉宣肺，降逆化痰	表热为主，郁肺者选银翘散；里热为主，闭肺者选麻杏石甘汤
	风寒郁肺证	恶寒发热，无汗，呛咳气急，痰白稀	舌质不红，苔薄白或白腻，脉浮紧，指纹浮红	辛温宣肺，化痰降逆	华盖散
	毒热闭肺证	喘憋，涕泪俱无，鼻孔干燥，面赤	舌红而干，苔黄燥，脉洪数，指纹紫滞	清热解毒，泻肺开闭	黄连解毒汤 + 麻杏石甘汤
	痰热闭肺证	咳嗽喘促，气急鼻扇，喉间痰鸣，面赤口渴	舌红，苔黄腻，脉滑数，指纹紫滞	清热涤痰，开肺定喘	五虎汤 + 葶苈大枣泻肺汤
	阴虚肺热证	干咳少痰，面色潮红，五心烦热	舌红乏津，苔花剥、苔少或无苔，脉细数，指纹淡红	养阴清肺，润肺止咳	沙参麦冬汤
	肺脾气虚证	咳嗽无力，喉中痰鸣，低热起伏不定	舌质偏淡，苔薄白，脉细无力，指纹淡	补肺健脾，益气化痰	人参五味子汤
变证	心阳虚衰证	突然面色苍白，口唇发绀，四肢厥冷，烦躁不安	舌质略紫，苔薄白，脉细弱而数，指纹青紫，可达命关	温补心阳，救逆固脱	参附龙牡救逆汤
	邪陷厥阴证	壮热烦躁，神昏谵语，四肢抽搐，口噤项强，双目上视	舌红绛，指纹青紫，可达命关，或透关射甲	平肝息风，清心开窍	羚角钩藤汤 + 牛黄清心丸

五、西医治疗

1. 病因治疗　细菌性肺炎选用青霉素类、头孢菌素类抗生素治疗，支原体肺炎选用大环内酯类抗生素治疗，病毒性肺炎选用利巴韦林注射液、干扰素治疗。

2. 对症治疗　氧疗，保持呼吸道通畅，应用糖皮质激素。

3. 肺炎合并心力衰竭治疗　除镇惊、给氧外，可给予快速洋地黄制剂，一般选用毛花苷 C 或毒毛花苷 K。应用血管扩张剂，常用酚妥拉明和东莨菪碱。

第四单元　哮喘

重点提示　哮喘的病因病机、临床表现与诊断、鉴别诊断、辨证论治（★★★）。

一、病因病机

1. 病因　内因责之于素体肺、脾、肾不足，痰饮留伏，以及先天禀赋异常，成为哮喘反复发作之夙根；感受外邪、接触异物、饮食不慎、情志失调以及劳倦过度等，是诱发因素。

2. 病机

发作期	外因引动伏痰，痰阻气道，肺失肃降，气逆而上
迁延期	风痰内蕴，肺、脾、肾气亏虚
缓解期	肺脾气虚、脾肾阳虚、肺肾阴虚

二、临床表现与诊断

1. 发作前常有打喷嚏、咳嗽等先兆症状，或夜间突然发作。发作时喉间哮鸣，呼吸困难，咳痰不爽，甚则不能平卧，烦躁不安等。

2. 常因气候转变、受凉，或接触某些过敏物质等因素诱发。

3. 可有婴儿期湿疹史，或家族过敏史。

4. 心肺听诊两肺满布哮鸣音，呼气延长，或闻及湿啰音，心率加快。

5. 支气管哮喘，血白细胞总数正常，嗜酸性粒细胞可增高，可疑变应原皮肤试验常呈阳性。伴肺部感染时，血白细胞总数及中性粒细胞可增高。

三、鉴别诊断

1. 毛细支气管炎　多见于1岁以内婴儿，冬春两季发病较多。也有呼吸困难和哮鸣音，血清病毒抗体检测或咽拭分离有助于诊断，主要由呼吸道合胞病毒引起。

2. 喘息性支气管炎　见于3岁以内婴幼儿，临床见发热，咳嗽伴喘息，抗感染治疗后，喘息症状消失，但应警惕为支气管哮喘的早期。

3. 肺炎　以发热、咳嗽、痰壅、气喘为主症，两肺听诊以湿啰音为主，胸部X线或肺部CT检查有助诊断。

四、辨证论治

1. 辨证要点　发作期辨寒热，迁延期辨邪正虚实，缓解期辨脏腑；再辨轻重险逆。

2. 治疗原则　治疗应长期、规范、个体化。发作期当攻邪以治其标，缓解期当扶正以治其本。

3. 分证论治

	证型	证候		治法	方药
发作期	寒性哮喘	痰稀色白，多泡沫，形寒肢冷，流清涕	舌淡红，苔白滑或薄白，脉浮紧，指纹红	温肺散寒，涤痰定喘	小青龙汤＋三子养亲汤
	热性哮喘	喉间哮吼痰鸣，痰稠黄难咳，身热，面赤	舌红，苔黄，脉滑数，指纹紫	清肺涤痰，止咳平喘	麻杏石甘汤＋苏葶丸
	外寒内热	咳痰黏稠色黄，流清涕，恶寒发热	舌红，苔薄白或黄，脉滑数或浮紧，指纹浮红或沉紧	散寒清热，降气平喘	大青龙汤
迁延期	风痰内蕴，肺脾气虚	动则气喘，面色少华，易于出汗，神疲纳呆	舌淡，苔薄白或白腻，脉细弱，指纹淡滞	祛风化痰，补益肺脾	二陈汤＋人参五味子汤
	风痰内蕴，肾气亏虚	喘促胸满，咳嗽，喉中痰鸣，神疲纳呆，小便清长	舌淡，苔薄白或白腻，脉细弱或沉迟，指纹淡滞	泻肺祛痰，补肾纳气	偏于上盛用苏子降气汤；偏于下虚用都气丸＋射干麻黄汤
缓解期	肺脾气虚证	面色少华，形瘦纳差，便溏	舌淡胖，苔薄白，脉细软，指纹淡	健脾益气，补肺固表	人参五味子汤＋玉屏风散
	脾肾阳虚证	面色苍白，形寒肢冷，气短心悸	舌淡，苔薄白，脉细弱，指纹淡	健脾温肾，固摄纳气	金匮肾气丸
	肺肾阴虚证	喘促乏力，形体消瘦，面色潮红，手足心热	舌红少津，苔花剥，脉细数，指纹淡红	补肾敛肺，养阴纳气	麦味地黄丸

五、西医治疗

1. 急性发作期　①抗炎，应用糖皮质激素。②解痉平喘。③抗感染。
2. 慢性持续期和临床缓解期　可选用气道吸入糖皮质激素等抗炎，降低气道高反应性。

第五单元　反复呼吸道感染

重点提示　反复呼吸道感染的病因病机、诊断、鉴别诊断、辨证论治（★★★）。

一、病因病机

1. 病因　禀赋不足、喂养不当、顾护失宜、素禀体热等。
2. 病机　虚者正气不足，卫外不固；实者邪热内伏，遇感乃发。

二、诊断

年龄（岁）	上呼吸道感染（次/年）	下呼吸道感染（次/年）	
		反复气管支气管炎	反复肺炎
0～2	7	3	2
2^{+}～5	6	2	2
5^{+}～14	5	2	2

注：①两次感染间隔时间7天以上。②若上呼吸道感染次数不够，可将上、下呼吸道感染次数相加，反之则不能。若反复感染以下呼吸道为主，则定义为反复下呼吸道感染。③确定次数需连续观察1年。④反复肺炎是指1年内反复患肺炎2次，肺炎需由肺部体征和影像学证实，两次肺炎诊断期间肺炎体征和影像学改变应完全消失。

三、鉴别诊断

1. 过敏性鼻炎　以突然和反复发作的鼻痒、喷嚏频频、流清涕、鼻塞为主要特征，与接触蒿草及花粉等有关；患儿常有过敏体质及变应性鼻炎家族史。鼻黏膜苍白水肿，鼻分泌物涂片可见嗜酸粒细胞。

2. 咳嗽变异性哮喘　可一年四季反复发作，冬季为多，常继发于病毒、细菌或支原体感染，出现慢性反复发作性咳嗽，清晨或晚间加重，多数听不到哮鸣音，避免将其诊断为反复呼吸道感染。

四、辨证论治

1. 辨证要点　首分虚实，继辨脏腑。
2. 治疗原则　以补虚为要。若属实证者，宜清泻肺胃为主。

3. 分证论治

证型	证候			治法	方药
肺脾气虚证	反复外感	少气懒言，动则多汗，食少纳呆，大便不调	舌淡红，脉细无力，指纹淡	健脾补肺	玉屏风散加味
气阴两虚证		手足心热，神疲乏力，纳呆食少	舌红，苔少或花剥，脉细无力，指纹淡红	益气养阴	生脉散加味
肺胃实热证		口臭，口舌易生疮，汗多而黏，夜寐欠安	舌红，苔黄，脉滑数	清泻肺胃	凉膈散

第三章 脾系病证

第一单元 口疮

重点提示 口疮的病因病机、临床表现与诊断、鉴别诊断、辨证论治（★★★）。

一、病因病机

1. 病因 内因责之于婴幼儿因血少气弱，黏膜柔嫩，不耐邪热熏灼或久病体虚而易于罹患本病；外因责之于平素调护失宜、喂养不当、过食辛辣厚味或感受外邪等。

2. 病机 无论外感、内伤，凡化热、化火者均可循经上炎，熏蒸口舌而发病。

二、临床表现与诊断

1. 主要特征为口腔黏膜局部及齿龈等处出现单个或多个大小不等淡黄色或灰白色溃疡。溃疡面积较大，甚至满口糜烂者，称为口糜；溃疡发生在口唇两侧，称为燕口疮。

2. 常见喂养不当、过食辛辣厚味、口腔损伤、急性感染、久病、久泻等诱因或病史。

3. 口腔局部疼痛或不适，不欲或拒进饮食，可伴发热、咽痛，婴儿表现为啼哭烦躁、流涎；口腔黏膜（两颊、上腭、口唇、口角、牙龈、舌体等处）出现淡黄色或灰白色溃疡，一般呈圆形或椭圆形，大小深浅不一，或见疱疹，或上见溃疡，或周围红晕，数目不等，甚则满口糜腐，疼痛流涎，进食困难，可伴颌下臖核肿大、疼痛。疱疹性口炎先见散在或成丛的小疱疹，周围有红晕，继而疱疹破溃形成溃疡。整个过程为 7 ~ 10 天。

4. 白细胞总数及中性粒细胞比例升高提示细菌感染；白细胞总数正常或降低，中性粒细胞比例降低，淋巴细胞比例升高，常提示病毒感染。

三、鉴别诊断

1. 鹅口疮 多发生于新生儿或体弱多病婴幼儿。口腔及舌上白屑呈点状，或小雪片状，重者布满，白屑周围可有红晕，疼痛、流涎一般较轻。

2. 手足口病 多见于 4 岁以下小儿，为时行疾病，春夏季流行。除口腔黏膜有溃疡外，伴有发热及手、足、臀部皮肤疱疹，有接触史。

四、辨证论治

1. 辨证要点 常应用八纲辨证、脏腑辨证，首辨虚实，次辨脏腑，再辨病程。

2. 治疗原则　清热降火。实热证以清热泻火解毒为主；虚热证以滋阴降火、引火归原为主。外治以消肿止痛、祛腐生肌为主。

3. 分证论治

证型	证候			治法	方药
风热乘脾证	口腔溃烂	周围焮红，灼热疼痛，流涎拒食，口臭涎多，面赤口渴	舌红，苔薄黄，脉滑数，指纹浮紫	疏风清热	银翘散
心火上炎证		红肿灼热，疼痛明显，拒食，叫扰啼哭，面赤唇红，口干	舌边尖红，苔薄黄，脉细数，指纹紫滞	清心泻火	泻心导赤汤
脾胃积热证		融合成片，满口糜烂，边缘鲜红，疼痛拒食，口臭涎多黏稠	舌红，苔黄，脉数，指纹紫滞	通腑泻火	凉膈散
虚火上浮证		神疲颧红，手足心热，口干不渴，虚烦不寐	舌红少苔，或花剥，脉细数或指纹淡紫	滋阴降火，引火归原	六味地黄丸＋肉桂

五、西医治疗

预防继发细菌感染，可予2.5%~5%金霉素鱼肝油局部涂擦。考虑细菌感染可用抗生素。酌情补充液体，供给多种维生素等。

第二单元　厌食

重点提示　厌食的病因病机、临床表现与诊断、鉴别诊断、辨证论治（★★★）。

一、病因病机

1. 病因　先天禀赋不足，或后天调护失宜。
2. 病机　脾胃失健，纳化失和。

二、临床表现与诊断

1. 长期食欲不振，而无其他疾病者。
2. 面色少华，形体偏瘦，但精神尚好，无腹膨。
3. 有喂养不当史，如进食无定时定量，过食生冷、甘甜厚味、零食或偏食等。

三、鉴别诊断

1. 疰夏　为季节性疾病，春夏剧，秋冬瘥，除食欲不振外，可见精神倦怠，大便不调，或有发热等症，秋凉后自行恢复正常。

2. 积滞　有伤乳伤食史，除不思乳食外，有脘腹胀满、嗳吐酸腐、大便酸臭等症。

四、辨证论治

1. 辨证要点　以脏腑辨证为纲，主要从脾胃辨证。
2. 治疗原则　运脾开胃。

3. 分证论治

证型	证候		治法	方药
脾失健运证	脘腹饱胀，嗳气泛恶，大便不调	舌淡红，苔薄白或薄腻，脉尚有力	调和脾胃，运脾开胃	不换金正气散
脾胃气虚证	大便偏稀夹不消化食物，面色少华	舌淡，苔薄白，脉缓无力	健脾益气，佐以助运	异功散加味
脾胃阴虚证	食少饮多，皮肤失润，大便偏干，小便短黄，烦躁少寐，手足心热	舌红少津，苔少或花剥，脉细数	滋脾养胃，佐以助运	养胃增液汤
肝脾不和证	胸胁痞满，性情急躁，面色少华，神疲肢倦	舌淡，苔薄白，脉弦细	疏肝健脾，理气助运	逍遥散

第三单元　疳证

重点提示　疳证的临床表现与诊断、鉴别诊断、辨证论治及西医治疗（★★）。

一、病因病机

1. 病因　饮食不节，喂养不当，营养失调，疾病影响以及先天禀赋不足等。

2. 病机　脾胃亏损，津液耗伤。

二、临床表现与诊断

1. 饮食异常，大便干稀不调，或脘腹膨胀等明显脾胃功能失调者。

2. 形体消瘦，体重低于正常平均值的15%～40%，面色不华，毛发稀疏枯黄，严重者干枯羸瘦。

3. 兼有精神不振，或好发脾气，烦躁易怒，或喜揉眉擦眼，或吮指磨牙等症。

4. 有喂养不当或病后饮食失调及长期消瘦史。

5. 因蛔虫引起者，谓之“蛔疳”，大便镜检可查见蛔虫卵。

6. 贫血者，血红蛋白及红细胞减少。

7. 出现肢体浮肿，属于营养性水肿者，血清总蛋白量多在45g/L以下，血清白蛋白约在20g/L以下。

三、鉴别诊断

1. 厌食　由喂养不当，脾胃运化功能失调所致，以长期食欲不振、厌恶进食为主症，无明显消瘦，精神尚好，病在脾胃，很少涉及他脏，一般预后良好。

2. 积滞　以不思乳食、食而不化、脘腹胀满、大便酸臭为特征，与疳证特征有明显区别。若积久不消，损伤脾胃，水谷精微化生不足，致形体日渐消瘦，可转化为疳证。

四、辨证论治

1. 辨证要点　有常证、兼证之不同，主证以八纲辨证为纲，重在辨清虚、实；兼证宜以脏腑辨证为纲。

2. 治疗原则　以健运脾胃为主。疳气以和为主；疳积以消为主，或消补兼施；干疳以补为要。补脾须佐助运，使补不碍滞；消积勿过用攻伐，以免伤正。

3. 分证论治

证型		证候		治法	方药
常证	疳气	面色萎黄少华，毛发稀疏，精神欠佳，性急易怒	舌略淡，苔薄微腻，脉细有力，指纹淡	调和脾胃，益气助运	资生健脾丸
	干疳	皮肤干瘪起皱，皮包骨头，毛发干枯，表情冷漠呆滞，夜寐不安，腹凹如舟，杳不思食	舌淡嫩，苔花剥或无，脉沉细弱，指纹色淡隐伏	补脾益气，养血活血	八珍汤
	疳积	面色萎黄少华或面白无华，青筋暴露，毛发稀疏结穗	舌淡，苔白腻，脉沉细而滑，指纹紫滞	消积理脾，和中清热	肥儿丸
兼证	疳肿胀	足踝浮肿，眼睑浮肿，颜面及全身浮肿，面色无华，神疲乏力	舌淡嫩，苔薄白，脉沉迟无力	健脾温阳，利水消肿	防己黄芪汤 + 五苓散
	眼疳	两目干涩，畏光羞明，眼角赤烂，黑睛混浊，白翳遮睛或夜盲眼痒	舌红，苔薄白，脉细	养血柔肝，滋阴明目	石斛夜光丸；夜盲用羊肝丸
	口疳	口舌生疮，满口糜烂，秽臭难闻，面赤心烦，小便短黄	舌尖红，苔薄黄，脉细数	清心泻火，滋阴生津	泻心导赤散

五、西医治疗

1. 一般治疗　①祛除病因是首要措施。②居室空气新鲜，阳光充足，环境整洁。皮肤及口腔保持清洁，睡眠充足，适度活动，设法增进食欲。

2. 调整饮食　由少量到多量，由流质到软食、普食，由单一到多种循序渐进地进行，切忌贪多求快，引起消化紊乱而加重病情。

3. 促进消化与代谢功能　可给予各种消化酶帮助消化。营养不良时常伴维生素及微量元素缺乏，口服 B 族维生素及维生素 C 可促进消化代谢。

第四单元　呕吐

重点提示　呕吐的病因病机、临床表现与诊断、鉴别诊断、辨证论治（★★★）。

一、病因病机

1. 病因　外邪犯胃、乳食积滞、胃中积热、脾胃虚寒、肝气犯胃等。

2. 病机　胃失和降，气逆于上。

二、临床表现与诊断

1. 有乳食不节、饮食不洁、情志不畅、外邪犯胃等病史。

2. 乳食等从胃中上涌，经口而出，常伴嗳腐食臭、恶心纳呆、胃脘胀闷等症。

三、鉴别诊断

1. 溢乳（又称漾乳）　小婴儿哺乳后，乳汁自口角溢出，纳食如常，别无他证，非病态。多因小婴儿胃小且发育不健全，贲门括约肌松弛，哺乳过量、过急，吞咽过多空气所致。以正确方法哺乳，或随小儿年龄增长，可逐渐自愈。

2. 其他疾病　小儿呕吐可见于多种疾病，与各种急腹症、颅脑疾病、感染性疾病、药物与食物中毒等相鉴别，结合病史、临床症状、腹部体征、实验室检查等明确诊断。

四、辨证论治

1. 辨证要点　以八纲辨证为主，结合脏腑辨证，根据病史、病程、呕吐特点及伴随症状，以分清虚、实、寒、热、食积、气郁、外感、内伤等。

2. 治疗原则　以和胃降逆为主。

3. 分证论治

证型	证候		治法	方药
寒邪犯胃证	呕吐物清冷，胃脘不适或疼痛，鼻塞流涕	舌淡红苔白，脉浮紧或指纹红	疏风散寒，化湿和中	藿香正气散
乳食积滞证	以吐为快，不思乳食，口气臭秽，脘腹胀满	舌红，苔厚腻，脉滑数有力，指纹紫滞	消乳化食，和胃降逆	伤乳用消乳丸；伤食用保和丸
胃热气逆证	呕吐频繁，呕哕声宏，吐物酸臭，口渴多饮	舌红苔黄，脉滑数，指纹紫滞	清热泻火，和胃降逆	黄连温胆汤
脾胃虚寒证	朝食暮吐，暮食朝吐，吐出多为清稀痰水	舌淡苔白，脉迟缓无力，指纹淡	温中散寒，和胃降逆	丁萸理中汤
肝气犯胃证	每因情志刺激加重，易怒易哭	舌边红，苔薄腻，脉弦，指纹紫	疏肝理气，和胃降逆	解肝煎

五、西医治疗

寻找病因，治疗原发疾病。脱水者，按小儿液体疗法补液治疗。

第五单元　腹痛

重点提示　腹痛的病因病机、临床表现与诊断、鉴别诊断、辨证论治（★★★）。

一、病因病机

1. 病因　外感风、寒、暑、湿，内伤饮食，虫积，热结，气滞，血瘀，脾胃虚弱等。

2. 病机　脏腑经脉失调，气机运行不畅。

二、临床表现与诊断

1. 患儿可有外感寒邪、伤于乳食、脾胃虚寒、情志不畅等病史或诱因。

2. 表现在胃脘部、脐周部位、小腹两侧或一侧部位、下腹正中部位疼痛。

3. 腹痛时作时止、时轻时重，常反复发作、发作后自行缓解。

4. 可有隐痛、钝痛、胀痛、刺痛、掣痛。

5. 伴随腹痛出现的症状不多，可有啼哭不宁、腹胀等。

6. 血、尿、便检查，腹部X线检查、超声检查等有助于临床诊断及鉴别诊断。腹腔穿刺、胃镜、腹腔镜、CT等检查可根据病情及临床需要选择。

三、鉴别诊断

1. 外科急性腹痛与内科腹痛鉴别

鉴别点	外科急性腹痛	内科腹痛
起病	急骤	较缓

中医儿科学

续表

鉴别点	外科急性腹痛	内科腹痛
前驱症状	无	多有
腹痛特点	由轻到重、由局限到弥漫，多为持续性；先有腹痛，后见全身症状，体征多局限于腹部，可有放射痛。肠梗阻、肠套叠多为持续性剧痛、绞痛；胃肠道穿孔可伴腹膜刺激征；小儿腹部外伤，内脏破裂出血可发生失血性休克	时作时止、时轻时重，反复发作、可自行缓解。部位可不固定，患儿常难以定位。疼痛性质可有隐痛、钝痛、胀痛、刺痛，可伴啼哭不宁、腹胀

2. 功能性腹痛与器质性腹痛鉴别

鉴别点	功能性腹痛	器质性腹痛
病因	无明显诱因，多有饮食不节病史	可有原发病病史
症状	疼痛多突然发作，无明显伴随症状	疼痛多伴有原发病的特征
特点	反复发作，每次发作症状相似	疼痛与原发病有密切联系
腹部体征	脐周痛，无明显体征	不一致
B 超检查	多无阳性体征，少数有肠系膜淋巴结肿大	不一致

四、辨证论治

1. 辨证要点　辨病位、辨寒热、辨虚实、分轻重。
2. 治疗原则　以调理气机、疏通经脉为主。
3. 分证论治

证型	证候		治法	方药
腹部中寒证	遇寒痛甚，痛处喜暖，面色苍白	舌淡，苔白滑，脉沉弦紧，指纹红	温中散寒，理气止痛	养脏汤
乳食积滞证	呕吐，吐物酸馊，矢气频作，大便秽臭	舌红，苔厚腻，脉沉滑，指纹紫滞	消食导滞，行气止痛	香砂平胃散
胃肠结热证	疼痛拒按，大便秘结，手足心热	口唇舌红，苔黄燥，脉滑数或沉实，指纹紫滞	通腑泄热，行气止痛	大承气汤
脾胃虚寒证	腹痛绵绵，痛处喜按，得温则舒	舌淡苔白，脉沉细，指纹淡红	温中理脾，缓急止痛	小建中汤 + 理中丸
气滞血瘀证	腹部癥块拒按，肚腹硬胀，青筋显露	舌紫暗或有瘀点，脉涩，指纹紫滞	活血化瘀，行气止痛	少腹逐瘀汤

五、西医治疗

1. 功能性腹痛　多由内科疾病引起，以内科治疗（对症治疗、认知 - 行为治疗、药物治疗等）为主。

2. 器质性腹痛　常由外科疾病引起，常需手术治疗。

第六单元　泄泻

重点提示　泄泻的病因病机、临床表现与诊断、鉴别诊断、辨证论治（★★★）。

一、病因病机

1. 病因　以感受外邪、内伤饮食、脾胃虚弱、脾肾阳虚多见。

2. 病机　脾困湿盛。

二、临床表现与诊断

1. 大便次数增多，每天3～5次，多达10次以上，呈淡黄色，如蛋花汤样，或色褐而臭，可有少量黏液。或伴有恶心、呕吐、腹痛、发热、口渴等症。

2. 有乳食不节、饮食不洁或感受时邪的病史。

3. 腹泻及呕吐较严重者，可见小便短少、体温升高、烦渴神萎、皮肤干瘪、囟门凹陷、目珠下陷、啼哭无泪、口唇樱红、呼吸深长、腹胀等症。

4. 大便镜检可有脂肪球，少量红细胞、白细胞。

5. 大便病原体检查可有致病性大肠埃希菌等生长，或分离轮状病毒等。

6. 重症腹泻有脱水、酸碱平衡失调及电解质紊乱。

三、鉴别诊断

1. 生理性腹泻　多见于6个月以下的小儿，外观虚胖，常有湿疹，生后不久即腹泻，除大便次数增多外，无其他症状，生长发育不受影响，到添加辅食后，大便逐渐转为正常。

2. 细菌性痢疾　常有流行病学病史，起病急，全身症状重。便次多，量少，排脓血便伴里急后重，大便镜检有较多脓细胞、红细胞和吞噬细胞，大便细菌培养有志贺菌属生长可确诊。

3. 急性出血性坏死性肠炎　好发于儿童，起病急骤，主要症状为腹痛、呕吐、腹泻、血便、高热，重症常出现休克。腹部立、卧位X线片呈小肠局限性充气扩张，肠间隙增宽，肠壁积气，门静脉充气征等。

4. 吸收功能障碍性疾病　发病早，多为慢性腹泻，调整或改变配方奶，症状缓解，或可找到过敏原（牛奶、大豆等），粪便酸度、还原糖试验等检查有助于鉴别。

四、辨证论治

1. 辨证要点　辨寒热、虚实、阴阳，辨常证、变证。

2. 治疗原则　运脾化湿。实证以祛邪为主；虚证以扶正为主。

3. 分证论治

证型		证候		治法	方药
常证	风寒泻	大便清稀，夹有泡沫，臭气不甚，恶寒发热	舌淡，苔薄白，脉浮紧，指纹淡红	疏风散寒	藿香正气散
	湿热泻	大便水样，或如蛋花样，泻下急迫，气味秽臭	舌红，苔黄腻，脉滑数，指纹紫	清热利湿	葛根芩连汤
	伤食泻	气味酸臭，或如败卵，脘腹胀满或有呕吐	舌苔厚腻或微黄，脉滑实，指纹紫滞	消食化滞	保和丸
	脾虚泻	食后作泻，时轻时重，面色萎黄，神疲倦怠	舌淡苔白，脉缓弱，指纹淡	健脾益气	七味白术散
	脾肾阳虚泻	食入即泻，澄澈清冷，形寒肢冷，睡时露睛	舌淡苔白，脉细弱，指纹色淡	温补脾肾	附子理中汤＋四神丸

续表

证型		证候		治法	方药
变证	气阴两伤	心烦不安，眼窝及囟门凹陷，皮肤干燥，小便短少甚无	唇红而干，舌红少津，苔少或无苔，脉细数	益气敛阴	人参乌梅汤
	阴竭阳脱	表情淡漠，面色青灰或苍白，冷汗自出，哭声微弱，四肢厥冷	舌淡无津，脉沉细欲绝	温阳固脱	生脉散 + 参附龙牡救逆汤

五、西医治疗

1. 一般治疗　轻型不禁食，减少脂肪和不易消化食物的摄入，母乳喂养者可缩短每次喂养时间；人工喂养者可由米汤或稀释牛奶开始，逐渐增加量与浓度。呕吐严重者可禁食，一般不超过8小时。呕吐好转时，可逐渐恢复正常饮食。

2. 药物治疗　①水样便腹泻者多为病毒及非侵袭性细菌所致，一般不用抗生素，合理应用液体疗法，选用微生态制剂和黏膜保护剂。②黏液、脓血便者多为侵袭性细菌感染，可选用抗菌药物。③微生态疗法，常用双歧杆菌、乳酸杆菌、粪链球菌制剂。④肠黏膜保护剂，如蒙脱石粉。

3. 液体疗法

（1）口服补液：早期应用可防止脱水的发生或发展，也适用于轻中度脱水的治疗。

（2）静脉补液：适用于口服补液失败或重度脱水。原则上先浓后淡，输液速度先快后慢。

第四章　心肝系病证

第一单元　多动症

重点提示　多动症的临床表现与诊断、辨证论治及西医治疗（★★）。

一、病因病机

1. 病因　主要是先天禀赋不足、后天失于护养、教育不当、环境影响等，其他如外伤瘀滞、情志失调等。

2. 病机　脏腑阴阳失调，阴失内守、阳躁于外。

二、临床表现与诊断

1. 注意力涣散，上课时思想不集中，坐立不安，喜做小动作，活动过度。

2. 情绪不稳，冲动任性，动作笨拙，学习成绩一般低于同龄同学，但智力一般正常。

3. 多见于学龄儿童，男性多于女性。

三、鉴别诊断

1. 正常顽皮儿童　有时出现注意力不集中，但大部分时间仍能正常学习，功课作业完成迅速。能遵守纪律，上课一旦出现小动作，经指出即能自我制约而停止。

2. 孤独症　常有活动过多或注意力集中困难，极似严重的儿童多动障碍，但特点是不能与周围人建立感情联系，不能与人对视，行为表现重复单一，有严重的社会交往与语言功能障碍。

3. 品行障碍　以反复而持久的反社会性、攻击性或对立违抗行为以及违纪行为等为主要特征，可与本病合并出现。

4. 儿童精神分裂症　可有活动过多和行为冲动，但有个性改变、情感淡漠、行为怪异、思维离奇等表现。

四、辨证论治

1. 辨证要点　辨脏腑、辨阴阳。

2. 治疗原则　调和阴阳。

3. 分证论治

证型	证候		治法	方药
心肝火旺证	面赤烦躁，大便秘结，小便色黄	舌红或舌尖红，苔薄或薄黄，脉弦/弦数	清心平肝，安神定志	安神定志灵
痰火内扰证	胸中烦热，懊憹不眠，纳少口苦	舌红，苔黄腻，脉滑数	清热泻火，化痰宁心	黄连温胆汤
肝肾阴虚证	腰酸乏力，五心烦热、盗汗、大便秘结	舌红，苔少，脉弦细	滋养肝肾，平肝潜阳	杞菊地黄丸
心脾两虚证	自汗盗汗，偏食纳少，面色无华	舌淡，苔薄白，脉虚弱无力	养心安神，健脾益气	归脾汤 + 甘麦大枣汤

五、西医治疗

中枢神经兴奋剂（哌甲酯等），中枢去甲肾上腺素调节药物（托莫西汀等）。

第二单元　抽动障碍

重点提示　抽动障碍的病因病机、临床表现与诊断、鉴别诊断、辨证论治（★★★）。

一、病因病机

1. 病因　与先天禀赋不足、感受外邪、情志失调、饮食所伤、疾病影响，以及学习紧张、劳累疲倦、久看电视或久玩游戏机等多种因素有关。

2. 病机　风痰胶结，肝亢风动。

二、临床表现与诊断

1. 起病于21岁之前，多数在5～10岁。

2. 主要表现为多种抽动动作和一种或多种不自主发声，两者出现于病程某些时候，但不一定同时存在。

3. 抽动症状1天反复出现多次，几乎天天如此，但在数周或数月内症状的强度有变化，并能受意志克制数分钟至数小时，病程至少持续1年，且在1年之中症状缓解不超过2个月。

4. 不自主抽动或发声，不能用其他疾病来解释。

三、鉴别诊断

1. 风湿性舞蹈病　6岁以后多见，女孩居多，是风湿热主要表现之一。常为面部及四肢各种异常动作，并有不规则舞蹈样动作及肌张力减低等风湿热体征，无发声抽动或秽语症状。抗链球菌溶血素O值增高。抗风湿治疗有效。

2. 肌阵挛　癫痫发作的一个类型，表现为全身肌肉或某部肌肉突然、短暂、触电样收缩，可一次或多次发作，发作时常伴有意识障碍，脑电图异常。抗癫痫治疗可控制发作。

3. 多动症　有多动、品行障碍、精神障碍等病史及家族史，或有铅中毒、锌缺乏等病史。以活动过多、注意力不集中、情绪不稳、冲动任性、学习困难，但智力正常或接近正常为特征。动作不协调，翻手试验、对指试验、指鼻试验、指指试验可呈阳性。注意力测试常呈阳性。

四、辨证论治

1. 辨证要点　首辨虚实，再辨脏腑。

2. 治疗原则　息风止动。实证以平肝息风、豁痰解郁为主；虚证以滋肾补脾、柔肝息风为主；虚实夹杂治当标本兼顾，攻补兼施。

3. 分证论治

证型	证候		治法	方药
外风引动证	喉中异声或秽语，每于感冒后症状加重，鼻塞流涕，咽红咽痛	舌淡红，苔薄白，脉浮数	疏风解表，息风止动	银翘散
肝亢风动证	头晕头痛，面红目赤，腹动胁痛，便干尿黄	舌红苔黄，脉弦数	平肝潜阳，息风止动	天麻钩藤饮
痰火扰神证	眩晕，睡眠多梦，喜食肥甘，烦躁易怒，口苦口干	舌红苔黄腻，脉滑数	清热化痰，息风止动	黄连温胆汤
脾虚肝旺证	精神倦怠，面色萎黄，食欲不振，形瘦性急	舌淡，苔薄白或薄腻，脉细或细弦	扶土抑木，调和肝脾	缓肝理脾汤
阴虚风动证	咽干清嗓，形体偏瘦，性情急躁，两颧潮红	舌红少津，苔少或花剥，脉细数或弦细无力	滋水涵木，柔肝息风	大定风珠

五、西医治疗

药物治疗（硫必利等），心理干预（认知支持疗法；心理转移疗法；行为疗法等）。

第三单元　癫痫

重点提示　癫痫的临床表现与诊断、鉴别诊断、辨证论治及西医治疗（★★）。

一、病因病机

1. 病因　先天因素（胎禀不足、胎产损伤和胎中受惊）、后天因素及诱发因素。
2. 病机　痰气逆乱，蒙蔽心窍，引动肝风。

二、临床表现与诊断

1. 发作突然，肢体抽搐或猝然仆倒，不省人事，口吐涎沫，牙关紧闭，目睛上视；或表现为发作性愣神，瞪目直视，神志恍惚，头痛，腹痛等。

2. 具有发作性和重复性。

3. 提示与脑损伤相关的个人史与既往史，如围产期异常、运动及智力发育落后，颅脑疾病与外伤史等。

4. 病发前常有先兆症状，发病可有诱因。

5. 脑电图异常，神经影像学检查可见异常。

三、鉴别诊断

1. 晕厥　多见于年长儿，无脑损伤史，几乎都在站立时发作，发作前面色苍白、汗出，然后肌肉无力，跌倒，无遗尿，无并发症，脑电图正常可鉴别。

2. 癔症　多见于年长儿，发作时意识不完全丧失，慢慢倒下，无摔伤，抽搐动作杂乱无规律，无发作先兆，无神经系统阳性体征，脑电图正常。

3. 其他　风痫与急惊风、风热、动风相鉴别；惊痫与夜啼心经有热证、急惊风之暴受惊恐证相鉴别；脾虚痰盛证及脾肾两虚证与慢惊风之脾虚肝旺证及脾肾阳衰证相鉴别。本病与急、慢惊风的主要区别在于其反复发作性，注意两者的临床特征、临床表现及其演变、实验室检查等方面的区别。

四、辨证论治

1. 辨证要点　辨病因，辨虚实。

2. 治疗原则　治疗宜分标本虚实，实证以治标为主，着重豁痰化瘀，息风定痫；虚证以治本为重，宜健脾化痰，补益脾肾。癫痫持续状态采用中西药配合抢救。

3. 分证论治

证型	证候		治法	方药
惊痫	惊惕不安，如人将捕之状，四肢抽搐，夜卧不宁	舌淡红，苔白，脉弦滑，乍大乍小，指纹色青	镇惊安神	镇惊丸
痰痫	喉间痰鸣，瞪目直视，局部肢体抽搐	舌苔白腻，脉弦滑	豁痰开窍	涤痰汤
风痫	强直，四肢抽搐，两目上视/斜视，牙关紧闭，口吐白沫	舌苔白，脉弦滑	息风止痉	定痫丸
瘀痫	四肢抽搐，抽搐部位及动态较为固定，头痛，大便干结	舌红苔少或见瘀点，脉涩或指纹沉滞	化瘀通窍	通窍活血汤
虚痫	眩晕，神疲乏力，少气懒言，腰膝酸软，四肢不温	舌淡红，苔白，脉沉细无力	补益脾肾	河车八味丸

五、西医治疗

1. 快速控制惊厥，首选安定类药物，如地西泮、氯硝西泮或劳拉西泮。

2. 维持生命功能，防治并发症。保持呼吸通畅，吸氧，积极防治过高热、脑水肿、酸中毒、电解质紊乱、呼吸及循环衰竭等。

3. 积极寻找病因，针对病因进行治疗。

4. 发作控制后，立即开始长期、合理的抗癫痫药物治疗。

第五章　肾系病证

第一单元　遗尿

重点提示　遗尿的病因病机、临床表现与诊断、辨证论治及西医治疗（★★★）。

一、病因病机

1. 病因　先天禀赋不足，或后天久病失调。
2. 病机　三焦气化失司、膀胱失约。

二、临床表现与诊断

1. 患儿年龄≥5 岁（5 岁作为判断儿童夜遗尿的年龄标准带有一定主观性，但反映了儿童排尿控制能力的发育程度）。

2. 患儿睡眠中不自主排尿，每周≥2 次，并持续 3 个月以上（疲劳或临睡前饮水过多而偶发遗尿的儿童不作病态）。

3. 大年龄儿童，可适当放宽夜遗尿的次数。

三、鉴别诊断

1. 白天尿频综合征　白昼尿频尿急，入睡后尿频消失，不伴有夜间遗尿，尿常规检查正常，多为暂时性和一过性，注意饮食饮水等生活管理。必要时可短时间应用补气益肾的中药，严重者可应用抗胆碱药。

2. 尿失禁　尿液自遗，不分昼夜，不分寤寐，尿量少而次数多，多见于先天发育不全及脑病后遗症小儿。

四、辨证论治

1. 辨证要点　重在辨脏腑虚实寒热，虚寒者多，实热者少。
2. 治疗原则　温补下元、固摄膀胱。
3. 分证论治

证型	证候		治法	方药
下元虚寒证	天气寒冷时加重，小便清长，神疲乏力	舌淡，苔薄白或白滑，脉沉细或沉弱	温补肾阳，固涩止遗	桑螵蛸散 + 菟丝子散
肺脾气虚证	平素易感冒，面色少华，少气懒言，食欲不振，便溏	舌淡，苔薄白，脉沉无力	补肺健脾，益气升清	补中益气汤 + 缩泉丸
心肾失交证	寐不安宁，烦躁叫扰，五心烦热，形体较瘦	舌红，苔薄，少津，脉沉细而数	清心滋肾，安神固脬	导赤散 + 交泰丸
肝经湿热证	气味腥臊，性情急躁，夜卧不安或梦语龂齿	舌红苔黄腻，脉滑数	清利湿热，泻肝止遗	龙胆泻肝汤

五、西医治疗

去氨加压素和遗尿报警器是目前多个国际儿童夜遗尿指南中的一线治疗方法。还可选用抗胆碱药物、三环类抗抑郁药等。心理行为疗法也是常用方法。

第二单元　性早熟

重点提示　性早熟的临床表现与诊断、辨证论治及西医治疗（★★）。

一、病因病机

1. 病因　先天禀赋差异；社会和环境因素，生活方式的改变，疾病的影响，过食某些营养滋补品，或误服某些药物，或情志因素。

2. 基本病机　阴阳平衡失调，阴虚火旺，相火妄动，或肝郁化火，导致“天癸”早至。

二、临床表现与诊断

1. 有误服含性激素食品或药物病史，或过早接触“儿童不宜”的影视作品个人史。

2. 女孩在 8 岁前、男孩在 9 岁前出现性发育征象。一般女孩先有乳房发育，阴唇发育，色素沉着，接着阴道分泌物增多，出现阴毛、腋毛，最后月经来潮。男孩先睾丸增大，继之阴茎增粗，可有阴茎勃起，阴囊皮肤皱褶增加、着色，出现阴毛、腋毛、痤疮以及胡须、喉结，变声，甚至有夜间遗精。患儿同时伴有线性生长加速。

3. 辅助检查

血清激素水平测定	血清黄体生成素（LH）、卵泡刺激素（FSH）、雌二醇（E_2）、催乳素（PRL）、睾酮（T）等性激素水平，随着性早熟的进程而明显增高
骨龄	非优势手包括腕关节 X 线片，中枢性性早熟患儿骨龄常较实际年龄提前
盆腔 B 超检查	女孩子宫、卵巢 B 超，显示子宫、卵巢成熟度超过同年龄儿童
MRI	中枢神经系统器质性病变时，下丘脑及垂体部位可有异常改变

三、鉴别诊断

1. 中枢性性早熟与外周性性早熟的鉴别

中枢性性早熟	下丘脑 - 垂体 - 性腺轴提前发动，功能亢进，可导致生殖能力提前出现。促性腺激素水平升高；促黄体生成素释放激素（LHRH）兴奋试验，FSH、LH 水平显著升高
外周性性早熟	内源性或外源性性激素作用，导致第二性征提前出现，患儿不具备生殖能力。促性腺激素水平低下；LHRH 兴奋试验无反应

2. 特发性中枢性性早熟与器质性性早熟的鉴别

特发性	一般查无原因
器质性	先天性甲状腺功能减退症者骨龄显著落后，甲状腺素低下；性腺肿瘤者性激素增加极甚；先天性肾上腺皮质增生者皮肤色素沉着，肾上腺肥大；颅内肿瘤者头颅 MRI 可见占位性病变

3. 单纯乳房早发育　女孩不完全性性早熟，起病常 <2 岁，仅乳房轻度发育，常呈周期性变化，不伴骨龄提前和生长加速。血清 E_2 和 FSH 的基础值常轻度增高。部分患儿可演变为真性性早熟，注意随访，及时介入治疗。

四、辨证论治

1. 辨证要点　辨虚实。
2. 治疗原则　分虚实，以平衡肾之阴阳为关键。
3. 分证论治

证型	证候		治法	方药
阴虚火旺证	颧红潮热，盗汗，头晕，五心烦热	舌红，苔少，脉细数	滋阴降火	知柏地黄丸
肝郁化火证	胸闷不舒或乳房胀痛，心烦易怒，嗳气叹息	舌红，苔黄或黄腻，脉弦数	疏肝解郁，清心泻火	丹栀逍遥散
痰湿壅滞证	形体偏胖，胸闷叹息，肢体困重，口中黏腻	舌红，苔腻，脉滑数	健脾燥湿，化痰散结	二陈汤

五、西医治疗

中枢性性早熟的治疗目标为抑制过早或过快的性发育，防止或缓释患儿或家长因性早熟所致的相关社会或心理问题（如早初潮）；改善因骨龄提前而减损的成年身高。首选促性腺激素释放激素类似物（GnRHa），多用长效制剂。以改善成年身高为目的者治疗宜持续2年以上。也可用芳香化酶抑制剂。

第六章　传染病

第一单元　麻疹

重点提示　麻疹的病因病机、临床表现与诊断、鉴别诊断、辨证论治（★★★）。

一、病因病机

1. 病因　感受麻疹病毒时邪。
2. 病机　邪犯肺脾，肺脾热炽，外发肌肤。

二、临床表现与诊断

1. 易感儿童　未接种麻疹疫苗，有麻疹接触史。
2. 典型麻疹分期如下。

初热期	2～4天，发热，咳嗽，打喷嚏，鼻塞流涕，泪水汪汪，畏光羞明，口腔内两颊黏膜近臼齿处可见多个0.5～1mm大小白色斑点，周围有红晕，为麻疹黏膜斑。可伴有腹泻、呕吐等症
见形期	3～5天，热盛出疹，皮疹按序透发，多起于耳后发际，沿头面颈项、躯干四肢、手足心、鼻准部透发，3～4天出齐；皮疹初为淡红色斑丘疹，后转为暗红色，疹间皮肤颜色正常
收没期	3～5天，皮疹透齐后身热渐平，皮疹消退，皮肤留下糠麸样脱屑及棕色色素沉着斑

三、鉴别诊断

鉴别点	麻疹	幼儿急疹	风疹	丹痧
潜伏期	6～21天	7～17天	14～21天	1～12天
初期症状	发热，咳嗽，流涕，泪水汪汪	突然高热，一般情况良好	发热，咳嗽，流涕，枕部淋巴结肿大	发热，咽喉红肿化脓疼痛
出疹与发热的关系	发热3～4天出疹，出疹时发热更高	发热3～4天出疹，热退疹出	发热0.5～1天出疹	发热数小时至1天出疹，出疹时热高
特殊体征	麻疹黏膜斑	无	无	环口苍白圈，草莓舌，贫血性皮肤划痕，帕氏线
皮疹特点	玫瑰色斑丘疹自耳后发际到额面、颈部，到躯干，到四肢，3天左右出齐。疹退后遗留棕色色素斑、糠麸样脱屑	玫瑰色斑疹或斑丘疹，较麻疹细小，发疹无一定顺序，疹出后1～2天消退。疹退后无色素沉着，无脱屑	玫瑰色细小斑丘疹自头面到躯干，到四肢，24小时布满全身。疹退后无色素沉着，无脱屑	细小红色丘疹，皮肤猩红，自颈、腋下、腹股沟处开始，2～3天遍布全身，疹退后无色素沉着，有大片脱皮
血常规	白细胞总数下降，淋巴细胞升高	白细胞总数下降，淋巴细胞升高	白细胞总数下降，淋巴细胞升高	白细胞总数升高，中性粒细胞升高

四、辨证论治

1. 辨证要点　首辨顺证、逆证，逆证按在肺、在喉、在心肝进行脏腑辨证，可掌握证情及预后。

2. 治疗原则　根据麻疹时邪“麻不厌透”“麻喜清凉”的特性，麻疹治疗总以透疹为要。顺证宜透、清、养；逆证宜透疹、解毒、扶正。

3. 分证论治

证型		证候		治法	方药
顺证	邪犯肺卫（初热期）	口腔两颊黏膜近臼齿处可见麻疹黏膜斑，双目红赤	舌边尖红，苔薄黄，脉浮数，指纹淡紫	辛凉透表，清宣肺卫	宣毒发表汤
顺证	邪炽肺脾（见形期）	于耳后、发际、颈项、头面、胸腹、四肢顺序出现红色斑丘疹	舌红绛，苔黄腻，脉洪数，指纹紫	清热解毒，透疹达邪	清解透表汤
顺证	肺胃阴伤（收没期）	按出疹顺序开始消退，皮肤可见糠麸样脱屑和色素沉着，发热渐退	舌红少津，苔薄，脉细数，指纹淡紫	养阴益气，清解余邪	沙参麦冬汤
逆证	邪毒闭肺	鼻翼扇动，喉间痰鸣，口唇发绀，面色青灰	舌红绛，苔黄腻，脉滑数，指纹紫滞	清热解毒，宣肺开闭	麻杏石甘汤
逆证	邪毒攻喉	咳嗽气促，喘憋，呼吸困难，胸高胁陷，面唇发绀	舌红，苔黄腻，脉滑数，指纹紫	清热解毒，利咽消肿	清咽下痰汤
逆证	邪陷心肝	烦躁不安，神昏谵妄，四肢抽搐，喉间痰鸣，皮疹融合、稠密、紫暗	舌紫绛，苔黄燥起刺，脉弦数，指纹紫、达命关	平肝息风，清心开窍	羚角钩藤汤

五、西医治疗

1. 对症治疗

（1）体温超过39℃者可予物理降温或酌情给予少量退热剂，初热期和见形初期发热较高者一般不予退热剂。

(2) 伴烦躁不安或惊厥者可选用苯巴比妥、地西泮、水合氯醛等。

(3) 咳嗽重者可服镇咳祛痰剂，并行雾化吸入治疗。

2. 治疗并发症。

第二单元　奶麻

重点提示　奶麻的病因病机、临床表现与诊断、鉴别诊断、辨证论治（★★★）。

一、病因病机

1. 病因　感受人疱疹病毒6型时邪。

2. 病机　邪郁肌表，与气血相搏，疹透毒泄。

二、临床表现与诊断

1. 急起高热，持续3~4天，热退疹出，皮疹为细小玫瑰红色疹点，躯干部多，头面、四肢较少，1天内出齐，1~2天内消退，不留色素沉着与脱屑。

2. 冬春季节，2岁以下婴幼儿多见。

3. 血常规示白细胞总数减少，淋巴细胞增高。

三、鉴别诊断

与麻疹、风疹、猩红热相鉴别。

四、辨证论治

1. 辨证要点　辨发热期与出疹期，辨轻证与重证。

2. 治疗原则　疏风清热解毒。

3. 分证论治

证型	证候		治法	方药
邪郁肌表证	突然高热，持续不退，伴流涕、咳嗽、咽红目赤、纳呆呕吐，或腹泻，精神良好，偶有惊惕，甚则惊厥	舌红，苔薄黄，脉浮数，指纹紫	解表清热	银翘散
毒透肌肤证	体温骤退，同时全身出现玫瑰红色疹点，躯干部多，头面、四肢稀少，1天内出齐，1~2天内消退，无脱屑及色素沉着	舌红，苔薄黄，指纹紫滞	清热生津	透疹凉解汤

五、西医治疗

以对症和支持疗法为主。早期可予利巴韦林、干扰素等抗病毒治疗。发热≥38.5℃者，可适当给予少量退热剂，防止发生高热惊厥。

第三单元　丹痧

重点提示　丹痧的病因病机、临床表现与诊断、辨证论治及西医治疗（★★★）。

一、病因病机

1. 病因　感受A族乙型溶血性链球菌时邪。
2. 病机　邪侵肺胃，毒炽气营，上蒸咽喉，外透肌肤，内迫营血，疹后可致肺胃阴伤。

二、临床表现与诊断

1. 起病急，突发高热，咽峡红肿疼痛，并可化脓。
2. 起病12～36小时内，开始出现皮疹，先于颈、胸、背及腋下、肘弯等处，迅速蔓延全身，其色鲜红细小，并见环口苍白圈和草莓舌。
3. 皮疹出齐后1～2天，身热、皮疹渐退，伴脱屑或脱皮。
4. 血白细胞总数及中性粒细胞增高。
5. 咽拭子培养有溶血性链球菌。

三、鉴别诊断

与麻疹、幼儿急疹、风疹相鉴别。

四、辨证论治

1. 辨证要点　辨卫气营血；辨轻证重证、常证变证。
2. 治疗原则　清热解毒、清利咽喉。
3. 分证论治

证型	证候		治法	方药
邪侵肺卫证	发热骤起，头痛畏寒，肌肤无汗，咽喉红肿疼痛，常影响吞咽，皮肤潮红，痧疹隐隐	舌红，苔薄白或薄黄，脉浮数有力	辛凉宣透，清热利咽	银翘散
毒炽气营证	壮热不解，烦躁口渴，咽喉肿痛，伴有糜烂白腐，皮疹密布，色红如丹，甚则色紫如瘀点。疹由颈、胸开始，继而弥漫全身，压之褪色	见疹后1～2天舌苔黄糙，舌起红刺，3～4天后舌苔剥脱，舌面光红起刺，状如草莓，脉数有力	清气凉营，泻火解毒	凉营清气汤
肺胃阴伤证	丹痧布齐后1～2天，身热渐退，咽部糜烂疼痛减轻，或见低热，唇干口燥，或伴有干咳，食欲不振。约2周后可见皮肤脱屑、蜕皮	舌红少津，苔剥脱，脉细数	养阴生津，清热润喉	沙参麦冬汤

五、西医治疗

主要是控制感染，消除症状，预防并发症。抗生素治疗首选青霉素类。如青霉素类过敏，可选用红霉素，或选用第一代头孢菌素。

第四单元　痄腮

重点提示　痄腮的病因病机、临床表现与诊断、辨证论治及西医治疗（★★★）。

一、病因病机

主要是风热时毒壅阻少阳经脉、凝滞腮部。

二、临床表现与诊断

1. 起病时可有发热，1～2天后可见以耳垂为中心的漫肿，边缘不清，皮色不红，压之有痛感及弹性感，通常先见于一侧，然后见于另一侧。

2. 腮腺管口可见红肿。腮腺肿胀持续4～5天开始消退，整个病程1～2周。

3. 病前有痄腮接触史。

4. 血白细胞总数可正常，或稍有增高，淋巴细胞可相对增加。

5. 并发脑膜炎或脑炎者，脑脊液压力增高，细胞数增加，以淋巴细胞为主，氯化物、糖正常，蛋白轻度增高。

6. 尿和血淀粉酶可增高。

三、鉴别诊断

1. 发颐　即西医学的化脓性腮腺炎，腮腺肿胀多为一侧。局部红肿，疼痛剧烈，拒按；按压腮部可见腮腺管口有脓液溢出；无传染性；血白细胞总数及中性粒细胞增高。

2. 其他病毒性腮腺炎　流感病毒、副流感病毒、巨细胞包涵体病毒、人类免疫缺陷病毒等都可引起腮腺肿大，可依据病毒学检测加以鉴别。

四、辨证论治

1. 辨证要点　以经络辨证为主，辨其病变部位，同时需辨常证、变证之轻重。

2. 治疗原则　着重于清热解毒，佐以软坚散结为主。

3. 分证论治

<table>
<tr><th colspan="2">证型</th><th colspan="2">证候</th><th>治法</th><th>方药</th></tr>
<tr><td rowspan="2">常证</td><td>温毒外袭证</td><td>漫肿疼痛，头痛，咽红，纳少</td><td>舌红，苔薄白或薄黄，脉浮数</td><td>疏风清热，消肿散结</td><td>柴胡葛根汤</td></tr>
<tr><td>热毒蕴结证</td><td>肿胀疼痛，坚硬拒按，烦躁不安，大便秘结，尿少而黄</td><td>舌红苔黄，脉滑数</td><td>清热解毒，散结软坚</td><td>普济消毒饮</td></tr>
<tr><td rowspan="2">变证</td><td>邪陷心肝证</td><td>头痛项强，呕吐，嗜睡神昏</td><td>舌红，苔黄，脉弦数</td><td>清热解毒，息风开窍</td><td>清瘟败毒饮</td></tr>
<tr><td>毒窜睾腹证</td><td>一侧或两侧睾丸肿胀疼痛，恶心呕吐</td><td>舌红苔黄，脉数</td><td>清肝泻火，活血止痛</td><td>龙胆泻肝汤</td></tr>
</table>

五、西医治疗

对症治疗	高热时给予物理降温或解热剂；烦躁时可给予镇静剂；呕吐频繁，不能进食应予输液，保证液体量和电解质平衡
并发症治疗	脑膜（脑）炎出现颅压高时用降颅内高压药物。睾丸炎时可用T字条带托起阴囊，局部冷湿敷。并发胰腺炎时禁食，注意水、电解质平衡，加用抗生素预防继发感染。待症状缓解后，逐渐恢复流质或半流质饮食
抗病毒治疗	选用抗病毒药物治疗

第五单元　手足口病

重点提示　手足口病的病因病机、临床表现与诊断、鉴别诊断、辨证论治（★★★）。

一、病因病机

1. 病因　外感手足口病时邪［柯萨奇病毒 A 组 16 型（CoxA16）、肠道病毒 71 型（EV71）］。

2. 病机　时邪内侵心肝，邪毒蕴郁，气化失司，水湿内停，与毒相搏，外透肌表。

二、临床表现与诊断

1. 常见于学龄前儿童，婴幼儿多见。流行季节，当地托幼机构及周围人群中有手足口病流行，发病前与手足口病患儿有直接或间接接触史。

2. 起病较急，常见手掌、足跖、口腔、臀部疱疹及发热等症，部分病例可无发热。

3. 病情严重者，可见高热不退、头痛烦躁、嗜睡易惊、肢体抖动，甚至喘憋发绀、昏迷抽搐、汗出肢冷、脉微欲绝等症。

4. 取咽分泌物、疱疹液及粪便，进行肠道病毒（CoxA16、EV71 等）特异性核酸检测阳性，或分离出相关肠道病毒。

5. 急性期血清相关病毒 IgM 抗体阳性。急性期与恢复期血清 CoxA16、EV71 等肠道病毒中和抗体有 4 倍及以上升高。

三、鉴别诊断

1. 水痘　由感染水痘－带状疱疹病毒所致。疱疹较手足口病稍大，呈向心性分布，躯干、头面多，四肢少，疱壁薄，疱疹多呈中央凹陷，易破溃结痂，在同一时期、同一皮损区斑疹、丘疹、疱疹、结痂并见。

2. 疱疹性咽峡炎　由柯萨奇病毒 A 组感染引起，好发于夏秋季，多见于 5 岁以下小儿，起病较急，常突发高热、流涕、口腔疼痛甚或拒食，可见软腭、悬雍垂、腭咽弓、扁桃体、咽后壁等出现灰白色小疱疹，1～2 天内疱疹破溃形成溃疡，颌下淋巴结可肿大，但很少累及颊黏膜、舌、眼以及口腔以外部位皮肤，可资鉴别。

3. 其他病毒所致脑炎或脑膜炎　由单纯疱疹病毒、巨细胞病毒、EB 病毒等引起的脑炎或脑膜炎，表现与手足口病合并中枢神经系统损害时相似，皮疹不典型患儿尽快行病原学检查以鉴别。

4. 肺炎　重症手足口病可出现神经源性肺水肿，早期呼吸浅促，晚期呼吸困难，可有白色、粉红色或血性泡沫样痰，胸部 X 线检查为肺水肿表现。肺炎主要表现为发热、咳嗽、呼吸急促等呼吸道症状，一般无皮疹，多无粉红色或血性泡沫样痰。

5. 暴发性心肌炎　与重症手足口病伴循环障碍表现者相鉴别。多有严重心律失常、心源性休克、阿－斯综合征等表现，一般无皮疹。可通过病原学和血清学检查进行鉴别。

四、辨证论治

1. 辨证要点　以脏腑辨证为主，根据病程、发疹情况及临床伴随症状以区分轻证、重证。

2. 治疗原则　清热祛湿解毒。

3. 分证论治

证型		证候		治法	方药
常证	邪犯肺脾证	流涕咳嗽，纳差恶心	舌红，苔薄黄腻，脉浮数	宣肺解表，清热化湿	甘露消毒丹
	心脾积热证	心烦躁扰，口舌干燥，疼痛拒食	舌红，苔薄黄，脉数有力	清热泻脾，泻火解毒	清热泻脾散+导赤散
	湿热蒸盛证	身热持续，疱疹色泽紫暗，分布稠密，疱液混浊	舌红绛，苔黄厚腻或黄燥，脉滑数	清热凉营，解毒祛湿	清瘟败毒饮
	气阴两伤证	疱疹渐退，食欲不振，神疲乏力	舌淡红，苔少或薄腻，脉细	益气健脾，养阴生津	生脉散
变证	邪陷厥阴证	头痛烦躁，嗜睡易惊，神昏谵语	舌红绛，苔黄腻或黄燥，脉弦数有力	解毒清热，息风开窍	清瘟败毒饮+羚角钩藤汤
	邪伤心肺证	壮热不退，鼻翼扇动，口唇发绀，咳吐白色或粉红色泡沫样痰	舌紫暗，脉沉迟	泻肺逐水，温阳扶正	己椒苈黄丸+参附汤
	湿热伤络证	肢体痿软，低热，胸脘痞闷，小便赤涩	舌红，苔黄腻，脉濡数	清热利湿，疏通经络	四妙散

五、西医治疗

1. 普通病例　隔离，避免交叉感染；清淡饮食；做好口腔和皮肤护理；给予退热等对症支持治疗。

2. 重症病例

神经系统受累的治疗	①控制颅内高压。②酌情应用糖皮质激素治疗。③酌情静脉注射免疫球蛋白
对症治疗	降温、镇静、止惊。监护，观察病情变化
呼吸、循环衰竭的治疗	①保持呼吸道通畅，吸氧。②监测呼吸、心率、血压和血氧饱和度。③治疗呼吸功能障碍。④保护重要脏器功能，维持内环境稳定
恢复期治疗	①促进各脏器功能恢复。②功能康复治疗。③中西医结合治疗

第七章　其他病证

第一单元　紫癜

重点提示　紫癜的病因病机、临床表现与诊断、辨证论治及西医治疗（★★★）。

一、病因病机

1. 病因　外因为感受风热、异气，内因为正气不足，脏腑虚损。

2. 病机　血液离经外溢。

二、临床表现与诊断

1. 免疫性血小板减少性紫癜

（1）发病前1～3周常有急性感染史，偶有预防接种史，部分可有家族性遗传因素。

（2）以皮肤和黏膜出血为突出表现，多为针尖大小的皮内或皮下出血点，或为紫癜、瘀斑，少数可见血肿。皮疹分布不均，常以四肢为多，在易于碰撞的部位更多见。

（3）常伴有鼻衄或齿衄，胃肠道大出血少见，偶见肉眼血尿。青春期女性患儿可有月经过多。少数患儿可有结膜下和视网膜出血。颅内出血少见，一旦发生，则预后不良。一般肝、脾、淋巴结不肿大，出血严重者可致贫血、肝脾轻度肿大。

（4）血常规至少 2 次提示血小板计数 $<100\times10^9/L$，血细胞形态无异常。出血时间延长，束臂试验阳性。

（5）骨髓象示骨髓巨核细胞正常或增多，伴成熟障碍。血小板相关抗体 IgG（PAIgG）增高。

2. 过敏性紫癜

（1）前期多有上呼吸道感染史，或食物、药物过敏等病史。

（2）皮肤分批出现对称分布、大小不等、高出皮面、压之不褪色的斑丘疹样紫癜，以双下肢伸侧及臀部为多。约 2/3 患儿出现消化道症状，以脐周或下腹部绞痛伴呕吐为主；部分患者同时伴有关节痛和尿异常改变。

（3）血小板计数正常或升高；出、凝血时间正常，血块收缩试验正常；部分患儿毛细血管脆性试验阳性，血沉轻度增快。肾脏受累者尿液检查与肾小球肾炎类似。粪便隐血试验可呈阳性。

三、鉴别诊断

1. 继发性免疫性血小板减少症　多见于败血症、流行性脑脊髓膜炎、伤寒、麻疹、上呼吸道感染、粟粒型肺结核、疟疾等急性感染性疾病，因血小板破坏增多而致血小板减少，出现紫癜。经治疗原发病后很快消失，很少反复发作。

2. 再生障碍性贫血　以贫血为主要表现，除出血及血小板减少外，呈全血减低现象，红细胞、白细胞总数及中性粒细胞都减少，网织红细胞不高。骨髓系统生血功能降低，三系造血细胞均减少，巨核细胞减少或极难查见。

3. 急腹症　过敏性紫癜在皮疹出现前发生腹痛等症状与急腹症相鉴别。儿童期出现急性腹痛者，排除过敏性紫癜可能，常腹痛症状较重而腹部体征不明显，此时仔细寻找典型皮肤紫癜，注意关节、腹部、肾脏的综合表现。

四、辨证论治

1. 辨证要点　辨虚实，辨轻重，辨证与辨病结合。

2. 治疗原则　实证以清热凉血为主，虚证以益气摄血、滋阴降火为主。

3. 分证论治

证型	证候		治法	方药
风热伤络证	起病较急，紫癜以下肢及臀部居多，呈对称分布，颜色鲜红	舌红，苔薄黄，脉浮数	祛风清热，凉血安络	银翘散
血热妄行证	起病急骤，瘀点瘀斑色泽鲜红，鼻衄，齿衄，心烦、口渴	舌红绛，脉数有力	清热解毒，凉血止血	犀角地黄汤
气不摄血证	起病缓慢，瘀斑瘀点色泽淡紫，面色苍黄，食欲不振，头晕心慌	舌淡，苔薄，脉细无力	健脾养心，益气摄血	归脾汤
阴虚火旺证	紫癜时发时止，鼻衄、齿衄，血色鲜红，低热盗汗，心烦少寐	舌红，苔少，脉细数	滋阴清热，凉血化瘀	大补阴丸

中医儿科学

五、西医治疗

免疫性血小板减少症	①应用糖皮质激素（如泼尼松），疗程一般不超过4周。②大剂量静脉注射丙种球蛋白。③颅内出血或急性内脏大出血、危及生命时可输注血小板。④脾切除。⑤急性型卧床休息，限制活动，避免外伤；有或疑有感染者，合理使用抗生素；避免使用阿司匹林等影响血小板功能的药物；有出血倾向者给予大剂量维生素C、酚磺乙胺（止血敏）等止血剂
过敏性紫癜	①腹痛时应用解痉药物；有消化道症状时限制粗糙饮食，大剂量维生素C、烟酸、钙剂及抗组胺药可降低毛细血管脆性；大量出血时禁食或输血，可静脉滴注西咪替丁等。②抗凝治疗。③有腹痛或关节肿痛症状时，可应用糖皮质激素

第二单元　汗证

重点提示　汗证的病因病机、临床表现与诊断、鉴别诊断、辨证论治（★★★）。

一、病因病机

1. 病因　先天禀赋不足，或后天调护失宜。

2. 病机　阴阳失衡——小儿卫表不固，玄府开阖失司，或汗液不能自藏而外泄，或热邪迫津外泄。

二、临床表现与诊断

1. 病史　先天禀赋不足，后天调护失宜，患儿素体虚弱；或在热性病后，或有久病病史，或长期使用易致汗的药物。

2. 临床表现

（1）小儿在正常环境和安静状态下，以全身或局部汗出异常为主要表现。寐则汗出，醒后汗止者为盗汗；不分寤寐而时时汗出者为自汗。多汗常湿衣或湿枕。

（2）排除护理不当、气候变化等客观因素及其他疾病因素所引起的出汗。

3. 辅助检查　可行血常规、血沉、C反应蛋白（CRP）、抗链球菌溶血素O、血清钙磷检测、结核菌素试验、甲状腺功能检测等以除外其他疾病。

三、鉴别诊断

1. 脱汗　发生于病情危笃之时，出现大汗淋漓，或汗出如油；伴有肢冷、脉微、呼吸微弱，甚至神志不清等。

2. 战汗　在恶寒发热时全身战栗，随之汗出淋漓，或但热不寒，或汗出身凉，常出现在热病病程中。

3. 黄汗　汗色发黄，染衣着色如黄柏色，多见于黄疸及湿热内盛者。

四、辨证论治

1. 辨证要点　辨汗出性质，辨出汗时间，辨出汗部位。

2. 治疗原则　多从虚实论治，虚则补之，实则泻之。补法用于虚证，实证当疏利。

3. 分证论治

证型	证候		治法	方药
表虚不固证	头部、肩背部汗出明显，神疲乏力，面色少华	舌淡，苔薄白，脉虚无力，指纹淡	益气固表敛汗	玉屏风散+牡蛎散
营卫不和证	以自汗为主，或伴盗汗，汗出遍身，持续性汗出	质淡红，苔薄白，脉缓	调和营卫	黄芪桂枝五物汤
气阴亏虚证	盗汗，汗出，手足心热	舌淡红，苔少/见剥苔，脉细弱/细数	益气养阴	生脉散
脾胃积热证	自汗/盗汗，汗出肤热，汗液黏稠或色黄染衣，口舌生疮，口渴不欲饮	舌红，苔黄/腻，脉滑数，指纹紫滞	清心泻脾，清利湿热	导赤散+泻黄散

第三单元　皮肤黏膜淋巴结综合征

重点提示　皮肤黏膜淋巴结综合征的临床表现与诊断、辨证论治及西医治疗（★★）。

一、病因病机

1. 病因　感受温热邪毒。

2. 病机　温热邪毒，初犯肺卫，蕴于肌腠，郁而化热。

二、临床表现与诊断

1. 发热最早出现，持续7~14天或更长，体温常达39℃以上，抗生素治疗无效。

2. 双眼球结膜充血，无脓性分泌物。口唇潮红，口腔黏膜弥漫充血，草莓舌。

3. 急性期手足硬性水肿和掌跖红斑；恢复期于甲床皮肤移行处出现特征性指（趾）端膜样脱皮，指甲可见横沟纹（称Beau线）。

4. 发热2~4天躯干部出现弥漫性红斑或多形性红斑样皮疹，持续4~5天后消退。肛周皮肤发红、脱皮。

5. 一过性颈部淋巴结肿大，单侧或双侧，有触痛，表面不红，为急性非化脓性肿胀。

6. 重症患儿可合并冠状动脉病变、胆囊积液、关节炎、无菌性脑脊髓膜炎、面神经瘫痪、高热惊厥等并发症，偶见肺梗死、虹膜睫状体炎等。

三、鉴别诊断

1. 渗出性多形性红斑　婴儿少见，皮疹范围广泛，有疱疹及皮肤糜烂出血，有口腔溃疡。

2. 幼年特发性关节炎　持续低热反复发作，皮疹时隐时现，热退疹退，关节肿痛，但无眼结膜充血，无口唇发红、皲裂，无手足硬肿及指（趾）端膜状脱皮，无冠状动脉损害。类风湿因子可呈阳性。

3. 猩红热　多于发热当天或次日出疹，呈粟粒样均匀丘疹，疹间皮肤潮红，有环口苍白圈、帕氏线、贫血性皮肤划痕等特殊体征，无明显指（趾）肿胀，口唇皲裂不明显，咽拭子细菌培养可分离出A组乙型溶血性链球菌，青霉素治疗有效。

四、辨证论治

1. 辨证要点　按卫气营血辨证。
2. 治疗原则　清热解毒、活血化瘀。
3. 分证论治

证型	证候		治法	方药
邪在卫气证	持续高热，微恶风，口腔黏膜潮红，咽红或痛，手足微肿稍硬，皮疹显现	舌红，苔薄黄，脉浮数，指纹淡紫	清热解毒，辛凉透表	银翘散
气营两燔证	壮热不退，昼轻夜重，斑疹遍布，多形色红，双目红赤	舌红绛，状如草莓，苔黄，脉数，指纹紫滞	清气凉营，解毒化瘀	清瘟败毒饮
气阴两伤证	低热留恋或身热已退，倦怠乏力，动辄汗出，手足心热	舌红少津，苔少，脉细弱不整，指纹淡	益气养阴，清解余热	沙参麦冬汤

五、西医治疗

1. 静脉注射丙种球蛋白，于发病早期（10 天以内）应用。

2. 阿司匹林抗凝疗法，直至血沉、血小板、冠状动脉恢复正常后，一般在发病后 2～3 个月停药。

3. 治疗心源性休克、心力衰竭及心律失常。若有严重冠状动脉病变，做冠状动脉搭桥手术。

第八章　儿科急症病证

第一单元　热性惊厥

重点提示　热性惊厥的临床表现与诊断、鉴别诊断（★★★）、西医治疗（★★）。

一、病因病机

1. 病因　外感风热、感受疫毒及暴受惊恐。
2. 病机　邪陷厥阴，蒙蔽心窍，引动肝风。

二、临床表现与诊断

1. 单纯性热性惊厥

（1）感染、高热，惊厥多发生于急骤高热开始后的 12 小时内。

（2）发作为全身性，持续数秒至数分钟，极少超过 10 分钟，同一疾病过程中惊厥极少发生 2 次以上。

（3）发作前后无神经系统异常。

（4）热退 1 周后脑电图正常，预后良好。

2. 复杂性热性惊厥

（1）感染、高热。

（2）发作呈局部性，持续 15 分钟以上，24 小时内可重复发作。

（3）发作后有暂时性麻痹等神经异常。

（4）热退1周后脑电图有异常波形，预后较差，可能转变为癫痫。

本病诊断须除外癫痫、电解质紊乱等其他疾病导致的抽搐。

三、鉴别诊断

1. 发热寒战　寒战与惊厥抽搐动作不同，患儿无意识丧失，易鉴别，若既往有热性惊厥史，需注意预防。

2. 癫痫　可因感染诱发发作，表现为发热后惊厥发作，热退后仍有抽搐，常有明确的癫痫病史、部分患儿存在家族遗传史，通过症状、病因及脑电图可与热性惊厥相鉴别。

3. 急性代谢紊乱　低钙血症、低镁血症、低血糖等是引起婴儿惊厥的常见原因。诊断热性惊厥时应排除这些疾病。

四、辨证论治

1. 辨证要点　辨表热、里热；辨痰热、痰火、痰浊；辨外风、内风；辨外感惊风，区别时令、季节与原发疾病；辨轻重。

2. 治疗原则　清热、豁痰、镇惊、息风。

3. 分证论治

证型	证候		治法	方药
风热动风证	发热，头痛，咳嗽流涕，咽红，神昏烦躁，惊搐	舌红苔薄黄，脉浮数	解表清热，息风镇惊	银翘散
气营两燔证	高热，狂躁不安，剧烈头痛，神昏谵妄，颈项强直，口渴	舌深红或红绛，苔黄燥，脉数	清气凉营，息风开窍	清瘟败毒饮
邪陷心肝证	高热不退，头痛项强，恶心呕吐，神志昏迷	舌红，苔黄腻，脉数	平肝息风，清心开窍	羚角钩藤汤＋紫雪丹
湿热疫毒证	突然壮热，神志昏迷，或烦躁谵妄，反复抽搐，呕吐腹痛，大便腥臭或夹脓血	舌红苔黄腻，脉滑数	清热化湿，解毒息风	黄连解毒汤
暴受惊恐证	面色时青时赤，惊惕不安	苔薄白，脉乱不齐	镇惊安神，平肝息风	琥珀抱龙丸

五、西医治疗

1. 急性发作期治疗

（1）多数单纯性热性惊厥呈短暂单次发作，持续时间一般1～3分钟，不必急于止惊药物治疗。保持气道通畅、监测生命体征、保证正常心肺功能，必要时吸氧，建立静脉通路。

（2）若惊厥发作持续>5分钟，尽快使用药物止惊。静脉注射地西泮是一线止惊用药法。如难以立即建立静脉通路，咪达唑仑肌内注射或水合氯醛灌肠也可满意发挥止惊效果。

2. 间歇性预防治疗　适用于短时间内频繁惊厥发作（6个月内≥3次或1年内≥4次）；或发生惊厥持续状态，需止惊药物治疗才能终止发作者。发热性疾病初期间断足剂量口服地西泮、氯硝西泮或水合氯醛灌肠，多可有效防止惊厥发生。

3. 退热治疗　采用药物降温或物理降温。

4. 长期预防治疗　单纯性热性惊厥远期预后良好，不推荐长期抗癫痫药物治疗。复杂性热性惊厥等具有复发或存在继发癫痫高风险的患儿，可考虑长期抗癫痫治疗。

第二单元　哮喘危重状态

重点提示　哮喘危重状态的临床表现与诊断（★★★）、西医治疗（★★）。

一、临床表现与诊断

1. 有接触过敏原、呼吸道感染或治疗失败等诱因。

2. 经合理应用常规缓解药物治疗后喘息不能缓解。

3. 吸气性呼吸困难，喘鸣，端坐呼吸，发绀，只能单个字或语言不能连续甚至不能言语，大汗，表情惊恐，面色苍白，烦躁、焦虑，甚至意识障碍或昏迷。

4. 呼吸频率增快，胸廓过度膨胀、呼气时间长、费力或辅助呼吸机活动或三凹征；心率增快或心动过缓或不规则奇脉；肺部过度充气，广泛的喘鸣音或呼吸音低、遥远或无喘鸣音，即所谓的“闭锁肺”。

5. 血气分析示低氧血症和/或高碳酸血症，代谢性酸中毒和呼吸性酸中毒。肺部影像学以肺气肿为主要表现，可有肺纹理增多，伴有感染时可见点片状阴影，严重时可并发气胸、纵隔气肿等。通气功能 PEFR < 50% 预计值，PEFR < 30% 提示严重气道阻塞。

6. 出现下列之一者视为危重。①意识障碍。②明显脱水。③严重吸气性三凹征。④血压明显下降。⑤吸入 40% 氧气仍有发绀。⑥PaO_2 < 50mmHg，$PaCO_2$ > 45mmHg，pH < 7.30。

二、鉴别诊断

1. 毛细支气管炎　多以呼吸道合胞病毒感染引起，以 2～6 月龄小婴儿多发，起病急，进行性喘憋，有呼吸困难，肺部听诊可闻及湿啰音及喘鸣音；胸部 X 线片可有肺气肿表现，憋闷严重时喘息可持续不缓解，但肾上腺素皮下注射不能缓解喘息。

2. 支气管异物　好发于幼儿，有异物吸入史，剧烈呛咳，呼吸困难，主要为吸气性呼吸三凹征，双肺听诊呼吸音不对称，肺部 X 线可见部分肺段肺不张，纤维支气管镜可见到异物。

3. 心源性哮喘　儿童相对少见，常见于先天性心脏病、心肌病等。

4. 气胸　多在原有疾病基础上突然恶化，发病较急重，突然出现胸痛、持续性咳嗽、憋气和发绀、呼吸动度减弱，胸部叩诊鼓音，肋间饱满，膈肌下移，气管与心脏均被推移至健侧，同时气促加重，严重缺氧，脉甚微、血压降低，发生低心搏出量休克等。

5. 室性心动过速　可有烦躁不安、脸色苍白、呼吸急促等表现，年长儿可主诉心悸、心前区疼痛，严重病例可有晕厥、休克、充血性心力衰竭等。心电图是重要诊断手段。

三、辨证论治

1. 辨证要点　首辨虚实。实证辨痰热痰浊；虚证辨脏腑病位。

2. 分证论治

证型		证候		治法	方药
实证	痰热壅肺证	咳痰黄稠黏腻，声高气粗，鼻翼扇动，张口抬肩，面赤唇紫，焦虑或烦躁不安，双目如脱，胸胁胀满	舌红，苔黄腻，脉滑数	清肺泻火，涤痰平喘	麻黄杏仁甘草石膏汤＋苏葶丸、定喘汤
	痰浊壅肺证	痰多黏腻或呈泡沫状，喉间痰鸣，胸满闷，神疲乏力，或烦躁，无发热，恶心少食	舌苔白腻，脉滑	化痰降气平喘	二陈汤＋三子养亲汤

续表

证型		证候		治法	方药
虚证	肺实肾虚证（本虚标实或虚实夹杂）	喘促，喉间痰鸣，胸胁胀满，动则益甚，面色苍晦，口唇爪甲青紫，神疲倦怠，形寒肢冷，小便清长	舌淡，苔白或腻，脉细弱或沉迟	泻肺平喘，补肾纳气	偏于肺实者用苏子降气汤；偏于肾虚者用金匮肾气丸+参蛤散
	心阳虚脱证	呼吸困难，喉中痰鸣，喘息气促，短气不能平卧，汗出肢冷，面色、唇甲青紫，胁下痞块，小便短少	舌淡，苔白，脉细、结代	温补心阳，救逆固脱	参附汤

四、西医治疗

1. 一般治疗

（1）保持呼吸道通畅，纠正低氧及二氧化碳潴留；必要时吸痰。

（2）鼻导管或面罩吸氧，吸氧浓度以40%为宜，流量4～5L/min，保持血氧饱和度维持在95%以上。

（3）可用水合氯醛灌肠，禁用其他镇静剂；插管条件下可考虑使用地西泮。

2. 药物治疗

（1）β_2受体激动剂是儿童危重哮喘的首要治疗药物。必要时可皮下注射1∶1000肾上腺素、静脉应用沙丁胺醇液等。

（2）一旦确诊为哮喘持续状态，静脉快速给予足量糖皮质激素（如甲泼尼龙），待病情控制后改为糖皮质激素雾化吸入。

（3）合理选择氨茶碱、抗胆碱受体阻滞剂、硫酸镁等药物。

3. 纠正脱水、电解质紊乱状况，纠正酸中毒。

4. 机械通气　指征：①持续严重的呼吸困难。②呼吸音降低到听不到哮鸣音及呼吸音时。③因过度通气和呼吸肌疲劳而使胸廓运动受限。④意识障碍、烦躁甚至昏迷。⑤吸入40%氧气后仍有低氧血症。⑥$PaCO_2 \geq 65mmHg$。

5. 抗菌药物治疗、对症治疗等。

第三单元　脱水

重点提示　脱水的临床表现与诊断（★★★）、西医治疗（★★）。

一、临床表现与诊断

1. 有大吐、大泻、大汗、严重烧伤，或高热不退，或中暑等津液急剧大量耗损的病史或使用利尿剂、脱水药的病史。

2. 口渴引饮或发热，烦躁不宁，或神志淡漠，眼窝或囟门凹陷，少泪或无泪，皮肤干而弹性差，或肤冷汗出，小便短少，唇干齿燥等。

3. 脱水程度的诊断

轻度脱水	体重减少<5%，状态稍差，前囟和眼窝稍凹陷，哭闹时眼泪减少，皮肤弹性稍差
中度脱水	体重减少5%～10%，状态较差，前囟和眼窝明显凹陷，哭闹时眼泪明显减少，皮肤弹性明显降低，伴有尿量减少

续表

重度脱水	体重下降＞10%，状态极差，伴有精神萎靡或嗜睡，前囟和眼窝极度凹陷，哭闹无泪，皮肤弹性极差，尿量极度减少或无尿

4. 脱水性质的诊断

类型	水和电解质	血清钠浓度（mmol/L）	临床表现
等渗性脱水	成比例丢失	130～150	一般脱水症状
低渗性脱水	电解质丢失多于水丢失	＜130	一般脱水体征，皮肤发花，四肢厥冷、血压下降、尿少或无尿等休克症状
高渗性脱水	水丢失多于电解质丢失	＞150	高钠血症，进行性加重的口渴、高热、烦躁不安，皮肤黏膜干燥，肌张力增高，甚至出现惊厥

二、鉴别诊断

1. 小儿干燥综合征　自身免疫性疾病，以眼干燥、口腔干燥为主要表现，饮水不解，皮肤黏膜可见皮疹、红斑，免疫学检查可见异常。

2. 尿崩症　可见口渴多饮，皮肤干燥，但尿量增多，与脱水之尿量减少显著不同，主要由抗利尿激素分泌和释放不足，或肾脏对抗利尿激素反应缺陷所致。

三、辨证论治

1. 辨证要点　辨病因、辨气血阴阳、辨轻重。

2. 分证论治

证型	证候		治法	方药
津气亏虚证	神疲乏力，气短懒言，囟门、眼窝凹陷，啼哭少泪，汗多尿少，口唇干红	舌红少苔，脉细数无力	益气生津	生脉散加味
阴竭阳脱证	频繁泄泻或呕吐，或高热不止，精神萎靡	舌淡无津，脉沉细欲绝或浮大无根	救阴回阳	生脉散＋参附汤

四、西医治疗

1. 一般治疗　纠正脱水原因，高热者及时降温，中暑者及时脱离高温环境，剧烈运动者安静休息等，及时补充白开水，缓解相关症状。有原发病者，积极治疗原发病。

2. 液体疗法　先快后慢、先浓后淡、先盐后糖、见酸补碱、见尿补钾、见痉补钙（镁）。

（1）口服补液盐：

配方	氯化钠 2.6g、枸橼酸钠 2.9g、氯化钾 1.5g、葡萄糖 13.5g，加水到 1000mL
总渗透压	245mOsm/L
张力	1/2 张
适应证	轻、中度脱水无严重呕吐者
用法、用量	轻度脱水 50mL/kg、中度脱水 100mL/kg，4 小时内饮完，腹泻脱水患儿继续补充量一般为便后 10mL/kg
不宜应用	极度疲劳、昏睡或腹胀患儿

（2）静脉补液：适用于不宜口服补液或口服补液失败和重度脱水患儿。补液过程中观察患儿病情变化，每天测体重和随时记录出入量。

恢复血容量和组织灌注	有明显血容量和组织灌注不足体征者，立即静脉输入等渗含钠液，20mL/kg，0.5～1小时内快速输入
补充生理需要量	静脉滴注1/5～1/4张含钠液，同时补充生理需要的钾
补充累积损失量	轻度脱水30～50mL/kg，中度脱水50～100mL/kg，重度脱水100～120mL/kg；低渗性脱水补2/3张含钠液，等渗性脱水补1/2张含钠液，高渗性脱水补1/5～1/3张含钠液。不能判断脱水性质者按等渗性脱水处理。同时纠正酸碱平衡紊乱和电解质异常，代谢性酸中毒患儿可输入含HCO_3^-及NaCl溶液，低钾患儿补充氯化钾
补充继续丢失量	视原发病而异

第四单元　心力衰竭

重点提示　心力衰竭的临床表现与诊断（★★★）、西医治疗（★★）。

一、病因病机

1. 病因　外因为感受六淫之邪，内因为心之气血阴阳不足。

2. 病机　心阳虚衰，气滞血瘀。

二、临床表现与诊断

1. 发病前可有重症肺炎、心脏病、心肌炎、严重贫血等病史。

2. 具备①～④4项+⑤～⑦的1项，或①～④的2项+⑤～⑦的2项，可确诊心力衰竭。①呼吸急促：婴儿>60次/分，幼儿>50次/分，儿童>40次/分。②心动过速：婴儿>180次/分，幼儿>160次/分，儿童>140次/分。③心脏扩大：体检、X线或超声心动图证实。④烦躁、哺喂困难、体重增长不佳、尿少、水肿、多汗、发绀、呛咳、阵发性呼吸困难（2项以上）。⑤肝大：婴幼儿达肋下≥3cm，儿童>1cm；进行性肝脏增大或伴触痛更有意义。⑥肺水肿。⑦奔马律。

3. 婴幼儿可表现为每次喂奶量减少，吸吮时出现呼吸困难、大量出汗等。

三、鉴别诊断

1. 急性肾炎合并循环充血　急性肾炎常由溶血性链球菌感染引起，常伴有血尿、蛋白尿、双下肢浮肿和血压升高，去除诱发因素，积极治疗原发病，可缓解相关症状，与心力衰竭心排血量代偿不足有显著区别。

2. 心包积液、缩窄性心包炎　根据病史、心脏及周围血管体征进行鉴别，超声心动图检查可确诊。

四、辨证论治

1. 辨证要点　辨虚实，辨缓急，辨心功能分级。心力衰竭患儿心功能可分为四级（对婴儿不适用）。

心功能分级	临床特点
Ⅰ级	体力活动不受限，症见轻微胸闷憋气、心悸，查体无特殊

续表

心功能分级	临床特点
Ⅱ级	体力活动轻度受限，休息时无任何不适，一般活动后出现心悸气短，胸闷憋气，乏力，可见心界扩大，或心率偏快
Ⅲ级	轻微活动后可出现心悸胸闷、呼吸困难、乏力汗出，可见心界扩大，心率偏快，肺底湿啰音，下肢轻度浮肿
Ⅳ级	卧床休息时可见心悸气短、疲倦乏力、形寒肢冷、咳逆倚息不得卧、便溏尿少等，可见心界扩大，心率偏快，肺底湿啰音，下肢中重度浮肿，或胸腹水，病情危重

2. 治疗原则　急则治其标，缓则治其本。

3. 分证论治

证型	证候		治法	方药
气滞血瘀证	心悸气短，胸部疼痛憋闷，面色青黑，口唇、爪甲紫暗，胁下癥块，下肢浮肿	舌青紫，苔厚腻，脉沉数或指纹淡紫现于气关	活血化瘀，温阳通脉	补阳还五汤
水气凌心证	心悸喘促，动则尤甚，畏寒肢冷，咳吐粉红色泡沫样痰，尿少浮肿，小便不利	舌淡胖边有齿痕，苔白腻，脉沉细或结代，指纹色淡，现于气关	益气温阳，利水消肿	真武汤＋葶苈大枣泻肺汤
气阴亏虚证	心悸气短，甚则喘息不能平卧，神疲乏力，头晕眼花，双目干涩，失眠多梦，噩梦频发	舌红，苔少，脉细数无力，指纹淡紫，现于气关	益气养阴，清心除烦	生脉散
阴阳俱虚证	心悸气喘，胸满憋闷，口干咽燥，形寒肢冷，畏寒喜暖，心烦少寐，五心烦热，自汗盗汗，小便不利，大便溏或干燥	舌尖红赤，苔黄白相兼，脉沉细数，或结代，指纹色淡，现于气关	阴阳双补，益心安神	炙甘草汤＋生脉散
阳气衰脱证	喘悸不休，烦躁不安，大汗淋漓，汗出如雨或如油，两颧潮红，面赤呈戴阳状，四肢厥冷，尿少浮肿，面色苍白，哭声无力，二便闭少或失禁	舌淡苔白，脉微细欲绝或疾数无力，指纹紫滞，现于命关，甚至透关射甲	回阳救逆，益气固脱	参附汤＋参蛤散

五、西医治疗

1. 治疗原则　去除病因，减轻心脏负荷，改善和保护心脏功能。

2. 病因治疗　消除或减轻心力衰竭的根本原因至关重要。如原因是适合手术的先天性心脏病，积极做好手术准备是主要治疗措施。如原因是心肌病，药物治疗可暂时缓解症状。同时积极抗感染、纠正贫血、控制心律失常等，风湿性心脏病患儿可予以肾上腺皮质激素治疗。

3. 一般治疗　注意休息，保证充分睡眠。必要时可使用镇静剂，采取半卧位减轻心脏负荷，保持气道通畅，做好护理工作，避免便秘及用力排便。

4. 药物治疗　以强心、利尿、扩血管为主。

洋地黄类药物	常用地高辛、毛花苷 C、毒毛花苷 K。肝肾功能异常、严重心力衰竭患儿谨慎使用
利尿剂	常用呋塞米，是充血性心力衰竭患儿首选的治疗方式，采用间歇疗法维持治疗，防止电解质紊乱

续表

血管紧张素转换酶抑制剂	常用卡托普利、依那普利、贝那普利
血管扩张药	直接扩血管药，如硝普钠、硝酸甘油
其他药物	慢性心力衰竭患儿经强心剂、利尿剂治疗无好转，可加用β受体阻滞剂；出现心律失常的严重心衰患儿可使用抗心律失常药物

5. 非药物治疗　包括心室辅助装置、主动脉内球囊反搏、体外膜肺、心脏移植。

6. 急性左心衰竭（肺水肿）的紧急处理措施　急性左心衰竭患儿可突然发生呼吸困难、咳粉红色泡沫样痰、心动过速、大汗淋漓及口唇青紫，肺部听诊啰音或喘鸣音，动脉血氧饱和度下降。

体位	坐位，双下肢下垂，减少静脉回流
吸氧	动脉血氧分压维持在 60mmHg 以上，严重者机械通气
镇静	静脉或皮下注射吗啡 0.1～0.2mg/kg，必要时 2～4 小时再用
利尿	呋塞米每次 1～2mg/kg
扩血管	静脉输注硝酸甘油 1～5μg/（kg·min）
增加心肌收缩力	静脉注射地高辛，心输出量降低及低血压者静脉输入多巴胺，必要时联合用硝普钠
其他	明确病因，积极治疗

第五单元　呼吸衰竭

重点提示　呼吸衰竭的临床表现与诊断（★★★）、西医治疗（★★）。

一、病因病机

1. 病因　本虚（五脏虚损）标实（痰、湿、热、外邪）。

2. 病机　虚实互患，伤及阴阳气血，累及五脏。

二、临床表现与诊断

凡有引起呼吸衰竭的病因，符合呼吸衰竭的呼吸系统表现，同时具有血气分析诊断标准即可确诊。

1. 病因及病史　>2 岁儿童是否有哮喘持续状态、多发性神经根炎、脑炎等；≤2 岁儿童是否有支气管肺炎、哮喘持续状态、喉炎、先天性心脏病等；新生儿围产期异常、早产、窒息、呼吸窘迫等。

2. 临床表现　除原发疾病表现外，早期常见呼吸急促、鼻翼扇动、胸壁吸气性凹陷、喘息等；可见重要脏器的功能异常，如心律失常、急性呼吸窘迫、神志模糊、嗜睡、激惹、少尿、红细胞增多、代谢性酸中毒等。

3. 快速评估通气状态　呼吸运动及幅度、呼吸强度、呼吸频率、呼吸节律、是否发绀等。

4. 血气分析　诊断呼吸衰竭很大程度上依靠血气分析的结果。在海平面水平、静息状态、呼吸空气时评定。Ⅰ型即低氧血症呼吸衰竭，$PaO_2<60mmHg$，$PaCO_2$ 正常或降低。Ⅱ型即高碳酸血症呼吸衰竭，$PaO_2<60mmHg$，$PaCO_2>50mmHg$。氧合指数（PaO_2/FiO_2）可

中医儿科学

快速评估呼吸衰竭的严重程度和指导治疗。

三、鉴别诊断

1. 代谢性酸中毒　多见于肾功能衰竭、糖尿病酮症酸中毒以及某些代谢性疾病，多表现为呼吸深快，PaO_2正常。

2. 急性呼吸窘迫综合征　见于卡氏肺孢菌肺炎、弥漫性肺间质纤维化、呼吸道合胞病毒肺炎、创伤、休克等病，早期PaO_2、$PaCO_2$均降低，晚期$PaCO_2$升高，吸氧不能使PaO_2升高，$PaO_2/FiO_2 \leqslant 200mmHg$，多与Ⅰ型呼吸衰竭并存，治疗方法相近。

四、辨证论治

1. 治疗原则　急则治其标，缓则治其本。

2. 分证论治

证型	证候		治法	方药
心肺气虚证	喘息气短，心悸胸闷，动则加重，自汗，神疲乏力，易感冒	脉沉细弱	补益心肺	养心汤
肺肾气虚证	喘息气短，动则加重，腰膝酸软，夜尿增多，或咳喘时遗尿	舌淡，脉沉细弱	补肾益肺，纳气定喘	补肺益肾方
痰热壅肺证	咳喘气急，痰多质黏、色黄或白，咳痰不爽，大便干结	舌红，苔黄腻，脉滑数	清肺化痰，降逆平喘	清气化痰丸＋贝母瓜蒌散
痰湿壅肺证	咳嗽气急，痰多、白黏或呈泡沫，胸闷，纳呆食少	舌淡胖苔白腻，脉滑或弦滑	燥湿化痰，宣降肺气	半夏厚朴汤＋三子养亲汤
痰蒙神窍证	喘息气促，咳嗽痰鸣，嗜睡、昏迷或谵妄，肢体抽动甚抽搐	舌苔白腻或黄腻，脉滑或弦滑	豁痰开窍	涤痰汤
正虚喘脱证	喘息急促，气短息弱，甚者神志异常，大汗淋漓，四肢厥冷	脉微细、疾促	益气救阴，回阳固脱	生脉散

五、西医治疗

1. 一般治疗　患儿可取俯卧位以利通气；保持气道通畅，如翻身、拍背、吸痰等；血气监测、心电监护、适当营养支持、合理的液体平衡和电解质平衡等。

2. 病因治疗　是呼吸衰竭患儿治疗的根本。如哮喘持续状态，应用抗炎、解除气道痉挛；肺部感染者，合理应用抗生素等。

3. 氧疗及呼吸支持疗法　是治疗呼吸衰竭最主要最有效的方法。

（1）无创性机械通气：采用鼻导管、普通面罩或非再吸面罩，供氧分别高达4L、10L、15L；新生儿及体重＜8kg患儿可通过经鼻持续气道正压通气（CPAP），使呼气末气道内仍保持一定的正压，防止肺泡萎陷，缓解呼吸困难，增加残气量，减少肺内分流。

（2）有创机械通气：机械通气的适应证常根据患儿有持续或进行性的气体交换障碍、呼吸暂停以及呼吸衰竭严重影响其他脏器功能等考虑。

（3）建立人工气道：①严重呼吸困难，频繁出现呼吸暂停或暂停时间大于10秒，经面罩吸氧及CPAP发绀不改善者。②呼吸微弱，全肺范围的呼吸音减低，提示呼吸肌疲劳者。③肺部炎症广泛，呼吸道分泌物梗阻，需增加有效通气。④颅内压增高或昏迷患儿。⑤心肺复苏者。⑥$PaCO_2 > 70mmHg$或$FiO_2 > 0.4$时PaO_2仍低于50mmHg。出现上述指征之一，即考虑做气管插管或气管切开，建立人工气道，替代自主呼吸。

4. 特殊的呼吸支持　包括体外膜氧合、液体通气、高频通气、吸入一氧化氮、经气管插管注入肺泡表面活性物质等。

5. 应用呼吸兴奋剂　中枢性呼吸衰竭呼吸道通畅未用呼吸器时可使用呼吸兴奋剂，除使通气量增加外，可使患者暂时清醒，有利于咳嗽及排痰。

第六单元　脓毒性休克

重点提示　脓毒性休克的临床表现与诊断（★★★）、西医治疗（★★）。

一、病因病机

1. 外感六淫或疫毒之邪，由表入里，蕴结化火成毒，毒热炽盛，耗气伤阴，而至邪闭正衰，终阴阳互不维系，发为厥脱。

2. 外伤伤及脉络而失血，或食不洁之物而至暴吐暴泻，或热毒壅盛，入血动血而至呕血便血，终至阴液大伤，气随津脱，阳随阴亡发为厥脱。

3. 久病羸弱或暴发重疾，耗气伤阴，气血亏虚，阴阳不相维系，发为厥脱。

4. 剧烈疼痛，可致气机逆乱，阴阳之气不相顺接，发为厥脱。

二、临床表现与诊断

脓毒症患者出现组织灌注不足和心血管功能障碍即可诊断为脓毒性休克。

1. 低血压　血压小于该年龄组第 5 百分位，或收缩压小于该年龄组正常值 2 个标准差以下，即：1 个月内，<60mmHg；1 个月至 1 岁，<70mmHg；1～9 岁，<70mmHg + [2 × 年龄（岁）]；≥10 岁，<90mmHg。

2. 需用血管活性药物才能维持血压在正常范围。如使用多巴胺 >5μg/（kg · min），或任何剂量的多巴酚丁胺、去甲肾上腺素、肾上腺素。

3. 具备下列组织低灌注表现中的 3 条。

（1）外周动脉搏动细弱，心率、脉搏增快。

（2）面色苍白或苍灰，湿冷，大理石样花纹。暖休克可表现为四肢温暖，皮肤干燥。

（3）毛细血管再充盈时间（CRT）延长（>3 秒）（需除外环境温度影响），暖休克时 CRT 可正常。

（4）早期烦躁不安或萎靡，表情淡漠。晚期意识模糊，甚至昏迷、惊厥。

（5）液体复苏后尿量仍 <0.5mL/（kg · min），持续至少 2 小时。

（6）乳酸性酸中毒（除外其他缺血缺氧及代谢因素等），动脉血乳酸大于 2mmol/L。

三、鉴别诊断

1. 中风　以猝然昏仆、不省人事、半身不遂、口眼歪斜、语言不利为主症，发病突然、起病急骤。

2. 闭证　以突然昏倒、不省人事为主，然闭证以邪实内闭为主，属实证，多因“风、火、痰、热”或“风痰夹热”上蒙所致。阴闭者可见四肢不温，面白唇暗，而脉沉滑缓；阳闭者可见身热、烦躁、便秘，然脉弦滑而数；临证中见大汗淋漓，四肢厥冷，脉微细欲绝者，可视为因闭致脱的厥脱证。

四、辨证论治

1. 辨证要点　辨厥脱病因，辨厥脱分期。

2. 分证论治

证型	证候		治法	方药
邪毒内闭证	发热，烦渴躁妄，溺赤便秘，汗出如油，周身皮肤花斑	舌绛，苔黄燥，纹紫，脉数	泻热解毒，益气固脱	人参白虎汤/黄连解毒汤
气虚阳脱证	手足逆冷，畏寒，身冷如冰，尿少或遗溺，下利清谷	舌淡苔白，纹淡，脉微欲绝	益气固脱	参附汤 + 四逆汤
气虚阴脱证	面唇苍白，低热烦躁，心悸多汗，口渴喜饮，尿少色黄，肢厥不温，皮肤花斑	舌体偏小，舌绛，少津，纹淡，脉细数或沉微欲绝	益气养阴固脱	生脉散/固元煎
阴阳俱脱证	昏迷，瞳孔散大，气少息促，舌卷囊缩，二便失禁	舌面少津，脉细数微欲绝	挽阴回阳，救逆固脱	生脉散 + 参附汤

五、西医治疗

1. 初期复苏治疗目标　早期识别、及时诊断、及早治疗，是改善脓毒性休克预后，降低其病死率的关键。一旦诊断，在第1个6小时内达到：年龄相关的血压正常、脉搏正常、中央和外周动脉搏动无差别、毛细血管再充盈时间≤2秒、四肢末梢温暖、意识正常及尿量>1mL/（kg·h），血糖、血清离子钙含量正常、血清乳酸水平降低。

2. 呼吸、循环支持　①一旦发生休克，立即给予吸氧以增加氧输送。②液体复苏。③应用血管活性药物。

3. 其他治疗　①控制感染和清除病灶。②肾上腺皮质激素。③维持血糖稳定、血钙正常。④镇静、镇痛和药物毒性监测。⑤利尿剂和肾脏替代疗法。⑥体外膜氧合（ECMO）或心室辅助装置（VAD）。

第九章　中医特色治疗技术

重点提示　敷贴法、推拿疗法、拔罐疗法（★★★）；熏洗法、涂敷法、雾化吸入（★）。

一、熏洗法

将药物煎成药液，熏蒸、浸泡、洗涤、沐浴患者局部或全身。

方法	熏蒸法	浸洗法	药浴法
操作	利用煮沸的药液蒸汽熏蒸皮肤	药液温度降为温热后浸泡、洗涤局部	以多量药液沐浴全身
应用	用于麻疹、感冒的治疗及呼吸道感染的预防等	用于痹证、痿证、外伤、泄泻、脱肛、冻疮及多种疾病；常与熏法同用，先熏后洗	用于感冒、麻疹、痹证及荨麻疹、湿疹、银屑病等多种病证
功效	疏风散寒、解肌清热、发表透疹、消毒空气等	疏风通络、舒筋活血、祛寒温阳、祛风止痒等	发汗祛风、解表清热、透疹解毒、活络通痹、祛风止痒等

二、涂敷法

操作	用新鲜的中药捣烂成药糊，或用药物研末加入水或醋调匀成药液，涂敷于体表局部或穴位处
应用	药液用于发热、泄泻、暑疖、湿疹、药疹、烧伤等病证
功效	清热解毒、温中止泻、活血消肿、燥湿收敛等

三、敷贴法

操作	用药物制成软膏、药饼，或研粉撒于普通膏药上，敷贴于局部
应用	常用于发热、咳嗽、咳喘、厌食、腹痛、泄泻、痈疽疮疖、跌打损伤、筋骨酸痛、癥瘕瘰疬等病证
功效	清热宣肺、止咳化痰、消食化滞、散寒温脾、消痈散结、活血生肌、舒筋活络、化瘀消癥等

四、雾化吸入

此法又称气溶胶吸入疗法，把药物制成悬浮于空气中的微小液体或固体，经雾化吸入的途径直接送入气道。

五、推拿疗法

推拿又称“按摩”，用手法作用于人体体表特定部位，以调节机体生理、病理状况，达到理疗目的。此法有促进气血运行、通畅经络、安神定气、调和脏腑的作用。儿科常用治疗脾系、肺系病证及杂病。

六、捏脊疗法

按摩督脉和膀胱经，以调整阴阳、通理经络、调和气血、恢复脏腑功能。常用于治疗小儿疳证、消化不良、厌食、腹泻、呕吐、便秘、咳喘、夜啼等病证，也可作为保健按摩。

七、拔罐疗法

适应证	呼吸系统、消化系统及外科部分疾病及风寒痹痛、急慢性扭伤所致疼痛等
功效	促进气血流畅，祛风散寒止痛
吸拔方法	①火罐法（使用最广泛），包括闪火法、投火法、滴酒法、贴棉法。②抽气法。③水罐法，一般应用竹罐
临床运用	留罐，闪罐，走罐，刺络拔罐（多用于神经性皮炎、急性软组织损伤、丹毒等）

第五部分

中医骨伤科学

第一章　专科检体技能

第一单元　问诊

重点提示　问诊的一般内容，尤其是主诉（★）。

骨伤科多是以局部疾患为主，所以在问诊时应有所侧重和取舍。

项目	内容
一般情况	患者姓名、性别、年龄、职业、婚姻、民族等
主诉	主要症状、体征、部位及持续时间，提示病变的性质
现病史	围绕主诉展开，包括起病情况、病变情况（局部和全身情况）、诊治经过和现在症状（指刻下症）
既往史	基础疾病、常用药物情况，以及传染性疾病史、手术史、输血史、食物及药物过敏史、预防接种史等
个人史	职业及工种的年限，生活及工作的性质、条件和常处体位，以及个人嗜好等。对妇女要询问月经、妊娠、哺乳史等
家族史	家族内成员的健康状况

第二单元　望诊

重点提示　望诊的内容，尤其是望神色、望创口、望舌（★）。

在骨伤科患者，望诊包括望全身、局部和舌象。

内容	分类	辨证
望全身	望神色	正气未伤：精神爽朗，面色清润；正气已伤，病情较重：面容憔悴、神气委顿、色泽晦暗；危候：神志昏迷、目暗睛迷、瞳孔缩小或散大、形羸色败、呼吸微弱或喘急异常
	望形态	改变见于骨折、关节脱位、严重筋伤，可因疼痛、无力等出现被迫体态或保护性姿势
	望步态	短肢性步态：一侧下肢短缩超过3cm以上；摇摆步态：臀中肌无力；跨阈步态：腓总神经损伤导致足尖下垂；间歇性跛行：腰椎椎管狭窄症
望局部	望畸形	骨折、脱位或退行性病变
	望肿胀、瘀斑	肿胀较重而肤色青紫者，为新伤；肿胀较轻而青紫带黄者多为陈伤；肢体肿胀，应考虑血管、心肾功能、蛋白情况；关节肿胀，应考虑外伤性、化脓性、风湿性或结核性等
	望创口和手术切口	注意创口的大小、深浅，边缘是否整齐，是否被污染及有无异物，色泽鲜红还是紫暗，以及出血情况等；如已感染，注意窦道、渗液情况；手术患者注意切口情况
	望肢体功能	异常的功能代表结构的异常；如有活动障碍，应进一步查明原因
望舌	察舌质	舌色红绛为热证，舌色青紫为伤后气血运行不畅，瘀血凝聚
	望舌苔	薄白而润滑为正常舌苔，黄苔一般主热证，厚薄与邪气的盛衰成正比

第三单元 触诊

重点提示 触诊的内容，尤其是触畸形、触异常活动（★）。

中医骨伤讲“手摸心会”“以手扪之，自悉其情”，即通过触诊可了解筋骨的异常。触诊是骨伤科重要的检查方法。

一、触痛点和筋结、触畸形、触肿块、触异常活动和触皮肤

内容	应用
触痛点	牵涉痛、放射痛，需要进一步触诊。对于隐匿性损伤，触诊压痛点可防止漏诊。筋结点是病变的部位，也是中医手法治疗的重点
触畸形	感受凸起、凹陷、尖锐、钝性等畸形，可用于判断骨折和脱位的位置、移位情况等；也可判断复位后骨折断端是否平整、脱位是否已回位
触肿块	注意部位、质地、大小及边界、活动度、有无粘连、波动感等；外伤引起的肿块，早期肿胀多较硬且饱满，后期肿块多较软、质韧
触异常活动	多见于骨折和韧带断裂
触皮肤	可感受皮肤的温度（可辨别寒热证、了解血运、判断有无感染等）、弹性、湿度、动脉搏动（减弱或消失，表示血运障碍）、有无水肿等

二、切诊

脉象	性质特点	临床意义
浮脉	轻按应指即得，重按之后反觉脉搏的搏动力量稍减而不空	新伤瘀肿、疼痛剧烈或兼有表证时多见。大出血及长期慢性劳损患者，出现浮脉时说明正气不足，虚损严重
沉脉	轻按不应，重按始得	主病在里，内伤气血、腰脊损伤疼痛时多见
迟脉	脉搏至数缓慢，每息脉来不足四至	主寒、主阳虚，常见于筋伤挛缩、瘀血凝滞。迟而无力见于损伤后期气血不足，复感寒邪
数脉	每息脉来超过五至，在损伤发热时多见之	数而有力为实热，数而无力为虚热。浮数热在表，沉数热在里
滑脉	往来流利，如盘走珠，应指圆滑，充实而有力	主痰饮、食滞。胸部挫伤血实气壅及妊娠期
涩脉	脉形不流利，细而迟，往来艰涩，如轻刀刮竹	主气滞、血瘀、精血不足。损伤血亏津少不能濡润经络的虚证、气滞血瘀的实证
弦脉	脉来端直以长，如按琴弦，主诸痛、肝胆疾病、阴虚阳亢	多见于胸胁部损伤及各种损伤剧烈疼痛时。弦而有力者称为紧脉，外感寒盛之腰痛
濡脉	浮而细软，脉气无力以动	气血两虚
洪脉	脉形如波涛汹涌，来盛去衰，浮大有力，应指脉形宽，大起大落	主热证，见于伤后邪毒内蕴，热邪炽盛，或伤后血瘀化热
细脉	脉细如线	虚损，以阴血虚为主，或气虚或久病体弱
芤脉	浮大中空	多见于损伤出血过多时
结、代脉	间歇脉的统称。脉来缓慢而时一止，止无定数为结脉；脉来动而中止，不能自还，良久复动，止有定数为代脉	疼痛剧烈，脉气不衔

第四单元　动诊

重点提示　肌张力的检查（★）。

动诊是指通过对关节和肌肉运动的检查，明确其功能状态，以便及时发现疾病的部位。

概念	通过对关节和肌肉活动的检查，明确其功能状态，以便及时发现疾病的部位
关节运动功能检查	主动活动、被动活动
肌肉运动功能（肌张力）检查	在静止状态下，肌肉完全松弛时，肌肉仍保持着一定的紧张度
	↓多见于下运动神经元损伤、低血钾、肌肉疾患；↑多见于上运动神经元损伤
	“-”表示肌张力消失，反射消失。“+”表示肌张力降低，反射减弱。“++”表示肌张力正常，反射正常引出。“+++”表示肌张力较高，反射亢进。“++++”表示肌肉阵发性痉挛，轻度阵挛。“+++++”表示肌肉持续性痉挛，严重阵挛

第五单元　量诊

重点提示　肌力检查（★）。

量诊可将肢体的某些指标数据化，有利于对比和评估疗效。

肢体长度测量法	上肢长度	从肩峰至桡骨茎突尖（或中指尖）
	上臂长度	肩峰至肱骨外上髁
	前臂长度	肱骨外上髁至桡骨茎突，或尺骨鹰嘴至尺骨茎突
	下肢长度	相对长度为髂前上棘到内踝下缘的距离，也可以为脐到内踝的距离
	大腿长度	髂前上棘至膝关节内缘
	小腿长度	膝关节内缘至内踝，或腓骨头至外踝下缘
关节活动范围测量法	中立位0°法	以中立位为起始点0°，按该肢体运动平面的两个相反方向记录其活动的角度
	邻肢夹角法	以两个相邻肢体相互接近时所构成的夹角计算
	测量长度法	如颈椎前屈可测下颏与胸骨柄的距离
肢体周径和肌容积测量	粗于健侧	较健侧显著增粗并有畸形者，多属骨折、关节脱位。如无畸形而较健侧粗者，多系筋伤肿胀
	细于健侧	多由于陈伤误治或有神经疾患而致筋肉萎缩
畸形的测量	肘内翻/肘外翻	上肢伸直前臂旋后位，测量上臂与前臂所形成的角度
	膝内翻	两内踝并拢，测两膝间的距离
	膝外翻	两侧股骨内髁并拢，测两个内踝间的距离
肌力检查	肌力测定方法	嘱患者主动运动关节或施加阻力来了解肌肉（或肌群）收缩和关节运动情况，从而判断肌力状态
	肌力测定标准	可分为6级：0级，Ⅰ级，Ⅱ级，Ⅲ级，Ⅳ级，Ⅴ级

第六单元　特殊检查

重点提示　不同部位的常用试验，尤其是涉及颈部、骨盆、肩部的试验（★）。

在骨伤科疾患中，需要行神经系统检查，也需要根据病变部位的不同采用特殊检查方法，用于诊断病情。

检查部位	检查方法
颈部	颈椎间孔挤压试验（阳性多见于神经根型颈椎病或椎间盘突出症），颈椎间孔分离试验，臂丛神经牵拉试验（阳性多见于神经根型颈椎病），深呼吸试验（Adson 试验），超外展试验，椎动脉扭曲试验（旋颈试验，阳性提示椎动脉综合征、椎动脉型颈椎病）
胸腰背部	胸廓挤压试验，直腿抬高试验及加强试验，拾物试验（诊断腰椎结核等），仰卧挺腹试验，背伸试验
骨盆	骨盆挤压试验，骨盆分离试验，骨盆纵向挤压试验，屈膝屈髋试验，梨状肌紧张试验，床边试验，髋外展外旋试验（"4" 字试验），斜扳试验（表示该侧骶髂关节有病变）
肩部	搭肩试验（肩关节内收试验），肱二头肌紧张试验（提示肱二头肌长头肌腱炎），直尺试验，疼痛弧试验（说明肩峰下的肩袖有病变，多见于冈上肌腱炎），冈上肌腱断裂试验，空罐试验（Jobe test），外旋衰减试验，Lift off 试验，Neer 试验（阳性提示肩峰撞击综合征）
肘部	腕伸肌紧张试验，密耳征（Mill 征，阳性提示肱骨外上髁炎），屈肌紧张试验，叩诊试验
腕和手部	握拳试验，腕三角软骨挤压试验，腕管叩击试验（阳性提示有腕管综合征），指浅屈肌试验，指深屈肌试验
髋部	髋关节屈曲挛缩试验，托马斯征（Thomas 征），髋关节过伸试验，"望远镜" 试验，蛙式试验，下肢短缩试验
膝部	髌骨研磨试验，恐惧试验，关节间隙压痛，麦氏征，挤压研磨试验，抽屉试验，拉赫曼试验（Lachman 试验），侧方挤压试验，浮髌试验
踝部	踝关节背伸试验，伸踝试验，足内、外翻试验，踝抽屉试验，提踵试验（阳性说明跟腱断裂），跖骨头挤压试验，跟轴线测量

第二章　影像学检查

重点提示　X 线、CT 和 MRI 检查在骨伤科的一般适用情况（★）。

主要介绍 X 线检查、CT 检查和 MRI 检查在骨伤科的应用。

X 线检查	可诊断骨折、脱位、骨关节、脊柱的病变及评估治疗效果，观察骨骼生长发育和某些营养及代谢性疾病对骨骼的影响情况。 ①正侧位：为最常用的投照角度，如胸部 X 线片、骨盆正位。 ②正斜位：当骨骼在侧位上有较多重叠时可选择，如手、足、肋骨正斜位。为看清特殊结构也可增加斜位，如颈椎双斜位、腰椎双斜位。 ③侧轴位：在正位投照重叠较多时可选择此位，如跟骨侧轴位。 ④开口位：可看到寰枢椎脱位、齿状突骨折、齿状突发育畸形等病变。 ⑤特殊情况：如颈椎、腰椎的功能位；肩胛骨正侧位；骨盆的出口位、入口位、闭孔斜位；膝关节负重位、屈膝 45°位、应力位等。四肢长骨要包括病变邻近的一个关节，必要时包括上下两个关节；一侧骨关节病变不够明显时，可两侧同时投照
CT 检查	在分辨力上优于 X 线图像，应用于骨折及脱位，四肢骨关节及脊柱肿瘤，脊柱疾患
MRI 检查	即磁共振成像术，用于骨折、脊柱病变（如椎间盘疾患、椎管狭窄、椎骨与椎间盘的感染，以及脊髓内、外肿瘤）、关节病变（髋关节 MRI 是股骨头坏死早期最重要的诊断手段）

第三章　中医诊疗技术

第一单元　外用药物使用

重点提示　外用药的类型及常用药物（★）。

药物外治是直接将药物作用于体表或损伤部位以达到治疗目的的一种方法。

一、外用药

药膏	为药物与基质混合调拌煎熬后制成，也可将药末调拌成糊状，加热直接敷贴
膏药	是外用药中一种特有的传统剂型
掺撒方药	药物碾成细小粉末，直接掺在伤口上，或掺在软膏上敷贴患部
涂擦方药	将药物制成液状药剂，涂于局部；或在施行理伤手法时，使用于患处。如酒剂、油剂
熏洗方药	热敷熏洗法，湿敷洗涤法
热熨方药	选用温经祛寒、行气活血止痛的药物，加热后用布袋装好，熨贴于损伤局部

二、药膏

类别	适用情况	举例
消瘀退肿止痛类	骨折、伤筋初期，局部充血肿胀、疼痛剧烈者	定痛膏、消肿止痛药膏、夯杖散
舒筋活血类	扭挫伤筋，肿胀疼痛逐步消退之中期患者	三色敷药、舒筋活络药膏、地黄膏
接骨续筋类	骨折、脱位已整复，位置良好，肿痛消退的中期患者	驳骨散、接骨续筋药膏、接骨膏
清热解毒类	局部组织损伤后感染毒邪，有明显红肿热痛等表现者	如意金黄散、黄连膏、四黄散
去腐生肌长肉类	伤口未愈合或开放性骨折感染者	生肌玉红膏、象皮膏、地榆膏
温散风寒类	损伤日久，复感风寒湿邪，伤处冷痛麻木、酸胀者	温经通络膏、回阳玉龙膏、定痛散

三、膏药

类别	适用情况	举例
祛瘀止痛类	跌打损伤及骨折、伤筋肿痛阶段	大红膏、万应膏、万应紫金膏
祛风除湿类	损伤后因风、寒、湿邪所侵，肢体关节酸楚痹痛者	狗皮膏、虎骨膏、损伤风湿膏
软坚活血类	气血凝滞、筋膜粘连的陈旧性损伤	化坚膏、活络油膏等
提脓拔毒类	用于创伤而形成溃疡者	生肌药、红油膏、拔毒膏

四、掺撒方药

类别	适用情况	常用方
止血收口类	创伤表浅的伤口出血，用药同时配合加压包扎，即能止血	桃花散、花蕊石散、如圣金刀散

续表

类别	适用情况	常用方
去腐拔毒类	创面腐肉不脱，或胬肉突出妨碍收口，或破溃以后疮口太小，或疮口僵硬等证	白降丹、九一丹、化腐生肌散
生肌长肉类	腐肉已脱，脓水将尽，新肉难以生长的创面。可解毒、收涩、促进新肉生长	生肌桃花散、珍珠散、生肌散
温经散寒类	损伤后期，仍有气血凝滞疼痛或局部寒湿侵袭者	桂麝散、丁桂散、四温丹

第二单元　手法治疗

重点提示　常用的正骨手法（★）。

一、正骨手法

手法	内容
手摸心会	是正骨手法的首要步骤，也是手法整复的最高境界。用手触摸骨折部位，按照先轻后重、由浅及深、由远至近、两端相对的方法感触骨折移位的方向
拔伸牵引	克服肌肉的拮抗力，矫正重叠移位，恢复肢体长度
旋转回绕	矫正骨折断端的旋转畸形及背向移位。回绕时如有软组织阻挡，则可改变回绕的方向
屈伸收展	矫正骨折断端的成角畸形，尤其是关节附近的骨折
端挤提按	主要用于侧方及前后移位的畸形。端挤手法用于矫正侧方移位，提按手法主要用于矫正前后移位
成角折顶	主要用于横断或锯齿型骨折。正位折顶用于单纯前后移位者，斜向折顶用于同时有侧方移位者。此法多用于前臂骨折
夹挤分骨	主要用于两骨并列部位的骨折，如尺桡骨骨折、胫腓骨骨折等
摇摆触碰	主要用于横断、锯齿型骨折
对扣捏合	主要用于分离型或粉碎性骨折
按摩推拿	梳理骨折周围的软组织，使肌肉、肌腱等组织柔顺、舒展，软组织的顺平对骨折复位也具有辅助作用

二、理筋手法

1. 基本手法

方法	含义	功用
摩法	用手掌或手指在体表作有节律的环形抚摩	消瘀退肿，镇静止痛，并能缓解肌肉紧张疼痛
按法	用手指或手掌着力于体表一部位或穴位上，逐渐用力下压	解痉止痛，温经散寒
推法	用手指或手掌着力于人体一定部位或穴位上，用力向一定方向推动	疏通经络，行气消瘀
揉法	用拇指或手掌在皮肤上做轻轻回旋揉动	放松肌肉，活血祛瘀，消肿止痛
拨法	用拇指加大劲力与筋络循行方向横向拨动，或拇指不动，其他四指取与肌束、肌腱、韧带的垂直方向，单向或反复拨动	缓解肌肉痉挛，松解粘连，活血化瘀，通络止痛

续表

方法	含义	功用
擦法	用手掌、大小鱼际、掌根或手指在皮肤上摩擦	活血散瘀，消肿止痛，温经通络，松解粘连、软化瘢痕
滚法	指手部在治疗部位以滚动的形式，形成滚压刺激	调和营卫，疏通经络，祛风散寒，解痉止痛
拿法	拇指与其他四指相对成钳形，一紧一松地用力提揉捏，以挤捏肉、韧带等软组织	疏通经络，镇静止痛，开窍提神，缓解痉挛
点压法	根据经络循行路线，选择适当穴位，用手指在经穴上点穴按压	疏通经络，宣通气血，调和脏腑，平衡阴阳
搓法	双手掌面相对放于患部两侧，用力做快速的搓揉，同时做上下或前后往返移动	调和气血，舒筋活络，放松肌肉，消除疲劳
抖法	双手握住患者上肢或下肢的远端，稍用力做连续、小幅度、快速的上下抖动，使关节松动	松弛肌肉关节，缓解外伤引起的关节功能障碍，减轻施行重手法后的反应，增加患肢舒适感

2. 运动关节类手法

屈伸法	对关节做被动屈伸运动，适用于功能活动障碍的关节
旋转扳法	对关节做被动旋转摇晃扳动，多用于颈椎、腰椎，颈部旋转扳法和腰部旋转扳法
腰部背伸法	利用腰部背伸的动作达到松解腰部紧张，分为站立位法和卧位法
拔伸牵引法	术者和助手分别握住患肢的远近端，用力对抗牵引，多用于肢体关节扭伤、粘连等

第三单元　夹板固定

重点提示　夹板固定的注意事项（★）。

夹板固定是中西医结合治疗骨折最具代表性的技术，固定的前提是保证骨折良好的复位。

适应证	四肢闭合性骨折（骨干骨折、关节面完整的关节内骨折、接近关节的干骺端骨折等、创口小且良好处理的四肢开放性骨折）
禁忌证	较严重的开放性骨折、难以整复或固定的关节内骨折、软组织条件差的骨折，伴随或怀疑有血管损伤者
固定用具	①夹板，目前使用的夹板有树皮、纸板、竹板、塑料板等，都具有轻便、可塑性、通透性、可透过 X 线等优点。不超关节固定适用于骨干骨折，以不妨碍关节活动为度；超关节固定适用于关节内或近关节处骨折，其夹板通常超出关节处 2～3cm，以能被扎带捆住为度。②纸压垫，一般安放在夹板与皮肤之间，利用其所产生的压力或杠杆力，作用于骨折部，以维持骨折断端在复位后的良好位置
固定后注意事项	抬高患肢；观察伤肢感觉、血运及肢体远端的活动情况；询问骨骼突出处和压垫部位有无灼痛感；扎带松紧度要适宜，要求能提起扎带在夹板上下移动 1cm；固定后定期行 X 线检查；合理功能锻炼
解除日期	达到骨折临床愈合标准，即可解除夹板固定

第四单元　石膏固定

重点提示　石膏固定的注意事项（★）。

和夹板固定相比，石膏固定可适用于全身各部位的骨折。

适应证	骨折、脱位复位后；神经、血管、肌腱断裂缝合；关节矫形或融合术后；化脓性关节炎、骨髓炎局部制动等
禁忌证	开放性损伤尤其伴有厌氧菌感染者；全身情况不稳定、严重脏器疾病者；肿胀进行性加重者
石膏分类	石膏托、管型石膏、石膏夹板及躯干石膏等
操作步骤	制作前物品准备、放置衬垫、制作石膏托、放置石膏托并塑形、修整石膏
注意事项	在石膏未凝固结实前不要搬动患者，操作过程中用手掌、忌用手指捏压；抬高患肢，及时观察石膏的松紧度；定期复查 X 线片；保持石膏清洁，变换体位时应注意保护；合理功能锻炼

第四章　常见技术操作

第一单元　关节穿刺与注射

重点提示　关节穿刺与注射的注意事项（★）。

一、关节穿刺

肩关节	后侧穿刺、前侧穿刺
肘关节	后侧穿刺、桡侧穿刺
腕关节	桡侧背侧穿刺、尺侧旁穿刺
髋关节	外侧穿刺、后侧穿刺、前侧穿刺
膝关节	膝关节伸直，放松股四头肌，可由髌骨外上、外下、内上或内下方距髌骨边缘约 1cm 处进针
踝关节	外侧穿刺、前内侧穿刺、后外侧穿刺

二、关节注射

步骤包括注射前物品准备、定位、消毒（一般以注射点为中心、直径 5cm 面积即可）、注射、覆盖。

三、注意事项

关节穿刺与注射应严格无菌操作。选择最熟悉的穿刺方式。确保注射器针头处于关节腔内。注射药物根据具体疾病而定。

第二单元　封闭疗法

重点提示　封闭疗法的适应证、禁忌证（★）。

封闭疗法具有操作简单、安全、适应范围广等优点，是骨伤科治疗痛症时使用较多的一种方法。

适应证	身体各部位的肌肉、肌腱、韧带、筋膜、腱鞘、滑膜、滑囊和神经的急慢性损伤或退行性改变引起的局部疼痛性疾病

续表

禁忌证	发热、局部感染或红肿热痛、血糖控制欠佳、出血倾向或凝血机制障碍、结核、肿瘤、麻醉药和注射药物过敏、严重脏器疾病发作期、体质虚弱难以耐受等
所需药物	麻醉药物（普鲁卡因使用前需皮试）、类固醇激素药物
注射方法	定位（根据病情确定注射部位，最常用的是压痛点）、消毒、注射、覆盖（嘱患者24小时保持敷料干燥）
注意事项	严格无菌操作，注射部位应准确，注意激素注射的频次和药品浓度，一般不推荐在注射时加用中药制剂

第三单元　牵引疗法

重点提示　牵引疗法的适应证（★）。

牵引疗法是广泛应用于骨折、脱位以及颈椎疾患和腰椎疾患的一种治疗方法。

一、皮肤牵引

适应证	小儿下肢骨折；骨折需要持续牵引，不需要强力牵引或不适于其他牵引者；不需要较大牵引力的短期牵引；为防止或矫正髋、膝关节屈曲、挛缩畸形者
禁忌证	皮肤有破损或感染、溃疡者；有血运循环障碍，如静脉曲张、血栓栓塞者；皮肤对胶布过敏者；小重量牵引不能达到矫正错位目的者
牵引重量	一般开始用2～3kg，根据复查情况调整，但一般不超过5kg
注意事项	①观察肢体长度及复查骨折对位情况，及时调整牵引重量。 ②检查牵引装置，注意有无松动、滑脱。 ③观察皮肤、血管及肢端血运情况，如有水疱、缺血情况应停止牵引

二、骨牵引

适应证	成人不稳定性骨折；开放性骨折；部分颈椎骨折或脱位；因软组织条件欠佳短期不能行手术者；陈旧性骨折脱位、关节挛缩等成人肌力较强部位骨折的术前准备
禁忌证	牵引处为开放性损伤污染严重者；牵引局部骨质有损伤、病变及严重骨质疏松者；牵引处皮肤有过敏、感染或疾病等
牵引重量	股骨髁上牵引，重量为体重的1/8～1/6；胫骨结节牵引，重量为7～8kg；跟骨牵引，重量为3～5kg
注意事项	①严格无菌操作，牵引时应注意局部的神经、血管，根据部位选择钢针。 ②每天检查牵引装置1～2次，观察钢针有无松动、针眼有无感染、牵引绳有无滑落、皮肤有无拉豁等。 ③每天在针眼部位用酒精棉签消毒1次；定期观察肢体血运、感觉等情况。 ④定期复查X线片，嘱患者经常进行肢体功能锻炼

第四单元　开放伤口的清创

重点提示　清创的步骤（★★★）。

一、清创时间

1. 一般伤后6~8小时内的伤口经彻底清创后可一期缝合，战伤及火器伤除外。

2. 伤后8~24小时（或超过24小时）的伤口，如尚未感染，配合抗生素的有效使用仍可清创；如已感染，或伤口有异物或坏死组织，清创后伤口暂不能缝合。

二、清创步骤

清洗和消毒	伤口内一般不予刷洗，污染严重者可用无菌敷料轻柔清洗
清创	①在术前预置充气式止血带，充分显露并清除坏死组织，处理重要组织，充分冲洗。 ②对肌腱、神经和血管，应在尽量切除其污染部分的情况下，保留组织的完整性。 ③对骨折端处理时注意与骨膜相连的骨片及大的游离骨折块不应清除，以避免骨缺损。 ④关节韧带和关节囊损伤时，若污染重应切除，如污染轻则清除污染物尽量保留正常组织
组织修复处理	肌腱、神经、血管等损伤应争取修复
关闭伤口	①Ⅰ型开放性损伤可一期闭合伤口；Ⅱ、Ⅲ型可用无菌纱布、负压封闭引流等临时覆盖。一般应放置引流管、负压引流，根据引流量或于24~48小时后拔除。 ②如就诊时伤口已感染，无法彻底清创者，应敞开伤口，冲洗和切开引流，按时更换敷料，等待延期缝合或植皮

三、其他处理

1. 固定　如术中无法对骨折端固定，可选择石膏、骨牵引等固定。

2. 药物治疗　一般联合应用抗生素，酌情用镇痛镇静药；注射破伤风免疫球蛋白或破伤风抗毒素；相应补液等防止休克或其他并发症；联合中药辨证施治。

3. 观察伤口　注意伤口变化、判断是否有感染发生。如确定感染则在使用抗生素的同时进行伤口的处理。

4. 其他　观察血运、皮肤感觉、运动等，尤其对于神经、血管损伤者更应注意。

第五单元　复位内固定技术

重点提示　复位内固定遵从的原则（★★★）。

复位内固定技术是通过手术的方法用内固定物将骨折端连接起来，为骨折愈合创造条件的方法。现代的内固定多遵从国际骨折内固定学会（AO）制定的原则，其已成为全球骨折治疗公认的标准。

内固定物种类	钢针、螺钉、钢板（如普通接骨钢板、动力加压钢板等）、髓内钉等
AO骨折治疗基本原则	①骨折端的解剖复位，特别是关节内骨折。 ②为满足局部生物力学需要而设计的坚强内固定。 ③无创外科操作技术的应用，以保护骨折端及软组织的血运。 ④肌肉及骨折部位邻近关节早期、主动、无痛的活动，以防止骨折病的发生
生物学固定理念（BO）	通过间接复位和微创技术实现对骨折的治疗，强调骨折治疗要重视骨的生物学特性
常用骨折固定技术	张力带技术、骨折端加压技术、支撑技术、桥接技术（不破坏骨折端的血运，多用于骨干粉碎性骨折）等

第五章　骨折

第一单元　锁骨骨折

重点提示　锁骨骨折的临床表现与诊断、治疗（★★）。

一、病因病机

多因肩部外侧或手掌先着地跌倒，外力经肩锁关节传至锁骨而发生，以短斜形骨折为多。临床以中 1/3 骨折多见。直接暴力多引起横断或粉碎骨折，临床较少见。骨折严重移位时，锁骨后方的臂丛神经和锁骨下动、静脉可能合并损伤。幼儿锁骨骨折多为青枝骨折，骨折往往向上成角。

二、临床表现与诊断

1. 症状主要为外伤后锁骨局部的疼痛、肿胀、活动障碍。

2. 患者多将伤肢常紧贴胸壁侧面，以健侧手托住患肘，头部向患侧肩关节倾斜，下颌偏向健侧，患肩向内、下、前倾斜。骨折局部皮肤明显肿胀伴皮下瘀斑，锁骨上下窝变浅或消失。有移位的骨折，可见向上方和后方的突起，骨折若重叠移位，则患肩变短。常能摸到台阶样畸形，并有骨折断端的异常活动。

3. 患肢的手指感觉异常用于判断是否合并神经损伤，少数可能会有臂丛神经损伤。患者血液循环障碍、桡动脉搏动减弱或消失，可能合并锁骨下血管损伤。

4. 对锁骨行前后位 X 线片检查，必要时可行锁骨 45°头倾位检查。为了解肩锁关节和胸锁关节情况，可以采用 CT 检查。

三、治疗

1. 非手术治疗

（1）大多数锁骨骨折可选择非手术治疗。幼儿无移位骨折或青枝骨折可用三角巾悬吊患侧上肢；轻度移位者用“∞”字绷带或双圈固定 1～3 周；有移位骨折可用膝顶复位法，固定后应立即复查 X 线片。

（2）练功活动

初期	可做腕、肘关节屈伸旋转活动
中后期	逐渐做肩部练功活动，重点是肩外展和旋转运动，防止肩关节因固定时间太长而致功能受限

2. 手术治疗

（1）手术指征：①骨折伴血管神经损伤。②开放性骨折。③移位明显，断端有刺破皮肤的危险。④锁骨远端骨折合并喙锁韧带损伤（Ⅱ型）。⑤多发性骨折患者因锁骨骨折而活动受限。⑥浮动肩。⑦合并癫痫发作、帕金森病等其他不适于非手术治疗的疾病。⑧患者不接受畸形愈合形成的皮下局部包块。⑨患者无法接受长时间的“∞”字绷带或双圈固定。

（2）手术方式：切开复位钢针内固定术、切开复位钢板螺钉内固定术等。

第二单元　肱骨骨折

重点提示　肱骨外科颈骨折、肱骨干骨折、肱骨髁上骨折的临床表现与诊断、治疗（★★）。

一、肱骨外科颈骨折

1. 病因病机　多因跌倒时手掌或肘部先着地，传达暴力所引起，若上臂在外展位则为外展型骨折，若上臂在内收位则为内收型骨折。直接暴力打击可引起裂缝骨折。临床常见类型：裂缝骨折、嵌插骨折、外展型骨折、内收型骨折、肱骨外科颈骨折合并肩关节脱位。

2. 临床表现与诊断

（1）主要为外伤后肩部疼痛、肿胀及活动障碍。患者伤肢可紧贴胸壁也可呈外展，以健侧手托患侧肘部。上臂前内侧皮肤常见瘀斑。肩关节局部肿胀。如合并肩关节脱位，可有肩关节盂空虚或方肩畸形。上臂近端环形挤压痛和纵轴叩击痛是该骨折的典型表现。

（2）最常见腋神经损伤，应检查相应皮肤的针刺觉和轻触觉。

（3）行肩关节正位、穿胸侧位 X 线片检查，可加拍腋位 X 线片检查。对复杂的肱骨近端骨折，建议常规行 CT 检查。MRI 有助于诊断慢性损伤中的肱骨头缺血性坏死、肩袖损伤等。

3. Neer 分型　Neer 分型在临床中应用最为广泛，是指肱骨近端骨折的四部分分类法，其中四部分是指肱骨头、大结节、小结节和肱骨上端，这 4 个部分之间如骨折块分离 >1cm 或成角 >45°称为有移位骨折。具体分为Ⅰ～Ⅵ六型。

4. 治疗

（1）非手术治疗：

无移位的裂缝骨折或嵌插骨折	仅用三角巾悬吊患肢 1～2 周即可开始活动
有移位骨折	需手法复位。对移位明显的内收型骨折，除夹板固定外，尚可配合皮肤牵引 3 周，肩关节置于外展前屈位，其角度视移位程度而定

练功活动：初期先让患者练习握拳，屈伸肘、腕关节，舒缩上肢肌肉等活动，7～10 天后开始适当进行肩部钟摆样活动，3 周后练习肩关节各方向活动。活动范围应循序渐进，每天练习十多次。一般在 4 周左右即可解除外固定。练功活动对老年患者尤为重要。

（2）手术治疗：手法复位失败或合并血管、神经损伤应手术治疗。相对于其他固定技术，目前推荐采用锁定钢板固定技术。对于合并解剖颈骨折的，有发生肱骨头坏死的可能。

二、肱骨干骨折

1. 病因病机　肱骨干中上部骨折多因直接暴力引起，多为横断或粉碎骨折。肱骨干下 1/3 骨折多由间接暴力所致，常呈斜形、螺旋形骨折。在肱骨后面，相当于三角肌粗隆后方，有自内上斜向外下的桡神经沟，故肱骨干中下 1/3 骨折容易合并桡神经损伤。移位可因暴力方向、前臂和肘关节的位置而异，多为成角、内旋移位。

2. 临床表现与诊断

（1）患者常为以健手托住患肘的姿态。上臂部位明显肿胀，呈短缩、成角畸形，皮肤明显瘀血。肱骨局部压痛明显，还表现为上臂环形挤压痛和纵轴叩击痛。可触及骨折断端的移位情况，也会伴有骨擦音及异常活动。根据移位可大致判断骨折位置。

	肱骨干上 1/3 骨折	肱骨干中 1/3 骨折
骨折位置	三角肌止点以上	三角肌止点以下
近端移位	因胸大肌、背阔肌和大圆肌的牵拉而向前、向内	因三角肌和喙肱肌牵拉而向外、向前
远端移位	因三角肌、喙肱肌、肱二头肌和肱三头肌的牵拉而向上、向外	受肱二头肌和肱三头肌的牵拉而向上

（2）部分肱骨干骨折合并桡神经损伤，应注意并重点检查腕关节及手指关节的活动、手背虎口部的感觉等，如伴有手腕呈下垂的姿势应考虑桡神经损伤。上臂肢端肤色、肿胀程度可初步提示是否合并肱动脉损伤等。

（3）常规进行肱骨干正侧位 X 线片检查，需包含邻近的肩肘关节，累及关节的骨折应加拍 CT。

3. 治疗

（1）非手术治疗：是首选治疗，治疗要求达到功能复位即可。

1）无移位肱骨干骨折，用夹板固定 3～4 周就可以早期进行功能锻炼。上 1/3 骨折固定要超肩关节，下 1/3 骨折固定要超肘关节，中 1/3 骨折则不超过上、下关节，并应注意前夹板下端不能压迫肘窝。有移位骨折应及时行手法复位和夹板固定。

2）固定后，肘关节屈曲 90°，以木托板将前臂置于中立位，患肢悬吊在胸前。固定后应立即复查 X 线片了解整复后的情况。

3）固定后即可做屈伸指、掌、腕关节活动。肿胀开始消退后，患肢上臂肌肉可做舒缩活动。手、前臂肿胀时，可嘱患者每天自行轻柔按摩手和前臂。中后期除继续初期的练功活动外，应逐渐进行肩、肘关节活动。

（2）手术治疗：

适应证	闭合复位失败，多发伤，合并血管损伤，开放性骨折，病理性骨折，骨不连，畸形愈合等
禁忌证	开放性骨折伴大面积皮肤软组织缺损或大块骨缺损，软组织或骨感染，严重的骨质疏松症等
手术方式	闭合复位外固定器固定术、切开复位钢板螺钉内固定术、交锁髓内钉内固定术等

三、肱骨髁上骨折

1. 病因病机　肱骨髁上骨折是肱骨内外髁上方 2～3cm 处的骨折，常因跌倒所致，根据暴力形式和受伤机理不同，可将肱骨髁上骨折分为以下三种。

伸直型骨折	骨折线由前下斜向后上方，远端向后上方移位，容易合并血管神经损伤
屈曲型骨折	骨折线常为后下斜向前上方，远端向前上方移位，很少并发血管神经损伤
粉碎型骨折	多见于成人

2. 临床表现与诊断

（1）多表现为外伤后肘部的疼痛、肿胀及关节活动障碍，受伤的肘关节姿势可导致不同类型的肱骨髁上骨折，移位明显者多肿胀较重。部分肘关节损伤后表现为严重肿胀，并伴有水疱。

（2）伸直型肱骨髁上骨折可导致肘关节呈靴形畸形。肘关节近端部位压痛及上臂的纵向叩击痛阳性。触诊肘后三角的关系，若为髁上骨折则关系正常，若为关节脱位则关系异常。

（3）检查桡动脉搏动情况判断有无肱动脉损伤。检查手部正中神经、桡神经分布区皮肤的触觉有无减退。本骨折出现尺神经损伤情况少见。

（4）常规进行肘关节正侧位 X 线片检查。肘关节的 CT 或三维重建 CT 有助于明确复杂骨折的移位情况。MRI 不作为常规检查，但对于儿童肘部骨折有一定意义，可能发现其他检查未能发现的骨骺损伤。若怀疑血管损伤，应及时行多普勒检查或血管造影。

3. 治疗

（1）非手术治疗：①无移位骨折可置患肢于屈肘 90°位，用颈腕带悬吊 2～3 周。移位骨折行手法复位和夹板固定。②固定期间多做握拳、腕关节屈伸等活动。在解除固定后，主动锻炼肘关节屈伸活动，严禁暴力被动活动。

（2）手术治疗：若手法复位后，夹板固定不能维持，可行经皮穿针内固定。若手法复位失败或伴血管神经损伤者，可行切开复位采用钢板螺钉内固定术。

第三单元　前臂骨折

重点提示　桡骨远端骨折的临床表现与诊断、治疗（★★★）。

一、孟氏骨折

1. 病因病机　直接暴力和间接暴力均能引起孟氏骨折（即尺骨上 1/3 骨折合并桡骨头脱位），而以间接暴力所致者为多。根据暴力方向及骨折移位情况，临床上可分为伸直、屈曲、内收三型。

2. 临床表现与诊断

（1）症状为外伤后肘部及前臂的疼痛、肿胀及畸形。观察前臂的肿胀程度、皮肤情况。骨折移位明显者可见尺骨成角隆凸或凹陷畸形。压痛部位位于尺骨中上段和桡骨头部位。肘关节前外或后外方可摸到脱出的桡骨头。应检查手指指伸肌的肌力。

（2）孟氏骨折易出现桡神经深支损伤，如为桡神经深支损伤，则会有垂指畸形。肿胀严重者应警惕骨筋膜室综合征，应检查手指是否有被动牵拉痛、桡动脉搏动减弱、手部的皮肤感觉异常等。

（3）常规进行前臂正侧位 X 线片检查，应包括肘、腕关节，必要时可行双侧对比。尺骨上 1/3 发生骨折时，若 X 线片（不论任何位置）显示桡骨干纵轴线有偏移，应考虑为孟氏骨折。

3. 治疗

（1）非手术治疗：孟氏骨折可采用手法复位、前臂超肘关节夹板固定治疗。合并桡神经损伤者，亦可采用此法，桡骨头脱位整复并妥善固定后，桡神经多在 3 个月内自行恢复。原则上先整复桡骨头脱位，后整复尺骨骨折。

伸直型骨折脱位	应固定于屈肘位 4～5 周
屈曲型或内收型骨折脱位	宜固定于伸肘位 2～3 周后，改屈肘位固定 2 周

在伤后 3 周内，做腕部、手指关节的屈伸锻炼，以后逐步做肘关节屈伸锻炼。前臂的旋转活动须在 X 线片显示尺骨骨折线模糊并有连续性骨痂生长时，才开始锻炼。

（2）手术治疗：手法整复失败者，应早期及时切开复位内固定。上尺桡关节部分情况会嵌入软组织，必须切开复位上尺桡关节。合并桡神经损伤者，不建议早期探查。

二、尺桡骨干双骨折

1. 病因病机　可由直接暴力、传达暴力或扭转暴力所造成。

2. 临床表现与诊断

（1）主要症状是外伤后前臂的疼痛、肿胀及前臂功能消失，主要是旋转功能丧失。非开放性损伤者皮肤也多有擦伤、淤血等。前臂可呈现重叠、成角、旋转、侧方移位等多种畸形。前臂局部有压痛、纵向挤压痛，可触及骨擦音及骨擦感。

（2）出现骨筋膜室综合征的风险较高，应注意肢端肤色、手指关节屈伸活动情况、末梢血运等。

（3）常规行前臂正侧位X线片检查，应包括肘、腕关节。必要时可行双侧对比。粉碎性骨折可行CT三维重建。

3. 治疗

（1）非手术治疗

1）治疗目标：要求良好的对位、对线，特别注意恢复前臂的旋转功能。

2）复位固定：复位时常采用局部麻醉或臂丛神经阻滞麻醉。尺桡骨干双骨折均为不稳定时，如骨折在上1/3，则先整复尺骨；如骨折在下1/3，则先整复桡骨；骨折在中段时，应根据两骨干骨折的相对稳定性来决定。通常采用小夹板固定，将前臂固定于中立位，并用分骨垫压紧骨间膜，使骨折断端保持稳定。成人固定6~8周，儿童3~4周。

3）练功活动：初期鼓励患者做手指、腕关节屈伸活动及上肢肌肉舒缩活动。中期开始做肩、肘关节活动（如小云手、大云手），活动范围逐渐增大，但不宜做前臂旋转活动。解除固定后开始做前臂旋转活动（如反转手）。

（2）手术治疗：若手法复位不满意，或复位后不能稳妥地固定，建议手术治疗。年轻或对功能要求高的患者首选切开复位内固定术，必须恢复骨干的长度、对线和旋转功能。

三、盖氏骨折

1. 病因病机　暴力作用可引起盖氏骨折（即桡骨下1/3骨折合并下尺桡关节脱位）。直接暴力多引起桡骨横断或粉碎骨折。间接暴力多见，多引起桡骨短斜或螺旋骨折。

2. 临床表现与诊断

（1）盖氏骨折多为跌倒伤，伤后前臂远端和腕部疼痛、肿胀及活动受限，部分开放伤会有皮肤破损伤口等，按开放性损伤的要求诊查伤口。

（2）桡骨下1/3部向掌侧或背侧成角，尺骨向尺侧、背侧突出，腕关节呈桡偏畸形。部分患者也可无尺骨小头的移位，尤其是儿童患者。桡骨下1/3局部有压痛及纵向叩击痛，伴有异常活动和骨擦音及骨擦感。下尺桡关节松弛，挤压痛，按压尺骨小头时有浮动感，腕关节活动障碍，前臂旋转功能受限。

（3）常规行前臂正侧位X线摄片检查，应包含肘、腕关节。正位片上，下尺桡关节间隙在成人超过2mm，儿童超过4mm，则为下尺桡关节分离。侧位片上，尺桡骨干正常应相互平行重叠，若两骨干发生交叉，尺骨头向背侧移位，则为下尺桡关节脱位。若桡骨相对尺骨短缩5mm，或伴有尺骨茎突基底部骨折，也提示下尺桡关节不稳。

3. 治疗

（1）非手术治疗

1）力求解剖或接近解剖复位。

2）不稳定型骨折一般先整复骨折，然后整复下尺桡关节脱位。于屈肘90°夹板固定，并用三角巾悬吊固定。固定后应复查X线片了解复位的质量。

3）在复位固定后的早、中期可做掌指关节、指间关节的屈伸活动，禁止进行前臂旋转和腕关节屈伸活动。解除夹板固定后，逐步进行前臂旋转和腕关节屈伸旋转活动。

（2）手术治疗：手法整复失败者，应及时切开复位内固定，必须给予良好复位。手术通常采用钢板螺钉固定桡骨干骨折，同时检查下尺桡关节的稳定性。

四、桡骨远端骨折

1. 病因病机　多为间接暴力所致。骨折是否有移位与暴力的大小有关。

	伸直型桡骨远端骨折	屈曲型桡骨远端骨折
又称	Colles 骨折	Smith 骨折
机制	跌倒时，肘部伸直前臂旋前，腕关节呈背伸位，手掌先着地，暴力引起桡骨远端骨折	跌倒时，手背着地，腕关节急剧掌屈所致
移位	骨折远端向桡侧和背侧移位，桡骨远端关节面改向背侧倾斜，向尺侧倾斜减少或完全消失	骨折远端向掌侧和桡侧移位

2. 临床表现与诊断

（1）症状为外伤后腕部的疼痛、肿胀及活动受限。受伤的姿势可初步判断骨折为伸直型或是屈曲型。

（2）可见腕关节明显肿胀，皮下淤血，若腕关节受伤后局部肿胀严重则不具备急诊手术的条件。一般腕关节为餐叉样畸形则多为伸直型骨折，锅铲状则多为屈曲型骨折。手指多呈半屈曲位，屈伸活动时疼痛加重。可有腕关节的环状压痛和纵向挤压痛。另外，可触及移位的骨折端。

（3）皮肤的针刺觉和轻触觉用于判断是否存在神经损伤及神经损伤的部位，尤其是正中神经分布区是否异常。末梢血运用于判断血管的情况。

（4）腕关节正侧位 X 线片可基本了解骨折情况，CT 可进一步评估关节面、骨折粉碎或移位情况，对指导治疗有重要意义。MRI 在评估关节周围韧带、三角纤维软骨损伤情况时可选择。

3. 治疗

（1）非手术治疗

1）复位：伸直型骨折常用牵抖复位法、提按复位法。屈曲型的复位手法与伸直型相反。

2）固定：最常用石膏固定，最具中医特色的是小夹板固定。伸直型骨折固定于腕部掌屈 5°～15°及最大尺偏位，屈曲型骨折固定于前臂旋后和腕关节背伸位。一般在以上位置先固定 2 周，然后改为腕关节中立位固定至 4 周。

3）练功活动：固定期间积极做指间关节、掌指关节屈伸锻炼及肩肘部活动。解除固定后，逐步行腕关节及前臂的功能锻炼。

（2）手术治疗：对于不稳定性骨折、粉碎性骨折或稳定性骨折手法复位失败、经非手术治疗后骨折再移位等情况，可选择手术治疗。不稳定性骨折是指骨折掌背侧范围超过关节面的 50%；骨折向背侧倾斜成角 >20°；侧方移位 >1cm；短缩 >5mm；关节内骨折，关节面台阶 >2mm；伴随尺骨远端的骨折；骨折伴有严重骨质疏松者。手术方式：切开复位钢板螺钉内固定术、经皮穿针外固定、切开或闭合复位外固定器固定术等。

第四单元　掌骨、指骨骨折

重点提示　掌骨、指骨骨折的临床表现与诊断、治疗（★）。

一、掌骨骨折

1. 病因病机　直接暴力与间接暴力均可造成掌骨骨折。掌骨骨折多发生在第 1 掌骨。

2. 临床表现与诊断

（1）掌骨骨折多外伤史明确。部分掌骨骨折发生于手外伤中，可能有开放性损伤。一般均为局部肿胀，部分可见骨折部位短缩或隆起畸形。局部压痛、掌骨的纵向挤压痛、压痛部位可判断掌骨具体的骨折部位，局部的移位、畸形等一般均可触及，并伴有骨擦音和骨擦感。手指关节活动障碍，活动时疼痛加重。

（2）常规进行手部正斜位 X 线片。对于隐匿性骨折需行 CT 检查。

3. 治疗

（1）非手术治疗

掌骨头骨折	①骨折如无明显移位，用手背侧石膏托将掌指关节固定于屈曲位，3～4 周后去除固定开始功能锻炼。②移位明显的骨折，试行闭合复位，复位成功后固定于屈曲位。3～4 周后去除固定开始功能锻炼。若复位失败，则行切开复位钢针内固定术
掌骨颈骨折	于屈曲 90°位整复，矫正移位后，用手背侧石膏托固定于腕关节功能位、掌指关节及近侧指间关节屈曲 90°位。4 周后去除外固定行功能锻炼
掌骨干骨折	治疗原则与掌骨颈骨折相同，即第 4、第 5 掌骨可有轻度的背侧成角移位，第 2、第 3 掌骨的成角移位必须纠正
第 1 掌骨基底骨折合并腕掌关节脱位	在常规麻醉下，手法整复后应用外展夹板固定，4 周解除外固定，进行功能锻炼

（2）手术治疗

1）适应证：①经过手法复位后，骨折仍明显移位。②外固定难于维持复位。③患者不能接受骨折处的畸形愈合。④部分开放性骨折等。

2）手术方式：经皮穿针内固定术、切开复位内固定术等。

二、指骨骨折

1. 病因病机　多由直接暴力所致，易引起开放性骨折。有横断、斜形、螺旋形、粉碎或波及关节的骨折。骨折可发生于近节、中节或末节。

2. 临床表现与诊断

（1）症状以局部疼痛、肿胀、畸形为主。多并发于手部的开放性损伤中。局部压痛、纵向挤压痛明显，手指功能障碍。可在皮下触及骨折的畸形、移位等，骨折明显移位者可有骨擦音、骨擦感和异常活动。

近节指骨干骨折	可呈掌侧成角畸形
中节指骨骨折	位于指浅屈肌止点的近端，呈向背侧成角畸形；如在止点的远端，则呈掌侧成角畸形
远节指骨基底部背侧撕脱骨折	可呈锤状指畸形

（2）常规进行手的正斜位或手指正侧位 X 线片检查。CT 检查主要用于检查隐匿性骨折、关节内的骨折。

3. 治疗

（1）非手术治疗

1）原则：指骨骨折应力求解剖复位，严禁有旋转、侧方成角和 > 10°的掌背侧成角移

中医骨伤科学

位。大部分无明显移位，无须手术治疗。

指骨干骨折	手法整复后夹板固定患指，3 周后去除固定，进行功能锻炼
指骨颈骨折	整复时应加大畸形，用反折手法。固定方法与指骨干骨折相同
远节指骨基底部背侧撕脱骨折	整复和固定较容易，可用塑料夹板或石膏固定

（2）手术治疗

1）适应证：①闭合复位无法维持复位，尤其存在旋转移位者。②关节内骨折。③严重软组织损伤。④开放性骨折。开放性骨折应彻底清创，力求伤口一期愈合，复位后手指固定在功能位。

2）手术方式：经皮穿针固定术、切开复位内固定术。

3）手术目的：坚强固定、利于早期功能锻炼。

第五单元　股骨骨折

重点提示　股骨颈骨折、股骨干骨折的临床表现与诊断、治疗（★★★）。

一、股骨颈骨折

1. 病因病机　由于股骨颈部细小，处于疏松骨质和致密骨质交界处，负重量大，又因老年人肝肾不足，筋骨衰弱，骨质疏松，即使受轻微的直接外力或间接外力，便可引起股骨颈骨折。青壮年、儿童发生股骨颈骨折，必因遭受强大暴力所致。此种股骨颈骨折患者，常合并有其他骨折，甚至内脏损伤。

2. 临床表现与诊断

（1）患者多有平地滑倒、从床边跌下或行走时闪挫的病史，臀部或大转子着地，或患肢突然外展扭转等病史。伤后髋部疼痛，局部轻度肿胀，髋关节活动受限，活动时疼痛加重，不能站立和行走。注意，髋部外伤后部分为不全骨折或嵌插骨折，易漏诊。

（2）多数为囊内骨折，局部肿胀和瘀斑不明显，部分囊外骨折则肿胀和瘀斑较明显。少数可见局部皮肤擦伤。骨折移位者患肢呈现外旋、短缩，髋、膝轻度屈曲畸形。

（3）腹股沟中点有明显压痛，患肢纵轴叩击痛阳性，叩击股骨大粗隆可引起疼痛。部分患者可触及股骨大粗隆轻度上移。患者伤后髋关节活动度减少，活动时肌肉呈防御性肌紧张状态。部分患者下肢的长度出现轻度短缩畸形，大转子在 Nélaton 线之上。

（4）分型

根据骨折部位分型	①头下型，骨折线越高，越易破坏头部的血液供应，骨折不愈合、股骨头缺血性坏死的发生率就越高。 ②经颈型，骨折不易愈合，易造成股骨头缺血性坏死。 ③基底型，骨折不愈合和股骨头缺血性坏死的发生率较低
根据骨折线方向分型（Pauwels 分型）	Ⅰ型：骨折线与水平线夹角 <30°。 Ⅱ型：30° <骨折线与水平线夹角 <50°。 Ⅲ型：骨折线与水平线夹角 >50°
根据骨折移位程度分型（Garden 分型）	Ⅰ型：不完全骨折，或嵌入骨片，股骨颈下方骨小梁部分完整，该型包括所谓“外展嵌插型”骨折。 Ⅱ型：完全骨折，但无移位。 Ⅲ型：完全骨折，部分移位。 Ⅳ型：完全骨折，完全移位

（5）进行髋关节正侧位 X 线片检查。对可疑骨折，应加拍健侧 X 线片对比或 1 ~ 2 周后再复查。对于严重粉碎性骨折，可行 CT 三维重建。

3. 治疗

（1）非手术治疗：可能出现无移位骨折发生再移位。

（2）手术治疗：是股骨颈骨折治疗目前多数情况下的选择。

1）复位标准：采用 Garden 指数进行评价。复位后 Garden 指数在 155° ~ 180°即可认为是复位满意。近些年又提出了阳性支撑的概念来评估复位质量。

2）手术方式：有闭合或切开复位空心钉内固定、动力髋螺钉（DHS）联合防旋螺钉固定等，首选闭合复位。如闭合复位无法达到复位标准的应采取切开复位，部分患者也可选择人工关节置换术。

二、股骨粗隆间骨折

1. 病因病机　股骨粗隆间骨折也称股骨转子间骨折。因转子部骨质松脆，故多为粉碎性骨折。转子间骨折部位血运丰富，很少发生骨折不愈合及股骨头缺血性坏死。根据骨折线的方向和位置，临床上可分为顺转子间（粉碎）型、反转子间型、转子下型三型。目前常用的分型方法还有 Evans 分型。

2. 临床表现与诊断

（1）患者常有跌倒的外伤史，伤后髋部疼痛伴肿胀明显，髋部及患肢活动受限，不能站立或行走。股骨转子部肿胀明显且伴广泛瘀斑。患肢可出现明显的短缩、内收、外旋畸形。股骨大粗隆部可触及明显的压痛。叩击足跟部常引起患处剧烈疼痛，纵向叩击痛阳性。可触及股骨大粗隆较对侧上移。下肢长度短缩。

（2）进行髋关节正侧位 X 线片检查。对于严重粉碎骨折，可行 CT 三维重建。

3. 治疗

（1）非手术治疗：目前多用于无移位骨折、手术无法复位及固定、基础条件差难以耐受手术或麻醉的患者等。非手术治疗主要是指闭合复位、牵引固定和功能锻炼，并同时积极预防并发症。

（2）手术治疗：是治疗股骨转子间骨折的主要方法。目前用于治疗的内固定材料可分为髓外钉板系统和髓内钉固定系统两类。

三、股骨干骨折

1. 病因病机　多数由强大的直接暴力所致，如打击、挤压等，多引起横断或粉碎骨折；少数由间接暴力所致，如杠杆作用、扭转作用、高处跌落等，多引起斜形或螺旋形骨折。儿童的股骨干骨折可能为不完全或青枝骨折。

	骨折近端	骨折远端
股骨干上 1/3 骨折	受髂腰肌、臀中肌、臀小肌，以及其他外旋肌群的牵拉而产生屈曲、外展、外旋移位	由于内收肌群作用则向后、向上、向内移位
股骨干中 1/3 骨折（有重叠畸形者）	呈外展、屈曲倾向	因内收肌的作用向内上方移位
股骨干下 1/3 骨折	内收向前移位	因膝后方关节囊及腓肠肌的牵拉，骨折远端往往向后移位

中医骨伤科学

2. 临床表现与诊断

（1）多有严重外伤史，患肢明显肿胀，呈缩短、成角等畸形，可有假关节形成。严重移位的股骨下1/3骨折，在腘窝处多见巨大血肿。严重骨折时可形成开放性伤口。多可触及骨折断端，扪及骨擦音、骨擦感及异常活动。检查髋关节及膝关节活动度，测量股骨周径。

（2）闭合性移位股骨干骨折内出血较多，注意观察生命体征，防止发生失血性休克。轻微外力造成的骨折，应考虑到病理性骨折的可能。股骨干下1/3骨折，可造成腘动脉、腘静脉和胫神经、腓总神经损伤，应避免漏诊血管损伤。由于剧痛和出血，早期可合并创伤性休克。严重挤压伤、粉碎性骨折或多发性骨折，早期还可并发休克、脂肪栓塞、挤压综合征，也可并发深静脉血栓形成。

（3）拍摄股骨正侧位X线片，考虑有血管损伤时可做血管彩超或血管造影（数字减影DSA），有确诊意义。

3. 治疗

（1）非手术治疗

1）手法复位：先矫正重叠移位，再按骨折不同部位采用不同手法复位。

矫正手法	适用情况
反折手法	股骨干骨折重叠移位较多，手法牵引未能完全矫正
回旋手法	斜形、螺旋骨折背向移位
端提捺正手法	有侧方移位
四面挤压手法	粉碎骨折可用

2）牵引复位：对于成年人或较大年龄儿童的股骨干骨折，多采用较大重量的骨骼短期牵引逐渐复位。3～5天后X线片显示骨折畸形已纠正，可逐步减轻牵引重量。粉碎骨折的牵引时间可适当延长。

3）夹板固定：固定后应通过X线片了解骨折是否达到复位标准。

4）持续牵引：垂直悬吊皮肤牵引适用于3岁以内的儿童。

5）练功活动：年龄较大的儿童、成人患者的练功活动应从复位后第2天起。当骨折端有连续性骨痂时，患肢可循序渐进地增加负重。经观察证实骨折端稳定，可改用单拐。1～2周后可弃拐行走，这时再拍摄X线片检查，若骨折端无变化，且愈合较好，方可解除夹板固定。

（2）手术治疗

1）适应证：①严重开放性骨折早期就诊者。②合并神经血管损伤，需手术探查及修复者。③多发性损伤便于治疗者。④骨折断端间嵌夹有软组织者。⑤牵引失败者。⑥骨折畸形愈合或不愈合者。

2）手术方式：髓内钉固定（基本为治疗的金标准）、钢板螺钉固定、外固定器固定等。

第六单元　髌骨骨折

重点提示　髌骨骨折的临床表现与诊断、治疗（★★）。

一、病因病机

直接暴力所致者，髌骨多呈粉碎性骨折，对伸膝功能影响较少；间接暴力所致者多见，髌骨受到肌肉强力牵拉而骨折，骨折线多呈横形，伸膝装置受到破坏，如不正确治疗，可影响伸膝功能。

二、临床表现与诊断

1. 髌骨骨折多为膝部着地或强烈股四头肌收缩所致。患者膝部疼痛、肿胀、不敢站立或行走。膝关节肿胀严重，可见局部瘀斑。可触及髌骨连续性消失及骨折端。移位明显时，其上下骨折端间可触及一凹沟，有时可触及骨擦音。

2. 一般常规拍摄侧位和轴位片。合并横形骨折时，过分屈膝拍摄轴位片，易导致骨折进一步移位。

三、治疗

1. 非手术治疗　多用于闭合、无移位、伸膝结构完整的髌骨骨折，或部分稳定的纵行骨折。可抽出关节内积血后包扎，用长腿石膏托固定患肢于略屈膝位，固定期间练习股四头肌等长收缩，去除石膏后练习膝关节屈伸活动。此外，还可应用抱膝圈对髌骨进行固定。

2. 手术治疗　髌骨骨折移位明显，关节面不平整超过 2mm，合并伸肌支持带撕裂者最好采用手术治疗。其治疗目的是恢复关节面形状，修复伸膝装置并牢靠内固定，以便于早期功能锻炼。

第七单元　胫、腓骨骨折

重点提示　胫腓骨干骨折的临床表现与诊断、治疗（★★）。

一、胫骨平台骨折

1. 病因病机　多由高处跌下，足底触地产生传达暴力所致。若两髁受力不相等时，则受力较大的一髁发生骨折；若内外两侧髁所受压力相等时，则两侧髁同时发生骨折；膝关节过度外翻或内翻时，亦可造成胫骨内侧髁或外侧髁骨折，骨折后多有关节面破坏。

2. 临床表现与诊断

（1）伤后膝部疼痛、肿胀、活动受限。严重骨折时可见张力性水疱，可触及突出移位的骨折端。伤后膝关节明显肿胀时，皮肤可见广泛瘀斑。

（2）膝关节屈曲受伤可造成胫骨髁后部骨折。膝关节强烈外翻常造成外侧平台骨折，严重时可造成内侧副韧带和前交叉韧带损伤。胫骨上端部位压痛者，如触诊侧副韧带部位肿胀和压痛则提示有损伤。应注意有无合并神经血管损伤，主要为腘动静脉、胫神经或腓总神经损伤。

（3）特殊检查：胫骨平台骨折后关节内积血，故浮髌试验可阳性。伴侧副韧带损伤者可出现侧方挤压试验阳性。若交叉韧带断裂，则抽屉试验可阳性，但急性期因关节肿胀该试验多难以检查，可行拉赫曼试验。

（4）拍摄膝关节正侧位 X 线片，CT 通常作为常规检查，MRI 有助于诊断隐匿性骨折或骨损伤，也可评定半月板、交叉韧带及侧副韧带损伤情况。

3. 治疗

（1）非手术治疗

1）骨折无移位或轻微移位者，可采用超关节小夹板固定或石膏托外固定，4～6 周去除石膏外固定。

2）轻度移位的外侧平台劈裂骨折或凹陷不严重者，可行手法整复外固定。对于严重塌陷骨折，可采用针拨复位法。手法整复或撬拨复位后可予以夹板固定，固定时间为6～8周。

3）早期应做股四头肌及关节屈伸锻炼，解除固定后，不负重下练习膝关节屈伸活动或扶拐步行锻炼。经检查骨折愈合后逐步下地负重，建议适当晚负重。

（2）手术治疗

分型	X线表现	治疗
Ⅰ型	外侧平台单纯劈裂骨折	移位明显者，应切开复位，松质骨螺钉内固定
Ⅱ型	外侧平台劈裂压缩性骨折	撬起塌陷的骨块并植骨，恢复关节面平整，松质骨螺钉或外侧支撑钢板内固定
Ⅲ型	外侧平台单纯压缩性骨折	
Ⅳ型	胫骨内侧平台劈裂骨折或塌陷骨折	伴交叉韧带损伤者，恢复平台的平整及交叉韧带张力，或重建交叉韧带
Ⅴ型	胫骨内、外平台骨折	应用松质骨螺钉或钢板内固定
Ⅵ型	胫骨平台骨折合并胫骨干骺端分离	采用外侧髁钢板或T形钢板固定

二、胫腓骨干骨折

1. 病因病机　①直接暴力，由重物打击或挤压造成，暴力多来自外侧或前外侧，多为横断、短斜形骨折，亦可造成粉碎性骨折。胫腓骨两骨折线都在同一水平，软组织损伤较严重。②间接暴力，由高处坠下时的传达暴力或扭伤时的扭转暴力所致，多为斜形或螺旋形骨折。双骨折时，腓骨的骨折线较胫骨为高，软组织损伤较轻。

2. 临床表现与诊断

（1）伤后小腿疼痛、肿胀和功能丧失，可有骨擦音及异常活动。严重者可有肢体短缩、成角及足外旋畸形。小腿胫腓骨骨折端处压痛明显，肢体纵向叩击痛亦明显。小儿青枝骨折或裂纹骨折，临床症状可能很轻，但患者拒绝站立和行走，局部有轻微肿胀及压痛。如发生开放性骨折，应问清当时伤口的情况及处理经过。观察损伤情况、污染程度、有无活动性出血。

（2）胫腓骨骨折易合并骨筋膜室综合征，必须严密观察肢体病情。胫骨上1/3骨折者，应注意有无腘动脉损伤。腓骨头颈部骨折并发腓总神经损害时可引起皮肤感觉及足部活动异常。

（3）进行胫腓骨正、侧位X线片检查。X线片至少要包括一端关节，最好包括胫腓骨全长。如胫骨上1/3骨折，必要时行血管彩超。

3. 治疗

（1）非手术治疗：无移位的胫腓骨干骨折采用小夹板或石膏固定。有移位的稳定性骨折（如横断骨折或斜形骨折），应手法复位，小夹板或石膏固定。稳定的中、下部胫腓骨干骨折，用超关节小夹板固定。固定期间应每1～2周行X线片检查1次，了解骨折断端对位及生长情况。固定后即可做踝、足部关节屈伸活动及股四头肌锻炼。

（2）手术治疗

1）适应证：不稳定的胫腓骨干双骨折，若手法复位失败建议手术治疗。伴有血管损伤、开放性损伤、骨筋膜室综合征者应急诊手术治疗。

2）手术方式：分为钢板内固定、髓内钉固定和外固定器固定。

第八单元　踝部骨折

重点提示　踝部骨折的临床表现与诊断、治疗（★★）。

一、病因病机

踝部损伤原因复杂，类型很多。韧带损伤、骨折和脱位可单独或同时发生。根据受伤姿势可分为内翻（最多见）、外翻、外旋、纵向挤压、侧方挤压、跖屈和背伸等多种。

二、临床表现与诊断

1. 伤后踝关节局部肿胀、疼痛和压痛，软组织损伤严重时可见张力性水疱。外翻骨折时踝关节多呈外翻畸形，内翻骨折多呈内翻畸形。踝关节可触及骨擦音及异常活动。

2. 常规行踝关节正侧位X线片检查，应包括胫骨下1/3，必要时可加拍斜位或应力位片。如腓骨中上段压痛明显，应拍摄整个胫腓骨。内侧间隙增大为距骨向外移位。胫骨远端关节面软骨下骨和外踝的软骨下骨连接处出现台阶为腓骨短缩。距骨存在倾斜>5°，可能有韧带损伤。

三、治疗

1. 非手术治疗

（1）适应证：无移位或轻微移位的骨折。

（2）手法复位：应根据X线片分析骨折的移位情况和受伤机制，多遵循逆损伤机制的原则进行复位。

（3）固定：

小夹板固定	根据骨折移位情况，使内翻骨折固定在外翻位，外翻骨折固定在内翻位，可加用踝关节活动夹板将其固定于90°位4～6周
石膏固定	根据骨折类型，固定踝关节于与受伤机制相反的内翻或外翻及背伸90°位置，6～8周后除去外固定，练习踝关节活动

（4）练功活动：复查X线片，复位良好者，鼓励患者活动足趾和踝关节背伸活动。双踝骨折从第2周起，可在保持夹板固定的情况下加大踝关节的主动活动，并辅以被动活动，被动活动时只做背伸和跖屈，不做旋转和翻转活动。

2. 手术治疗　适应证：①手法整复失败。②骨折不稳定如前踝或后踝骨折端>1/4，且距骨有脱位。③关节内有游离骨片妨碍复位。④开放性骨折，清创后可同时作内固定。⑤陈旧性骨折。

第九单元　跟骨骨折

重点提示　跟骨骨折的临床表现与诊断、治疗（★★）。

一、病因病机

跟骨骨折多由传达暴力造成。从高处坠下或跳下时，足跟部先着地，地面的反作用力上传至跟骨体，使跟骨被压缩或劈开，亦有少数因跟腱牵拉而致撕脱骨折。常伴有足纵弓塌陷，结节关节角减小、消失或成负角，影响足弓后臂，从而减弱跖屈的力量及足纵弓的弹簧作用。

二、临床表现与诊断

1. 伤后足跟部可有局部肿胀、皮下瘀斑，并常延伸至跟腱处。严重移位的跟骨骨折可见足跟变宽，足弓变平，且向外侧倾斜，呈外翻畸形。如为开放性骨折应注意检查。局部压痛明显，可触及移位的骨折端、骨擦感及异常活动。

2. 拍摄跟骨侧位及轴位 X 线片，常规行 CT 检查。

三、治疗

1. 原则　恢复关节面平整，恢复跟骨的外形及长度、高度、宽度，恢复跟骨结节角，争取 24～48 小时内复位。

2. 非手术治疗

（1）适应证：无移位或移位轻微的关节外骨折，无移位的关节内骨折，合并其他疾病不具备手术条件者。

（2）手法复位：根据不同部位、不同方向的骨折，运用相应的手法整复。对于波及跟距关节面的跟骨骨折，手法复位难以成功的，可在 X 线监视下，用骨圆针撬拨复位。

（3）固定：对于接近跟距关节的骨折，复位后一般多采用管型石固定，并将踝关节置于跖屈位，3～4 周后，改为中立位继续固定 4～5 周。

（4）练功活动：复位固定后，即可做膝关节及足趾屈伸活动，在固定期内可扶拐不负重行走，锻炼足部功能。但波及关节面塌陷明显移位者，2 周后站立做不负重活动，6～8 周后逐渐负重。

3. 手术治疗

（1）适应证：不稳定性骨折，粉碎性骨折，涉及关节面的骨折手法复位失败，经非手术治疗后骨折再移位者。

（2）手术时机：在跟骨骨折未肿胀之前，可行急诊手术。多数情况下患者就诊时局部已明显肿胀，严重者伴有水疱，则应等待 7～14 天足跟外侧皮肤出现皱褶后才能行手术治疗。

（3）并发症：跟骨手术皮缘坏死最常见。

第十单元　肋骨骨折

重点提示　肋骨骨折的临床表现与诊断、治疗（★★★）。

一、病因病机

1. 直接暴力　外力直接作用于肋骨发生骨折，骨折端向内移位，可穿破胸膜及肺脏，造成气胸和血胸。

2. 间接暴力　塌方等可使胸廓受到前后方对挤的暴力，在肋骨最突出处发生骨折，多发生在腋中线附近。亦有因暴力打击前胸，而致后肋骨折，或打击后胸而致前肋骨折。骨折多为斜形，断端向外突出，偶尔刺破皮肤，造成开放性骨折。

3. 肌肉强烈收缩　长期剧烈咳嗽或打喷嚏时，胸部肌肉急剧而强烈的收缩可致肋骨发生疲劳骨折，多发生于体质虚弱、骨质疏松者。

二、临床表现与诊断

1. 伤后局部疼痛，尤以肋肋部为主，说话、打喷嚏、咳嗽、深呼吸和躯干转动时疼痛加剧。呼吸较浅而快，局部皮下血肿或瘀斑。多根肋骨双处骨折时出现反常呼吸。骨折处有剧烈的压痛，沿肋骨可触及骨骼连续性中断或骨擦感。胸廓挤压试验可阳性。

2. 第1、第2肋骨骨折可出现锁骨下血管及臂丛神经损伤，下部肋骨骨折可出现肝、脾、肾脏损伤，应注意检查。肋骨骨折可并发血气胸，应观察呼吸情况，有无发绀、缺氧等。

3. 需拍摄肋骨正斜位片，少数无移位的肋骨骨折，需待伤后3~4周出现骨痂时，才能证实为骨折。肋骨三维CT可明显降低肋骨骨折的漏诊率。

三、治疗

1. 治疗重点　在于止痛和预防肺部感染。

2. 整复固定　单纯肋骨骨折，一般不需要整复；多根或伴有多段骨折，移位明显，甚至造成浮动胸壁时，需进行复位与固定。固定方法包括胶布固定法、尼龙扣带或弹力绷带固定法。

3. 练功活动　整复固定后，病情轻者可离床自由活动；重症需卧床者，可取半坐卧位，待症状减轻后可离床活动。

4. 药物治疗

（1）中药治疗。

分期	治法	方药	外治
初期	活血化瘀、理气止痛	①伤气为主者，可用柴胡疏肝散、金铃子散。 ②伤血为主者，可用复元活血汤、血府逐瘀汤，加用款冬花、桔梗、杏仁、黄芩等，以宣肺止咳化痰	消肿散、消肿止痛膏
中期	理气活血、接骨续筋	接骨丹或接骨紫金丹等	接骨续筋膏/接骨膏
后期	化瘀和伤、行气止痛	胸肋隐隐作痛或陈伤者，用三棱和伤汤、黎洞丸	狗皮膏/万灵膏敷贴

（2）应用抗生素和镇痛药物治疗。

5. 手术治疗　多根多处肋骨骨折引起浮动胸壁，出现反常呼吸，且患者不能充分换气，不能有效咳嗽排痰时，可考虑手术切开复位。

第十一单元　脊柱骨折

重点提示　脊柱骨折的临床表现与诊断、治疗（★★★）。

一、病因病机

1. 屈曲型损伤　高处坠落时臀部触地躯干前屈，或头枕部触地颈椎前屈，可引起脊柱压缩性骨折、椎体半脱位，甚至双侧关节突跳跃脱位。平地滑跌臀部触地，躯干前屈暴力小，可发生单纯椎体压缩骨折，多见于中老年人。

2. 过伸型损伤　从高处仰面摔下，背部或腰部撞击木架等物体，可使脊柱骤然过伸。另外，骑车摔倒头面部触地或急刹车乘客头面部撞击挡风玻璃或椅背，使颈椎过度伸展。

3. 垂直压缩型损伤　高处掉落的物体纵向打击头顶，或跳水时头顶垂直撞击地面，以及人从高处坠落时臀部触地，均可使椎体受到椎间盘挤压而发生粉碎性骨折，易造成椎管变形、脊髓损伤。

4. 侧屈型损伤　高处坠落时一侧臀部触地，或因重物压砸使躯干向一侧弯曲，而发生椎体侧方楔形压缩骨折，其对侧受到牵张应力，引起神经根或马尾神经牵拉性损伤。

5. 屈曲旋转型损伤　脊柱受到屈曲和向一侧旋转的两种复合暴力作用，造成棘上、棘间韧带牵拉损伤，旋转轴对侧的小关节囊撕裂、关节突关节脱位，椎管变形，脊髓受压。

6. 水平剪力型损伤　又称安全带型损伤，多属屈曲分离型剪力损伤。常发生于高速行驶汽车的撞车瞬间。

7. 撕脱型损伤　由于肌肉急骤而不协调收缩，造成棘突或横突撕脱性骨折。

脊柱损伤的三柱理论，对分析脊柱骨折稳定性具有指导意义。损伤累及两柱以上均为不稳定性损伤。如爆裂骨折破坏前柱与中柱，屈曲型骨折脱位三柱结构尽遭破坏，均属不稳定性损伤。

前柱	前纵韧带、椎体及椎间盘前2/3
中柱	后纵韧带、椎体及椎间盘后1/3
后柱	椎弓、关节突关节、棘突、椎板、黄韧带、棘间韧带、棘上韧带

二、临床表现与诊断

1. 多有外伤史，应了解暴力作用的过程和部位、受伤时的姿势及搬运情况。观察患者的整体状态，排除危及生命和急需处理的情况。有颅脑外伤、醉酒意识不清时，应注意有无颈椎损伤。额面部皮肤擦伤或挫伤，常提示颈椎过伸性损伤。

2. 伤后出现脊柱的疼痛及活动障碍。

棘突周围软组织肿胀伴皮下淤血严重	多提示肌肉韧带损伤或断裂
棘突间距增大	提示椎骨脱位或棘间韧带断裂
棘突排列不在一条直线上	提示脊柱有旋转或侧方移位
棘突后突	表明椎体压缩或骨折脱位

3. 神经系统检查　以排除是否伴有脊髓损伤。重点应检查肢体的感觉（浅感觉、深感觉）、肌力、反射、病理征等。

4. 影像学检查

X线	对指导治疗有极重要的价值，可明确骨折或脱位的部位、类型和损伤程度
CT	能观察椎体椎管矢状径的情况，脊髓受压程度和血肿大小，对于爆裂性骨折及其骨折片进入椎管的诊断很有意义
MRI	能较清楚显示椎管内软组织的病理损害程度，在观察脊髓损伤的程度和范围方面较CT优越，对脊髓损伤是否有手术价值及判断预后可提供有力的依据

三、治疗

1. 急救　应在受伤现场就地检查，主要确定：①脊柱损伤的部位。②观察伤员是高位四肢瘫还是下肢瘫，从而确定系颈椎损伤还是胸腰椎损伤，作为搬运时的依据。应特别注意颅脑和重要脏器损伤、休克等的诊断并优先处理，维持呼吸道通畅及生命体征的稳定。

搬运过程的注意事项：①使脊柱保持平直，避免屈曲和扭转。②采用两人或数人在患者一侧，动作一致地平托头、胸、腰、臀、腿的平卧式搬运，或同时扶住患者肩部、腰、髋部的滚动方式，将患者移至担架上。③对颈椎损伤者，应由一人专门扶住头部或用沙袋挤住头部。④用帆布担架搬运屈曲型骨折者应采用俯卧位。

2. 非手术治疗 适用于大多数稳定性骨折，尤其是胸、腰椎压缩型骨折。

（1）复位：总原则是逆损伤机制并充分利用脊柱的稳定结构复位。针对胸腰椎压缩骨折主要有快速复位（牵引过伸按压法）和持续复位（垫枕加腰背肌功能锻炼复位法）。

（2）固定：牵引结合体位可起到良好的固定作用。

（3）练功活动：功能锻炼应遵循早期开始、循序渐进、从易到难、根据功能需要、力量和耐力训练并重的原则。

（4）中药治疗：

分期	证型	治法	方药
早期	气滞血瘀	行气活血、消肿止痛	内服可选用复元活血汤、膈下逐瘀汤加减，外敷消瘀膏/消肿散
	瘀血阻滞、膀胱气化失调	活血祛瘀、行气利水	膈下逐瘀汤+五苓散
	血瘀气滞、腑气不通	攻下逐瘀	桃核承气汤/大成汤加减
中期	瘀血未尽，筋骨未复	活血和营、接骨续筋	接骨紫金丹
后期	肝肾不足、气血两虚	补益肝肾、调养气血	六味地黄汤、八珍汤/壮腰健肾汤加减

3. 手术治疗 骨折脱位移位明显、闭合复位失败或骨折块突入椎管压迫脊髓者应选择手术切开复位，解除脊髓压迫，重建脊柱稳定性。手术的目的是复位减压、稳定和融合，方式有后路经椎弓根螺钉复位内固定术、前路减压及植骨融合内固定术等。

四、脊髓损伤

1. 分类 脊髓震荡、脊髓不完全横断损伤、脊髓完全性横断损伤。主要介绍后两者。

2. 临床表现

颈髓损伤	表现为四肢瘫。上颈髓（$C_1 \sim C_4$）完全性损伤导致膈肌、肋间肌和腹肌等呼吸肌全部瘫痪，伤者出现呼吸困难，在受伤现场多已死亡
胸髓损伤	表现为截瘫。下肢肌张力增高，跟、膝反射亢进，病理征阳性，损伤平面以下感觉、运动和二便功能丧失，腹壁反射、提睾反射及缩肛反射等浅反射引不出
腰髓损伤	下肢感觉、运动和大小便功能障碍，多表现为下肢肌张力降低、腱反射减弱或消失，病理征引不出的软瘫
脊髓圆锥和马尾神经损伤	①脊髓圆锥损伤：出现大小便失禁和性功能障碍，会阴部皮肤呈马鞍状感觉功能障碍，但下肢运动、感觉功能正常。②第2腰椎以下骨折脱位只合并马尾神经损伤

3. 辅助检查 ①X线、CT、MRI检查。②电生理检查。③腰椎穿刺及奎肯试验，可帮助确定脑脊液的性质和蛛网膜下腔是否通畅，了解脊髓损伤程度和决定是否手术减压。

4. 治疗

（1）正确地急救与运送。脊柱、脊髓损伤有时合并严重的颅脑损伤、胸部或腹部脏器损伤、四肢血管伤，危及伤员生命安全时应首先抢救。凡疑有脊柱骨折者，应谨慎搬运。

（2）冲击疗法，临床常使用甲泼尼龙大剂量冲击疗法。

（3）手术治疗。

（4）药物治疗如下。

分期	病机	治法	方药
早期	瘀血阻滞，经络不通	活血化瘀、疏通督脉，兼以续骨壮筋	以活血祛瘀汤+地龙、丹参、皂角刺、王不留行等，或用补阳还五汤加减
中期	督伤络阻，脾肾阳虚	补肾壮阳、温经通络	补肾壮阳汤+补骨脂
后期	血虚风动	养血柔肝、镇痉息风	四物汤+蜈蚣、全蝎、土鳖虫、钩藤、伸筋草
	气血两虚	予以补益之品	八珍汤、补中益气汤/归脾汤加减
	肝肾亏损	壮阳补肾、强筋健骨	补肾活血汤/健步虎潜丸

（5）高压氧治疗。

（6）针刺疗法。

（7）康复治疗。

（8）并发症处理。呼吸肌麻痹、呼吸道及泌尿系感染、褥疮等是脊髓损伤早期常见并发症和死亡的主要原因。心肺肾功能不全、消耗性营养不良等是后期常见并发症和死亡的原因。

第十二单元　骨盆骨折

重点提示　骨盆骨折的病因病机、临床表现与诊断、治疗（★★★）。

一、病因病机

骨盆骨折多由强大外力直接作用所致，如高处坠落伤、重物土石压砸伤和交通事故伤等。根据致伤暴力作用方向和部位不同，可分为侧方压缩型、前后压缩型、垂直压缩型、混合型、撕脱性骨折。

二、临床表现与诊断

1. 外伤史　询问受伤的时间、方式、原因及作用部位等。了解伤后排便、排尿情况，女性患者要询问月经史和是否妊娠等。

2. 全身情况　患者可能同时有颅脑、胸部和腹部脏器损伤，出现意识障碍、呼吸困难、发绀、腹部疼痛、腹膜刺激症状等。骨盆骨折易造成大出血，出现面色苍白、头晕恶心、心慌脉速、血压下降等失血性休克的表现。

3. 骨折的症状和体征　骨盆局部疼痛肿胀、皮下瘀血和皮肤挫擦伤痕，均提示有骨盆损伤的可能。在骨折处压痛明显，髂前上、下棘和坐骨结节撕脱性骨折，常可触及移位的骨折块。下肢活动受限，被动活动伤侧肢体可使疼痛加重，无下肢损伤而两下肢不等长或有旋转畸形。

4. 特殊检查　包括骨盆分离挤压试验、“4”字试验、直腿抬高试验、脐与两侧髂前上棘的距离（较短的一侧为骶髂关节错位上移）、肛门指诊（指套上有血迹，直肠前方饱满、张力大，或可触及骨折端，说明有直肠损伤）、导尿检查、阴道检查。

5. 并发症　失血性休克（是骨盆骨折死亡的主要原因）、泌尿道损伤（主要为后尿道损伤和膀胱破裂）、直肠损伤、女性生殖道损伤和神经损伤。

6. 影像学检查　包括骨盆前后位 X 线片、CT 三维重建。

三、治疗

1. 急救　抢救重点放在控制出血、纠正休克、恢复血流动力学稳定上。出现休克时应当在检查床（车）上就地抢救。如同时合并全身其他系统危及生命的损伤时，需请相关专业人员协助处理。

（1）迅速控制出血：外出血用敷料压迫止血，内出血则主张使用抗休克裤压迫止血。

（2）快速补充血容量：当经输血、输液后仍不能维持血压或血压上升但输液减慢后又下降，说明仍有明显的活动性出血，此时应紧急手术止血，或行介入血管栓塞止血。

（3）临时固定：对于“开书型”不稳定骨盆骨折，选择骨盆兜或骨盆外固定架，尤其是前方外固定架。

2. 整复方法　①手法复位，适用于前后压缩型骨折、侧方压缩型骨折，髂前上、下棘撕脱骨折。②牵引，对垂直方向移位明显的骨盆骨折，需行股骨髁上骨牵引，且需同时应用前方外固定架。牵引重量为体重的1/7～1/5，牵引时间必须维持8～12周。

3. 固定方法　①外固定。②骨盆外固定器固定。

4. 练功活动。

5. 药物治疗

分期	治法	方药	外用
早期	活血祛瘀，消肿止痛	活血汤/复元活血汤加减，接骨丹	消瘀膏、消肿散/双柏散
中、后期	强筋壮骨，舒筋通络	舒筋汤、生血补髓汤/健步虎潜丸	海桐皮汤/骨科外洗一方煎水熏洗

6. 手术治疗。

第六章　脱位

第一单元　肩锁关节脱位

重点提示　肩锁关节脱位的临床表现与诊断、治疗（★）。

一、病因病机

暴力是引起脱位的主要原因，以直接暴力更多见。

二、临床表现与诊断

1. 肩锁关节脱位多见于青年。肩部有打击或跌倒损伤史，肩锁关节处疼痛、肿胀、活动时疼痛加重，局部压痛明显。用手指按压锁骨外端可有弹性感。

2. 一般进行X线片检查。

三、治疗

1. 非手术治疗　上肢三角巾悬吊，合理进行肩关节功能锻炼。

2. 手术治疗。

第二单元　肩关节脱位

重点提示　肩关节脱位的临床表现与诊断、治疗（★★★）。

一、病因病机

1. 直接暴力　暴力直接作用于肩关节，临床常见的是向后跌倒，或因来自后方的冲击力，使肱骨头前脱位。

2. 间接暴力　可分为传达暴力与杠杆作用力两种，临床最多见。

二、临床表现与诊断

1. 多有明确外伤史。患肢轻度外展位，以健侧手托住患侧前臂，头部向患侧倾斜。开放性肩关节脱位较少，多伴有皮肤擦伤。肩峰下可触及凹陷及空虚感，可在喙突下、腋窝内或锁骨下扪及肱骨头。

2. 少数伴有腋神经损伤，应询问肩关节外侧三角肌表面的皮肤感觉有无减退。方肩畸形是肩关节前脱位的典型表现，部分其他原因导致的腋神经损伤者也表现为方肩畸形。检查上肢的动脉搏动情况，判断血管情况。

3. 特殊检查　搭肩试验（Dugas 征）及直尺试验为阳性。

4. 分类

根据脱位的时间和次数分类	新鲜性脱位、陈旧性脱位和习惯性脱位
根据脱位后肱骨头所在位置分类	①前脱位，又可分为盂下、喙突下、锁骨下及胸腔内脱位，其中以喙突下脱位最多见。②后脱位，极少见

5. 影像学检查　首选 X 线片，一般推荐行肩胛骨平面前后位及 Y 位（肩胛骨侧位）X 线片，也可加摄腋轴位。必要时进一步做 CT 或 MRI 检查。

三、治疗

1. 非手术治疗　仅介绍常用的肩关节前脱位手法复位外固定技术。

（1）主要指闭合复位外固定。对于肩关节新鲜的前脱位，通过手法整复可达到较好的复位。有条件者可采用神经阻滞麻醉，减轻疼痛及肌肉紧张。

（2）手法复位：有拔伸托入法、手牵足蹬法、椅背复位法、悬吊复位法。

（3）固定：采用胸壁绷带固定法，将患侧上臂保持在内收、内旋位，肘关节屈曲60°～90°，固定 2～3 周。部分研究认为将患肢固定于稍外旋位，可减少再脱位率。固定后应复查 X 线片。

（4）练功活动：固定后即鼓励患者做手腕及手指练功活动。新鲜脱位 1 周后去绷带，保留三角巾悬吊前臂，开始练习肩关节前屈、后伸活动；2 周后去除三角巾，逐渐开始做关节各个方向的主动练功锻炼，如左右开弓、双手托天、手拉滑车、手指爬墙等。

2. 手术治疗

（1）新鲜肩关节脱位考虑行切开复位的情况：①脱位合并神经、血管损伤，临床症状明显，手法整复后症状未得到缓解者。②合并肱二头肌长头肌腱滑脱，多次手法整复未能取得成功者。③合并肱骨外科颈骨折，经手法整复未能取得成功者。④合并关节盂大块骨折，估计日后将影响关节稳定者。⑤合并大结节骨折，骨折块嵌夹于肱骨头与关节盂之间，阻碍复位者。

（2）陈旧性肩关节脱位：手法整复失败者，对于青壮年患者可考虑手术复位，而对于年老患者不必强求手术复位，应鼓励患者加强肩部活动，尽可能恢复肩关节的功能。

（3）习惯性脱位：可考虑做关节囊缩紧或修复术。

第三单元　肘关节脱位

重点提示　肘关节脱位的临床表现与诊断、治疗（★★）。

一、病因病机

外伤是导致肘关节脱位的主要原因。肘关节脱位分为前脱位和后脱位，前脱位少见且多伴有尺骨鹰嘴骨折，而后脱位最为多见，会伴有侧方脱位、分离移位。当跌倒时肘关节处于半伸直位，手掌着地，暴力沿尺、桡骨向近端传导，尺骨鹰嘴处产生杠杆作用，前方关节囊撕裂，使尺、桡骨向肱骨后方脱出，发生肘关节后脱位。

二、临床表现与诊断

1. 多以外伤后肘部疼痛、肿胀及活动障碍就诊。开放性脱位应按开放性损伤的步骤观察。闭合性脱位可见皮下瘀血，或伴皮肤擦伤等。关节呈弹性固定。

肘关节后脱位	肘关节固定于45°左右的半屈曲位，呈靴状畸形。可在肘后触及移位的尺骨鹰嘴，肘前为肱骨下端。肘后三角的结构改变
肘关节前脱位	肘关节呈过伸位，肘前隆起。可在肘前侧触到脱出的尺桡骨上端，肘后触到游离的尺骨鹰嘴
伴有侧方移位	可见肘关节呈内翻或外翻畸形

2. 肘关节脱位可伴发桡神经、尺神经的牵拉伤，以及肱动脉、肱静脉压迫性损伤，应询问前臂及手部的肿胀、皮肤感觉、手指活动的情况。重点观察关节肿胀及畸形情况。肘关节后脱位易伴有韧带、关节囊的撕裂，肘窝形成血肿，所以肘关节前后侧均可能肿胀。

3. 一般选择肘关节正侧位片。如伴有骨折，必要时行 CT 检查。在急性损伤时，一般不进行 MRI 检查，但在肘关节不稳定需评估韧带等损伤时，可行 MRI 检查。

三、治疗

1. 非手术治疗

（1）原则：①新鲜性肘关节后脱位应以手法整复为主，宜早期复位及固定。②并发骨折者，应先整复脱位，然后处理骨折。多数骨折可随脱位的回位一并复位。③陈旧性脱位，应力争手法复位，可根据实际情况考虑手术治疗。

（2）手法复位：一般无须麻醉，方法有拔伸屈肘法、膝顶复位法。

（3）固定：后脱位复位后，一般用绷带做肘关节“8”字固定，肘关节屈曲 90°，前臂中立位，三角巾悬吊前臂于胸前。2 周后去除固定，逐步行肘关节的功能锻炼。复查 X 线片。

（4）练功活动：固定期间可做肩、腕及掌指关节活动。解除固定后，行肘关节的主动活动锻炼。

2. 手术治疗　①新鲜性肘关节前脱位合并尺骨鹰嘴骨折，肘关节后脱位有内上髁骨折块嵌入关节腔或合并神经、血管损伤而手法复位失败，以及超过 3 周以上的陈旧性脱位者，应手术切开复位，并对骨折予以固定处理。②肘关节脱位多伴有韧带损伤，应根据术中探查或术后关节稳定性决定是否需配合外固定治疗。

第四单元　掌指关节及指间关节脱位

重点提示　掌指、指间关节脱位的临床表现与诊断（★）。

一、病因病机

1. 掌指关节脱位　多由掌指关节过度背伸暴力引起，掌侧关节囊被撕裂，掌骨头脱出，多为背侧脱位。以拇指掌指关节脱位多见。

2. 指间关节脱位　多因外力使关节极度过伸、扭转或侧方挤压，致关节囊破裂，侧副韧带撕断而发生。

二、临床表现与诊断

1. 外伤后以局部关节的疼痛、肿胀及畸形、功能障碍为主。多不伴神经、血管的损伤。掌指关节脱位可出现掌指关节肿胀，过度背伸畸形。指间关节脱位应注意是近节指间关节脱位还是远节指间关节脱位，可出现指间关节肿胀，呈过度背伸或内、外翻畸形，自动伸屈活动障碍。关节局部可触及突出的关节端。

2. 需拍摄手指正侧位或手的正斜位 X 线片。

三、治疗

1. 非手术治疗

（1）一般手指关节脱位均可采用手法复位外固定的方式治疗。

（2）复位固定：①掌指关节脱位复位后，保持掌指关节屈曲位固定，固定患指于轻度对掌位 1 ~2 周。②指间关节脱位后，用邻指胶布固定法，固定 2 周。

（3）练功活动：脱位整复固定后，应复查 X 线片。指导患者早做未固定关节部的功能锻炼。解除固定后，可做脱位关节的主动屈伸活动锻炼。

2. 手术治疗　适用于手法复位失败，或合并骨折、韧带断裂复位后不稳定者。

第五单元　小儿桡骨头半脱位

重点提示　小儿桡骨头半脱位的病因病机、临床表现与诊断、治疗（★★★）。

一、病因病机

多因患儿肘关节在伸直位，腕部受到纵向牵拉所致，牵拉造成肱桡关节间隙加大，关节内负压骤增，关节囊和环状韧带卡在肱桡间隙，阻碍桡骨头回复。

二、临床表现与诊断

1. 患肢有牵拉史。多为被牵拉后出现局部疼痛及活动受限。患儿肘关节呈半屈曲、前臂旋前位，不敢屈肘及上举，以健侧手保护患侧肘部。局部一般无明显畸形、肿胀等。触及伤肢肘部和前臂时，患儿可因疼痛而引起哭叫，桡骨头处有压痛。

2. 一般不需要影像学检查。如怀疑其他损伤者，应行 X 线检查以判断有无异常。

三、治疗

一般手法复位均能成功。复位成功，疼痛立即消失，患儿即能屈伸伤肢。若复位未成功，也可使患儿屈肘90°，向旋后方向来回旋转前臂，亦可复位。复位后应引导患儿主动活动患肢，如患肘可屈伸活动、上肢可上举等即可。一般不需要固定和制动。

第六单元　颞下颌关节脱位

重点提示　颞下颌关节脱位的临床表现与诊断、治疗（★）。

一、病因病机

多由于患者大张口如打哈欠、唱歌、咬大块硬食时，翼外肌持续性收缩、闭颌肌群反射性挛缩，使髁状突越过关节结节而形成，也可由直接暴力所致。急性关节脱位如未得到及时正确的治疗，可并发关节盘损伤，关节囊及关节韧带组织松弛而导致复发性关节脱位。

二、临床表现与诊断

1. 颞下颌关节脱位多在大笑、打呵欠、拔牙等动作或遭受侧方暴力后出现，表现为口腔闭合障碍、无法说话、咀嚼不方便等。

2. 患者多口呈半开状，不能自如张合，语言困难，流涎，常以手托住下颌。双侧脱位者下颌骨下垂并向前突出，咬肌痉挛呈块状隆起，面颊扁平。单侧脱位口角歪斜，下颌骨向健侧倾斜下垂。

3. 颧弓下可摸到髁状突，耳屏前方可触及凹陷。

4. 张口过度、咬食硬物所致者，一般不需X线检查；外力打击者行X线检查排除髁状突骨折。

三、治疗

1. 整复方法　有双侧脱位口腔内复位法、单侧脱位口腔内复位法、口外复位法等。

2. 固定　复位后，托住颏部，维持闭口位，用四头带兜住患者下颌部，四头分别在头顶上打结，固定1～2周。习惯性颞下颌关节脱位固定4～8周。固定期间，患者不用力张口、大声讲话，宜吃软食，避免咬嚼硬食，四头带或绷带不宜捆扎过紧，允许张口超过1cm。

3. 练功活动　鼓励患者经常做咬合动作，增强咀嚼肌的力量。

第七章　颈椎疾患

第一单元　落枕

重点提示　落枕的临床表现与诊断、治疗（★★★）。

一、病因病机

1. 睡眠时姿势不良，头颈过度偏转，或睡眠时枕头过高、过低或过硬，使局部肌肉处于长时间紧张状态，持续牵拉而发生静力性损伤。

2. 颈背部遭受风寒侵袭也是常见因素，如严冬受寒，盛夏贪凉，风寒外邪使颈背部某些肌肉气血凝滞，经络痹阻，导致颈部僵凝疼痛、功能障碍。

二、临床表现与诊断

1. 多有睡眠姿势不良史，头颈过度旋转，或遭受风寒史。晨起突感颈部疼痛不适，活动欠利，多无头晕、头痛、上肢疼痛麻木等。

2. 部分患者头常歪向患侧，颈部多角度活动受限，如向后看时，须整个躯干向后转动。

3. 颈项部肌肉痉挛紧张，可触及条索状硬结，斜方肌及大小菱形肌部位亦常有压痛。

4. 头顶叩击试验、椎间孔挤压试验、臂丛神经牵拉试验等特殊检查多无明显阳性表现。部分患者因疼痛难以配合相应检查。

5. 反复发作者，应行 X 线片排除颈椎失稳、退变等情况。

三、治疗

1. 理筋手法　最常用。可重复 3 ~ 5 次，以理顺筋络、活动颈椎小关节。

2. 药物治疗　治宜疏风祛寒、宣痹通络。内服葛根汤、桂枝汤，或内服独活寄生丸。有头痛形寒等表证者，可用羌活胜湿汤。外治可贴伤湿止痛膏等。

3. 练功活动　可做头颈的前屈后伸、左右旋转动作，以舒筋活络。

4. 物理治疗　可选用电疗、磁疗、超声波等，以局部透热，缓解肌肉痉挛。

第二单元　颈椎病

重点提示　颈椎病的临床表现与诊断、治疗（★★★）。

一、病因病机

多因慢性劳损或急性外伤引起。

二、临床表现与诊断

1. 神经根型颈椎病

（1）多有长期低头伏案劳损病史，多数无明显外伤史。

（2）患者逐渐感到颈部单侧局限性疼痛，颈根部呈电击样向肩、上臂、前臂乃至手指放射疼痛，且有麻木感，或以疼痛为主，或以麻木为主。呈酸痛、灼痛或电击样痛，颈部后伸、咳嗽，甚至增加腹压时疼痛可加重。上肢沉重，酸软无力，持物易坠落。

（3）颈部活动受限、僵硬，颈椎横突尖前侧有压痛及放射性疼痛，患侧肩胛骨内上部常有压痛点，部分患者可摸到条索状硬结。受压神经根皮肤节段分布区感觉减退，肌力减弱。

病变节段	受累神经根	表现
颈 5 ~ 6	颈 6	患侧拇指或拇、示指感觉减退
颈 6 ~ 7	颈 7	示、中指感觉减退

（4）臂丛神经牵拉试验、颈椎间孔挤压试验阳性。部分患者肱二头肌反射、肱三头肌反射、桡骨膜反射可减弱，受累神经支配的对应肌肉肌力减弱。霍夫曼征阴性。

（5）颈椎正侧位、左右斜位或侧位过伸、过屈位 X 线检查，可显示椎体增生，钩椎关节增生，椎间隙变窄，颈椎生理曲度减小、消失或反弓，轻度滑脱，项韧带钙化和椎间孔变小等改变。

2. 脊髓型颈椎病

（1）自觉颈部僵硬，缓慢进行性双下肢麻木、发冷、疼痛，走路欠灵活、无力，打软腿、易绊倒，不能跨越障碍物。休息时缓解，紧张、劳累时加重，时缓时剧，逐步加重。晚期下肢或四肢瘫痪，二便失禁或尿潴留。

（2）颈部活动受限不明显，上肢活动欠灵活，双侧脊髓传导束的感觉与运动障碍即受压脊髓节段以下感觉障碍、肌张力增高。

（3）腱反射活跃或亢进，髌阵挛、踝阵挛阳性，霍夫曼征、巴宾斯基征等锥体束征阳性。

（4）CT 检查可见颈椎间盘变性，颈椎增生，椎管前后径缩小，脊髓受压等改变。MRI 检查可显示受压节段脊髓信号改变，脊髓受压呈波浪样压迹。

3. 椎动脉型颈椎病

（1）单侧颈枕部或枕顶部发作性头痛，视力减弱，耳鸣、听力下降，眩晕，可见猝倒发作。常因头部活动到某一位置时诱发或加重，头颈旋转时引起眩晕发作是本病最大特点。

（2）部分患者旋颈试验阳性。

（3）椎动脉血流检测及椎动脉造影检查，可协助诊断，辨别椎动脉是否正常，有无压迫、迂曲、变细或阻滞。

4. 交感神经型颈椎病

（1）颈肩部酸困疼痛，伴有头痛或偏头痛，恶心、呕吐，上肢发凉发绀，眼部视物模糊，眼窝胀痛，眼睑无力，耳鸣、听力减退或消失，心前区持续性压迫痛或钻痛。

（2）头颈部转动时症状可明显加重，压迫不稳定椎体的棘突可诱发或加重交感神经症状。

三、治疗

1. 理筋手法　是主要治疗方法。必须在颈部肌肉充分放松、始终保持头部的上提力量下旋扳，不可用暴力，脊髓型颈椎病禁用。

2. 中药治疗　治宜补肝肾、祛风寒、活络止痛。可内服补肾壮筋汤、补肾壮筋丸或颈痛灵、颈复康、根痛平冲剂等中成药。

麻木明显者	可内服全蝎粉，早晚各 1.5g，开水调服
眩晕明显者	可服愈风宁心片，或静脉滴注丹参注射液
急性发作，颈臂痛较重者	宜活血舒筋，可内服舒筋汤

3. 西药治疗　可用非甾体抗炎药、肌肉松弛剂及镇静剂对症治疗。颈椎病系慢性疾病，宜在症状剧烈、严重影响生活及睡眠时短期、交替使用。

4. 牵引治疗　常用枕颌布带牵引法。患者可取坐位或仰卧位牵引，牵引姿势以头部略向前倾为宜，牵引重量可逐渐增大到 6～8kg。

5. 针刺疗法

主穴	华佗夹脊、后溪
配穴	痹痛者加肩髃、肩髎、外关、合谷，加温灸；眩晕者加印堂、百会、太阳、风池、太冲；气虚者加神门、内关、足三里、三阴交；痿软者加上下肢三阳经穴及太冲、行间

6. 物理治疗　在牵引和药物治疗的基础上，辅以红外线、直流电离子导入、低频脉冲磁疗、中频、超短波、微波等物理治疗。

7. 手术治疗　脊髓型颈椎病一经确诊，早期手术治疗。手术术式分为前路和后路手术。

8. 练功活动　可行颈项前屈后伸、左右侧屈、左右旋转及前伸后缩等活动锻炼。还可做体操、太极拳、健美操等运动锻炼。

第八章　腰部疾患

第一单元　急性腰扭伤

重点提示　急性腰扭伤的临床表现与诊断、治疗（★★★）。

一、病因病机

急性腰扭伤一般指腰部筋膜、肌肉、韧带、椎间小关节、腰骶关节的急性损伤，也称为腰部扭挫伤。腰部扭伤多因突然遭受间接暴力致腰肌筋膜、韧带损伤和小关节错缝。腰部挫伤多为直接暴力所致，如车辆撞击，高处坠跌，重物压砸等。

二、临床表现与诊断

1. 多有扭伤或用力不当史，伤后腰部即出现剧烈疼痛，为持续性，深呼吸、咳嗽、打喷嚏等用力时均可使疼痛加剧。腰部不能挺直，仰俯转侧均感困难，严重者不能坐立、行走或卧床难起，有时伴下肢牵涉痛。出现血尿者，考虑合并肾脏损伤。

2. 腰部活动受限，多数常僵直在某一固定姿势。

3. 腰部僵硬，腰肌紧张。局部压痛明显。

压痛点位置	损伤结构
棘突旁竖脊肌处、腰椎横突或髂嵴后部	多为腰肌及筋膜
棘突上或棘突间	多为棘上、棘间韧带
髂嵴部与第5腰椎间三角区	多为髂腰韧带
棘突两旁较深处，棘突偏歪	多为椎间小关节

4. 直腿抬高试验阳性，但加强试验为阴性。局部封闭后检查，疼痛明显减轻或消失。

5. X线检查多可见腰椎生理前凸消失和轻度侧弯，不伴有其他改变。

三、治疗

腰部扭伤以手法治疗为主，配合药物、固定和练功等治疗。腰部挫伤则以药物治疗为主。

1. 理筋手法　痛点应作为手法重点区。

2. 固定方法　损伤初期，卧硬板床休息并佩戴腰围。

3. 中药治疗　挫伤者侧重于活血化瘀，可用桃红四物汤加土鳖虫、血竭等。扭伤者侧重于行气止痛，可用舒筋汤加枳壳、香附、木香等。后期宜舒筋活络、补益肝肾，内服补肾壮筋汤。根据症状外用活血止痛类或跌打风湿类膏药，也可配合中药热熨或熏洗。

4. 针灸治疗　早期腰痛明显者，取后溪、水沟两穴，强刺激手法；也可取肾俞、腰阳关、委中、次髎、阿是穴，翻身困难可加绝谷。

5. 物理治疗　可采用超短波、磁疗或中药离子导入等。

第二单元　慢性腰肌劳损

重点提示　慢性腰肌劳损的临床表现与诊断、治疗（★★★）。

一、病因病机

主要病因是劳逸过度的积累性损伤，其次是急性外伤迁延、风寒湿邪侵袭和先天性畸形等。

二、临床表现与诊断

1. 腰部隐痛反复发作，劳累后加重，休息后缓解。腰部喜暖怕凉，腰痛常与天气变化有关。

2. 脊柱外形一般无异常，有时可见腰椎生理性前凸曲度变浅，严重者腰部功能可略受限。

3. 单纯性腰肌劳损的压痛点，常位于棘突两旁的竖脊肌处、髂嵴后部或骶骨后面的竖脊肌附着点处。若有棘上或棘间韧带劳损，压痛点则位于棘突上或棘突间。

4. 直腿抬高试验阴性，神经系统检查多无异常。

5. X 线检查多无异常改变，部分患者可有脊柱腰段的轻度侧弯，或有腰椎、骶椎先天性畸形，或伴有骨质增生。

三、治疗

1. 理筋手法　主要有循经㨰推法、腰背按揉法、局部弹拨法、散手拍打法、斜扳法等。手法应轻快、柔和、灵活、稳妥，忌用强劲暴力，以免加重损伤。

2. 药物治疗　局部可外贴伤湿止痛膏、狗皮膏等，或外搽正红花油、正骨水等。

证型	治法	方药
气滞血瘀	行气活血、舒筋祛瘀	活血舒筋汤
湿热蕴结	清热利湿、舒筋通络	四妙散
风寒湿痹	祛风除湿、温通经络	羌活胜湿汤/独活寄生汤
肝肾亏虚	补益肝肾、强壮筋骨	金匮肾气丸、左归丸、大补阴丸

3. 固定方法　疼痛较重者可用腰围固定保护，但时间不宜过长。

4. 练功活动　可选用仰卧位的五点支撑法、三点支撑法或俯卧位的飞燕点水法。循序渐进、持之以恒。

5. 针灸治疗　针刺可选肾俞、命门、腰阳关、委中、三阴交等穴位，痛点可配用拔火罐疗法。

6. 针刀疗法　小针刀对压痛点可触及的条索状结节组织粘连部分行局部剥离、松解。

7. 物理疗法　可采用超短波、磁疗、频谱仪、中药离子导入等配合治疗。

第三单元 腰椎间盘突出症

重点提示 腰椎间盘突出症的临床表现与诊断、治疗（★★★）。

一、病因病机

内因主要是腰椎间盘退变，外因主要是腰部外伤。

二、临床表现与诊断

1. 好发于20～40岁青壮年，男性多于女性。好发节段依次为腰4～5节段，腰5～骶1节段及腰3～4节段。

2. 患者多有受寒、劳累或外伤史，出现腰腿痛，下肢常以坐骨神经痛为主，疼痛在咳嗽、打喷嚏、用力排便等腹压增高时加剧，卧床休息尤其是屈髋屈膝位卧床时缓解。腰椎活动受限，严重者可卧床不起。早期可出现痛觉过敏，而后逐渐转变为麻木，最终导致小腿和足的感觉功能逐渐丧失，且感觉障碍的范围按神经根支配区域分布。部分患者可出现马尾综合征表现（二便功能障碍、马鞍区麻木等）。严重者可出现下肢肌肉瘫痪，合并腰椎椎管狭窄症，则可见间歇性跛行。

3. 腰椎生理性前凸减少、消失，或后凸畸形。腰部肌肉紧张、痉挛。突出的椎间隙棘突旁1.5cm处可有压痛和叩击痛，并伴下肢放射痛。沿坐骨神经走行可有压痛。

4. 部分患者为不同程度的腰椎侧凸，髓核突出的部位位于脊神经根内侧，腰椎弯向患侧；突出物位于脊神经根外侧，则腰椎多向健侧弯曲。

5. 特殊检查

（1）直腿抬高试验及加强试验阳性。

（2）股神经牵拉试验阳性，主要用于检查腰2～3和腰3～4较高位置的椎间盘突出患者。

（3）神经系统检查如下。

肌力下降	腰4神经根受压→股四头肌肌力下降；腰5神经根受压→足趾背伸力量下降；骶1神经根受压→踝及足趾跖屈力量下降
感觉障碍	腰3～4椎间盘突出，压迫腰4神经根→大腿前侧、小腿前内侧皮肤痛觉异常；腰4～5椎间盘突出，压迫腰5神经根→小腿前外侧、足背前内侧和足底皮肤痛觉异常；腰5～骶1椎间盘突出，压迫骶1神经根→小腿后外侧、足背外侧皮肤痛觉异常；中央型突出→鞍区皮肤感觉麻木，膀胱、肛门括约肌功能障碍
反射改变	腰4神经根受压→膝反射减弱或消失；骶1神经根受压→跟腱反射减弱或消失

6. 影像学检查

X线平片	单纯X线平片不能直接反映是否存在椎间盘突出，X线片可提示患者是否有腰椎生理弯曲变化和脊柱侧凸情况
CT	检查节段多为腰3～4，腰4～5及腰5～骶1。可较清楚地显示椎间盘突出的部位、大小、形态和神经根、硬脊膜囊受压移位的情况
MRI	可清晰显示椎间盘突出的形态及其与硬膜囊、神经根等周围组织的关系

三、治疗

1. 非手术疗法

（1）绝对卧床休息。

（2）骨盆牵引。

（3）理疗和推拿、按摩：理疗方法主要有直流电药物离子导入法，低、中、高频电疗法，激光疗法，水疗，蜡疗和磁疗等。

（4）西药治疗

非甾体抗炎药	布洛芬、洛索洛芬和美洛昔康等
阿片类药物	应用非甾体抗炎药无效者可考虑使用哌替啶、芬太尼、美沙酮和曲马多等。不建议长时间使用
其他药物	急性期疼痛剧烈，可予以20%甘露醇250mL，每天2次静脉滴注，以减轻神经炎性水肿，缓解疼痛症状，亦可用糖皮质激素类药物

（5）中医治疗

中药口服	急性期或初期宜活血舒筋，可用舒筋活血汤；慢性期或病程久者，体质多虚，宜补养肝肾、宣痹活络，内服补肾壮筋汤等；兼有风寒湿者，宜温经通络，用大活络丹等
中药外用	可用中药热熨、熏蒸、透皮吸收疗法等
其他	针灸、火罐疗法

2. 手术治疗

适应证	①病史超过3个月，严格非手术治疗无效或治疗有效，但经常复发且疼痛较重者。②首次发作，但疼痛剧烈，尤以下肢症状明显，难以行动和入眠，处于强迫体位者。③合并马尾神经损伤表现者。④出现单根神经根麻痹，伴有肌肉萎缩、肌力下降者。⑤合并椎管狭窄者
手术方法	①髓核摘除术（主流手术方式）；大块突出，复发病例，以及“开窗式”手术难以解决的病例，可采用半椎板切除髓核摘除术；椎间盘突出合并腰椎不稳或手术减压影响腰椎稳定性者，应行椎间融合术。②内窥镜椎间盘切除术（微创治疗）

第四单元　腰椎椎管狭窄症

重点提示　腰椎椎管狭窄症的临床表现与诊断、治疗（★★★）。

一、病因病机

原发性	多为先天所致，是椎管本身由于先天性或发育性因素而致的腰椎椎管狭窄，表现为腰椎椎管的前后径和横径均匀一致性狭窄
继发性	多为后天所致，其中退行性变是主要发病原因，可使腰椎椎管内径缩小，椎管容积变小，达到一定程度后可引起脊神经根或马尾神经受挤压而发病

二、临床表现与诊断

1. 多发于40岁以上中年人。好发部位为腰4～5节段，其次为腰5～骶1节段，男性较女性多见，体力劳动者多见。主诉症状和查体多不相符，症状重、体征少。

2. 腰骶部疼痛，多为缓发性、持续性疼痛，腿痛多为双侧，可左右交替出现，或一侧轻一侧重。呈酸痛、刺痛或灼痛，多出现在站立或久行后，腰部前屈位多可缓解或消失。间歇性跛行是特征性症状。

3. 病情严重者，可出现尿频、尿急或排尿困难，两下肢不完全瘫痪，马鞍区麻木，肛门括约肌松弛、无力，或阳痿。

4. 早期多无压痛、畸形及活动受限。病久者可出现腰椎侧弯畸形，腰椎局部压痛。部分患者可出现下肢肌肉萎缩，以胫前肌及伸肌最明显。症状典型者腰部后伸受限。

5. 直腿抬高试验及加强试验可为阴性，若侧隐窝狭窄刺激神经根则直腿抬高试验为阳性。背伸试验阳性。根据狭窄的节段和部位出现相应神经支配区的感觉、运动异常。

6. 影像学检查

X 线片	能显示椎体骨质增生，小关节突增生、肥大，椎间隙狭窄，椎板增厚、密度增高，椎间孔前后径变小，或见椎体滑脱、腰骶角增大等改变
CT	能显示椎管以及根管断面的形态，可见后纵韧带钙化，骨刺形成，关节突关节增生、内聚、肥厚，黄韧带钙化肥厚等
MRI	能清楚显示椎管、硬膜囊外脂肪、硬膜囊、脑脊液、脊髓等结构

三、治疗

1. 非手术治疗

（1）理筋手法：一般可采用按揉、点压、提拿等手法，宜轻柔，禁止用强烈的旋转手法。

（2）西药治疗：止痛药物基本同腰椎间盘突出症。神经障碍者可用甲钴胺等同类药物营养神经。

（3）中药治疗：

情况		治法	方药
肾气亏虚	偏肾阳虚	温补肾阳	右归丸/补肾壮筋汤
	偏肾阴虚	滋补肾阴	左归丸、大补阴丸
外邪侵袭	寒湿腰痛	祛寒除湿、温经通络	风湿盛者以独活寄生汤为主，寒邪重者以麻桂温经汤为主，湿邪偏重者以加味术附汤为主
	湿热腰痛	清热化湿	加味二妙汤为主

2. 手术治疗

适应证	①下肢疼痛，症状严重影响生活。②存在客观神经损害体征，如下肢感觉减退、下肢肌肉萎缩、肌力下降。③典型的神经源性间歇性跛行症状，行走距离 <500m，症状严重影响生活。④症状持续存在且保守治疗 3 个月无好转，症状严重影响生活
手术方式	常用腰椎后路单纯减压手术、腰椎减压融合术、腰椎非融合术、椎间盘镜或椎间孔镜手术

第九章　上肢疾患

第一单元　肩关节周围炎

重点提示　肩关节周围炎的临床表现与诊断、治疗（★★★）。

一、病因病机

1. 年过五旬，肝肾渐衰、气血亏虚、筋肉失于濡养、局部组织退变，常是发病基础。

2. 肩部外伤劳损、外感风寒湿邪或因伤长期制动，易致肩部筋脉不通，气血凝滞，肌肉痉挛，是常见诱发因素。外伤劳损为其外因，气血虚弱、血不荣筋为其内因。

3. 西医学多认为与自身免疫异常有关。

4. 与甲状腺功能亢进、冠心病、颈椎病等有关，且与糖尿病在发病上有高度相关性。

二、临床表现与诊断

1. 多见于中老年人，女性多于男性，多呈慢性发病，少数有外伤史。

2. 初时肩周微有疼痛，1～2 周后疼痛逐渐加重，肩部酸痛，夜间尤甚，肩关节外展、外旋活动开始受限。外伤诱发者，伤后肩关节外展功能迟迟不恢复，且肩周疼痛持续不愈，甚至加重。

3. 肩部肿胀不明显，早期外形无异常，后期可有患侧三角肌萎缩表现。

4. 早期肩关节外展、外旋活动开始受限，逐步发展成各方向功能活动均受到严重限制，但以外展、外旋、后伸障碍最明显，主动和被动活动均受限。

5. 肩关节周围部分肌肉痉挛。肩前、后、外侧均可有压痛，多在肩峰下滑囊、结节间沟、喙突、大结节等处。可在部分肌群扪及条索样硬化结构。

6. 肩外展试验阳性。肱二头肌抗阻力试验、疼痛弧试验阴性。

7. X 线及 MRI 检查多属阴性。MRI 检查中常因发现冈上肌腱病变或大结节处有密度增高的阴影，易与肩袖损伤混淆。X 线片显示肱骨头向上移位过大，可能存在肩袖缺损或肱二头肌长头肌腱断裂。

三、治疗

1. 非手术治疗

（1）理筋手法：注意用力适度，以患者能忍受为度。

（2）药物治疗：

中药治疗	内服药	以补气血、益肝肾、温经络、祛风湿为主。风寒湿阻证宜祛风散寒、舒筋通络，用独活寄生汤或三痹汤等；瘀血阻滞证宜活血化瘀、行气止痛，用身痛逐瘀汤；气血亏虚证宜益气养血、舒筋通络，用当归鸡血藤汤
	外用药	急性期疼痛、触痛敏感，肩关节活动障碍者，可用海桐皮汤热敷熏洗
西药治疗		急性剧烈疼痛状态时，可用镇静、镇痛及肌肉松弛性药物，也可用利多卡因和糖皮质激素行肩关节压痛点及肩关节腔内注射

（3）物理疗法：可采用超短波、磁疗、蜡疗、光疗、热疗等。

（4）练功活动：是治疗过程中不可缺少的重要步骤。早期可加强患肢的外展、上举、内旋、外旋等功能活动；粘连僵硬期，可在早晚反复做外展、上举、内旋、外旋、前屈、后伸、环转等功能活动。锻炼须酌情而行，循序渐进，持之以恒。

2. 手术治疗　肩关节粘连严重、功能明显受限、肩关节 MRI 明确关节内游离体的患者，可选择关节镜下关节腔松解手术。

第二单元 肩袖损伤

重点提示 肩袖损伤的临床表现与诊断、治疗（★）。

一、病因病机

主要因上肢外展抬举过程中肩袖所属肌肉过度强力牵拉肱骨，或因肱骨头与喙突肩峰弓（肩峰、肩锁关节、喙突和喙肩韧带）撞击其间的肩袖所致，其中冈上肌肌腱最易受损。损伤原因主要有急性运动创伤、慢性撞击损伤、组织退变血供不足。

二、临床表现与诊断

1. 肩部酸痛，夜间尤甚，疼痛逐渐加重，肩关节外展、外旋活动无力并受限，可逐步发展成肩关节活动广泛受限。

2. 患侧上肢外展上举动作逐步受限，初期可无功能障碍，其症状逐步加重，后期可产生僵硬、冻结表现。

3. 急性发作期可扪及肩胛骨周围散在压痛点，可有部分放射痛存在，肩部无红肿热痛表现。

4. 冈上肌损伤表现为在肩部外展或屈曲至60°~120°疼痛通常加重。疼痛可为隐隐作痛且没有疼痛点。完全性肩袖撕裂会引起急性疼痛和肩部无力。严重肩袖撕裂时，肩部外旋会特别明显乏力。

5. 根据肩袖损伤出现的部位不同，“空罐”试验、Jobe 试验、Neer 试验、冈上肌腱断裂试验、外旋衰减试验、Lift off 试验等可出现相应的阳性表现。

6. X 线检查多为阴性。MRI 检查能较为客观地明确肩袖损伤及其程度，但老年病患的影像表现常与临床表现不一致。

三、治疗

1. 非手术治疗

（1）药物治疗

内服药	治宜补气血、益肝肾、温经络、祛风湿为主，内服独活寄生汤或三痹汤等。体弱血亏较重者，可用八珍汤
外用药	急性期疼痛、触痛敏感，肩关节活动障碍者，可用海桐皮汤热敷熏洗，也可选用活血止痛类或温经散寒类膏药贴敷
西药	常用非甾体抗炎药和激素类药物。关节注射激素能促进炎症消退、缓解疼痛

（2）康复治疗：康复训练是重要治疗方法，主要包括主被动关节活动、关节牵伸挤压、肌力、耐力和肌肉协调训练等。

（3）物理疗法：超短波、磁疗、蜡疗、光疗、热疗等。

2. 手术治疗 适用于急性损伤，MRI 明确肩袖撕裂间隙较大且功能活动受限明显者；慢性损伤 MRI 明确肩袖撕裂，经保守治疗 3~6 个月效果不好者。

第三单元 肱二头肌肌腱炎

重点提示 肱二头肌肌腱炎的临床表现与诊断、治疗（★★）。

一、病因病机

常发生于长期用力反复屈肘活动的体力劳动者，可因外伤或劳损后急性发病，但多是肱二头肌长头肌腱长期不良磨损而发生退行性变的结果。任何肩关节的慢性炎症亦可引起肌腱腱鞘充血、水肿、增厚等改变。本病好发于40岁以上中年人，是肩前部疼痛的常见原因之一。

二、临床表现与诊断

1. 常为急性发病，肩关节前方疼痛，肩上举或后伸常有疼痛，穿衣、脱衣困难。肩关节外展、后伸及旋转活动受限且有疼痛。反复发作病情迁延可合并有肩关节周围炎，此时肩部疼痛广泛，三角肌可有轻度萎缩。

2. 患者不能提重物及屈肘活动。肱二头肌间沟及喙突附近压痛明显。一般肩部活动正常，若合并肩关节周围炎则肩关节活动度减小，甚至失去活动度。

3. 肱二头肌抗阻力试验阳性。

4. 肩关节后前位X线片常无明显异常。疑为肱二头肌长头肌腱腱鞘炎时常规摄肱骨结节间沟切线位X线片。部分患者可见结节间沟变窄、变浅、沟底或沟边有骨刺形成。MRI可见肱骨结节间沟局部有水肿迹象，若发生肱二头肌滑脱可见肱二头肌长头肌腱位移，结节间沟空虚征象。

三、治疗

1. 非手术治疗

（1）局部制动：疼痛较重者可用三角巾悬吊前臂，避免患肢提取重物。

（2）局部封闭：必要时可将0.5～1mL利多卡因与醋酸曲安奈德的混悬液注射于腱鞘内。

（3）理筋手法：改善局部血供，促进功能恢复。

（4）非甾体抗炎药：可促进炎症消除，减轻疼痛。

（5）物理治疗及热敷：有助于炎症消退。

（6）练功活动：疼痛缓解后，可逐步进行功能锻炼，防止并发冻结肩，如肩部主动活动、爬墙运动、滑车带臂上举法。

2. 手术治疗　适用于个别顽固性肱二头肌长头肌腱炎患者。肩前部疼痛严重、关节活动明显受限，经半年以上非手术治疗无效者，可考虑手术。可在结节间沟下方切断肱二头肌的长头肌腱，远侧断端与肱二头肌短头腱缝合，或固定于肱骨上，消除肌腱的摩擦，解除症状。

第四单元　肱骨外上髁炎

重点提示　肱骨外上髁炎的临床表现与诊断、治疗（★★★）。

一、病因病机

本病多由慢性劳损致肱骨外上髁处形成急、慢性炎症所引起，多见于砖瓦工、木工、网球运动员等特殊工种。中医学认为本病多由气血虚弱，血不荣筋，肌肉失于温煦，筋骨失于濡养，加上肱骨外上髁伸腕肌附着点慢性劳损及牵拉引起。

二、临床表现与诊断

1. 起病缓慢，初起在劳累后偶感肘外侧疼痛，延久逐渐加重，疼痛甚至可向上臂及前臂放散，影响肢体活动，但早期功能活动多不受限。疾病发作期患者做拧毛巾、扫地、提物等动作时疼痛加剧，前臂无力，甚至持物落地。

2. 患处外形一般无异常。肱骨外上髁及肱桡关节间隙处有明显压痛点。抗阻力肘关节屈曲并伸腕时可诱发疼痛及无力感。

3. 腕伸肌紧张试验阳性，前臂伸肌腱牵拉试验阳性。

4. X 线检查多为阴性，偶见肱骨外上髁处骨质密度增高的钙化阴影或骨膜肥厚影像。

三、治疗

1. 非手术治疗

（1）理筋手法。

（2）药物治疗：

外用	可外敷石氏三色敷药或定痛膏，每贴外敷 1～2 天，洗净患处晾干后更换膏药；也可用海桐皮汤煎煮后熏洗患侧肘部
内服	①非甾体抗炎药，可口服塞来昔布等。②中药汤剂，治宜养血荣筋、舒筋活络，可用活血汤、舒筋汤等

（3）物理疗法：可用超短波、磁疗、蜡疗、光疗、离子透入疗法等。

（4）针灸治疗：以痛点及周围取穴，隔天 1 次；或用梅花针叩打患处，联合拔罐治疗，3～4 天 1 次。

（5）小针刀疗法。

（6）局部封闭治疗：急性期疼痛剧烈明显影响患者生活工作，可予盐酸普鲁卡因或利多卡因注射液加类固醇作痛点封闭。

2. 手术治疗　若长期疼痛经休息治疗仍不见好转，可考虑微创内窥镜下行松解手术，切除肌腱退化的部分，将肌腱缝合，并去除增生的骨骼。

第五单元　桡骨茎突狭窄性腱鞘炎

重点提示　桡骨茎突狭窄性腱鞘炎的临床表现与诊断、治疗（★★★）。

一、病因病机

本病多见于家政服务、手工劳动者、厨师以及哺乳期妇女等手腕部长期过度劳累者。病因病机多为劳损或寒湿侵及经络，气血运行不畅，不通则痛；或体弱血虚，血不荣筋，不荣则痛。

二、临床表现与诊断

1. 腕关节主动桡偏或伸拇指以及被动尺偏或屈拇指的动作，可引起疼痛。

2. 桡骨茎突处多有肿胀，部分患者可见此处明显突起。桡骨茎突处有明显压痛，部分患者疼痛剧烈，局部可有痛性结节。

3. 握拳尺偏试验（Finkelstein test）阳性。

4. 为鉴别诊断可做 X 线及 B 超检查。X 线检查结果可为阴性或桡骨茎突处皮质毛糙、增生等。B 超检查可发现腱鞘增厚、水肿等表现。

三、治疗

1. 非手术治疗

（1）理筋手法。

（2）针刀疗法：是特色治疗，注意不要损伤桡动脉和桡神经皮支。

（3）药物治疗：内服以调养气血、舒筋活络为主，可用桂枝汤加当归、威灵仙等；外用可三色敷膏外敷、海桐皮汤外洗。西药可用非甾体抗炎药口服或外用。

（4）固定治疗：疼痛轻者限制腕关节及拇指的活动；疼痛剧烈者，可用大小合适，能与拇指相贴合的夹板或支具，将腕关节固定于背伸 20°、桡偏 15°的拇指外展位 3～4 周。

（5）封闭治疗：用曲安奈德或复方倍他米松加普鲁卡因或利多卡因混合液行局部鞘管内注射。

（6）物理治疗：如电疗、磁疗、超声波、远红外、体外冲击波治疗等。

（7）针灸治疗：以阳溪为主穴，可配合谷、曲池、列缺、手三里、外关等。

2. 手术治疗　保守治疗无效者，可行腱鞘切开松解术。松解后一般不缝合腱鞘，直接缝合皮肤。

第六单元　腕三角软骨损伤

重点提示　腕三角软骨损伤的临床表现与诊断、治疗（★★）。

一、病因病机

当腕关节遭受突然的过度扭转外力时或长期劳损，可引起三角软骨的损伤或破裂。重者可发生掌背侧韧带撕裂、尺桡远侧关节脱位，或并发于桡骨远端骨折及腕部的其他损伤。

二、临床表现与诊断

1. 患者有腕关节的外伤史或反复劳损史。

2. 急性损伤腕关节可有肿胀，慢性劳损多无肿胀。尺骨小头可向背侧隆起。局部皮肤有红肿及隆起。

3. 腕关节尺侧或下尺桡关节有明显压痛。腕关节屈伸旋转时会引起疼痛，部分患者前臂旋前时尺骨小头向背侧突起。

4. 腕三角软骨挤压试验阳性。

5. X 线检查可见下尺桡关节间隙增宽，尺骨向背侧移位。MRI 和 B 超检查可清晰显示腕三角软骨损伤。

三、治疗

1. 非手术治疗

（1）理筋手法。

（2）药物治疗：早期可口服七厘散以祛瘀消肿，以三色敷膏或消肿止痛膏外敷；后期可用补筋丸以温经止痛，海桐皮汤外洗。西药可用非甾体抗炎药口服或外用。

（3）固定治疗：手法捺正下尺桡关节后，用夹板或支具固定于前臂略旋后位、腕关节功能位4~6周。

（4）物理治疗：电疗、磁疗、超声波、远红外治疗等均可改善血液循环，减轻局部炎症水肿，缓解疼痛。

2. 手术治疗　保守治疗无效者，可在腕关节镜下行三角软骨切除或修补术。尺骨远端切除破坏腕尺侧稳定性，应谨慎使用。

第七单元　屈指肌腱腱鞘炎

重点提示　屈指肌腱腱鞘炎的临床表现与诊断、治疗（★★★）。

一、病因病机

屈指肌腱腱鞘炎，又称“扳机指”“弹响指”，多为局部劳作过度伤筋，或寒湿侵及经络，气血运行不畅凝滞经脉，或不能濡养经筋而致病。

二、临床表现与诊断

1. 初起为患指不能伸屈，用力伸屈时疼痛，并出现弹跳动作，以晨起、劳动后和用凉水后症状较重，活动或热敷后症状减轻。严重者患指屈曲后不能自行伸直。部分患者可见局部掌骨头掌侧肿胀。

2. 掌骨头掌侧鞘管处有明显压痛，部分患者可触及米粒大小结节，按压此结节并嘱患者屈伸手指时，可引发弹响。

3. 一般不做影像学检查。X线检查结果可为阴性。

三、治疗

1. 非手术治疗

（1）理筋手法。

（2）针刀疗法：是特色治疗，注意针刀不要向两侧倾斜，以免损伤两侧血管和神经。

（3）药物治疗：中药以外用为主，可用海桐皮汤加减煎煮后外洗；西药可采用非甾体抗炎药口服或外用，以减轻疼痛症状。

（4）固定治疗：疼痛轻者适当限制手指活动；疼痛剧烈者，可用铝板或支具，将手指固定于功能位2~3周。

（5）封闭治疗：用曲安奈德或复方倍他米松注射液加盐酸利多卡因混合液行局部鞘管内注射。

（6）物理治疗：电疗、磁疗、超声波、远红外、体外冲击波治疗等，可改善血液循环，减轻局部炎症水肿，缓解疼痛。

（7）针灸治疗：取结节部及周围痛点针刺。

2. 手术治疗　保守治疗无效者，可行腱鞘切开松解术。必要时可切除部分腱鞘，以免再次形成狭窄。

第十章　下肢疾患

第一单元　股骨头缺血性坏死

重点提示　股骨头缺血性坏死的临床表现与诊断、治疗（★★★）。

一、病因病机

1. 一般将病因分为创伤性和非创伤性两类。创伤性病因以股骨颈骨折、髋关节脱位等髋部外伤为主；非创伤性病因以大量使用激素、长期过量饮酒较多见，还可见于放射治疗、减压病、结缔组织疾病、高尿酸血症等疾病。

2. 中医学认为，是肝肾亏损、正虚邪侵、气滞血瘀所致。

二、临床表现与诊断

1. 疼痛是主要症状。病变早期症状较轻，患侧髋部呈隐性钝痛，站立或行走较久时疼痛明显。随着病变发展，疼痛可逐渐加重，休息后不能完全缓解，可出现夜间痛。晚期髋关节持续性疼痛，可为剧痛或钝痛，疼痛部位以腹股沟、股内侧为主，其次为臀部和股前侧。

2. 病变早期可出现行走轻度跛行。后期随着病变发展，股骨头塌陷，跛行逐渐转为持续性，甚则需扶拐行走，并出现患肢短缩、肌肉萎缩，部分患者晚期可处于强迫体位。

3. 髋关节前侧腹股沟处压痛明显，可有大转子叩击痛。髋关节主、被动活动可引起髋部疼痛。早期髋关节活动正常或轻度受限，晚期髋关节屈曲、外展、旋转活动明显受限，严重者关节强直。

4. 患髋“4”字试验阳性，髋关节屈曲挛缩试验阳性。晚期可出现髋关节半脱位，髋关节承重机能试验（Trendelenburg 征）阳性。

5. 影像学检查　X 线平片是诊断的主要方法与依据。CT 检查对确定股骨头坏死灶的位置和范围有极大价值，可清晰地显示股骨头横断面轮廓。MRI、放射性核素骨扫描能在缺血初期即可发现病变，能显示骨结构的细微变化和股骨颈全貌。

6. 分期辨证　具备主症 2 项与次症 1 项，或主症 1 项与次症 2 项，即可判定。

证型	主症	次症	说明
气滞血瘀证	①髋部疼痛，痛如针刺，痛处固定。②关节活动受限	①面色暗滞。②胸胁胀满疼痛。③舌紫/青/暗或有瘀斑。④脉弦或涩	多见于早期创伤性股骨头坏死
痰瘀阻络证	①髋部疼痛，或有静息痛。②关节沉重	①胸脘满闷。②形体肥胖。③舌胖大苔白腻，舌紫/青/暗或有瘀斑。④脉弦涩/滑，或脉沉涩/滑	多见于早期非创伤性股骨头坏死
经脉痹阻证	①髋痛至膝，动则痛甚。②关节屈伸不利	①倦怠肢乏。②周身酸楚。③舌暗或紫。④脉涩而无力	多见于中期股骨头坏死
肝肾亏虚证	①髋部疼痛，下肢畏寒。②下肢僵硬，行走无力	①腰膝酸软。②下肢痿软无力。③头晕或健忘。④舌淡苔白。⑤脉沉而无力	多见于晚期股骨头坏死

三、治疗

1. 非手术治疗

（1）中药内服治疗：

证型	治法	方药
气滞血瘀证	行气止痛、活血祛瘀	桃红四物汤＋枳壳、香附、延胡索、三棱、莪术等
痰瘀阻络证	化痰祛瘀、通络止痛	大活络丹、宣痹汤＋制天南星、牛蒡子等
经脉痹阻证	舒筋通痹、活络止痛	桂枝芍药知母汤、蠲痹汤＋络石藤、路路通、伸筋草等
肝肾亏虚证	补益肝肾、强筋健骨	左归丸、右归丸、肾气丸、健步虎潜丸等

（2）制动治疗：一般建议拄双拐行走，亦可采用下肢经皮牵引治疗以缓解髋关节周围软组织痉挛，减低关节内压力。牵引以患肢外展、内旋位为佳。

（3）手法治疗：可改善髋关节周围软组织血运，缓解肌肉痉挛，增加关节活动度。

（4）针灸治疗：以局部选穴为主，配以循经取穴。主要穴位有阿是穴、环跳、殷门、承扶、风市、委中、承山、承筋、跗阳、足三里、阳陵泉、太溪、涌泉等。

（5）其他疗法：可选择蜡疗、超声波、离子导入、经络导频等物理治疗方法，以及中药熏洗疗法、针刀疗法、关节腔注射等治疗方法。

2. 手术治疗　包括介入治疗、股骨头髓芯减压术、带肌蒂或血管蒂植骨术、血管移植术及人工关节置换术。

第二单元　髋关节暂时性滑膜炎

重点提示　髋关节暂时性滑膜炎的临床表现与诊断、治疗（★）。

一、病因病机

1. 病因未明。可能与过度运动、感染、外伤及先天性因素有关。

2. 中医学认为，是正气受损，卫外不固，风寒湿毒乘虚而入，致使关节脉络不通，气血运行受阻而致。

二、临床表现与诊断

1. 患者近期可有上呼吸道、中耳炎等感染病史，或者有蹦、跳、滑等外伤史。

2. 多见于4～10岁儿童，发病较急，以单侧髋关节损害为主。髋关节疼痛，可伴有同侧大腿内侧及膝关节疼痛，活动痛居多，有些呈静息痛。少数患者有发热，持续数天，重者类似急性关节感染。

3. 髋关节可处于屈曲、内收、内旋位，行走跛行。

4. 髋关节囊前方和后方均可有压痛，可有患侧股内收肌痉挛，下肢纵轴叩击痛阳性。

5. 髋关节主动活动受限，被动内旋、外展及伸直活动受限，且疼痛加剧。可有骨盆倾斜，双下肢不等长，患肢比健肢长0.5～2cm。

6. 辅助检查

X线检查	髋关节囊阴影明显增厚，呈球样膨出，关节腔积液严重时可见关节间隙增宽，股骨头轻度向外侧移位，无骨质破坏

续表

MRI	可清晰显示关节积液、滑膜病变、关节囊增厚等，是目前重要的检查手段
实验室检查	多数病例白细胞总数及血沉均正常，少数可轻度增高；结核菌素试验阴性，抗链球菌溶血素O试验在正常范围。髋关节穿刺检查可见关节液多澄清透明，亦有呈轻度混浊，细菌培养阴性

三、治疗

早期卧床休息，积极治疗原发病，消除上呼吸道感染等疾病的影响，治疗以非手术疗法为主。

1. 理筋手法　临床上多用于治疗小儿髋关节暂时性滑膜炎。

2. 药物治疗　一般可不必服药，滑膜炎疼痛明显者可口服非甾体抗炎药。腹股沟处可局部外用活血消肿止痛中药外敷。

3. 牵引治疗　患肢可用皮肤牵引，以患髋外展30°、轻度屈膝15°为佳。

4. 物理疗法　采用超短波、频谱、激光局部照射等治疗。

第三单元　膝骨关节炎

重点提示　膝骨关节炎的临床表现与诊断、治疗（★★★）。

一、病因病机

1. 原发性膝骨关节炎（多见）病因未明，一般认为与年龄增长、软骨退变、关节过多活动有关。继发性膝骨关节炎常由创伤、畸形和疾病等原因造成软骨损害，日久所致。

2. 中医学认为，病因多为中年以后肝肾亏损、筋骨失荣；或外伤劳损、瘀血闭阻；或风寒湿邪注留关节；或外感风热夹湿。营卫失调，气血瘀滞，经络痹阻，筋骨失养而致病。

二、临床表现与诊断

1. 多发生于中老年患者，常为慢性起病、反复发作、逐渐加重。

2. 初起膝关节多为钝性疼痛，以后逐渐加重，可出现典型“休息痛”与“晨僵”，或在活动过程中突然出现刺痛，伴膝关节打软。疼痛多见于膝关节间隙处，发作前可有诱因，部分患者可有扭伤史。

3. 急性期关节肿胀，经休息肿胀可迅速消退。后期肿胀不明显，但关节面失去平衡及形成骨赘，可出现关节骨性突起或肥大、畸形，甚则半脱位。下肢力线测量可确定关节畸形的轻重。病程日久者可有患肢肌肉萎缩，以股四头肌为著。

4. 膝关节内外侧间隙、膝眼、髌骨周缘等处可触及不同程度的压痛，部分患者膝关节局部皮温可增高。膝关节主动或被动活动时可有软骨摩擦音或关节摩擦感，后期可出现不同程度的膝关节活动受限，股四头肌肌张力降低。

5. 髌股关节有退变者，髌骨研磨试验阳性；如膝关节肿胀，则浮髌试验阳性；如合并半月板损伤，则麦氏征阳性。

6. 辅助检查

（1）X线检查：最基本。根据 Kellgren – Lawrence 的放射学诊断标准，膝骨关节炎分为五级。

0级	正常
Ⅰ级	关节间隙可疑变窄，可能有骨赘
Ⅱ级	关节间隙轻度变窄，有明显的骨赘
Ⅲ级	中等量骨赘，关节间隙狭窄较明确，少许骨硬化
Ⅳ级	大量骨赘，关节间隙明显狭窄，严重骨硬化及畸形

（2）MRI：可早期诊断。早期 MRI 可出现信号异常（T_1加权像为低信号，T_2加权像为高信号）。炎症进一步发展，骨内可出现局限性小囊样病灶、软骨表面磨损、脱落及纤维化。

（3）实验室检查：血常规、蛋白电泳、免疫复合物等指标一般均在正常范围。伴有滑膜炎时可有 C 反应蛋白及血沉轻度增高，类风湿因子及抗核抗体阴性。

三、治疗

1. 非手术治疗

（1）中药内服：

证型	证候		治法	方药
肝肾亏虚证	膝关节隐隐作痛，时作时止，腰膝酸软，遇劳更甚，神疲乏力	舌红少苔，脉沉细无力	补益肝肾、强筋壮骨	左归丸
瘀血闭阻证	关节刺痛，固定不移，局部僵硬，压痛明显而拒按	舌紫暗，苔薄，脉弦涩	活血化瘀、舒筋止痛	身痛逐瘀汤
风寒湿痹证	关节酸楚疼痛，痛处固定，有如刀割，或明显重着感或肿胀感，关节活动欠灵活，畏风寒，得热则舒	舌淡，苔薄白腻，脉紧或濡	祛风散寒、除湿止痛	防己黄芪汤＋防风汤
风湿热痹证	起病较急，关节红肿、灼热、疼痛，甚至痛不可触，得冷则舒，可伴全身发热，或皮肤红斑、硬结	舌红，苔黄，脉滑数	清热疏风、除湿止痛	大秦艽汤

（2）中药外治：可选外用药膏敷贴、中药熏洗、热敷、离子导入等方法，多选用活血通络止痛、祛风除湿散寒类中药以缓解症状。

（3）理筋手法：可用点穴拨筋法、捏揉推髌法、活络关节法等手法，在压痛部位施术。

（4）针灸治疗：患部局部取穴或远侧循经取穴或远侧全息对应取穴。常用穴位有膝眼、血海、梁丘、阳陵泉、足三里、阴陵泉、委中等。

（5）针刀治疗：在局部压痛点垂直进针，直达病灶处行纵向剥离松解。进针及松解方向与肌纤维、神经和血管走行方向一致。

（6）封闭治疗：局限性压痛者，可用 1% 盐酸利多卡因加曲安奈德、醋酸泼尼松龙或复方倍他米松，行局部痛点注射。

（7）西药治疗：非甾体抗炎药如对乙酰氨基酚主要用于缓解轻度疼痛；如布洛芬、塞来昔布等，是治疗膝骨关节炎最常用的药物，可缓解中重度疼痛；阿片类药如盐酸曲马多缓释片、可待因可缓解重度疼痛。改善病情的药物如氨基葡萄糖、硫酸软骨素等，可保护软骨、延缓骨关节炎进展。

（8）关节腔注射：常用玻璃酸钠注射液。炎症明显、口服非甾体抗炎药无效、持续疼痛者，可于关节腔内注射糖皮质激素类药物如复方倍他米松、曲安奈德等。

（9）物理治疗：可选直流电离子导入法、超短波电疗法、超声波疗法或磁疗等。

（10）练功疗法：加强膝关节周围肌群锻炼可预防和治疗膝骨关节炎、改善膝关节功能。功能锻炼以主动不负重活动为主，如股四头肌等长收缩、直腿抬高运动、屈膝蹬空运动及机械性 CPM 运动等。

2. 手术治疗

适应证	持续性疼痛、非手术治疗无效，或关节畸形、功能障碍明显，或关节内游离体交锁者
手术方式	常用关节镜下清理术、软骨修复术、截骨术、关节成形术和人工关节置换术等

第四单元　膝关节侧副韧带损伤

重点提示　膝关节侧副韧带损伤的临床表现与诊断、治疗（★★★）。

一、病因病机

膝外侧受到暴力打击或重物压迫，使内侧副韧带发生拉伤、撕裂或断裂（多见）；膝内侧受到暴力打击或重物压迫，使外侧副韧带发生拉伤、撕裂或断裂。若为强大旋转暴力，内侧副韧带完全断裂的同时易合并内侧半月板和前交叉韧带损伤，称为膝关节损伤三联征。严重损伤时，还可伴有关节囊撕裂和撕脱骨折。

二、临床表现与诊断

1. 多表现为局部疼痛、肿胀和活动受限或不稳。

2. 膝关节内侧或外侧副韧带处肿胀，皮下有瘀斑，膝关节呈轻度屈曲位。合并半月板、交叉韧带损伤或关节内撕脱骨折者，可因关节内血肿表现为全膝关节肿胀。

3. 内侧副韧带损伤时压痛点在股骨内上髁、关节间隙或胫骨内侧髁，外侧副韧带损伤时压痛点在腓骨头或股骨外上髁。合并腓总神经损伤则出现足下垂及小腿外侧下部及足背外侧皮肤感觉异常。

4. 膝关节侧方挤压试验具有重要意义。内侧副韧带损伤时，膝关节被动伸直位并外展小腿行膝关节内侧分离试验，可诱发疼痛及异常侧向运动。外侧副韧带损伤时，膝关节外侧分离试验阳性。

5. 将膝关节置于外翻或内翻位拍摄应力位片。膝关节正位片可显示损伤侧关节间隙增宽及有无合并撕脱骨折。MRI 是目前诊断最准确的影像学检查方法，可明确有无交叉韧带和半月板等损伤。

三、治疗

1. 非手术治疗

（1）药物治疗：早期内服以活血化瘀、消肿止痛为主，可用桃红四物汤、七厘散等。外用可消瘀止痛膏外敷，或海桐皮汤外洗。后期以温经活血、壮筋活络为主，可用小活络丹，局部用四肢损伤洗方或海桐皮汤熏洗。

（2）理筋手法：不可多做，以免加重损伤。待急性期过后，运用手法可帮助解除粘连、恢复关节功能。

（3）固定治疗：侧副韧带部分断裂者先将膝关节内血肿抽吸干净，弹力绷带包扎，予以石膏托或超膝关节支具固定于功能位 3 ~4 周。损伤轻者在第 2 ~3 天鼓励做股四头肌功能锻炼。损伤重者在膝关节制动下，主动练习肌力。

(4) 物理治疗：侧副韧带损伤后期，可采用电疗、磁疗、超声波、远红外、体外冲击波方法等。

2. 手术治疗 侧副韧带完全断裂者，尽早做手术修补。术后屈膝20°位以石膏或支具固定，4～6周解除固定。陈旧性损伤需行韧带重建。

第五单元 膝关节半月板损伤

重点提示 膝关节半月板损伤的临床表现与诊断、治疗（★★）。

一、病因病机

半月板损伤多见于球类运动员、矿工、搬运工等。引起半月板破裂的外力因素有撕裂性外力和研磨性外力两种。

二、临床表现与诊断

1. 多有膝关节扭伤史。伤后膝关节立即发生剧烈疼痛、关节肿胀、伸屈功能障碍。有时出现皮下瘀血。

2. 慢性期或无明显外伤史者，病程漫长，主要是膝关节活动痛，以行走和上下坡时明显，部分患者可出现跛行。伸屈膝关节时，膝部有弹响，或在行走时突发剧痛，膝关节不能伸屈，状如交锁（“交锁征”），将患膝稍作晃动，或按摩2～3分钟，可缓解并恢复行走。

3. 内侧半月板损伤时压痛在膝关节内侧间隙，外侧半月板损伤时压痛在膝关节外侧间隙。

4. 膝关节半月板旋转挤压试验及半月板研磨试验具有重要意义。半月板损伤患者常为阳性。

5. MRI检查可帮助明确诊断。通过MRI检查结果，可将半月板损伤情况分为三度。

Ⅰ度	半月板出现团片状信号，通过组织学观察可见半月板黏液样变性
Ⅱ度	半月板内线性信号增高，可延伸至半月板的关节囊缘，但未到关节面缘
Ⅲ度	半月板内高信号累及到关节面缘，即半月板撕裂

三、治疗

半月板Ⅰ度、Ⅱ度损伤可采取保守治疗；Ⅲ度损伤，应手术治疗。

1. 非手术治疗

(1) 药物治疗：

分期	内治法	方药	外治法
初期	活血化瘀、消肿止痛	桃红四物汤＋牛膝、防风，或舒筋活血汤	外敷消瘀止痛药膏等
后期	温经通络止痛	健步虎潜丸/补肾壮筋汤、大活络丸等	外用四肢损伤洗方/海桐皮汤熏洗患处

(2) 理筋手法：急性损伤期，可做1次被动的伸屈活动。慢性损伤期，每天或隔天做1次局部推拿。

(3) 固定方法：急性损伤期膝关节功能位固定3周，以限制膝部活动，并禁止下床负重。

2. 手术治疗　损伤在边缘者，非手术治疗多能治愈。其他类型的半月板损伤，如迁延不见好转，可考虑用膝关节镜手术治疗，以防止继发创伤性关节炎。

第六单元　膝交叉韧带损伤

重点提示　膝交叉韧带损伤的临床表现与诊断、治疗（★★）。

一、病因病机

本病多因膝关节受到强大暴力打击引起。

二、临床表现与诊断

1. 常有明确的外伤史。

前交叉韧带损伤	最常见落地伤和外翻损伤。典型病史是起跳落地动作时，膝关节过伸，或者足固定时膝关节做扭转、外翻动作，常见于篮球、羽毛球等运动时受伤
后交叉韧带损伤	包括低能量伤和高能量伤。常是患者屈膝时，胫骨近端受后向的直接暴力所致，典型病史是交通伤中急刹车损伤、重物砸伤、高处坠落等，多见于运动员足跖屈位时跌倒的跪地伤或车祸中的“仪表板损伤”。膝关节过伸伤多见于膝关节脱位，常合并其他韧带损伤

2. 一般单纯的膝交叉韧带损伤少见，多伴有膝关节脱位、半月板损伤、侧副韧带断裂等损伤。

3. 交叉韧带损伤关节可自觉有撕裂感，损伤后剧烈疼痛并迅速肿胀，关节活动受限，负重或活动时自觉有不稳定感。

4. 膝关节可出现活动受限、伴有肿胀，可呈半屈曲状，腘窝处可能有瘀斑，甚至不能继续运动。反复损伤出现关节积液、肿胀及交锁表现。急性肿胀者局部皮温可能升高。

5. 前抽屉试验、Lachman 试验、轴移试验常用于检查前叉韧带损伤。后交叉韧带损伤时，后抽屉试验、后向 Lachman 试验、胫骨后沉试验常为阳性。

6. X 线检查可见胫骨隆突撕脱骨片或膝关节脱位。MRI 检查是重要诊断手段之一。前交叉韧带损伤 MRI 连续扫描，显示前交叉韧带正常信号消失，局部仅存杂乱信号；后交叉韧带损伤 MRI 连续扫描，显示后交叉韧带增粗，信号不均，胫骨附力点撕裂。膝关节造影及关节镜检查可协助诊断。

三、治疗

不完全断裂者，可采取保守治疗；完全断裂者，应手术治疗。

1. 非手术治疗

（1）药物治疗：肌力不足者可服用健步虎潜丸、补肾壮筋汤。局部外敷消瘀止痛膏或宝珍膏。

分期	治法	方药
初期	活血祛瘀、消肿止痛	桃红四物汤、舒筋活血汤
后期	补养肝肾、舒筋活络	补筋丸

（2）理筋手法：适用于损伤后期，以膝部和股四头肌部做按摩推拿手法，并帮助膝关

中医骨伤科学

节做屈伸锻炼，改善膝关节屈伸功能活动度。

（3）固定方法：没有完全撕裂的交叉韧带损伤，抽尽血肿后将患膝固定于屈膝20°～30°位6周，使韧带处于松弛状态，以便机体修复重建。

2. 手术治疗　适用于交叉韧带完全断裂或伴有半月板、侧副韧带损伤者，多采用膝关节镜微创手术治疗。

第七单元　膝关节创伤性滑膜炎

重点提示　膝关节创伤性滑膜炎的临床表现与诊断、治疗（★★）。

一、病因病机

急性创伤性炎症	多发生于爱好运动的青年人，以出血为主。由于暴力打击、扭伤、关节附近骨折或手术创伤等引起
慢性劳损性炎症	多发于中老年人、身体肥胖者或过用膝关节负重者。以渗出为主，多由急性创伤性滑膜炎失治转化而成，或其他慢性劳损而引起

二、临床表现与诊断

1. 急性滑膜炎

（1）有膝关节受到打击、碰撞、扭伤等明显的外伤史。

（2）膝关节伤后出现肿胀、疼痛，一般呈膨胀性胀痛或隐痛，尤以伸直及完全屈曲时胀痛难忍。

（3）可见膝关节淤血斑，多在伤后即时或之后1～2小时内发生，膝部及小腿多处出现紫色血斑，关节穿刺可抽出血性液体；膝关节肿胀，膝关节受伤后迅速肿胀，逐渐加重。

（4）膝关节压痛点不定，压痛多位于损伤处，皮温可增高，按之有波动感，浮髌试验阳性。

2. 慢性滑膜炎

（1）有劳损或关节疼痛的病史。

（2）膝关节肿胀、胀满不适、下蹲困难，或上下楼梯疼痛，劳累后加重，休息后减轻。

（3）病久者见股四头肌萎缩，关节穿刺可抽出淡黄色清亮的渗出液，表面无脂肪滴。

（4）皮温正常，浮髌试验阳性，病久者摸之可有韧厚感，关节不稳，活动受限。

（5）X线片示膝关节结构无明显异常，可见关节肿胀，有的患者可见骨质增生。

三、治疗

1. 固定　急性期将膝关节固定于伸直位制动2周，卧床休息，抬高患肢，并禁止负重，以减轻症状。但不能长期固定，以免肌肉萎缩。膝关节积血、积液较多者，可穿刺抽液，抽尽关节内积血、积液后，用弹性绷带加压包扎，以促进消肿和炎症吸收，防止纤维化和关节粘连。

2. 理筋手法

（1）急性损伤时，将膝关节伸屈1次。先伸直膝关节，然后充分屈曲，再自然伸直，可使局限的血肿消散，减轻疼痛。

（2）肿胀消退后手法以活血化瘀、消肿止痛、预防粘连为主，患者仰卧位，术者先点按髀关、伏兔、双膝眼、足三里、阴陵泉、三阴交、解溪等穴；然后将患者髋、膝关节屈曲 90°，术者一手扶膝部，另一手握踝上，在牵引下摇晃膝关节 6～7 次；再将膝关节充分屈曲，然后将其伸直；最后，在膝部周围施以滚法、揉捻法、散法、捋顺法等。

（3）动作轻柔，以防再次损伤滑膜组织。

3. 药物治疗

（1）急性期：治宜散瘀生新为主，内服桃红四物汤加三七粉 3g，外敷消瘀止痛膏等。

（2）慢性期：

	治法	治疗药物
水湿稽留，肌筋弛弱	祛风燥湿、强壮肌筋	内服羌活胜湿汤/健步虎潜丸
寒邪较盛	散寒、祛风、除湿	内服乌头汤
风邪偏盛	祛风除湿	内服蠲痹汤，可外贴万应膏或用熨风散热敷，或用海桐皮汤熏洗患处

4. 练功活动　膝关节制动期间行四头肌舒缩锻炼，防止肌肉萎缩。后期加强膝关节的伸屈锻炼。

第八单元　踝关节扭伤

重点提示　踝关节扭伤的临床表现与诊断、治疗（★★★）。

一、病因病机

本病多因踝关节突然受到过度的内翻或外翻暴力引起，如行走或跑步时踏在不平的地面上，上下楼梯、走坡路时不慎失足踩空，或骑车、踢球等运动中不慎跌倒。

二、临床表现与诊断

1. 常有明显的外伤史，早期功能障碍轻，随肿胀加重而加重。

2. 受伤后踝关节骤然出现肿胀、疼痛，伤后 2～3 天局部可出现瘀斑。

3. 损伤区存在压痛，Ⅱ度和Ⅲ度损伤可能伴有踝关节的主动活动（背伸、跖屈、内翻和外翻）受限。在不同方向活动踝关节，检查踝关节韧带及周围软组织，了解具体损伤结构及程度。

4. 严重扭伤疑有韧带断裂或合并骨折脱位者，应做与受伤姿势相同的内翻或外翻位 X 线片检查。一侧韧带撕裂常显示患侧关节间隙增宽，下胫腓韧带断裂可显示内外踝间距增宽。

5. 急性损伤期 MRI 检查可发现低信号的韧带中出现片状高信号，韧带连续性中断，周围软组织水肿以及关节腔积液等。

三、治疗

治疗原则为 POLICE，即保护（P）、适当负重（OL）、冰敷（I）、加压包扎（C）和抬高患肢（E）。以非手术治疗为主，可采用理筋、固定、药物与练功相结合的治疗方法。

1. 非手术治疗

理筋手法	单纯韧带扭伤或韧带部分撕裂者，可行理筋。瘀肿严重者，以摩法和缠法操作为宜，避免使用重手法按揉

续表

固定方法	损伤严重者，根据损伤程度可选用绷带、胶布、石膏或支具外固定，保持踝关节于受伤韧带松弛的位置。内翻扭伤用外翻固定，外翻扭伤用内翻固定，并抬高患肢，以利消肿，暂时限制行走，一般固定3周左右。韧带完全断裂者，固定4~6周
药物治疗	初期治宜活血祛瘀、消肿止痛，内服七厘散及舒筋丸，外敷五黄散或三色敷膏。后期治宜舒筋活络、温经止痛，内服小活络丹，外用四肢损伤洗方熏洗
练功活动	固定期间做足趾伸屈活动；解除固定后开始锻炼踝关节的伸屈功能及本体感觉，并逐步练习行走

2. 手术治疗　反复踝关节扭伤及运动要求较高者，可根据情况行手术治疗。

第九单元　跟痛症

重点提示　跟痛症的临床表现与诊断、治疗（★★★）。

一、病因病机

本病多因老年肝肾不足或久病体虚，气血衰少，筋脉懈惰，加之体态肥胖，体重增加，久行久站造成足底部皮肤、皮下脂肪、跖腱膜负荷过重而致。

二、临床表现与诊断

1. 起病缓慢，多为一侧发病，可有数月或数年的病史。

2. 足跟部疼痛、行走加重。典型患者晨起下床站立或久坐起身站立时足跟部疼痛剧烈，稍走动后明显缓解，但行走较多或站立过久后疼痛又复明显，此后逐渐加重，有碍行走活动。

3. 多数患者步态自如，但疼痛剧烈时可有轻度行走跛行。少数患者有平足。跟骨跖面局部无明显肿胀或有轻度红肿，少数久病患者可有足跟部皮肤或脂肪垫萎缩。

4. 跟骨内侧结节处有局限性明显压痛点，若跟骨骨质增生较大时可触及骨性隆起。

5. X线检查常见跟骨结节部前缘有一尖锐骨刺形成，刺尖方向与跖腱膜一致。但临床表现与X线征象常不一致，不成比例，有骨质增生者可无症状，有症状者可无骨质增生。

三、治疗

1. 非手术治疗

药物治疗	①内服药：治宜养血舒筋、温经止痛，内服当归鸡血藤汤；肾虚者治宜滋补肝肾、强壮筋骨，内服六味地黄丸、金匮肾气丸。西药可用非甾体抗炎药口服或外用，必要时配合抗骨质疏松治疗。 ②外用药：外用八仙逍遥汤熏洗泡足，或用熨风散热熨；亦可局部选用消瘀止痛膏药外敷
理筋手法	在跖腱膜的跟骨结节附着处作点按、推揉等治疗，以温运气血、疏通筋脉、缓解疼痛
针刀疗法	在局部压痛点垂直进针，快速穿过皮肤、皮下组织直达骨面，根据病情行一点式、多点式或线式松解。出针后按压至不出血用无菌敷料包扎，24小时保持局部清洁干燥
封闭治疗	用盐酸利多卡因联合曲安奈德或复方倍他米松行局部痛点注射，每周1次，2~3次为一个疗程
其他疗法	可选择局部热敷、超声波、离子导入、红外线以及冲击波等物理治疗方法，还可用针刺、灸法等配合治疗。如患者有平足，可选用矫形垫，垫起足弓

2. 手术治疗　适用于顽固性跟骨疼痛，上述保守治疗6个月以上无效者。手术方法有跟骨骨刺及滑囊切除术、跟骨钻孔术等。

第十一章　其他骨病疾患

第一单元　骨关节感染

重点提示　骨关节感染的临床表现与诊断、治疗（★）。

一、化脓性骨髓炎

1. 病因病机

（1）中医学认为，本病与热毒注骨、创口毒盛、正虚邪侵有关。

（2）西医学认为，本病常见致病菌是金黄色葡萄球菌，其次为乙型链球菌和白色葡萄球菌。

2. 临床表现与诊断

（1）急性化脓性骨髓炎

表现	①起病急骤，持续高热，体温在39℃以上，寒战，汗出而热不退，全身不适，倦怠，食欲不振，局部疼痛剧烈，舌红，苔黄腻，脉弦数。可出现恶心呕吐、肝脾大等全身中毒征象。 ②患处搏动性疼痛，肢体不能活动，呈环状肿胀，皮肤红热，附近肌肉痉挛，骨的干骺端压痛明显，拒按及拒绝做被动活动检查。 ③如骨膜下脓肿继续扩展，可穿破骨膜和皮下组织，自行破溃或经手术切开骨髓腔减压引流，则体温很快下降，疼痛减轻
实验室检查	白细胞总数增高。血培养常为阳性。穿刺抽出的脓液可培养出致病菌
X线检查	起病10～14天内，常无明显异常，2周后X线片可见局部骨质稍有破坏，骨小梁开始紊乱，并有斑点状骨质吸收，髓腔内有透亮区，有骨膜反应，周围软组织肿胀，肌肉间隙模糊。3～4周以上可见骨膜下反应新生骨，病变进一步发展，局部形成死骨

（2）慢性骨髓炎

表现	①全身症状轻微，有反复发作史。局部一个或多个窦道，反复排出脓液或死骨，窦口周围皮肤色素沉着。患肢增粗、变形，或有肢体不等长等畸形，也可合并病理骨折或脱位。 ②急性发作时窦道瘢痕处红肿，有明显压痛，局部出现波动性肿块，穿破后流出脓液或小死骨。 ③可见形体瘦弱、面色苍白，神疲乏力，出虚汗，食欲减退，局部肌肉萎缩。舌淡红，苔白，脉细弱
实验室检查	急性发作，局部肿块未破溃时，白细胞总数可增高。若窦口经久不愈，白细胞总数多不增高
X线检查	可见骨膜下层状新骨形成，骨质硬化，密度增加，形成包壳，内有死骨或无效腔。死骨密度高，边缘不规则，周边密度较低。长骨可增粗，密度不均匀，轮廓不规则，可出现畸形。小儿可见骨骺被破坏甚至消失

3. 治疗

（1）中药治疗：

情况	治法	治疗药物
热毒注骨或创口红肿而脓未成	以消法为主，清热解毒、活血通络	可选用仙方活命饮、黄连解毒汤、五味消毒饮。外用药可选用金黄散、双柏散，水调外敷
脓已成而未溃	托里透脓	可用托里消毒饮（散）

续表

情况	治法	治疗药物
正虚邪侵，急性骨髓炎脓已溃或已转入慢性期	以气血双补为主	可选用八珍汤、十全大补汤
无死骨，破溃创面肉芽红润	—	可用生肌膏（散）换药

（2）西药治疗：可根据细菌培养及药物敏感试验选用抗生素，根据病情补液，补充维生素，加强营养，贫血者可采用少量多次输血等措施。

（3）手术治疗：急性化脓性骨髓炎早期，病变尚局限于髓腔内时，行局部骨质钻孔减压手术，已形成骨膜下脓肿或穿破骨膜致软组织脓肿者，及时做切开排脓引流手术。死骨形成时，需手术凿开骨皮质摘除死骨。脓液流注进入关节者早期手术切开排脓。经久不愈的窦道可用窦道搔刮术促进愈合。

二、化脓性关节炎

1. 病因病机

（1）中医学认为，本病的病机是机体正气不足，邪毒壅滞关节。

（2）西医学认为，常见病原菌为金黄色葡萄球菌，其次为链球菌、白色葡萄球菌、淋病双球菌、肺炎球菌、大肠杆菌、铜绿假单胞菌和伤寒杆菌等。感染途径有血源性感染、蔓延感染和直接感染。

2. 临床表现与诊断

表现	①患病关节红、肿、热、痛，患肢处于关节囊较松弛的位置以减轻胀痛，改变此体位时，疼痛加剧。关节内积液积脓增多，关节周围肌肉痉挛，可并发病理性脱位或半脱位。关节内积脓向外溃破，可形成窦道。未及时正确治疗者，最终可出现关节强直。关节部位压痛明显。关节内有积液，在膝关节则浮髌试验阳性、表浅关节可扪及波动感。 ②全身症状表现为高热，畏寒，全身不适，食欲减退，小便短赤，舌苔黄厚，脉洪数
实验室检查	①白细胞及中性粒细胞计数增多，血培养可见致病菌生长，血沉增快，C反应蛋白升高。 ②关节液检查阳性结果可帮助确诊，关节液可呈浆液性、血性、混浊或脓性，显微镜下可见大量白细胞、脓细胞和细菌
X线检查	早期无骨改变，因关节腔积液可见关节间隙变宽及软组织肿胀影，严重者可因关节腔膨胀出现脱位。晚期关节软骨破坏，关节间隙变窄或消失，严重者出现纤维性强直或骨性强直表现

3. 治疗　局部与全身兼顾，祛邪与扶正兼施。

（1）中药治疗：外治方面，早期局部可选用金黄膏、玉露膏等，溃后可用中药药线引流，外敷芒硝。

分期		治法	方药
初期		清热解毒、利湿化瘀	黄连解毒汤、五神汤
酿脓期		清热解毒、凉血利湿	五味消毒饮、黄连解毒汤
溃脓期	初溃脓泄不畅	托里透脓	托里消毒饮/透脓散
	溃后正虚为主	补益气血	八珍汤、十全大补丸等

（2）西药治疗：一旦确诊，立即使用足量有效的抗生素，同时尽早做细菌培养和药敏试验，以便选用更敏感的抗生素。如全身中毒反应严重，甚至出现中毒性休克，积极抗休克治疗，及时补充血容量，纠正水电解质和酸碱平衡失调，必要时输血。关节穿刺抽出关

节液后注入抗生素，若局部状况缓解抽出液逐渐变清，可用至关节积液消失，体温正常，否则及时改为灌洗或切开引流。

（3）手术治疗：多采用关节镜手术进行排脓及清理关节存在感染的滑膜等组织，然后行关节腔持续灌洗。后期如关节强直于非功能位或有陈旧性病理脱位，可施行关节融合术或关节置换术等。

三、骨关节结核

1. 病因病机

（1）中医学认为，本病发生与体质虚弱，抵抗力低下密切相关。常由于先天不足，三阴亏损，久病或产后体虚，或有所伤，气不得升，血不得行，凝滞经络，遂发此疡。

（2）西医学认为，骨关节结核多继发于肺结核，其次是消化道结核、淋巴结结核，或由邻近的结核病灶直接侵袭骨关节。

2. 临床表现与诊断

（1）表现：

阳虚痰凝	初起患处红、肿、热不明显，病变处隐隐酸痛。继则关节活动障碍，动则疼痛加重。病变初期全身症状不明显。舌淡，苔薄，脉濡细
阴虚内热	病变发展，发病部位形成脓肿，脓液可流向附近或远处，也形成脓肿。若部位表浅，可见漫肿，皮色微红，伴有午后潮热，颧红，夜间盗汗，口燥咽干，食欲减退或咳嗽痰血。舌红，苔少，脉细数
肝肾亏虚	脓肿破溃后排出稀薄脓液，有时夹有干酪样物、形成窦道。病变部位在四肢关节，可见患肢肌肉萎缩、关节畸形。病变在颈、胸、腰椎，可见颈或背、腰强直，甚者可出现瘫痪。形体消瘦，面色无华，畏寒，心悸，失眠、自汗，盗汗。舌淡红，苔白，脉细数或虚数

（2）实验室检查：轻度贫血，活动期血沉增快、C 反应蛋白升高，恢复期和稳定期可正常；结核菌素试验阳性，结明三项试验、脓液结核分枝杆菌培养阳性。

（3）影像学检查：

X 线	骨质破坏、关节间隙狭窄、周围软组织肿胀，除合并感染和修复外，骨质硬化少见
CT	多发骨破坏，边缘环绕骨硬化缘，冷脓肿形成，部分脓肿边缘可见钙化，增强后见边缘环形强化；软组织内形成钙化及死骨
MRI	椎体骨质破坏和椎体骨炎，椎间隙破坏，裂隙样强化，椎旁及硬膜外脓肿，增强后脓肿壁呈环形强化，后纵韧带呈线条样强化

3. 治疗

（1）中医治疗：

证型	内治法	方药	外治法
阳虚痰凝	温阳通脉，散寒化痰	阳和汤	外用回阳玉龙膏、阳和解凝膏，配合隔姜灸
阴虚内热	养阴清热托毒	六味地黄丸 + 清骨散、透脓散	脓已成可穿刺抽脓，或切开引流
肝肾亏虚	补养肝肾	左归丸	若窦道管口凹陷，周围皮色紫暗，虽脓尽而不易收口，可外用生肌玉红膏

（2）抗结核药：用足够疗程，选用异烟肼、对氨基水杨酸钠、利福平、吡嗪酰胺、乙胺丁醇等。

（3）手术治疗：包含病灶清除术、关节融合术、关节切除术及截骨术、微创关节镜技术、关节置换、植骨融合等。

第二单元　骨质疏松症

重点提示　骨质疏松症的临床表现与诊断、治疗（★）。

一、病因病机

1. 中医学认为，本病与肾虚精亏、正虚邪侵、先天不足密切相关。

2. 西医学认为，骨质疏松症是由多种原因引起的骨骼的系统性、代谢性骨病之一，其病因和发病机制可概括为激素调控、营养因素、物理因素、遗传因素的异常，以及与某些药物因素的影响有关。

二、临床表现与诊断

1. 患者多为腰背部疼痛，也可表现为全身骨痛，伴有肌肉疲劳、肌痉挛的表现。询问疼痛的性质、时间、加重因素及应用药物的反应情况等。既往的脊椎压缩性骨折或腕部、髋部、肱骨近端骨折史，多提示骨质疏松。

2. 身高缩短、驼背是重要表现，还可出现脊柱后凸、鸡胸等胸廓畸形。

3. 辅助检查

（1）骨密度测定：测定方法包括单光子、超声和双能X线测定法。常用检测部位包括腰椎、股骨近端等。符合以下三条中之一者，即可确诊为原发性骨质疏松症：①髋部或椎体脆性骨折。②双能X线吸收法（DXA）测量的中轴骨骨密度或桡骨远端1/3骨密度的T值≤-2.5。③骨密度测量符合低骨量（-2.5＜T值＜-1.0），伴肱骨近端、骨盆或前臂远端脆性骨折。儿童、绝经前女性和50岁以下男性的骨密度水平建议用同种族的Z值表示，Z值≤-2.0为低于同年龄段预期范围或低骨量。

（2）X线检查：主要表现为骨密度减低，骨小梁减少、变细、分支消失，脊椎骨小梁水平方向的吸收较快，进而纵行骨小梁也被吸收，残留的骨小梁稀疏排列成栅状。

（3）实验室检查：包括血常规、尿常规、肝肾功能、血钙、血磷、碱性磷酸酶、血清蛋白电泳、尿钙、尿钠、肌酐和骨转换标志物等。为进一步鉴别诊断可根据情况选择血沉、CRP、性腺激素、血清泌乳素、25-羟维生素D、甲状旁腺激素、甲状腺功能、尿游离皮质醇或小剂量地塞米松抑制试验、血气分析、尿本周蛋白、血尿轻链等。原发性骨质疏松症患者的骨转换标志物水平常正常或轻度升高。如骨转换生化标志物水平明显升高，需排除继发性骨质疏松症或其他疾病的可能性。

三、治疗

1. 基础措施

调整生活方式	加强营养、均衡膳食、充足日照、规律运动、戒烟、限酒、避免过量饮用咖啡和碳酸饮料、尽量减少使用影响骨代谢的药物
骨健康基本补充剂	钙剂和维生素D，但无法替代其他抗骨质疏松药物

2. 抗骨质疏松药物　可增加骨密度，改善骨质量，显著降低骨折的发生风险。

骨吸收抑制剂	双膦酸盐、降钙素、雌激素、选择性雌激素受体调节剂等
骨形成促进剂	甲状旁腺激素类似物
其他机制类药物	活性维生素 D 及其类似物、维生素 K_2类、锶盐

3. 中药治疗

证型	治法	方药
肾虚精亏证	补肾填精	左归丸 + 淫羊藿、鹿衔草；或用中成药骨疏康、仙灵骨葆、骨松宝等
正虚邪侵证	扶正固本	鹿角胶丸，方中虎骨改用代用品
先天不足证	填精养血，助阳益气	龟鹿二仙胶汤

第三单元　骨肿瘤

重点提示　骨肿瘤的临床表现与诊断、治疗（★）。

一、病因病机

1. 中医学认为，本病与正虚邪侵、气滞血瘀、肾虚精亏有关。

2. 西医学认为，人体本身的内因是骨肿瘤发生的一个重要原因，如某些胚性细胞错置，未能正常发育，长期保持静止状态，一旦受到某些因素刺激，便迅速生长，形成骨肿瘤。

二、临床表现与诊断

1. 诊查要点

问诊	怀疑骨肿瘤者，首先关注患者年龄，详细询问发病年龄。询问出现症状的时间、部位、进展情况和治疗经过
望诊	观察患者的整体状态；病变局部观察皮肤颜色、肿胀及周围软组织情况等
触诊	检查肿物的部位、大小、硬度、活动度，边界是否清楚，有无搏动感
辅助检查	①实验室检查。②X 线检查（重要诊断手段），检查结果是诊断的重要依据。③同位素骨扫描：可早于 X 线片发现多发病灶，有助于早期诊断。④病理组织检查：结合病史、症状、体征、实验室检查、X 线检查等综合分析加以诊断

2. 骨肿瘤好发部位

骨肉瘤	好发于长骨干骺端，多见于股骨下端及胫骨上端
尤因肉瘤	好发于长骨干骺部、骨干部及骨盆
骨巨细胞瘤	好发于四肢长骨的骨端，发生于股骨远端多于近端，发生于胫骨近端多于远端
骨转移性肿瘤	发生在骨盆最多

3. 良性、恶性骨肿瘤

鉴别要点	良性骨肿瘤	恶性骨肿瘤
病程、进展	病程长，进展速度慢	病程短，进展速度快

续表

鉴别要点	良性骨肿瘤	恶性骨肿瘤
疼痛	不明显	最早出现，呈进行性加剧，难以忍受；多数可出现夜间疼痛加剧、放射性疼痛
全身症状	早期不明显	早期不明显，后期出现全身衰弱，形体消瘦，精神萎靡，神疲乏力，面色苍白，甚至出现形如枯槁等表现，气血两虚者舌淡苔薄，阴虚火旺者舌红无苔，气滞血瘀者舌紫苔黄
肿块	呈膨胀性，硬度如骨样，边界清楚，无活动度	一般不膨胀，周围软组织肿胀，硬度不如良性骨肿瘤，边界不清楚，可扪及搏动，肿块推之不活动
实验室检查	血、尿、骨髓检查一般正常	可出现血沉加快，晚期多数出现贫血；可有 Bence - Jones 蛋白尿，骨髓穿刺可见骨髓瘤细胞，碱性磷酸酶数值可增高
X 线检查	①阴影比较规则，密度均匀，外围边界整齐，轮廓比较清楚。②骨膜无反应性阴影，软组织内也无阴影。③溶骨型骨皮层变薄和膨胀征象	①阴影多不规则，密度不均匀，边界不整齐，轮廓不清楚。②骨皮层呈不规则破坏，无膨胀征象。③多有骨膜反应，可表现为考特曼（Codman）三角阴影、葱皮样阴影或放射状阴影，软组织有肿胀阴影

三、治疗

1. 非手术治疗

（1）中药治疗：对增强体质、改善脏腑功能、调补气血、补正祛邪、行气活血有作用。应用半枝莲、白花蛇舌草、山慈菇、姜黄、三棱、莪术等对骨肿瘤有一定疗效。

证型	治法	方药
正虚邪侵	补正祛邪	八珍汤、十全大补汤
气滞血瘀	行气活血化瘀	桃红四物汤 + 枳壳、木香、香附等
肾虚精亏	补肾填精	左归丸

（2）放射治疗：可用于敏感肿瘤，对中度敏感的肿瘤应作为辅助治疗，对不敏感者只能用大剂量作为辅助治疗。

肿瘤	对放射治疗的敏感性
原发性骨恶性淋巴瘤、血管瘤、动脉瘤样骨囊肿等	较敏感
骨巨细胞瘤等	中度敏感
骨肉瘤等	不敏感

（3）化学药物治疗：对恶性肿瘤，不仅对局部肿瘤有效，对周身多发或转移病灶也起作用。根据作用机制分为干扰核酸合成的药物、干扰蛋白质合成的药物、直接与 DNA 结合影响其结构和功能的药物、通过改变机体激素状况而起作用的药物等。

（4）免疫疗法：用免疫学方法使机体产生免疫反应，遏制肿瘤细胞的生长。

2. 手术治疗

良性骨肿瘤	可选用刮除术、切除术，根据情况加植骨术
恶性骨肿瘤	未波及周围软组织时，可选用瘤段切除灭活再植术、瘤段切除人工假体植入术；病情严重者，可选用截肢术

第六部分

针灸推拿康复学

第一章 经络总论

第一单元 经络系统的组成和概况

重点提示 十二经脉的体表分布规律、表里属络关系、循行走向、交接规律等；奇经八脉的功能（★★★）。

一、十二经脉

1. 概念 十二经脉是经络系统的主体，是手三阴经、手三阳经、足三阳经、足三阴经的总称，又称为“正经”。

2. 体表分布规律

十二经脉	四肢	分布
三阴经	上肢	太阴在前，厥阴在中，少阴在后
	下肢	内踝上 8 寸以下：厥阴在前，太阴在中，少阴在后
		内踝上 8 寸以上：太阴在前，厥阴在中，少阴在后
三阳经	上肢、下肢	阳明在前，少阳在中，太阳在后

3. 表里属络关系及与脏腑器官的联络

经脉名称	表里属络的脏腑	联络的器官
手太阴肺经	属肺、络大肠、还循胃口	喉咙
手阳明大肠经	属大肠、络肺	下齿、口、鼻
足阳明胃经	属胃、络脾	鼻、上齿、口唇、喉咙
足太阴脾经	属脾、络胃、流注心中	咽、舌本、舌下
手少阴心经	属心、络小肠、上肺	咽、目系
手太阳小肠经	属小肠、络心、抵胃	咽、目内外眦、耳中、鼻
足太阳膀胱经	属膀胱、络肾	目内眦、耳上角、脑
足少阴肾经	属肾、络膀胱、肺、心、肝	喉咙、舌本
手厥阴心包经	属心包、络三焦	—
手少阳三焦经	属三焦、络心包	耳后、耳上角、耳中、目锐眦
足少阳胆经	属胆、络肝	目锐眦、耳后、耳中、耳前
足厥阴肝经	属肝、络胆、夹胃、注肺	阴器、目系、唇内

4. 循行走向、交接规律

循行走向	手三阴从胸走手；手三阳从手走头；足三阳从头走足；足三阴从足走腹
交接规律	阳经与阴经（互为表里）在手足末端相交；阳经与阳经（同名经）在头面部相交；相互衔接的阴经与阴经在胸中相交

5. 气血循环流注 气血流注始于手太阴肺经，然后交手阳明大肠经，再交足阳明胃经、

足太阴脾经、继交手少阴心经、手太阳小肠经、足太阳膀胱经、足少阴肾经、手厥阴心包经、手少阳三焦经、足少阳胆经、足厥阴肝经，自肝经上注肺，再返回至肺经，重新再循环，周而复始。记忆口诀：肺大胃脾心小肠；膀肾胞焦胆肝肺。

二、奇经八脉的功能

奇经八脉	功能
任脉	“阴脉之海”，总任六阴经，调节全身阴经经气
督脉	“阳脉之海”，总督六阳经，调节全身阳经经气
冲脉	涵蓄十二经气血，称“十二经之海”“血海”
带脉	约束纵行躯干的诸条经脉
阴、阳维脉	维系全身阴、阳经
阴、阳跷脉	调节下肢运动，司寤寐

第二单元　经络的标本、根结、气街、四海

重点提示　标本、根结、气街、四海的概念（★★）。

一、标本

	原义	引申	临床意义
“标”	指树梢	为上部，与人体头面胸背的位置相应	主要指经脉腧穴分布部位的上下对应关系
“本”	指树根	为下部，与人体四肢下端相应	

十二经脉都有“标”部与“本”部。本在四肢肘膝以下的一定部位，标在头、胸、背部。

二、根结

	含义	临床意义
“根”	指根本、开始，即四肢末端井穴	主要反映经气的所起与所归，以及经气上下两极间的关系
“结”	指结聚、归结，即头、胸、腹部	

三、气街

气街是经气聚集运行的共同通路。

典籍	记载
《灵枢·卫气》	“请言气街：胸气有街，腹气有街，头气有街，胫气有街”
《灵枢·动输》	“四街者，气之径路也”
《灵枢·卫气》	“故气在头者，止之于脑。气在胸者，止之膺与背俞。气在腹者，止之背俞，与冲脉于脐左右之动脉者。气在胫者，止之于气街，与承山踝上以下”

四、四海

四海即髓海、血海、气海、水谷之海的总称，四海为人体气血精髓等精微物质汇聚之所。《灵枢·海论》指出："人有髓海，有血海，有气海，有水谷之海，凡此四者，以应四海也。"

脑部髓海	为元神之府，是神气的本源、脏腑经络活动的主宰
胸部为气海	宗气所聚之处，贯心脉而行呼吸
胃为水谷之海	是营气、卫气的化源之地，即气血生化之源
冲脉为血海	起于胞宫，与原气关系密切，为原气之所出，是人体生命活动的原动力

第三单元　经络的作用

重点提示　经络的作用（★★）。

经络在生理、病理和疾病的防治等方面均起作用。

作用	联系脏腑，沟通内外；运行气血，营养全身；抗御病邪，反映病候；传导感应，调和阴阳
临床应用	诊断：经络辨证、经络望诊、经络腧穴按诊、经络腧穴电测定
	治疗：指导针灸治疗、药物归经

第二章　腧穴总论

第一单元　腧穴分类

重点提示　腧穴分类（★★★）。

人体的腧穴总体上可归纳为十四经穴、经外奇穴、阿是穴 3 类。

一、十四经穴

十四经穴简称"经穴"，是指具有固定的名称和位置，且归属于十四经脉系统的腧穴。这类腧穴具有治疗本经和相应脏腑病证的共同作用，是腧穴体系中的主体，其主治概要如下。

经名	本经主治	二经相同主治	三经相同主治
手太阴经	肺、喉病	—	胸部病
手厥阴经	心、胃病	神志病	
手少阴经	心病		
手阳明经	前头、鼻、口、齿病	—	目病、咽喉病、热病
手少阳经	侧头、胁肋病	目病、耳病	
手太阳经	后头、肩胛病、神志病		

续表

经名	本经主治	二经相同主治	三经相同主治
足阳明经	前头、口齿、咽喉病、胃肠病	—	神志病、热病
足少阳经	侧头、耳、项、胁肋病、胆病	眼病	
足太阳经	后头、项、背腰病，肛肠病		
足太阴经	脾胃病	—	腹部病、妇科病
足厥阴经	肝病	前阴病	
足少阴经	肾病、肺病、咽喉病		
任脉	中风脱证、虚寒、下焦病	神志病、脏腑病、妇科病	—
督脉	中风、昏迷、热病、头面部病		

二、经外奇穴

经外奇穴是指既有一定的名称，又有明确的位置，但尚未归入或不便归入十四经脉系统的腧穴。这类腧穴多数对某些病证有特殊疗效，故又称“奇穴”。历代对经外奇穴记载不一，也有一些经外奇穴在发展过程中被归入十四经穴。

三、阿是穴

阿是穴是指既无固定名称、亦无固定位置，而是以压痛点或病变局部或其他反应点等作为针灸施术部位的一类腧穴，又称“天应穴”“不定穴”“压痛点”等。唐代孙思邈的《备急千金要方》载：“有阿是之法，言人有病痛，即令捏其上。若里当其处，不问孔穴，即得便快成痛处，即云阿是，灸刺皆验，故曰阿是穴也。”阿是穴无一定数目。

第二单元　腧穴的主治特点

重点提示　腧穴的主治特点（★★★）。

从总体上分析，腧穴的治疗作用具有一些共同的特点和一定的规律性。

一、主治特点

主治特点	治疗	规律
近治作用	局部及邻近组织器官	腧穴所在，主治所在
远治作用	远隔部位的组织器官	经脉所过，主治所及
特殊作用	双向的良性调整作用；相对特异的治疗作用	—

二、主治规律

主治规律	概念
分经主治	指某一经脉所属的腧穴均可治疗该经循行部位及其相应脏腑的病证
分部主治	指处于身体某一部位的腧穴均可治疗该部位及某类病证

第三单元　特定穴

重点提示　特定穴（★★★）。

一、五输穴

1. 概述

	具体内容
分布	肘膝关节以下
分类	所出为井，所溜为荥，所注为输，所行为经，所入为合
属性	阴井木，阳井金
主病	井主心下满，荥主身热，输主体重节痛，经主喘咳寒热，合主逆气而泄
治疗	春刺井，夏刺荥，季夏刺输，秋刺经，冬刺合

2. 十二经脉五输穴穴名及其五行属性

经脉	井（木）	荥（火）	输（土）	经（金）	合（水）
手太阴肺经	少商	鱼际	太渊	经渠	尺泽
手厥阴心包经	中冲	劳宫	大陵	间使	曲泽
手少阴心经	少冲	少府	神门	灵道	少海
足太阴脾经	隐白	大都	太白	商丘	阴陵泉
足厥阴肝经	大敦	行间	太冲	中封	曲泉
足少阴肾经	涌泉	然谷	太溪	复溜	阴谷
手阳明大肠经	商阳	二间	三间	阳溪	曲池
手少阳三焦经	关冲	液门	中渚	支沟	天井
手太阳小肠经	少泽	前谷	后溪	阳谷	小海
足阳明胃经	厉兑	内庭	陷谷	解溪	足三里
足少阳胆经	足窍阴	侠溪	足临泣	阳辅	阳陵泉
足太阳膀胱经	至阴	足通谷	束骨	昆仑	委中

二、原穴、络穴

1. 概述　脏腑原气输注、经过和留止于十二经脉四肢部的腧穴，称为原穴，又称“十二原”。十五络脉从经脉分出处各有 1 个腧穴，称之为络穴，又称“十五络穴”。

	原穴（阴经之输并于原）	络穴
分布	腕踝关节附近	肘膝关节以下
作用	主要用于治疗相关脏腑的疾病，也可协助诊断	加强表里两经联系

2. 十二原穴和十五络穴

	经脉	经脉—穴位		
十二原穴	手三阴经	肺经—太渊	心经—神门	心包经—大陵
	手三阳经	大肠经—合谷	小肠经—腕骨	三焦经—阳池
	足三阴经	脾经—太白	肾经—太溪	肝经—太冲
	足三阳经	胃经—冲阳	膀胱经—京骨	胆经—丘墟
十五络穴	手三阴经	肺经—列缺	心经—通里	心包经—内关
	手三阳经	大肠经—偏历	小肠经—支正	三焦经—外关
	足三阴经	脾经—公孙	肾经—大钟	肝经—蠡沟
	足三阳经	胃经—丰隆	膀胱经—飞扬	胆经—光明
	任、督、脾大络	任脉—鸠尾	督脉—长强	脾大络—大包

三、十六郄穴

郄穴是治疗本经和相应脏腑病证的重要穴位，尤其在治疗急症方面有独特的疗效。脏腑疾患也可在相应的郄穴上出现疼痛或压痛，可协助诊断。

阴经	郄穴	阳经	郄穴
手太阴肺经	孔最	手阳明大肠经	温溜
手厥阴心包经	郄门	手少阳三焦经	会宗
手少阴心经	阴郄	手太阳小肠经	养老
足太阴脾经	地机	足阳明胃经	梁丘
足厥阴肝经	中都	足少阳胆经	外丘
足少阴肾经	水泉	足太阳膀胱经	金门
阴维脉	筑宾	阳维脉	阳交
阴跷脉	交信	阳跷脉	跗阳

四、背俞穴、募穴

背俞穴位于背腰部的膀胱经第 1 侧线上，募穴则位于胸腹部，故又称为“腹募穴”。背俞穴和募穴都是脏腑之气输注和会聚的部位，主要用于治疗相关脏腑的病证。

六脏	背俞穴	募穴	六腑	背俞穴	募穴
肺	肺俞	中府	大肠	大肠俞	天枢
心	心俞	巨阙	小肠	小肠俞	关元
心包	厥阴俞	膻中	三焦	三焦俞	石门
脾	脾俞	章门	胃	胃俞	中脘
肾	肾俞	京门	膀胱	膀胱俞	中极
肝	肝俞	期门	胆	胆俞	日月

五、下合穴

下合穴主要用于治疗六腑疾病。

六腑	下合穴	六腑	下合穴
大肠	上巨虚	胃	足三里
小肠	下巨虚	膀胱	委中
三焦	委阳	胆	阳陵泉

六、八会穴

八会穴对于各自所会的脏、腑、气、血、筋、脉、骨、髓相关的病证有特殊的治疗作用，临床上常把其作为治疗这些病证的主要穴位。

八会	穴名	八会	穴名
气会	膻中	脏会	章门
血会	膈俞	腑会	中脘
脉会	太渊	骨会	大杼
筋会	阳陵泉	髓会	绝骨

七、八脉交会穴

八脉交会穴，临床上可作为远道取穴单独选用，再配上头身部的邻近穴，成为远近配穴，又可上下配合应用。

八脉交会穴	所通八脉	八脉交会穴	所通八脉
公孙	冲脉	内关	阴维脉
外关	阳维脉	足临泣	带脉
后溪	督脉	申脉	阳跷脉
列缺	任脉	照海	阴跷脉

八、交会穴

交会穴具有治疗交会经脉疾病的作用。如三阴交本属足太阴脾经腧穴，又是足三阴经的交会穴，因此，不仅治疗脾经病证，也可治疗足少阴肾经和足厥阴肝经的病证。大椎是督脉经穴，又与手足三阳相交会，既可治督脉的疾患，又可治诸阳经的全身性疾患。

第四单元　腧穴的定位方法

重点提示　腧穴定位法（★★★）。

常用的腧穴定位方法有四种。

一、体表解剖标志定位法

体表解剖标志，可分为固定标志和活动标志两种。

二、骨度折量定位法

以《灵枢·骨度》规定的人体各部的分寸为基础，结合后世医家创用的折量分寸（将设定的两骨节点之间的长度折量为一定的等分，每 1 等分为 1 寸，10 等分为 1 尺），作为定穴的依据。

部位	起止点	折量寸	说明
头面部	前发际正中至后发际正中	12	头部腧穴的纵向距离
	眉间（印堂）至前发际正中	3	头前部腧穴的纵向距离
	两额角发际（头维）之间	9	头前部腧穴的横向距离
	耳后两完骨（乳突）之间	9	头后部腧穴的横向距离
胸腹胁部	胸骨上窝（天突）至剑胸联合中点（歧骨）	9	胸部任腧穴的纵向距离
	胸剑联合中点（歧骨）至脐中	8	上腹部腧穴的纵向距离
	脐中至耻骨联合上缘（曲骨）	5	下腹部腧穴的纵向距离
	两乳头之间	8	胸腹部腧穴的横向距离
	腋窝顶点至第 11 肋游离端（章门）	12	胁肋部腧穴的纵向距离
	两肩胛骨喙突内侧缘之间	12	胸部腧穴的横向距离
背腰部	肩胛骨内缘至后正中线	3	背腰部腧穴的横向距离
上肢部	腋前、后纹头至肘横纹	9	上臂部腧穴的纵向距离
	肘横纹至腕掌（背）侧远端横纹	12	前臂部腧穴的纵向距离
下肢部	耻骨联合上缘至髌底	18	大腿部腧穴的纵向距离
	髌底至髌尖	2	
	髌尖至内踝尖	15	小腿内侧部腧穴的纵向距离
	阴陵泉至内踝尖	13	
	股骨大转子至腘横纹	19	大腿前外侧部腧穴的纵向距离
	臀沟至腘横纹	14	大腿后部腧穴的纵向距离
	腘横纹至外踝尖	16	小腿外侧部腧穴的纵向距离
	内踝尖至足底	3	足内侧部腧穴的纵向距离

三、指寸定位法

此法主要用于下肢部。在具体取穴时，医者应当在骨度折量定位法的基础上，参照被取穴者自身的手指进行比量，并结合一些简便的活动标志取穴方法，以确定腧穴的准确位置。

四、简便定位法

此法简便易行，如立正姿势，手臂自然下垂，其中指端在下肢所触及处为风市。

第三章　经络腧穴各论

第一单元　手太阴肺经及其腧穴

重点提示　手太阴肺经常用腧穴的主治和定位（★★★）。

穴位	主治	定位
中府	胸肺病证、肩背痛	横平第1肋间隙，锁骨下窝外侧，前正中线旁开6寸
尺泽	①肺系实热病证。②肘臂挛痛。③急症	肘横纹上，肱二头肌桡侧缘凹陷中
孔最	①肺系病证。②肘臂挛痛	腕横纹上7寸，尺泽与太渊连线上
列缺	①肺系病证。②头面部病证。③手腕痛	腕横纹上1.5寸，拇短伸肌和拇长展肌腱之间，拇长展肌腱沟的凹陷中
太渊	①肺系病证。②无脉症。③腕臂痛	桡骨茎突与舟状骨之间，拇长展肌尺侧凹陷中
鱼际	①肺系实热病证。②掌中热。③小儿疳积	第1掌骨桡侧中点赤白肉际处
少商	①肺系实热病证。②昏迷、癫狂等急症	拇指末节桡侧，指甲根角侧上方0.1寸（指寸）

第二单元　手阳明大肠经及其腧穴

重点提示　手阳明大肠经常用腧穴的主治和定位（★★★）。

穴位	主治	定位
商阳	①五官病。②热病、昏迷等热证、急症	食指桡侧，指甲根角侧上方0.1寸
合谷	①头面五官病证。②外感病证。③热病。④妇产科病证。⑤各种痛证，为五官及颈部手术针麻常用穴	手背，第2掌骨桡侧的中点处
阳溪	①头面五官病证。②手腕痛	鼻烟窝处
偏历	①耳鸣，鼻衄。②手臂酸痛。③腹部胀满。④水肿	腕背侧远端横纹上3寸，阳溪与曲池连线上
手三里	①手臂无力，上肢不遂。②腹痛，腹泻。③齿痛，颊肿	肘横纹下2寸，阳溪与曲池连线上
曲池	①手臂痹痛，上肢不遂。②热病。③眩晕。④肠胃病证。⑤五官热性病证。⑥皮外科病证。⑦癫狂	尺泽与肱骨外上髁连线中点凹陷
肩髃	①肩臂挛痛，上肢不遂。②瘾疹	肩峰外侧缘前下方凹陷处
扶突	①咽喉病证。②瘿气，瘰疬。③呃逆。④咳嗽、气喘。⑤颈部手术针麻用穴	横平喉结，胸锁乳突肌前、后缘中间
迎香	①鼻病。②口面部病证。③胆道蛔虫症	鼻翼外缘中点旁，鼻唇沟中

第三单元　足阳明胃经及其腧穴

重点提示　足阳明胃经常用腧穴的主治和定位（★★★）。

穴位	主治	定位
承泣	①目疾。②口眼歪斜，面肌痉挛	眼球与眶下缘间，瞳孔直下
四白	①眼部病证。②面部病证。③头痛，眩晕	眶下孔处
地仓	口角歪斜、流涎、面痛、齿痛等局部病证	口角旁0.4寸
颊车	齿痛、牙关不利、颊肿、口角歪斜等局部病证	咬肌隆起处
下关	①面口病证。②耳疾	颧弓下缘中央与下颌切迹之间凹陷处
头维	头痛、目眩、目痛等头目病证	额角发际上0.5寸，头正中线旁开4.5寸

续表

穴位	主治	定位	
梁门	腹胀、纳少、胃痛、呕吐等胃疾	前正中线旁开2寸	脐中上4寸
天枢	①胃肠病证。②妇科病证		横平脐中
水道	①小腹胀满。②小便不利等水液输布排泄失常性疾患。③疝气。④痛经、不孕等妇科疾患		脐中下3寸
归来	①小腹痛，疝气。②妇科疾患		脐中下4寸
伏兔	①下肢痿痹、腰痛、膝冷等腰及下肢病证。②疝气。③脚气	在股前区，髌底上6寸，髂前上棘与髌底外侧端的连线上	
梁丘	①急性胃痛。②下肢病证。③乳疾	髌底上2寸，股外侧肌与股直肌肌腱之间	
犊鼻	膝痛、屈伸不利、下肢麻痹等下肢、膝关节病证	在膝前区，髌韧带外侧凹陷中	
足三里	①胃肠病证。②下肢痿痹。③神志病。④外科疾患。⑤虚劳诸证，为强壮保健要穴	犊鼻下3寸，胫骨前嵴外一横指处	
上巨虚	①胃肠病证。②下肢痿痹	犊鼻下6寸	
下巨虚	①胃肠病证。②下肢痿痹。③乳痈	犊鼻下9寸	
丰隆	①头痛，眩晕。②癫狂。③痰饮病证。④下肢痿痹。⑤腹胀，便秘	条口外侧一横指处	
解溪	①下肢、踝关节疾患。②头痛，眩晕。③癫狂。④腹胀，便秘	踝前正中凹陷，踇长伸肌腱与趾长伸肌腱之间	
内庭	①五官热性病证。②热病。③胃肠病证。④足背肿痛，跖趾关节痛	第2、第3趾间，趾蹼缘后方凹陷处	
厉兑	①实热性五官病证。②热病。③神志病	第2趾末节外侧，指甲根角侧后0.1寸	

第四单元　足太阴脾经及其腧穴

重点提示　足太阴脾经常用腧穴的主治和定位（★★★）。

穴位	主治	定位
隐白	①妇科病。②慢性出血证。③癫狂，多梦。④惊风。⑤腹满，暴泻	大趾末节内侧，趾甲根后0.1寸
太白	①脾胃病证。②体重节痛	第1跖趾关节近端赤白肉际凹陷
公孙	①脾胃肠腑病证。②神志病证。③奔豚气	第1跖骨基底部前下方赤白肉际
三阴交	①胃虚弱诸证。②妇产科病证。③生殖泌尿系统疾患。④心悸，失眠，高血压。⑤下肢痿痹。⑥阴虚诸证	内踝尖上3寸，胫骨内侧缘后际
地机	①妇科病。②肠胃病证。③疝气。④脾不运化水湿病证	阴陵泉下3寸，胫骨内侧缘后际
阴陵泉	①腹胀，腹泻，水肿，黄疸。②小便不利，遗尿，尿失禁。③阴部痛，痛经，遗精。④膝痛	胫骨内侧髁下缘与胫骨内侧缘之间的凹陷中
血海	①妇科病。②血热性皮肤病。③膝股内侧痛	髌底内侧端上2寸，股内肌隆起处
大横	脾胃病证	腹部，肚脐旁开4寸
大包	①气喘。②胸胁痛。③全身疼痛。④四肢无力	腋中线，第6肋间隙

第五单元　手少阴心经及其腧穴

重点提示　手少阴心经常用腧穴的主治和定位（★★★）。

<table>
<tr><th>穴位</th><th>主治</th><th colspan="2">定位</th></tr>
<tr><td>极泉</td><td>①心系病证。②肩臂痛证。③瘰疬。④腋臭。⑤上肢痿痹。⑥上肢针刺麻醉用穴</td><td colspan="2">腋窝正中，腋动脉搏动处</td></tr>
<tr><td>少海</td><td>①心病、神志病。②肘臂挛痛，臂麻手颤。③头项痛，腋胁部痛。④瘰疬</td><td colspan="2">平肘横纹，肱骨内上髁前缘</td></tr>
<tr><td>通里</td><td>①心系病证。②舌强不语，暴喑。③腕臂痛</td><td>腕横纹上 1 寸</td><td rowspan="3">尺侧腕屈肌腱桡侧</td></tr>
<tr><td>阴郄</td><td>①心系病证。②骨蒸盗汗。③吐血，衄血</td><td>腕横纹上 0.5 寸</td></tr>
<tr><td>神门</td><td>①心与神志病证。②高血压。③胸胁痛</td><td>腕前区</td></tr>
<tr><td>少府</td><td>①心悸、胸痛等心胸病。②阴痒，阴痛。③痈疡。④小指挛痛</td><td colspan="2">在手掌，横平第 5 掌指关节近端，第 4、第 5 掌骨之间</td></tr>
<tr><td>少冲</td><td>①心悸、心痛、癫狂、昏迷等心与神志病证。②热病。③胸胁痛</td><td colspan="2">小指末节桡侧，指甲根角侧上方 0.1 寸</td></tr>
</table>

第六单元　手太阳小肠经及其腧穴

重点提示　手太阳小肠经常用腧穴的主治和定位（★★★）。

穴位	主治	定位
少泽	①乳疾。②急症、热证。③头面五官病证	小指末节尺侧，指甲根上 0.1 寸
后溪	①痛证。②耳聋，目赤。③癫狂痫。④疟疾	第 5 掌指关节尺侧近端赤白肉际凹陷中
腕骨	①指挛腕痛，头项强痛。②目翳。③黄疸。④热病，疟疾	第 5 掌骨底与三角骨之间的赤白肉际凹陷中
阳谷	①颈颔肿痛、臂外侧痛、腕痛等痛证。②头痛等头面五官病证。③热病。④癫狂痫	在腕后区，尺骨茎突与三角骨之间的凹陷中
支正	①头痛，项强，肘臂酸痛。②热病。③癫狂。④疣症	腕背横纹上 5 寸，尺骨尺侧与尺侧腕屈肌之间
小海	①肘臂疼痛，麻木。②癫痫	尺骨鹰嘴与肱骨内上髁之间凹陷中
肩贞	①肩臂疼痛，上肢不遂。②瘰疬	肩关节后下方，腋后纹头直上 1 寸
天宗	①肩胛疼痛、肩背部损伤等局部病证。②气喘	肩胛冈中点与肩胛下角连线上 1/3 与下 2/3 交点凹陷中
颧髎	口眼歪斜、眼睑瞤动、齿痛、面痛等	颧骨下缘，目外眦直下凹陷
听宫	①耳鸣、耳聋、聤耳等耳疾。②齿痛	耳屏正中与下颌骨髁状突之间的凹陷

第七单元　足太阳膀胱经及其腧穴

重点提示　足太阳膀胱经常用腧穴的主治和定位（★★★）。

<table>
<tr><th>穴位</th><th>主治</th><th colspan="2">定位</th></tr>
<tr><td>睛明</td><td>①目疾。②急性腰扭伤，坐骨神经痛。③心悸，怔忡</td><td colspan="2">目内眦内上方眶内凹陷</td></tr>
<tr><td>攒竹</td><td>①头痛，眉棱骨痛。②目疾。③呃逆</td><td colspan="2">眉头凹陷</td></tr>
<tr><td>天柱</td><td>①后头痛、项强、肩背腰痛。②鼻塞。③目痛。④癫狂痫。⑤热病</td><td colspan="2">横平 C_2 棘突，斜方肌外侧凹陷</td></tr>
<tr><td>风门</td><td>①感冒、咳嗽、发热、头痛等外感病证。②项强，胸背痛</td><td colspan="2">T_2 棘突下，后正中旁 1.5 寸</td></tr>
<tr><td>肺俞</td><td>①肺系病证。②阴虚病证。③皮肤病</td><td>T_3 棘突下</td><td rowspan="10">后正中线旁开 1.5 寸</td></tr>
<tr><td>心俞</td><td>①心与神志病证。②肺系病证。③盗汗，遗精</td><td>T_5 棘突下</td></tr>
<tr><td>膈俞</td><td>①血瘀诸证。②上逆之证。③瘾疹，皮肤瘙痒。④贫血。⑤潮热，盗汗</td><td>T_7 棘突下</td></tr>
<tr><td>肝俞</td><td>①肝胆病证。②目疾。③癫狂痫。④脊背痛</td><td>T_9 棘突下</td></tr>
<tr><td>胆俞</td><td>①肝胆病证。②肺痨，潮热</td><td>T_{10} 棘突下</td></tr>
<tr><td>脾俞</td><td>①脾胃肠腑病证。②多食善饥，身体消瘦。③背痛</td><td>T_{11} 棘突下</td></tr>
<tr><td>胃俞</td><td>①胃肠病证。②多食善饥，身体消瘦</td><td>T_{12} 棘突下</td></tr>
<tr><td>肾俞</td><td>①泌尿生殖系统疾患。②妇科病证。③消渴。④肾虚病证</td><td>L_2 棘突下</td></tr>
<tr><td>大肠俞</td><td>①腰腿痛。②胃肠病证</td><td>L_4 棘突下</td></tr>
<tr><td>膀胱俞</td><td>①膀胱气化功能失调病证。②腹泻，便秘。③腰脊强痛</td><td>S_2 棘突下</td></tr>
<tr><td>次髎</td><td>①妇科病证。②小便不利、遗精、阳痿等。③疝气。④腰骶痛，下肢痿痹</td><td colspan="2">第 2 骶后孔</td></tr>
<tr><td>承扶</td><td>①腰、骶、臀、股部疼痛。②痔疾</td><td colspan="2">臀横纹中点</td></tr>
<tr><td>委阳</td><td>①腹满，小便不利。②腰脊强痛，腿足挛痛</td><td colspan="2">腘横纹上，股二头肌腱内侧缘</td></tr>
<tr><td>委中</td><td>①腰及下肢病证。②急症。③瘾疹，丹毒。④小便不利，遗尿</td><td colspan="2">腘横纹中点</td></tr>
<tr><td>膏肓</td><td>①肺系虚损病证。②虚劳诸证。③肩胛痛</td><td>T_4 棘突下</td><td rowspan="2">后正中线旁 3 寸</td></tr>
<tr><td>志室</td><td>①肾虚病证。②小便不利，水肿。③腰脊强痛</td><td>L_2 棘突下</td></tr>
<tr><td>秩边</td><td>①腰骶痛、下肢痿痹等腰及下肢病证。②小便不利，癃闭。③便秘，痔疾。④阴痛</td><td colspan="2">平第 4 骶后孔，骶正中嵴旁开 3 寸</td></tr>
<tr><td>承山</td><td>①腰腿拘急、疼痛。②痔疾，便秘。③腹痛，疝气</td><td colspan="2">腓肠肌两肌腹与肌腱交角处</td></tr>
<tr><td>飞扬</td><td>①腰腿疼痛。②头痛，目眩。③鼻塞，鼻衄。④痔疾</td><td colspan="2">昆仑上 7 寸，腓肠肌下缘与跟腱移行处</td></tr>
<tr><td>昆仑</td><td>①后头痛，项强，目眩。②腰骶疼痛，足踝肿痛。③癫痫。④滞产</td><td colspan="2">外踝尖与跟腱之间凹陷</td></tr>
<tr><td>申脉</td><td>①头痛，眩晕。②神志病证。③腰腿酸痛</td><td colspan="2">外踝下缘与跟骨间凹陷</td></tr>
<tr><td>束骨</td><td>①头部疾患。②腰腿痛。③癫狂</td><td colspan="2">第 5 跖趾关节近端，赤白肉际</td></tr>
<tr><td>至阴</td><td>①胎位不正，滞产。②头痛，目痛。③鼻塞，鼻衄</td><td colspan="2">足小趾末节外侧，趾甲跟角侧后方 0.1 寸</td></tr>
</table>

第八单元　足少阴肾经及其腧穴

重点提示　足少阴肾经常用腧穴的主治和定位（★★★）。

穴位	主治	定位
涌泉	①急症及神志病证。②头痛，头晕，目眩，失眠。③肺系病证。④大便难，小便不利。⑤奔豚气。⑥足心热	屈足卷趾时足心最凹陷处
然谷	①妇科病证。②泌尿生殖系统疾患。③咯血，咽喉肿痛。④消渴。⑤下肢痿痹，足跗痛。⑥小儿脐风口噤。⑦腹泻	足舟骨粗隆下方，赤白肉际处
太溪	①肾虚证。②阴虚性五官病证。③肺系疾患。④消渴，小便频数，便秘。⑤月经不调。⑥腰脊痛，下肢厥冷，内踝肿痛	内踝尖与跟腱之间凹陷处
大钟	①痴呆。②癃闭，遗尿，便秘。③月经不调。④咯血，气喘。⑤腰脊强痛，足跟痛	内踝后下，跟腱前缘凹陷
照海	①神志病证。②五官热性病证。③妇科病证。④小便频数，癃闭	内踝尖下1寸，内踝下缘边际凹陷
复溜	①津液输布失调病证。②胃肠病证。③腰脊强痛，下肢痿痹	太溪上2寸，跟腱前缘
阴谷	①癫狂。②阳痿、小便不利、月经不调、崩漏等泌尿生殖系统疾患。③膝股内侧痛	在膝后区，腘横纹上，半腱肌肌腱外侧缘
大赫	①遗精，阳痿。②阴挺、带下、月经不调等妇科病证。③泄泻，痢疾	在下腹部，脐中下4寸，前正中线旁开0.5寸

第九单元　手厥阴心包经及其腧穴

重点提示　手厥阴心包经常用腧穴的主治和定位（★★★）。

穴位	主治	定位	
天池	①心肺病证。②腋肿，乳痈，乳少。③瘰疬	第4肋间隙，前正中线旁5寸	
曲泽	①心系病证。②胃热病证。③暑热病。④肘臂挛痛，上肢颤动	肘横纹上，肱二头肌腱的尺侧凹陷	
郄门	①心胸病证。②热性出血证。③疔疮。④癫痫	腕横纹上5寸	掌长肌腱与桡侧腕屈肌腱之间
间使	①心系病证。②胃热病证。③热病，疟疾。④癫狂痫。⑤腋肿，肘、臂、腕挛痛	腕横纹上3寸	
内关	①心系病证。②胃腑病证。③中风，偏瘫，眩晕，偏头痛。④神志病证。⑤肘、臂、腕挛痛	腕横纹上2寸	
大陵	①心痛，心悸，胸胁满痛。②胃腑病证。③神志疾患。④臂、手挛痛	腕横纹上	
劳宫	①急症。②心与神志病证。③口疮，口臭。④鹅掌风	握拳，中指尖下	
中冲	①急症。②热病，舌下肿痛。③小儿夜啼	中指末端最高点	

第十单元　手少阳三焦经及其腧穴

重点提示　手少阳三焦经常用腧穴的主治和定位（★★★）。

穴位	主治	定位
关冲	①头面五官病证。②热病，中暑	无名指末节尺侧，指甲根角侧上方0.1寸
中渚	①头面五官病证。②热病，疟疾。③肩背肘臂酸痛，手指不能屈伸	在手背，第4、第5掌骨间，第4掌指关节近端凹陷处
阳池	①五官病证。②消渴，口干。③腕痛，肩臂痛	腕背横纹，指伸肌腱尺侧凹陷

续表

<table>
<tr><th>穴位</th><th>主治</th><th colspan="2">定位</th></tr>
<tr><td>外关</td><td>①热病。②头面五官病证。③瘰疬。④胁肋痛。⑤上肢痿痹不遂</td><td>腕背横纹上2寸</td><td rowspan="2">尺骨与桡骨间隙中点</td></tr>
<tr><td>支沟</td><td>①耳聋，耳鸣，暴喑。②胁肋痛。③便秘。④瘰疬。⑤热病</td><td>腕背横纹上3寸</td></tr>
<tr><td>肩髎</td><td>臂痛，肩重不能举</td><td colspan="2">肩峰角与肱骨大结节两骨间凹陷中</td></tr>
<tr><td>翳风</td><td>①耳疾。②面、口病证。③瘰疬</td><td colspan="2">耳垂后方，乳突下端前方凹陷处</td></tr>
<tr><td>角孙</td><td>①头痛，项强。②痄腮，齿痛。③目翳，目赤肿痛</td><td colspan="2">在头部，耳尖正对发际处</td></tr>
<tr><td>耳门</td><td>①耳鸣、耳聋、聤耳等耳疾。②齿痛，颈颔痛</td><td colspan="2">耳屏上切迹与下颌骨髁突之间的凹陷中</td></tr>
<tr><td>丝竹空</td><td>①癫痫。②头痛、目眩、目赤肿痛、眼睑瞤动等头目病证。③齿痛</td><td colspan="2">在面部，眉梢凹陷中（瞳子髎直上）</td></tr>
</table>

第十一单元　足厥阴肝经及其腧穴

重点提示　足厥阴肝经常用腧穴的主治和定位（★★★）。

穴位	主治	定位
大敦	①疝气，少腹痛。②前阴病。③妇科病。④癫痫	足大趾末节外侧，趾甲根后0.1寸
行间	①肝经风热病证。②妇科病。③阴中痛，疝气。④泌尿系病证。⑤胸胁满痛	第1、第2趾间，趾蹼后赤白肉际处
太冲	①肝经风热病证。②妇产科病证。③肝胃病证。④癃闭，遗尿。⑤下肢痿痹，足跗肿痛	第1、第2跖骨间，跖骨底结合部前方凹陷
曲泉	①月经不调、痛经、带下、阴挺、阴痒、产后腹痛、腹中包块等妇科病。②遗精，阳痿，疝气。③小便不利。④膝髌肿痛，下肢痿痹	在膝部，腘横纹内侧端，半腱肌肌腱内缘凹陷中
章门	①腹痛、腹胀、肠鸣、腹泻、呕吐等脾胃病证。②胁痛、黄疸、痞块等肝胆病证	在侧腹部，第11肋游离端的下际
期门	①肝胃病证。②郁病，奔豚气。③乳痈	胸部，第6肋间隙，前正中线旁开4寸

第十二单元　足少阳胆经及其腧穴

重点提示　足少阳胆经常用腧穴的主治和定位（★★★）。

穴位	主治	定位
瞳子髎	①头痛。②目赤肿痛、羞明流泪、内障、目翳等目疾	目外眦外侧0.5寸凹陷中
听会	①耳鸣、耳聋、聤耳等耳疾。②齿痛、面痛、口眼歪斜等面口病证	耳屏间切迹与下颌骨髁突之间的凹陷中
率谷	①偏头痛，眩晕。②小儿急、慢惊风	耳尖直上入发际1.5寸
阳白	①前头痛。②眼睑下垂，口眼歪斜。③目疾	在头部，眉上1寸，瞳孔直上

续表

穴位	主治	定位	
头临泣	①头痛。②目痛、目眩、流泪、目翳等目疾。③鼻塞，鼻渊。④小儿惊痫	前发际上0.5寸，瞳孔直上	
风池	①内风病证。②外风病证。③颈项强痛	胸锁乳突肌与斜方肌上端间的凹陷	
肩井	①颈项强痛，肩背疼痛，上肢不遂。②妇产科及乳房疾患。③瘰疬	第7颈椎棘突下与肩峰最远端连线中点	
日月	①黄疸、胁肋疼痛等肝胆病证。②呕吐、吞酸、呃逆等肝胆犯胃病证	第7肋间隙中，前正中线旁开4寸	
带脉	①月经不调、闭经、赤白带下等妇科病。②疝气。③腰痛，胁痛	在侧腹部，第11肋骨游离端垂线与脐水平线的交点上	
环跳	腰胯疼痛、下肢痿痹、半身不遂等腰腿疾患	股骨大转子最凸点与骶管裂孔连线外1/3与内2/3交点处	
风市	①下肢疾患。②遍身瘙痒，脚气	手贴大腿，中指尖所指凹陷	
阳陵泉	①肝胆犯胃证。②下肢、膝关节疾患。③小儿惊风。④肩痛	腓骨小头前下凹陷	
光明	①目疾。②胸乳胀痛，乳少。③下肢痿痹	外踝尖上5寸	腓骨前缘
悬钟	①髓海不足疾患。②颈项强痛，胸胁满痛，下肢痿痹	外踝尖上3寸	
丘墟	①目疾。②痛证。③足内翻，足下垂	外踝前下方，趾长伸肌腱外侧凹陷	
足临泣	①痛证。②月经不调，乳少，乳痈。③疟疾。④瘰疬	第4、第5跖骨底结合部的前方，第5趾长伸肌腱外侧凹陷	
侠溪	①惊悸。②头面五官病证。③痛证。④乳痈。⑤热病	第4、第5趾间，趾蹼后赤白肉际	
足窍阴	①头痛、目赤肿痛、耳鸣、耳聋、喉痹等头面五官病证。②胸胁痛，足跗肿痛。③不寐。④热病	第4趾末节外侧，趾甲根角侧后方0.1寸	

第十三单元　督脉及其腧穴

重点提示　督脉常用腧穴的主治和定位（★★★）。

穴位	主治	定位
长强	①腹泻、痢疾、便血、便秘、痔疮、脱肛等肠腑病证。②癫狂痫。③腰脊和尾骶部疼痛	尾骨下方，尾骨端与肛门连线的中点处
腰阳关	①腰骶疼痛，下肢痿痹。②月经不调、赤白带下等妇科病证。③遗精、阳痿等男科病证	第4腰椎棘突下凹陷中，后正中线上
命门	①腰脊强痛，下肢痿痹。②月经不调、赤白带下、痛经、经闭、不孕等妇科病证。③遗精、阳痿、精冷不育、小便频数等男子肾阳不足病证。④小腹冷痛，腹泻	第2腰椎棘突下凹陷中，后正中线上
至阳	①黄疸、胸胁胀满等肝胆病证。②咳嗽，气喘。③腰背疼痛，脊强	第7胸椎棘突下凹陷中，后正中线上
大椎	①热病、疟疾、恶寒发热、咳嗽、气喘等外感病证。②骨蒸潮热。③癫狂痫证、小儿惊风等神志病。④项强，脊痛。⑤风疹，痤疮	第7颈椎棘突下凹陷中，后正中线上
哑门	①暴喑，舌缓不语。②癫狂痫、癔症等神志病。③头痛，颈项强痛	第2颈椎棘突上际凹陷中，后正中线上

续表

穴位	主治	定位
风府	①神志病证。②头颈、五官病证	枕外隆凸直下，两侧斜方肌凹陷中
百会	①神志病。②头痛，眩晕，耳鸣。③下陷性病证	前发际正中直上5寸
素髎	①昏迷、惊厥、新生儿窒息、休克、呼吸衰竭等急危重症。②鼻渊、鼻衄等鼻病	鼻尖的正中央
水沟	①急危重症，急救要穴之一。②神志病。③面鼻口部病证。④闪挫腰痛	人中沟上1/3与中1/3交点处
印堂	①神志病证。②头痛，眩晕。③鼻衄，鼻渊。④小儿惊风，产后血晕，子痫	两眉内侧中间

第十四单元　任脉及其腧穴

重点提示　任脉常用腧穴的主治和定位（★★★）。

<table>
<tr><th>穴位</th><th>主治</th><th colspan="2">定位</th></tr>
<tr><td>中极</td><td>①前阴病。②男科病证。③妇科病</td><td>脐下4寸</td><td rowspan="12">前正中线上</td></tr>
<tr><td>关元</td><td>①元气虚损病证。②少腹疼痛，疝气。③肠腑病证。④前阴病。⑤男科病。⑥妇科病。⑦保健灸常用穴</td><td>脐下3寸</td></tr>
<tr><td>气海</td><td>①气虚病证。②肠腑病证。③前阴病。④遗精，阳痿。⑤疝气，少腹痛。⑥妇科病。⑦保健灸常用穴</td><td>脐下1.5寸</td></tr>
<tr><td>神阙</td><td>①元阳暴脱。②肠腑病证。③水肿，小便不利。④保健灸常用穴</td><td>脐中央</td></tr>
<tr><td>下脘</td><td>①脾胃病。②痞块</td><td>脐上2寸</td></tr>
<tr><td>中脘</td><td>①脾胃病。②黄疸。③癫狂，脏躁</td><td>脐上4寸</td></tr>
<tr><td>上脘</td><td>①胃腑病证。②癫痫</td><td>脐上5寸</td></tr>
<tr><td>膻中</td><td>①胸中气机不畅病证。②胸乳病证</td><td>第4肋间隙</td></tr>
<tr><td>天突</td><td>①肺系病证。②气机不畅病证</td><td>胸骨上窝正中央</td></tr>
<tr><td>廉泉</td><td>咽喉口舌病证</td><td>舌骨上缘凹陷处</td></tr>
<tr><td>承浆</td><td>①口部病证。②暴喑。③癫狂</td><td>颏唇沟正中凹陷</td></tr>
</table>

第十五单元　常用经外奇穴

重点提示　常用经外奇穴的主治和定位（★★★）。

<table>
<tr><th colspan="2">穴位</th><th>主治</th><th colspan="2">定位</th></tr>
<tr><td colspan="2">四神聪</td><td>①头痛，眩晕。②神志病。③目疾</td><td colspan="2">百会前后左右各旁开1寸，共4穴</td></tr>
<tr><td colspan="2">太阳</td><td>①头痛。②目疾。③面瘫</td><td colspan="2">眉梢与目外眦之间，向后约一横指的凹陷中</td></tr>
<tr><td colspan="2">定喘</td><td>①哮喘，咳嗽。②肩背痛，落枕</td><td rowspan="4">后正中线旁0.5寸</td><td>平第7颈椎棘突下</td></tr>
<tr><td rowspan="3">夹脊</td><td>上胸部</td><td>心肺、上肢疾病</td><td rowspan="3">T_1～L_5棘突下，一侧17穴</td></tr>
<tr><td>下胸部</td><td>脾胃肝胆疾病</td></tr>
<tr><td>腰部</td><td>肾病、腰腹及下肢疾病</td></tr>
</table>

<table>
<tr><th>穴位</th><th>主治</th><th colspan="2">定位</th></tr>
<tr><td>腰眼</td><td>①腰痛。②月经不调，带下。③虚劳</td><td colspan="2">平 L_4 棘突下，后正中线旁 3.5 寸</td></tr>
<tr><td>腰痛点</td><td>急性腰扭伤</td><td rowspan="3">手背</td><td>第 2、第 3 掌骨及第 4、第 5 掌骨之间，腕背横纹与掌指关节中点，一手 2 穴</td></tr>
<tr><td>八邪</td><td>①手背肿痛，手指麻木。②烦热。③目痛。④毒蛇咬伤</td><td>第 1 ~ 5 指间，指蹼赤白肉际处</td></tr>
<tr><td>外劳宫</td><td>①落枕。②手臂肿痛。③脐风</td><td>第 2、第 3 掌骨间，掌指关节后 0.5 寸</td></tr>
<tr><td>四缝</td><td>①小儿疳积。②百日咳</td><td rowspan="2">手指</td><td>第 2 ~ 5 指掌面指间关节横纹中央</td></tr>
<tr><td>十宣</td><td>①昏迷。②癫痫。③高热，咽喉肿痛。④手指麻木</td><td>十指尖端，距指甲游离缘 0.1 寸</td></tr>
<tr><td>内膝眼</td><td>①膝痛，腿痛。②脚气</td><td colspan="2">屈膝，髌韧带两侧凹陷处的中央</td></tr>
<tr><td>胆囊</td><td>①胆囊炎，胆石症，胆道蛔虫症，胆绞痛。②下肢痿痹</td><td colspan="2">腓骨小头直下 2 寸</td></tr>
<tr><td>阑尾</td><td>①阑尾炎，消化不良。②下肢痿痹</td><td colspan="2">犊鼻下 5 寸，胫骨前缘旁一横指</td></tr>
</table>

第四章　推拿学基础知识

重点提示　“筋出槽、骨错缝”的基本理论（★★★）。小儿推拿特定穴的作用与定位（★★）。

一、“筋出槽、骨错缝”的基本理论

1. “筋出槽”

《仙授理伤续断秘方》	相应描述如“差爻”“缝纵”“乖纵”“乖张”“偏纵”等
《伤科大成》	认为筋有弛纵、卷挛、翻转、离合等有别于正常位置的改变
《伤科汇纂》	指出“筋出槽”是筋翻转其位，治疗时用手法整筋归位
《医宗金鉴·正骨心法要旨》	其中“筋歪”“筋走”“筋翻”，当属“筋出槽”的范围

2. “骨错缝”

《仙授理伤续断秘方》	记载“骨缝”“凡左右损处，只相度骨缝，仔细捻捺，忖度便见大概”
《医宗金鉴·正骨心法要旨》	相关论述比较确切提出“骨错缝”
《伤科汇纂》	提到了“筋出槽”致“骨错缝”的发生
《伤科补要》	认为伤筋肉易治，骨缝参差难治，当搓摩舒筋合骨

3. “筋出槽”与“骨错缝”的关系　从相关文献来看，两者往往同时发生。但“骨错缝”发生时，会有不同程度“筋出槽”的发生；而“筋出槽”发生时并不一定就兼有“骨错缝”的发生。治疗应注重“筋骨并重”理论。

二、小儿推拿特定穴

小儿推拿操作的顺序，一般是先头面，次上肢，再胸腹、腰背，最后是下肢。亦有根据病情轻重缓急或患儿体位而定顺序先后，可以灵活掌握。

穴位	作用	定位
坎宫	疏风解表，醒脑明目，止头痛	自眉头起沿眉向眉梢成一横线
天门（攒竹）	发汗解表，镇静安神，开窍醒神	两眉中间至前发际成一直线
耳后高骨	疏风解表，安神除烦	耳后入发际，乳突后缘高骨下凹陷中
天柱骨	降逆止呕，祛风散寒	颈后发际正中至大椎穴成一直线
乳根	宽胸理气，止咳化痰	乳下2分
丹田	培肾固本，温补下元，分清别浊	脐下2寸与3寸之间
脊柱	调阴阳，理气血，和脏腑，通经络，培元气，清热	大椎至长强成一直线
脾经	健脾胃，补气血；清热利湿，化痰止呕	拇指末节螺纹面
肝经	平肝泻火，息风镇惊，解郁除烦	食指末节螺纹面
心经	清心泻火，养心安神	中指末节螺纹面
肺经	补益肺气，宣肺清热，疏风解表，化痰止咳	无名指末节螺纹面
肾经	补肾益脑，温养下元；清利下焦湿热	小指末节螺纹面
小肠	清利下焦湿热	小指尺侧边缘，自指尖到指根成一直线
大肠	涩肠固脱，温中止泻；清利肠腑，除湿热，导积滞	食指桡侧缘，自食指尖至虎口成一直线
四横纹	掐之能退热除烦，散瘀结；推之能调中行气，和气血，消胀满	掌面食、中、无名、小指第一指间关节横纹处
小天心	清热，镇惊，利尿，明目	大小鱼际交接处凹陷中
上马	滋阴补肾，顺气散结，利水通淋	手背无名指、小指掌指关节后凹陷中

三、推拿学术流派

学术流派	经典著作	学术观点	临床应用
一指禅推拿流派	《一指定禅》	特别强调手法既要柔和深透，又要均匀有力，尤其是以柔和为贵，即柔中有刚，刚中有柔，刚柔相济	尤其擅长治疗内科杂病、骨伤科疾病，也用于小儿疾病
㨰法推拿流派	如《中国医学百科全书·推拿学》	“柔为贵，刚柔相济”“点为主，点面结合”“动为先，动静结合”	适用于神经系统、运动系统的某些疾病和损伤
内功推拿流派	全国高等医药院校教材《推拿学》《中医推拿学》等	①先练后推，功法锻炼和手法治疗有机结合。②扶正祛邪，强调整体观念。③擅长热敷，以综合疗法取胜。④以力带气，练气不见气	治疗骨伤科疾病、内科虚劳杂病，以及妇科经、带诸症

四、推拿临床常用检查法

1. 关节运动功能检测

（1）颈部：前屈35°～45°，后仰35°～50°；左、右侧屈各40°；左、右旋转各60°～80°。

（2）腰部：可前屈90°、后伸30°；左、右旋转各30°；左、右侧屈各20°。

（3）肩部：可外展 90°、内收 40°；前屈 90°，后伸 45°；内旋 70°～90°；外旋 30°；上举 180°。

（4）肘部：①肘关节以伸直位为 0°，正常时屈曲 130°～150°。②正常时肘关节有 0°～10°的过伸肘运动。③以前臂中立位为 0°，正常时肘关节有约 90°的旋前范围，旋后运动可达 90°。

（5）腕掌指部：①伸腕 30°～60°，屈腕 50°～60°。②外展 15°～20°，内收 30°～40°。③掌指关节可屈曲 80°～90°，近端指间关节屈曲 60°～90°。④掌指关节伸直位为 0°时，可过伸 15°～25°。⑤小指、无名指、示指有 20°的外展运动。⑥拇指背伸，拇指与示指之间的夹角可达 50°，拇指掌指关节屈曲可达 50°，指间关节屈曲可达 90°。⑦拇指掌侧外展，拇指与掌平面构成的角度约为 70°，背侧内收为 0°。

（6）髋部：前屈 130°～140°；后伸 10°～30°；外展 45°～60°；内收 20°～30°；外旋 40°～50°；内旋 30°～45°。

（7）膝部：①可屈曲 120°～150°。②正常膝关节的伸直角度为 0°，青少年及女性有 5°～10°的过伸。③正常膝关节在屈曲 90°时，有 10°～20°的内、外旋运动。

（8）踝及足部：踝背伸可达 35°；踝跖屈可达 45°；跖趾关节屈曲可达 40°，背伸可达 40°。

2. 肌张力与肌力检查

（1）肌张力：指在静止状态时肌肉所保持的一定程度的紧张度。肌张力减低时，肌肉松软；肌张力增高时，肌肉紧张。

（2）肌力：指肌肉收缩时的力量，在临床上分为六级。

0 级	肌肉无收缩
1 级	肌肉有微弱收缩，但不能移动关节
2 级	肌肉收缩可以带动关节水平方向运动，但不能对抗地球吸引力
3 级	能对抗地球引力移动关节，但不能对抗阻力
4 级	能对抗一定强度的阻力
5 级	能对抗较大强度的阻力移动肢体

3. 特殊功能检查

名称	阳性意义
椎间孔挤压试验	多见于神经根型颈椎病、颈椎间盘突出等病变
椎间孔分离试验	多见于颈椎病（以神经根型颈椎病为多见）
叩顶试验	多见于颈椎病、颈椎间盘突出症、颈椎结核等病变
臂丛神经牵拉试验	多见于神经根型颈椎病、颈椎间盘突出症等
旋颈试验	多见于椎动脉型颈椎病
深吸气试验	多用于检查有无颈肋和前斜角肌综合征
直腿抬高试验	多见于腰椎间盘突出症、椎管内肿瘤等病变
直腿抬高加强试验	多见于单纯性坐骨神经受压
骨盆挤压试验、骨盆分离试验	多见于骨盆骨折或骶髂关节病变
“4”字试验	多见于骶髂关节或髋关节病变

续表

名称	阳性意义
屈颈试验	多见于腰神经根受压
网球肘试验	多见于肱骨外上髁炎
搭肩试验	阳性提示有肩关节脱位的可能
回旋挤压试验	多见于半月板损伤
研磨提拉试验	多见于内侧或外侧副韧带损伤
膝侧副韧带损伤试验	多见于膝关节内侧（或外侧）副韧带损伤或断裂
抽屉试验	多见于前交叉韧带和/或后交叉韧带断裂
浮髌试验	多见于膝关节腔内积液
足内、外翻试验	踝关节同侧疼痛阳性，多见于内踝或外踝的骨折；对侧疼痛阳性，多见于内侧或外侧副韧带损伤

4. 神经系统相关检查法

深反射检查	包括肱二头肌反射、肱三头肌反射、桡骨膜反射、膝反射、跟腱反射等
浅反射检查	包括腹壁反射、提睾反射、提肛反射等
病理反射检查	包括霍夫曼（Hoffmann）征、巴宾斯基（Babinski）征、查多克（Chaddock）征、奥本海姆（Oppenheim）征、戈登（Gordon）征、踝阵挛、髌阵挛
神经感觉检查	主要有浅感觉（分为温觉、痛觉和触觉）和深感觉（分为位置觉、振动觉、实体感觉、两点分辨觉）的检查

第五章　康复评定

重点提示　中医康复评定（★★★）。平衡、协调能力评定，言语、认知功能和心肺功能评定（★★）。

一、中医康复评定

中医康复评定通过中医四诊收集患者的基本病情资料，然后得出中医的辨证结果，从而指导康复治疗。主要诊法包括望诊、闻诊、问诊和切诊。

二、关节活动度、肌力、肌张力评定

1. 关节活动度　又称关节活动范围，是指关节运动时所通过的运动弧。因关节活动本身有主动和被动之分，故关节活动度也分为主动关节活动度和被动关节活动度。测量工具包括通用量角器、方盘量角器。通常对所有关节来说，0°位是开始位置，所有关节运动均是从0°开始并向180°方向活动。

2. 肌力评定

（1）主要目的：①检查肌肉本身的发育和营养状况，注意肌肉有无萎缩、痉挛或挛缩。②判断有无肌力低下及肌力低下的程度与范围。③发现导致肌力低下的原因。④为制订治疗计划和训练计划提供依据。⑤检验治疗和训练的效果。

（2）评定方法：徒手肌力检查（如Lovett6级分级法、手法肌力检查补充分级法）、应用简单器械的肌力测试（适用于3级以上肌力的检查）。

3. 肌张力评定

（1）分类：包括正常肌张力、高张力、低张力和张力障碍。

（2）评定方法：有手法检查、摆动和屈曲维持试验、电生理技术等。痉挛的评定大多采用手法快速检查被活动范围评定法或改良 Ashworth 痉挛评定量表。

级别	改良 Ashworth 痉挛评定标准
0 级	无肌张力增加
1 级	轻微增加，表现为在抓握中被动屈或伸至最后有小阻力
1+级	轻度增加，表现为在抓握至一半关节活动度（ROM）以上有轻度阻力增加
2 级	肌张力在大部分 ROM 中有较大阻力增加，但肢体被动活动容易
3 级	肌张力明显增加，被动运动困难
4 级	受累部分肢体强直性屈曲或伸直

三、平衡、协调能力评定

1. 平衡能力评定

（1）内容：在静止状态、活动状态下能否保持平衡。

（2）目的：了解是否存在平衡障碍，找出引起平衡障碍的原因，为制定治疗方案提供可靠依据。

（3）方法：主要包括观察法、量表法和平衡测试仪。

2. 协调能力评定

（1）协调功能障碍分类：小脑性共济失调、大脑性共济失调、感觉性共济失调。

（2）方法：指鼻试验、指-指试验、对指试验、轮替试验、跟-膝-胫试验等。

（3）分级：正常完成、轻度残损、中度残损、重度残损以及不能活动。

四、日常生活活动能力和生存质量评定

1. 日常生活活动能力评定

（1）概述：日常生活活动（ADL）包括衣、食、住、行，个人卫生，独立的社区活动等方面内容。

	评定反映	适用人群
基础性或躯体性日常生活活动（BADL）	较粗大的运动功能	较重的残疾，常用于住院患者
工具性日常生活活动（IADL）	较精细的功能	较轻的残疾，常用于社区残疾患者及老年人

（2）方法：①直接观察。②间接评定。③常用评定量表。BADL 量表，包括 Barthel 指数（最常用）、PULSES 评定、Katz 指数；IADL 量表（以功能活动问卷效度最高）。Barthel 指数 >40 分的患者康复治疗效益最大。

2. 生存质量评定　常用量表包括世界卫生组织生存质量评定量表、简表 SF-36、健康生存质量表及生活满意指数 A。

五、言语、认知功能和心肺功能评定

1. 言语功能评定　①失语症的评定方法，包括波士顿诊断性失语症检查，西方失语症成套测验，汉语标准失语症检查，汉语失语成套测验等。②构音障碍的评定方法，如构音器官功能性检查 Frenchay 评定法。

2. 认知功能评定

简易的精神状态测定量表（MMSE）	可进行痴呆的筛选，作为神经系统疾病患者简易认知功能状态的初步评定
Loewenstein 认知障碍成套测验评定法（LOTCA）	为进一步的认知评定。检查内容分为四大类：定向检查、知觉检查、视运动组织检查和思维运作检查
神经心理成套测验	为 HRB 测验，成套测验分为成年、少年、幼儿三种测验形式
注意功能的评定	应采用功能活动行为观察进行评定
记忆功能评定	常用评定表如韦氏记忆评分修订版量表、Rivermead 行为记忆能力测试量表等
知觉功能评定	评定有无失认症、失用症等

3. 心肺功能评定

（1）常用的心功能评定方法：①对体力活动的主观感觉分级，如 NYHA 分级。②心脏负荷试验，包括心肺运动试验和心电图运动试验（最常用）。

（2）肺部功能评定：主观症状评估按日常生活中出现气短、气促症状采用 6 级制。客观评估采用肺容积与肺通气功能测定等气体代谢指标。其中，代谢当量是康复医学中常用的运动强度指标。

第六章　刺灸法各论

第一单元　毫针刺法

重点提示　毫针刺法的进针法、针刺角度、针刺异常情况的处理（★★★）。得气、毫针补泻手法、留针与出针（★★）。

一、概述

毫针刺法是古今针灸临床中运用最多、手法最丰富、应用最广泛的针灸治疗方法。毫针是针灸临床最常用的一种针具，临床上以直径为 28 ~ 30 号（0.32 ~ 0.38mm）和长度为 1 ~ 3寸（25 ~ 75mm）者最为常用。短毫针主要用于皮肉浅薄部位的腧穴或耳穴，作浅刺之用；长毫针多用于肌肉丰厚部位的针刺，作深刺、透刺之用。针刺的练习，一般分指力练习、手法练习和手感练习。

二、进针法

进针方法		适用针具/适用情况
单手进针法		较短毫针的进针
双手进针法	指切进针法	短针
	夹持进针法	长针
	舒张进针法	皮肤松弛部位
	提捏进针法	皮肉浅薄部位，如印堂穴
针管进针法		多用于儿童和惧针者

三、针刺角度

分类	操作	应用
直刺	针身与皮肤呈90°	人体大部分
斜刺	针身与皮肤呈45°	肌肉浅薄处或内有重要脏器，或不宜直刺、深刺的腧穴
平刺	针身与皮肤呈15°	皮薄肉少部位

四、行针手法

行针手法		操作方法
基本手法	提插法	将针向上引退为提，将针向下刺入为插。如此反复运针做上下纵向运动
	捻转法	向前向后捻转动作，使针在腧穴内反复来回旋转的行针手法
辅助手法	循法	医者用手指顺着经脉的循行路径，在针刺腧穴的上下部位轻柔循按
	弹法	医者以手指轻弹针尾或针柄，使针体微微振动
	刮法	医者以拇指或示指的指腹抵住针尾，用示指或中指或拇指指甲，由下而上或由上而下频频刮动针柄
	摇法	医者手持针柄，将针轻轻摇动
	飞法	医者用刺手拇、示指执持针柄，细细捻搓数次，然后张开两指，一搓一放，反复数次，状如飞鸟展翅
	震颤法	医者刺手持针柄，用小幅度、快频率的提插捻转手法，使针身轻微震颤

五、得气

1. 概念　得气，古称“气至”，近又称“针感”，是指毫针刺入腧穴一定深度后，施以一定的行针手法，使针刺部位获得经气感应。

2. 意义　得气与否以及得气迟速，是能否获得针刺疗效的关键。一般得气迅速时，起效较快；得气迟缓时，起效较慢；若不得气时，则疗效较差。除去人体禀赋因素，一般得气速者，病情较为轻浅，预后较佳；得气慢甚至久久不能得气者，病情较重，预后欠佳。

六、毫针补泻手法

		补法	泻法
单式补泻手法	捻转补泻	针下得气后，拇指向前用力重，向后用力轻	针下得气后，拇指向后用力重，向前用力轻
	疾徐补泻	徐入疾出，少捻转	疾入徐出，多捻转
	提插补泻	针下得气后，先浅后深，重插轻提，以下插用力为主	针下得气后，先深后浅，轻插重提，以上提用力为主
	迎随补泻	顺经为补	逆经为泻
	呼吸补泻	患者呼气时进针，吸气时出针	吸气时进针，呼气时出针
	开阖补泻	出针后迅速按闭针孔	出针时摇大针孔而不按
	平补平泻	进针得气后均匀地提插、捻转	
复式补泻手法		①烧山火：多用于治疗顽麻冷痹、虚寒性疾病等。 ②透天凉：多用于治疗热痹、急性痈肿等实热性疾病	

针灸推拿康复学

影响针刺补泻效应的因素：包括患者的机体功能状态、腧穴作用的相对特异性、针刺手法的选择和运用。

七、留针与出针

1. 留针　目的是加强针刺的作用和便于继续行针施术。一般留针时间为15～30分钟。

2. 出针　除特殊需要外，都要用无菌干棉球轻压针孔片刻，以防出血，也可减轻疼痛。核对针数有无遗漏，还应注意患者有无晕针延迟现象。

八、针刺异常情况的处理

异常情况	处理
晕针	立即停止针刺，将针全部起出。轻者仰卧片刻，给饮温开水或糖水；重者可选人中、内关、足三里等穴针刺或指压，或灸百会、关元、气海等穴；若仍不省人事，可考虑配合其他治疗
滞针	①患者精神紧张，局部肌肉过度收缩：可稍延长留针时间，或循按滞针腧穴附近，或叩弹针柄，或在附近再刺一针，以宣散气血，缓解肌肉紧张。 ②行针不当，或单向捻针而致：可向相反方向将针捻回，并用刮法、弹法
弯针	①不得再行提插、捻转等手法，切忌强行拔针。 ②轻微弯曲，应慢慢将针起出；若弯曲角度过大，应顺弯曲方向将针起出；如弯曲不止一处，应视针柄扭转倾斜的方向，逐步分段退出；若由患者移动体位所致，应使患者慢慢恢复原来体位，局部肌肉放松后，再将针缓缓起出
断针	①嘱患者切勿变更原有体位。 ②若断端针身显露于皮外，可用手指或镊子将针起出；若断端与皮肤相平，可用押手拇、食二指垂直向下挤压针孔两旁，使断针暴露于皮外，刺手持镊子将针取出；若断针完全没入皮下，应用外科方法取出
血肿	①局部小块青紫，一般不必处理，可自行消退。 ②局部肿胀疼痛较剧，青紫面积大且影响到活动功能时，可先冷敷止血，24小时后再做热敷或在局部轻轻揉按
气胸	应立即起针，取半卧位，切勿翻转体位，并安慰患者。漏气量少者，可自行吸收。对症处理，如吸氧、休养观察或胸腔穿刺抽气等治疗。张力性气胸需及时抢救
刺伤其他内脏	①轻者卧床休息，一般可自愈。 ②损伤较重，或有继续出血倾向者，应用止血药等对症处理。观察病情及血压变化。出现失血性休克时，须行输血等急救或外科手术治疗
刺伤脑脊髓	及时出针。轻者需安静休息，可自行恢复。重者请神经外科及时抢救
外周神经损伤	勿继续提插捻转，应缓慢出针，做相应处理。可应用B族维生素类等药物治疗等

第二单元　电针法

重点提示　电针法的操作方法（★★★）。

一、操作方法

选穴处方	成对，一般选用同侧肢体的1～3对穴位；当选择单个腧穴治疗时，加用无关电极
电针治疗时间	一般为5～20分钟，用于镇痛则一般在15～45分钟。如感觉减弱，可适当加大输出电流量，或暂断电1～2分钟后再行通电
电流刺激强度	在感觉阈和痛阈之间的电流强度，是最适宜的刺激强度

二、刺激参数

包括波型（连续波、疏密波、断续波）、波幅、波宽、频率、持续时间。

波型	适用情况
连续波	瘫痪、慢性疼痛以及各种肌肉、关节、韧带、肌腱的损伤等
疏密波	各种痛症、软组织损伤、关节周围炎、腰背筋膜劳损、面瘫、肌无力、针刺麻醉、局部冻伤等
断续波	痿证、瘫痪等

三、适用范围

电针法有止痛、镇静、改善血液循环、调整肌张力等作用，适用范围基本和毫针刺法相同。临床常用于治疗各种痛证、痹证，心、胃、肠、胆、膀胱、子宫等器官的功能失调，以及癫狂和肌肉、韧带、关节的损伤性疾病等，并可用于针刺麻醉。

四、注意事项

使用电针仪前，需检查其性能是否正常。靠近延髓、脊髓等部位使用电针时，电流量宜小，电流的回路不要横跨中枢神经系统，不可刺激过强。禁止电流回路通过心脏。电针刺激量较大，要防止晕针。调节电流时，不可突然增强。注意“电针耐受”现象的发生。心脏附近、安装心脏起搏器者、颈动脉窦附近禁用电针。

第三单元　灸法

重点提示　灸法的操作方法（★★★）。

一、概述

1. 灸法的作用　温经散寒、扶阳固脱、消瘀散结、防病保健、引热外行。

2. 灸感　除瘢痕灸外，一般以患者感觉灸处局部皮肤及皮下温热或有灼痛为主，温热刺激可直达深部，经久不消，或可出现循经感传现象。

3. 灸法补泻　《灵枢·背腧》说：“气盛则泻之，虚则补之。以火补者，毋吹其火，须自灭也。以火泻者，疾吹其火，传其艾，须其火灭也。”

4. 施灸的先后顺序　《备急千金要方·灸例第六》曰：“凡灸，当先阳后阴……先上后下。”《明堂灸经》曰：“先灸上，后灸下；先灸少，后灸多。”注意，脱肛的灸治，则应先灸长强以收肛，后灸百会以举陷，便是先灸下而后灸上。

二、操作方法

1. 艾炷灸

（1）直接灸：又称为着肤灸。

分类	又称	操作	主治
瘢痕灸	化脓灸	拟灸腧穴部位涂以少量大蒜汁，然后将艾炷置于腧穴部位上，从上端点燃施灸。每壮艾炷必须燃尽，除去灰烬后，方可继续易炷再灸	哮喘、风湿顽痹、瘰疬等慢性顽疾

针灸推拿康复学

续表

分类	又称	操作	主治
无瘢痕灸	非化脓灸	皮肤涂以少量凡士林，当艾炷燃剩1/3左右而患者感到微有灼痛时，即用镊子将艾炷夹去，易炷再灸	虚寒性疾患

（2）间接灸：又称隔物灸、间隔灸。

分类	功效	主治
隔姜灸	解表散寒，温中止呕	因寒而致的呕吐、腹痛以及风寒痹痛等
隔蒜灸	清热，解毒，杀虫	瘰疬、肺结核及肿疡初起等
隔盐灸	温中散寒，扶阳固脱	伤寒阴证或吐泻并作、中风脱证等
隔附子饼灸	温肾壮阳	命门火衰而致的遗精、阳痿、早泄

2. 艾条灸

分类		操作	主治
悬起灸	温和灸	点燃端距皮肤2～3cm，使局部有温热感而无灼痛	慢性病
	雀啄灸	点燃端在施灸部位上方，如鸟雀啄食一样上下活动	急性病
	回旋灸	左右移动或反复旋转施灸	急性病
实按灸	太乙神针	点燃的艾条隔数层布或绵纸实按在穴位上，使热力透达深部，火灭热减后重新点火按灸，称为实按灸。若在艾绒内另加药物后，用纸卷成艾卷施灸，名为“太乙神针”和“雷火神针”	风寒湿痹、肢体顽麻、痿弱无力、半身不遂等
	雷火神针		急性扭挫伤、寒湿气痛

3. 温针灸　毫针留针时在针柄上置以艾绒（或艾条段）施灸，适用于既需要留针而又适宜用艾灸的病证。

4. 温灸器灸　温灸器又称灸疗器，如灸架、灸盒和灸筒。温灸器灸具有调和气血、温中散寒的作用，临床需要灸治者，一般均可应用，对小儿、妇女及畏灸者尤为适宜。

5. 非艾灸法　①灯火灸，又称灯草灸、油捻灸。②天灸，又称药物灸、发疱灸。

灯火灸		主要用于治疗小儿痄腮、乳蛾、吐泻、麻疹、惊风等病证
天灸	白芥子灸	可用于治疗咳喘、关节痹痛、口眼歪斜等症
	细辛灸	可敷涌泉或神阙治小儿口腔炎等
	蒜泥灸	如敷涌泉治疗咯血、鼻衄，敷合谷治疗乳蛾，敷鱼际治疗喉痹等
	斑蝥灸	可治疗癣痒等症

三、注意事项

1. 面部穴位、乳头、大血管等处均不宜用直接灸。关节活动部位不宜用瘢痕灸。一般空腹、过饱、极度疲劳和对灸法恐惧者，应慎施灸。孕妇的腹部和腰骶部不宜施灸。

2. 施灸过程要防止烧伤皮肤和衣物。

3. 施灸后出现局部水疱，只要不擦破，可任其自然吸收，如水疱较大，可用消毒毫针刺破，放出水液，再涂以烫伤油或消炎药膏等。瘢痕灸者，要保持局部清洁，并用敷料保护灸疮；若灸疮脓液呈黄绿色或有渗血现象者，可用消炎药膏或玉红膏涂敷。

第四单元　拔罐法

重点提示　拔罐法的操作方法（★★★）。

一、概述

作用	开泄腠理、祛风散寒、通经活络、行气活血、祛瘀生新、消肿止痛等
适用范围	①腹痛、颈肩腰腿痛、关节痛、软组织闪挫扭伤等局部病证。 ②伤风感冒、头痛、面瘫、咳嗽、哮喘、消化不良、泄泻、月经不调、痛经等病证。 ③目赤肿痛、麦粒肿、丹毒、疮疡初起未溃等外科病证

二、罐的吸附方法

1. 火罐法　是指通过燃烧加热罐内空气，利用罐内空气冷却时形成的负压，将罐吸附于体表的方法。

闪火法	较安全，不受体位限制，是最常用的拔罐方法。操作时不要烧灼罐口
投火法	由于罐内有燃烧物，容易落下烫伤皮肤，故适宜于侧面横拔
贴棉法	多用于侧面横拔。注意避免酒精过多，滴下烫伤皮肤

2. 水罐法　此法多选用竹罐。水罐法有较强的温热刺激，还可根据病情需要在水中放入适量的祛风活血等药物，以增强疗效。

3. 抽气罐法　操作时先将抽气罐紧扣在应拔部位，用抽气筒从罐内抽气，使罐吸附于皮肤上。

三、拔罐的操作方法

留罐法	又称坐罐法。是将罐具吸拔在皮肤上留置 5～15 分钟，然后将罐起下	最常用，一般疾病均可应用
走罐法	又名推罐法。先在拟操作部位涂上凡士林等润滑剂，再将罐吸住，然后手握罐体，均匀用力，将罐沿着一定路线往返推动，直至走罐部位皮肤红润、充血甚至瘀血时，将罐起下	适宜于脊背、腰臀、大腿等面积较大、肌肉丰厚的部位
闪罐法	将罐吸拔于所选部位，立即取下，再迅速吸拔、取下，如此反复，直至皮肤潮红。闪罐动作要迅速、准确，手法要轻巧，吸附力适中。注意，一罐多次闪罐后，罐口温度升高，应及时换罐	多用于局部皮肤麻木、疼痛或功能减退等疾患，尤其适用于不宜留罐的部位及儿童患者
刺络拔罐法	是指在局部消毒，并用三棱针、粗毫针等点刺或皮肤针叩刺出血后，再在出血部位拔罐、留罐，以加强刺血治疗效果的方法。留罐时间一般在 5～15 分钟	多用于治疗急慢性软组织损伤、神经性皮炎、痤疮、皮肤瘙痒、丹毒、坐骨神经痛等
留针拔罐法	先以毫针针刺得气后留针、再以毫针为中心，加用拔罐并留置 10～15 分钟，然后起罐、起针	注意罐具宜大，毫针针柄宜短

四、起罐的方法

起罐时，一手握住罐体中下部，另一手拇指或示指按压罐口边缘的皮肤，使空气进入罐内，即可将罐取下。抽气罐则提起其上方的阀门使空气进入罐内，罐具即自行脱落。

第五单元　耳针法

重点提示　耳针法的操作方法（★★★）。

一、概述

1. 概念　耳针法是指采用针刺或其他方法刺激耳穴，以诊断防治疾病的一类方法。耳与经络联系密切，耳与脏腑的生理功能、病理变化也密切相关。

2. 耳穴的诊查　疾病发生时往往会在耳郭的相应区域出现不同的病理反应（阳性反应），对这些病理反应点进行诊查，既可辅助诊断，又可为拟定耳穴处方提供依据。常用耳穴诊查方法有望诊法、压痛法和皮肤电阻测定法。

3. 适用范围

疼痛性疾病	如扭挫伤等外伤性疼痛，头痛等神经性疼痛，手术后伤口痛及胃痛等内脏痛
炎性疾病及传染病	如结肠炎、牙周炎、咽喉炎、扁桃体炎、胆囊炎、流感、百日咳、菌痢、腮腺炎等
功能紊乱性疾病	如心脏神经官能症、心律不齐、高血压、眩晕症、多汗症、月经不调、遗尿等
过敏及变态反应性疾病	如荨麻疹、哮喘、过敏性鼻炎、过敏性紫癜等
内分泌代谢紊乱性疾病	如甲状腺功能亢进或减退症、糖尿病、肥胖症、围绝经期综合征等
其他	可用于催乳、催产，预防和治疗输血、输液反应，美容、戒烟、戒毒、延缓衰老、防病保健等

4. 选穴原则　可按相应部位、脏腑辨证、经络辨证、西医理论和临床经验选穴。

二、操作方法

毫针法	①选穴和消毒（选用0.5%～1%碘伏）。②进针和行针，针刺深度以0.1～0.3cm为宜。③留针和出针	慢性病、疼痛性疾病留针时间适当延长
电针法	毫针针刺获得针感后，连接电针仪进行治疗，具体操作参照电针法。一般以10～20分钟为宜	适用于神经系统疾患、内脏痉挛、哮喘等症
埋针法	耳穴消毒，医者押手固定耳郭，刺手夹住揿钉型皮内针针柄，将其刺入耳穴，用胶布固定并按压。一般选患侧耳郭，必要时双耳同时埋针	主要用于慢性疾病和疼痛性疾病
压丸法	耳郭消毒，医者一手固定耳郭，另一手用镊子夹取耳穴压丸贴片，贴压耳穴并适度按揉。儿童、孕妇、年老体弱、神经衰弱者用轻刺激，急性疼痛性病证宜用强刺激	目前最常用。压丸材料广泛用王不留行籽和磁珠
刺血法	刺血前按摩耳郭，常规消毒。医者押手固定耳郭，刺手持针点刺耳穴，挤压使之适量出血。施术后压迫止血，止血后再次消毒刺血处	常用于头面部炎性疾病和疼痛性疾病，有清热解毒、行气活血的作用
穴位注射法	押手固定耳郭，刺手持注射器刺入已消毒的耳穴皮内或皮下，推入0.1～0.3mL药物，耳郭可有痛、胀、红、热等。注射后用无菌干棉球轻压针孔	宜选用易于吸收、无刺激性的药物

三、注意事项

针刺后如针孔发红、肿胀，应涂碘伏消毒。湿热天气，耳穴压丸留置时间宜3～5天，耳穴埋针宜1～3天。对普通胶布过敏者宜改用脱敏胶布。耳穴刺血施术时，医者应避免接触患者血液。对扭伤和运动障碍者，进针后嘱其适当活动患部。

第六单元　头针法

重点提示　头针法的操作方法（★★★）。

一、标准头穴线的定位及主治

穴名	定位	主治
额中线	额部正中，从督脉神庭穴向前引一条长1寸的线	头痛、强笑、自哭、失眠、健忘、多梦、癫狂痫、鼻病
额旁1线	从膀胱经眉冲穴向前引一条长1寸的线	上焦病证
额旁2线	从胆经头临泣穴向前引一条长1寸的线	中焦病证
额旁3线	从胃经头维穴内侧0.75寸起向下引一条长1寸的线	下焦病证
顶中线	督脉百会穴至前顶穴之间的连线	腰腿足病证，皮质性多尿、小儿夜尿，脱肛，胃下垂，子宫脱垂，高血压，头顶痛等
顶颞前斜线	从督脉前顶至胆经悬厘穴的连线	对侧肢体中枢性运动功能障碍
顶颞后斜线	从督脉百会穴至胆经曲鬓穴的连线	对侧肢体中枢性感觉障碍
顶旁1线	督脉旁1.5寸，从膀胱经承光穴向后引一条长1.5寸的线	腰腿足病证
顶旁2线	督脉旁开2.25寸，从胆经正营穴向后引一条长1.5寸的线到承灵穴	肩、臂、手病证
颞前线	在头部侧面，颞部两鬓内，胆经颔厌穴与悬厘穴的连线	偏头痛、运动性失语、周围性面神经麻痹及口腔疾病
颞后线	在头部侧面，颞部耳上方，胆经率谷穴与曲鬓穴的连线	偏头痛、眩晕、耳聋、耳鸣
枕上正中线	在枕部，即督脉强间穴至脑户穴之间的一条长1.5寸的线	眼病
枕上旁线	在枕部，由枕外粗隆督脉脑户穴旁开0.5寸起，向上引一条长1.5寸的线	眼病
枕下旁线	在枕部，从膀胱经玉枕穴向下引一条长2寸的线	小脑疾病引起的平衡障碍、后头痛、腰背两侧痛

二、适用范围

中枢神经系统疾患	如脑血管病引起的偏瘫、失语、假性球麻痹，小儿神经发育不全和脑性瘫痪，颅脑外伤后遗症，脑炎后遗症，癫痫，舞蹈症，震颤麻痹等
精神病证	如精神分裂症、紧张综合征、更年期精神紊乱、抑郁症、癔症、失眠等

续表

疼痛和感觉异常	如头痛、三叉神经痛、肩周炎、腰腿痛等急、慢性疼痛病证，亦可用于多发性神经炎引起的肢体远端麻木，以及皮肤瘙痒症、荨麻疹、皮炎等
皮质内脏功能失调	如高血压、冠心病、溃疡病、男子性功能障碍、妇女功能性月经不调，以及神经性呕吐、功能性腹泻、脱发、眩晕、耳鸣等

三、操作方法

①局部消毒。②进针，针体与头皮成15°~30°夹角，针尖向穴线方向，快速将针刺入头皮下。当针尖到达帽状腱膜下层时，针下阻力减小，再将针体沿帽状腱膜下层按穴线方向进针。根据不同穴线长度，刺入不同深度。③行针，包括捻转和提插。④出针。

四、注意事项

头皮有毛发，必须严格消毒。中风患者急性期，暂不宜用头针治疗，须待血压和病情稳定后方可用头针。有严重心脏病、重度糖尿病、重度贫血、高热、急性炎症或心力衰竭者，禁用头针治疗。头部颅骨有缺损处、开放性脑损伤部位、头部严重感染、溃疡、瘢痕部位及小儿囟门未闭合者，禁用头针。

第七单元　穴位注射法

重点提示　穴位注射法的操作方法（★★）。

一、概述

1. 概念　穴位注射法，又称“水针”，是以中西医理论为指导，依据穴位作用和药物性能，在穴位内注入药物以防治疾病的方法。此法具有操作简便、用药量小、适应证广、作用迅速等特点。

2. 选穴　一般根据针灸治疗的选穴原则辨证选穴，亦可选取阳性反应点。在阳性反应点进行穴位注射，效果更好。选穴以精为要，一般每次2~4穴。

3. 药物剂量　根据药物说明书规定的肌内注射剂量，可以少用，不得过量。5%~10%葡萄糖每次可注射1~2mL，而刺激性较大的药物（如酒精）和特异性药物（如激素、阿托品等）只宜小剂量注射。依穴位部位来分，耳穴每穴注射0.1mL，头面部每穴0.3~0.5mL，四肢部每穴1~2mL，胸背部每穴0.5~1mL，腰臀部每穴2~5mL。

二、操作方法

1. 患者取舒适体位。选择合适的注射器及针头。

2. 局部皮肤常规消毒，快速将注射针头刺入腧穴或阳性反应点，然后慢慢推进或上下提插、针下得气后回抽，若无回血，即可将药液注入。

针刺深度	一般轻压即痛、病变在浅表的注射宜浅；用力按压出现疼痛、病变在深层的注射宜深
注射速度	慢性病、体弱者用轻刺激，将药物缓慢推入；急性病、体壮者用强刺激，将药物快速推入。如注射药量较多，可由深至浅，边退针边推药，或变换不同方向注射

三、适用范围

针灸疗法的适应证大部分可用穴位注射法治疗。

四、注意事项

注射后局部可能有酸胀感，一般不超过 2 天。凡能引起过敏反应的药物，如青霉素、链霉素、普鲁卡因等，均应在药敏试验结束并合格的前提下方可使用。副作用较强的药物，亦当慎用。初次治疗及小儿、老人、体弱、敏感者，药物剂量酌减。体质过分虚弱或有晕针史的患者不宜用本法。严格消毒，防止感染。禁止将药物注射入血管内，一般也不宜注射入关节腔或脊髓腔，应注意避开神经干。

第八单元　三棱针法

重点提示　三棱针法的操作方法（★★）。

一、概述

三棱针法是用三棱针刺破血络或腧穴，放出适量血液，或挤出少量液体，或挑断皮下纤维组织，以治疗疾病的方法。《灵枢·官针》称之为“络刺”“赞刺”“豹纹刺”等，现代称之为“放血疗法”。此法具有通经活络、开窍泻热、调和气血、消肿止痛的作用。

二、操作方法

1. 持针方法　一般医者右手持针，用拇、示二指捏住针柄、中指指腹紧靠针身下端，针尖露出 3～5mm。

2. 针刺方法

点刺法	点刺前，使拟刺部位或其周围充血，再常规消毒。点刺时，押手固定点刺部位，刺手持针，快速刺入退出，然后轻轻挤压针孔周围，使出血少许，再以无菌干棉球按压针孔	多用于指、趾末端和头面、耳部，如十宣、十二井穴、印堂、攒竹、耳尖等穴
散刺法	由病变外缘呈环形向中心点刺，点刺后可配合挤压或拔罐等	又称豹纹刺。多用于局部瘀血、血肿或水肿、顽癣等
刺络法	先用松紧带或橡皮带结扎在针刺部位上端（近心端），常规消毒，针刺时左手拇指压在被针刺部位下端，右手持三棱针斜向上刺入脉中 2～3mm，立即出针，使其流出一定量血液，待血止后用消毒干棉球按压针孔。出血时也可轻轻按压静脉上端	多用于曲泽、委中等肘膝关节附近等有较明显浅表血络或静脉的部位。治疗急性吐泻、中暑、发热等
挑刺法	医者用左手按压施术部位两侧，或捏起皮肤，右手持针速刺入皮肤 1～2mm，随即将针身倾斜挑破表皮，再刺入 5mm 左右深，将针身倾斜并使针尖轻轻挑起，挑断皮下白色纤维样组织，尽量将施术部位的纤维样组织挑尽，然后出针，覆盖消毒敷料	多用于治疗肩周炎、胃病、颈椎病、失眠、支气管哮喘、血管神经性头痛等较顽固的反复发作性疾病

三、适用范围

三棱针法多用于实证、热证、瘀血、疼痛等，如高热、中暑、中风闭证、咽喉肿痛、目赤肿痛、顽癣、痈疖初起、扭挫伤、疳证、痔疮、顽痹、头痛、丹毒、指（趾）麻木等。

四、注意事项

医者须避免直接接触患者血液。出血量较大时，可用敞口器皿盛接，所出血液应做无害化处理，患者宜适当休息后才可离开。血管瘤、不明原因的肿块部位禁刺，凝血功能障碍者禁用。避免伤及大动脉。

第九单元　针刀疗法

重点提示　针刀疗法的操作方法（★★★）。

一、概述

1. 概念　应用针刀以治疗疾病的方法和技术，称为针刀疗法。针刀疗法是在古代“九针”基础上发展而成的，具有针刺和局部微创手术的双重治疗作用。

2. 常用针刀刀具

分型	刀柄	刀身直径	主要适用情况
Ⅰ型针刀	为扁平葫芦形	1mm	治疗软组织损伤、骨关节损伤等病证
Ⅱ型针刀	为梯形葫芦状	3mm	深层大范围软组织松解、骨折固定及骨折畸形愈合的折骨术

二、操作方法

1. 持针方法　①以术者的刺手示指和拇指捏住刀柄，以中指托住针体，置于针体的中上部位，无名指和小指置于施术部位的皮肤上作为刀身在刺入时的一个支撑点。②另一种持针方法，是在刺入较深部位使用长型号针刀时应用，其基本持针方法和前者相同，但要用押手拇、示指捏紧刀身下部，从而起控制作用。

2. 进针、定位和刀法

进针四步规程	定点、定向（使刀口线和大血管、神经及肌肉纤维走向平行，将刀口压在进针点上）、加压分离、刺入
定位标志	骨性标志（是在人体体表可触知的骨性突起），肌性标志（是在人体体表可看到和触知的肌肉轮廓和行经路线），病变局部的条索、硬节、压痛点
刀法	包括纵行疏通法、横行剥离法、提插切开剥离法、骨面铲剥法、通透剥离法

三、适用范围

慢性软组织损伤、骨质增生病与骨关节病、脊柱疾病、神经卡压综合征、脊柱相关性内脏疾病、关节内骨折和骨折畸形愈合、瘢痕挛缩等。

四、注意事项

针刀操作时，执行无菌操作，严格掌握禁忌证。凝血机制异常、施术部位皮肤感染、深部有脓肿及全身急性感染性疾病，严重内脏病发作期，施术部位有重要神经、血管或重要脏器而施术时无法避开，血压较高且情绪激动，以及恶性肿瘤等情况禁用本法。体质极度虚弱者，在身体有所恢复后再施行针刀手术。注意术后出血的处理。

第十单元 穴位埋线法

重点提示 穴位埋线法的操作方法（★★）。

一、概述

穴位埋线法是指将可吸收性外科缝线置入穴位内，利用线对穴位产生的持续刺激作用防治疾病的方法。此法具有操作简便、作用持久、适应证广等特点。

二、操作方法

1. 埋线用品 包括皮肤消毒用品、洞巾、注射器、止血钳、镊子、各种可吸收性外科缝线（羊肠线）、套管针（是内有针芯的管型埋线针具）或埋线针、皮肤缝合针、2%利多卡因、手术剪刀、无菌纱布及敷料等。

2. 埋线方法 包括套管针埋线法、埋线针埋线法、医用缝合针埋线法。

3. 选穴 一般根据针灸治疗的处方原则辨证选穴，取穴宜少而精，每次埋线1～3穴为宜，多取背、腰及腹等肌肉比较丰厚部位的穴位。在同一穴位做多次治疗时应偏离前次治疗部位。

4. 术后反应及处理

（1）正常反应：无菌性炎症反应，一般无须处理。埋线处若渗液较多，可用75%酒精棉球擦拭，覆盖无菌纱布。少数患者可于埋线后4～24小时内体温轻度上升（38℃左右），但无感染征象，一般无须处理。

（2）异常反应：

感染	一般在治疗后3～4天出现埋线局部红肿、疼痛加剧，可伴发热，应予局部热敷或抗感染处理
过敏	局部红肿、瘙痒、发热，甚至出现脂肪液化、外科缝线溢出等反应，应予抗过敏处理
损伤神经	出现神经所支配的肌肉群瘫痪或感觉异常，应抽出外科缝线，并适当处理

三、适用范围

主要用于慢性病证，如哮喘、萎缩性胃炎、腹泻、便秘、面神经麻痹、腰腿痛、颈椎病、单纯性肥胖症、眩晕、癫痫、阳痿、月经不调、小儿遗尿、神经性皮炎、视神经萎缩等。

四、注意事项

操作过程中应保持无菌操作，埋线后创面应保持干燥、清洁，防止感染。埋线宜埋在皮下组织与肌肉之间，避免伤及内脏、大血管和神经干，不应埋入关节腔内。埋线后线头不可暴露在皮肤外面。肺结核活动期、骨结核、严重心脏病或妊娠期等均不宜使用本法。尽量用一次性外科缝线，埋线后定期随访。

第十一单元 火针法

重点提示 火针法的操作方法（★★）。

一、概述

将特制针具的针身用火烧红后，迅速刺入一定部位，给身体局部以灼热性刺激，以治疗疾病的方法，称为火针法。本法具有温经散寒、活血化瘀、软坚散结、祛腐生肌等作用。火针法古称“焠刺”。火针古称“燔针”，常用单头火针、平头火针、三头火针、三棱火针等。

二、操作方法

1. 烧针　一手持点燃的酒精灯，另一手持针烧灼。烧针时应靠近施治部位，一般先烧针身，后烧针尖。

针刺较深	需烧至白亮
针刺较浅	可烧至通红
仅使针身在表皮部位轻而稍慢地烙熨	烧至微红即可

2. 针刺方法　烧针完毕后，垂直点刺已消毒的腧穴，疾进疾退，也可刺入后留针5～15分钟再出针。出针后用无菌干棉球按压针孔。根据治疗需要，刺法分为点刺法、密刺法、散刺法、围刺法、刺络法。

3. 针刺深度　一般四肢、腰腹部可刺5～12mm深；胸背部可刺1.5～5mm深；痣、疣的针刺深度应以达其基底的深度为宜。

三、适用范围

主要用于痹证、网球肘、颈椎病、漏肩风、肉刺、腱鞘囊肿、慢性结肠炎、癫痫、阳痿、淋证、痛经、痈疽、痔疮、瘰疬、蛇串疮、浸淫疮、腋臭、丹毒、牛皮癣、象皮腿、静脉曲张、历节风、疣、瘊和痣等。

四、注意事项

糖尿病患者、瘢痕体质或过敏体质者慎用。大失血、凝血机制障碍的患者，以及不明原因的肿块部位禁用。

第七章　推拿手法

重点提示　推拿科常用的成人手法操作、治疗应用（★★★）。推拿科常用的小儿手法操作（★★）。

一、概述

一般凡具有松解和温通作用的手法，要求做到“持久、有力、均匀、柔和、深透”的基本技术要求；凡具有整复作用的手法，要求做到“稳、准、巧、快”的技术要求。《医宗金鉴·正骨心法要旨》曰：“一旦临证，机触于外，巧生于内，手随心转，法从手出。”

二、推拿科常用的成人手法

手法	含义	作用	说明
一指禅推法	以拇指着力，通过前臂的主动摆动，带动腕部的往返摆动，使所产生的力通过拇指持续地作用于治疗部位	健脾和胃、宽胸理气、镇静安神、舒筋通络等	①包括一指禅指端推法、一指禅螺纹面推法、一指禅偏锋推法、跪推法。②治疗胃脘痛、冠心病、头痛、面瘫、颈椎病、关节炎等病证。适用于全身各部穴位
㨰法	以手背部小指侧着力，通过前臂的旋转和腕关节的屈伸运动，使着力部在治疗部位上持续不断地来回滚动	缓解肌肉痉挛、消除疲劳等	多用于治疗腰肌劳损、腰椎间盘突出症、颈椎病、肩周炎、半身不遂等病证。主要适用于颈、肩、腰、背及四肢肌肉丰厚处
擦法	用指、掌贴附于体表施术部位，做较快速的往返直线运动，使之摩擦生热	温经散寒	①包括掌擦法、大鱼际擦法、小鱼际擦法。②治疗寒性疾病。作用于胸腹部能宽胸理气，止咳平喘，健脾和胃，治疗咳嗽、胸闷气喘、胃脘痛等病证
推法	以指、掌、肘着力于治疗部位上，做单方向直线推动	通经活血、化瘀消肿、祛风散寒、通便消积	①包括指推法（拇指端推法、拇指平推法、三指推法）、掌推法、肘推法。②治疗腰腿痛、风湿痹痛、感觉迟钝、头痛失眠、腹胀便秘等病证
拿法	以拇指和其余手指相对用力，提捏或揉捏肌肤	舒筋活血、缓解肌肉痉挛、通调气血、发汗解表、开窍醒脑等	①治疗颈椎病、肩周炎、恶寒头痛等病证。②适用于颈、肩及四肢部，也是保健时常用手法
按法	以指或掌着力于体表，逐渐用力下压	放松肌肉、开通闭塞、活血止痛等	①治疗腰痛、颈椎病、肩周炎、肢体酸痛麻木、偏瘫、头痛、胃脘痛等病证。②指按法适用于全身各部，尤以经络、穴位常用；掌按法适用于背腰部、下肢后侧及胸部等面积较大而又较平坦的部位
摩法	用指或掌在受术者体表做环形而有节律的轻抚摩动	和中理气、消积导滞、温肾壮阳、行气活血、散瘀消肿等	①常用于治疗脘腹疼痛、食积胀满、泄泻、便秘、遗精、阳痿、外伤肿痛等病证。也常用于保健推拿。②指摩法适用于颈项、面部、四肢等部位；掌摩法多适用于腹部
揉法	以手掌大鱼际或掌根、手指螺纹面等部位着力，吸定于体表治疗部位上，带动皮肤、皮下组织一起，做轻柔和缓的环旋动作	宽胸理气、消积导滞、活血祛瘀、消肿止痛等	①包括指揉法、掌揉法、鱼际揉法、掌根揉法、前臂揉法、肘揉法。②治疗脘腹痛、胸闷胁痛、腹泻、便秘、背腰痛、外伤所致红肿疼痛等多种病证
摇法	使关节做被动的环转运动	可增加关节活动范围	治疗因病导致的关节受限
搓法	以双手夹持肢体或以单手、双手着力于治疗部位，做快速的交替或往返运动	舒筋通络、调和气血、疏肝理气	①治疗肢体酸痛、筋脉不利及胸胁胀痛满闷等病证。②夹搓法适用于上肢、下肢及胸胁两侧等部位，推搓法适用于背腰部及下肢后侧
抹法	用拇指螺纹面或掌面在治疗部位做上下或左右直线或曲线的移动	镇静安神、提神醒脑，颜面部保健、美容	①治疗头痛、失眠、眩晕、眼周疾病。②指抹法多用于面部、项部；掌抹法一般多用于背腰部

续表

手法	含义	作用	说明
捏法	用拇指和其他手指在治疗部位做相对性挤压	疏通经络、行气活血、缓解肌肉痉挛等	治疗头痛、中风偏瘫、颈椎病、四肢酸痛等病证。适用于颈部、肩部、四肢、背部等
捻法	用拇指、示指夹住治疗部位，进行往返有节律搓揉的手法	疏通皮部、理筋通络	治疗指间关节扭挫伤、类风湿关节炎、腱鞘炎等病证。适用于指、趾和耳部
点法	术者以指端或关节突起部或器械点按治疗部位	通经活络、调理气机	①多用于止痛、急救、调理脏腑功能。②拇指端点法与屈指点法适用于面部、四肢、胸腹部、背部。肘点法主要适用于腰、臀部及下肢后侧。点穴棒点法适用于全身各部
拍法	用虚掌拍打体表	疏通经络、宣通气血、振奋阳气	用于颈椎病、肩周炎、腰椎间盘突出症、月经不调、痛经等病证，适用于肩背部、脊柱及两下肢后侧
击法	用掌根、小鱼际、指尖、拳背或桑枝棒等器具击打治疗部位	舒筋通络、行气活血、开窍醒脑、缓解肌肉痉挛、消除肌肉疲劳等	①包括掌根击法、侧击法、指尖击法、拳击法、棒击法。②治疗颈腰椎疾患引起的肢体酸痛麻木、风湿痹痛、疲劳酸痛等病证
拨法	以拇指、手掌或肘深按于治疗部位，进行单向或往返的移动	缓解肌肉痉挛、松解粘连等	①包括拇指拨法、掌指拨法、肘拨法。②治疗颈椎病、肩周炎、腰背筋膜炎、梨状肌损伤综合征等病证
抖法	用双手或单手握住患肢远端，做连续抖动	疏经通络、滑利关节、松解粘连等	①分为上肢抖法、下肢抖法、腰抖法。②治疗肩周炎、颈椎病、髋部伤筋、腰椎间盘突出症等病证，为辅助治疗手段
振法	以掌或指在体表治疗部位静止性用力，产生快速而强烈振动的手法	镇静安神、健脾和胃、宽胸理气、调经活血等	①分为掌振法与指振法。②治疗头痛失眠、脘腹疼痛、咳嗽气喘、月经不调等病证
扳法	扳动关节使其做被动的旋转或屈伸、收展等	滑利关节、整复错位、松解粘连、缓解肌肉痉挛	①分为颈部扳法、胸背部扳法、腰部扳法、肩关节扳法、肘关节扳法。②治疗颈椎病、腰椎间盘突出症、脊柱小关节紊乱、肩周炎、四肢关节外伤后功能障碍等病证
拔伸法	固定关节或肢体的一端，沿纵轴方向牵拉另一端，应用对抗的力量，使关节得到伸展	舒筋通络、整复错位和滑利关节	①分为颈椎拔伸法、腰椎拔伸法、肩关节拔伸法、腕关节拔伸法、指间关节拔伸法、膝关节拔伸法、踝关节拔伸法。②治疗软组织损伤性疾病

三、推拿科常用的小儿手法

小儿推拿手法常包括两大类：①基本手法。②复式操作法。小儿推拿八种基本手法为“按、摩、掐、揉、推、运、搓、摇”，其基本技术要求特别强调“轻快柔和，平稳着实，补泻有度”。

1. 常用基本手法

手法	含义	应用
按法	以拇指或掌根在一定的穴位或部位上，逐渐用力向下按压，按而留之或一压一放地持续进行	指按法用于全身各部的经络和穴位；掌按法用于面积大而又较平坦的部位，如胸腹部、腰背部等

续表

手法	含义	应用
摩法	以示指、中指、无名指、小指四指指面或掌面着力，附着在体表一定的部位或穴位上，做环形而有节律的移动摩擦	指摩法和掌摩法主要适用于头面部及胸腹部
掐法	又称“切法”“爪法”，是用拇指指甲重刺穴位	用于头面部和手足部的穴位，掐后常继用揉法
揉法	以手指的螺纹面或指端、手掌大鱼际、掌根等部位着力，吸定于一定的施术部位或穴位上，做轻柔缓和的顺时针或逆时针方向的旋转揉动	指揉法适用于全身各部位或穴位；鱼际揉法适用于头面部、胸腹部、胁肋部、四肢部；掌根揉法适用于腰背部、腹部及四肢部
推法	以拇指或示指、中指的螺纹面着力，附着在体表一定的部位或穴位上，做单方向的直线或环旋移动	①直推法，用于小儿推拿特定穴中的线状穴位和五经穴，多用于上肢部、脊柱部。②旋推法，用于手部五经穴。③分推法，用于头面部、胸腹部、腕掌部及肩胛部等。④合推法，用于腕掌部大横纹
运法	以拇指或中指的螺纹面在一定穴位上做环形或弧形推动	适用于弧线形穴位或圆弧形穴位
搓法	用双手掌面夹住一定的治疗部位，相对用力做快速搓动，并同时上下往返移动	适用于腰背、胁肋及四肢部。一般常作为推拿治疗的结束手法
摇法	医者一手托握住患儿需摇动关节的近端肢体，另一手握住患儿需摇动关节的远端肢体，做和缓的顺时针或逆时针方向的环形旋转运动	适用于肩、肘、腕关节及膝关节等
捏法	以单手或双手的拇指与示指、中指两指或拇指与四指的指面做对称性着力，夹持住患儿的肌肤，相对用力挤压并一紧一松逐渐移动	用于脊背部之督脉、膀胱经
拿法	用拇指螺纹面和示、中两指指面，相对用力，提拿一定部位和穴位，进行一紧一松的拿捏	拿法刺激较强，常配合其他手法使用于颈项、肩部和四肢等部位
擦法	用示、中、无名指指面、手掌、鱼际等部位紧贴体表一定的部位，做直线来回摩擦，使局部产生热量的手法	常用于胸腹部、两胁部、背腰部及四肢部操作
捣法	用中指指端或示指、中指屈曲的指间关节，有节奏地叩击穴位	常用于点状穴位，如小天心穴等

2. 小儿推拿复式操作法

手法	操作	作用	应用
黄蜂入洞	用示、中两指指端在患儿两鼻孔下缘揉动	发汗解表，宣肺通窍	治疗外感风寒、鼻塞流涕、呼吸不畅、急慢性鼻炎等病证。尤其对婴儿期风寒表实证有显著疗效
运水入土	用拇指螺纹面沿手掌边缘在患儿小指根和拇指根间进行运法操作	健脾助运，润燥通便	用于久病、虚证。治疗脾虚食欲不振、便秘、腹胀、厌食、疳积等病证
运土入水	用拇指螺纹面沿手掌边缘在患儿拇指根和小指根间进行运法操作	清脾胃湿热，利尿止泻	用于新病、实证。治疗小便赤涩、小腹胀满、泄泻、痢疾等病证
水底捞月	用拇指螺纹面沿着手掌边缘在患儿小指根和掌心内劳宫之间进行运法操作	清心泻火，退热除烦	治疗一切高热神昏、烦躁不安、口渴、便秘等实热病证。凡虚热证、寒证勿用

针灸推拿康复学

续表

手法	操作	作用	应用
打马过天河	用示、中两指螺纹面沿患儿前臂内侧面进行弹打操作	清实热，通经络，行气血	主治高热神昏、一切实热病证。虚热者不宜用本穴
开璇玑	先从璇玑穴处，沿胸肋自上而下向左右两旁分推，再从鸠尾穴向下直推至脐部，然后由脐部向左右推摩，最后由脐中推至小腹	开通上焦，宣通中焦	主治胸闷气促、气息喘急、咳痰不畅、食积腹痛、积滞胀满、呕吐腹泻及发热不退等实热症
按弦走搓摩	用两手掌面着力，轻贴在患儿两侧胁肋部，对称性地搓摩，并自上而下搓摩至天枢处	理气化痰，除胸闷，开积聚	主治胸闷、气促、咳嗽、积滞等症
揉脐及龟尾并擦七节骨	具体操作如名	止泻止痢，升举阳气	主治腹泻、痢疾、脱肛等病证。推上七节骨为补，能温阳止泻；推下七节骨为泻，能泄热通便

第八章　康复治疗技术

重点提示　运动治疗、物理因子治疗的常用方法、作业治疗、心理疗法、中医康复治疗技术（★★★）。

一、物理治疗

1. 运动治疗

关节活动技术	包括主动运动、主动助力运动和被动运动
关节松动技术	澳大利亚 Maitland 关节松动技术 4 级分法比较完善，应用较广
软组织牵伸技术	软组织挛缩、粘连或瘢痕形成引起肌肉、结缔组织和皮肤短缩、关节活动范围降低均可采用
肌力训练	当肌力为 1 级或 2 级时，可进行徒手助力肌力训练；当肌力达 3 级或以上时，可进行主动抗重力或抗阻力肌力训练
牵引技术	有助于复位、固定、减轻神经根压迫、纠正关节畸形
神经发育疗法	主要用于脑损伤后运动障碍的康复治疗
运动再学习疗法	将中枢神经系统损伤后运动功能的恢复训练视为一种再学习或再训练的过程
强制性使用运动治疗	其基本概念是在生活环境中限制脑损伤患者使用健侧上肢，强制性反复使用患侧上肢
悬吊治疗技术	常用于脑卒中、脑瘫、腰腿痛、颈源性头痛、成人特发性脊柱侧弯等的康复治疗

2. 物理因子治疗

电疗法	可分为直流电、低频电疗法（0～1000Hz）、中频电疗法（1000～100000Hz）和高频电疗法（大于 100000Hz）
光疗法	包括红外线疗法、紫外线疗法和激光疗法
超声波疗法	超声波是每秒振动频率高于 20000Hz 的机械振动波。可镇痛、解痉，促进水肿消散，促进骨痂生长愈合，松解粘连，软化瘢痕，增强胃肠分泌功能和蠕动功能，改善心肌供血等

续表

传导热疗法	可促进皮肤血液循环、皮肤伤口愈合，改善皮肤功能，缓解肌肉痉挛；引起心率增加、心肌收缩力增强、血压上升，神经系统兴奋性提高，但长时间则起抑制作用
冷疗法与冷冻疗法	可减轻疼痛、缓解肌肉痉挛；使组织代谢率、耗氧量降低，利于急性炎症、水肿的控制
水疗法	作用包括水温作用、机械作用和化学作用
压力疗法	促进组织间液向静脉和淋巴管回流，减轻或限制组织肿胀；保温、隔热，提高组织温度；限制组织增生、变形，改善外形等
磁疗法	可镇痛、镇静、消炎、消肿、降压、软化瘢痕、松解粘连、促进骨痂生长等；还可使良性肿瘤缩小或消失
生物反馈疗法	可训练患者控制自身不随意的功能

二、作业治疗

日常生活活动训练	①基本日常生活活动训练（BADL训练），包括床上活动、转移、更衣、进食、个人卫生训练。②工具性日常生活活动训练（IADL训练），如家务训练、外出交流等
职业康复	包括工作能力强化训练，技能培训
环境改造	由康复医师和作业治疗师根据治疗目标和需要及设备技术的条件进行选择，对环境适当调整，使环境能够适应残疾人的生活、学习和工作的需要

三、言语治疗

失语症治疗	改善语言功能（Schuell刺激法、阻断去除法、旋律语调治疗法）；改善日常生活交流能力（交流效果促进法、代偿手段训练）
构音障碍治疗	训练方法主要有颈部放松、呼吸、口部运动、构音运动、构音语音、克服鼻音化、韵律、言语改良、代偿手段等

四、吞咽障碍治疗技术

间接训练	常用方法包括口部运动治疗、冷刺激、呼吸训练、构音训练、咳嗽训练、声门上吞咽训练、促进吞咽反射训练和中医治疗方法
直接训练	主要包括饮食器具的选用、进食体位、食团入口位置、食团性质（大小、结构、温度和味道等）和进食环境等
代偿训练	可用改变食物通过的渠道使吞咽变得安全，如鼻饲饮食、胃肠造瘘技术等
其他治疗	应用药物、手术等

五、心理疗法

康复心理治疗的常用方法包括支持性心理治疗、行为疗法、社会技能训练、生物反馈疗法。

六、康复工程

康复工程技术是指借助康复辅助器的帮助，来改善患者的活动和参与日常生活活动的能力。广泛应用的康复辅助器具，主要包括矫形器、假肢、助行器（包括拐杖、步行器等）、轮椅、自助器具等。

七、中医康复治疗技术

针刺疗法	可疏通经络、扶正祛邪、调和阴阳，适应证广、操作方便、疗效明显、经济安全等
艾灸疗法	可缓解和消除平滑肌痉挛，促进炎症、粘连、渗出物、血肿等消散吸收；镇静止痛；温通气血、扶正祛邪
推拿疗法	疏通经络，行气活血；理筋整复，滑利关节；调整脏腑功能，增强抗病能力等
拔罐疗法	作用原理包括负压作用、温热作用、调节作用等
刮痧疗法	可调整阴阳、疏通经络、活血止痛。主要分为刮痧法、撮痧法和拍痧法，临床应用于内外妇儿各科病证
中药热敷疗法	可温经通络、镇痛消肿、祛湿散寒、调整脏腑阴阳
情志疗法	可改善异常情志反应、消除致病精神因素；包括情志相胜法、说理开导法、移精变气法、娱乐疗法等
饮食疗法	基本原理是“药食同源”，治疗原则主要有平衡阴阳、协调整体，协调脏腑、注重脾肾，辨证辨病、相互结合，三因制宜
传统运动疗法	调养患者的精、气、神，促使其身心康复。以太极拳、五禽戏、八段锦和易筋经为主

第九章　影像学诊断

重点提示　各系统常见疾病的典型影像学表现（★）。

一、常见呼吸系统疾病

1. 慢性肺源性心脏病

X线征象	除原发病表现及肺气肿征象外，右下肺动脉干增宽≥15mm是诊断主要依据，还有肺动脉段突出、右心室肥大表现
心电图	主要为右心室肥大改变，如电轴右偏、额面平均电轴≥+90°、重度顺钟向转位、$RV_1+SV_5≥1.05mV$ 及肺型P波。也可见右束支传导阻滞及肢体导联低电压
超声心动图	显示右心室内径≥20mm，右心室流出道≥30mm，右心室流出道与左心房内径比值>1.4，肺动脉内径≥18mm，右心室前壁厚度≥5mm或搏动幅度增强和左右心室内径比值<2

2. 肺炎、特发性间质性肺炎

常见疾病	X线征象
肺炎链球菌肺炎	肺叶或肺段实变影，无空洞
金黄色葡萄球菌肺炎	肺叶或肺段实变，易早期形成空洞，脓胸，病灶易变性
肺炎克雷伯菌肺炎	肺叶或肺段实变，蜂窝状脓肿，叶间隙下坠
病毒性肺炎	肺纹理增多，磨玻璃状阴影小片状浸润或广泛浸润实变
特发性间质性肺炎	双下肺和胸膜下分布为主的网状改变或伴蜂窝肺，可伴有少量磨玻璃样阴影

3. 肺结核

常见病灶	X线征象
渗出性病灶	云雾状或片絮状，密度较淡，边缘模糊

续表

常见病灶	X线征象
干酪性病灶	密度较高，浓淡不一，边缘清晰
空洞病灶	环形边界的透光区
纤维化、钙化、硬结病灶	斑点、条索、结节状，密度较高，边缘清晰

4. 肺癌

病名		X线征象
原发性支气管肺癌	中央型肺癌	可出现肺门阴影，表现为靠近肺门的类圆形或不规则团块，可有毛刺或分叶
	周围型肺癌	最常见的是肺野周围孤立性圆形或椭圆形影。块影轮廓不规则，可呈分叶状，常有毛刺。可见厚壁偏心性空洞，内壁凹凸不平
	弥漫型肺癌	常表现为两肺广泛分布的细小结节，不规则支气管充气征
继发性肺癌		常表现为两肺多发结节或棉球样阴影，密度多均匀，大小不一，轮廓清楚，以两肺中下野外带较多

5. 支气管扩张症

X线征象	囊状支气管扩张可表现为典型的囊腔，其内可见气液平面。特征性的支气管扩张、气道壁增厚在X线上可显示为“双轨征”或“环形阴影”
CT征象	主要表现为支气管囊状或柱状改变，气道壁增厚、黏液阻塞、树枝发芽征及马赛克征。扫描层面与扩张支气管平行时，呈“双轨征”或“串珠状”；垂直时，呈环形透亮影，与伴行的肺动脉形成“印戒征”

二、常见循环系统疾病

慢性心脏瓣膜病

常见疾病	X线征象
二尖瓣狭窄	左心房增大，肺动脉干突出；右心室增大与左心房增大，呈双房影；右心室增大、主动脉结缩小、肺淤血等征象
二尖瓣关闭不全	出现左心房、左心室增大征象；左心室衰竭时可见肺淤血和间质性肺水肿征
主动脉瓣关闭不全	左心室增大，心影呈靴形，主动脉弓凸出，有明显搏动
主动脉瓣狭窄	心影正常或左心室轻度增大，左心房可轻度增大，升主动脉根部常见狭窄后扩张，可见主动脉瓣钙化，晚期可有肺淤血征象

三、常见消化系统疾病

1. 胃、十二指肠疾病

常见疾病	上消化道造影X线征象
胃溃疡	直接征象：龛影，多见于小弯，其切线位突出于胃轮廓外，呈火山口状，边缘光滑整齐，底部较平整。龛影口部常有一圈黏膜水肿造成的透明带
十二指肠溃疡	直接征象：显示龛影；但更常见的是球部溃疡本身不显示，只表现为球部的变形，主要是由于痉挛、瘢痕收缩、黏膜水肿所致。其他还包括激惹征，幽门痉挛、开放延迟等

续表

常见疾病	上消化道造影X线征象
胃癌（进展期）	①不规则的充盈缺损，多见于蕈伞型癌。②胃腔狭窄、胃壁僵硬，主要由浸润型癌引起；如累及胃大部或全部，则形成“皮革胃”。③龛影，多见于溃疡型癌，龛影周围绕以宽窄不等的透明带，称为环堤，环堤上见“指压痕”“裂隙征”。④黏膜皱襞破坏、消失或中断。⑤癌瘤区蠕动消失

2. 肝脏疾病

常见疾病	影像诊断
肝硬化	食管吞钡X线检查显示虫蚀样或蚯蚓状充盈缺损以及纵行黏膜皱襞增宽；胃底静脉曲张时，吞钡检查可见菊花样充盈缺损
原发性肝癌	CT、MRI及肝动脉造影对肝癌定位和定性诊断均有重要的临床价值

3. 胰腺疾病

常见疾病	CT征象
急性胰腺炎	中度重症患者：胰腺非特异性增大和增厚，胰周围边缘不规则。重症患者：胰周围区消失，网膜囊和网膜脂肪变性，密度增加，胸腹膜腔积液
胰腺癌	增强扫描时多呈低密度肿块，可见胰腺弥漫或局限性肿大、胰周脂肪消失、胰管扩张或狭窄，可见大血管受压、淋巴结或肝内转移等征象

4. 肠梗阻与结肠癌

疾病名称		X线征象
肠梗阻	单纯性小肠梗阻	梗阻近端肠曲胀气扩张，肠内有高低不等、长短不一的阶梯状气液面；肠壁与肠黏膜皱襞除非病程较长时，一般无明显增厚，梗阻端远侧无气体或有少许气体
	麻痹性肠梗阻	大小肠均呈普遍性扩张和积气，可有液面形成；有时胃也扩张；其中大肠扩张显著，通常以全部大肠充气为诊断本病的重要依据。也可见到液平面，但一般少于机械性肠梗阻
结肠癌		①肠腔内不规则肿块。②管腔狭窄，狭窄较局限，可偏于一侧或呈向心性狭窄。③较大的龛影，形状不规则，其周围常有充盈缺损和管腔狭窄。④病变段肠壁僵硬，结肠袋消失

四、常见泌尿系统疾病

常见疾病	X线征象	CT征象
肾结石	腹部X线平片，结石位于肾影内，表现为圆形、卵圆形、桑葚状或鹿角状高密度影，侧位片结石与脊柱影重叠	肾盏和肾盂内的高密度结石影
输尿管结石	腹部X线平片结石表现为输尿管走行区内致密影	X线征象+结石上方肾盂、肾盏和输尿管扩张积水

五、常见运动系统疾病

常见疾病	X线征象	CT征象
长骨骨折	锐利而透明的骨折线。骨皮质断裂显示清楚整齐，骨松质断裂可仅表现为骨小梁中断、扭曲、错位。嵌入性或压缩性骨折骨小梁紊乱，甚至密度增高	CT不作为骨折常规检查方法

续表

常见疾病	X 线征象	CT 征象
脊柱骨折	①单纯压缩骨折：表现为椎体压缩呈楔形，前缘变短，无骨折线，呈横行不规则带状致密带。②爆裂骨折，椎体和附件的骨折片向各个方向移位，椎体压缩变扁。③骨折并脱位	清楚显示脊椎骨折、骨折类型、骨折片移位程度、椎管变形和狭窄，以及椎管内骨碎片或椎管内血肿
椎间盘突出	不能直接显示椎间盘结构，不能做出诊断	①椎间盘变性：CT 不易显示。②椎间盘膨出：椎间盘的边缘均匀地超出相邻椎体终板的边缘。③椎间盘突出：直接征象是突出于椎体后缘的局限性弧形软组织密度影

六、常见神经系统疾病

1. 脑梗死

疾病名称	CT 征象
动脉粥样硬化性脑梗死	常在起病 24 小时后颅脑 CT 逐渐可见与闭塞血管一致的低密度灶，并能显示周围水肿的程度，有无合并出血等
心源性脑栓塞	发病 24～48 小时后颅脑 CT 示脑内可有低密度区，部分在低密度区域中间有高密度影（出血性梗死）
腔隙性脑梗死	可在大脑半球深部、基底节区、丘脑、脑桥发现单个或多个圆形、椭圆形低密度灶，边界清楚

2. 脑外伤

常见疾病	CT 征象
脑挫裂伤	低密度脑水肿区出现多发、散在的点状高密度出血灶，明显的占位效应；也可表现为广泛性脑水肿或脑内血肿
颅内血肿	高密度灶，血肿的形状与密度因血肿的期龄和部位而不同。急性脑内血肿呈边界清楚的类圆形高密度灶
硬膜外血肿	为颅骨内板下梭形或双凸透镜状高密度区，边缘光滑、锐利，密度均匀，血肿范围局限，一般不跨越颅缝
硬膜下血肿	①急性期，见颅板下新月形或半月形高密度影；常伴有脑挫裂伤或脑内血肿；脑水肿占位效应明显。②亚急性或慢性血肿，呈稍高、等、低或混杂密度灶

3. 脑出血与蛛网膜下腔出血

疾病名称	CT 征象
脑出血	可显示血肿的部位和形态以及是否破入脑室。血肿灶为高密度影，边界清楚，血肿被吸收后显示为低密度影。对进展型脑出血病例进行动态观察，可显示血肿大小变化、血肿周围的低密度水肿带、脑组织移位和梗阻性脑积水，对脑出血的治疗有指导意义
蛛网膜下腔出血	基底池、侧裂池、脑沟内较为广泛的高密度影

第十章　内科病证

第一单元　中风

重点提示　中风的诊断、鉴别诊断；针灸疗法、推拿疗法（★★★）。

一、概述

中风又称脑卒中，是以突然昏倒、不省人事，伴口角歪斜、语言不利、半身不遂，或不经昏仆，仅以口歪、半身不遂为主症的病证。中风多属于西医学的急性脑血管病，包括出血性脑血管病（脑出血和蛛网膜下腔出血）和缺血性脑血管病（脑血栓形成、脑栓塞）。

二、诊断

1. 常有年老体衰，劳倦内伤，嗜好烟酒，膏粱厚味等因素。每因恼怒、劳累、酗酒、感寒等诱发。

2. 发病急骤，有渐进发展过程。病前多有头晕头痛，肢体麻木等先兆。以半身不遂，口舌歪斜，舌强言謇，偏身麻木，甚则神志恍惚、迷蒙、神昏、昏愦为主症。

3. 做血压、神经系统、脑脊液及血常规、眼底等检查。有条件做 CT、MRI 检查，可有异常表现。急性发病时首选头 CT 平扫以鉴别出血性卒中和缺血性卒中。MRI 在识别急性小梗死灶及后循环缺血方面明显优于 CT 平扫。

4. 发病轻重不同，故有中脏腑（闭证、脱证）和中经络的不同。

三、鉴别诊断

病名	鉴别要点
痫证	以发作性神昏、肢体抽搐为主，神昏时四肢抽搐；口吐涎沫或发出异样叫声、醒后一如常人
厥证	以突然神昏、面色苍白、四肢厥冷、移时苏醒为主，醒后无半身不遂等症
口僻	以口眼歪斜为主症，主要表现为病侧额纹消失、闭目不能、鼻唇沟变浅、口角下垂，发病前可有同侧耳后疼痛，但不伴半身不遂、偏身麻木等症
痿病	以肢体痿软无力、肌肉萎缩为主，多发病缓慢，渐进加重；少数患者亦可急性起病，但多表现为双侧肢体无力

四、针灸疗法

1. 中经络

治法	调神导气，疏通经络
主穴	水沟、内关、三阴交、极泉、尺泽、委中
配穴	肝阳暴亢＋太冲、太溪；风痰阻络＋丰隆、风池；痰热腑实＋曲池、内庭、丰隆；气虚血瘀＋足三里、气海；阴虚风动＋太溪、风池。口角歪斜＋颊车、地仓；上肢不遂＋肩髃、手三里、合谷；下肢不遂＋环跳、阳陵泉、阴陵泉、风市、足三里、解溪；头晕＋风池、完骨、天柱；足内翻＋丘墟透照海；便秘＋天枢、丰隆、支沟；复视＋风池、天柱、睛明、球后；尿失禁、尿潴留＋中极、曲骨、关元

2. 中脏腑

治法	醒脑开窍，启闭固脱
主穴	水沟、百会、内关
配穴	闭证 + 十二井穴、合谷、太冲；脱证 + 关元、气海、神阙等

五、推拿疗法

1. 治法　平肝息风，行气活血，舒筋通络，滑利关节。

2. 取穴及部位　大椎、肩井、臂臑、曲池、手三里、合谷、居髎、环跳、殷门、承扶、委中、承山、昆仑、血海、足三里、阳陵泉、风市、梁丘、肾俞、大肠俞、命门等穴位。

3. 手法　常选用一指禅推、𢶏、按、揉、拿、摇、捻法，一般需要配合患肢关节的被动运动。

六、康复疗法

1. 康复评定

（1）中医辨证：中风急性期分为中经络和中脏腑，病情稳定后进入恢复期，可辨证分为肝阳上亢证、风痰阻络证、痰热腑实证、气虚血瘀证、阴虚风动证。

（2）现代康复评定：中风的现代康复评定主要包括运动功能、日常生活活动评定，以及心理、职业评定，老年患者还要注意心肺功能的评定，为制定合适的康复处方提供依据。

2. 康复原则　中风患者在生命体征平稳后即可进行早期康复。康复的最佳时期是发病3个月内。脑血管病的中医康复技术包括针灸、推拿、中药和传统运动疗法等，与现代康复技术联合应用，可提高康复疗效。

3. 康复目标

分期	脑血管病发病后	康复目标
软瘫期	1～2 周	促进患侧肢体肌张力的恢复和主动运动出现，防止并发症的出现，为下一步的康复奠定良好的基础
痉挛期	3～4 周	抑制异常增高的肌张力，避免异常运动模式的强化，促进分离运动出现，提高患肢主动运动能力和日常生活活动能力
恢复初期	4～12 周	加强患者协调性和选择性随意运动
恢复中期	4～6 个月	抑制痉挛，改善运动控制能力，促进精细运动，提高运动速度和实用步行能力，提高生活自理能力
恢复后期	6 个月以后	回归家庭、回归社会

4. 康复治疗方法　包括现代康复治疗方法和中医治疗方法。

第二单元　痹证

重点提示　痹证的诊断、鉴别诊断、针灸疗法（★★★）。

一、概述

痹证是以肌肉、筋骨、关节酸痛、麻木、重着、屈伸不利或关节灼热、肿大为主症的一类病证。痹证常见于西医学的痛风、风湿性关节炎、类风湿关节炎、强直性脊柱炎、骨性关节炎等病。

二、诊断

1. 以四肢大关节走窜疼痛为主，伴重着、酸楚、麻木、关节屈伸不利。多有恶寒、发热等症。

2. 病前多有咽痛乳蛾史，或涉水淋雨、久居湿地史。

3. 部分患者可有低热，四肢环形红斑，或结节性红斑。常可心脏受累。

4. 血沉增快，抗链球菌溶血素 O 大于 500 单位。

三、鉴别诊断

鉴别要点	痹证	痿证
病因	风、寒、湿、热之邪侵袭肌腠经络而痹阻筋脉关节	邪热伤阴，导致脏腑精血亏虚，经脉肌肉失养
主要表现	以关节疼痛为主	以肢体痿弱无力、瘫软于床为主
活动障碍	因关节疼痛难忍而出现	肢体无力运动而致
日久表现	因疼痛痿废不用会转变成痿证	肢体萎缩变形之象

四、针灸疗法

1. 基本治疗

（1）治法：疏经活络，通痹止痛。

（2）主穴：

肩部	阿是穴、肩髃、肩髎、肩贞、臑俞	髀部	阿是穴、环跳、居髎、秩边、髀关
肘部	阿是穴、曲池、天井、尺泽、少海	膝部	阿是穴、血海、梁丘、膝眼、阳陵泉
腕部	阿是穴、阳池、外关、阳溪、腕骨	踝部	阿是穴、申脉、照海、昆仑、丘墟
脊背	阿是穴、大杼、身柱、腰阳关、夹脊		

（3）配穴：行痹配膈俞、血海；痛痹配肾俞、关元；着痹配阴陵泉、足三里；热痹配大椎；另可根据痹痛部位循经远端取穴。

2. 其他治疗

（1）皮肤针法：用皮肤针重叩脊背两侧和关节病痛部位，使出血少许并拔罐。

（2）穴位注射法：以上主穴每次取 2 ~ 3 穴。选用当归注射液或威灵仙注射液，每穴注入药液 0.5 ~ 1mL。

第三单元　痿证

重点提示　痿证的诊断、鉴别诊断、针灸疗法（★★★）。

一、概述

痿证是指以肢体筋脉弛缓、软弱无力，日久因不能随意运动而致肌肉萎缩的一类病证。临床以下肢痿弱多见，故又有“痿躄”之称。西医学中，痿证多见于运动神经元疾病、周围神经损伤、急性感染性多发性神经根炎、重症肌无力、进行性肌营养不良、外伤性截瘫等疾病。

二、诊断

1. 肢体经脉弛缓，软弱无力，活动不利，甚则肌肉萎缩，弛纵瘫痪。可伴有肢体麻木、疼痛，或拘急痉挛。严重者可见排尿障碍，呼吸困难，吞咽无力等。

2. 常有久居湿地、涉水淋雨史。或有药物史、家族史。

3. 可结合西医相关疾病做相应理化检查，如有条件应做 CT、MRI 等。

三、鉴别诊断

病名	鉴别要点
偏枯	亦称半身不遂，是中风症状，病见一侧上下肢偏废不用，常伴语言謇涩、口眼歪斜，久则患肢肌肉枯瘦，其瘫痪是由于中风而致
痹证	痹证后期，由于肢体关节疼痛，不能运动，肢体长期废用，亦有类似痿证之瘦削枯萎者。但痿证肢体关节一般不痛，痹证则均有疼痛，其病因病机、治法也不相同

四、针灸疗法

1. 基本治疗

治法	调和气血，濡养筋脉
主穴	上肢：肩髃、曲池、外关、合谷、颈夹脊、胸夹脊 下肢：髀关、足三里、阳陵泉、三阴交、腰夹脊
配穴	肺热津伤＋鱼际、尺泽；湿热浸淫＋阴陵泉、中极；脾胃虚弱＋脾俞、胃俞；肝肾亏虚＋肝俞、肾俞；脉络瘀阻＋膈俞、血海

2. 其他治疗　①灸法，取神阙、中脘、关元、气海、足三里。每次选 2～3 穴，重灸。②电针法。③穴位注射法。④皮肤针法。

第四单元　头痛

重点提示　头痛的诊断、鉴别诊断；针灸疗法、推拿疗法（★★★）。

一、概述

头痛是患者自觉头部疼痛的一类病证，又称“头风”，是临床上常见的病证。多种急慢性疾病均可出现头痛。西医学认为，头痛多见于高血压、偏头痛、丛集性头痛、紧张性头痛等，也可为脑炎、脑膜炎、感染性发热、急性脑血管疾病、脑外伤、脑肿瘤以及部分五官科等疾病的兼症。本节主要讨论外感和内伤杂病以头痛为主症者，若为某一疾病发生过程中的兼症，也可参照治疗。

二、诊断

1. 头痛的部位多在头部一侧额颞、前额、颠顶，或左或右辗转发作，或呈全头痛；性质多为跳痛、刺痛、胀痛、昏痛、隐痛，或头痛如裂等；每次发作可持续数分钟、数小时、数天，也有持续数周者。

2. 隐袭起病，逐渐加重或反复发作。

3. 应查血常规，测血压，必要时做腰穿、骨穿、脑电图。有条件时做经颅多普勒、头颅 CT、MRI 等检查，以明确头痛的病因，排除器质性疾病。

三、辨证要点

1. 主症　头部疼痛。

外感头痛	发病较急，痛无休止，外感表证明显
内伤头痛	反复发作，时轻时重，常伴头晕，遇劳或情志刺激而发作、加重

2. 辨经络

	又称	疼痛部位
阳明头痛	前额痛、正头痛	前额、眉棱、鼻根部
少阳头痛	侧头痛	头侧部，常为单侧
太阳头痛	后枕痛、后头痛	后枕部，常连及于项
厥阴头痛	颠顶痛、头顶痛	颠顶部，常连及目系

3. 辨兼证

肝阳头痛	头胀痛或抽痛、跳痛，目眩，心烦易怒，面赤口苦	舌红，苔黄，脉弦数
血虚头痛	头空痛，头晕，神疲乏力，面色无华，劳则加重	舌淡，脉细弱
痰浊头痛	头痛昏蒙，脘腹痞满，呕吐痰涎	苔白腻，脉滑
瘀血头痛	头痛迁延日久，或头部有外伤史，痛处固定不移，痛如锥刺	舌暗，脉细涩

四、鉴别诊断

1. 偏头痛　头痛部位多为一侧，常局限于额部、颞部及枕部，但也有部分是双侧，反复发作；开始常呈激烈的搏动性疼痛，后转为持续性钝痛，中或重度头痛常持续 4～72 小时；常伴有恶心（严重者可呕吐）及对声、光、气味过敏；有先兆症状的偏头痛可出现闪烁暗点、视野缺损、单盲或同侧偏盲。

2. 紧张性头痛　主要为两颞部，部分为枕部、头顶部及全头部的束带样、紧箍感，轻中度的持续性钝痛，还有胀痛、压迫痛及麻木感，患者常有疼痛围绕头颈部感觉；工作紧张、眼过度疲劳及姿势不正确常可引起，多见于中青年女性，心理因素可加重头痛症状。

3. 丛集性头痛　较少见的一侧眼眶周围发作性剧烈疼痛，持续 15 分钟到 3 小时，疼痛突然发作，无先兆，性质为剧烈的爆炸性、不变的疼痛；伴随流泪、结膜充血、鼻塞、流涕或流涎。

4. 血管性头痛　包括高血压，未破裂颅内动脉瘤或动、静脉畸形，慢性硬膜下血肿等均可出现类偏头痛症状，但无典型偏头痛发作过程，部分病例伴局限性神经功能缺失体征，颅脑 CT、MRI 及 DSA 检查可显示病变。

五、针灸疗法

1. 基本治疗

治法	调和气血，通络止痛
主穴	阳明头痛为头维、印堂、阳白、阿是穴、合谷、内庭 少阳头痛为太阳、丝竹空透率谷、风池、阿是穴、外关、侠溪 太阳头痛为天柱、后顶、风池、阿是穴、后溪、申脉 厥阴头痛为百会、四神聪、阿是穴、太冲、中冲
配穴	外感头痛＋风府、列缺；肝阳头痛＋行间、太溪；血虚头痛＋三阴交、足三里；痰浊头痛＋丰隆、中脘；瘀血头痛＋血海、膈俞

2. 其他治疗

（1）耳针法：取枕、额、脑、神门。毫针刺法，或埋针法、压丸法。对于顽固性头痛可在耳背静脉点刺出血。

（2）皮肤针法：取太阳、印堂及阿是穴。用皮肤针中、重度叩刺。适用于外感头痛及瘀血头痛。

（3）穴位注射法：取风池穴。选用1%盐酸利多卡因注射液或维生素 B_{12} 注射液，穴位常规注射。适用于顽固性头痛。

六、推拿疗法

1. 治法　疏经，通络，止痛。

2. 取穴及部位　印堂、神庭、鱼腰、攒竹、头维、太阳、百会、四神聪等穴位，头面部六阳经及督脉循行部位。风府、风池、新设、项根、肩井、大椎，项肩部太阳经、少阳经及督脉循行部位。

3. 手法　一指禅推、㨰、擦、摩、分推、平推、按揉、叩击、拿、抹、拨、扫散等法。操作时根据需要，患者可取坐位、仰卧位或俯卧位。

第五单元　眩晕

重点提示　眩晕的诊断、鉴别诊断；针灸疗法、推拿疗法（★★★）。

一、概述

眩是指眼花或眼前发黑，晕是指自身不稳感或外界环境的旋转、摆动感。二者常同时并见，故统称为眩晕。清代医家李用粹在《证治汇补·眩晕》指出："盖眩者，言视物皆黑。晕者，言视物皆转。二者兼有，方曰眩晕。"西医学认为，眩晕可见于心律失常、血压异常波动、椎－基底动脉供血不足、梅尼埃病、颈椎病、贫血以及神经衰弱等多种疾病。

二、诊断

1. 以头晕目眩、视物旋转为主要表现；轻者闭目即止，重者如坐车船，甚则仆倒。可伴恶心呕吐、眼球震颤、耳鸣耳聋、面色苍白、汗出等。

2. 慢性起病逐渐加重，或急性起病，或反复发作。

3. 检查血压、血红蛋白、红细胞计数及心电图、电测听、脑干诱发电位、眼震电图及颈椎 X 线片、经颅多普勒等有助于明确诊断，有条件者行 CT、MRI。应除外肿瘤、严重血液病等。

三、鉴别诊断

1. 中医疾病鉴别

（1）中风：以猝然昏仆，不省人事，失语，或不经昏仆，仅以口眼歪斜，半身不遂为特征；眩晕之仆倒无半身不遂、不省人事、口舌歪斜等表现。

（2）厥证：以突然昏仆，不省人事，或兼四肢厥冷为特征，发作后可在短时间内苏醒。严重者也可一厥不复而死亡。眩晕一般意识清楚。

2. 西医疾病鉴别

（1）系统性眩晕：前庭系统病变所致，是眩晕的主要病因。

鉴别要点	周围性眩晕	中枢性眩晕
病变部位	前庭感受器和内听道内前庭神经颅外段	前庭神经颅内段、前庭神经核及核上纤维、内侧纵束、大脑皮质及小脑前庭代表区
症状	眩晕突然发作、持续时间短，发作时伴恶心、呕吐、汗出、耳鸣等	眩晕持续存在，但症状较周围性轻，一般无恶心、呕吐、汗出、耳鸣等
与体位关系	多有关	无关
闭目缓解情况	不能缓解	可缓解
查体可见	与发作相关的水平性眼球震颤等	持续存在的垂直性眼球震颤等

（2）非系统性眩晕：由前庭系统以外的全身系统性疾病引起。如眼部疾病、高血压、脑动脉硬化症、贫血、冠心病等。一般无恶心、呕吐、汗出、耳鸣等症，也无典型的眼球震颤。

四、针灸疗法

1. 基本治疗

分型	实证	虚证
治法	平肝潜阳，和胃化痰	补益气血，益精填髓
主穴	百会、风池、太冲、内关、丰隆	百会、风池、肾俞、肝俞、足三里
配穴	肝阳上亢＋行间、率谷；痰湿中阻＋中脘、阴陵泉；瘀血阻窍＋膈俞、阿是穴	气血亏虚＋脾俞、气海；肾精不足＋悬钟、太溪

2. 其他治疗　三棱针法、耳针法和头针法。

五、推拿疗法

1. 治法　补虚泻实，调整阴阳。

2. 取穴及部位　印堂、攒竹、鱼腰、睛明、四白、百会、太阳穴，前额、头顶、眼眶、风府、风池、新设、肩井、大椎，项肩部太阳经、少阳经及督脉循行部位。

3. 手法　一指禅推、㨰、抹、推、按、揉、平推、拿、拨、扫散等法。

第六单元　面瘫

重点提示　面瘫的诊断、鉴别诊断；针灸疗法、推拿疗法（★★★）。

一、概述

面瘫是以口角向一侧歪斜，眼睑闭合不全为主症的病证，又称为“口眼歪斜”。本病相当于西医学中的特发性面神经麻痹，或称贝尔（Bell）麻痹。

二、诊断

急性起病，通常3天左右达到高峰；单侧周围性面瘫，伴或不伴耳后疼痛、舌前味觉减退、听觉过敏、泪液或唾液分泌异常：排除继发原因。诊断注意如下：

（1）详细的病史询问和仔细的体格检查是排除其他继发原因的主要方法。

（2）检查时特别注意确认临床症状出现的急缓。

（3）寻找是否存在神经系统其他部位病变表现（特别是脑桥小脑角区和脑干），如眩晕、复视、共济失调、锥体束征、听力下降、面部或肢体感觉减退；是否存在耳科疾病表现，如外耳道、腮腺、头面部、颊部皮肤有无疱疹、感染、外伤、溃疡、占位性病变等；注意有无头痛、发热、呕吐。

（4）注意询问既往史，如糖尿病、卒中、外伤、结缔组织病、面部或颅底肿瘤以及有无特殊感染病史或接触史。

三、鉴别诊断

吉兰－巴雷综合征	多为双侧周围性面瘫，伴对称性四肢迟缓性瘫和感觉障碍，脑脊液检查有特征性的蛋白－细胞分离
莱姆病	多为单侧或者双侧面神经麻痹，常伴发热、皮肤游走性红斑，常可累及其他颅神经
糖尿病性神经病变	常伴其他脑神经麻痹，以动眼、外展及面神经麻痹居多，可单独发生
继发性面神经麻痹	腮腺炎或腮腺肿瘤、颌后化脓性淋巴结炎、中耳炎及麻风均可累及面神经，但多有原发病的特殊性
中枢性面瘫	常表现为眼裂以下的表情肌瘫痪，额纹存在，无眼睑闭合不全、流泪等，常伴偏瘫、失语等

四、针灸疗法

1. 基本治疗

治法	祛风通络，疏调经筋
主穴	阳白、四白、颧髎、颊车、地仓、翳风、牵正、太阳、合谷
配穴	风寒外袭＋风池、风府；风热侵袭＋外关、关冲；气血不足＋足三里、气海；味觉减退＋足三里；听觉过敏＋阳陵泉；抬眉困难＋攒竹；鼻唇沟变浅＋迎香；人中沟歪斜＋水沟；颏唇沟歪斜＋承浆；流泪＋太冲

2. 其他治疗　①皮肤针法。②电针法。③刺络拔罐法。④闪罐法。⑤穴位敷贴法。

五、推拿疗法

1. 治法　舒筋通络，活血化瘀。
2. 取穴及部位　印堂、睛明、阳白、四白、迎香、下关、颊车、地仓、风池、合谷。
3. 手法　一指禅推、按、揉、擦、拿法。
4. 操作　以患侧颜面部为主，健侧做辅助治疗。

第七单元　面痛

重点提示　面痛的诊断、鉴别诊断、针灸疗法（★★★）。

一、概述

面痛是以眼、面颊部出现放射性、烧灼样抽掣疼痛为主症的疾病。本病多发于40岁以上，女性多见，以右侧面部为主。面痛常见于西医学的三叉神经痛疾病。三叉神经分眼支、上颌支和下颌支，临床中上、下颌支同时发病者最多见，且多为单侧。本节主要讨论原发性三叉神经痛。

二、检查

1. 视诊　疼痛时面部肌肉抽搐，伴痛苦状，部分患者可见面部潮红、流泪、流涎、流涕等。

2. 触诊　神经系统检查通常无阳性体征，部分患者口角、鼻翼、颊部或舌部为敏感区，轻触可诱发，称为扳机点或触发点。

3. 神经电生理检查　主要用于排除继发性三叉神经痛。

V_1反射	电刺激三叉神经眼支出现瞬目反射
V_2反射	刺激三叉神经上颌支出现咬肌抑制反射
V_3反射	刺激三叉神经下颌支出现咬肌抑制反射

4. 头颅MRI检查　可排除器质性病变所致继发性三叉神经痛，如颅底肿瘤、多发性硬化、脑血管畸形等。

三、诊断

	原发性三叉神经痛	继发性三叉神经痛
性质	多为典型三叉神经痛	多为非典型三叉神经痛
诊断标准	①疼痛为阵发性反复发作。 ②有明确的间歇期且间歇期完全正常。 ③有“扳机点”和明确的诱发动作。 ④三叉神经功能正常	①疼痛时间延长甚至为持续性疼痛，但可有阵发性加重。 ②无“扳机点”现象。 ③出现了三叉神经功能减退的表现，如面部麻木、感觉减退、角膜反射迟钝、咀嚼肌无力和萎缩

四、鉴别诊断

1. 继发性三叉神经痛　疼痛为持续性，伴患侧面部感觉减退、角膜反射迟钝等，常合并其他脑神经损害症状。常见于多发性硬化、延髓空洞症、原发性或转移性颅底肿瘤等。

2. 牙痛　牙痛常为持续性钝痛，局限于牙龈部，可因进食冷、热食物加剧。X线检查可发现龋齿、肿瘤等有助鉴别。

3. 舌咽神经痛　常见于年轻妇女。咀嚼、吞咽、讲话、呵欠、咳嗽常可诱发。在咽喉、舌根扁桃体窝等触发点用4%可卡因或1%丁卡因喷涂可阻止发作。

五、针灸疗法

1. 基本治疗

治法	疏经活络止痛
主穴	四白、下关、地仓、合谷、内庭、太冲
配穴	眉棱骨及眼部疼痛＋攒竹、阳白、外关；上颌部疼痛＋巨髎、颧髎；下颌部疼痛＋承浆、颊车；风寒证＋风池、列缺；风热证＋曲池、尺泽；肝胃郁热＋行间、内庭；阴虚阳亢＋风池、太溪；气血瘀滞＋三阴交

操作：毫针泻法。针刺时宜先取远端穴，用重刺激手法，局部穴直深刺、久留针。在急性发作期，局部穴宜轻刺激。外感风寒可加灸。

2. 其他治疗

（1）耳针法：取面颊、颌、额、神门。毫针刺法，或用埋针法，压丸法。

（2）拔罐法：取颊车、地仓、颧髎。用三棱针点刺后拔罐，本法适用于气血滞瘀型面痛。

（3）皮内针法：在面部寻找扳机点，将揿针刺入，外以胶布固定，每2～3天更换揿针。

第八单元　震颤麻痹（帕金森病）

重点提示　震颤麻痹的诊断、鉴别诊断、针灸疗法（★★★）。

一、概述

震颤麻痹属中医学“颤证”范畴。震颤麻痹又称“帕金森病”，是指以静止性震颤、肌强直、运动徐缓、姿势步态异常为主要特征的锥体外系疾病。分为原发性和继发性两种。

1. 原发性震颤麻痹　好发于50～60岁，男多于女，少数人有家族史。

2. 继发性震颤麻痹　多见于脑炎、多发性脑梗死、颅脑损伤、基底节肿瘤、甲状旁腺功能减退或基底节钙化、慢性肝脑变性、精神类药及降压药等药物副作用及一氧化碳或二氧化碳等化学物质中毒等。

二、检查

1. 视诊

静止性震颤	常为首发症状，始于一侧上肢远端，典型表现为“搓丸样”动作。渐至下肢，然后波及对侧上下肢
动作迟缓	随意运动减少，动作缓慢、笨拙。可见“面具脸”“小字征”
姿势反射障碍	走路时患侧上肢摆臂幅度减小或消失，下肢拖拽，病情进展，步伐逐渐变小变慢，启动、转弯时步态障碍明显，可见“冻结”现象、前冲步态或慌张步态
肌强直	躯干、四肢、肌强直使患者出现特殊的屈曲体姿：头部前倾，躯干俯曲，肘关节屈曲，腕关节伸直，前臂内收，髋及膝关节略微弯曲

2. 触诊　当患者处于放松体位时，四肢及颈部主要关节的被动运动缓慢。当做被动运动时出现肌强直，可见“铅管样强直”或“齿轮样强直”。

三、诊断

支持标准：①患者对多巴胺能药物的治疗明确且显著有效。②出现左旋多巴诱导的异动症。③临床体检观察到单个肢体的静止性震颤（既往或本次检查）。④以下辅助检测阳性有助于鉴别帕金森病与非典型性帕金森综合征：存在嗅觉减退或丧失，或头颅超声显示黑质异常高回声（>20mm），或心脏间碘苄胍闪烁显像法显示心脏去交感神经支配。

四、鉴别诊断

特发性震颤：①隐匿起病，缓慢进展。②40 岁以上多见。③主要表现为姿势性震颤和动作性震颤，往往见于一侧或双侧上肢，头面部也常累及，下肢较少受累。④部分患者饮酒后震颤可暂时减轻，情绪激动或紧张、劳累、寒冷可使震颤加重。

五、针灸疗法

治法	柔肝息风，宁神定颤
主穴	百会、四神聪、风池、太冲、合谷、阳陵泉
配穴	风阳内动＋肝俞、三阴交；痰热风动＋丰隆、阴陵泉；气血亏虚＋气海、血海；髓海不足＋悬钟、肾俞；阳气虚衰＋大椎、关元

第九单元　不寐

重点提示　不寐的诊断、鉴别诊断；针灸疗法、推拿治疗（★★★）。

一、概述

不寐是以经常不能获得正常睡眠，或入睡困难，或睡眠不深，严重者甚至彻夜不眠为特征的病证，亦称“失眠”“不得卧”。不寐相当于西医学的失眠症，主要表现为入睡困难（入睡潜伏期>30 分钟）、睡眠维持障碍（整夜觉醒次数≥2 次）、早醒、睡眠质量下降和总睡眠时间减少（通常<6.5 小时），同时伴日间功能障碍（主要有疲劳、情绪低落或激惹、躯体不适、认知障碍等）。

二、诊断

1. 轻者入寐困难或寐而易醒，醒后不寐，重者彻夜难眠。
2. 常伴有头痛，头昏，心悸，健忘，多梦等症。
3. 经各系统和实验室检查未发现异常。

三、鉴别诊断

脏躁	以心烦不安、哭笑无常为主症，睡眠不安为兼症。多与情志抑郁，思虑过度，日久心神失养，上扰脑神有关
郁证	多表现为神情恍惚、多疑善虑、精神不振、失眠多梦等，失眠在郁证中是兼症，病情相对较轻

四、针灸疗法

1. 基本治疗

治法	调和阴阳，安神利眠
主穴	百会、神门、三阴交、照海、申脉、安眠
配穴	肝火扰心＋太冲、行间、侠溪；心脾两虚＋心俞、脾俞、足三里；心肾不交＋心俞、肾俞、太溪；心胆气虚＋心俞、胆俞；脾胃不和＋丰隆、中脘、足三里；噩梦多＋厉兑、隐白；头晕＋风池、悬钟；重症不寐＋神庭、内堂、四神聪

操作：毫针刺，泻申脉，补照海，其他按虚补实泻操作。

2. 其他治疗　耳针法、皮肤针法和拔罐法。

五、推拿疗法

1. 治法　宁心安神，平衡阴阳。

2. 取穴及部位　印堂、神庭、太阳、睛明、攒竹、鱼腰、角孙、百会、风池、安眠、心俞、肝俞、脾俞、胃俞、肾俞、命门等穴位，背部督脉、华佗夹脊等部位。

3. 手法　一指禅推、抹、按揉、扫散、拿、捏、掌推法。

第十单元　胸痹

重点提示　胸痹的诊断、鉴别诊断、针灸疗法（★★★）。

一、概述

胸痹，是以胸部闷痛，甚至胸痛彻背，喘息不得卧为主症的疾病。西医学中冠状动脉粥样硬化性心脏病之心绞痛、心肌梗死与本病密切相关。

二、诊断

1. 膻中或心前区憋闷疼痛，甚则痛彻左肩背、咽喉、左上臂内侧等部位。呈发作性或持续不解。常伴有心悸气短，自汗，甚则喘息不得卧。

2. 胸闷胸痛一般几秒到几十分钟而缓解。严重者可疼痛剧烈，持续不解，汗出肢冷，面色苍白，唇甲青紫，心跳加快，或心律失常等危象，可发生猝死。

3. 多见于中年以上，常因操劳过度，抑郁恼怒或多饮暴食，感受寒冷而诱发。

4. 查心电图、动态心电图、运动试验等以确诊。必要时做心肌酶谱测定，心电图动态观察。

三、鉴别诊断

悬饮	主要表现为胸胁胀痛，持续不解，多伴有咳唾，转侧、呼吸时疼痛加重，肋间饱满，并有咳嗽、咳痰等
胃脘痛	发病前除情志变化、劳累等诱因外，多与饮食情况相关，以上腹近心窝处胃脘部疼痛为主，局部压痛明显，持续时间较长，常伴泛酸、嘈杂、嗳气、呃逆等
真心痛	是胸痹的进一步发展，症见心痛剧烈，甚则持续不解，伴汗出、肢冷、面白、唇紫、手足青至节、脉微或结代等的危重急症

四、针灸疗法

治法	通阳行气，活血止痛
主穴	内关、膻中、郄门、阴郄
配穴	气滞血瘀＋太冲、血海；寒邪凝滞＋神阙、至阳；痰浊阻络＋丰隆、中脘；阳气虚衰＋心俞、至阳

第十一单元　感冒

重点提示　感冒的诊断、鉴别诊断、针灸疗法（★★★）。

一、概述

感冒是以鼻塞、咳嗽、头痛、恶寒发热、全身不适为主症的外感病证。西医学的普通感冒、急性上呼吸道感染可参照本病辨证论治；流行性感冒可部分参考本节辨证论治。

二、诊断

1. 鼻塞流涕，打喷嚏，咽痒或痛，咳嗽。
2. 恶寒发热，无汗或少汗，头痛，肢体酸楚。
3. 四时皆有，以冬春季节为多见。
4. 血白细胞总数正常或偏低，中性粒细胞减少，淋巴细胞相对增多。

三、鉴别诊断

风温	病势急骤，寒战发热甚至高热，汗出后热虽暂降，但脉数不静，身热旋即复起，咳嗽胸痛，头痛较剧，甚至出现神志昏迷、惊厥、谵妄等
时行感冒	病情较重，发病急，全身症状显著，可发生传变，化热入里，继发或合并他病，有传染性、流行性
鼻渊	多流浊涕、腥臭，眉额骨处胀痛、压痛明显，一般无恶寒发热，感冒寒热表证不明显，头痛范围不限于前额或眉骨处；病程漫长，反复发作，不易断根

四、针灸疗法

治法	祛风解表
主穴	列缺、合谷、风池、太阳、外关
配穴	风寒感冒＋风门、肺俞；风热感冒＋曲池、大椎；夹湿＋阴陵泉；夹暑＋委中；体虚感冒＋足三里、关元；头痛＋印堂、头维；鼻塞＋迎香；咽痛＋少商；全身酸楚＋身柱

五、推拿疗法

1. 治法　疏散风邪，发汗解表。
2. 取穴　印堂、阳白、太阳、头维、百会、迎香、风池、风府、肩井、曲池、合谷、天突、膻中、肺俞等。
3. 手法　一指禅推、抹、按揉、扫散、拿法。

第十二单元　哮喘

重点提示　哮喘的诊断、鉴别诊断；针灸疗法（★★★）。

一、概述

哮喘是以反复发作的呼吸急促，喉间哮鸣，甚则张口抬肩，不能平卧为主症的病证。本病尤以寒冷季节和气候骤变时多发。哮喘可见于西医学的支气管哮喘、慢性喘息性支气管炎、肺炎、肺气肿、心源性哮喘等疾病。

二、诊断

1. 发作时喉中哮鸣有声，呼吸困难，甚则张口抬肩，不能平卧，或口唇指甲发绀。

2. 呈反复发作性。常因气候突变、饮食不当、情志失调、劳累等因素诱发。发作前多有鼻痒、打喷嚏、咳嗽、胸闷等先兆。

3. 有过敏史或家族史。

4. 两肺可闻及哮鸣音，或伴有湿啰音。

5. 血嗜酸性粒细胞可增高。痰液涂片可见嗜酸细胞。胸部X线检查一般无特殊改变，久病可见肺气肿征。

三、鉴别诊断

1. 喘证　哮必兼喘，但喘未必兼哮。哮指声响言，以发作时喉中哮鸣有声为主要临床特征；喘指气息言，以呼吸气促困难为主要临床特征。哮喘是一种反复发作的独立性疾病，而喘证是并发于多种急慢性疾病的一个症状。

2. 支饮　支饮为饮留胸膈，虽然也可表现痰鸣气喘的症状，但多由慢性咳嗽经久不愈，逐渐加重而成咳喘，病势时轻时重，发作与间歇的界限不清，以咳嗽和气喘为主。

四、针灸疗法

1. 基本治疗

分型	实证	虚证
治法	祛邪肃肺，化痰平喘	补益肺肾，止哮平喘
主穴	列缺、尺泽、肺俞、中府、定喘	肺俞、肾俞、膏肓、太渊、太溪、定喘、足三里
配穴	风寒外袭＋风门、合谷；痰热阻肺＋丰隆、曲池；喘甚＋天突	肺气虚＋气海、膻中；肾气虚＋阴谷、关元

2. 其他治疗　穴位贴敷法、穴位埋线法、穴位割治法、刺络拔罐法、皮肤针法及耳针法。

第十三单元　胃痛

重点提示　胃痛的诊断、鉴别诊断；针灸疗法、推拿疗法（★★★）。

一、概述

胃痛是指上腹胃脘部发生的疼痛，又称“胃脘痛”。西医学中，胃痛多见于急慢性胃炎、消化性溃疡、胃肠神经官能症、胃黏膜脱垂、胃痉挛、胃扭转、胃下垂等疾病。

二、诊断

1. 胃脘部疼痛，常伴痞闷或胀满、嗳气、泛酸、嘈杂、恶心呕吐等症。
2. 发病常与情志不畅、饮食不节、劳累、受寒等因素有关。
3. 必要时做上消化道X线钡餐检查、纤维胃镜及组织病理活检、^{14}C呼气试验等检查。

三、鉴别诊断

真心痛	疼痛部位常在左侧胸膺，痛彻胸背或向左臂内侧放射，突然发病，其痛剧烈难忍，常伴胸憋汗出、心悸气短，甚则出现面色苍白、四肢厥冷、唇甲手足青紫、大汗淋漓、脉细或结代等危急病证；多见于老年人，一般病情较重，预后较差。可做心电图、肌钙蛋白及心肌酶谱检测
胁痛	多与肝胆胰腺疾患有关。一般疼痛较剧，多因油腻饮食诱发或加重，临床常伴寒热往来、口苦心烦、胸闷纳呆、目黄肤黄等症
腹痛	病位在胃脘以下、耻骨毛际以上，整个腹部发生疼痛，疼痛范围较广，可见于多种疾病，除腹部疼痛外，可伴腹部痞硬胀满等

四、针灸疗法

1. 基本治疗

治法	和胃止痛
主穴	中脘、足三里、内关、公孙
配穴	寒邪犯胃＋梁丘、胃俞；饮食伤胃＋下脘、梁门；肝气犯胃＋太冲、期门；瘀血停胃＋三阴交、膈俞；脾胃虚寒＋脾俞、关元；胃阴不足＋胃俞、内庭

2. 其他治疗　①穴位按压，取至阳、灵台。俯伏位，用双手拇指按揉3～5分钟。用于急性胃痛。②耳针法。③拔罐法。④穴位注射法。

五、推拿疗法

1. 治法　“理气止痛”为临床通用之法，但还需辨证论治。寒邪客胃者宜温胃散寒，饮食停滞者宜消食导滞，肝气郁滞者宜疏肝理气，脾胃虚寒者宜温中健脾。

2. 取穴及部位　中脘、气海、天枢、足三里、肝俞、脾俞、胃俞、三焦俞、肩井、手三里、内关、合谷等穴位；两胁部。

3. 手法　一指禅推、摩、按、揉、弹拨、拿、搓、抹等法。

第十四单元　呃逆

重点提示　呃逆的诊断、鉴别诊断、针灸疗法（★★★）。

一、概述

呃逆是以气逆上冲，喉间呃呃连声，声短而频，不能自控为主要表现的病证。西医学中，呃逆多见于单纯性膈肌痉挛、胃肠神经官能症、胃炎、胃癌、肝硬化晚期、脑血管病、尿毒症，以及胃、食道手术后等疾病。

二、诊断

1. 呃逆以气逆上冲，喉间呃呃连声，声短而频，不能自主为主症，其呃声或高或低，或疏或密，间歇时间不定。

2. 常伴胸膈痞闷、脘中不适、情绪不安等。

3. 多由情志刺激、受凉、饮食等诱发，起病多较急。

三、鉴别诊断

干呕	乃胃气上逆，发出呕吐之声，属于有声无物的呕吐。与疾病预后无明显关系
嗳气	为胃气阻郁，气逆于上，冲咽而出，发出沉缓的嗳气声，常伴酸腐气味，食后多发。与疾病预后无明显关系

四、针灸疗法

1. 基本治疗

治法	理气和胃，降逆止呃
主穴	中脘、足三里、内关、膻中、膈俞
配穴	胃中寒冷＋胃俞、建里；胃火上逆＋内庭、天枢；气机郁滞＋期门、太冲；脾胃阳虚或胃阴不足＋脾俞、胃俞

2. 其他治疗　穴位按压、耳针法和穴位贴敷法。

第十五单元　呕吐

重点提示　呕吐的诊断、鉴别诊断；针灸疗法（★★★）。

一、概述

呕吐是因外感或内伤导致胃失和降，气逆于上，引起胃内容物从口中吐出的病证。西医认为呕吐可见于急慢性胃炎、幽门梗阻、食源性呕吐、神经性呕吐、十二指肠壅积症、肠梗阻、急性胰腺炎、急性胆囊炎、尿毒症、颅脑疾病、代谢紊乱以及一些急性传染病早期等多种疾病。

二、诊断

1. 呕吐食物残渣，或清水痰涎，或黄绿色液体，甚则兼夹少许血丝，一天数次不等，持续或反复发作。伴有恶心，纳谷减少，胸脘痞胀，或胁肋疼痛。

2. 多有骤感寒凉、暴伤饮食、劳倦过度及情志刺激等诱因，或有服用化学制品药物，误食毒物史。

3. 上腹部压痛或有振水声，肠鸣音增强或减弱。

4. 呕吐控制后，胃肠X线片及内窥镜检查可明确病变部位及性质。抽血查肝、肾功能，电解质，血气分析，B超探查肝、胆、胰等有助于鉴别诊断。

三、鉴别诊断

反胃	①起病缓慢，病情反复，迁延不愈，患者常有食后脘腹胀满，朝食暮吐，暮食朝吐，宿食不化，吐后转舒，可伴形体消瘦、面色少华、神疲乏力等。 ②反胃属于呕吐的一种特殊类型，西医多见于幽门梗阻
噎膈	①患者进食不畅，饮食难下，食后即吐，多伴形体消瘦，面色苍黄，大便秘结如羊屎等。病位主要在食道、贲门。 ②预后较差，西医多见于食管癌、食管－贲门失弛缓症、食管狭窄等
呃逆	①患者常有喉间呃呃连声，声短而频，难以自制等症状。 ②西医多见于胃肠神经官能症、肝硬化晚期、脑血管病等引起的膈肌痉挛
霍乱	起病急骤，来势凶险，患者常吐泻交作，腹痛，泻下如米泔等，迅速消瘦，肢冷脉沉微

四、针灸疗法

1. 基本治疗

治法	和胃止呕
主穴	中脘、内关、足三里
配穴	外邪犯胃＋外关、合谷；食滞内停＋下脘、梁门；肝气犯胃＋太冲、期门；痰饮内阻＋丰隆、公孙；脾胃虚弱＋脾俞、胃俞

2. 其他治疗　耳针法、穴位注射法、穴位贴敷法、拔罐法。

第十六单元　便秘

重点提示　便秘的诊断、鉴别诊断；针灸疗法、推拿疗法（★★★）。

一、概述

便秘，又称“脾约”“闭”“阴结”“阳结”，是以大便排出困难，排便周期延长，或周期不长，但粪质干结，排出艰难，或粪质不硬，虽频有便意，但排便不畅为主要表现的病证。西医学中，便秘可见于多种急、慢性疾病，如功能性便秘、肠易激综合征、药物性便秘、内分泌及代谢性疾病所致便秘。

二、诊断

①排便时间延长，2 天以上大便一次，粪便干燥坚硬。②重者大便艰难，干燥如栗，可伴少腹胀急，神倦乏力，胃纳减退。③排除肠道器质性疾病。

三、鉴别诊断

积聚	积聚的包块在腹部各处均可出现、形状不定，与排便无关
肠结	多为急病，因大肠通降受阻所致，表现为腹痛拒按，大便完全不通，且无矢气与肠鸣音，严重者可吐出粪便

四、针灸疗法

治法	调肠通便
主穴	天枢、大肠俞、上巨虚、支沟、照海
配穴	热秘＋曲池、合谷、腹结；气秘＋中脘、行间、太冲；冷秘＋关元、神阙、肾俞；诸虚证便秘＋脾俞、胃俞、足三里、气海、关元、三阴交；大便干结＋关元、下巨虚

五、推拿疗法

1. 治法　“和肠通便”为总法。胃肠燥热者宜清热降浊；气机郁滞者宜疏肝理气；气血亏损者宜健脾胃，和气血；阳虚阴寒凝结者宜壮阳散寒。

2. 取穴及部位　中脘、天枢、大横、关元、肝俞、脾俞、胃俞、肾俞、大肠俞、八髎、长强等穴位；腹部及背腰部。

3. 手法　一指禅推、㨰、摩、按、揉等法。

第十七单元　泄泻

重点提示　泄泻的诊断、鉴别诊断、针灸疗法（★★★）。

一、概述

泄泻，是以排便次数增多，粪便稀溏，甚至泻出如水样为主症的病证。古代文献中的“飧泄”“濡泄”“洞泄”“溏泄”等，多指泄泻而言。泄泻常见于西医学的急性肠炎、炎症性肠病、吸收不良综合征、肠道肿瘤、肠结核、肠易激综合征、功能性腹泻等疾病。

二、诊断

1. 大便稀薄或如水样，次数增多。可伴腹胀腹痛等症。急性暴泻起病突然，病程短。可伴有恶寒、发热等症。慢性久泻起病缓慢，病程较长，反复发作，时轻时重。

2. 饮食不当、受寒凉或情绪变化可诱发。

3. 大便常规可见少许红细胞、白细胞，大便培养致病菌阳性或阴性。必要时做X线钡剂灌肠或纤维肠镜检查。

三、鉴别诊断

霍乱	是一种呕吐与泄泻同时并作的病证，起病急，变化快，病情凶险。起病时突然腹痛，继则吐泻交作，亦有少数病例不见腹痛而专为吐泻者。所吐之物均为未消化之食物，气味酸腐热臭；所泻之物多为夹有大便的黄色粪水，或如米泔而不甚臭秽。常伴恶寒、发热。部分患者在吐泻之后发生转筋，腹中绞痛。若吐泻剧烈，则见面色苍白，目眶凹陷，指螺皱瘪，汗出肢冷等阴竭阳亡之危象
痢疾	以腹痛、里急后重、下利赤白脓血为主症

四、针灸疗法

治法	运脾化湿，理肠止泻
主穴	神阙、天枢、大肠俞、上巨虚、阴陵泉

针灸推拿康复学

续表

配穴	寒湿内盛＋关元、水分；湿热伤中＋内庭、曲池；食滞胃肠＋中脘、建里；脾胃虚弱＋脾俞、胃俞；肝气乘脾＋肝俞、太冲；肾阳虚衰＋肾俞、命门、关元；慢性泄泻＋脾俞、足三里；久泻虚陷＋百会；明显精神心理症状＋神门、内关；泻下脓血＋曲池、合谷、三阴交、内庭

第十八单元　癃闭

重点提示　癃闭的诊断、鉴别诊断、针灸疗法（★★★）。

一、概述

癃闭是以排尿困难，点滴而下，甚至小便闭塞不通为主症的一种病证。“癃”是指小便不利，点滴而下，病势较缓；“闭”是指小便不通，欲溲不下，病势较急。癃闭可见于西医学的膀胱、尿道、前列腺疾患等所致的排尿困难和尿潴留。

二、诊断

1. 小便不利，点滴不畅，或小便闭塞不通，尿道无涩痛，小腹胀满。
2. 多见于老年男性，或产后妇女及手术后患者。
3. 男性直肠指诊检查可有前列腺肥大，或膀胱区叩诊明显浊音。
4. 膀胱镜、B超、腹部X线等检查，有助诊断。

三、鉴别诊断

淋证	小便频数短涩，滴沥刺痛，欲出未尽，每天排尿量正常。淋证日久不愈，可发展成癃闭
水肿	是体内水液潴留，泛滥于肌肤，引起头面、眼睑、四肢浮肿，甚者伴有胸、腹水，并无水蓄膀胱之证候

四、针灸疗法

治法	调理膀胱，行气通闭
主穴	中极、膀胱俞、秩边、三阴交、阴陵泉
配穴	膀胱湿热＋委中、行间；肝郁气滞＋蠡沟、太冲；瘀血阻滞＋膈俞、血海；脾气虚弱＋脾俞、足三里；肾阳亏虚＋肾俞、命门

第十九单元　高血压

重点提示　高血压的诊断、针灸疗法（★）。

一、概述

高血压是一种常见慢性疾病，临床表现轻重程度相差很大，早期约半数患者无明显症状。常在体检时偶然发现。如血压波动幅度大可有较多症状，眩晕是本病主症之一，此外，尚有头痛、头胀、眼花、耳鸣、心悸、失眠、健忘等。随病情发展，血压明显而持续性升高，可出现心、脑、肾、眼底等器质性损害和功能障碍，并出现相应症状。临床分为原发性高血压和继发性高血压。

二、诊断

18 岁以上成年人的高血压定义为在未服抗高血压药物情况下，诊室收缩压≥140mmHg 和/或舒张压≥90mmHg。收缩压≥140mmHg 和舒张压 <90mmHg 为单纯收缩期高血压。

三、鉴别诊断

一旦诊断高血压，必须鉴别是原发性还是继发性。

四、针灸疗法

治法	平肝潜阳，调和气血
主穴	风池、太冲、百会、合谷、曲池、三阴交
配穴	肝火亢盛 + 行间、曲泉；阴虚阳亢 + 肾俞、肝俞；痰湿壅盛 + 丰隆、中脘；气虚血瘀 + 足三里、膈俞；阴阳两虚 + 关元、肾俞

第二十单元　虚劳

重点提示　虚劳的诊断、推拿疗法（★★）。

一、概述

虚劳又称虚损，是由于禀赋薄弱、后天失养及外感内伤等多种原因引起的，以脏腑功能衰退、气血阴阳亏损、日久不复为主要病机，以五脏虚证为主要临床表现的多种慢性虚弱证候的总称。

二、诊断

1. 多见神疲体倦，心悸气短，面容憔悴，自汗盗汗，或五心烦热，或畏寒肢冷，脉虚无力等症。若病程较长，久虚不复，症状可逐渐加重。

2. 具有引起虚劳的致病因素及较长的病史。

3. 排除类似病证。应着重排除肺痨及其他病证中的虚证类型。

三、鉴别诊断

虚劳，需与肺痨、其他病证中的虚证类型相鉴别。

四、推拿疗法

1. 治法　虚劳以本虚为主，故治疗以“虚则补之，损者益之”为基本原则；虚损不甚，兼有实邪者，治以祛邪为主，补虚为辅；因虚感邪者，扶正为主，祛邪为辅，扶正以祛邪。

2. 取穴及部位　大椎、关元、中脘、气海、足三里、三阴交等穴位；背腰部、腹部。根据五脏的不同配以五脏的背俞穴，如肺俞、心俞、肝俞、脾俞、肾俞。

3. 手法　一指禅推、揉、㨰、擦、摩等法。

第十一章　皮外伤科病证

第一单元　落枕

重点提示　落枕的诊断、鉴别诊断；针灸疗法、推拿疗法（★★★）。

一、概述

落枕是以晨起后颈项部发生疼痛、僵直、活动受限为主要临床表现的一种病证，又称“失枕”“失颈”。轻者数天可自愈，重者疼痛严重迁延数周不愈，长期反复的落枕，可发展为颈椎病。落枕相当于西医学的颈部肌肉痉挛。

二、诊断

1. 一般无外伤史，多因睡眠姿势不良或感受风寒后所致。

2. 急性发病，睡眠后一侧颈部出现疼痛，酸胀，可向上肢或背部放射，活动不利，活动时伤侧疼痛加剧，严重者使头部歪向病侧。

3. 患侧常有颈肌痉挛，胸锁乳突肌、斜方肌、大小菱形肌及肩胛提肌等处压痛，在肌肉紧张处可触及肿块和条索状的改变。

三、鉴别诊断

寰枢关节半脱位	往往有外伤史和肩部负重史，表现为颈项部疼痛，颈椎旋转活动明显受限。颈椎 X 线片可协助诊断
颈椎结核	有结核病史，低热、消瘦、盗汗和疲乏无力等表现，多发于儿童和青壮年，颈椎 X 线片可协助诊断
颈椎病	反复落枕，起病缓慢，病程长。颈椎 X 线片可协助诊断

四、针灸疗法

1. 基本治疗

治法	调气活血，舒筋通络
主穴	天柱、阿是穴、外劳宫
配穴	督脉、太阳经证 + 后溪、昆仑；少阳经证 + 肩井、外关；肩痛 + 肩髃；背痛 + 天宗；瘀滞型 + 膻中、膈俞；风寒型 + 肺俞、风门、大椎灸法

2. 其他治疗

（1）拔罐法：疼痛轻者直接在患侧项背部行闪罐法。疼痛较重者可先在局部用皮肤针叩刺出血，再拔火罐；可行走罐法。

（2）耳针法：取颈、颈椎、肩、枕、神门。每次选 2 ~ 3 穴，毫针刺，中等刺激，持续行针时嘱患者徐徐活动颈项部；或用压丸法。

五、推拿疗法

1. 治法　活血舒筋，温经通络，解痉止痛。

2. 取穴及部位　风池、天柱、肩井、肩中俞、颈夹脊、天宗、落枕、阿是穴等穴位；颈项部、肩背部。

3. 手法　㨰、按、揉、弹拨、擦、扳等法。

第二单元　颈椎病

重点提示　颈椎病的诊断、鉴别诊断；针灸疗法、推拿疗法（★★）。

一、概述

颈椎病是指由于颈椎间盘退行性改变、颈椎骨质增生和颈部损伤等因素引起脊柱内、外平衡失调，刺激或压迫颈神经根、椎动脉、脊髓或交感神经等组织而引起的一组症状复杂、影响广泛的临床综合征，又称颈椎综合征等。临床将颈椎病分为颈型、神经根型、椎动脉型、交感神经型和脊髓型。

二、诊断

1. 有慢性劳损或外伤史。或有颈椎先天性畸形、颈椎退行性病变。本病多发于 40 岁以上中年人，长期低头工作者或习惯于长时间看电视、录像者，往往呈慢性发病。

2. 颈、肩背疼痛，头痛头晕，颈部板硬，上肢麻木。颈部活动功能受限，病变颈椎棘突、患侧肩胛骨内上角常有压痛，可摸到条索状硬结，可有上肢肌力减弱和肌肉萎缩，臂丛神经牵拉试验阳性，颈椎间盘挤压试验阳性。

3. X 线片可见钩椎关节增生、齿状突偏歪、颈椎曲度变直、椎间隙变窄，有骨质增生或韧带钙化、椎间孔变小。CT 及 MRI 检查对定性定位诊断有意义。

三、鉴别诊断

落枕	一般为晨起突发颈项强痛，较局限，多伴有病变部位的肌肉痉挛，一般无上肢症状
颈肩背部肌筋膜炎	可有颈肩和背部疼痛、僵硬、沉重，颈部活动受限等。阴雨、潮湿、风寒、疲劳等使症状加重。晨起较重，活动后好转。病变部位可触及条索状结节。抗风湿药物效果明显，影像学检查无异常
肩关节周围炎	以肩局部疼痛为主，上肢主动和被动运动均受限，无上肢放射性疼痛及麻木
胸廓出口综合征	有手及上肢酸痛、麻木、乏力，肌萎缩等。Adson 等试验阳性。但无颈椎旁压痛、活动受限，椎动脉扭转试验（旋颈试验）阴性
梅尼埃病	多突然发作，发作时多喜闭目卧床且怕光。发作一般与体位、颈部活动无关
脊髓空洞症	可有颈、肩、上肢和上胸部疼痛、麻木或寒冷、蚁行或刺痒等感觉，有时疼痛呈灼痛或钻痛。多为 20～30 岁发病。有脊髓节段型的分离性感觉障碍。可见鹰爪状手。MRI 检查有助诊断
脊髓肿瘤	可有颈、肩、枕、臂、手部疼痛和麻木，疼痛较剧，呈针刺样或刀割样，并呈进行性加剧，夜间加重。X 线片可见压迫平面以下椎间孔加大，椎体或椎弓破坏。MRI 检查有助诊断

四、针灸疗法

1. 基本治疗

治法	舒筋骨，通经络
主穴	颈夹脊、阿是穴、天柱、后溪、申脉
配穴	督脉、足太阳经证 + 风府、昆仑；手太阳经证 + 小海、少泽；手阳明经证 + 肩髃、曲池、合谷；风寒痹阻 + 风门、大椎；劳伤血瘀 + 膈俞、合谷；肝肾亏虚 + 肝俞、肾俞；头晕头痛 + 百会、风池；恶心、呕吐 + 中脘、内关；耳鸣、耳聋 + 听宫、外关

2. 其他治疗　穴位注射法（取阿是穴）、刺络拔罐法。

五、推拿疗法

1. 治法　舒筋活血，解痉止痛，理筋整复。

2. 取穴及部位　风池、风府、颈夹脊、大椎、肩井、天宗、阿是穴等穴位；枕后部、颈肩背部、肩胛骨内缘。

3. 手法　一指禅推、㨰、拿、揉、按、拔伸、扳等法。

4. 辨证加减（辨病理分型）

颈型	以局部手法理筋正骨为主
神经根型	可配合上肢循神经根放射部位手法刺激、颈椎拔伸牵引手法
椎动脉型、交感神经型	可配合头面部、侧颈部手法
脊髓型	主要以四肢手法为主

六、康复疗法

1. 康复评定

（1）中医康复评定：辨证包括风寒袭络证、气滞血瘀证、痰湿互阻证、气虚寒凝证、肝阳上亢证、气血亏虚证。

（2）现代康复评定方法：①疼痛评定，常用视觉模拟评分法（VAS）、数字疼痛评分法、麦吉尔疼痛调查表进行评定。②颈椎活动度评定，包括屈曲、伸展、侧屈和旋转。③肌力评定，包括徒手肌力评定法、握力计测定（反映屈指肌力）。

2. 康复治疗

（1）中医康复治疗方法：针灸、推拿、中药、传统运动疗法。

（2）现代康复治疗方法：牵引疗法、颈椎制动、物理因子疗法、注射疗法及关节松动术。

第三单元　腰椎间盘突出症

重点提示　腰椎间盘突出症的诊断、鉴别诊断、针灸疗法、推拿疗法（★★）；康复疗法（★）。

一、概述

腰椎间盘突出症，又称“腰椎间盘纤维环破裂症”，是由于腰椎间盘的退变与损伤，导致脊柱内外力学平衡失调，使纤维环部分或全部破裂，连同髓核一并向外突出，压迫腰脊神经根而引起腰腿痛等一系列神经症状。

二、诊断

1. 常发于青壮年。有腰部外伤、慢性劳损或受寒湿史。大部分患者在发病前有慢性腰痛史。

2. 腰痛向臀部及下肢放射，腹压增加（如咳嗽、打喷嚏）时疼痛加重。

3. 脊柱侧弯、腰生理弧度消失，病变部位椎旁有压痛，并向下肢放射，腰活动受限。

4. 下肢受累神经支配区有感觉过敏或迟钝，病程长者可出现肌肉萎缩，直腿抬高或加强试验阳性，膝、跟腱反射减弱或消失，趾背伸力减弱。

5. X 线片检查可见脊柱侧弯，腰生理前凸消失，病变椎间盘可能变窄，相邻边缘骨赘增生。CT 检查可显示椎间盘突出的部位及程度。

三、鉴别诊断

	主要表现	直腿抬高或加强试验
梨状肌综合征	患者多为青壮年，疼痛局限在坐骨结节和梨状肌部，疼痛沿坐骨神经反射，行走困难，在梨状肌处可触及梭形、腊肠状的块状物。臀部“环跳穴”处压痛，髋关节屈髋位抗阻力外旋和髋关节极度内旋时可诱发疼痛	直腿抬高在 60° 内疼痛显著，超过 60° 疼痛减轻
慢性腰部劳损	可由急性腰扭伤后未经及时合理治疗或长期积累性腰部组织损伤引起。常表现为腰骶部酸痛或钝痛，劳累后疼痛加重，休息、改变体位及局部捶打按摩后症状减轻，不能坚持弯腰工作。腰骶部竖脊肌附着点处是最常见的压痛点	直腿抬高试验无放射痛
急性腰扭伤	有明显外伤史，病程短，局部压痛明显，痛点局部封闭后疼痛明显减轻或消失。一般无放射性坐骨神经痛症状，无肢体感觉异常，无腱反射异常	直腿抬高试验可为阳性，但加强试验阴性
退行性脊柱炎	患者发病年龄大，病程短，腰腿痛受寒湿、劳累加重，疼痛不受体位改变的影响，压痛点广泛，腱反射无异常。X 线检查可见椎间隙变窄，椎体前后缘有明显的骨质增生	直腿抬高试验阴性

四、针灸疗法

治法	舒筋活络，通经止痛
主穴	肾俞、大肠俞、阿是穴、委中
配穴	督脉证 + 命门、后溪；足太阳经证 + 昆仑；寒湿腰痛 + 腰阳关；瘀血腰痛 + 膈俞；肾虚腰痛 + 志室、太溪；腰骶疼痛 + 次髎、腰俞；腰眼部疼痛 + 腰眼

五、推拿疗法

1. 治法　疏经通络，解痉止痛，行气活血，理筋整复。

2. 取穴及部位　肾俞、大肠俞、腰阳关、环跳、承扶、殷门、委中、承山、昆仑穴等穴位；背腰部、下肢部。

3. 手法　㨰、按、揉、拔伸、弹拨、扳、擦、运动关节等法。

六、康复疗法

1. 康复评定

（1）中医康复评定：做好辨证论治。

（2）现代康复评定：疼痛评定、腰椎活动度评定等。

2. 康复治疗

（1）中医康复治疗方法：针灸、推拿、中药、传统运动疗法、饮食疗法。

（2）现代康复治疗方法：①运动疗法。②物理因子疗法。

第四单元　腰痛

重点提示　腰痛的鉴别诊断、针灸疗法（★★）。

一、概述

腰痛是以自觉腰部疼痛为主症的病证，又称“腰脊痛”。以腰部疼痛为主症的病证包括棘上韧带损伤、腰椎椎管狭窄症、急性腰扭伤、腰肌劳损、第三腰椎横突综合征、腰椎间盘突出症等。

二、棘上韧带损伤、腰椎椎管狭窄症的诊断

1. 棘上韧带损伤　①急性损伤常在弯腰负重时伸腰后突然发病，慢性损伤者有长期弯腰劳损史。②中年以上患者多见，以下腰段损伤多见。③腰部疼痛，活动受限，弯腰及劳累后症状加重，腰部局限性压痛，压痛点常固定在 1 ~ 2 个棘突上，或伴有下肢反射性疼痛。

2. 腰椎椎管狭窄症　①有慢性腰痛史，部分患者有外伤史。②40 岁以上体力劳动者多见。③长期反复的腰腿痛和间歇性跛行，腰痛在前屈时减轻，在后伸时加重，腿痛多为双侧，可交替出现，站立和行走时出现腰腿痛或麻木无力。疼痛和跛行逐渐加重，休息后好转。严重者可引起尿频或排尿困难。④下肢肌萎缩，腱反射减弱、腰过伸试验阳性。⑤腰椎影像学检查有助于诊断。

三、鉴别诊断

背痛	为背膂以上部位疼痛
尻痛	是尻骶部位的疼痛
胯痛	是指尻尾以下及两侧胯部的疼痛
肾痹	是指腰背强直弯曲，不能屈伸，行动困难而言，多由骨痹日久发展而成

四、针灸疗法

治法	舒筋通络，行气活血，通经止痛
主穴	肾俞、大肠俞、阿是穴、委中
配穴	督脉证＋命门、后溪；足太阳经证＋昆仑；寒湿腰痛＋腰阳关；瘀血腰痛＋膈俞；肾虚腰痛＋志室、太溪；腰骶疼痛＋次髎、腰俞；腰眼部疼痛＋腰眼

操作：寒湿证加灸法；瘀血证局部加拔火罐，委中刺络放血。

第五单元　漏肩风

重点提示　漏肩风的诊断、鉴别诊断；针灸疗法、推拿疗法（★★★）。

一、概述

漏肩风是以肩部疼痛，痛处固定，活动受限为主症的病证。又称“五十肩”“肩凝症”“冻结肩”等。西医学中，漏肩风相当于肩关节周围炎，早期以疼痛为主，后期以功能障碍为主。

二、诊断

1. 慢性劳损，外伤筋骨，气血不足，复感受风寒湿邪所致。
2. 好发于 50 岁左右体力劳动者，多为慢性发病。女性多于男性，右肩多于左肩。
3. 肩周疼痛，以夜间为甚，常因天气变化及劳累而诱发，肩关节活动功能障碍。肩部肌肉萎缩，肩前、后、外侧均有压痛，外展功能受限明显，出现典型的“扛肩”现象。
4. X 线检查多为阴性，病程久者可见骨质疏松。

三、鉴别诊断

肩峰下撞击综合征	患者常有肩前方慢性钝痛，在上举或外展活动时加重，患臂出现 60°～120°疼痛弧，肌力减弱。撞击试验阳性。X 线检查可见肱骨大结节骨赘形成、钩状肩峰、肩峰下面致密变或有骨赘形成、肩锁关节退变、肩峰与肱骨头间距缩小等
肩袖损伤	疼痛多位于肩关节前外侧，当肩关节前屈和外展时疼痛加剧。少数外伤患者常自觉有撕裂声响、局部肿胀并有皮下出血。常伴肌肉萎缩和关节活动异常。疼痛弧、冈上肌试验、上臂下垂试验、肩峰撞击试验等有助于诊断
肱二头肌长头腱鞘炎	表现为肩关节前部疼痛并可向上臂前外侧放射，且在肩部活动后加重，休息后好转。早期肩关节活动尚不会明显受限，但外展、后伸和旋转时疼痛。症状加重后肩关节活动受限，肱骨结节间沟处压痛明显，Yergason 征为阳性

四、针灸疗法

1. 基本治疗

治法	通经活络，舒筋止痛
主穴	肩前、肩髃、肩髎、肩贞、阿是穴、曲池、阳陵泉
配穴	手阳明经证＋合谷；手少阳经证＋外关；手太阳经证＋后溪；手太阴经证＋列缺

操作：先刺远端穴，行针后鼓励患者运动肩关节；肩部穴位要求有强烈的针感，可加灸法、电针治疗。

2. 其他治疗　火针法、刺络拔罐法、穴位注射法、针刀疗法，均选用阿是穴治疗。

五、推拿疗法

1. 治法　温经活血，通络止痛，松解粘连，滑利关节。
2. 取穴及部位　肩井、肩髃、肩前、肩贞、天宗、秉风、曲池、手三里、合谷等穴位；

肩臂周围。

3. 手法　擦、揉、拿、点、弹拨、摇、搓、抖、推、扳等法。

第六单元　扭伤

重点提示　扭伤的针灸疗法（★）。

一、概述

扭伤是指四肢关节或躯体的软组织损伤，表现为局部肿胀疼痛，关节活动障碍等。本病多发于腰、踝、膝、腕、肘、髋等部位。

二、诊断

1. 急性扭伤　病程较短，轻微活动即可引起疼痛加重，扭伤部位肿胀、压痛明显，活动受限。

2. 慢性扭伤　病程较长，过往有损伤史，疼痛多为隐痛、酸痛，常因体位不当、劳累过度等加重。

三、鉴别诊断

扭伤常与骨折、关节脱位、韧带撕裂、脊椎结核、肿瘤等相鉴别。

四、针灸疗法

1. 基本治疗

治法	祛瘀消肿，舒筋通络
主穴	腰部：阿是穴、大肠俞、腰痛点、委中；颈部：阿是穴、风池、绝骨、后溪。 肩部：阿是穴、肩髃、肩髎、肩贞；肘部：阿是穴、曲池、小海、天井。 腕部：阿是穴、阳溪、阳池、阳谷；髋部：阿是穴、环跳、秩边、居髎。 膝部：阿是穴、膝眼、膝阳关、梁丘；踝部：阿是穴、申脉、解溪、丘墟
配穴	①根据病位配合循经远端取穴。急性腰扭伤：督脉病证＋水沟/后溪；足太阳经筋病证＋昆仑/后溪；手阳明经筋病证＋手三里/三间。 ②根据病位在其上下循经邻近取穴。膝内侧扭伤：病在足太阴脾经，可在扭伤部位其上取血海，其下取阴陵泉。 ③根据手足同名经配穴法进行上下配穴。方法：踝关节与腕关节对应、膝关节与肘关节对应、髋关节与肩关节对应

操作：毫针泻法。陈旧性损伤可用温针灸。急性扭伤者，常采用阻力针法，具有针入痛止之效。

2. 其他治疗　刺络拔罐法（取阿是穴）、耳针法。

第七单元　蛇串疮

重点提示　蛇丹的诊断、鉴别诊断；针灸疗法（★★★）。

一、概述

蛇串疮又称“蛇丹”“缠腰火丹”等，是以皮肤突发簇集状疱疹，呈带状分布，并伴强烈痛感为主症的病证。本病相当于西医学的带状疱疹，是由水痘－带状疱疹病毒所致的急性疱疹性皮肤病。

二、诊断

1. 皮疹出现前，常先有皮肤刺痛或灼热感，可伴有周身轻度不适、发热。

2. 皮损多为绿豆大小的水疱，簇集成群，疱壁较紧张，基底色红，常单侧分布，排列成带状。严重者皮损为出血性，或坏疽性损害。皮损发于头面部者，病情往往较重。

3. 自觉疼痛明显，可有难以忍受的剧痛或皮疹消退后遗疼痛。

三、鉴别诊断

热疮	多发于皮肤黏膜交界处，水疱为粟粒到绿豆大小，疱壁薄，易破裂，常聚集一处，1 周左右痊愈，但易复发，必要时可做病原学检查
漆疮（膏药风）	有明确接触史，皮疹发生在接触部位，与神经分布无关。无疼痛，自觉灼热、瘙痒

四、针灸疗法

1. 基本治疗

治法	泻火解毒，通络止痛
主穴	阿是穴、夹脊穴、支沟、阳陵泉、行间
配穴	肝经火毒＋侠溪、太冲；脾经湿热＋阴陵泉、血海；瘀血阻络＋合谷、血海；便秘＋天枢；心烦＋神门

操作：皮损局部围刺、浅刺，在疱疹带的头、尾各刺一针，两旁则根据疱疹带的大小选取数点，向疱疹中央沿皮平刺。或用三棱针点刺疱疹及周围，点刺后加拔火罐，令每罐出血 3～5mL。夹脊穴向脊柱方向斜刺 1.5 寸，行捻转泻法，可用电针。

2. 其他治疗　火针法、艾灸法、灯火灸。

第八单元　湿疹

重点提示　湿疹的诊断、鉴别诊断；针灸疗法（★★）。

一、概述

湿疹是以皮肤呈丘疹、疱疹、渗出、肥厚等多形性损害，并反复发作为临床表现的疾病。西医学认为本病是由多种内外因素引起的一种具有明显渗出倾向的炎症性皮肤病，明显瘙痒，容易复发。

二、诊断

1. 急性湿疹

（1）起病急，自觉灼热，剧烈瘙痒。

（2）皮损呈多形性，如潮红、丘疹、水疱、糜烂、渗出、痂皮、脱屑，常数种形态同时存在。皮损常对称分布，以头、面、四肢远端、阴囊等处多见。可泛发全身。

（3）可发展成亚急性或慢性湿疮，时轻时重，反复不愈。

2. 亚急性湿疹　皮损渗出较少，以丘疹、丘疱疹、结痂、鳞屑为主。有轻度糜烂面，颜色较暗红。可见轻度浸润，剧烈瘙痒。

3. 慢性湿疹　多局限于某一部位，境界清楚，有明显的肥厚浸润，表面粗糙，或呈苔藓样变，颜色褐红或褐色，常伴丘疱疹、痂皮、抓痕。倾向湿润变化，常反复发作，时轻时重，有阵发性瘙痒。

三、鉴别诊断

接触性皮炎	主要与急性湿疹鉴别	有明确接触史，皮疹主要发生在接触部位，为边界清楚的红斑、丘疹、丘疱疹，严重时可出现水疱或大疱，一般病程较短
神经性皮炎	主要与慢性湿疹鉴别	慢性起病，无急性发作病史，多发生在颈项、肘膝关节伸侧、腰骶部等处，结合湿疹皮疹特点可鉴别

四、针灸疗法

治法	清热利湿
主穴	曲池、阴陵泉、血海、阿是穴、风市
配穴	湿热浸淫＋合谷、内庭；脾虚湿蕴＋足三里、脾俞；血虚风燥＋膈俞、三阴交；阴囊湿疹＋箕门、曲泉、蠡沟；肛门湿疹＋长强；肘、膝窝湿疹＋尺泽、委中；面部湿疹＋风池、颧髎

第九单元　神经性皮炎

重点提示　神经性皮炎的诊断、鉴别诊断（★★）。

一、概述

神经性皮炎是以皮肤肥厚变硬、皮沟加深、苔藓样改变和阵发性剧烈瘙痒为特征的皮肤病，是皮肤神经功能失调所致，又称慢性单纯性苔藓。病变范围多局限，多见于成年人。精神因素被认为是主要诱因。神经性皮炎属于中医学“牛皮癣”“顽癣”“摄领疮”范畴。

二、诊断

1. 多见于情志不遂，夜寐欠安之成年人。病程较长。

2. 好发于颈项部，其次发于眼睑、四肢伸侧及腰背、骶、髋等部位，呈对称分布，或呈线状排列。亦可泛发于全身。皮损如牛项之皮，顽硬且坚，抓之如枯木，瘙痒剧烈。

3. 组织病理检查示表皮角化过度，棘层肥厚，表皮突延长，可伴有轻度海绵形成。真皮部毛细血管增生，血管周围有淋巴细胞浸润。或可见真皮纤维母细胞增生，呈纤维化。

三、鉴别诊断

慢性湿疹	皮损为暗红色肥厚斑片，搔抓刺激后有渗出倾向，或曾有急性、亚急性湿疹病史。其中有渗出倾向是主要鉴别点
特应性皮炎	为遗传过敏性疾病。患者及其家族中常有哮喘、过敏性皮炎或荨麻疹等病史。患者常有婴儿湿疹史，血清中 IgE 及血中嗜酸性粒细胞常增高

续表

扁平苔藓	可发于全身各处，可伴发黏膜损害，皮损为紫红色，多角形扁平丘疹，有 Wickham 纹。组织病理变化有其特异性
局限性皮肤淀粉样变	皮损多发于小腿伸侧及肩背部，为高粱米大小的圆顶丘疹，质地坚实。密集成片，皮损组织病理变化有诊断意义

第十单元　第三腰椎横突综合征

重点提示　第三腰椎横突综合征的诊断、推拿疗法（★）。

一、概述

第三腰椎横突综合征是指第三腰椎横突及其周围软组织的急慢性损伤、劳损，使第三腰椎横突处发生无菌性炎症、粘连、变性和增厚，刺激附近的腰脊神经而引起腰臀部疼痛的综合症候群，又称“腰三横突周围炎”或“腰三横突滑囊炎”。本病属中医学“筋伤”“腰痛”范畴。

二、诊断

1. 多见于从事体力劳动的青壮年。有突然弯腰扭伤，长期慢性劳损或腰部受凉史。

2. 一侧慢性腰痛，晨起或弯腰疼痛加重，久坐直起困难，有时可向下肢放射至膝部。第三腰椎横突处压痛明显，并可触及条索状硬结。

3. X 线片可示第三腰椎横突过长或左右不对称。

三、鉴别诊断

主要与慢性腰肌劳损、梨状肌综合征、腰椎间盘突出症相鉴别。

四、推拿疗法

治法	舒筋通络，解痉止痛，活血化瘀
取穴及部位	阿是穴、大肠俞、肾俞、风市、环跳、委中、足三里、阳陵泉等穴位；腰臀部、同侧内收肌部
手法	按、揉、㨰、弹拨、擦等法

五、针灸疗法

1. 基本治疗

治法	疏风止痒，清热润燥
主穴	阿是穴、曲池、血海、膈俞
配穴	风热侵袭＋外关、风池；肝郁化火＋肝俞、行间；血虚风燥＋肝俞、足三里、三阴交

操作：患部阿是穴围刺。并可艾灸，局部选用铺棉灸或隔姜灸均可。

2. 其他治疗　皮肤针法、耳针法。

针灸推拿康复学

第十一单元　肱骨外上髁炎

重点提示　肱骨外上髁炎的诊断、推拿疗法（★★）。

一、概述

肱骨外上髁炎是由于急、慢性损伤而致的肱骨外上髁周围软组织的无菌性炎症，以肘关节外侧疼痛、旋前功能受限为主要临床表现。因网球运动员好发本病，故也称“网球肘”。

二、诊断

1. 多见于砖瓦工、网球运动员或有肘部损伤病史等患者。

2. 活动时肘关节外侧疼痛，疼痛呈持续渐进性发展。拧衣服、扫地、端壶倒水等可使疼痛加重，常因疼痛而致前臂无力，握力减弱，甚至持物落地，休息时疼痛明显减轻或消失。

3. 活动时肘关节外侧压痛，以肱骨外上髁处压痛为明显，沿伸腕肌行走方向广泛压痛。前臂伸肌群紧张试验阳性，伸肌群抗阻试验阳性。

三、鉴别诊断

主要与肘关节外伤性骨化性肌炎、肱骨内上髁炎、肱桡滑膜囊炎相鉴别。

四、推拿疗法

治法	行气活血，通络止痛，理筋解痉
取穴及部位	阿是穴、尺泽、曲池、手三里、外关、合谷；前臂桡、背侧
手法	㨰、点、按、揉、拿、弹拨、擦法

第十二单元　膝骨关节炎

重点提示　膝骨关节炎的诊断、推拿疗法（★★）。

一、概述

膝骨关节炎是指膝关节的退行性改变和慢性积累性关节磨损造成的一种以关节软骨的变性、破坏及骨质增生为主要病理特征的慢性关节病，临床以关节疼痛、变形和活动受限为特点，又称退行性关节炎、老年性关节炎等。膝骨关节炎是最常见的骨关节炎。

二、诊断

1. 年龄≥50 岁。晨僵≤30 分钟。近 1 个月内反复的膝关节疼痛。活动时有骨摩擦音(感)。

2. X 线片（站立位或负重位）示关节间隙变窄，软骨下骨质硬化和/或囊性变，关节边缘骨赘形成。

三、鉴别诊断

膝关节化脓性关节炎	膝部皮温改变明显，局部红肿疼痛及关节活动受限较重，多伴高热，血白细胞计数及中性粒细胞增高明显，血沉加快。X线检查早期可无明显变化，后期可见骨质破坏、关节间隙变窄或消失
半月板损伤	疼痛主要位于关节间隙，旋转运动可使疼痛加重，有弹响，其关节为真性绞锁
膝关节结核	一般起病缓慢，病史较长，多有低热、盗汗等全身结核中毒症状。X线检查可见关节间隙变窄，骨质破坏

四、推拿疗法

治法	疏经通络，活血化瘀，松解粘连，滑利关节
取穴及部位	鹤顶、内外膝眼、阳陵泉、血海、梁丘、伏兔、委中、承山、风市等；膝关节周围
手法	㨰、点、揉、按、弹拨、拿、擦、摇法

第十三单元　踝关节扭伤

重点提示　踝关节扭伤的诊断、推拿疗法（★★）。

一、概述

踝关节扭伤，多是由于行走时不慎踏在不平的路面上或腾空后足跖屈落地，足部受力不均，而致踝关节过度内翻或外翻而造成踝关节软组织损伤，引起局部肿胀、疼痛和功能障碍的一种病证。本病任何年龄均可发病，尤以青壮年更为多见。

二、诊断

1. 有明确的踝部外伤史。损伤后踝关节即出现疼痛，局部肿胀，皮下瘀斑，伴跛行。

2. 局部压痛明显，若内翻扭伤者，将足做内翻动作时，外踝前下方剧痛；若外翻扭伤者，将足做外翻动作时，内踝前下方剧痛。

3. X线片检查未见骨折。

三、鉴别诊断

主要与踝部骨折、第五跖骨基底骨折相鉴别，X线片检查可确诊。

四、推拿疗法

治法	疏经通络，活血散瘀
取穴及部位	阳陵泉、丘墟、绝骨、然谷、照海、申脉等穴位；踝关节周围
手法	按、揉、一指禅推、拔伸、摇、擦法

第十四单元　颞下颌关节紊乱症

重点提示　颞下颌关节紊乱症的诊断、推拿疗法（★）。

一、概述

颞下颌关节紊乱症是以颞下颌关节在咀嚼运动时疼痛、开口或闭口时发生杂音或弹响、张口度受限制为主要表现的综合症候群。20～40 岁的青壮年多见，常为单侧发病。中医学又称为“颌痛”“颊痛”“口噤不开”等。

二、诊断

起病情况	大多慢性起病，偶有外伤史
疼痛	有单侧或双侧颞颌部疼痛，以酸痛为主，咀嚼活动、张口刷牙时加重。疼痛有时可放射到眼眶、颊、额、枕、颈、肩等处
张口受限	不能做张口动作，不敢大笑、打呵欠及咬较硬食物，严重者甚至牙关紧闭
伴随表现	可出现传导性耳鸣、耳聋、耳痛、眼胀畏光、眩晕、头痛、心悸，以及放射性疼痛，病程较长时可见面部外形不对称
X 线检查	颞下颌关节一般无明显变化，但可排除骨折、脱位等病变

三、鉴别诊断

主要与颌面部肿瘤（可行颌面部 CT）、颞下颌关节脱位（可行 X 线片）相鉴别。

四、推拿疗法

治法	舒筋活络，理筋整复
取穴及部位	颊车、下关、翳风、合谷；颞颌关节、面颊部
手法	按揉、挤压、一指禅推、擦法

第十五单元　桡骨小头半脱位

重点提示　桡骨小头半脱位的诊断、推拿疗法（★★★）。

一、概述

桡骨小头的关节囊松弛，当肘关节在伸直位时突然受到牵拉，肱桡关节间隙加大，关节内负压骤增，关节囊和环状韧带被吸入肱桡关节间隙，桡骨头被环状韧带卡住，不能回归原位，从而形成桡骨小头半脱位。

二、诊断

常见于 4 岁以下小儿。儿童的手、腕有被动向上牵拉受伤的病史，患儿感肘部疼痛，活动受限，前臂处于半屈位及旋前位。检查肘部外侧有压痛。X 线平片常不能发现桡骨头脱位。

三、推拿疗法

治法	理筋整复，舒筋通络
部位	肘关节、桡骨小头周围
手法	捏、拿、拔伸、扳法

第十六单元　项背肌筋膜炎

重点提示　项背肌筋膜炎的推拿疗法（★）。

一、概述

项背肌筋膜炎一般是指项背部筋膜、肌肉、肌腱和韧带等软组织的无菌性炎症，引起项背部疼痛、僵硬、运动受限及软弱无力等症状。常累及斜方肌、菱形肌和肩胛提肌等。西医学认为本病与轻微外伤、劳累等有关。

二、诊断

1. 可有外伤后治疗不当、劳损或外感风寒等病史。本病好发于两肩胛之间，尤以体力劳动者及伏案工作者多见。

2. 项背部酸痛，肌肉僵硬发板，有沉重感，阴雨天及劳累后可使症状加重。项背部有固定压痛点或压痛较为广泛，沿骶棘肌行走方向常可触到条索状改变，腰背功能活动大多正常。

3. X 线片检查无阳性征。

三、鉴别诊断

主要与颈型颈椎病、肩周炎、项韧带炎相鉴别。

四、推拿疗法

治法	舒筋通络，行气活血，解痉止痛
取穴及部位	风池、风府、天柱、肩井、肩中俞、天宗、风门、肺俞、心俞、膈俞；项背部
手法	一指禅推、按揉、拿、弹拨、叩击、擦法

第十七单元　胸椎后关节紊乱

重点提示　胸椎后关节紊乱的诊断、推拿疗法（★）。

一、概述

胸椎后关节紊乱是指胸椎因急性损伤、慢性劳损、姿势变换不当，致使胸椎后关节部分损伤或解剖关系发生病理性改变、不能自行复位，出现以局部疼痛、活动受限为主症的疾病。本病好发于第 3～7 胸椎节段，多见于青壮年女性。本病属于中医学“骨错缝”“筋出槽”范畴。

二、诊断

1. 有外伤史或长期不良姿势史。错位节段的棘突有明显压痛、叩击痛或偏歪。棘旁软组织可有紧张甚至痉挛，触之常有条索样物体感，压之常有疼痛感。

2. 挺胸伸颈试验阳性，患者端坐位，令其做最大限度的挺胸及头颈部后伸动作，若出现背痛或胸肋痛加重，或者抬头伸颈受限即为阳性。

3. X 线、CT 检查首先应排除脊柱结核、肿瘤、骨折等病。胸椎后关节错位在 X 线片常不易显示，部分患者可见脊柱侧弯、患椎棘突偏歪。

三、鉴别诊断

主要与强直性脊柱炎、脊柱肿瘤、急性胆囊炎、肋间神经痛相鉴别。

四、推拿疗法

治法	舒筋通络，行气活血，理筋整复
取穴及部位	以阿是穴为主，错位棘突部位及周围软组织。膀胱经第 1、第 2 侧线及华佗夹脊穴等穴位
手法	㨰、按、揉、点、弹拨、扳、擦等法

第十八单元　急性腰扭伤

重点提示　急性腰扭伤的诊断、针灸疗法（★）。

一、概述

急性腰扭伤是指腰骶、骶髂及腰背两侧的肌肉、筋膜、韧带、关节囊，以及滑膜等软组织的急性损伤，从而引起腰部疼痛及活动功能障碍的一种病证，俗称“闪腰”“岔气”。

二、诊断

1. 有腰部扭伤史，多见于青壮年。
2. 腰部一侧或两侧剧烈疼痛，活动受限，不能翻身、坐立和行走，常保持一定强迫姿势。
3. 腰肌和臀肌痉挛，或可触及条索状硬物，损伤部位有明显压痛点，脊柱生理弧度改变。
4. X 线检查可见腰椎侧弯、生理弧度消失。可排除骨折、脱位、肿瘤、结核等病变。

三、鉴别诊断

主要与腰椎间盘突出症（直腿抬高试验及加强试验阳性，CT、MRI 可见髓核突出）、棘上韧带断裂、椎体压缩性骨折相鉴别。

四、针灸疗法

1. 基本治疗

治法	行气止痛，舒筋活血
主穴	腰痛点、阿是穴、委中、后溪
配穴	督脉证 + 水沟；足太阳经证 + 昆仑

操作：首先选奇穴腰痛点和后溪穴，行较强的捻转提插泻法 1 ~ 3 分钟，同时嘱患者慢慢活动腰部；再让患者俯卧位，在腰骶部寻找压痛点，施以毫针泻法，并拔火罐。

2. 其他治疗　①刺络拔罐法。②艾灸法，常在扭伤后 24 小时以后施灸，适用于素体虚弱的患者。③电针法。

五、推拿疗法

1. 治法　疏经通络，解痉止痛，理筋调整。

2. 取穴及部位　腰背夹脊穴、肾俞、大肠俞、命门、腰阳关、环跳、委中、承山等穴位；背腰部、下肢部。

3. 手法　按、揉、拿、㨰、点、弹拨、扳、擦等法。

第十九单元　腰肌劳损

重点提示　腰肌劳损的诊断、推拿疗法（★★）。

一、概述

腰肌劳损又称“功能性腰痛”“腰背肌筋膜炎”等。本病在慢性腰腿痛中占有相当大的比重，常与职业和工作环境关系密切，外伤史可不明显，多见于青壮年。本病属中医学“腰痛”范畴。

二、诊断

1. 有长期腰痛史，反复发作。

2. 一侧或两侧腰骶部酸痛不适。时轻时重，缠绵不愈。劳累后加重，休息后减轻。

3. 一侧或两侧骶棘肌轻度压痛，腰腿活动一般无明显障碍。

三、鉴别诊断

主要与退行性脊柱炎（X 线检查可见腰椎骨钙质沉着和椎体边缘增生骨赘）、腰椎结核（X 线检查可见腰椎骨质破坏或椎旁脓肿）、腰椎间盘突出症相鉴别。

四、推拿疗法

治法	舒筋通络，行气活血，解痉止痛
取穴及部位	肾俞、腰阳关、大肠俞、关元俞、八髎、秩边、委中、承山；腰臀部
手法	㨰、按、揉、点、弹拨、擦、运动关节

第二十单元　退行性脊柱炎

重点提示　退行性脊柱炎的诊断、推拿疗法（★★）。

一、概述

退行性脊柱炎是随年龄增长，椎间盘退变、椎体边缘骨质增生和小关节增大形成的一种脊柱骨关节病变。本病属于中医学“骨痹”“骨痿”范畴。

二、诊断

1. 起病隐袭，发病缓慢，多见于中老年。

2. 初起多见腰腿、腰脊、膝关节等隐隐作痛，屈伸、俯仰、转侧不利，轻微活动稍缓解，气候变化加重，反复缠绵不愈。局部关节可轻度肿胀，活动时关节常有摩擦声。严重者可见肌肉萎缩。关节畸形，腰弯背驼。

3. X线检查可显示腰椎不稳、椎体边缘骨质增生、小关节骨质增生，严重时有唇样改变或骨桥形成；椎间隙变窄或不规则关节突模糊不清。

4. 实验室检查包括血沉、抗链球菌溶血素O、C反应蛋白、类风湿因子等，以与其他疾病相鉴别。

三、鉴别诊断

强直性脊柱炎	多见于男性青年，脊柱强直出现较早，在前屈、侧弯、后仰三个方向受限。X线检查示侵犯骶髂关节，椎体轮廓模糊，呈“竹节样”改变，小关节间隙模糊，骶髂关节密度增高。活动期血沉增快，抗链球菌溶血素O增高，HLA－B27多为阳性
腰椎间盘突出症	有腰痛伴下肢放射痛，腰部活动受限，脊柱侧弯和腱反射异常，皮肤感觉障碍等症状。CT、MRI可见髓核突出
脊柱结核	有低热、盗汗、消瘦等全身症状，血沉加快。X线检查可见脊柱骨质破坏或椎旁脓肿

四、推拿疗法

治法	舒筋通络，行气活血，解痉止痛
取穴及部位	夹脊穴、命门、腰阳关、气海俞、大肠俞、关元俞、八髎穴、委中；脊柱及膀胱经
手法	揉、㨰、按、点、弹拨、扳、擦法

第二十一单元　腕管综合征

重点提示　腕管综合征的诊断、推拿疗法（★★）。

一、概述

腕管综合征是指由于正中神经在腕管内受到压迫而引起的手指麻木、疼痛等症状的疾病，是周围神经卡压综合征中最常见的一种。本病好发于40～60岁中年女性。

二、诊断

1. 腕部有外伤史或劳损史。多数患者桡侧三个半手指痛觉减退，指端感觉消失。大鱼际肌萎缩，拇指外展、对掌功能受限。

2. 叩击试验阳性，屈腕试验阳性，止血带试验阳性。

3. 肌电图或X线检查有助于明确诊断。

三、鉴别诊断

神经根型颈椎病	可出现手部桡侧的麻木、疼痛、感觉减退，但不出现大鱼际萎缩，也无夜间麻醒史，可伴颈部不适。颈椎X线及肌电图检查有助于鉴别
多发性神经炎	症状常为双侧性，且不局限于正中神经，尺、桡神经均受累，呈手套样感觉减退

四、推拿疗法

治法	舒筋通络，活血化瘀
取穴及部位	曲泽、鱼际、阳池、阳溪、大陵、合谷、内关、劳宫、列缺、外关、阿是穴；前臂、腕部
手法	一指禅推、点、揉、拔伸、摇、擦法

第二十二单元 退行性腰椎滑脱症

重点提示 退行性腰椎滑脱症的诊断、推拿疗法（★）。

一、概述

退行性腰椎滑脱症是指由于腰椎退变而引起椎弓完整的腰椎体向前、向后或向侧方的移位而引起一系列临床症状的疾病，又称“假性腰椎滑脱症”。本病常见于女性，以45岁以上者居多。临床上以向前滑脱多见，好发于第4～5腰椎。

二、诊断

1. 有急性外伤史或持续劳损史。

2. 反复发作下腰痛，劳累后加重，休息后减轻。有坐骨神经痛或马尾神经受压症状。腰椎前凸增加，甚至腰骶交界处凹陷或呈现横纹，滑脱棘突有压痛，滑脱节段可触及“台阶感”。

3. X线检查一般正侧位片即能明确诊断。正位片可见椎板形态，侧位片可见滑脱程度，斜位片能判断有无椎弓峡部裂。CT检查可见硬膜囊在椎间盘后缘和上方移位椎体后弓之间受压，致椎管狭窄，黄韧带肥厚。

4. 根据椎体滑脱程度可分为五度，即将滑脱腰椎下一椎体的上平面纵分为4等份，以滑脱椎体在此平面上移动的距离来评定滑脱的程度，每滑动1等份为一度，以此类推。

三、鉴别诊断

椎弓崩裂性脊柱滑脱	又称真性滑脱。X线检查是诊断主要依据，其斜位片可见椎弓根崩裂，酷似“狗颈”戴上“项链”。其边缘不规则，并伴硬化
老年性骨质疏松症	多见于停经后的老年妇女。患者胸腰段脊柱多呈圆形后突，腰背部持续疼痛，可有放射痛。X线片示脊柱呈广泛性骨质疏松，骨小梁变细、变小，椎体呈“鱼跃”状凹陷性改变

四、推拿疗法

1. 治法 补肾强腰，疏通经络，整复滑脱。

2. 取穴及部位 志室、腰眼、肾俞、大肠俞、环跳、委中、承山、阿是穴等；腰骶部、患肢部。

3. 手法 㨰、揉、点、按、擦、扳等法。

第二十三单元 梨状肌综合征

重点提示 梨状肌综合征的诊断、推拿疗法（★）。

一、概述

梨状肌综合征是由于间接外力作用，使梨状肌受到过度牵拉而致损伤，引起局部充血、水肿、肌束痉挛，刺激或压迫坐骨神经，导致相应的临床症状。

二、诊断

1. 有外伤或受凉史。常发生于中老年人。

2. 臀部疼痛，严重者患侧臀部呈持续性“刀割样”或“烧灼样”剧痛，多数伴有下肢放射痛、跛行或不能行走。

3. 臀部梨状肌部位压痛明显，并可触及条索状硬结，直腿抬高在60°以内疼痛明显，超过60°后疼痛减轻，梨状肌紧张试验阳性。

三、鉴别诊断

主要与腰椎间盘突出症、臀上皮神经损伤（梨状肌紧张试验阴性）相鉴别。

四、推拿疗法

治法	舒筋活血，通络止痛
取穴及部位	环跳、承扶、秩边、风市、阳陵泉、委中、承山；梨状肌体表投影区及下肢后外侧等
手法	㨰、按、揉、点压、弹拨、擦法及被动运动

第二十四单元　跟痛症

重点提示　跟痛症的推拿疗法（★）。

一、概述

跟痛症是指跟骨结节周围软组织急、慢性损伤导致足跟底部疼痛及行走困难为主要临床表现的病证，又称足跟痛，常伴有跟骨结节前缘骨刺形成。在我国本病多见于中老年人，尤其形体肥胖的妇女易患此病。

二、推拿疗法

治法	活血止痛，舒筋通络，松筋整理
取穴及部位	三阴交、金门、然谷、太冲、照海、昆仑、申脉、涌泉；跟骨周围
手法	点、按、揉、拿、弹拨、摇、擦法

第二十五单元　骨折术后

重点提示　骨折术后的临床治疗（★）。

一、概述

骨的完整性或连续性遭到破坏称为骨折。造成骨折的原因主要有外力作用和骨骼疾病引起骨质破坏。骨骼疾病时轻微外力即可导致骨折，称为病理性骨折。

二、辅助检查

X线检查	是诊断骨折的重要手段，可了解骨折的部位、范围、性质、程度和与周围软组织的关系，为治疗提供参考。指导骨折的整复、牵引、固定，观察治疗效果和病变的发展及预后的判断等
CT扫描	从横断面图像观察脊柱、骨盆、四肢关节较复杂的解剖部位和骨折情况
MRI检查	主要可检查骨折附近的软组织及韧带的损伤，半月板及椎间盘的损伤等
脊髓造影术	可确定脊柱骨折对椎管的影响范围和程度
放射性核素检查	可发现隐性骨损伤，特别是X线检查易造成漏诊的手、足、颅骨、肋骨等骨折

三、临床治疗

1. 针灸疗法　包括毫针刺法和艾灸疗法，可疏经通络、温经散寒、行气活血、消肿止痛、减轻拘挛。

2. 推拿疗法　适当的推拿疗法可松解粘连、减轻拘挛、缓解疼痛、改善关节活动度等。

3. 康复评定

（1）中医康复评定

分期	特点	舌、脉象
初期	筋骨脉络损伤，血离经脉，瘀积不散，气血凝滞，经络受阻，受损肢体或部位肿胀明显，伴疼痛。如损伤较重，瘀血较多，应防其瘀血流注脏腑而出现昏沉不醒等症	舌质淡或暗或有瘀斑，脉弦或紧
中期	肿胀逐渐消退，疼痛明显减轻，但瘀肿未尽，骨折尚未连接，或有骨折部位及邻近部位关节功能障碍	舌质淡苔薄白，脉弦或脉象平和
后期	骨折处已有骨痂生长，疼痛和肿胀明显减轻或消失，骨折局部压痛亦减轻，或有骨折部位及邻近部位关节功能障碍	舌质淡苔薄白，脉弦细或脉象平和

（2）现代康复评定：①疼痛评定。②肌力评定。③关节活动度。④肢体长度测量。⑤肢体周径测量。⑥感觉功能评定。⑦骨折愈合评定。⑧步态分析。⑨神经肌肉电生理检查。⑩日常生活活动能力评定。

4. 康复治疗

（1）中医康复治疗方法：针灸、推拿、中药（外用、内服）、传统运动疗法。

（2）现代康复治疗方法：①运动疗法。②物理因子疗法。

第二十六单元　颅脑损伤

重点提示　颅脑损伤的康复疗法（★）。

一、概述

颅脑损伤是指头部受到外力冲击（交通事故、跌伤、打击等），损伤头皮、颅骨、硬脑膜、脑组织后，出现的短暂性或持续性的一系列病变。

二、辅助检查

头 CT 及 MRI 检查	可诊断有无颅内损伤，包括脑挫裂伤、颅内血肿，并判定血肿的位置和大小
脑脊液检查	行腰穿抽取脑脊液检查，判断脑脊液中有无红细胞

三、康复疗法

1. 康复评定

（1）中医辨证：颅脑损伤急性期辨证分为痰瘀蒙窍证、痰热蒙窍证和阴阳离决、元神暴脱证；恢复可辨证分为痰浊阻滞证、瘀阻脑络证和气血亏虚证。

（2）现代康复评定：①脑损害严重程度评定，尚未清醒者可采用格拉斯哥昏迷量表评定。②功能及预后评定。③感觉、知觉功能评定。④认知障碍评定。⑤心理评定。⑥运动功能评定。⑦言语功能评定。⑧日常生活活动能力评定。

2. 康复原则　颅脑损伤急性期的康复治疗主要以祛瘀通络为主，兼顾正气，病情危重者以手术治疗为主，中医治疗起辅助作用。日久兼以祛瘀化痰通络。

3. 康复治疗方法

（1）现代康复治疗方法：包括运动疗法、作业治疗、认知功能训练和心理疗法。

（2）中医康复治疗方法：包括针灸疗法、推拿疗法（减轻肌肉萎缩，改善肌肉痉挛，防止关节僵硬挛缩，或者使已挛缩的关节得到松解）、中药疗法、穴位注射疗法和传统运动疗法。

第二十七单元　脊髓损伤

重点提示　脊髓损伤的康复疗法（★）。

一、概述

脊髓损伤的原因，可分为外伤性脊髓损伤和非外伤性脊髓损伤两大类。本节主要介绍外伤性脊髓损伤的康复。

二、辅助检查

X 线片检查	基本可确定骨折、脱位部位及类型
CT 检查	可显示骨性结构破坏的程度，判定移位骨折块侵犯椎管程度，发现突入椎管的骨块或椎间盘情况，以及脊髓或神经根受压的部位及水平
MRI 检查	对判定脊髓损伤状况极有价值，可显示脊髓损伤早期的水肿、出血，以及脊髓损伤的病理变化
电生理检查	可确定损伤程度。完全性脊髓损伤时体感诱发电位（SEP）无诱发电位波形出现；不完全损伤时则可出现诱发电位，但波幅降低和/或潜伏期延长
其他	椎管造影、脑脊液检查、尿常规、中段尿培养及药物敏感、膀胱压力与容量、尿动力学、残余尿量、下肢血管超声、泌尿系超声等

三、康复疗法

1. 康复评定

（1）中医辨证：瘀血阻络证、脾肾阳虚证、肝肾阴虚证。

（2）现代康复评定：①感觉功能评定，检查身体左右侧各28个皮节（C_2至S_4～S_5）的关键点，每个关键点要检查轻触觉和针刺觉。②运动功能评定，通过检查10对肌节（C_5～T_1及L_2～S_1）对应的肌肉完成。③神经损伤平面评定。④损伤程度评定。⑤脊髓休克评定，球（海绵体）－肛门反射消失为休克期，反射的再出现提示脊髓休克结束。⑥痉挛评定。⑦日常生活活动能力评定。⑧其他功能评定。

2. 康复原则　抢救生命，预防及减轻脊髓功能的丧失，预防及治疗并发症，综合应用各种康复治疗方法恢复或代偿残存功能，使患者尽早重新开始自理的、创造性的生活，重返社会。

3. 康复目标

急性期	①预防和及时处理并发症，如呼吸道感染、泌尿系感染、压疮、深静脉血栓等。 ②维持关节活动度和瘫痪肌肉的正常长度，并对残存肌力或受损平面以上的肢体进行肌力和耐力训练。 ③防止废用综合征（制动综合征），如预防肌肉萎缩、骨质疏松、关节挛缩等。为过渡到恢复期的康复治疗创造条件
恢复期	恢复以坐为主的功能性活动，改善垫上移动和转移能力，进一步提高肌力并保持肌肉软组织的功能，管理好大小便，尽可能获得独立生活活动能力。

4. 康复治疗方法

（1）现代康复治疗方法：①急性期，以床边训练方式为主。②恢复期，除急性期训练内容外，还要依据病情进行肌力、垫上练、坐位、轮椅、转移、站立、步行、二便功能、文体、日常生活活动能力等训练及矫形器的使用等，加强患者残存和已有的功能。同时进行针对性的心理康复及职业康复。

（2）中医康复方法：①针灸治疗，采取“治督”与“治痿独取阳明”相结合，并随症配穴。基本治法为舒筋通络，益肾充髓。②推拿治疗，治法为舒筋通络，行气活血。以督脉及背部膀胱经穴为主。手法包括㨰、按、揉、一指禅推、提捏及摇法，配合关节的被动运动。③中药疗法。④传统运动疗法。

第十二章　妇科病证

第一单元　月经不调

重点提示　月经不调的针灸疗法（★★★）。

一、概述

月经不调是以月经的周期及经期、经色、经质、经量异常为主症的病证。主要包括月经先期（经早）、月经后期（延迟）、月经先后无定期（经乱）。本病多见于西医学的排卵性子宫出血、盆腔炎性疾病等。

二、鉴别诊断

	需鉴别疾病	鉴别疾病特点
月经先期	经间期出血	发生在两次月经之间，出血量较月经量少，持续数小时至2~7天自行停止，或为带下中夹有血丝。基础体温和月经来潮12小时内诊断性刮宫有助于鉴别
月经后期	早孕	育龄期妇女月经过期未潮，尿或血HCG阳性，B超可见孕囊
月经后期	胎漏	妊娠期出现阴道少量出血，尿或血HCG阳性，B超可见孕囊
月经后期	异位妊娠	是月经逾期后又见阴道出血，或突然出现一侧下腹部撕裂样剧痛，结合查HCG与B超有助于鉴别
月经先后无定期	崩漏	阴道出血完全没有周期，并同时出现经期和经量的异常，雌激素、孕激素及垂体激素异常，基础体温单相，子宫内膜刮诊可帮助诊断

三、针灸疗法

分期	月经先期	月经后期	月经先后无定期
治法	理气调血，固摄冲任	益气和血，调畅冲任	调补肝肾，调理冲任
主穴	关元、血海、三阴交、地机	气海、三阴交、归来	关元、三阴交、肝俞
配穴	实热证+行间；虚热证+太溪；气虚证+足三里、气海、脾俞；月经过多+隐白	实寒证+天枢、神阙、子宫；虚寒+命门、关元	肝郁+期门、太冲；肾虚+肾俞、太溪；脾虚+脾俞、足三里；胸胁胀痛+膻中、内关

第二单元　经闭

重点提示　经闭的诊断、针灸疗法（★★★）。

一、概述

经闭是指女子年过18周岁而月经尚未来潮，或经行又复中断3个周期以上的病证（妊娠或哺乳期除外）。基本病机是血海空虚或脉道不通，前者为“血枯经闭”，后者为“血滞经闭”。西医学中，经闭多见于下丘脑、垂体、卵巢、子宫等功能失调，或甲状腺、肾上腺等疾病，也见于消耗性疾病、过度节食导致的营养不良。

二、诊断

1. 年逾18周岁女子，月经尚未初潮者，属原发性闭经。
2. 女子已行经而又中断3个月以上者，属继发性闭经。
3. 须与妊娠期、哺乳期、绝经期等生理性停经相鉴别。经闭涵盖了许多西医妇科疾病，如多囊卵巢综合征、卵巢早衰、闭经泌乳综合征、席汉综合征等，临床治疗前需注意鉴别。

三、针灸疗法

分型	血枯经闭	血滞经闭
治法	调补冲任，养血通经	通调冲任，活血通经
主穴	关元、足三里、归来	中极、血海、三阴交、合谷
配穴	肝肾不足 + 太溪、肝俞；气血亏虚 + 气海、脾俞	气滞血瘀 + 膈俞、太冲；寒凝胞宫 + 子宫、命门、神阙；痰湿阻滞 + 阴陵泉、丰隆

第三单元　痛经

重点提示　痛经的鉴别诊断、针灸疗法、推拿疗法（★★★）。

一、概述

痛经又称“经行腹痛”，以青年女性较多见。临床表现为经期或行经前后小腹疼痛，随着月经周期而发作。疼痛可放射到胁肋、乳房、腰骶部、股内侧、阴道或肛门等处。一般于经期来潮前数小时即已感到疼痛，成为月经来潮之先兆。重者疼痛难忍，面青肢冷，呕吐汗出，周身无力，甚至晕厥。

二、鉴别诊断

异位妊娠	表现为月经量突然减少，且多表现为一侧下腹撕裂样剧痛，血 HCG 阳性，B 超示宫内无妊娠囊，宫旁有包块
宫内妊娠流产	有停经史，小腹坠痛，伴阴道少量流血，血 HCG 阳性，B 超示宫内有妊娠囊
黄体破裂	一般在排卵后期，下腹一侧突发疼痛，血 HCG 阴性
卵巢囊肿蒂扭转	既往一般有卵巢囊肿，以体位改变时下腹一侧突发剧烈疼痛为主要表现，血 HCG 阴性，B 超提示附件有包块
急性阑尾炎	急性起病，主要表现为上腹转至右下腹持续性疼痛，伴恶心呕吐，查体见右下腹压痛、反跳痛，肌紧张，B 超有助于鉴别诊断

三、针灸疗法

1. 基本疗法

治法	调理冲任，温经止痛
主穴	中极、三阴交、地机、十七椎、次髎
配穴	气滞血瘀 + 太冲、血海；寒凝血瘀 + 关元、归来；气血虚弱 + 气海、血海；肾气亏损 + 肾俞、太溪

操作：针刺中极，宜用连续捻转手法，使针感向下传导。寒凝血瘀、气血虚弱、肾气亏损，宜加灸法。疼痛发作时可用电针。

2. 其他治疗　①穴位贴敷法。②皮肤针法。③耳针法。④穴位注射法。⑤隔物灸法，寒湿凝滞型痛经可用隔姜灸关元、神阙穴，在月经来潮前 3 ~ 5 天开始治疗，每次施灸 6 ~ 9 壮。

四、推拿疗法

1. 治法　以“通调气血”为主。如因虚而致痛经者，以补为通；因气郁而致血滞者，以行气为主，佐以活血；因寒湿凝滞而引起瘀滞不通者，以温经化瘀为主。

2. 取穴　气海、关元、章门、期门、足三里、肾俞、八髎、肝俞、膈俞、脾俞、胃俞等穴位。

3. 手法　一指禅推、摩、擦、按、揉、擦等法。

第四单元　绝经前后诸证

重点提示　绝经前后诸证的针灸疗法（★★★）。

一、概述

绝经前后诸证是指以绝经期前后出现月经停止或者月经紊乱、忧郁或烦躁易怒、情绪不定、潮热汗出、心悸失眠、头晕耳鸣等一系列症状为主要表现的病证。发病年龄一般在45～55周岁。西医学中，围绝经期综合征、双侧卵巢手术切除或放疗后双侧卵巢功能衰竭也可出现类似症状。

二、鉴别诊断

1. 某些内科病　如眩晕、心悸、水肿等，临证时应注意鉴别，主要是通过有无其他脏腑病变可区别。

2. 癥瘕　绝经前后的年龄为癥瘕好发期，如出现月经过多或经断复来，或有下腹疼痛，浮肿，或带下五色，气味臭秽，或身体骤然明显消瘦等症状者，应详加诊察，必要时结合西医学辅助检查，明确诊断。

三、针灸疗法

治法	补益肾精，调理冲任
主穴	关元、三阴交、肾俞、太溪
配穴	肾阴虚＋照海；肾阳虚＋命门；肾阴阳俱虚＋照海、命门；心肾不交＋少海、然谷

第五单元　不孕症

重点提示　不孕症的诊断、针灸疗法（★★）。

一、概述

女子未避孕，性生活正常，与配偶同居1年而未孕者，称为不孕症。从未妊娠者为原发性不孕，《备急千金要方》称为“全不产”；曾有过妊娠者继而未避孕1年以上未孕者为继发性不孕，《备急千金要方》称为“断绪”。

二、诊断

1. 育龄妇女结婚1年以上，夫妇同居，配偶生殖功能正常，不避孕而未能受孕者，为原发不孕。曾有孕产史，继有间隔1年以上，不避孕而未怀孕者，称为继发不孕。

2. 排除生殖系统的先天性生理缺陷和畸形。

三、针灸疗法

1. 基本治疗

治法	调理冲任，益肾助孕
主穴	关元、肾俞、太溪、次髎、三阴交
配穴	肾虚宫寒＋命门；肝气郁结＋太冲、期门；痰湿阻滞＋阴陵泉、丰隆；瘀滞胞宫＋血海、膈俞

2. 其他治疗　耳针法、穴位埋线法和腹针疗法。

第十三章　儿科病证

第一单元　感冒

重点提示　感冒的诊断、推拿疗法（★★★）。

一、概述

感冒是指因感受风、寒、暑、湿、燥、火及疫疠之气等外邪引起的一种常见的肺系疾病，以鼻塞、流涕、打喷嚏、咳嗽、发热、咽痛为主要特征。婴幼儿患病后，易出现夹痰、夹滞、夹惊等兼症，相当于西医学的“上呼吸道感染”。

二、诊断

1. 以发热恶寒，鼻塞流涕，打喷嚏等症为主，多兼咳嗽，可伴呕吐、腹泻或高热惊厥。

2. 四时均有，多见于冬春，常因气候骤变而发病。

3. 血白细胞总数正常或减少，中性粒细胞计数减少，淋巴细胞计数相对增加，单核细胞计数增加。

三、鉴别诊断

麻疹	由麻疹病毒引起，临床常见发热恶寒、咳嗽咽痛、鼻塞流涕，泪水汪汪，口腔麻疹黏膜斑，周身皮肤按序发麻粒样大小的红色斑丘疹，皮疹消退时皮肤有糠麸样脱屑或色素沉着斑等
水痘	由水痘－带状疱疹病毒引起，以发热、皮肤黏膜分批出现瘙痒性皮疹、丘疹、疱疹、结痂同时存在为主要特征
流行性乙型脑炎	由乙型脑炎病毒引起，以高热、抽搐、昏迷为主要表现。血象、脑脊液检查、补体结合试验、神经系统检查可鉴别
急性咽喉炎	初起有发热、微咳，哭闹时可闻及声音嘶哑，病情较重可闻及犬吠样咳嗽及吸气性喉鸣

四、推拿疗法

1. 治法　疏风解表。风寒感冒宜辛温解表，风热感冒宜辛凉解表，暑邪感冒宜清暑解

针灸推拿康复学

表，时邪感冒宜清热解毒；夹痰者兼化痰止咳，夹滞者兼消食导滞，夹惊者兼清热镇惊。

2. 取穴　天门、坎宫、三关、六腑、天河水、肺经、大肠、二扇门、太阳、迎香、耳后高骨、风池、肩井、合谷、膻中、脊柱、肺俞等。

3. 手法　推、拿、按、揉、运、摩、擦、捏脊等法。

4. 操作

（1）患儿取仰卧位。开天门30次，推坎宫30次，揉太阳100次；清肺经100次，清大肠100次。

（2）患儿取俯卧位。先用摩法轻摩患儿脊柱，自上而下3～5遍，再用示、中二指指腹直推脊柱100次。

第二单元　咳嗽

重点提示　咳嗽的诊断、鉴别诊断、推拿疗法（★★）。

一、概述

有声无痰为咳，有痰无声为嗽，有声有痰为咳嗽，这里指以咳嗽为主要症状的一种儿科常见肺系病证。《幼幼集成·咳嗽证治》指出：“凡有声无痰谓之咳，肺气伤也；无声有痰谓之嗽，脾湿动也；有声有痰谓之咳嗽，初伤于肺，继动脾湿也。”即所谓“咳嗽不止于肺，而不离乎肺”。

二、诊断

1. 咳嗽为主要症状，多继发于感冒之后，常因气候变化而发作。好发于冬春季节。

2. 肺部听诊示两肺呼吸音粗糙，或有少量的散在的干啰音或湿啰音。

3. 胸部X线检查示肺纹理增粗。

三、鉴别诊断

原发性肺结核	多有结核病接触史，以低热、咳嗽、盗汗为主要症状，结核菌素试验、胸部X线检查有助于诊断
百日咳	以咳嗽逐渐加重，呈典型的阵发性、痉挛性咳嗽，咳嗽终末出现深长的鸡鸣样吸气性吼声为特征。病原学及血清学检查可鉴别

四、危急状态辨识

1. 出现呼吸困难，呼吸频率、节律、深度加重等危重情况，应立即转科治疗。

2. 出现“三凹征”，指吸气时胸骨上窝、锁骨上窝、肋间隙出现明显凹陷，是由于上部气道部分梗阻所致吸气性呼吸困难。常见于气管异物、喉水肿、白喉等。当伴随出现发绀、双肺湿啰音和心率加快时，提示左心衰竭。

上述情况发生应立即急会诊并转科治疗。

五、推拿疗法

1. 治法　宣肺止咳。风寒咳嗽辅以祛风散寒，宣肺化痰止咳；风热咳嗽佐以疏风解表，清热止咳；内伤咳嗽则宜健脾益肺，化痰止咳。

2. 取穴　肺经、内八卦、天突、乳根、乳旁、膻中、风门、肺俞、脊柱等。

3. 手法　运、按、揉、推、拿、摩等法。

4. 操作

（1）患儿取仰卧位，清肺经 100 次，顺运内八卦 100 次；按揉天突 50 次，双指揉乳根及乳旁 50 次，揉膻中 100 次。

（2）患儿取俯卧位，双指揉双侧风门 100 次，揉双侧肺俞 100 次；轻摩脊柱，从上而下 3 ~ 5 遍。

第三单元　厌食

重点提示　厌食的诊断、推拿疗法（★★）。

一、概述

厌食是指小儿较长时期见食不贪，食欲下降，食量减少，甚至拒食的一种儿科常见病证。以 1 ~ 6 岁小儿多见。

二、诊断

有喂养不当史，如进食无定时定量，过食生冷、甘甜厚味、零食，或偏食等。长期食欲不振，而无其他疾病。面色少华，形体偏瘦，但精神尚好，无腹膨。

三、鉴别诊断

1. 疰夏　为夏季季节性疾病。表现除食欲不振外，还可见精神倦怠、心烦少寐、多汗，或有低热等外感热病的症状。常是因素体虚弱、复感暑热之气引起。一般夏季过后病情可自愈，部分患者可出现逢暑必发的周期性特点。

2. 其他躯体疾病或精神疾病引起的厌食，伴明显的原发病症状。

四、推拿疗法

1. 治法　以和为贵，以运为健，开胃运脾为基本法则。脾胃不和者，当以运脾开胃为主法。脾胃气虚者，宜健脾益气。脾胃阴虚者，滋阴养胃。

2. 取穴　五经穴、板门、腹、脐、天枢、足三里、脊柱、脾俞、胃俞等。

3. 手法　推、摩、按、揉、运、捏脊等法。

4. 操作

（1）患儿取仰卧位。揉板门 100 次，补脾经 300 次，清胃经 300 次；摩腹 3 分钟，揉脐及天枢 100 次；按揉足三里 100 次。

（2）患儿取俯卧位。捏脊 3 ~ 5 遍：按揉脾俞、胃俞，每穴约半分钟。

第四单元　疳证

重点提示　疳证的诊断、推拿疗法（★★）。

一、概述

疳证是由喂养不当或多种疾病影响，导致脾胃受损，气液耗伤，不能濡养脏腑、经脉、筋骨、肌肤而形成的一种慢性消耗性疾病。临床以形体消瘦，面色无华，毛发干枯，精神萎靡或烦躁，饮食异常，大便不调为特征。本病发病无明显季节性，多见于5岁以下小儿。

二、诊断

1. 有喂养不当或病后饮食失调及长期消瘦史。饮食异常，大便干稀不调，或脘腹膨胀等明显脾胃功能失调者。

2. 形体消瘦，体重低于正常平均值的15%～40%面色不华，毛发稀疏枯黄，严重者干枯羸瘦。兼有精神不振，或好发脾气，烦躁易怒，或喜揉眉擦眼，或吮指磨牙等症。

3. 因蛔虫引起者，谓之“蛔疳”，大便镜检可查见蛔虫卵。贫血者，血常规示血红蛋白及红细胞减少。出现肢体浮肿，属于营养性水肿者，血清总蛋白量大多在45g/L以下，血清白蛋白在20g/L以下。

三、鉴别诊断

厌食	以长期食欲不振，厌恶进食，食量明显少于同龄正常儿童为特征，无明显消瘦，精神尚好，病在脾胃，一般预后良好
积滞	以不思乳食、食而不化、脘腹胀满、嗳气酸腐、大便不调为特征，积滞日久可致疳证

四、推拿疗法

1. 治法　健脾和胃。具体治法：疳气以和为主，疳积以消为主，或消补兼施，干疳以补为要。

2. 取穴　五经穴、板门、四横纹、腹、足三里、脊柱、脾俞、胃俞、肝俞、肾俞、胆俞等。

3. 手法　推、摩、按、揉、掐、捣、运、捏脊等法。

4. 操作

（1）患儿仰卧位。补脾经100次，揉板门100次，掐四横纹各5次；摩腹3分钟，按揉足三里100次。

（2）患儿俯卧位。捏脊3～5遍，按揉脾俞、胃俞，每穴约半分钟。

第五单元　遗尿

重点提示　遗尿的诊断、针灸疗法、推拿疗法（★★★）。

一、概述

遗尿又称“尿床”，是指年满5周岁及以上的小儿睡眠中小便自遗、醒后方觉的一种病证。偶因疲劳或睡前多饮而遗尿者，不作病态。西医学中，遗尿多见于神经发育尚未成熟，大脑皮质或皮质下中枢功能失调者，也可见于泌尿系统异常、感染、隐性脊柱裂等疾病。

二、诊断

1. 发病年龄在5周岁以上。睡眠较深，不易唤醒，每夜或隔几天发生尿床，甚则一夜尿床数次。

2. 小便常规及尿培养多无异常发现。X线片检查部分患儿可发现隐性脊柱裂，泌尿系

X 线造影可见其结构异常。

三、鉴别诊断

热淋：尿频急、疼痛，白天清醒时小便也急迫难耐而尿出。尿常规检查有白细胞，中段尿培养有细菌生长。

四、针灸疗法

治法	调理膀胱，温肾健脾
主穴	关元、中极、膀胱俞、肾俞、三阴交
配穴	肾气不足＋命门、太溪；脾肺气虚＋肺俞、气海、足三里；肝经郁热＋蠡沟、太冲；夜梦多＋百会、神门

五、推拿疗法

1. 治法　温肾固涩，益气固涩，清肝泄热。

2. 取穴及部位　肾经、脾经、肺经、心经、肝经、三关、外劳宫、二人上马、百会、三阴交、足三里、涌泉、丹田、中极、膀胱俞、肾俞等穴位；腰骶部。

3. 手法　推、按、揉、擦等法。

4. 辨证操作

证型	治法	处方
肾气不足证	温肾固涩	补肾经、推三关、揉外劳宫、按揉百会、揉丹田、按揉肾俞、擦腰骶部、按揉三阴交
脾肺气虚证	益气固涩	补脾经、补肺经、揉外劳宫、按揉百会、揉中极、按揉足三里、按揉膀胱俞
肝经郁热证	清肝泄热	泻肝经、泻心经、补脾经、揉二马、揉三阴交、揉涌泉

第六单元　腹泻

重点提示　腹泻的诊断、推拿疗法（★★★）。

一、概述

腹泻以大便次数增多，粪便稀薄，甚至如水样便为主症，以 2 岁以下婴幼儿常见。一年四季皆可发生，尤以夏、秋季节为甚。

二、诊断

1. 有乳食不节，饮食不洁或感受时邪的病史。

2. 大便次数增多，每天 3～5 次，多达 10 次以上，呈淡黄色，如蛋花汤样，或色褐而臭，可有少量黏液。或伴恶心、呕吐、腹痛、发热、口渴等症。重者可见小便短少、体温升高、烦渴神萎、皮肤干瘪、囟门凹陷、目珠下陷、啼哭无泪、口唇樱红、呼吸深长、腹胀等症。

3. 重症腹泻有脱水、酸碱平衡失调及电解质紊乱。

4. 大便镜检可有脂肪球，少量红、白细胞。大便病原体检查可有致病性大肠杆菌等生长，或分离出轮状病毒等。

三、鉴别诊断

痢疾：临床表现为腹痛、腹泻、里急后重、排脓血便，伴全身中毒等症状。婴儿起病较缓，最初多呈消化不良样稀便，病程易迁延。3 岁以上患儿起病急，以发热、腹泻、腹痛为主要症状，可发生惊厥、呕吐。中毒型痢疾多见于 3 ~7 岁儿童。

四、推拿疗法

治法	调和脾胃，和中止泻
取穴	五经穴、三关、大肠、外劳宫、脐、足三里、七节骨、龟尾、天枢、中脘等
手法	推、按、揉、拿、运、摩、捏脊法

第七单元　小儿肌性斜颈

重点提示　小儿肌性斜颈的诊断、推拿疗法（★★★）。

一、概述

小儿肌性斜颈又称先天性斜颈、原发性斜颈，临床上一般系指一侧胸锁乳突肌痉挛造成的肌性斜颈。

二、诊断

1. 刚出生和出生后数月内发现头颈倾斜。患侧胸锁乳突肌触及硬结物。患儿颈项活动障碍，尤以向患侧旋转及向健侧侧屈受限明显。

2. 排除其他可引起斜颈的疾病。

三、鉴别诊断

1. 骨性斜颈　因颈椎“半椎体”畸形而引起斜颈，可由颈椎正位 X 线片鉴别。

2. 斜视　患儿视物时必须采取斜颈姿势，胸锁乳突肌无挛缩，斜颈可自动或被动矫正。

3. 寰枢关节半脱位　一般均有外力作用于头颈部史，可有上颈部疼痛，颈部僵硬，转动不灵，头偏斜。较严重者可出现脊髓受压的症状和体征。颈椎张口位片及侧位片、MRI 检查有助于诊断。

四、推拿疗法

治法	舒筋活血，软坚散结
部位	颈部，胸锁乳突肌
手法	推、揉、捏、拿、扳法

第八单元　小儿脑瘫

重点提示　小儿脑瘫的诊断、推拿疗法（★★）。

一、概述

小儿脑瘫是指患儿在出生前后或出生时，由于各种原因引起脑神经系统损伤，出现非进行性、持续的运动障碍和姿势异常，并伴有多种脑部症状的疾病。本病属中医学“五迟”“五软”“痿证”范畴。

二、诊断

1. 中枢性运动障碍持续存在　婴幼儿脑发育早期（不成熟期）发生抬头、翻身、坐、爬、站和走等大运动功能和精细运动功能障碍，或显著发育落后。功能障碍是持久性、非进行性，轻症可逐渐缓解，重症可逐渐加重，最后可致肌肉、关节的继发性损伤。

2. 运动和姿势发育异常　应根据不同年龄段的姿势发育而判断。运动时出现运动模式的异常。

3. 反射发育异常　主要表现有原始反射延缓消失和立直反射（如保护性伸展反射）及平衡反应的延迟出现或不出现，可有病理反射阳性。

4. 肌张力及肌力异常。

5. 有引起脑瘫的病因学依据，可有头颅影像学佐证。

三、鉴别诊断

进行性肌营养不良：是一组原发于肌肉的遗传性疾病，大多有家族史。临床以缓慢进行性加重的对称性肌无力、肌肉萎缩为特征。多见于儿童和青少年。可见“翼状肩胛”“游离肩”“小腿肌肉假性肥大”“Gowers 征”等特征性表现。

四、推拿疗法

治法	补益肝肾，舒筋通络
取穴	印堂、百会、风池、风府、哑门、肩井、肩髃、肩贞、极泉、臂臑、手三里、内关、外关、合谷、梁丘、足三里、承山、昆仑、太溪、解溪、关元、气海、心俞、肝俞、脾俞、肾俞
手法	推、拿、按、摩、揉、捏、擦、摇法

第九单元　夜啼

重点提示　夜啼的推拿疗法（★★★）。

一、概述

夜啼是指 1 岁以内的哺乳婴儿，因寒、热、受惊等而致的夜间定时啼哭，甚则可通宵达旦的疾病。

二、诊断

入夜定时（多在子时左右）啼哭不止，轻重表现不一，但白天安静。多无发热、呕吐、泄泻、口疮、疖肿、外伤等表现。

三、鉴别诊断

1. 生理性哭闹　哭声响亮有力多为生理性。婴儿哭闹首先考虑是否由饥饿、需排尿或排便、外界环境过冷或过热、体位不适等引起，如这些因素均已改善纠正后仍哭闹不止，需检查有无病理现象。有的婴儿夜间哭闹而白天睡眠时间较长，日夜生活规律颠倒，需要纠正其生活规律。

2. 病理性哭闹　可由中枢神经系统疾病、腹痛、感染、损伤等情况引起。

四、推拿疗法

1. 治法　温中健脾，清心导赤，镇惊安神，消食导滞。

2. 取穴及部位　脾经、肝经、大肠、心经、小肠、三关、天河水、总筋、内劳宫、小天心、五指节、攒竹、腹、中脘、天枢、脐、七节骨等。

3. 手法　推、揉、摩、运等法。

4. 辨证操作

	具体治法	处方
脾虚寒	温中健脾	补脾经、推三关、摩腹、揉中脘
心经积热	清热导赤	清心经、清小肠、清天河水、揉总筋、揉内劳宫
惊骇恐惧	镇惊安神	推攒竹、清肝经、揉小天心、揉五指节
乳食积滞	消食导滞	清补脾经（先清后补）、清大肠、摩腹、揉中脘、揉天枢、揉脐、推下七节骨

第十单元　便秘

重点提示　便秘的诊断、推拿疗法（★★★）。

一、概述

便秘是指排便间隔时间延长，大便干结难解，常常数天一行，或欲大便而艰涩不畅的一种病证。其发生常与饮食不节、情志失调、素体虚弱等因素有关。

二、诊断

1. 排便时间延长，2 天以上大便一次，粪便干燥坚硬。重者大便艰难，干燥如栗，可伴少腹胀急，神倦乏力，胃纳减退。

2. 排除肠道器质性疾病。

三、鉴别诊断

1. 肠套叠　多发于婴幼儿，特别是 2 岁以下的儿童。典型表现为腹痛、呕吐、便血及腹部包块。钡剂灌肠 X 线检查可见空气或钡剂在套叠处受阻，阻端钡剂呈“杯口状”，甚至呈“弹簧”状阴影。

2. 肠梗阻　典型症状为痛、吐、胀、闭。立位 X 线腹部透视或平片可见多数气液平面。空肠黏膜环状皱襞可显示“鱼骨刺”状。

四、推拿疗法

1. 治法　补虚泻实，理肠通便。

2. 取穴　脾经、三关、上马、大肠、六腑、内八卦、膊阳池、足三里、七节骨、天枢、腹、胁肋、脊柱、脾俞、肾俞。

3. 手法　推、按、揉、摩、搓、运、捏脊等法。

4. 操作

类型	具体治法	处方
实秘	顺气行滞，清热通便	清大肠、退六腑、运内八卦、按揉膊阳池、按揉足三里、推下七节骨、揉天枢、摩腹、搓摩胁肋
虚秘	益气养血，滋阴润燥	补脾经、清大肠、运水入土、推三关、揉上马、按揉膊阳池、按揉足三里、捏脊、按揉脾俞、按揉肾俞

第十一单元　发热

重点提示　发热的诊断、推拿疗法（★）。

一、概述

发热是指体温异常升高超过正常范围高限。正常小儿腋下体温一般为36～37℃，故腋下温度超过37℃，可认为发热。37.1～37.9℃为低热，38～38.9℃为中度发热，39～41℃为高热，超过41℃为超高热。发热可分为外感发热和内伤发热，常见于儿科多种急、慢性疾病的某一个发展阶段。

二、诊断

1. 外感发热常有感受外邪病史；内伤发热常伴饮食不节或不洁、热病耗阴等病史。

2. 以体温异常升高为主要症状，不同证型可伴不同证候。

外感风寒	头痛、发热恶寒、无汗、鼻塞、流清涕、苔薄白、指纹鲜红或脉浮紧
外感风热	恶寒畏风、发热少汗、口干、咽痛、鼻塞、流脓涕、苔薄黄、指纹红或紫或脉浮数
暑热证	长期发热不退、口渴多尿、少汗、倦怠嗜睡
内伤发热	肺胃实热：腹痛拒按、面红唇赤、嗳腐吞酸、便秘或溏、苔黄腻、指纹深紫或脉弦滑数
	阴虚内热：午后低热、心烦易怒、潮热盗汗、形瘦、纳呆、舌红苔剥、指纹淡紫或脉细数

3. 合并细菌感染者血白细胞总数增高，中性粒细胞比例增高。检查咽喉、口腔黏膜、中耳、鼻腔、心、肺等部位是否有炎性疖肿；是否有脑膜刺激征等。必要时做血培养或脑脊液检查。

三、鉴别诊断

主要是引起发热原因的疾病鉴别，如婴幼儿急疹、急性淋巴细胞白血病。

四、推拿疗法

治疗指征	非严重感染、非严重组织损伤的发热患儿	
基本治法	清退热邪	表证发热：发散外邪，清热解表
		里证发热：辅以泻肺通腑，清解里热或滋阴清热
基本处方	取仰卧位	开天门50次，推坎宫50次，揉太阳100次，清肺经300次，清天河水100次
	取俯卧位	先用摩法轻摩患儿脊柱，自上而下3～5遍，再用示、中二指指腹直推脊柱穴100次

第十四章　五官科病证

第一单元　近视

重点提示　近视的针灸疗法、推拿疗法（★★★）。

一、概述

近视是以视近物清晰，视远物模糊为临床特征的眼病，古称“能近怯远症”。本病即西医学近视眼，为眼科屈光不正疾病之一。

二、诊断

1. 近视力正常，远视力低于1.0，但能用凹球透镜矫正。一般小于－3D为轻度近视，－3D～－6D为中度近视，－6D以上为高度近视。

2. 青少年远视力在短期内下降，休息后视力又有提高，使用阿托品麻痹睫状肌后，检影近视度数消失或小于0.5D，为假性近视。

3. 眼底检查。中度以上轴性近视，视神经乳头颞侧出现弧形斑，高度近视眼底易发生退行性变性、黄斑出血、萎缩斑等。

三、鉴别诊断

视神经萎缩	患眼外观无异常而视力显著减退，甚至完全失明，是视网膜神经节细胞轴索广泛损害而出现的萎缩变性，以视力功能损害和视神经乳头苍白为主要特征
青光眼	以视物昏蒙，目珠发胀或视物不清，视野缺损为主要特征。患者眼内压升高，眼球微胀或凸出，瞳神稍大；常见视盘凹陷增大

四、针灸疗法

治法	通经活络明目
主穴	睛明、承泣、四白、太阳、风池、光明
配穴	肝肾亏虚＋肝俞、肾俞；心脾两虚＋心俞、脾俞

五、推拿疗法

1. 治法　舒筋通络，调和气血。

2. 取穴　攒竹、睛明、四白、瞳子髎、丝竹空、鱼腰、肝俞等穴位。

3. 手法　一指禅推、按揉法。

第二单元　眼睑下垂

重点提示　眼睑下垂的诊断、针灸疗法（★★★）。

一、概述

眼睑下垂是指上睑提举无力，或不能抬起，以致睑裂变窄，甚至遮盖部分或全部瞳仁，影响视力的一种眼病。古称"睢目""上胞下垂"，严重者称"睑废"。

二、诊断

1. 眼睑下垂，两眼自然睁开向前平视时，眼睑遮盖黑睛上缘超过 2mm，甚至遮盖瞳神，影响视觉，紧压眉弓部，眼睑抬举困难。患者视物时，呈仰头、眉毛高耸、额部皱纹加深等特殊姿势。

2. 单侧眼睑下垂者，可伴有其他眼外肌麻痹，目偏视，视一为二，瞳神散大。

3. 两侧眼睑下垂，朝轻暮重，神疲乏力；劳累后加重。做新斯的明试验阳性者，可能为重症肌无力。

三、鉴别诊断

眼睑瞤动：以眼睑不自主牵拽跳动为临床特征，多一侧发病，较少两侧同病。在情绪紧张、劳累、久视、睡眠不足的情况下加剧，入睡时消失；无眼睑下垂，睑裂变小，不影响视力。

四、针灸疗法

治法	健脾益气，养血荣筋
主穴	攒竹、丝竹空、阳白、脾俞、肾俞、三阴交
配穴	肝肾不足＋肝俞、太溪；脾虚气弱＋百会、足三里；风邪袭络＋风门、风池

第三单元　牙痛

重点提示　牙痛的诊断、针灸疗法（★★★）。

一、概述

牙痛是以牙齿疼痛为主症的病证。又称"牙宣""牙槽风"等。

二、诊断

1. 一般起病较缓，以牙齿疼痛为主要症状，逐渐加重，可有急性起病，后期可见牙齿松动。

2. 口腔检查可见牙齿龋洞；牙龈红肿疼痛、溢脓；真牙尽牙处齿龈红肿疼痛，甚而致溃后溢脓，张口困难；牙槽骨痛，久则腐溃不愈，或穿腮、排出腐骨；牙龈红肿、溃烂疼痛，或有腐臭脓血溢出等。

3. X线检查可见龋洞、髓石、牙齿缺损，根尖周及牙槽骨组织病变等。

三、鉴别诊断

三叉神经痛	有难以忍受的阵发性、放射性剧痛，常局限于颜面一侧，轻触面部某区“扳机点”可诱发疼痛。温度改变不影响疼痛。夜间入睡后疼痛多无发作
上颌窦炎	急性者患侧面部有持续性胀痛，重者可有头颈部放射性痛或半侧头痛。午后或久坐后加重，并多有感冒史，上颌窦前壁有压痛，疼痛与温度刺激无关

四、针灸疗法

治法	祛风泻火，通络止痛
主穴	颊车、下关、合谷
配穴	胃火牙痛+内庭、二间；风火牙痛+外关、风池；肾虚牙痛+太溪、行间

第四单元　麦粒肿

重点提示　麦粒肿的诊断、针灸疗法（★★★）。

一、概述

麦粒肿是以眼睑边缘生小硬结，红肿疼痛，形似麦粒，易于溃脓为主要表现的眼病，又名“针眼”“土疳”，俗称“偷针眼”。西医学认为本病是睑腺炎。

二、诊断

1. 本病有反复发作和多发倾向。

2. 初起胞睑痒痛，睑弦微肿按之有小硬结，形如麦粒，压痛明显。局部红肿疼痛加剧，逐渐成脓，起于睑弦者在睫毛根部出现脓点，发于睑内者，睑内面出现脓点，破溃或切开排出脓后，病情随之缓解。

3. 严重针眼，胞睑漫肿，皮色暗红，可伴恶寒发热，耳前常有臀核，发于外眦部，每易累及白睛浮肿，状如鱼胞。

三、鉴别诊断

目赤肿痛：急性起病、症状急剧加重和具有流行性。以目赤肿痛兼羞明、流泪、眵多为特征，无胞睑硬结及触痛。

四、针灸疗法

治法	清热解毒，消肿散结
主穴	攒竹、太阳、厉兑
配穴	风热外袭+风池、商阳；热毒炽盛+大椎、曲池；脾虚湿热+内庭、阴陵泉。麦粒肿在上睑内眦+睛明；在外眦部+瞳子髎、丝竹空；在两眦之间上睑+鱼腰，下睑+承泣、四白

第五单元　耳鸣、耳聋

重点提示　耳鸣、耳聋的诊断、针灸疗法（★★）。

一、概述

耳鸣以耳内鸣响，如蝉如潮，妨碍听觉为主症；耳聋以听力不同程度减退或失听为主症，轻者称“重听”。耳聋按起病的缓急分为暴聋和久聋。临床上耳鸣、耳聋既可单独出现，亦可先后发生或同时并见。

二、诊断

鉴别要点	暴聋	久聋
病机	邪犯耳窍	脏腑亏虚，耳窍失养，或经脉气滞血瘀
起病情况	迅速	缓慢
种类	主要指特发性暴聋（突发性聋）	包括药物中毒性聋、老年性聋等
听力下降	听力突然下降，1~2 天内听力下降达到高峰，多为单耳发病	以持续日久的听力下降为主，耳聋逐渐加重。部分患者因暴聋后长期不恢复而成久聋
伴随情况	伴耳鸣、眩晕	伴耳鸣、轻度眩晕
诱因/致病因素	恼怒、劳累、感寒等	使用耳毒性药物、年老体衰、营养不良等
耳部检查	鼓膜多无明显变化，或有混浊	鼓膜少光泽，或有内陷、增厚、粘连、钙质沉着等
听力检查	呈感音神经性聋	呈感音神经性聋

三、鉴别诊断

1. 耳胀、耳闭　以耳内胀闷不适，或闭气阻塞感为主。伴听力下降，或有低音调耳鸣，部分患者有耳痛。起病较急，一般病程较短。耳闭多由耳胀迁延不愈而成。鼓膜有内陷，或混浊、增厚、粘连，或有充血及鼓室积液。咽鼓管不通畅。听力检查呈传导性耳聋。声阻抗检测常有鼓室负压等表现。

2. 耳眩晕　以旋转性眩晕为主，目闭难睁伴耳鸣及轻度耳聋，恶心呕吐，神志清楚。鼓膜检查多无异常表现。听力检查在发作期有轻度感音神经性聋。甘油试验及重振试验常呈阳性。

四、针灸疗法

	实证	虚证
治法	疏风泻火，通络开窍	补肾填精，养荣耳窍
主穴	听会、翳风、中渚、侠溪	听宫、翳风、太溪、肾俞
配穴	外感风邪 + 风池、外关；肝胆火旺 + 行间、丘墟	—

第六单元　鼻鼽

重点提示　鼻鼽的诊断、针灸疗法（★★★）。

一、概述

鼻鼽是指突然和反复发作的以鼻痒、打喷嚏、流清涕、鼻塞等为主要特征的鼻病。呈季节性、阵发性发作，亦可常年发病。西医学中，鼻鼽多见于变应性鼻炎、血管运动性鼻炎、嗜酸性粒细胞增多性非变应性鼻炎等疾病。

二、诊断

1. 常因接触花粉、烟尘、化学气体等致敏物质而发病，有时环境温度变化亦可诱发。

2. 起病迅速，以阵发性鼻痒、连续打喷嚏、鼻塞、鼻涕清稀量多为主要症状，症状一般持续数分钟至数十分钟。伴有失嗅、眼痒、咽喉痒等症。间歇期无喷嚏及鼻塞。可并发荨麻疹、哮喘等病。

3. 鼻腔检查黏膜多为苍白，少数充血，鼻甲肿胀。发作时有较多清稀分泌物。鼻分泌物涂片检查、变应原皮试、血清或鼻分泌物 IgE 检查等有助明确诊断。

三、鉴别诊断

1. 伤风鼻塞　多有受凉或疲劳史。以鼻塞、打喷嚏、流清水样或黏液性鼻涕为主要症状。可伴恶寒、发热、头痛等。鼻腔检查可见鼻黏膜充血，鼻甲肿大，鼻腔内分泌物增多。易并发耳胀、耳闭、脓耳、鼻渊等病。

2. 鼻窒　主要表现为长期持续鼻塞，或间歇性、交替性鼻塞，鼻涕量多。或伴头昏、记忆力下降、失眠、耳鸣、耳内闭塞感等症。疲劳、感寒后症状加重。鼻腔检查黏膜充血，呈红色或暗红色，鼻黏膜肿胀以下鼻甲为主。易并发耳胀、耳闭。

四、针灸疗法

治法	调补正气，通利鼻窍
主穴	上迎香、印堂、风门、足三里
配穴	肺气虚寒 + 肺俞、气海；脾气虚弱 + 脾俞、胃俞；肾阳亏虚 + 肾俞、命门；肺肾阴虚 + 太溪、三阴交

第十五章　西医疾病

第一单元　骨关节炎

重点提示　骨关节炎的针灸基本治疗（★）。

<table>
<tr><td>临床表现</td><td colspan="2">骨关节炎是一种慢性关节疾病，又称老年性关节炎、增生性关节炎、肥大性关节炎、骨关节病等。以肢体关节及肌肉酸痛、麻木、重着、屈伸不利，甚或关节肿大、灼热等为主症</td></tr>
<tr><td rowspan="3">治疗</td><td rowspan="2">基本治疗</td><td>主穴：阿是穴、局部经穴</td></tr>
<tr><td>配穴：行痹 + 膈俞、血海；痛痹 + 肾俞、腰阳关；着痹 + 阴陵泉、足三里；热痹 + 大椎、曲池</td></tr>
<tr><td>其他治疗</td><td>①刺络拔罐法：皮肤针重叩背脊两侧及关节病痛部位，使出血少许，加拔火罐。②穴位注射法：当归注射液等选取病痛部位腧穴。③火针法：肩部经穴、阿是穴</td></tr>
</table>

第二单元　神经性耳鸣

重点提示　神经性耳鸣的针灸基本治疗（★）。

临床表现	耳内鸣响，如蝉如潮，妨碍听觉。在不同的患者耳鸣可以表现为各种不同的声音感觉。耳鸣多数出现在耳内，可以单耳，也可以双耳		
治疗	基本治疗	实证	主穴：听会、翳风、中渚、侠溪
			配穴：外感风邪＋风池、外关；肝胆火旺＋行间、丘墟
		虚证	主穴：听宫、翳风、太溪、肾俞
	其他治疗	①头针法。②穴位注射法：听宫、翳风、完骨等。③耳针法	

第三单元　青光眼

重点提示　青光眼的针灸主穴（★）。

分类		原发性开角型青光眼	原发性闭角型青光眼
临床表现		起病隐伏，自觉症状不明显，或时有轻度眼胀及视物昏蒙，视野渐窄，终致失明	眼珠变硬，瞳神散大，瞳色淡绿，视力锐减，伴有恶心呕吐、头目剧痛
眼部检查要点		裂隙灯检查、眼底检查、眼压、视野	裂隙灯检查、眼底检查
针刺治疗	主穴	睛明、上睛明、风池、太阳、四白、合谷、神门、百会	
	配穴	痰湿泛目证＋脾俞、肺俞、三阴交、丰隆；肝郁气滞证＋三阴交、丰隆、内关、太冲；肝肾亏虚证＋肝俞、肾俞、太溪、三阴交。根据虚实选用补泻手法	风火攻目证＋曲池、外关；气火上逆证＋行间、太冲；痰火郁结证＋丰隆、足三里等；恶心呕吐明显＋内关、胃俞。以上均用捻转提插之泻法，行手法至有明显针感后出针，或留针 10 分钟。疼痛严重者可于大敦、合谷、角孙、太阳等穴点刺放血

第四单元　子宫内膜异位症

重点提示　子宫内膜异位症的辅助检查、治疗总则（★）。

症状	育龄妇女有继发性、进行性加剧的痛经，慢性盆腔疼痛病史，月经失调，不孕或流产
体征	子宫后倾固定，子宫后壁下方直肠子宫陷凹、宫骶韧带或可扪及结节，有触痛
辅助检查	①B 超检查：可确定卵巢异位囊肿的位置、大小和形状。囊肿壁厚且粗糙，囊内有点状细小的絮状光点，与周围特别是与子宫粘连，但此回声图像无特异性 ②腹腔镜检查：是目前诊断子宫内膜异位症的最佳方法。在腹腔镜下活检即可确诊，并可确定临床分期
鉴别诊断	子宫腺肌病、原发性痛经、盆腔炎性包块、子宫肌瘤
治疗总则	活血化瘀
针灸治疗	取中极、关元、足三里、三阴交、大横、天枢等穴，平补平泻法

第五单元　胎位不正

重点提示　胎位不正的针灸主穴（★）。

概念	孕妇在妊娠28周之后，产科检查时发现胎儿在子宫体内的位置异常	
治疗	基本治疗	主穴：至阴
		配穴：气血虚弱＋足三里、脾俞；气机郁滞＋肝俞、行间、足三里
	其他治疗	①穴位激光照射法：至阴。②电针法：至阴、足三里

第七部分

中医眼科学

第一章　胞睑疾病

第一单元　针眼

重点提示　针眼的病因病机、临床表现与诊断、辨证论治、其他治法（★★★）。

一、定义

1. 针眼是指胞睑边缘生疖，形如麦粒，红肿痒痛，易成脓溃破的眼病。又名土疳、土疡、偷针。

2. 相当于西医学的睑腺炎，又称麦粒肿。主要由金黄色葡萄球菌感染所致。

二、病因病机

1. 风热之邪客于胞睑，滞留局部脉络，气血不畅，发为本病。

2. 喜食辛辣炙煿，脾胃积热，火热毒邪上攻，致胞睑局部酿脓溃破。

3. 余邪未清或脾气虚弱，卫外不固，复感风热之邪，引起本病反复发作。

三、临床表现与诊断

1. 初起胞睑痒痛，睑弦微肿，按之有小硬结，形如麦粒，压痛明显。

2. 局部红肿疼痛加剧，逐渐成脓，起于睑弦者在睫毛根部出现脓点，发于睑内者，睑内面出现脓点，破溃或切开排脓后，症状随之缓解。

3. 严重针眼，胞睑漫肿，皮色暗红，可伴有恶寒发热，耳前常有肿核，发于外眦部，每易累及白睛，可致白睛浮肿、状如鱼鳔。

4. 有反复发作和多发倾向。

四、辨证论治

1. 治疗原则

未成脓者	宜疏风清热，消肿散结，促其消散
已成脓者	宜清热解毒，消肿止痛，可切开排脓
反复发作者	宜健脾益气，散结消滞，防其复发

2. 分证论治

证型	证候		治法	方药
风热客睑证	胞睑局限性肿胀，痒甚，微红，可扪及硬结，头痛，发热	舌苔薄黄，脉浮数	疏风清热，消肿散结	银翘散
热毒壅盛证	胞睑局部红肿灼热，硬结渐大，口渴喜饮，便秘溲赤	舌红苔黄，脉数	清热解毒，消肿止痛	仙方活命饮

中医眼科学

续表

证型	证候		治法	方药
脾虚夹邪证	针眼屡发，或针眼红肿不甚，经久难消，面色无华，神倦乏力	舌淡苔薄白，脉细数	健脾益气，散结消滞	托里消毒散

五、其他治法

1. 患眼滴清热解毒滴眼液，如鱼腥草滴眼液。

2. 早期局部湿热敷，有助于通行气血，可促其消散。

3. 如意金黄散醋调或植物油调和后外敷，或用新鲜芙蓉花叶、鲜蒲公英、野菊花捣烂外敷。

4. 针灸

针刺治疗	用泻法为主。选取太阳、风池、合谷、丝竹空以疏风清热，消肿止痛。脾虚者可加足三里、脾俞、胃俞
放血疗法	耳尖或合谷、太阳穴三棱针点刺放血，有较好的泄热、止痛、消肿效果
针挑疗法	适用于针眼反复发作者。在背部肺俞、膏肓及肩胛区附近寻找皮肤上的红点或粟粒样小点 1 个或数个，皮肤常规消毒后以三棱针挑破，挤出少许血水或黏液

5. 早期滴抗生素滴眼液，如妥布霉素滴眼液，晚上睡前可涂抗生素眼膏，如氧氟沙星眼膏，症状严重时可给予广谱抗生素口服。

6. 手术治疗　麦粒肿切开引流排脓术。

适应证	病灶局限，已经出现黄白色脓点
手术方法	外麦粒肿可不用麻醉，内麦粒肿需表面麻醉，用手指固定病灶两侧，刀尖垂直于脓点，迅速切开，排出脓液，如脓液不易排出，可用小镊子夹取脓头排出脓液，切口应够大，使排脓通畅
注意事项	外麦粒肿在眼睑皮肤面切开，切口与睑缘平行，必要时可放置引流条，每天换药至愈；内麦粒肿在睑结膜面切开，切口与睑缘垂直

六、调护

注意眼睑局部卫生，不用脏手或不洁手帕揉眼。调节饮食，不偏嗜辛辣、焦躁、肥甘之品。切忌挤压排脓。

第二单元　眼丹

重点提示　眼丹的病因病机、临床表现与诊断、辨证论治（★★）。

一、定义

眼丹为风热毒邪客于胞睑，或素体热盛，复感风热毒邪引起的胞睑红肿高起，鲜红如涂丹砂的眼病。相当于西医学之眼睑蜂窝织炎或眼睑丹毒。

二、病因病机

主要是热毒外袭。

三、临床表现与诊断

1. 胞睑突发红赤肿痛，色如涂丹，漫肿质硬，睁眼困难。
2. 血常规检查有助于诊断。

四、鉴别诊断

针眼	病位在皮脂腺和睑板腺，病灶相对局限
眼丹	病位在眼睑结缔组织，病灶弥散于整个胞睑，病势笃重，若失治误治，病易传变而危及生命

五、辨证论治

1. 治疗原则　清热解毒为基本治法，若毒入营血，神昏谵语，又以清营凉血、开窍护神为要。

2. 分证论治

证型	证候		治法	方药
热毒壅盛证	病初起，胞睑赤肿疼痛，畏寒发热，头痛	苔薄白或黄，脉数	清热解毒	普济消毒饮
毒入营血证	胞睑皮肤热，暗黑，疼痛难忍，漫肿难开，壮热烦渴，神昏谵语	舌红绛，苔黄糙，脉数	清营凉血解毒	犀角地黄汤＋黄连解毒汤

六、其他治法

1. 湿热敷　早期用内服药渣再煎水作湿热敷，每天 2 次，每次 15 分钟。
2. 药物外涂　局部肿硬者外涂如意金黄散，局部使用抗生素滴眼液或眼膏外涂患部。

七、调护

卧床休息。多饮开水，忌食辛辣炙煿及发物。避免寒冷刺激或创伤。

第三单元　胞生痰核

重点提示　胞生痰核的病因病机、临床表现与诊断、鉴别诊断、辨证论治、其他治法（★★★）。

一、定义

胞生痰核是指胞睑内生硬核，触之不痛，皮色如常的眼病。又名疣病、睥生痰核。相当于西医学的睑板腺囊肿，也称霰粒肿。

二、病因病机

多由恣食炙煿厚味，脾失健运，痰湿内聚，上阻胞睑脉络，与气血混结而成本病。

三、临床表现与诊断

1. 胞睑皮下可触及圆形大小不等的核状硬结，按之不痛，皮肤推之能移，核大者皮肤面稍隆起，睑内呈紫红色。

2. 若自行破溃，在睑内可排出胶样物，并可在睑内形成肉芽。

3. 核小者无不适，核大者有重坠感，若复感外邪，可出现红、肿、痛；若自睑内穿破者，可引起磨痛。

四、鉴别诊断

鉴别点	针眼	胞生痰核
发病部位	在睑弦	远离睑弦
主症	胞睑红肿焮痛，拒按，与睑皮肤粘连，或化脓，溃后可自愈	睑皮肤正常，硬核突起，压之不痛，不与睑皮肤粘连，睑内局限性黄白色或紫红色隆起，或见肉芽
病势	急	缓
病程	短，一般3～5天	长，数周或数月
对白睛的影响	或可见白睛赤肿	一般无影响

五、辨证论治

1. 治疗原则　硬核小者，宜化痰散结，经治疗可消散；核较大或有溃破趋势者，宜手术治疗；如已溃破生肉芽肿，及时手术切除。

2. 分证论治

证型	证候		治法	方药
痰湿阻结证	胞睑有重坠感，睑内呈黄白色隆起	舌苔薄白，脉缓	化痰散结	化坚二陈丸加味

六、其他治法

滴用滴眼液	滴清热解毒类或抗生素类滴眼液，如鱼腥草滴眼液或妥布霉素滴眼液
局部按摩或湿热敷	适用于本病初起，可促其消散
手术治疗	霰粒肿切开刮除术。适用于痰核较大或已溃破形成肉芽肿者

七、调护

饮食宜清淡，多食蔬菜水果，勿食辛辣煎炸及肥甘厚腻之品。

第四单元　睑弦赤烂

重点提示　睑弦赤烂的病因病机、临床表现与诊断、辨证论治、其他治法（★★★）。

一、定义

1. 睑弦赤烂以睑弦红赤、溃烂、刺痒为临床特征，又名风弦赤烂、沿眶赤烂、风沿烂眼、迎风赤烂等。病变发生在眦部者，称眦帷赤烂，又名眦赤烂；婴幼儿患此病者，称胎风赤烂。

2. 相当于西医学的睑缘炎，包括鳞屑性睑缘炎、溃疡性睑缘炎和眦部睑缘炎。

鳞屑性睑缘炎	由于睑缘的皮脂溢出所造成的慢性炎症
溃疡性睑缘炎	睫毛毛囊及其附属腺体的慢性或亚急性化脓性炎症
眦部睑缘炎	主要是感染莫－阿双杆菌引起，与机体抵抗力低下及 B 族维生素缺乏有关

二、病因病机

1. 脾胃蕴热，复受风邪，风热合邪触染睑缘，伤津化燥。
2. 脾胃湿热，外感风邪，风、湿、热邪相搏，循经上攻睑缘而发病。
3. 心火内盛，风邪犯眦，引动心火，风火上炎，灼伤睑眦。

三、临床表现与诊断

1. 睑弦红赤，肿胀，睫毛根部有脓疱，结痂皮，清除后可见溃疡、出血、溢脓，睫毛脱落稀疏，日久形成睫毛乱生，秃睫，睑弦肥厚、变形。或睑弦、睫毛根部有鳞屑，无溃疡无脓点，睫毛脱落可复生。亦有红赤糜烂仅限于两眦者。

2. 患眼刺痒灼痛，伴有干涩、羞明。

四、鉴别诊断

风赤疮痍	病变部位以眼睑及前额部皮肤为主，多不累及睑弦，并可出现黑睛生翳
睑弦赤烂	病变部位仅限于睑缘或眦部睑缘，一般不波及眼睑皮肤

五、辨证论治

1. 治疗原则　病势缠绵，坚持治疗数月才能痊愈，宜内外合治。风、湿、热三邪可有偏盛之不同，风盛宜祛风为主，热盛则清热为先，湿盛当利湿化浊，心火上炎者治宜清心泻火。

2. 分证论治

证型	证候		治法	方药
风热偏盛证	睑弦赤痒，灼热疼痛，睫毛根部有糠皮样鳞屑	舌红苔薄，脉浮数	祛风止痒，清热凉血	银翘散加味
湿热偏盛证	睑弦红赤溃烂，出脓出血，秽浊结痂，眵泪胶黏	舌红，苔黄腻，脉濡数	清热除湿，祛风止痒	除湿汤加味
心火上炎证	眦部睑弦红赤，甚或睑弦赤烂、出脓出血	舌尖红，苔薄，脉数	清心泻火	导赤散＋黄连解毒汤加味

六、其他治法

滴用滴眼液	用清热解毒类滴眼液或抗生素滴眼液，如 0.5% 熊胆滴眼液、0.5% 硫酸锌滴眼液、0.5% 新霉素滴眼液、10% 磺胺醋酰钠滴眼液等
涂眼药膏	涂清热解毒类眼膏或抗生素眼膏，如马应龙八宝眼膏、红霉素眼膏等
中药熏洗	熏洗前清洗患处，拭去鳞屑、脓痂、已松脱的睫毛，清除毛囊中的脓液，充分暴露病损处，才能药达病所

七、调护

保持眼部清洁，避免风沙烟尘刺激。注意饮食调节，勿过食辛辣炙煿之品。及时矫治屈光不正、视疲劳。

第五单元　上胞下垂

重点提示　上胞下垂的病因病机、临床表现与诊断、辨证论治、其他治法（★★）。

一、定义

上胞下垂是指上胞乏力不能升举，以致睑裂变窄，掩盖部分或全部瞳神的眼病。又称睢目、侵风、眼睑垂缓、胞垂，严重者称睑废。相当于西医学的上睑下垂。

二、病因病机

1. 先天禀赋不足，命门火衰，脾阳不足，睑肌发育不全，胞睑乏力而不能升举。
2. 脾虚中气不足，清阳不升，睑肌失养，上胞无力提举。
3. 脾虚聚湿生痰，风邪客睑，风痰阻络，胞睑筋脉迟缓不用而下垂。

三、临床表现与诊断

1. 两眼自然睁开向前平视时，上胞遮盖黑睛上缘超过2mm，甚至遮盖瞳神，紧压眉弓部，上胞抬举困难。

2. 单侧上胞下垂者，可伴有其他眼外肌麻痹，目偏视，视一为二，瞳神散大。

3. 两侧上胞下垂，朝轻暮重，神疲乏力，劳累后加重，做新斯的明试验阳性者，可能为重症肌无力。

四、辨证论治

1. 治疗原则

先天性	宜培补肾阳为主，可予右归饮加减，应用药物治疗效果不佳者，宜行手术矫治
后天性	辨其虚实，脾气虚者宜健脾升提；实者多风痰阻络，宜祛风化痰；在内服中药的基础上配合针灸治疗，效果更佳

2. 分证论治

证型	证候		治法	方药
脾虚气弱证	上胞提举乏力，掩及瞳神，晨起或休息后减轻，午后或劳累后加重，眼珠转动不灵，神疲乏力	舌淡苔薄，脉弱	补中健脾，升阳益气	补中益气汤
风痰阻络证	上胞垂下骤然发生，目偏视，头晕，恶心，泛吐痰涎	舌苔厚腻，脉弦滑	祛风化痰，疏经通络	正容汤

五、其他治法

针灸治疗	主穴可选百会、阳白、上星、攒竹、鱼腰、丝竹空、风池。先天不足、命门火衰者加关元、肝俞、三阴交、神阙（灸）；脾虚气弱者加足三里、脾俞、胃俞、气海；风痰阻络者加丰隆、太冲、申脉
先天性上睑下垂者	可服右归饮以温肾健脾；重症考虑手术治疗，如选用提上睑肌缩短术或额肌悬吊术

六、调护

避免过劳，注意休息。注意饮食调养，忌食肥甘厚腻。

第六单元　椒疮

重点提示　椒疮的病因病机、临床表现与诊断、辨证论治、其他治法（★★★）。

一、定义

椒疮是指胞睑内面颗粒累累，色红而坚，状若花椒的眼病。相当于西医学的沙眼，由感染沙眼衣原体引起。

二、病因病机

外感风热毒邪，内有脾胃积热，内外邪毒上壅胞睑，脉络阻滞，气血失和，与邪毒瘀积而成。

三、临床表现与诊断

1. 始发于上睑内面，尤以两眦为先，椒疮、粟疮相杂布生。表面粗糙，血管模糊，继之睑内面漫布，波及风轮，赤膜下垂，赤膜前端星翳迭起。后期上睑内面出现白色条状瘢痕。

2. 起病缓慢，双眼罹患，初起睑内微痒，稍有干涩及少量黏眵。病情重者，羞明流泪，沙涩难睁，视物模糊，白睛红赤，眼眵黏稠等。

3. 并发症与后遗症

睑弦内翻及倒睫拳毛	胞睑内颗粒破溃后在睑内结瘢，瘢痕收缩致皮松肉紧，内急外弛，睑弦内翻，睫毛触刺眼珠。相当于西医学的睑内翻、倒睫
赤膜下垂	椒疮较轻者白睛赤脉从上方下垂于黑睛，呈垂帘状；严重者白睛赤脉从黑睛四周侵入，包裹黑睛，称为血翳包睛。相当于西医学的沙眼角膜血管翳
黑睛星翳	多在上方赤脉尽头出现星点云翳
睥肉粘轮	胞睑内面与白睛表层黏着，重者眼珠转动不灵。相当于西医学的睑球粘连
流泪症与漏睛	可见不时泪下，迎风尤甚；或见内眦头常有黏液或脓汁自泪窍外溢
眼珠干燥	目珠干涩不适。相当于西医学的角结膜干燥症
上胞下垂	胞睑肿硬变厚而致上胞重坠下垂

四、鉴别诊断

鉴别点	椒疮（沙眼）	粟疮	
		结膜滤泡症	滤泡性结膜炎
自觉症状	痒涩羞明，异物感	无症状或微感痒涩	眼痒羞明，有异物感
眵泪	生眵流泪	无	眵泪黏稠
睑内血脉	睑内血脉模糊，条缕不清	睑内血脉条缕清楚	睑内血脉模糊，条缕不清
睑内颗粒	分布以上睑、上穹隆部为主，色红而坚，状若花椒之实体颗粒，大小不等，排列不整齐	分布以下睑为主，颗粒色黄、半透明，大小均匀，排列整齐	
睑内瘢痕	愈后有白色瘢痕	愈后不留瘢痕	
白睛红赤	可有可无	无	有
赤脉下垂	有	无	

五、辨证论治

1. 治疗原则　内外兼治。轻症可局部点药为主；重症宜配合内治，以疏风清热和凉血散瘀为主，必要时还须辅以手术。并发症和后遗症应对症治疗。

2. 分证论治

证型	证候		治法	方药
风热客睑证	眼微痒不适，干涩有眵	舌尖红，苔薄黄，脉浮数	疏风清热，退赤散结	银翘散
血热瘀滞证	眼内刺痛灼热，沙涩羞明，流泪眵多	舌暗红，苔黄，脉数	清热凉血，活血化瘀	归芍红花散

六、其他治法

滴用滴眼液	可选用清热解毒类滴眼液，如0.5%熊胆滴眼液，或使用0.1%利福平滴眼液、磺胺醋酰钠滴眼液等
涂眼药膏	晚上睡前涂抗生素眼膏，如0.5%金霉素眼膏、磺胺类眼膏等
手术治疗	①海螵蛸棒摩擦术，适用于较重的滤泡性沙眼。②滤泡压榨术，适用于较重的滤泡性沙眼
并发症治疗	眼珠干燥者，可滴人工泪液等滴眼液。睑弦内翻及倒睫拳毛严重者，可行睑内翻倒睫矫正术

七、调护

卫生宣教。改善环境卫生和个人卫生，提倡一人一巾。饮食宜清淡，忌辛辣刺激，戒烟酒。坚持治疗。

第七单元　粟疮

重点提示　粟疮的病因病机、临床表现与诊断、辨证论治、其他治法（★★）。

一、定义

粟疮是指胞睑内面颗粒累累，色黄而软，状若粟米的眼病。类似于西医学的慢性滤泡性结膜炎，其中无分泌物和结膜充血等症状者称为结膜滤泡症。

二、病因病机

与营养不良、代谢障碍、起居环境卫生不良、贫血等有关。

三、临床表现与诊断

1. 常见于学龄儿童及青少年，双眼患病。
2. 眼部无明显不适，或感痒涩不适，刺痛流泪。
3. 下睑内有形如粟米、色黄而软、排列整齐、大小均匀、边界清楚、半透明状颗粒，或伴睑内红赤。
4. 愈后睑内无瘢痕形成。

四、辨证论治

1. 治疗原则　本病以脾胃湿热为主，兼夹风邪，故内治以清热除湿为主，兼以祛风，同时注意调理脾胃，配合外点眼药。若无症状，则无须治疗。

2. 分证论治

证型	证候		治法	方药
湿热阻滞证	口黏纳呆，腹满便溏	舌红，苔黄腻，脉濡数	清热利湿	甘露消毒丹
湿热兼风证	眵泪胶黏，痒痛难开	舌红，苔薄黄，脉数	清脾泄热，祛风燥湿	除风清脾饮

五、其他治法

1. 滴用滴眼液　可用清热解毒类中药滴眼液，如0.2%鱼腥草滴眼液。
2. 冲洗结膜囊　分泌物多者，可用0.9%氯化钠注射液冲洗结膜囊。

六、调护

饮食有节，避免过食辛辣食品。养成良好卫生习惯，勿用脏手揉眼。

第二章　两眦疾病

第一单元　流泪症

重点提示　流泪症的病因病机、临床表现与诊断、辨证论治、其他治法（★★）。

一、定义

1. 流泪症是指泪液不循常道而溢出睑弦的眼病。分为冷泪和热泪。冷泪症是因肝虚泪窍约束无力，或风邪引起泪液频频外溢，但无热感，目无赤痛的眼病，又分“无时冷泪”

“迎风冷泪”。

2. 相当于西医学的溢泪，多因泪小点位置异常、泪道狭窄或阻塞，以及泪道排泄功能不全等引起。

二、病因病机

1. 肝血不足，泪窍不密，风邪外袭而致泪出。
2. 脾气亏虚，生化乏源，气血不足，不能收摄泪液而致泪出。
3. 泪为肝之液，肝肾同源，肝肾两虚，不能约束其液而流泪。

三、临床表现与诊断

1. 泪液清稀，重者时时频流，轻者时作时止，入冬或遇风增剧。
2. 泪窍无异常，按压睛明穴，无黏液溢出。
3. 冲洗泪道时泪道通畅，或通而不畅，或不通，但无黏液外溢。

四、辨证论治

1. 治疗原则　流泪，但泪道通畅，或通而不畅者，可药物配合针灸等治疗；泪道不通者，可行手术治疗。

2. 分证论治

证型	证候		治法	方药
血虚夹风证	流泪，迎风更甚，头晕目眩，面色少华	舌淡，苔薄白，脉细	补养肝血，祛风散邪	止泪补肝散
气血不足证	无时泪下，泪液清冷稀薄，不耐久视，伴面色无华，神疲乏力，心悸健忘	舌淡，苔薄白，脉细弱	益气养血，收摄止泪	八珍汤
肝肾两虚证	眼泪常流，拭之又生，或泪液清冷稀薄，头昏耳鸣，腰膝酸软	脉细弱	补益肝肾，固摄止泪	左归饮

五、其他治法

泪道冲洗	适用于泪道狭窄者
针灸治疗	可选用睛明、肝俞、肾俞、太冲、风池等穴针刺，选用补法。气血不足者可灸脾俞、足三里等穴；肝肾不足者可灸肝俞、肾俞
手术治疗	泪道阻塞可行泪道探通术、泪道激光治疗或/和泪道置管术

六、调护

户外工作者可戴防护眼镜。增强体质，饮食有节，或经常按摩睛明穴。

第二单元　漏睛

重点提示　漏睛的病因病机、临床表现与诊断、辨证论治、其他治法（★★）。

一、定义

1. 漏睛以内眦部常有黏液或脓液自泪窍沁出为特征，又名目脓漏、漏睛脓出外障、热积必溃之病、窍漏等。

2. 相当于西医学的慢性泪囊炎。多继发于鼻泪管狭窄或阻塞后，因泪液滞留于泪囊内，伴发细菌感染所致。与沙眼、泪道外伤、鼻炎、鼻中隔偏曲、下鼻甲肥大等因素有关。常见致病菌为肺炎链球菌和白念珠菌。

二、病因病机

心有伏火，脾蕴湿热，流注经络，上攻泪窍，热腐成脓。

三、临床表现与诊断

1. 流泪或常有黏液或脓液附于内眦部。

2. 按压睛明穴下方有黏液或脓液自泪窍沁出。

3. 冲洗泪道时多有阻塞现象，并有黏液或脓液自泪窍反流。

四、鉴别诊断

流泪症　按压内眦部或冲洗泪道时，无黏液或脓液流出。

五、辨证论治

1. 治疗原则　本病病程较长，邪毒蕴伏，内眦脓液不尽，药物治疗效果不佳时行手术治疗。

2. 分证论治

证型	证候		治法	方药
心脾积热证	内眦头微红潮湿，可见脓液浸渍，拭之又生，脓多且稠，小便黄赤	舌红，苔黄腻，脉濡数	清热利湿	竹叶泻经汤

六、其他治法

滴用滴眼液	可滴清热解毒滴眼液，如复方熊胆滴眼液或鱼腥草滴眼液；局部滴用抗生素滴眼液，如左氧氟沙星滴眼液。滴药前按压泪囊挤出分泌物
泪道冲洗	可用1%双黄连溶液冲洗泪道，每天或隔天1次；也可用抗生素药液冲洗
泪道探通术	婴儿患者一般先行睛明穴下方皮肤按摩；日久无效者，可于6个月后行泪道探通术，术后用抗生素滴眼液
手术治疗	经药物或泪道探通术治疗不愈者，行泪囊鼻腔吻合术、泪囊摘除术，或泪道激光成形术等

七、调护

1. 及时治疗椒疮、鼻部疾病。勿食辛辣炙煿等刺激性食物。

2. 用滴眼液前先将黏液或脓液挤净。内眼手术前必须冲洗泪道，如有漏睛，必须先予以治疗。

第三单元　漏睛疮

重点提示　漏睛疮的病因病机、临床表现与诊断、辨证论治、其他治法（★★）。

一、定义

1. 漏睛疮是因热毒蕴结内眦部近睛明穴下方，突发红肿高起，继而破溃出脓的一种急性外障眼病，又名大眦漏。

2. 相当于西医学的急性泪囊炎。多在慢性泪囊炎的基础上发生，部分在泪道通畅时突然发生，也可由于鼻泪管和泪小管同时阻塞，脓性分泌物不能排出所致。常见致病菌为金黄色葡萄球菌或溶血性链球菌。

二、病因病机

1. 心经蕴热，或素有漏睛，热毒内蕴，复感风邪，风热搏结所致。

2. 过嗜辛辣炙煿，心脾热毒壅盛，致气血凝滞，营卫不和，结聚成疮，热盛肉腐成脓而溃。

3. 气血不足，正不胜邪，邪气留恋，蕴伏之热邪上扰泪窍。

三、临床表现与诊断

1. 多有漏睛病史，突然发病，眼红、溢泪、脓性分泌物。
2. 内眦睛明穴下方红、肿、热、痛。
3. 伴发热等全身表现。

四、鉴别诊断

针眼　二者均可见局部红肿热痛，漏睛疮也可波及眼睑，但其发病部位在泪囊区，轻压泪囊区，同侧泪窍有黏液溢出。

五、辨证论治

1. 治疗原则　未成脓时以消散为主，已成脓者切开排脓。
2. 分证论治

证型	证候		治法	方药
风热上攻证	红肿疼痛，初起泪热生眵，恶寒发热	舌红，苔薄黄，脉浮数	疏风清热，消肿散结	银翘散
热毒炽盛证	患处红肿高起，疼痛拒按，红肿可蔓延至面颊及胞睑，身热口渴，大便秘结，小便赤涩	舌红，苔黄厚，脉数有力	清热解毒，消瘀散结	黄连解毒汤+五味消毒饮
正虚邪留证	患处时发微红微肿，微有压痛，但不溃破；或溃后漏口难敛，面色苍白，神疲食少	舌淡，苔薄，脉细弱	补气养血，托里排毒	托里消毒散

六、其他治法

滴用滴眼液	可用清热解毒类滴眼液，如复方熊胆滴眼液；局部滴用抗生素滴眼液，如左氧氟沙星滴眼液
敷法	早期局部宜用湿热敷。未成脓者可用如意金黄散调和外敷，或用新鲜芙蓉叶、野菊花、马齿苋、紫花地丁等量，洗净捣烂外敷，以清热解毒，促其消散
全身使用抗生素	病情严重者，可口服或静脉滴注青霉素类或头孢类抗生素
手术治疗	已成脓者，切开排脓，放置引流条，每天换药，待脓尽伤口愈合；已成漏者，可行泪囊摘除术并切除瘘管

七、调护

忌食辛辣炙煿等刺激性食物。急性发作时不可挤压患处，切勿采用泪道冲洗及泪道探通术。素有漏睛者，彻底治疗。

第三章　白睛疾病

第一单元　暴风客热

重点提示　暴风客热的病因病机、临床表现与诊断、鉴别诊断、辨证论治、其他治法（★★★）。

一、定义

1. 暴风客热是指外感风热而猝然发病，以白睛红赤、眵多黏稠、痒痛交作为主要特征的眼病。

2. 类似于西医学的急性卡他性结膜炎，属急性细菌性结膜炎。常见致病菌为肺炎双球菌、Koch－Weeks 杆菌、流感嗜血杆菌、金黄色葡萄球菌等。

二、病因病机

骤感风热之邪，风热相搏，客留肺经，上犯白睛而发；若素有肺经蕴热，则病症更甚。

三、临床表现与诊断

1. 起病急，双眼同时或先后发病。或有与本病患者的接触史。
2. 患眼砂涩痒痛，灼热流泪，眵多黏稠，白睛及睑内面红赤。
3. 结膜刮片见多形核白细胞增多。

四、鉴别诊断

天行赤眼　猝感疫疠之气而得，白睛可见红赤浮肿及点片状溢血，部分患者可有黑睛生翳。

五、辨证论治

1. 治疗原则　辨明病因，辨别病邪偏重，按证型治疗。

2. 分证论治

证型	证候		治法	方药
风重于热证	痒涩刺痛，羞明流泪，眵多黏稠，白睛红赤，胞睑微肿，头痛，鼻塞，恶风	舌红，苔薄白或微黄，脉浮数	疏风清热	银翘散
热重于风证	眵多黄稠，热泪如汤，胞睑红肿，口渴，尿黄，便秘	舌红，苔黄，脉数	清热疏风	泻肺饮
风热并重证	患眼焮热疼痛，刺痒交作，泪热眵结，白睛赤肿，头痛鼻塞，恶寒发热，便秘溲赤	舌红，苔黄，脉数	疏风清热，表里双解	防风通圣散

六、其他治法

滴用滴眼液	①清热解毒类中药滴眼液，如0.2%鱼腥草滴眼液。②抗生素滴眼液，如0.3%妥布霉素滴眼液、0.3%氧氟沙星滴眼液等
洗眼法	可选用蒲公英、野菊花、黄连、玄明粉等清热解毒之品，煎水洗患眼
针灸治疗	①针刺：以泻法为主，可取合谷、曲池、攒竹、丝竹空、睛明、瞳子髎、风池、太阳、外关、少商。②放血疗法：点刺眉弓、眉尖、太阳穴、耳尖，放血2~3滴以泄热消肿。③耳针：选眼、肝、目2、肺穴，留针20~30分钟，可间歇捻转，每天1次

七、调护

1. 注意个人卫生，不用脏手、脏毛巾揉擦眼部。

2. 急性期患者所用手帕、毛巾、脸盆及其他生活用品注意消毒。如一眼患病，另一眼更须防护。

3. 禁止包扎患眼。

第二单元　天行赤眼

重点提示　天行赤眼的病因病机、临床表现与诊断、辨证论治、其他治法、调护（★★★）。

一、定义

1. 天行赤眼是指外感疫疠之气，白睛暴发红赤、点片状溢血，常累及双眼，能迅速传染并引起广泛流行的眼病。

2. 类似于西医学的流行性出血性结膜炎，属病毒性结膜炎。常见病原体为微小型核糖核酸病毒中的70型肠道病毒，偶有柯萨奇病毒引起。

二、病因病机

多因猝感疫疠之气，疫热伤络；或肺胃积热，肺金凌木，侵犯肝经，上攻于目而发病。

三、临床表现与诊断

1. 正处流行季节，或有接触史，起病急，多双眼同时或先后发病。

2. 患眼目痛羞明，碜涩灼热，泪多眵稀。

3. 白睛红赤，或见白睛溢血呈点片状，耳前或颌下可扪及肿核。

四、辨证论治

1. 治疗原则　分清病因，辨别内外，分证论治。外感疫疠之气，侵犯肝目者，当疏风清热，解毒明目；肺胃积热，内外合邪者，当泻火解毒明目；白睛溢血，酌加凉血止血之品。

2. 分证论治

证型	证候		治法	方药
疠气犯目证	患眼碜涩灼热，羞明流泪，眼眵稀薄，胞睑微红，耳前、颌下可扪及肿核	舌红，苔薄黄，脉浮数	疏风清热，兼以解毒	驱风散热饮子
热毒炽盛证	患眼灼热疼痛，热泪如汤，黑睛星翳，口渴心烦，便秘溲赤	舌红，苔黄，脉数	泻火解毒	泻肺饮

五、其他治法

滴用滴眼液	0.2%鱼腥草滴眼液；亦可选抗病毒滴眼液，配合抗生素滴眼液
洗眼法	选用大青叶、金银花、蒲公英、菊花等清热解毒之品，煎汤洗患眼
针灸治疗	①针刺：以泻法为主，可取合谷、曲池、攒竹、丝竹空、睛明、瞳子髎、风池、太阳、外关、少商。 ②放血疗法：点刺眉弓、眉尖、太阳穴、耳尖，放血2～3滴以泄热消肿。 ③耳针：选眼、肝、目2、肺穴，留针20～30分钟，可间歇捻转

六、调护

1. 注意个人卫生，不用脏手、脏毛巾揉擦眼部。宜食清淡易消化食物。流行期间注意防护。

2. 急性期患者所用的手帕、毛巾、脸盆及其他生活用品注意消毒。如一眼患病，另一眼更须防护。

第三单元　天行赤眼暴翳

重点提示　天行赤眼暴翳的病因病机、临床表现与诊断、鉴别诊断、辨证论治、其他治法（★★）。

一、定义

1. 天行赤眼暴翳是指因感受疫疠之气，急发白睛红赤，继之黑睛生翳的眼病。

2. 类似于西医学的流行性角结膜炎，属病毒性角结膜炎。由腺病毒8、19、29和37型引起，以腺病毒8型感染最常见。

二、病因病机

外感疠气，内兼肺火亢盛，内外合邪，肺金凌木，侵犯肝经，肺肝火炽，上攻于目而发病。

三、临床表现与诊断

1. 发病迅速，双眼先后发病，常有相关接触史。
2. 自觉碜涩疼痛，畏光流泪，泪多眵稀，耳前多有肿核，按之疼痛。
3. 白睛红赤浮肿，黑睛出现星点翳障，多位于黑睛中部。

四、鉴别诊断

天行赤眼	黑睛生翳少见且易清退
天行赤眼暴翳	黑睛生翳多见，日久难消，易留下翳障

五、辨证论治

1. 治疗原则　辨别外感内伤，病程久暂，病变脏腑。本病肺肝同病，治疗时不能因白睛红赤肿痛消退就放松黑睛星翳的治疗，否则会造成黑睛星翳迁延难愈。

2. 分证论治

证型	证候		治法	方药
疠气犯目证	白睛红赤浮肿，黑睛星翳，头痛发热	舌红，苔薄白，脉浮数	疏风清热，退翳明目	菊花决明散
肺肝火炽证	白睛混赤，口苦咽干，便秘溲赤	舌红，苔黄，脉弦数	清肝泻肺，退翳明目	修肝散/洗肝散
阴虚邪留证	白睛红赤渐退，但黑睛星翳未尽	舌红少津，脉细数	养阴祛邪，退翳明目	滋阴退翳汤

六、其他治法

滴用滴眼液	0.2%鱼腥草滴眼液、复方熊胆滴眼液等；亦可选抗病毒滴眼液，配合抗生素滴眼液；若黑睛星翳簇生，可配用促进黑睛表层愈合的眼药
涂眼药膏	马应龙八宝眼膏
洗眼法	选用大青叶、金银花、蒲公英、决明子、野菊花等清热解毒之品，煎汤洗患眼
针灸治疗	同天行赤眼

第四单元　金疳

重点提示　金疳的病因病机、临床表现与诊断、辨证论治、其他治法（★★）。

一、定义

金疳是指白睛表层生玉粒样小疱，周围绕以赤脉的眼病，又名金疡。类似于西医学的泡性结膜炎，属免疫性结膜炎。

二、病因病机

1. 肺经燥热，宣发失职，肺火偏盛，上攻于目，气血郁滞而成。
2. 肺阴不足，虚火上炎白睛所致。
3. 脾胃失调，土不生金，肺金失养，肺气不利而致。

三、临床表现与诊断

1. 白睛浅层见灰白色小泡，周围有赤脉环绕。
2. 眼部磣涩不适。

四、辨证论治

1. 治疗原则　分清虚实，病程长短，阴液亏耗等情况。
2. 分证论治

证型	证候		治法	方药
肺经燥热证	泪热眵结，周围赤脉粗大，口渴鼻干，便秘溲赤	舌红，苔薄黄，脉数	泻肺散结	泻肺汤
肺阴不足证	眼眵干结，周围赤脉淡红，干咳咽干	舌红，少苔或无苔，脉细数	滋阴润肺	养阴清肺汤
肺脾亏虚证	日久难愈，反复发作，疲乏无力，食欲不振	舌淡，苔薄白，脉细无力	益气健脾	参苓白术散

五、其他治法

滴用滴眼液，可选用0.5%熊胆滴眼液；亦可选用0.5%氟米龙滴眼液、双氯芬酸钠滴眼液。

六、调护

宜少食辛辣炙煿之品。适当补充多种维生素。加强锻炼，增强体质。

第五单元　干眼症

重点提示　干眼症的临床表现与诊断、鉴别诊断、治疗原则（★★★）。

一、定义

干眼症是由于泪液的量或质或流体动力学异常引起的泪膜不稳定，从而导致眼部不适症状及视功能障碍的一类疾病，为常见的眼表疾病。可归属于中医学“白涩症”的范畴，又名“干涩昏花症”，严重者为“神水将枯症”。

二、临床表现与诊断

1. 症状　眼干涩、异物感、烧灼感，时有眼痒、眼红，喜眨眼、畏光，视物模糊，疲劳感、不适感等。

2. 体征　睑缘充血、增厚、不规整、变钝、外翻，睑板腺功能障碍者睑缘后层出现自后向前的永久性血管扩张，睑板腺开口堵塞，伴有脂栓、牙膏样物溢出；结膜充血、无光泽，角膜上皮点状或簇集样剥脱，荧光素钠染色阳性；泪河线宽度小于0.2mm；泪膜破裂时间小于10秒；泪液分泌试验低于10mm/5min。

三、鉴别诊断

1. 视疲劳　由多种原因引起的疲劳综合征，常见近距离工作不能持久，出现眼及眼眶周围疼痛、视物模糊、眼睛干涩、流泪等，严重者头痛、恶心、眩晕，但泪膜稳定性及泪液渗透压无异常。单眼或双眼患病，验光配镜常使症状减轻或消失。

2. 过敏性结膜炎　眼部奇痒，出现结膜充血、乳头、滤泡增生等体征。泪膜稳定性及泪液渗透压多无异常，糖皮质激素、抗组胺药常能缓解症状。

3. 睑缘炎　睑缘皮肤、睫毛毛囊及其腺体的亚急性、慢性炎症导致睑板腺开口堵塞，脂质分泌障碍等引发干眼，还具有睑缘充血，睫毛根部附着鳞屑、痂皮等症状。

4. 蠕形螨睑缘炎　蠕形螨感染睑缘所致的慢性炎性反应性疾病，常导致睑板腺开口堵塞，脂栓引起干眼，脱睫、睫毛乱生、根部红肿、鳞屑黏附等，睫毛镜检或共焦显微镜见螨虫。

四、治疗原则

1. 治疗目标是尽可能重建完整的泪膜，重建眼表功能，缓解症状。

2. 首先，去除病因（治疗关键及最佳方法）；其次，针对不同类型干眼症患者给予相应治疗方案，选择泪液补充、保存、刺激分泌、抗炎等方法，或联合使用多种方法结合中医辨证论治，以滋阴润燥、补益肝肾调整机体内环境，必要时戴硅胶眼罩、湿房镜等；重症干眼症患者，除上述治疗外，需配合手术治疗。

第六单元　胬肉攀睛

重点提示　胬肉攀睛的病因病机、临床表现与诊断、辨证论治、其他治法（★★）。

一、定义

1. 胬肉攀睛是指眼眦部长赤膜如肉，其状如昆虫之翼，横贯白睛，攀侵黑睛，甚至遮盖瞳神的眼病。

2. 相当于西医学的翼状胬肉，属结膜变性疾病，是一种向角膜表面生长的与结膜相连的纤维血管样组织，常发生于鼻侧的睑裂区。紫外线照射可能是主要原因。

二、病因病机

1. 心肺蕴热，风热外袭，内外合邪，热郁血滞，脉络瘀滞，渐生胬肉。

2. 劳欲过度，心阴暗耗，肾精亏虚，水不制火，虚火上炎，脉络瘀滞，致生胬肉。

三、临床表现与诊断

1. 经常户外作业照射紫外线；或偏好辛辣油腻饮食，经常熬夜。

2. 眦部白睛上生赤膜如肉，略呈三角形，其尖端渐向黑睛攀侵。

3. 胬肉上有丝脉相伴，或粗或细。

四、辨证论治

1. 治疗原则　胬肉淡红菲薄，头平体小者，以点眼药为主；胬肉头尖高起，体厚而宽大，红赤明显者，为心肺风热所致，内服祛风清热汤剂，外点清热明目眼液；药物治疗无效，发展较速者，宜手术治疗。

2. 分证论治

证型	证候		治法	方药
心肺风热证	眦痒羞明，胬肉初生，渐渐长出，攀向黑睛，赤脉密布	舌红，苔薄黄，脉浮数	祛风清热	栀子胜奇散
阴虚火旺证	患眼涩痒间作，胬肉淡红菲薄，时轻时重，心中烦热，口舌干燥	舌红少苔，脉细	滋阴降火	知柏地黄丸

五、其他治法

滴用滴眼液	可用清热解毒之滴眼液或抗生素滴眼液，同时选用非甾体类或糖皮质激素类滴眼液
手术	适用于胬肉发展迅速，侵入黑睛，有掩及瞳神趋势者。手术方式有单纯胬肉切除或结膜下转移术，胬肉切除联合球结膜瓣转移或羊膜移植术，联合角膜缘干细胞移植、自体结膜移植、局部使用丝裂霉素等

六、调护

1. 注意眼部卫生，户外工作者应佩戴护目镜。减少眼部化妆及焗油染发。
2. 戒烟酒，忌辛辣刺激饮食，勿过劳、熬夜。
3. 胬肉手术后复发者，不宜立即再行手术，在其静止 6 个月后再考虑手术。

第七单元　火疳

重点提示　火疳的病因病机、临床表现与诊断、辨证论治、其他治法（★★★）。

一、定义

1. 火疳是指邪毒上攻白睛，导致白睛里层呈紫红色局限性隆起且疼痛拒按的眼病。又名火疡。

2. 类似于西医学之表层巩膜炎及前巩膜炎。其病因除少数感染外，多与系统性结缔组织病变有关。

表层巩膜炎	可分为结节性表层巩膜炎、单纯性表层巩膜炎
前巩膜炎	可分为弥漫性前巩膜炎、结节性前巩膜炎和坏死性前巩膜炎

二、病因病机

1. 心肺热毒内蕴，火郁不得宣泄，以致气滞血瘀，滞结为疳，病从白睛而发。
2. 素有痹证，风湿久郁经络，郁久化热，风湿热邪循经上犯于白睛而发病。
3. 肺经郁热，日久伤阴，虚火上炎，上攻白睛。
4. 痨瘵、梅毒等全身性疾病常可诱发本病。

三、临床表现与诊断

1. 白睛里层起结节，呈小圆形隆起，或融合成环，色紫红，推之不动，压痛拒按。
2. 患眼疼痛、畏光流泪。

3. 病程长，易反复发作，常致白睛青蓝或并发瞳神紧小、瞳神干缺。
4. 多发于成年女性。

四、鉴别诊断

鉴别点	火疳	金疳
病位	结节位于白睛里层	小泡位于白睛表层
症状	结节较大，呈圆形或椭圆形隆起，界限不清，很少溃破；推之不移，按之痛甚	小泡呈灰白色，界限明显，可以溃破；推之可疑，按之不痛
赤脉	结节四周的赤脉多紫红	小泡四周的赤脉多鲜红
病程	较长	较短
预后	较差，常波及瞳神，愈后多留痕迹	较好，一般不波及瞳神，愈后多不留痕迹

五、危急状态辨识

1. 伴有瞳神紧小者尽快散瞳，避免瞳神粘连。
2. 伴有青风内障，积极控制眼压，避免目系受损。
3. 继发白睛青蓝者，注意避免不当用力以及眼部遭受撞击。

六、辨证论治

1. 治疗原则　本病因火邪郁结所致，治疗需辨明病证之虚实，判断疾病之轻重，以清热泻火散结为主，肺热之邪日久伤阴者，养阴清肺为主兼以散结。

2. 分证论治

证型	证候		治法	方药
火毒蕴结证	白睛结节大而隆起，或联缀成环，周围血脉紫赤怒张，口苦咽干，气粗烦躁	舌红，苔黄，脉数有力	泻火解毒，凉血散结	还阴救苦汤
风湿热攻证	白睛有紫红色结节样隆起，周围有赤丝牵绊，骨节酸痛，肢节肿胀，身重酸楚	舌苔白腻，脉滑或濡	祛风化湿，清热散结	散风除湿活血汤
肺阴不足证	白睛结节不甚高隆，色紫暗，压痛不明显，口咽干燥，潮热颧红，便秘不爽	舌红少津，脉细数	养阴清肺，兼以散结	养阴清肺汤

七、其他治法

滴用滴眼液	复方熊胆滴眼液配合双氯芬酸钠滴眼液或妥布霉素地塞米松滴眼液。并发瞳神紧小者，及时滴1%硫酸阿托品滴眼液或眼膏散瞳。并发青风内障者，滴噻吗洛尔滴眼液，或布林佐胺滴眼液
内服药渣再煎湿热敷	对减轻眼部症状、促进气血流畅、缩短病程有辅助作用
针刺治疗	取攒竹、睛明、丝竹空、承泣、四白、太阳、合谷、曲池、百会等，泻法为主；实热证明显者，可于合谷、太阳穴点刺放血
口服西药	可口服吲哚美辛、保泰松等非糖皮质激素消炎药；病情严重者加服糖皮质激素制剂
病因治疗	可根据实验室检查以寻找病因，并针对病因进行治疗

八、调护

宜少食辛辣炙煿之品；保持七情和畅；注意寒暖适中，避免潮湿。

第八单元　结膜下出血

重点提示　结膜下出血的临床表现与诊断、治疗原则（★★★）。

一、定义

结膜下出血是指由于球结膜下血管破裂，或血管壁渗透性增加所引起的结膜下片状出血。相当于中医学“白睛溢血”，又称“色似胭脂症”。

二、临床表现与诊断

1. 多无明显不适感，少数患眼轻微涩痛。由于球结膜下组织疏松，出血常积聚成片状，局部或弥漫整个结膜下，出血初期为鲜红色，逐渐变成棕黄色，一般在 7～10 天吸收消退。有全身病史者可反复多次发病。

2. 根据球结膜下出血即可诊断，球结膜下出现点、片状出血斑，边界清楚，甚者遍及整个睑裂部。

三、治疗原则

1. 主要针对病因治疗，由外伤引起有结膜撕裂，必要时需缝合；病毒性结膜炎引起，抗病毒治疗；高血压、糖尿病、动脉硬化引起，给予降血压、降血糖、抗动脉硬化治疗；凝血机制障碍，如血液病等引起结膜下出血，用止血药加支持疗法。

2. 出血量较大者，可服用云南白药、三七粉等止血活血药，同时可服用维生素 C、迈之灵等。

3. 早期出血可局部冷敷以止血，48 小时后出血范围无扩散，则改为热敷，以促进血液吸收。

第四章　黑睛疾病

第一单元　聚星障

重点提示　聚星障的病因病机、临床表现与诊断、辨证论治、其他治法（★★★）。

一、定义

1. 聚星障是指黑睛生多个星翳，其形或联缀，或团聚，伴有羞明流泪、沙涩疼痛的常见眼病。

2. 相当于西医学之单纯疱疹病毒性角膜炎。依据其病变形态的不同，又分为树枝状角膜炎、地图状角膜炎、盘状角膜炎，主要由单纯疱疹病毒感染所导致。

二、病因病机

1. 外感风热，上犯于目，邪客黑睛，致生翳障。

2. 外邪入里，邪遏化热，或素体阳盛，肝经伏火，内外合邪，肝胆火炽，灼伤黑睛。

3. 恣食肥甘，脾胃受损，酿蕴湿热，土反侮木，熏蒸黑睛。

4. 素体阴虚，正气不足，或热病之后，津液耗伤，则阴津亏乏，复感风邪致病。

三、临床表现与诊断

1. 常有感冒或发热病史，或在劳累后发作。常有反复发作史。

2. 眼部沙涩疼痛，畏光流泪，视物模糊。

3. 黑睛上星点状或树枝状、地图状、圆盘状混浊；病变区荧光素染色阳性；角膜病变区知觉减退。

四、鉴别诊断

棘阿米巴角膜炎假树枝状着色　有软性接触镜佩戴史，剧烈眼痛与角膜炎症程度不相称，为一种慢性、进行性、溃疡性角膜炎，晚期角膜基质浸润呈环状，抗病毒药物治疗无效。

五、辨证论治

1. 治疗原则　辨明病因，审清脏腑，分辨患病之新久。新起者，治当疏散外邪；病至中期重在清热，若为肝火者，治当清肝泻火，若为湿热者，治当清化湿热；病情日久，迁延不愈，或反复发作者，应扶正祛邪。外治以清热解毒、退翳明目为主。病灶扩大加深者，配合散瞳药物滴眼治疗。

2. 分证论治

证型	证候		治法	方药
风热客目证	抱轮微红，恶风发热，头痛鼻塞，口干咽痛	舌红，苔薄黄，脉浮数	疏风清热，退翳明目	银翘散
肝胆火炽证	白睛混赤，黑睛生翳，扩大加深，形如树枝，头疼胁痛，口苦咽干	舌红，苔黄，脉弦数	清肝泻火，退翳明目	龙胆泻肝汤
湿热犯目证	黑睛深层翳如圆盘，肿胀色白，头重胸闷，口黏纳呆，腹满便溏	舌红，苔黄腻，脉濡数	清热除湿，退翳明目	三仁汤
阴虚夹风证	眼内干涩不适，羞明较轻，视物模糊，抱轮微红，口干咽燥	舌红少津，脉细或细数	滋阴祛风，退翳明目	加减地黄丸

六、其他治法

滴用滴眼液	①清热解毒类中药滴眼液，如0.2%鱼腥草滴眼液。 ②抗病毒类滴眼液，可用两种抗病毒药交替滴眼，如0.1%阿昔洛韦滴眼液，或0.05%环胞苷滴眼液。可配合使用干扰素滴眼液。 ③病情较重或有虹膜炎者用1%阿托品滴眼液散瞳，或托吡卡胺滴眼液
涂眼药膏	如3%更昔洛韦眼用凝胶，或0.05%环胞苷眼膏
熏洗或湿热敷	可用金银花、连翘、蒲公英、大青叶、薄荷、紫草、柴胡、秦皮、黄芩等水煎熏眼；或过滤药汁，待微温时冲洗眼部；或以毛巾浸泡后湿热敷眼部

续表

结膜下注射	用鱼腥草注射液0.5mL，球结膜下注射
针刺治疗	可选用睛明、四白、丝竹空、攒竹、合谷、足三里、光明、肝俞等穴，视病情选用补泻手法
手术治疗	愈后黑睛遗留瘢痕翳障，严重影响视力者，可行角膜移植术

七、调护

1. 锻炼身体，增强体质，积极预防感冒，避免过度劳累，避免情志刺激。

2. 饮食宜清淡而富有营养，忌辛辣炙煿等刺激性食物。

3. 感冒或发热后，注意眼部病情，早期发现，早期治疗。已病后注意眼部清洁，不乱加揉擦，强光下可戴防护眼镜。

第二单元　凝脂翳

重点提示　凝脂翳的病因病机、临床表现与诊断、辨证论治、其他治法（★★★）。

一、定义

1. 凝脂翳是指黑睛生翳，状如凝脂，多伴有黄液上冲的急重眼病。

2. 相当于西医学之细菌性角膜炎，以匐行性角膜溃疡和铜绿假单胞菌性角膜溃疡多见。常在角膜外伤后发病，前者多因葡萄球菌、肺炎链球菌、链球菌、肠道杆菌等感染所致，后者多由角膜外伤后铜绿假单胞菌感染引起。

二、病因病机

1. 黑睛外伤，风热邪毒乘伤袭入，黑睛被染；或素有漏睛，邪毒已伏，更易乘伤客目而发病。

2. 外邪入里，蕴遏化热，或嗜食辛煿，脏腑热盛，肝胆热毒上灼黑睛，壅滞蓄腐。

3. 久病之后气虚阴伤，正气不足，外邪滞留，致黑睛溃陷，缠绵不愈。

三、临床表现与诊断

1. 近期有黑睛外伤史，或长期佩戴角膜接触镜，或伴有漏睛病史。

2. 起病急，眼痛、畏光、流泪，视力下降明显。

3. 黑睛生翳如米粒样，表面浮嫩，边缘不清，继则溃陷扩大，表面如覆凝脂；抱轮红赤或白睛混赤，常伴黄液上冲。

4. 角膜刮片、涂片及细菌培养有助于诊断。

四、鉴别诊断

鉴别点	凝脂翳早期	聚星障
诱因	黑睛外伤后	感冒、发热或劳累后
知觉	变化不明显	病变区知觉减退
眵泪	眵泪呈脓性	泪多眵少或无眵

续表

翳形	初起为单个米粒样混浊，色灰白，边缘不清，表面污浊，如覆薄脂	初起为多个针尖样细小星点混浊，继则融合成树枝状或地图状
复发	无复发	可反复发作
化脓	常化脓，易穿孔，伴黄液上冲	一般不化脓，不穿孔，多无黄液上冲

五、辨证论治

1. 治疗原则　实则泻之，热则寒之，治以清热泻火解毒为主。外治早期清热解毒为主，后期宜退翳明目。若病灶扩大加深，配合散瞳和抗感染药物滴眼治疗。

2. 分证论治

证型	证候		治法	方药
风热壅盛证	头目疼痛，羞明流泪，黑睛生翳，如覆薄脂，表面污浊，边缘不清，中间凹陷，抱轮红赤	舌红，苔黄，脉浮数	祛风清热，退翳明目	新制柴连汤
热毒攻目证	黑睛生翳扩大加深，凝脂色黄或黄绿，神水混浊，黄液上冲，发热口渴，溲赤便秘	舌红，苔黄厚，脉弦数或脉数有力	泻火解毒，退翳明目	四顺清凉饮子
气阴两虚证	黑睛翳陷日久未平，眼痛羞明较轻，目珠干涩，抱轮微红，口燥咽干	舌红，少苔，脉细数，或舌淡脉弱	偏阴虚者滋阴退翳；偏气虚者益气退翳	偏阴虚者，滋阴退翳汤/海藏地黄散；偏气虚者，托里消毒散去陈皮，加蝉蜕、木贼

六、其他治法

滴用滴眼液	①清热解毒类中药滴眼液：如0.2%鱼腥草滴眼液/复方熊胆滴眼液/双黄连滴眼液。 ②抗生素类滴眼液：开始可用0.5%左氧氟沙星滴眼液/0.3%妥布霉素滴眼液，急性期频繁滴眼（每15～30分钟滴眼一次），待细菌培养结果明确后选用敏感抗生素滴眼液。 ③散瞳类滴眼液或眼用凝胶：如1%硫酸阿托品滴眼液或眼用凝胶
涂眼药膏	氧氟沙星眼膏/0.5%红霉素眼膏/马应龙八宝眼膏，睡前涂眼
熏洗法与敷法	用金银花、板蓝根、野菊花、大青叶、千里光、黄连、荆芥、防风等煎水熏眼；眵多者可过滤药汁，待微温时淋洗眼部，或以毛巾浸泡药汁后湿热敷眼部
球结膜下注射	选用敏感抗生素，铜绿假单胞菌所致者首选多黏菌素B治疗
针灸治疗	取睛明、承泣、丝竹空、攒竹、阳白、太阳、翳明、合谷、肝俞等腧穴，泻法为主。选太阳、少商穴行放血疗法
西医全身用药	病情严重者，配合全身应用抗生素
手术治疗	病情加重，使用药物不能控制病情者，可用病灶清创联合结膜瓣遮盖术，或板层角膜移植术，或穿透性角膜移植术

七、调护

1. 加强劳动保护，防止黑睛外伤。避免强光刺激。
2. 饮食宜清淡，勿食辛辣，保持二便通畅，避免便秘和剧烈咳嗽。

第三单元　湿翳

重点提示　湿翳的病因病机、临床表现与诊断、辨证论治、其他治法（★★）。

一、定义

1. 湿翳是指黑睛生翳，表面微隆，色白粗糙，状如豆腐渣的眼病。

2. 类似于西医学的真菌性角膜炎，主要由曲霉菌、镰刀菌、念珠菌、弯孢菌等真菌感染所致，角膜植物性外伤或角膜接触镜戴取不慎损伤角膜，以及抗生素、糖皮质激素、免疫抑制剂的长期使用是本病发生的重要原因。

二、病因病机

多因稻谷、麦芒、植物枝叶擦伤黑睛，或角膜接触镜戴取不慎损伤黑睛，或黑睛手术造成轻度黑睛外伤等，均可使湿毒之邪乘伤侵入，湿遏化热，熏灼黑睛而致病。

三、临床表现与诊断

1. 黑睛多有植物或农作物外伤史。
2. 起病缓慢，病程较长。
3. 黑睛生翳，表面微隆，色白粗糙，似豆腐渣样。
4. 眼部体征严重而自觉症状较轻。
5. 病变部位刮片涂片和真菌培养、活检、共焦显微镜检查可见真菌病原体或菌丝。

四、鉴别诊断

鉴别点	湿翳	凝脂翳
诱因	植物性黑睛外伤史	一般性黑睛外伤，常有漏睛史
病势	起病缓，发展慢	起病急，发展快
症状	翳障重，自觉症状轻	翳障与自觉症状一致
眼眵	黏液性	脓性
翳障形态	状如豆腐渣，色白、粗糙，易刮除	状如凝脂，表面湿润，不易刮下
病原检查	刮片有菌丝，培养有真菌	刮片或培养，常可找到致病菌

五、辨证论治

1. 治疗原则　宜清热祛湿，须分辨湿重热重。湿重于热者，以祛湿为主，清热为辅；热重于湿者，以清热为主，化湿为辅。外治宜中西医结合，以祛湿清热、退翳明目为主，同时配合抗真菌治疗。若病灶扩大加深，配合散瞳药滴眼。

2. 分证论治

证型	证候		治法	方药
湿重于热证	抱轮微红，脘腹胀满，口淡纳呆，大便溏薄	舌淡，苔白厚腻，脉缓	化湿清热	三仁汤
热重于湿证	眵泪黏稠，黄液上冲，便秘溲黄	舌红，苔黄腻，脉濡数	清热化湿	甘露消毒丹

中医眼科学

六、其他治法

滴用滴眼液	①抗真菌类滴眼液：5%那他霉素滴眼液（首选）、0.15%两性霉素B滴眼液，可联合0.5%氟康唑滴眼液。 ②散瞳类滴眼液或眼用凝胶：并发瞳神紧小者，用1%硫酸阿托品滴眼液或眼用凝胶
熏洗法	可用苦参、白鲜皮、车前草、金银花、龙胆草、秦皮等煎水过滤澄清，待温度适宜时洗眼或先熏后洗
西医全身用药	严重真菌感染者可联合全身使用抗真菌药物，口服氟康唑、酮康唑，或静脉滴注咪康唑、氟康唑等药物
手术治疗	适用于药物治疗无法控制病情者，包括角膜清创术、结膜瓣遮盖术。黑睛溃破或即将溃破者，可行角膜移植术

七、调护

1. 注意劳动保护，避免黑睛外伤。
2. 积极控制病情发展，及时散瞳，预防并发症的发生。
3. 饮食宜清淡，少食辛辣之物，保持二便通畅，避免便秘和剧烈咳嗽。

第四单元　混睛障

重点提示　混睛障的病因病机、临床表现与诊断、辨证论治、其他治法（★★）。

一、定义

1. 混睛障是指黑睛深层起灰白色翳障，状若圆盘，混浊不清，漫掩黑睛，障碍视力的眼病。

2. 相当于西医学的角膜基质炎，是机体对感染源发生的免疫反应，常见病因有先天性梅毒、结核、疱疹病毒感染、麻风等。

二、病因病机

1. 风热外袭，肝经受邪，邪热扰目，黑睛乃病。
2. 脏腑积热，肝胆热毒循经上攻，黑睛被灼，气血壅滞。
3. 素体虚弱，脾运乏力，湿热内生，熏蒸于目，损伤黑睛。
4. 邪毒久伏，耗伤阴液，阴虚火旺，虚火炎目，黑睛病发。

三、临床表现与诊断

1. 眼痛，畏光，流泪，视力下降。

2. 黑睛深层呈灰白色圆盘状混浊，表面晦暗，逐渐侵及整个黑睛，2%荧光素钠溶液染色呈阴性。

3. 黑睛深层有赤脉从周边向中央延伸，呈毛刷状，愈后留有瘢痕翳障。

4. 梅毒血清学检查、OT试验、胸部X线片等检查有助于诊断。

四、鉴别诊断

混睛障	病位在黑睛深层，表面光滑，2%荧光素钠溶液染色阴性
凝脂翳或湿翳早期	可见黑睛表面混浊，2%荧光素钠溶液染色阳性

五、辨证论治

1. 治疗原则　初期治宜疏风清热；病变发展，治宜泻肝解毒；湿热内蕴者，治宜清热化湿；病久不愈，阴虚火旺者，治宜滋阴降火。因梅毒、结核等疾病引起者，须综合治疗。外治以消退翳障和散瞳为要。

2. 分证论治

证型	证候		治法	方药
肝经风热证	眼部疼痛，畏光流泪，抱轮红赤，黑睛深层呈灰白色圆盘状混浊，头痛鼻塞	舌红，苔薄黄，脉浮数	祛风清热	羌活胜风汤
肝胆热毒证	抱轮暗红，口苦咽干，溲黄便秘	舌红，苔黄，脉弦数	泻肝解毒	银花解毒汤
湿热内蕴证	头重胸闷，食少纳呆，便溏	舌红，苔黄腻，脉濡数	清热化湿	甘露消毒丹
阴虚火炎证	患眼干涩隐痛，抱轮微红，口干咽燥	舌红，少津，脉细数	滋阴降火	滋阴降火汤

六、其他治法

滴用滴眼液	①清热解毒类中药滴眼液：0.2%鱼腥草滴眼液、复方熊胆滴眼液、双黄连滴眼液。 ②激素类滴眼液：0.02%～1%氟米龙滴眼液、0.5%醋酸可的松滴眼液。 ③散瞳类滴眼液或眼用凝胶：1%硫酸阿托品滴眼液或眼用凝胶。 ④抗生素类或抗病毒类滴眼液
湿热敷	可用内服中药药渣再煎水过滤，用毛巾或纱布浸湿后湿热敷
球结膜下注射	病变较重者可用糖皮质激素做球结膜下注射
西医全身用药	针对病因治疗，全身予抗梅毒、抗结核或抗病毒治疗
针刺治疗	局部取攒竹、太阳、睛明、瞳子髎、光明，远端取肺俞、尺泽、太冲、曲池、合谷、足三里、翳风等穴

七、调护

1. 坚持治疗，定期复诊。
2. 饮食宜清淡、富有营养，少食辛辣煎炸之物。
3. 防治梅毒、结核等病。锻炼身体，增强体质。

第五单元　宿翳

重点提示　宿翳的病因病机、临床表现与诊断、辨证论治、其他治法（★★）。

一、定义

1. 宿翳是指黑睛疾患痊愈后遗留下的瘢痕翳障，特征为翳障表面光滑，边缘清晰，无红赤疼痛。

2. 相当于西医学的角膜瘢痕。其中冰瑕翳、云翳、厚翳和斑脂翳分别相当于西医学的角膜云翳、角膜斑翳、角膜白斑和粘连性角膜白斑。

二、病因病机

宿翳由黑睛疾病或黑睛外伤痊愈后遗留瘢痕翳障所致。黑睛生翳多由外感风热或脏腑热炽所致，火热易伤阴液，火邪易郁脉络，故瘢痕翳障的形成与阴津不足、气血瘀滞有关。

三、临床表现与诊断

1. 有黑睛疾患史。
2. 眼无红赤疼痛。
3. 黑睛遗留瘢痕翳障，表面光滑，边缘清楚，2%荧光素钠溶液染色阴性。

四、鉴别诊断

新翳　黑睛混浊，表面粗糙，轻浮脆嫩，基底不净，边缘模糊，具有向周围与纵深发展的趋势，并伴有不同程度的目赤、碜涩疼痛、畏光流泪等症。

五、辨证论治

1. 治疗原则　首先分清翳之新久。新患而浅薄者如坚持用药，可望减轻；日久而陈旧者病情顽固，药物难以奏效，宜手术治疗。

2. 分证论治

证型	证候		治法	方药
阴虚津伤证	黑睛疾患将愈或初愈，红消痛止，眼内干涩，视物昏蒙，黑睛遗留瘢痕翳障，形状不一，厚薄不等	舌红，脉细	滋阴退翳	滋阴退翳汤

六、其他治法

点眼	可用障翳散滴眼液；或用障翳散粉剂，每次以消毒玻璃棒蘸粉适量点眼
手术	黑睛翳厚且遮挡瞳神，可行光学虹膜切除术或角膜移植术
针刺治疗	可取睛明、承泣、瞳子髎、健明等为主穴，翳明、攒竹、太阳、合谷等为配穴，每次主、配穴各选2~3个，交替轮取，平补平泻

七、调护

慎饮食，避风寒，防止聚星障等黑睛疾病复发。

第六单元　角膜软化症

重点提示　角膜软化症的临床表现与诊断、鉴别诊断、治疗原则（★★★）。

一、定义

角膜软化症也称维生素A缺乏症，是由于维生素A全身缺乏导致的角膜病变。相当于中医学的疳积上目。

二、临床表现与诊断

1. 症状　多见于营养不良的婴儿，早期可有夜盲症，干涩畏光，或频频眨眼，或闭目不睁；继而眼痛，羞明流泪，视力下降。患儿常有易动、睡眠差、易烦躁的症状，严重者出现精神萎靡，声音嘶哑。

2. 体征

夜盲期	夜间尤为傍晚时视物不见，婴儿表现为夜间哭闹加剧
角结膜干燥期	睑裂部位角膜缘出现泡沫状干燥斑，称为比托斑，还可见结膜在眼球转动时出现同心圆形干燥皱褶，角膜表面失去光泽，为毛玻璃样外观
角膜软化期	角膜上皮持续缺损，出现角膜溃疡、坏死。合并感染时易出现前房积脓，严重者可发生角膜穿孔

三、鉴别诊断

与结膜干燥症如干燥综合征（Sjögren 综合征）和感染性角膜溃疡相鉴别。

四、治疗原则

1. 纠正全身营养失衡，积极去除引起维生素 A 缺乏的原因，重视原发病的治疗。

2. 补充维生素 A，可全身用药和眼局部外用，促进角膜上皮的修复。

3. 局部滴用抗菌药物预防感染，早期明确诊断和正确治疗，角膜一般不会遗留瘢痕，如合并细菌感染，角膜很快自溶穿孔，即使治愈也会遗留粘连性角膜白斑。

第五章　瞳神疾病

第一单元　瞳神紧小、瞳神干缺

重点提示　瞳神紧小、瞳神干缺的病因病机、临床表现与诊断、辨证论治、其他治法（★★★）。

一、定义

1. 瞳神紧小是黄仁受邪，以瞳神持续缩小、展缩不灵，伴有目赤疼痛、畏光流泪、黑睛内壁沉着物、神水混浊、视力下降为主要症状的眼病。又名瞳神焦小、瞳神缩小、瞳神细小及肝决等。若失治、误治，或因病情迁延，可致黄仁与其后晶珠黏着，瞳神边缘参差不齐，失去正圆，黄仁干枯不荣，称为瞳神干缺，又名瞳神缺陷。

2. 瞳神紧小相当于西医学的急性前葡萄膜炎，瞳神干缺相当于慢性前葡萄膜炎，也包括部分特殊类型葡萄膜炎。主要为自身免疫反应。

二、病因病机

1. 外感风热，内侵于肝，或肝郁化火致肝胆火旺，循经上犯黄仁，黄仁受灼，展而不缩，发为本病。

2. 外感风湿，内蕴热邪，或风湿郁而化热，熏蒸黄仁所致。

3. 肝肾阴亏或久病伤阴，虚火上炎，黄仁失养；更因虚火煎灼黄仁，或展而不缩为瞳神紧小，或展缩失灵，与晶珠黏着而成瞳神干缺。

三、临床表现与诊断

1. 眼珠疼痛，畏光流泪，视力下降。
2. 抱轮红赤或白睛混赤。
3. 黑睛后壁可见粉尘状或小点状、羊脂状物沉着。
4. 神水混浊。
5. 黄仁肿胀、纹理不清，展缩失灵。
6. 瞳神紧小或瞳神干缺、瞳神闭锁或瞳神膜闭。

四、辨证论治

1. 治疗原则

（1）治疗中尽可能防止黄仁与晶珠黏着，减少或减轻并发症的发生，尽早局部应用散瞳药物。

（2）临证时，结合全身情况进行辨证治疗。实证常用祛风、除湿、清热、解毒、凉血、散瘀等法；虚实夹杂，阴虚火旺之证，予滋阴降火。病到后期，邪气虽退，肝肾亏虚，目暗不明者，宜滋补肝肾，利窍明目。内治同时，重视局部用药，及时散瞳，以防瞳神干缺。

2. 分证论治

证型	证候		治法	方药
肝经风热证	轻度抱轮红赤，神水轻度混浊，瞳神稍有缩小，展缩欠灵	舌苔薄黄，脉浮数	祛风清热	新制柴连汤
肝胆火炽证	黄液上冲，黄仁肿胀，口舌生疮，阴部溃疡，口苦咽干，大便秘结	舌红，苔黄，脉弦数	清泻肝胆实火	龙胆泻肝汤
风湿夹热证	病情较缓，病势缠绵，反复发作，神膏内有细尘状、絮状混浊，肢节肿胀，酸楚疼痛	舌红，苔黄腻，脉濡数或弦数	祛风清热除湿	抑阳酒连散
虚火上炎证	黄仁干枯不荣，瞳神干缺，晶珠混浊，烦热不眠，口干咽燥	舌红，少苔，脉细数	滋阴降火	知柏地黄丸

五、其他治法

1. 滴用滴眼液

散瞳	重要、必不可少。一般用短效睫状肌麻痹剂，如复方托吡卡胺。严重的前葡萄膜炎患者，用长效睫状肌麻痹剂，如1%或2%阿托品滴眼液或眼膏；中度炎性反应者，宜改用2%后马托品眼膏或托吡卡胺。虹膜后粘连无法点眼拉开者，可用强力散瞳剂（1%阿托品、2%利多卡因、0.1%肾上腺素等量混合）0.1mL结膜下注射。前葡萄膜炎患者使用阿托品散瞳时可配合短效睫状肌麻痹剂（如复方托吡卡胺）协助活动瞳孔
糖皮质激素滴眼液	急性严重的前房炎性反应，用0.1%地塞米松、1%醋酸泼尼松龙等浓度略高的糖皮质激素滴眼液每半小时点眼1次。中度炎性反应，降低点眼频度至每天3～4次。轻度炎性反应，宜用浓度较低的糖皮质激素滴眼剂，每天点眼1～3次
抗生素滴眼液	妥布霉素滴眼液；或使用激素和抗生素药物的复方制剂，如妥布霉素地塞米松滴眼液等

2. 睡前涂四环素可的松眼膏。

3. 将内服方之药渣用布包，在温度适宜时即可行眼部药物熨敷，以利退赤止痛。

4. 糖皮质激素结膜下注射和全身应用

（1）严重急性前葡萄膜炎，尤其伴有前房大量纤维素渗出和前房积脓者，可行结膜下注射糖皮质激素（如地塞米松2.5mg），不宜多次注射。角膜上皮有损伤者和不宜使用糖皮质激素点眼者，也可考虑结膜下注射。

（2）急性前葡萄膜炎伴有血清阴性椎关节病变者可考虑全身给予糖皮质激素治疗，并建议到相关科室治疗。前房炎性反应特别严重者，可短期糖皮质激素口服治疗，如泼尼松，初始剂量每天20～30mg，待炎性反应减轻后迅速减量，使用时间一般不超过1个月。

5. 针刺治疗

肝经风热者	针用泻法，选睛明、申脉、太冲、曲泉、合谷
肝胆火炽者	针用泻法，选太冲、风池、睛明、太阳、印堂
风湿夹热者	针用泻法，选合谷、曲池、承泣、攒竹、风池
虚火上炎者	针用补法，选睛明、四白、三阴交、行间、肝俞、太溪等

6. 必要时可全身应用糖皮质激素及非甾体抗炎药治疗。有结核可行抗结核治疗，有梅毒行驱梅治疗等。

六、调护

1. 早期及时散瞳，防止瞳神后粘连。注意应用糖皮质激素药物的不良反应。积极治疗原发病，定期复查。

2. 避免辛辣炙煿之品，戒烟酒，饮食宜清淡。

3. 外出可戴有色眼镜，避免光线刺激。

第二单元　绿风内障、青风内障

重点提示　绿风内障的病因病机、临床表现与诊断、辨证论治（★★★）；青风内障的病因病机、临床表现与诊断、辨证论治、其他治法（★★）。

一、绿风内障

1. 定义　绿风内障是以眼珠变硬，瞳神散大，瞳色淡绿，视力锐减，伴有恶心呕吐、头目剧痛为主要特征的眼病。相当于西医学之急性闭角型青光眼急性发作期，患眼具有房角狭窄、周边虹膜易与小梁网接触的解剖特征。

2. 病因病机

（1）邪热内犯，肝胆火热亢盛，热极生风，风火上攻头目，目中玄府闭塞，神水排出受阻，积于眼内所致。

（2）情志过激，气郁化火，气火上逆，目中玄府闭塞，神水排出不畅，蓄积于目中所致。

（3）脾湿生痰，痰郁化热，痰火郁结，上攻于目，阻塞玄府，神水滞留目内而致。

3. 临床表现与诊断

（1）发病急骤，视力急降。

（2）头眼胀痛，恶心呕吐，目珠胀硬，眼压明显升高。

（3）抱轮红赤或白睛混赤、肿胀，黑睛雾状水肿。

（4）瞳神中度散大，展缩不灵。

（5）前房极浅，房角部分或全部关闭。

4. 鉴别诊断

鉴别点	天行赤眼	瞳神紧小	绿风内障
疼痛	眼灼热痛痒	眼及眉骨疼痛或胀痛	头眼剧烈胀痛
视觉	视力正常	视力下降	视力锐降、虹视
胞睑	重者胞睑红肿	重者胞睑红肿	胞睑肿胀
白睛	白睛红赤，或有点状、片状白睛溢血	抱轮红赤或白睛混赤	抱轮红赤或白睛混赤
黑睛	或有星翳	黑睛后壁有灰白色沉着物	黑睛雾状水肿
前房	深浅正常	深浅正常	浅或极浅
神水	清晰	混浊或黄液上冲	混浊
黄仁	纹理清	纹理不清	晦暗、纹理不清
瞳神	正圆	缩小或干缺	散大
晶珠	透明	透明或黄仁色素附着	灰白色混浊斑或黄仁色素附着
眼压	正常	正常或偏低	增高
全身症状	多无不适	或有头痛	患眼同侧头痛，多伴恶心，呕吐

5. 辨证论治

（1）治疗原则：消除病因，开通玄府，宣壅滞，缩瞳神。以挽救视力为先，尤以缩瞳降眼压为要。临证多采用中西医结合方法进行救治，待眼压控制后，采取手术治疗；术后可采用益气活血利水等法，以提高其视功能。

（2）分证论治：

证型	证候		治法	方药
风火攻目证	头痛如劈，目珠胀硬，胞睑红肿，恶心呕吐	舌红苔黄，脉弦数	清热泻火，平肝息风	绿风羚羊饮
气火上逆证	胸闷嗳气，恶心、呕吐，口苦	舌红苔黄，脉弦数	疏肝解郁，泻火降逆	丹栀逍遥散＋左金丸
痰火郁结证	身热面赤，动辄眩晕，呕吐痰涎	舌红苔黄，脉弦滑	降火逐痰	将军定痛丸

6. 其他治法

滴用滴眼液	缩瞳剂（如1%～2%毛果芸香碱滴眼液），β受体阻滞剂（如0.25%～0.5%马来酸噻吗洛尔或盐酸倍他洛尔），碳酸酐酶抑制剂（如1%布林佐胺滴眼液），糖皮质激素类滴眼液（如1%醋酸泼尼松龙滴眼液）
全身用药	高渗脱水剂，可用甘露醇、山梨醇及甘油等。碳酸酐酶抑制剂，可用乙酰唑胺或醋甲唑胺等口服。用药后眼压下降不明显，可行前房穿刺术以降低眼压
手术治疗	眼压恢复在正常范围，房角开放或粘连不超过1/3者，可行周边虹膜切除术或YAG激光虹膜切开术；眼压不能恢复到正常范围，房角广泛粘连者，可行小梁切除术或其他滤过性手术
针刺治疗	主穴：睛明、上睛明、风池、太阳、四白、合谷、神门、百会。配穴：风火攻目证选曲池、外关；气火上逆证选行间、太冲；痰火郁结证选丰隆、足三里等。恶心呕吐明显者加内关、胃俞。均用捻转提插之泻法，行手法至有明显针感后出针，或留针10分钟。疼痛严重者可于大敦、合谷、角孙、太阳等穴点刺放血

7. 调护

（1）避免情志过激及情志抑郁，减少诱发因素。早期发现，早期治疗。若一眼已发生绿风内障，另一眼虽无症状，亦行预防性治疗。

（2）忌辛辣刺激之品，适量饮水，戒烟酒。

（3）不可误点散瞳药或使用颠茄类药物。

二、青风内障

1. 定义　青风内障是指起病隐伏，自觉症状不明显，或时有轻度眼胀及视物昏蒙，视野渐窄，终致失明的慢性内障眼病。相当于西医学之原发性开角型青光眼，表现为病理性高眼压并视野损害。正常眼压性青光眼可参考本病治疗。

2. 病因病机

（1）先天禀赋不足，命门火衰，不能温运脾阳，水谷不化精微，生湿生痰，痰湿流窜目中脉络，阻滞目中玄府，玄府受损，神水运行不畅而滞留于目。

（2）肝郁气滞，气郁化火，致目中脉络不利，玄府郁闭，神水瘀滞。

（3）久病肝肾亏虚，目窍失养，神水滞涩。

3. 临床表现与诊断

（1）眼压 >21mmHg。

（2）高眼压时前房角开放。

（3）青光眼性视盘改变和/或有视网膜神经纤维层缺损。

（4）青光眼性视野缺损。

4. 鉴别诊断

（1）慢性闭角型青光眼：二者均有眼胀痛时轻时重的慢性病程，眼压增高，有典型青光眼性视盘凹陷萎缩，有青光眼性视野缺损。慢性闭角型青光眼患者周边前房浅，房角为中等狭窄，可有程度不同的虹膜周边前粘连，高眼压下房角检查显示前房角关闭（鉴别关键）。

（2）青光眼睫状体炎综合征：二者眼压升高时房角均开放，前房不浅。青光眼睫状体炎综合征多为中年患者单眼发病，可反复同侧眼发作，也可双眼发病。发作性眼压升高，眼压升高和自觉症状与视力不成正比例，眼压虽然很高，但眼部轻度不适和睫状充血，角膜后多见粗大的羊脂状灰白色沉着物，发作时患侧瞳孔轻度散大，房水丁达尔现象阳性，从不发生虹膜后粘连。

5. 辨证论治

（1）治疗原则：初中期为实证，以行气疏肝、化痰利湿为主；后期为虚实夹杂证，治宜补益肝肾，兼以活血明目。本病多兼有血瘀水停，治疗时应加用活血利水药。辅助局部用药控制好并尽量降低眼压，通畅目络，荣养目系，保护并尽量提高视功能。

（2）分证论治：

证型	证候		治法	方药
肝郁气滞证	目珠微胀，眼底视盘杯盘比大于0.6，或两眼视盘杯盘比差值大于0.2，情志不舒，心烦口苦	舌红苔黄，脉弦细	疏肝解郁，活血利水	逍遥散
痰湿泛目证	眼底视盘杯盘比增大，或两眼视盘杯盘比差值大于0.2，视盘苍白，视野缺损，头昏眩晕，恶心欲呕	舌淡苔白腻，脉滑	温阳化痰，利水渗湿	温胆汤＋五苓散

续表

证型	证候		治法	方药
肝肾亏虚证	视物不清，视野缺损或呈管状，视盘苍白，头晕失眠，腰膝无力，面白肢冷	舌淡苔薄，脉细沉无力；或舌淡苔白，脉细沉	补益肝肾，活血明目	加减驻景丸

6. 其他治法

降眼压治疗	可参考绿风内障，还可选用前列腺素制剂，如拉坦前列素或曲伏前列素滴眼液
针刺治疗	主穴同绿风内障治疗。配穴：痰湿泛目证选脾俞、肺俞、三阴交、丰隆；肝郁气滞证选三阴交、丰隆、内关、太冲；肝肾亏虚证选肝俞、肾俞、太溪、三阴交。根据虚实选用补泻手法，每天1次，留针30分钟，10天为1个疗程
视神经保护剂治疗	钙通道阻滞剂、谷氨酸拮抗剂、神经营养因子、抗氧化剂、活血化瘀中药灯盏细辛等
手术治疗	适用于药物及针刺不能控制眼压，或无法长期忍受药物或针刺治疗。根据病情选择小梁切除术、复合式小梁切除术、非穿透小梁手术或氩激光小梁成形术、选择性小梁成形术等

7. 调护

（1）发现眼压偏高、视野有改变及眼底C/D值较正常为大时，明确诊断或排除此病。已确诊者，积极治疗，定期观察。

（2）保持心情舒畅，避免情绪过激。劳逸结合，避免过度使用目力、熬夜及过度疲劳。

（3）饮食宜清淡易消化，忌烟酒、浓茶、咖啡、辛辣等刺激性食品。保持大便通畅。控制饮水，每次饮水不宜超过250mL，间隔1～2小时再次饮用。

第三单元　圆翳内障

重点提示　圆翳内障的病因病机、临床表现与诊断、辨证论治、其他治法、调护（★★★）。

一、定义

1. 圆翳内障是因年高体弱，精气日衰，目失涵养所致晶珠混浊，视力渐降，最终瞳神内呈圆形银白色翳障，视力障碍的眼病。

2. 多相当于西医学的年龄相关性白内障，其发生与环境、营养、代谢和遗传等多种因素有关。

二、病因病机

1. 年老体弱，肝肾不足，精血亏损，不能滋养晶珠而混浊；或可阴血不足，虚热内生，上灼晶珠，致晶珠混浊。

2. 年老脾虚气弱，运化失健，精微输布乏力，不能濡养晶珠而混浊；或水湿内生，上泛晶珠而混浊。

3. 肝热上扰目窍，致晶珠逐渐混浊。

三、临床表现与诊断

1. 年龄在50岁以上，视力渐进性下降。

2. 晶珠有不同部位、不同形态及不同程度的混浊。

3. 排除引起晶珠混浊的其他眼病和全身性疾病。

四、鉴别诊断

与其他原因所致的晶珠混浊引起的内障眼病相鉴别。晶珠混浊与生俱来，称为胎患内障；外伤致晶珠混浊，称为惊震内障；还有因其他眼病引起的晶珠混浊，如金花内障等。

五、辨证论治

1. 治疗原则　初患圆翳内障者可用药物治疗，控制或减缓晶珠混浊的发展。晶珠混浊程度较甚或完全混浊者，或患者感觉到晶珠混浊已影响生活或工作时，行手术治疗。

2. 分证论治

证型	证候		治法	方药
肝肾不足证	头昏耳鸣，少寐健忘，腰酸腿软	舌红少津，苔薄黄，脉细弦数	补益肝肾，清热明目	杞菊地黄丸
脾气虚弱证	面色萎黄，少气懒言，肢体倦怠	舌淡苔白，脉缓弱	益气健脾，利水渗湿	四君子汤
肝热上扰证	头昏痛，口苦咽干，便结	舌红苔薄黄，脉弦或弦数	清热平肝，明目退障	石决明散

六、其他治法

滴用滴眼液	如麝珠明目滴眼液、法可林滴眼液、卡他灵滴眼液、卡林－U滴眼液
针灸治疗	适用于初、中期。主穴：太阳、攒竹、百会、四白、完骨、风池、足三里。配穴：肝热上扰证选蠡沟、太冲；肝肾不足证选肝俞；脾气虚弱证选脾俞、三阴交
手术治疗	①传统方法是在翳定障老，瞳神不欹不侧，阴看则大、阳看则小、唯见三光时行白内障针拨术。②白内障囊内摘除术。③目前临床常用白内障囊外摘除联合人工晶状体植入术、白内障超声乳化吸出联合人工晶状体植入术等
后发性白内障手术治疗	圆翳内障术后晶状体后囊混浊在影响视力时，可用YAG激光将瞳孔区的晶状体后囊膜切开，若后囊膜太厚可行手术切开治疗

七、调护

患有糖尿病、高血压等全身疾病者，积极治疗。注意饮食调养，忌食辛燥煎炸食品。

第四单元　云雾移睛

重点提示　云雾移睛的病因病机、临床表现与诊断、辨证论治、其他治法（★★）。

一、定义

1. 云雾移睛是因神膏为邪所乘，混浊不清所致，眼外观端好，自觉眼前有蚊蝇或云雾样黑影飞舞飘移，甚者视物昏蒙的眼病。

2. 相当于西医学的玻璃体混浊，由玻璃体液化、变性、后脱离，或眼内炎症、出血等引起。

二、病因病机

1. 肝肾亏损，气血亏虚，目窍失养。
2. 痰湿内蕴，郁久化热，湿热浊气上泛，目中清纯之气被扰。
3. 气滞血瘀，血溢络外，滞于神膏。

三、临床表现与诊断

1. 自感眼前有云雾或蚊蝇样物飘浮，随目珠转动而呈无规律飘动。
2. 裂隙灯显微镜加前置镜检查、眼超声检查可见玻璃体混浊。

四、鉴别诊断

圆翳内障	病位在晶状体，黑影移动与眼球转动方向一致或不随眼球转动
云雾移睛	病位在玻璃体，黑影在眼前飘动，移动方向与眼球转动方向不一致

五、辨证论治

1. 治疗原则　辨明病因，扶正祛邪。扶正多以补肝肾、益气血为主，祛邪多以除湿热、消瘀滞为主。引起本病之原发病尚未控制者，着重治疗原发病。

2. 分证论治

证型	证候		治法	方药
肝肾亏损证	闪光感，头晕耳鸣，腰酸遗泄	舌红，苔薄，脉细	补益肝肾	明目地黄汤
气血亏虚证	视物昏花，面白无华，头晕心悸	唇淡舌嫩，脉细弱	益气补血	八珍汤/当归补血汤
湿热蕴蒸证	胸闷纳呆，头重，神疲	苔黄腻，脉滑	宣化畅中，清热除湿	三仁汤
气滞血瘀证	情志不舒，胸胁胀痛	舌有瘀斑，脉弦涩	行气活血	血府逐瘀汤

六、其他治法

滴用滴眼液	如氨碘肽滴眼液
理疗	选三七、丹参、普罗碘铵等做眼部直流电离子导入。新近出血所致本病者避免使用
应用碘剂、钙剂	可用普罗碘铵注射液肌内注射；钙剂一般采用口服法补充
手术治疗	玻璃体混浊久不吸收（一般半年以上），明显影响视力，特别是形成机化膜牵拉者，易引起视网膜脱离，采用玻璃体切割术治疗

七、调护

调畅情志，避免急躁、沮丧。高度近视者避免过用目力和头部震动。出血引起者饮食宜清淡，忌食辛辣炙煿之品。眼前黑影短期内增加或“闪光”频发时，详查眼底。

第五单元　暴盲

重点提示　暴盲的病因病机、临床表现与诊断、辨证论治、其他治法（★★★）。

一、概述

暴盲是指眼外观正常，一眼或双眼视力骤然急剧下降，甚至盲而不见的内障眼病。属眼科急症之一，若不及时治疗可导致视力永久损害。根据发病部位及病机，分为络阻暴盲、络瘀暴盲、目系暴盲等。

二、络阻暴盲

1. 定义　络阻暴盲是指患眼外观正常，猝然一眼或双眼视力急剧下降，以视衣可见典型的缺血性改变为特征的致盲眼病。

2. 病因病机

（1）忿怒暴悖，气机逆乱，气血上壅，血络瘀阻。

（2）偏食肥甘燥腻，或恣酒嗜辣，痰热内生，血脉闭塞。

（3）年老阴亏，肝肾不足，肝阳上亢，气血并逆，瘀滞脉络。

（4）心气亏虚，推动乏力，血行滞缓，血脉瘀塞。

3. 临床表现与诊断

（1）患眼视力骤然剧降，甚至无光感。

（2）瞳孔散大，直接对光反应迟钝或消失。

（3）视网膜动脉变细，甚则如白线状，静脉亦变细，后极部视网膜水肿混浊呈乳白色，黄斑呈典型樱桃红点。

（4）可有高血压、糖尿病、心血管疾病史。

（5）荧光素眼底血管造影显示臂 - 视网膜循环时间或静脉充盈时间迟缓。

（6）光学相干断层成像（OCT）检查示早期视网膜内层增厚。

4. 鉴别诊断

（1）急性视神经炎：视力急剧下降，伴眼部深部疼痛或眼球转动痛，瞳孔常散大，直接光反射迟钝或消失，眼底可见视盘充血、水肿，黄斑区无樱桃红。视野检查可有中心暗点或视野向心性缩小。视觉诱发电位可表现为 P_{100} 潜伏期延长、振幅降低。

（2）眼动脉阻塞：视网膜中央动脉和供应脉络膜的睫状动脉同时阻塞，视力损害更严重，常为无光感。由于眼动脉阻塞致视网膜内层和外层均无血液供应，视网膜乳白色水肿和混浊更为严重。脉络膜血流受阻，多数眼底检查黄斑区无樱桃红。

5. 辨证论治

（1）治疗原则：以通为要，兼顾脏腑之虚实，辅以益气、行气。

（2）分证论治：

证型	证候		治法	方药
气血瘀阻证	急躁易怒，胸胁胀满，头痛眼胀	舌有瘀点，脉弦或涩	行气活血，通窍明目	通窍活血汤
痰热上壅证	头眩而重，食少恶心，口苦痰稠	舌苔黄腻，脉弦滑	涤痰通络，活血开窍	涤痰汤
肝阳上亢证	头痛眼胀或眩晕时作，急躁易怒，口苦咽干，失眠多梦	脉弦细或数	滋阴潜阳，活血通络	天麻钩藤饮
气虚血瘀证	短气乏力，面色萎黄	舌淡有瘀斑，脉涩或结代	补气养血，化瘀通脉	补阳还五汤

中医眼科学

6. 其他治法

急救治疗	①亚硝酸异戊酯0.2mL吸入。舌下含化硝酸甘油片。②球后注射妥拉苏林12.5mg或全身应用血管扩张剂。③间歇性按摩眼球、前房穿刺、口服乙酰唑胺以降低眼压。④吸入95%氧及5%二氧化碳混合气体
针灸治疗	①主穴组1：睛明、风池、球后；配穴选外关、合谷、光明。②主穴组2：风池、大椎、攒竹；配穴选合谷、阳白、内关。③主穴组3：鱼腰、攒竹、球后；配穴选合谷、太冲、翳风

三、络瘀暴盲

1. 定义　络瘀暴盲是指因眼底脉络瘀阻，血不循经，溢于络外，致视力突然下降的眼病。

2. 病因病机

（1）情志内伤，肝气郁结，肝失条达，气滞血郁，血行不畅，瘀滞脉内，血溢络外。

（2）肝肾阴亏，水不涵木，肝阳上亢，气血上逆，血不循经而外溢。

（3）过食肥甘厚味，痰湿内生，痰凝气滞，血行不畅，痰瘀互结，血脉瘀阻，血不循经，血溢脉外。

3. 临床表现与诊断

（1）中老年发病者常有高血压等病史，单眼突然视力障碍或眼前黑影飘动。

（2）受累部位视网膜静脉扩张迂曲，呈腊肠状。沿视网膜血管走行区域浅层出血为火焰状、斑点状，视网膜水肿、渗出及棉絮状斑。如出血量多而进入玻璃体，则无法看清眼底。

（3）荧光素眼底血管造影对诊断及分型有重要参考价值。

4. 鉴别诊断

（1）消渴内障（糖尿病视网膜病变）：有明确的糖尿病病史，可见于任何年龄，多双眼发病，后极部有大量的血管瘤和硬性渗出物，毛细血管无灌注区。

（2）络损暴盲（视网膜静脉周围炎）：多为双眼发病，病变部位多位于视网膜周边部，静脉旁多有白鞘伴行。

（3）高血压性视网膜病变：有明确的高血压病史或体征，多双眼发病，常见视网膜浅层出血，多位于后极部围绕视盘分布，常见棉絮状斑和黄斑部呈星芒状渗出，或可出现视网膜动脉壁反光增强、视网膜动静脉比例的改变、视网膜动静脉交叉压迫症。

5. 辨证论治

（1）治疗原则：注意止血勿使留瘀，消瘀的同时避免再出血，积极治疗原发病。

（2）分证论治：

证型	证候		治法	方药
气滞血瘀证	眼胀头痛，胸胁胀痛，食少嗳气	舌红有瘀斑，苔薄白，脉弦或涩	理气解郁，化瘀止血	血府逐瘀汤
阴虚阳亢证	面热潮红，头重脚轻，烦躁易怒，腰膝酸软	舌红少苔，脉弦细	滋阴潜阳	镇肝熄风汤
痰瘀互结证	形体肥胖，头重眩晕，胸闷脘胀	舌苔腻或舌有瘀点，脉弦或滑	化痰除湿，活血通络	桃红四物汤+温胆汤

6. 其他治法

原发病治疗	如有血管炎症，可配合糖皮质激素治疗
直流电离子导入	选用丹参或川芎嗪注射液做眼局部电离子导入
视网膜激光光凝术及玻璃体切除术	视网膜激光光凝可减少视网膜水肿，促进出血吸收，预防新生血管的发生。玻璃体积血经积极治疗 3～6 个月仍不能吸收，或经 B 超检查有机化膜形成，甚或有视网膜脱离者，考虑行玻璃体切除术
继发黄斑水肿处理	可玻璃体腔注射抗血管内皮生长因子（VEGF）药

四、目系暴盲

1. 定义　目系暴盲是指因六淫外感、情志内伤或外伤等损及目系，导致患眼倏然盲而不见的眼病。

2. 病因病机

（1）六淫外感或五志过极，肝火内盛，循肝经上扰，灼伤目系而发病。

（2）悲伤过度，情志内伤，或忿怒暴悖，肝失条达，气机郁滞，上壅目系，神光受遏；或情志过激化火，气火上攻，目系血瘀脉阻。

（3）热病伤阴或素体阴亏，阴精亏耗，水不济火，虚火内生，上炎目系。

（4）久病体虚，或素体虚弱，或产后血亏，气血亏虚，目系失养。

3. 临床表现与诊断

（1）视神经炎者视力急剧下降，伴眼球深部疼痛或眼球转动痛；缺血性视神经病变者视力突然减退常发生在晨起或睡眠后，不伴眼球转动痛。

（2）单眼患病或双眼受损程度严重可有相对性瞳孔传入障碍。

（3）视盘炎及缺血性视神经病变者眼底视盘有相应改变。

（4）视野检查视神经炎多有中心或旁中心暗点，缺血性视神经病变为与生理盲点相连的象限性视野缺损。

（5）视觉诱发电位 P_{100} 波潜时延迟，振幅下降。

4. 鉴别诊断

（1）视盘水肿：多为双眼受累，中心视力早期正常，视盘充血，隆起度可超过 3D，影像学检查可显示颅内病变。

（2）假性视盘水肿：多为远视，视力可验光矫正。

（3）视盘血管炎：视力正常或轻度下降，视盘充血水肿程度较轻，伴有盘周出血、渗出及静脉迂曲，视野仅生理盲点扩大。

5. 辨证论治

（1）治疗原则：治疗需审清病因，辨阴阳虚实。

（2）分证论治：

证型	证候		治法	方药
肝经实热证	头胀耳鸣，胁痛口苦	舌红苔黄，脉弦数	清肝泄热，兼通瘀滞	龙胆泻肝汤
肝郁气滞证	情志抑郁，喜叹息，胸胁疼痛，头晕目眩，口苦咽干	舌暗红，苔薄白，脉弦细	疏肝解郁	逍遥散/柴胡疏肝散
气滞血瘀证	心烦郁闷，头痛，情志不舒，胸胁满闷	舌紫暗苔白，脉弦或涩	疏肝解郁，理气活血	血府逐瘀汤

中医眼科学

续表

证型	证候		治法	方药
阴虚火旺证	头晕目眩，五心烦热，颧赤唇红，口干	舌红少苔，脉细数	滋阴降火，活血祛瘀	知柏地黄丸
气血两虚证	爪甲唇色淡白，少气懒言，倦怠神疲	舌淡嫩，脉细弱	补益气血，通脉开窍	人参养荣汤

6. 其他治法

中药制剂静脉滴注	可选用清开灵注射液、醒脑静注射液、川芎嗪注射液等静脉滴注
针刺治疗	选太阳、攒竹、睛明、风池、球后、足三里、肝俞、肾俞、三阴交等
激素治疗	激素冲击疗法是目前公认的视神经炎的治疗规范
抗生素治疗	考虑由感染引起者，根据病情选择抗生素全身应用
支持疗法	补充 B 族维生素及应用血管扩张剂
病因治疗	针对病因进行治疗

第六单元　视瞻有色

重点提示　视瞻有色的病因病机、临床表现与诊断、辨证论治、其他治法（★★）。

一、定义

视瞻有色是指眼外观无异常，自觉视野中心出现灰色或淡黄色固定阴影，视力下降的眼病。可同时出现“视直如曲”“视大为小”等症状。

二、病因病机

1. 忧思过度，内伤于脾，脾失健运，水湿上泛。
2. 情志不畅，肝气不舒，郁久化热，上犯清窍。
3. 肝肾不足，精血两亏，目失所养。

三、临床表现与诊断

1. 眼前灰黄色固定暗影，视物变形。
2. 视力轻度下降。
3. 眼底黄斑区视网膜呈局限性盘状浆液性浅脱离。
4. 有荧光素眼底血管造影和 OCT 检查的典型表现。

四、辨证论治

1. 治疗原则　以健脾利湿、滋补肝肾为主，佐以清热化痰，疏肝解郁，活血散结。重视标本兼顾，扶正祛邪。

2. 分证论治

证型	证候		治法	方药
湿浊上泛证	胸闷，纳呆呕恶，大便稀溏	舌苔滑腻，脉濡或滑	利水化湿	三仁汤

续表

证型	证候		治法	方药
肝经郁热证	胁肋胀痛，嗳气叹息，小便短赤	舌红苔黄，脉弦数	疏肝解郁，清热化湿	丹栀逍遥散
肝肾不足证	头晕耳鸣，梦多滑遗，腰膝酸软	舌红少苔，脉细	滋补肝肾，活血明目	四物五子丸

五、其他治法

针刺治疗	主穴可选瞳子髎、攒竹、球后、睛明；配穴可选合谷、足三里、肝俞、肾俞、脾俞、三阴交、光明
激光光凝	适用于有明显荧光渗漏，且渗漏点位于视盘－黄斑纤维束外，离中心凹200μm以外，病程3个月以上仍见到荧光渗漏，并有持续存在的浆液性脱离者
眼部直流电药物离子导入法	选用川芎嗪注射液、丹参注射液、三七注射液做离子导入

六、调护

注意休息，养成良好的生活习惯。饮食营养均衡。忌烟戒酒，不喝咖啡、浓茶等兴奋类饮料。

第七单元　视瞻昏渺

重点提示　视瞻昏渺的病因病机、临床表现与诊断、辨证论治、其他治法（★★）。

一、定义

视瞻昏渺是指中老年人出现的眼外观无异常，但视物昏蒙，且日渐加重，终致失明的眼病。相当于西医学的年龄相关性黄斑变性，又称老年性黄斑变性。

二、病因病机

1. 饮食不节，脾失健运，不能运化水湿，浊气上泛于目。
2. 素体阴虚，或劳思竭虑，肝肾阴虚，虚火上炎，灼伤目络则视物昏蒙。
3. 情志内伤，肝失疏泄，肝气犯脾，脾失健运，气机阻滞，血行不畅为瘀，津液凝聚成痰，痰瘀互结，遮蔽神光则视物不清。
4. 年老体弱，肝肾两虚，精血不足，目失濡养，以致神光暗淡。

三、临床表现与诊断

1. 年龄大于50岁。
2. 视物昏蒙或视力逐渐下降。
3. 眼底检查

干性者	黄斑部玻璃膜疣或地图状萎缩区
湿性者	黄斑区水肿、出血及渗出性改变，或见纤维血管膜等

4. 荧光素眼底血管造影检查见黄斑部有玻璃膜疣样荧光灶，或荧光遮蔽，或色素上皮损害，或脉络膜新生血管等。OCT 检查可见到黄斑部的相应改变。

四、鉴别诊断

视瞻有色　二者均可致视力下降、眼底均可见黄斑区水肿、渗出。

视瞻昏渺	以 50 岁以上中老年多见，多双眼发病，视力逐渐下降，后期下降明显，黄斑区见玻璃膜疣，干性者黄斑区见地图样萎缩；湿性者黄斑区可见出血、渗出、水肿、机化，荧光素眼底血管造影（FFA）检查可见脉络膜新生血管改变
视瞻有色	多见于青壮年，常在精神紧张、劳累后发作，多单眼发病，视力下降程度较轻，眼底见黄斑区水肿、渗出，中心凹反光消失，FFA 及 OCT 显示神经上皮层及色素上皮层浆液性脱离

五、辨证论治

1. 治疗原则　以滋补肝肾、健脾益气治本，以化痰祛湿、凉血降火、活血散瘀治标。

2. 分证论治

证型	证候		治法	方药
脾虚湿困证	胸膈胀满，眩晕心悸，肢体乏力	舌淡白，边有齿印，苔薄白，脉沉细或细	健脾利湿	参苓白术散
阴虚火旺证	口干欲饮，潮热面赤，五心烦热	舌红少苔，脉细数	滋阴降火	生蒲黄汤 + 滋阴降火汤
痰瘀互结证	倦怠乏力，纳食呆顿	舌淡，苔薄白腻，脉弦滑	化痰软坚，活血明目	化坚二陈丸
肝肾两虚证	面白肢冷，精神倦怠，腰膝无力	舌淡红，苔薄白，脉沉细无力	补益肝肾	四物五子丸/加减驻景丸

六、其他治法

局部用药	可选用七叶洋地黄双苷滴眼液（施图伦）滴眼
支持疗法	干性者，可补充微量元素及维生素等
激光治疗	光动力疗法适用于封闭黄斑脉络膜新生血管膜的治疗
玻璃体腔注射	湿性者，可行玻璃体腔内注射抗新生血管药物
手术治疗	年龄相关性黄斑变性出现玻璃体积血时，可行玻璃体切除

七、调护

饮食宜清淡，多吃新鲜水果、蔬菜等，戒烟酒。日光下戴遮阳帽或墨镜。一眼已患本病者，定期检查健眼，必要时干预治疗。

第八单元　高风内障

重点提示　高风内障的病因病机、临床表现与诊断、辨证论治、其他治法（★★）。

一、定义

1. 高风内障是以夜盲和视野逐渐缩窄为特征的内障眼病。又名高风雀目、高风障症、阴风障等。

2. 相当于西医学的原发性视网膜色素变性。为遗传性疾病，多为双眼发病，病情缓慢加重，但多数患者最终会残存一定的中心视力。

二、病因病机

1. 禀赋不足，命门火衰，阳虚无以抗阴，阳气陷于阴中，不能自振，目失温煦所致。

2. 素体真阴不足，阴虚不能济阳，阳气不能为用而病。

3. 脾胃虚弱，气血不足，养目之源匮乏，目不能视物。

三、临床表现与诊断

1. 夜盲，入暮及暗处看不见，暗适应检查阈值升高。

2. 视野缩小，视野检查早期可见环状暗点，逐渐向内外两侧扩大，晚期呈10°以内管状视野，进而影响黄斑，中心视力减退可致失明。

3. 眼底检查可见视网膜血管显著变细，早期在赤道部散布骨细胞样色素，随病情进展。视乳头呈蜡黄色，色素向周边和后极部扩展，可覆盖于视网膜血管上。视网膜呈青灰色，可透见硬化的脉络膜血管。

4. 视网膜电图（ERG）改变，见α波、β波振幅降低，峰时延迟，以致消失呈熄灭型。

5. 常有家族史，有常染色体隐性、常染色体显性、伴性连锁隐性及散发性四种遗传类型。

四、鉴别诊断

疳积上目	夜盲，后天所致，常见黑睛、白睛干燥斑，无视野缩窄，眼底检查无异常
高风内障	夜盲，与生俱来，外眼正常，但有视野缩窄，眼底检查可见视网膜血管旁出现骨细胞样色素沉着、视盘呈蜡黄色、血管变细等，终致失明

五、辨证论治

1. 治疗原则　主要是补虚通脉，调整阴阳。本病总以虚为主，虚中夹瘀兼郁，在补虚同时，兼以活血化瘀及理气解郁，可望改善视功能或延缓病程。

2. 分证论治

证型	证候		治法	方药
肝肾阴虚证	头晕耳鸣	舌红少苔，脉细数	滋补肝肾，活血明目	明目地黄丸
脾气虚弱证	神疲乏力，食少纳呆	舌淡苔白，脉弱	健脾益气，活血明目	补中益气汤
肾阳不足证	腰膝酸软，形寒肢冷，夜尿频频，小便清长	舌淡苔薄白，脉沉弱	温补肾阳，活血明目	右归丸

中医眼科学

六、其他治法

静脉给药	可予复方丹参注射液等静脉给药
针灸治疗	主穴选睛明、上睛明、球后、承泣、攒竹、太阳；配穴选风池、完骨、百会、合谷、肝俞、肾俞、脾俞、足三里、三阴交、关元

七、调护

避免强光刺激。避免近亲结婚。

第九单元　青盲

重点提示　青盲的病因病机、临床表现与诊断、辨证论治、其他治法（★★）。

一、定义

青盲是以视盘色淡，视力渐降，甚至盲无所见为特征的内障眼病。小儿罹患者称小儿青盲。相当于西医学之视神经萎缩。

二、病因病机

1. 情志抑郁，肝气不疏，经络郁滞，目窍郁闭，神光不得发越。
2. 禀赋不足，肝肾两亏，精虚血少，不得荣目，目窍萎闭，神光遂没。
3. 久病过劳或失血过多，气血不足，失于荣润，目窍萎缩，神光泯灭。
4. 头眼外伤，目系受损，或脑部肿瘤压迫目系，致脉络瘀阻，目窍闭塞而神光泯灭。

三、临床表现与诊断

1. 单眼或双眼视力逐渐下降。直至不辨人物，甚至不分明暗，而外眼轮廓无异常。
2. 眼底检查可见视盘色淡或苍白，边界清楚或模糊。
3. 视野检查中心暗点或视野缺损。
4. 瞳孔直接对光反应迟钝或消失。
5. 视觉诱发电位（VEP）检查有助于诊断。
6. 全身检查除外颅内占位性病变和神经脱鞘病变等。

四、鉴别诊断

暴盲	眼外观正常，一眼或双眼视力骤然急剧下降，甚至盲而不见，属眼科急症之一，若不及时治疗可导致视力永久损害，主要有视网膜动脉阻塞，眼内出血和急性视神经炎等
青盲	视盘色淡，视力渐降，甚至盲无所见，多由青风内障、高风雀目等瞳神疾病日久失治演变而来

五、辨证论治

1. 治疗原则　本病病程长，由标实转化到本虚，或由实到虚实夹杂。后期以虚证多见，或虚中夹郁兼瘀，故补虚为主是重要治则。

2. 分证论治

证型	证候		治法	方药
肝郁气滞证	情志抑郁，胸胁胀痛，口干口苦	舌红，苔薄白或薄黄，脉弦或细弦	疏肝解郁，开窍明目	丹栀逍遥散
肝肾不足证	头晕耳鸣，腰膝酸软	舌淡苔薄白，脉细	补益肝肾，开窍明目	左归饮/明目地黄汤
气血两虚证	头晕心悸，失眠健忘，面色少华	舌淡苔薄白，脉沉细	益气养血，宁神开窍	人参养荣汤
气血瘀滞证	头痛健忘，失眠多梦	舌暗红，或有瘀斑，苔薄白，脉涩	行气活血，化瘀通络	通窍活血汤

六、其他治法

针灸治疗	体针	以局部穴为主，配合躯干肢体穴
	穴位注射	取肝俞、肾俞，用复方丹参注射液或B族维生素，做穴位注射
西医治疗	可用神经营养药物及血管扩张药物配合治疗	
治疗原发病	由视神经管骨折或颅内肿瘤等所致视神经萎缩，治疗原发病	

七、调护

1. 积极治疗原发疾病。慎用对视神经有毒害作用的药物。
2. 养成良好的生活习惯，起居有时，避免过度疲劳。预防头部或眼部损伤。
3. 定期检查，注意视力和视野的变化。

第六章　其他眼病

第一单元　目偏视

重点提示　目偏视的病因病机、临床表现与诊断、辨证论治、其他治法（★★）。

一、定义

目偏视是以眼珠突然偏斜，转动受限，视一为二为临床特征的眼病。

二、病因病机

1. 气血不足，腠理不固，风邪乘虚侵入经络，目中筋脉弛缓而发病。
2. 脾胃失调，津液不布，聚湿生痰，复感风邪，风痰阻络，致眼带转动不灵。
3. 因头面部外伤或肿瘤压迫，致使脉络受损瘀阻所致。

三、临床表现与诊断

1. 复视。
2. 眼球斜向麻痹肌作用方向的对侧，出现不同程度的转动受限。
3. 第二斜视角大于第一斜视角。

四、鉴别诊断

通睛	目偏斜，多见于小儿，一般无复视，第一斜视角等于第二斜视角，无眼球运动障碍
目偏视	目偏斜，多突然发病，有复视症状，第二斜视角大于第一斜视角，并伴有不同程度的眼球转动受限

五、辨证论治

1. 治疗原则　由外伤、炎症、眶内及头颅器质性病变引起者，对因治疗，治疗原发病；特发性者，中医眼科针药并用效果较好。眼肌麻痹超过6个月，仍不能恢复者，可手术治疗。

2. 分证论治

证型	证候		治法	方药
风邪中络证	突然发病，头晕目眩，步态不稳	舌淡，脉浮数	祛风通络，扶正祛邪	小续命汤
风痰阻络证	胸闷，呕恶，食欲不振，咳嗽痰多	舌苔白腻，脉弦滑	祛风除湿，化痰通络	正容汤
脉络瘀阻证	目珠偏位，视一为二	舌淡/有瘀斑，脉涩	活血行气，化瘀通络	血府逐瘀汤

六、其他治法

对因治疗	有确切病因的，全身应用抗炎药物或治疗外伤、肿瘤，调节内分泌等
中成药治疗	复方丹参注射液，适用于脉络瘀阻证。肌内注射或静脉滴注
针刺治疗	①一般方法：主穴选眼局部穴位，选择与麻痹肌肉相对应或距离最近的穴位，如内直肌麻痹选睛明，外直肌麻痹选瞳子髎，下直肌麻痹选承泣，上直肌麻痹选鱼腰，或选择瞳子髎、睛明、承泣、太阳、四白等眼周穴位2～3个；配穴选风池、太阳、百会、肝俞、肾俞、足三里、阳陵泉等1～2个。 ②眼肌直接针刺法：结膜囊表面麻醉后，以针灸针直接刺相应麻痹肌之眼球附着点后1～3mm处，每条肌肉可轻轻推刺数十下，刺后滴抗生素滴眼液
推拿治疗	患者仰卧位，医者坐于其头侧，双手拇指分别按揉百会、睛明、攒竹、鱼腰、太阳、瞳子髎、丝竹空、风池等穴；再用双手拇指指腹分抹眼眶周围。反复交替使用，每次治疗约20分钟。然后患者取坐位，医者在患者背部点揉肝俞、胆俞及对侧合谷、下肢光明穴5～10分钟
支持疗法	可配合使用能量合剂、B族维生素及促进神经功能恢复的药物
手术治疗	适用于保守治疗6个月无效，或病情好转停止、稳定4～6个月者

七、调护

1. 放松心情，调畅情志。忌食肥甘厚腻、辛辣刺激之品。慎起居，避风寒。
2. 复视严重者，可遮盖麻痹眼。

第二单元　近视

重点提示　近视的病因病机、临床表现与诊断、辨证论治、其他治法（★★）。

一、定义

近视是眼在调节放松状态下，平行光线经眼的屈光系统后聚焦在视网膜之前的眼病。

二、病因病机

1. 心阳衰弱，阳虚阴盛，目中神光不能发越于远。
2. 过用目力，耗气伤血，目失濡养，神光发越无力，光华不能远及。
3. 肝肾两虚，禀赋不足，神光衰弱，光华不能远及。

三、临床表现与诊断

1. 远视力减退，近视力正常。
2. 验光检查为近视，需用凹透镜矫正视力。

四、辨证论治

1. 治疗原则　首先散瞳验光，确定是否为真性近视，假性近视者可通过中药辨证论治以及针灸、按摩、理疗等恢复；真性近视者可选择框架眼镜、屈光手术等方法矫治。

2. 分证论治

证型	证候		治法	方药
心阳不足证	心悸，神倦，视物稍久容易疲劳	舌淡，脉弱	补气养心，安神定志	定志丸
气血不足证	面色不华，神疲乏力	舌淡，苔薄白，脉细弱	补血益气	当归补血汤
肝肾两虚证	头晕耳鸣，腰膝酸软	舌淡，脉细弱或弦细	补肝肾明目	驻景丸加减方

五、其他治法

外治	假性近视，可选用低浓度阿托品滴眼液	
验光配镜	近视眼用凹透镜矫正	
针刺治疗	体针	眼部穴位为主、全身取穴为辅
	耳针	常取肝、脾、肾、心、神门、眼、目1、目2
	梅花针	用梅花针轻轻叩刺太阳、百会、头部督脉穴位或叩刺背部脊椎两侧（华佗夹脊穴）
推拿点穴治疗	取攒竹、鱼腰、丝竹空、四白、睛明、太阳、百会、翳明、风池	
屈光手术治疗	角膜屈光手术、人工晶状体手术均能起到矫正近视的效果	

六、调护

1. 养成良好用眼习惯，阅读和书写时保持端正姿势，眼与书本保持30cm左右的距离，不在走路、乘车或卧床时看书。

2. 学习和工作环境照明要适度，照明无眩光或闪烁，黑板无反光，不在阳光照射或暗光下阅读或写字。

3. 定期检查视力，近期远视力下降者查明原因，积极治疗；经验光确诊为真性近视者配戴合适眼镜。病理性近视定期检查眼底。

4. 加强体育锻炼，每天保持1~2小时户外活动。均衡营养，少吃甜食。

第三单元　远视

重点提示　远视的临床表现与诊断、辨证论治（★★）。

一、定义

远视是眼在调节放松状态下，平行光线经眼的屈光系统后聚焦在视网膜之后的眼病。

二、病因病机

禀赋不足，阳不生阴，阴精不能收敛，目失濡养则目中光华不能收敛视近。

三、临床表现与诊断

1. 近视力减退，远视力正常；或远、近视力均异常。
2. 验光检查为远视，需用凸透镜矫正视力。

四、鉴别诊断

远视	看远清楚，看近模糊
近视	看近清楚，看远模糊

五、辨证论治

1. 治疗原则　远视患者用凸透镜矫正，轻度无症状者可不矫正，有视疲劳和内斜视者即使度数较低也需配镜；中度或中年以上者应配镜矫正视力，以消除视疲劳症状。中医主要采用补肝肾及中医适宜技术缓解眼部症状。

2. 分证论治

证型	证候		治法	方药
肝肾不足证	头晕耳鸣，腰膝酸软，口咽干燥	舌红少苔，脉细数	补益肝肾	地芝丸/杞菊地黄汤

六、其他治法

中成药	杞菊地黄丸，适用于肝肾不足型患者
外治	有视力疲劳者可滴珍珠明目滴眼液等缓解视疲劳
针刺治疗	眼部穴位为主、全身取穴为辅
屈光矫正	远视眼用凸透镜矫正，选用使患者获得最佳矫正视力的最高度数镜片。角膜屈光手术、人工晶状体手术均能起到矫正远视的效果

七、调护

1. 注重均衡饮食，禁食辛辣刺激之品。
2. 少看近物，久视近物后要远眺。

3. 起居有常，不可过于劳累，保证有充足的睡眠。

4. 加强体育锻炼。

第四单元　弱视

重点提示　弱视的临床表现、诊断、治疗原则（★★★）。

一、定义

弱视是指视觉系统发育过程中，受到某些因素的抑制、干扰、视觉剥夺，未能得到适宜的视觉信息和视觉刺激形成的发育障碍。

二、临床表现

1. 自觉症状　视物昏蒙，患儿年幼不能自述，多因目偏视而被家长发现，或在体检时查出。

2. 眼部检查　经严格散瞳验光后，矫正视力低于同龄正常儿童；或伴有目偏视；或先天性白内障术后及不恰当地遮盖眼睛等。视力检查中对单个字体的辨认能力比对同样大小排列成行字体的辨认能力高（拥挤现象）；对比敏感功能降低；立体视功能障碍。眼底检查常有旁中心注视。

3. 实验室及特殊检查　视觉电生理检查，视觉诱发电位 P_{100} 波潜伏期延长及振幅降低；同视机检查用于双眼视觉功能检查。

三、诊断

1. 最佳矫正视力低于相应年龄正常值的下限，3 岁儿童低于 0.6，4 岁及以上儿童低于 0.8，或双眼视力相差 2 行以上。

2. 眼部常规检查无器质性病变，或有屈光不正、屈光参差，或斜视、晶状体混浊，以及严重上睑下垂等。

四、鉴别诊断

与严重的散光、近视、远视等屈光不正相鉴别，散瞳后严格客观、主观验光试镜即可鉴别。

五、治疗原则

1. 根据病因不同，采取针对性治疗方法，重视斜视及屈光不正的矫治，以及黄斑固视和融合功能训练等多方面综合治疗。

2. 治疗强调年龄的时效性，5 岁前开始治疗，效果最好；10 岁以后效果相对较差；12 岁前是视觉发育的可塑期，若在 12 岁以后才开始治疗，其视力恢复的机会很小。

第五单元　甲状腺相关性眼病

重点提示　甲状腺相关性眼病的临床表现与诊断、鉴别诊断、治疗原则（★★★）。

一、定义

甲状腺相关性眼病是一种与甲状腺功能相关的器官特异性自身免疫性疾病，是成人眼球突出最常见的原因。以眼球突出、眼睑退缩和上睑迟落为主要特征。

二、临床表现与诊断

1. 眼沙涩不舒、畏光流泪、复视、视力下降等，常伴有甲状腺功能异常的全身症状。

2. 眼睑退缩，上睑迟落，上方角膜缘和部分巩膜暴露，眼球突出，运动障碍，下直肌和内直肌最常受累。严重者，发生暴露性角膜炎和角膜溃疡。

3. 多数甲状腺功能亢进患者的血清总 T_3、T_4 和游离 T_3 水平升高，放射性碘摄入增加，伴高峰提前。

4. CT、MRI 扫描和超声检查，显示典型眼外肌肥大，即眼外肌呈梭形肥大，肌腱不受累，一般可确诊。

三、鉴别诊断

1. 眼眶肿瘤　多单侧突眼，双眼突出不对称程度明显超过甲状腺相关性眼病，突出方向总与病变部位相反，不伴有眼睑退缩和上睑迟落。

2. 眼眶炎性假瘤　多急性发病，眶深部疼痛显著，眼球向前突出，伴眼睑红肿，上睑垂。CT 扫描显示眼外肌不规则增粗，累及肌腱，有助于诊断。

四、治疗原则

1. 治疗眼眶病的同时，还需对甲状腺功能异常加以治疗。临床上，根据眼病的严重程度以及眼病与全身疾病两者的关系决定治疗原则和方法，如给予糖皮质激素或免疫抑制剂等。

2. 中药对机体的免疫机制具有系统调节作用，本病的主要病理机制是气血痰瘀互结，治疗可采用理气化痰、祛瘀散结等治法。

3. 后期根据病情可行手术治疗。

第六单元　眼眶炎性假瘤

重点提示　眼眶炎性假瘤的临床表现与诊断、鉴别诊断、治疗原则（★★★）。

一、定义

眼眶炎性假瘤为原发性眼眶组织的慢性非特异性炎性改变，临床症状类似肿瘤，组织学表现属于特发性炎症。多见于成年人，一般无明显性别差异，单眼发病者较多。

二、临床表现与诊断

1. 发病前多有眼睑、球结膜水肿病史，起病急，发展慢。

2. 眼眶疼痛，牵连头额，伴畏光流泪，甚者出现复视，视力下降。

3. 眼睑不能闭合，结膜充血水肿，眼球突出，转动障碍。约 1/3 患者眶缘可扪及肿物，呈结节状，多发，可推动，轻度触痛；如侵犯泪腺，在眶外上方可触及肿物不能推动，相应处结膜充血。病情严重者，眼底可见视盘水肿及血管充盈、视网膜静脉迂曲扩张、视网膜出血及水肿等征象。

4. 辅助检查

X 线片	早期眶骨无影响，病程较久者，可见致密阴影或眶容积增大，一般无骨质破坏
超声检查	眶内可见低回声区，若肿物纤维组织多，则回声衰减明显，后界常不能显示
CT 检查	眶内可见形状不规则的软组织块影，常有眼外肌肥大、肌止点呈球形肿胀、眼环增厚；纤维增生者，眶内弥漫性密度增高，重要标志被遮蔽
MRI 检查	表现为淋巴细胞浸润型、纤维组织增生型，肌炎型则显示眼外肌肿大

三、鉴别诊断

1. 眼眶恶性肿瘤　多见于老年人和少年，病程短，发展快，单侧发病，罕有复视，对视力影响较大。常有眼眶骨质破坏。有时鉴别困难，须做组织活检方能确诊。可用糖皮质激素进行试验治疗，如为假瘤，一般经 1～2 周治疗后眼球突出度可减轻。

2. 甲状腺相关眼病　常为隐匿性发作，眼睑迟闭和退缩（特征性表现）。影像学表现为典型的眼外肌肌腹肥厚，而肌腱不受累。

3. 急性眶蜂窝织炎　发病突然，疼痛明显，常有鼻窦炎、牙病或外伤史。多有发热，白细胞计数增加。

四、治疗原则

1. 多采用药物保守治疗，以糖皮质激素为主，如口服泼尼龙，每天 60～80mg，症状缓解后药量逐渐减少，小剂量用药持续 3～4 个月。小剂量维持给药可采用隔天晨服法，两天的剂量在第 1 天早晨顿服，第 2 天休息。糖皮质激素治疗不敏感者可给予免疫抑制剂治疗，如环磷酰胺、甲氨蝶呤、环孢素等。

2. 中医重在辨证论治，分别采用疏风清热解毒、疏肝理气活血、化痰祛瘀散结法治之。

第七单元　药源性眼病

重点提示　药源性眼病的临床表现（★★★）。

一、糖皮质激素

长期局部、眼周、吸入或全身应用糖皮质激素均可引起原发性开角型青光眼。长期全身应用还可引起白内障，诱发或加重单纯疱疹病毒性角膜炎。如角膜上皮不完整，局部应用可引起真菌过度生长。治疗全身性血管病时，全身用药与浆液性视网膜脱离有关，甚至形成泡状视网膜脱离。

二、氯丙嗪

长期、大剂量服用，可引起眼部损害。

眼睑	蓝灰色或紫色，结膜暴露部分呈铜棕色
角膜	下半部内皮或实质层可见类似晶状体的混浊
视网膜	可见色素紊乱和黄斑色素变化
白内障	表现为前囊、前囊下灰白色小点沉着或浅棕色混浊

三、盐酸苯海索

超剂量应用时，可见瞳孔散大、眼压增高；老年人长期应用易促发青光眼。

四、心血管系统药物

洋地黄	少数患者服用后可出现视物模糊及视物变色，物体被视为黄色、绿色、红色或雪白色等；可有畏光或闪光感；弱视和暗点少见
胺碘酮	多数服用者可引起角膜上皮基底细胞层小点状沉着，呈旋涡状，严重程度与日用量有关。角膜病变在治疗中不断扩大，但很少影响视力，停药后可完全消退

五、抗结核药

乙胺丁醇	少数患者长期应用后可出现视神经炎、视交叉受损，后者引起双颞侧偏盲。停药后可恢复
利福平	眼部表现包括橘红色、粉红色或红色泪液；渗出性结膜炎；睑缘结膜炎等

六、托吡酯

部分患者可引起急性高度近视和双眼急性闭角型青光眼。常在用药后 1 个月内发生。眼部检查可见屈光度改变、均匀一致的浅前房和晶状体虹膜隔前移、微囊样角膜水肿、眼内压升高、房角关闭和睫状体脉络膜渗出或脱离。停药后 24 ~ 48 小时内常可控制继发性青光眼，1 ~ 2 周内近视可恢复。

七、避孕药

口服避孕药可诱发或加速眼血管阻塞疾病或视神经损害。

八、他莫昔芬

即使小剂量应用，也可能引起眼部毒性作用，表现为角膜上皮下白色至棕色结晶样沉积物、浅层角膜溃疡、白内障、视神经炎、伴有或不伴有黄斑水肿的视网膜内高反射结晶样物质沉积、黄斑中心凹假囊性空泡改变等。

九、抗疟药

1. 氯喹　长期或大剂量应用，总剂量超过 100g 或长期服用超过 1 年，可引起眼部损害。

（1）部分患者角膜上皮或上皮下有细小的灰白色小点，呈环形沉着，但仅引起轻度视物模糊，一旦停药即可逆转。

（2）少数出现更严重的视网膜病变，引起中心视力下降，周边视野向心性缩小。眼底表现为黄斑色素沉着，外围以环形脱色素区，周边再围以色素沉着，呈“靶心”，晚期血管变细、视神经萎缩呈蜡黄色。氯喹对视网膜的损害为不可逆性，且有蓄积作用。

2. 奎宁

（1）可直接损害神经组织并收缩视网膜血管，出现视野缩小、复视、弱视等；偶可发生全盲，一般视野缺损可部分恢复，但也可为永久性缺损。

（2）早期可发生视网膜水肿，停药后可恢复；视神经萎缩为晚期表现。

（3）急性中毒时，首先出现瞳孔扩大，对光反应存在，个别病例的瞳孔可出现蠕动样运动，随后视力完全丧失，多数呈一过性，少数为永久性失明。

第七章　外伤眼病

第一单元　异物入目

重点提示　异物入目的治疗（★★）。

一、定义

异物入目是指沙尘、金属碎屑等异物进入眼内，黏附或嵌顿于白睛、黑睛表层，或胞睑内面致眼部砂涩不适的眼病。

二、病因病机

多由于日常生活、工作中防护不当或回避不及，尘埃沙土、煤灰粉渣、金属碎屑、麦芒、谷壳或昆虫之类进入眼内所致。

三、临床表现与诊断

1. 有明确的异物入目病史。
2. 患眼砂涩疼痛，畏光流泪。
3. 在胞睑内面、白睛、黑睛表层见异物附着或嵌顿。

异物黏着于胞睑内面或白睛、黑睛表层	睑内、白睛表层或黑睛表层异物附着，可伴白睛红赤
异物嵌顿于黑睛	抱轮红赤或白睛混赤，若失治致异物稽留日久，其周围可见边缘不清的灰白翳障；若异物为铁屑、铜屑，其周围兼见棕黄色锈环或铜绿色锈环；若复感邪毒，可变生凝脂翳，出现神水混浊、黑睛后壁沉着物、瞳神紧小等严重变症

四、治疗

1. 治疗原则　及时清除异物，防止感染。若异物小而表浅，及时取出即可，一般不需内治。外治以清热解毒、退翳明目为主。

2. 其他治法

（1）游离、附着于胞睑内面、白睛、黑睛表层的异物，可滴0.4%盐酸奥布卡因滴眼液或0.5%～1%丁卡因滴眼液1～2次后，用无菌盐水棉签拭去，或用氯化钠注射液冲洗；谷壳、麦芒、毛刺等异物，可用镊子夹持异物顺方向拔除，并涂红霉素等抗生素眼膏，眼垫包封。次日，继以应用红霉素眼膏或氧氟沙星滴眼液。

（2）异物嵌顿于黑睛浅层，冲洗或拭除不能清除者，采用角膜异物剔除术。

手术方法	用氯化钠注射液清洁冲洗结膜囊后，滴用0.4%盐酸奥布卡因滴眼液或0.5%～1%丁卡因滴眼液1～2次行表面麻醉，固定头部，患者固视前方，术者用一手分开患者上、下眼睑以暴露术野，另一手将消毒异物针或无菌注射针头以15°角由异物一侧剔除异物。术毕涂抗生素眼膏，以眼垫封盖。症状重者可于结膜下注射抗生素

续表

注意事项	针尖需朝向角膜缘方向，切忌针头垂直刺入、避免刺伤角膜。若有铁锈铜锈，一并剔除；铁锈铜锈多且位置深、一时难以取净者，可复诊时再剔出。术中严格无菌操作，尽量减少对周围组织的损伤

（3）较深的磁性异物，可用电磁铁吸出。

（4）由爆炸伤引起的黑睛多发性异物，应由浅至深分期分批剔除。

（5）次日复查，观察有无异物残留及创面愈合情况，并滴氧氟沙星等抗生素滴眼液，每次1～2滴，每天3～4次，每晚涂红霉素眼膏。若复感风热邪毒，可变生凝脂翳，按凝脂翳及时处理。

五、调护

1. 加强卫生宣教，施工过程中，严格按流程操作，注意戴护目镜。

2. 若有谷壳、麦芒、沙尘、毛刺等不慎入目，及时就医取出，切忌揉拭及随意挑拨，以免加重病情或变生他症。

第二单元　撞击伤目

重点提示　撞击伤目的辨证论治、其他治法（★★）。

一、定义

撞击伤目是指眼部因钝力撞击受损，但目珠无穿破性伤口的眼病。

二、病因病机

1. 病因　①多因球类、拳头、棍棒、石块、金属制品、皮带等钝性物体撞击眼部。②高压液体、气体冲击眼部。③头面部突然撞击墙体等硬性物。④眼部邻近组织损伤或头面部受到强烈震击，亦可伤及眼珠。

2. 病机　多为钝力撞击损伤眼珠可致气机郁遏，脉络瘀滞，甚至血溢络外。

三、临床表现与诊断

1. 明确的钝物撞击头目病史。

2. 眼部常见肿胀、疼痛、视力下降等。

胞睑受伤	轻者胞睑青紫肿胀；重者胞睑青紫高肿、状如杯覆，目痛难睁，或有皮下气肿，出血量多时，可致对侧胞睑青紫肿胀，或伴上胞下垂
白睛受伤	常见白睛溢血。初起色泽鲜红，久则暗红，量少者呈点片状分布，色如胭脂；量多者布满整个白睛，色泽暗红，或可伴白睛撕裂
黑睛受伤	轻者黑睛表层擦伤，荧光素钠染色着染；甚者可见黑睛条、片状混浊，伴抱轮红赤；若邪毒乘伤外袭，可变生凝脂翳等重症
黄仁受伤	初期呈短暂性瞳神缩小，继而瞳神散大不收或变形；黄仁断裂，则瞳神不圆、呈“D”形或新月形；黄仁脉络受损，则血灌瞳神，出血量少则沉积于瞳神以下，多则漫掩瞳神；积血若日久不散，可致黑睛血染，失去晶莹明澈而损害视力；可致目珠胀硬、黑睛混浊等多种变症
晶珠受伤	可致晶珠半脱位或全脱位，若脱于黄仁后，或神膏中，黄仁可发生震颤；或倚于瞳神之间；若脱于黄仁前，可变生绿风内障；或晶珠日渐混浊，变生惊震内障

续表

眼底受伤	常见视网膜水肿或出血，甚者玻璃体积血，眼底无法窥见；或见视网膜脱离；或见视神经挫伤；或见脉络膜视网膜破裂等
眼眶受伤	常见眼眶骨折或眶内瘀血。眶内瘀血量多者，可致目珠突出而为物伤睛突；合并颅骨骨折者，常伴口、鼻、耳出血，眶内出血12小时后，围绕眶缘之胞睑皮下和白睛下常有瘀血瘀斑。若视神经管处骨折，可致视神经受压、撕脱，致视力剧降，甚至失明
眼外肌受伤	见目珠偏斜、转动失灵，视一为二

3. 眼眶受伤时，X线片或CT示眼眶骨折。

四、危急状态辨识

1. 一旦发现有严重的前房积血、玻璃体积血、视网膜脱离、视神经撕脱伤等表现时，即为危急状态，采用中西医结合、内外兼治方法尽快治疗，避免发生角膜血染、继发性青光眼等并发症而失明。

2. 合并颅底骨折及颅脑损伤、脑脊髓液鼻漏者，或合并全身挤压伤者，亦属危急状态，请相关科室及时会诊，立即抢救患者生命，注意防止由鼻窦或创口导入感染。

五、辨证论治

1. 治疗原则　细辨伤情，对症治疗。首辨受伤部位、性质、轻重、新旧，是否有并发症等情况，再辨证施治。大抵轻伤新伤易治，重伤陈伤难疗。早期治当凉血止血，后期治当活血化瘀止痛。伤情复杂者，除内服外治外，必要时可配合手术治疗。

2. 分证论治

证型	证候		治法	方药
撞击络伤证	胞睑青紫，白睛溢血，眶内瘀血，血灌瞳神，眼底出血	舌紫暗，苔薄白，脉涩	早期凉血止血，后期活血化瘀	早期用生蒲黄汤；后期用祛瘀汤
血瘀气滞证	上胞下垂，黑睛混浊，血灌瞳神	舌紫暗，苔薄白，脉涩	行气活血，化瘀止痛	血府逐瘀汤

六、其他治法

滴用滴眼液	①黑睛混浊者，可用清热解毒类中药滴眼液，如0.5%熊胆滴眼液。 ②抗生素滴眼液，如氧氟沙星滴眼液。 ③病情较重或有虹膜炎者，选用1%阿托品滴眼液或托吡卡胺滴眼液
外敷法	胞睑青紫肿胀者，24小时内宜冷敷止血，24小时后改为热敷。目珠疼痛者，可选用生地黄、红花、芙蓉叶等量捣烂，蛋清调匀，隔纱布敷患眼
电离子导入	血灌瞳神者，可选用复方丹参注射液、血塞通注射液、红花注射液等电离子导入
加压包扎	眶内出血致目珠突出，或胞睑皮下气肿者，加压包扎，勿擤鼻涕、打喷嚏
球后注射	玻璃体积血日久者，可用尿激酶球后注射治疗
高压氧疗法	发生目系暴盲者，可配合高压氧疗法改善症状
针刺治疗	目珠刺痛，黑睛生翳者，可配合针刺止痛。取穴为四白、太阳、合谷、承泣、睛明等
中成药静脉滴注	可选用血栓通注射液、复方丹参注射液、川芎嗪注射液、葛根素注射液等静脉滴注以活血化瘀

续表

手术	①严重前房积血，经4~5天药物治疗无吸收且眼压持续升高者，可行前房穿刺术。 ②晶珠混浊，严重视力障碍者，可行白内障囊外摘除联合人工晶体植入术。 ③晶珠脱位于黑睛与黄仁之间，变生绿风内障者，宜行手术摘除脱位晶珠。 ④晶珠脱入神膏者，可行玻璃体手术。 ⑤合并眶骨、颅底骨折者，速请相关科室会诊手术

七、调护

1. 预防为主，加强安全教育，工作中严格遵守安全操作制度及流程。制止儿童及青少年玩钝器及弹弓。体育运动时做好安全防护。

2. 饮食宜清淡，保持大便通畅。

3. 血灌瞳神者，宜用眼垫遮盖双眼，取半卧位休养。

第三单元　真睛破损

重点提示　真睛破损的辨证论治、其他治法（★★）。

一、定义

真睛破损是指目珠为外物所伤并有穿通伤口的眼病。

二、病因病机

1. 病因　①锐器刺破眼珠。②高速飞溅之金石铁屑、碎石破片穿破眼珠。③过猛钝力碰撞挤压致真睛破损。

2. 病机　真睛破损易招风热邪毒乘虚而入，致伤物又多污秽，则致邪毒入侵，热毒炽盛，化腐成脓。不仅使气血、经络、组织受伤，而且常出现邪毒为患之候。

三、临床表现与诊断

1. 有眼外伤史或异物入目史。
2. 伤眼视力障碍，甚至无光感。
3. 黑睛、白睛，或黑白睛交界缘有穿通伤口，或黄仁脱出，状若蟹睛。
4. 神水外溢，甚者黄仁、晶珠、神膏等眼内组织脱出，眼珠塌陷变软。
5. 部分患者眼内异物存留。

四、危急状态辨识

出现头眼剧痛、视力剧降，结膜高度充血水肿、前房大量积脓、玻璃体雪球样混浊或脓肿形成等表现时，即属危急状态，提示已发为外伤性感染性眼内炎，急以全身及局部应用大剂量抗生素及糖皮质激素予以抢救，必要时急行玻璃体切除术。若眼内炎向球周发展，可发为全眼球炎，重者炎症可蔓延至颅内，甚或危及生命。

五、辨证论治

1. 治疗原则　以手术治疗为主，尽早取出异物、缝合伤口，尽量还纳脱出的葡萄膜组织，妥善处理睫状区伤口；有效防控感染。术后配合中医辨证治疗。发生交感性眼炎者，可参照“瞳神紧小”进行辨证论治。

2. 分证论治

证型	证候		治法	方药
风热乘袭证	羞明流泪	舌苔薄黄，脉弦紧或弦数	祛风清热，散瘀止痛	除风益损汤
热毒壅盛证	伤眼剧痛，目珠突出，转动失灵，头痛	舌红苔黄，脉弦数	清热解毒，凉血化瘀	经效散 + 五味消毒饮

六、其他治法

滴用滴眼液	抗生素滴眼液，如氧氟沙星滴眼液。散瞳，用 1% 硫酸阿托品滴眼液。可据病情用糖皮质激素滴眼液
清创缝合手术治疗	用 0.9% 氯化钠注射液冲洗伤眼，清除所有污物。黑睛伤口小于 3mm，对合良好，不伴眼内容物脱出者，可不必缝合，予红霉素等抗生素眼膏涂眼及 1% 硫酸阿托品眼膏散瞳，包扎伤眼伤口大于 3mm 者，尽早清创缝合。伴眼内异物，尽早取出。处理好睫状区伤口，及时取出异物，预防交感性眼炎的发生
抗感染治疗	全身应用足量广谱抗生素和糖皮质激素
中成药治疗	可根据病情，辨证选用双黄连注射液、清开灵注射液等静脉滴注
抗破伤风治疗	立即皮下注射破伤风抗毒素 1500U，或破伤风免疫球蛋白 500U
交感性眼炎治疗	立即全身及局部使用大剂量激素，必要时应用免疫抑制剂
针刺治疗	血灌瞳神、视网膜出血者，可取上睛明、四白、合谷、曲池、风池等穴

七、预防与调护

1. 宣传眼外伤防治知识，工作时严守操作规程。
2. 加强青少年安全教育。
3. 饮食宜清淡，保持大便通畅。

第四单元　酸碱伤目

重点提示　酸碱伤目的病因病机、临床表现与诊断、辨证论治、其他治法（★★）。

一、定义

酸碱伤目是指因强酸、强碱及其他腐蚀性物质侵入或接触目珠，致睛珠损伤，以胞睑或睛珠蚀烂、目赤目痛、视力障碍为特征的眼病。

二、病因病机

1. 碱性化学伤　致伤物主要有氢氧化钾、氢氧化钠、石灰、氨水等，与眼组织接触后，除与组织蛋白结合外，还可与组织中的类脂质发生皂化反应而向深部组织渗透，伤势常较严重。

2. 酸性化学伤　致伤物主要有硫酸、硝酸、盐酸及某些有机酸，与眼组织接触后，与组织蛋白发生凝固反应，可阻挡酸继续向深部组织渗透、扩散，损害相对较轻。若量多、浓度高、作用时间长，可造成严重损害。

三、临床表现与诊断

1. 有酸碱化学物质入目病史。
2. 患眼灼热刺痛，畏光流泪，视力下降。
3. 查见白睛红赤或混赤，黑睛混浊或坏死，伴黄液上冲。

四、鉴别诊断

酸性损伤	创面边界清楚且浅，可不扩大加深，坏死组织易分离脱落，眼内组织反应较小较轻，并发症较少
碱性损伤	创面边界不清且较深，易扩大加深，坏死组织不易分离，眼内组织反应重，易合并瞳神紧小、晶珠混浊、绿风内障等症

五、危急状态辨识

1. 及早辨识并急救至关重要，将直接决定疾病的预后转归。一旦酸碱物质不慎伤目，立即就地用大量清水反复彻底冲洗，使损害程度降至最低。

2. 若酸碱物质入眼量多且浓度高，留存时间长，出现白睛大片灰白色坏死、黑睛广泛混浊并穿孔，伴黄液上冲，瞳神紧小、干缺，晶珠混浊、绿风内障等严重并发症，即为危急状态，迅即中西医结合施治，方能挽救视功能。若失治误治，常因眼珠瘘软塌陷而失明。

六、辨证论治

1. 治疗原则　治疗关键在于急救冲洗，以彻底清除酸碱物质，降低眼组织损伤。中西结合、内外兼治，促进组织修复，预防治疗并发症，提高视力。外治以中和药物、抗生素点眼为主。

2. 分证论治

证型	证候		治法	方药
热毒炽盛证	患眼灼热刺痛，胞睑红肿难睁，口苦咽干	舌红苔黄，脉数	清热解毒，凉血散瘀	黄连解毒汤 + 犀角地黄汤

七、其他治法

急救冲洗	伤后立即就地用大量清水反复彻底冲洗（首选），或让患者将眼部浸于水中，反复开合眼睑。冲洗越迅速越彻底，预后越好，并尽快就医。接诊患者后，以大量氯化钠注射液反复冲洗结膜囊 30 分钟以上；充分暴露穹隆部结膜，彻底清除结膜囊残余化学物质
中和冲洗	急救处理后进行。酸性损伤者，用 2% ~3% 碳酸氢钠液中和冲洗；碱性损伤者，用 3% 硼酸液冲洗；石灰损伤者先予 0.37% 依地酸二钠液冲洗，继以 1% ~2% 依地酸二钠滴眼，以利钙离子释放，避免钙离子沉着于黑睛
创面清创	彻底冲洗患眼后，行创面清创，仔细清除颗粒样物质和失活的眼表组织
滴用滴眼液	①抗感染治疗，伤后急性期频滴抗生素滴眼液，如氧氟沙星滴眼液。 ②清热解毒类中药滴眼液，如 0.2% 鱼腥草滴眼液。 ③病情较重或有瞳神紧小或干缺者，用 1% 硫酸阿托品滴眼液或眼膏散瞳。 ④酌情予糖皮质激素类滴眼液，如妥布霉素地塞米松滴眼液（典舒）。 ⑤碱性损伤黑睛溃烂时，滴用 2.5% 乙酰半胱氨酸滴眼液以中和烧伤后产生的胶原酶，防止黑睛穿孔

续表

涂眼药膏	如涂红霉素眼膏
结膜下注射	①中和注射：酸性损伤者，5%磺胺嘧啶钠2mL球结膜下注射；碱性损伤者，10%维生素C注射液0.5～1mL球结膜下注射，视病情轻重确定注射次数。 ②自血疗法：结膜下注射自身血清0.5mL
分离结膜囊	每天用玻璃棒在睑内和白睛间分离2～3次，并涂红霉素等抗生素眼膏，以防睥肉粘轮
全身治疗	全身应用抗生素预防感染。碱性眼化学伤可全身或局部给予维生素C、胶原酶抑制剂等
手术治疗	病情严重或出现并发症者，根据病情选择球结膜切开冲洗术、前房穿刺术、结膜囊成形术及角膜移植术等

八、调护

1. 预防为主，加强宣教，妥善保管化学物品，避免发生化学性眼损伤。
2. 建立健全规章制度，严格按规程操作，避免眼化学伤的发生。
3. 车间、工地、实验室应备有急救必需品及中和药液。
4. 少食辛辣刺激食物，注意眼部卫生。

第五单元　辐射伤目

重点提示　辐射伤目的临床表现与诊断、辨证论治（★★）。

一、定义

辐射伤目是指因辐射损伤白睛、黑睛浅层，以目珠红赤畏光、流泪疼痛为特征的眼病。

二、病因病机

1. 多由电焊、气焊时被电弧、乙炔焰、熔化金属产生的紫外线照射后引起。
2. 用紫外线灯防护不佳而受伤。
3. 在雪地、冰川、海洋、沙漠等环境工作，紫外线反射所伤。

三、临床表现与诊断

1. 有受紫外线照射病史。
2. 潜伏期常为3～8小时，一般不超过24小时。
3. 伤眼异物感、畏光、流泪、剧烈疼痛。
4. 胞睑红赤肿胀痉挛，白睛混赤壅肿，黑睛点状星翳。

四、辨证论治

1. 治疗原则　发作时以止痛为要，受损组织常可自行修复。风火犯目者，治当祛风清热，退翳止痛；风火伤津者，治当滋阴退翳明目。

2. 分证论治

证型	证候		治法	方药
风火犯目证	胞睑赤肿，白睛红赤或混赤	舌红苔薄黄，脉浮数	祛风清热，退翳止痛	新制柴连汤
阴虚邪留证	白睛淡红，口渴喜饮	舌红少苔，脉细数	养阴退翳明目	消翳汤

中医眼科学

五、其他治法

滴用滴眼液	抗生素滴眼液（如氧氟沙星滴眼液）预防感染。剧痛者，可滴用0.25%～0.5%丁卡因滴眼液或0.4%盐酸奥布卡因滴眼液以止痛，但不宜多滴
涂眼药膏	胞睑有水疱者可涂抗生素眼膏，如红霉素眼膏
局部冷敷	可缓解疼痛
针刺治疗	可选用合谷、太阳、风池、四白穴，有针感后留针15分钟

六、调护

1. 从事电焊、光焊作业者，工作时及10m范围内的工作人员均应戴防护面罩。电焊、光焊车间，采用吸收紫外线的涂料粉刷墙壁。

2. 雪地、冰川、海面、沙漠等地作业者，或使用紫外线灭菌灯、太阳灯、高能光源等工作人员，工作时戴防护眼镜。

第八章　基本技能

第一单元　视功能检查

重点提示　视力表（★）。

一、视力表

视力表是检查视力的重要工具。目前常用国际标准视力表、对数视力表。

二、视力测定法

测量视力应分别于左、右眼进行，惯例是先右后左，测量时可遮盖对侧眼，但不要压迫眼球。

第二单元　眼部检查

重点提示　裂隙灯活体显微镜检查、直接检眼镜检查（★★）；眼压测量（★）。

一、裂隙灯活体显微镜检查

弥散光照射法	用于眼睑、结膜、巩膜的一般检查，以及角膜、虹膜、晶状体的全面观察
直接焦点照射法	最常用，可观察到角膜、晶状体各层和前房中的病变。①宽光带照射，用于检查弥散光照射时所发现或未被发现的病变。②窄光带照射，便于观察病变位置，分辨角膜伤口是否为穿通性，以及观察其他细致的病变。③圆锥光照射，用于检查前房的透明程度
后部反光照射法	适用于角膜和晶状体的检查
镜面反光照射法	用于观察角膜内皮细胞和晶状体前、后囊膜

续表

角膜缘分光照射法	可清晰观察角膜的各种病变
间接照射法	可查出病变的深度

二、直接检眼镜检查

1. 概述　直接检眼镜检查所见眼底为正像，放大约16倍。通常不散瞳检查，若需详细检查则散瞳。复方托吡卡胺滴眼后15~20分钟瞳孔可明显散大，6~8小时后恢复。

2. 检查顺序

（1）彻照法检查：用于观察眼的屈光间质有无混浊。将镜片转盘拨到+8D~+10D，距被检眼10~20cm。正常时，瞳孔区呈橘红色反光，如屈光间质有混浊，红色反光中出现黑影；嘱患者转动眼球，如黑影移动方向与眼动方向一致，其混浊位于晶状体前方，反之，则位于晶状体后方，如不动则在晶状体。

（2）眼底检查：将转盘拨到“0”处，距受检眼2cm处，因检查者及受检者屈光状态不同，需拨动转盘看清眼底为止。嘱患者向正前方注视，检眼镜光源经瞳孔偏鼻侧约15°可检查视盘，再沿血管走向观察视网膜周边部，最后嘱患者注视检眼镜灯光，以检查黄斑部。

（3）眼底检查记录。

三、眼压测量

正常人眼压值是10~21mmHg。

1. 指测法　受检者两眼向下看，检查者两手示指尖放在上眼板上缘的皮肤表面，两示指交替轻压眼球，体会波动感，估测眼球的抵抗力。眼压正常为Tn，轻度升高为T+1，中度升高为T+2，极度升高为T+3；稍低为T-1，较低为T-2，极低为T-3。

2. 眼压计测量法　眼压计分为压陷式眼压计、压平式眼压计和非接触性眼压计。

第三单元　眼部影像学检查

重点提示　眼部超声检查、光学相干断层成像术（★★）。

一、眼部超声检查

适应证	用于眼部活体组织生物测量、眼屈光介质混浊时眼内探测、眶内及眼内占位性病变、眼球萎缩、视网膜脱离、脉络膜脱离、眼外伤、眼内异物等。用于超声引导下活体组织检查及局部用药
探测方法	包括直接法和间接法。进行多方位、多切面、多角度探查
眼部异常的超声图像	①后巩膜葡萄肿见后球壁回声光带向后凹陷，视网膜及脉络膜脱离见球内壁分离的膜性回声光带，实性隆起的回声区常见于眼内肿瘤。②玻璃体积血、异物、增生性玻璃体病变等常表现为玻璃体腔内异常团状、条索状影像。③眶内脓肿或黏液性囊肿常为液性暗区

二、光学相干断层成像术（OCT）

适应证	用于检查屈光间质、后部玻璃体界面、视网膜（包括黄斑部）、色素上皮、视盘及神经纤维厚度

续表

扫描方式	基本扫描为间隔45°角的线性扫描
异常眼 OCT 表现	①玻璃体界面粘连牵引、膜形成裂孔、囊样变性、水肿及渗出等。②色素上皮脱离时可表现出其下方隆起的暗区。合并神经上皮脱离时，间隔着双层无反射的液性暗区

第四单元　泪道冲洗法

重点提示　泪道冲洗法（★★）。

适应证	多用来检测泪道是否通畅，清除泪囊中积存的分泌物，以及作为内眼手术前的常规准备。流泪症及漏睛患者和怀疑泪道损伤的眼外伤患者多用此法
冲洗液	常用中药制剂、0.9%氯化钠注射液或抗生素滴眼液
方法	患者取仰卧位或坐位，用消毒小棉签蘸表面麻醉剂，放在上、下泪点之间，令患者闭眼2～3分钟。患者自持受水器，紧贴洗侧的颊部，操作者右手持吸有冲洗液的注射器，左手拉开下睑，把泪道冲洗针头垂直插入下泪点，深1～2mm，然后向内转90°成水平位，沿泪小管缓慢向鼻侧推进，待进针3～5mm时缓慢注入冲洗液。冲洗完毕，用抗生素滴眼液
结果判断	①泪道通畅者，冲洗液可从泪道流入口咽或鼻。 ②泪总管阻塞者，下冲上返。 ③泪小管阻塞者，原路反流。 ④泪道狭窄者，冲洗时尽管有反流，但会有少许流入口咽或鼻内。 ⑤鼻泪管阻塞，大部分冲洗液下冲上返，同时含有黏液。 ⑥漏睛症，可冲洗出黏脓性分泌物

第八部分

中医耳鼻咽喉科学

第一章　耳部常见疾病

第一单元　旋耳疮

重点提示　旋耳疮的病因病机、诊断、鉴别诊断、辨证论治（★★★）。

一、定义

旋耳疮是指旋绕于耳郭或耳周而发生的，以局部皮肤瘙痒、灼热潮红、水疱、糜烂、渗液或皮肤粗糙增厚、结痂、脱屑、皲裂等为主要特征的疾病。多见于小儿。西医学的外耳湿疹可参考本病进行辨证施治。

二、病因病机

1. 风热湿邪犯耳　因脓耳之脓液或邻近部位之黄水疮蔓延至耳部，或因接触某些刺激物而诱发，以致湿热邪毒积聚耳窍，引动肝经之火，循经上犯，风热湿邪蒸灼耳郭肌肤而为病。

2. 血虚生风化燥　患病日久，阴血耗伤，耳窍失养，加之血虚生风化燥，以致耳部瘙痒，缠绵难愈。

三、诊断

1. 可有耳道流脓或污水入耳史，或过敏性物质刺激史。

2. 外耳道、耳郭或耳周皮肤瘙痒、灼热、渗液、脱屑等。

3. 可见外耳道、外耳道口、耳郭或耳周皮肤潮红、水疱、糜烂、渗液，干后结痂，或见外耳皮肤粗糙、结痂、脱屑、皲裂、增厚、表面粗糙不平，甚则外耳道狭窄。

四、鉴别诊断

耳疮　可见耳内流液等症状，主要表现为耳内灼热疼痛，检查见外耳道弥漫性充血、红肿，耳屏压痛，耳郭牵拉痛。

五、辨证论治

1. 分证论治

证型	证候		治法	方药
风热湿邪犯耳证	耳部皮肤瘙痒、灼热感	舌红，苔黄腻，脉弦数	清热祛湿，疏风止痒	消风散
血虚生风化燥证	外耳道、耳郭及其周围皮肤增厚、粗糙、皲裂，面色萎黄，纳呆，倦怠乏力	舌淡，苔白，脉细缓	养血润燥，祛风止痒	地黄饮

中医耳鼻咽喉科学

2. 外治法

风热湿邪浸渍	黄水淋漓不止	①防风、苦参、金银花等适量，煎水，加枯矾适量，清洗患处。②马齿苋、败酱草、黄柏各30g，煎水，清洗或湿敷。③苍术、苦参、黄柏、白鲜皮各15g，煎水，清洗或湿敷
	表面结痂	①桉树叶、花椒叶、桃叶等适量，煎水，外洗或湿敷。②菊花、蒲公英各60g，煎水，外洗或湿敷。③湿热邪盛而红肿、疼痛、瘙痒、出水者，如意金黄散调敷患处。④热盛有脓痂者，黄连膏外涂或黄连粉撒布患处
旋耳疮后期血虚生风化燥		宜用滋润肌肤、解毒祛湿的外用药，穿粉散用香油调敷

六、西医治疗

1. 祛除病因，消除刺激，治疗原发病。

2. 局部忌用肥皂或热水清洗，避免涂抹刺激性药物，严禁抓痒、挖耳等。

渗液较多	可用3%硼酸溶液或氧化锌溶液湿敷
渗液较少或无渗液	可涂1%～2%龙胆紫液、泼尼松类软膏、氧化锌糊剂等。干痂，可用3%过氧化氢溶液洗净拭干后，涂用上述药液或药膏

3. 慢性湿疹有皮肤增厚或皲裂者，可用10%～15%硝酸银涂擦；发作间歇期，可用70%酒精溶液清洁外耳道。

4. 全身可服用抗过敏药物（如氯苯那敏），静脉注射10%葡萄糖酸钙，口服维生素C，适当应用皮质类固醇类药物。继发感染者，宜配合口服抗生素治疗。

5. 久治不愈或反复发作者，试用脱敏治疗。

第二单元　耳疖

重点提示　耳疖的病因病机、诊断、鉴别诊断、辨证论治（★★★）。

一、定义

耳疖是指以耳痛、外耳道局限性红肿为主要特征的外耳疾病。西医学的外耳道疖等疾病可参考本病进行辨证施治。

二、病因病机

1. 风热外侵　多因挖耳，损伤外耳道皮肤，风热邪毒乘机侵袭，阻滞耳窍经脉而为病。

2. 肝胆湿热　湿热邪毒壅盛，引动肝胆湿热，循经上乘，蒸灼耳道，壅遏经脉，逆于肌肤而为病。

三、诊断

1. 多有挖耳史。

2. 耳痛剧烈，张口、咀嚼时加重，严重者牵引同侧头部引起头痛，全身可有发热、恶寒等症。

3. 耳屏压痛，耳郭牵拉痛，外耳道壁局限性红肿，隆起如椒目状，肿甚者可堵塞外耳道。脓肿溃破后外耳道可见脓血。

四、鉴别诊断

鉴别点	脓耳	耳疖
病史	多有上呼吸道感染史	多有挖耳史
疼痛	耳痛，与牵拉耳郭、按压耳屏无关	耳痛，咀嚼张口、牵拉耳郭或按压耳屏时加剧
流脓	量多不止，流脓后听力下降明显	很少，出脓后耳闷消失，听力恢复正常

五、辨证论治

1. 治疗原则　多为实证热证，治疗上以祛邪为主。

2. 分证论治

证型	证候		治法	方药
风热邪毒证	头痛，发热、恶寒，耳屏压痛，外耳道壁隆起如椒目状	舌红苔薄黄，脉浮数	疏风清热，解毒消肿	五味消毒饮 + 银翘散
肝胆湿热证	耳痛剧烈，口苦、咽干，外耳道可见黄稠脓液	舌红苔黄腻，脉弦数	清泻肝胆，利湿消肿	龙胆泻肝汤

3. 外治法

外敷	可用内服中药渣再煎，取汁热敷患侧耳部，或用紫金锭调敷，以清热解毒，活血消肿止痛
排脓	耳疖已成脓，未自行溃破者，可用针头挑破脓头，取出脓栓，排出脓血；或切开排脓，切口须与外耳道纵轴平行，以防形成外耳道狭窄。排出脓血后局部敷紫金锭或黄连膏、如意金黄散等
换药	耳疖破溃后，脓液排尽，为防止外耳道狭窄变形及肉芽组织增生，可用大小适当的碘仿纱条填压外耳道，1～2 日换 1 次，直至彻底痊愈

4. 针灸疗法　耳部肿胀疼痛剧烈时，可取合谷、内关、少商等穴针刺，以疏通经脉，泄热消肿止痛。

六、西医治疗

局部治疗	①早期可用鱼石脂甘油纱条或紫色消肿膏纱条外敷红肿处；也可局部物理治疗、微波治疗，促进炎症消散。②未成熟的疖肿严禁切开；疖已成脓，可刺破脓头或切开引流
全身治疗	病情严重者首选青霉素或大环内酯类抗生素。已做细菌培养和药物敏感试验者，根据药敏结果选药

第三单元　耳疮

重点提示　耳疮的病因病机、诊断、鉴别诊断、辨证论治（★★★）。

一、定义

耳疮是指以外耳道弥漫性红肿疼痛为主要特征的疾病。西医学的弥漫性外耳道炎等疾病可参考本病进行辨证施治。

二、病因病机

1. 外邪侵袭　多因挖耳损伤外耳道肌肤，风热湿邪乘机侵犯，或因耳道不洁，污水入耳，或因脓耳之脓液浸渍，湿郁化热，风热湿邪犯耳，与气血相搏，致生耳疮。

2. 肝胆湿热　湿热邪毒壅盛，引动肝胆火热，循经上犯耳窍，蒸灼耳道，壅遏经脉，逆于肌肤而生耳疮。

3. 血虚化燥　久病不愈，阴血耗伤，血虚化燥，耳窍肌肤失于濡养而致病。

三、诊断

1. 多有挖耳史、污水入耳或耳流脓史。

2. 耳内灼热疼痛，少许流脓，或耳内发痒、疼痛反复发作。

3. 耳屏压痛，耳郭牵拉痛，外耳道弥漫性红肿，可有少量分泌物。反复发作者，见外耳道皮肤潮红、增厚、皲裂、脱屑，甚至外耳道狭窄。

四、鉴别诊断

1. 耳疖

耳疖	耳痛，外耳道局限性红肿
耳疮	耳痛，外耳道弥漫性红肿

2. 旋耳疮

旋耳疮	病变部位主要在耳郭及耳周，可涉及外耳道口
耳疮	病变部位在整个外耳道

五、辨证论治

1. 分证论治

证型	证候		治法	方药
风热湿邪证	耳痛、耳痒、耳道灼热感，外耳道弥漫性红肿	舌红，苔薄黄，脉浮数	疏风清热，解毒祛湿	银花解毒汤
肝胆湿热证	口苦咽干，发热	舌红，苔黄腻，脉弦数	清泻肝胆，利湿消肿	龙胆泻肝汤
血虚化燥证	耳痒，耳痛反复发作，外耳道皮肤潮红、增厚、皲裂，表面或见痂皮	舌淡，苔白，脉细数	养血润燥，祛风止痒	地黄饮

2. 外治法

外敷	可用黄连膏、紫金锭等局部涂敷
滴耳	可用清热解毒的中药制成滴耳液滴耳

3. 针灸疗法　耳痛较甚者，可针刺合谷、内关、少商等穴，以疏通经脉，泄热止痛。

六、西医治疗

1. 清洁外耳道。

2. 取分泌物做细菌培养和药物敏感试验，选择敏感抗生素。尚未获得细菌培养结果时局部选择广谱抗生素滴耳液，禁用有耳毒性和接触过敏的药物。

3. 外耳道红肿时，局部敷用鱼石脂甘油或紫色消肿膏纱条。可联合应用糖皮质激素。

4. 严重外耳道炎需全身应用抗生素；耳痛剧烈者给止痛药和镇静剂。

第四单元　耳胀

重点提示　耳胀的病因病机、诊断、鉴别诊断、辨证论治（★★★）。

一、定义

1. 耳胀是指以单侧或双侧耳内胀闷及堵塞感为主要特征的疾病。一年四季均可发病，但以冬春季多见。

2. 西医学的分泌性中耳炎、气压损伤性中耳炎、粘连性中耳炎等疾病及各种原因不明的耳堵塞感均可参考本病进行辨证施治。

二、病因病机

1. 风邪外袭　生活起居不慎，寒暖不调，风邪乘虚而袭，首先犯肺，耳窍经气痞塞而为病。

2. 肝胆湿热　外感邪热，内传肝胆，或七情所伤，肝气郁结，气机不调，内生湿热，上蒸耳窍而为病。

3. 脾虚湿困　饮食不节，损伤脾胃，脾失健运，湿浊不化，困结耳窍而为病。

4. 气血瘀阻　邪毒滞留，日久不去，阻于脉络，气血瘀阻，耳窍经气闭塞而为病。

三、诊断

1. 多有感冒病史，乘坐飞机或潜水病史。

2. 主要表现为单侧或双侧耳内胀闷堵塞感，常伴有不同程度的听力下降、自听增强，或低频性耳鸣，亦可听力正常。

3. 早期鼓膜可见充血，鼓膜内陷。若鼓室积液，外观呈淡黄或橙红、琥珀色，透过鼓膜可见到鼓室液平面或液气泡。病程久者，可见鼓膜极度内陷、粘连，或见灰白色钙化斑。

4. 听力检查多呈传导性听力下降，亦可正常。声导抗测试：鼓室导抗图呈 C 型或 B 型，亦可为 As 型。

四、鉴别诊断

1. 外耳道耵聍　可出现耳部堵塞感。外耳道检查时可见耵聍栓塞。

2. 鼻咽癌　耳堵塞感可为早期症状，还可出现回吸涕中带血、鼻塞、头痛等症状，颈部可扪及包块，鼻咽部检查可见鼻咽顶后壁及咽隐窝新生物，病理检查可确诊。

五、辨证论治

1. 治疗原则　初期多为实证，病久多为虚实夹杂证，须分辨虚实之孰轻孰重。治疗采用扶正祛邪法，在辨证用药的基础上，注意通窍法的运用。

2. 分证论治

证型	证候		治法	方药
风邪外袭证	鼓膜穿刺可抽出清稀积液，鼻塞、流涕，头痛，发热恶寒	舌淡红，苔白，脉浮	疏风散邪，宣肺通窍	荆防败毒散
肝胆湿热证	鼓膜穿刺可抽出黄色较黏稠的积液，口苦口干，胸胁苦满	舌红苔黄腻，脉弦数	清泻肝胆，利湿通窍	龙胆泻肝汤
脾虚湿困证	胸闷，纳呆，腹胀，便溏	舌淡红，或舌体胖，边有齿痕，脉细滑或细缓	健脾利湿，化浊通窍	参苓白术散
气血瘀阻证	鼓膜混浊、增厚，有灰白色钙化斑	舌淡暗，或边有瘀点，脉细涩	行气活血，通窍开闭	通窍活血汤

3. 外治法　①耳胀，尤其是伴有鼻塞者，可用具有疏风通窍作用的药液滴鼻。②鼓膜按摩法。③鸣天鼓法。

4. 针灸疗法

体针	耳周取听宫、听会、耳门、翳风；远端可取合谷、内关，一般用泻法。脾虚表现明显者，加足三里、脾俞等穴，用补法或配合灸法
耳针	取内耳、神门、肺、肝、胆、脾等穴位埋针，也可用王不留行籽或磁珠贴压以上耳穴，经常用手指轻按贴穴，以维持刺激

5. 穴位注射　取耳周穴耳门、听宫、听会、翳风等进行穴位注射，药物可选用丹参注射液、当归注射液等。

六、西医治疗

非手术治疗	①急性期选择合适抗生素。②保持鼻腔及咽鼓管通畅，可用1%麻黄碱液和含有激素的抗生素滴鼻液交替滴鼻。③黏液稀释剂类药物。④糖皮质激素口服。⑤慢性期可采用捏鼻鼓气法、波氏球法或导管法行咽鼓管吹张
手术治疗	①鼓膜穿刺抽液。②鼓膜切开术。③鼓膜置管术。④长期反复不愈，怀疑中耳乳突腔有肉芽组织等不可逆病变形成，特别是有听小骨破坏时，尽早手术探查，或行乳突凿开术，上鼓室开放术，后鼓室切开术等清理病灶

第五单元　脓耳

重点提示　脓耳的病因病机、诊断、鉴别诊断、辨证论治、西医治疗（★★★）。

一、定义

1. 脓耳是指由外邪侵袭，脓毒聚耳，或脏腑虚损，邪滞耳窍所致，以耳内或耳道流脓，伴有鼓膜穿孔，听力下降为主要特征的耳病。冬春季多见，好发于婴幼儿及学龄前儿童；常继发于上呼吸道感染。常致患者听力障碍，甚至可出现变证，危及生命。

2. 西医学的急慢性化脓性中耳炎及乳突炎可参考本病进行辨证施治。

二、病因病机

多由风热外侵，上犯耳窍，肝胆湿热困结耳窍，脾虚湿困湿浊内生，肾元亏损耳窍失养所致。

三、诊断

1. 实证者可有鼻塞、流涕、感冒急性发作史，或鼓膜外伤史，可有污水入耳史；虚证者可有耳内反复流脓发作史。

2. 实证者耳内疼痛，或流脓，听力下降，伴有发热、恶寒、头痛等症状。耳痛在夜间更明显，成脓未溃时疼痛更剧烈，可呈跳痛、钻痛、刺痛、痛引患侧头颅。若鼓膜自行溃破流脓，或行鼓膜切开术后，耳痛、头痛、高热等症状可顿减。虚证者耳内流脓日久不愈，或脓稀量多，或脓秽浊恶臭量少，听力下降等。

3. 早期可见鼓膜红赤、完整；鼓膜穿孔前，局部可见小黄亮点；鼓膜穿孔后有脓液溢出；久病者常见鼓膜紧张部或松弛部大小不等的穿孔，通过穿孔可见鼓室的肉芽或灰白色胆脂瘤。

4. 听力学检查多呈传导性听力下降。反复不愈病程久者可呈混合性耳聋。

5. 颞骨 CT 检查，慢性虚证脓耳可见中耳乳突骨质破坏，或胆脂瘤阴影。

四、鉴别诊断

1. 耳疮

耳疮	耳痛，牵拉耳郭或按压耳屏时加重；耳内流脓，脓液来自外耳道皮肤，无鼓膜穿孔，脓液较少无黏性
急性实证脓耳	耳痛；耳内流脓，脓液较多来自中耳腔，有鼓膜穿孔，脓呈黏性

2. 耳聋　无耳内流脓症状。虚证脓耳伴有听力下降，同时伴有耳内流脓，鼓膜穿孔。

3. 耳胀

鉴别点	耳胀	实证脓耳
早期症状	耳痛，耳胀闷堵塞感，鼓膜充血，听力下降	
病情	轻	重
鼓膜	无穿孔	有穿孔
外耳道	无流脓	流脓
鼓室	可有积液	可有积脓

五、辨证论治

1. 分证论治

证型	证候		治法	方药
风热外侵证	发热，恶风寒，头痛，周身不适，鼻塞	舌偏红，苔薄白或薄黄，脉浮数	疏风清热，解毒消肿	蔓荆子散

中医耳鼻咽喉科学

续表

证型	证候		治法	方药
肝胆湿热证	耳脓多而黄稠或带红色，口苦咽干，小便黄赤，大便秘结	舌红，苔黄腻，脉弦数有力	清肝泄热，祛湿排脓	龙胆泻肝汤
脾虚湿困证	头晕，头重，纳呆便溏，倦怠乏力	舌淡，苔白腻，脉缓弱	健脾渗湿，补托排脓	托里消毒散
肾元亏损证	耳脓秽浊或呈豆腐渣样，有恶臭气味	舌淡红，苔薄白或少苔，脉细弱	补肾培元，祛腐化湿	肾阴虚：知柏地黄丸；肾阳虚：肾气丸

2. 外治法

清洗耳道	可用3%过氧化氢溶液，也可用负压吸引法。保持引流通畅有助于滴耳法、吹药法等治疗
滴耳	选用具有清热解毒、消肿止痛、敛湿去脓作用的药液滴耳，如黄连滴耳液、鱼腥草液、黄柏滴耳液等
吹药	常用有清热解毒、敛湿去脓作用的药物，如烂耳散、红棉散等。可用于鼓膜穿孔较大者，药粉须研磨极细，水溶性好，严禁吹入过多。鼓膜穿孔较小或引流不畅者不宜应用
滴鼻	兼有鼻塞者，可用芳香通窍的滴鼻液滴鼻，利于咽鼓管的开放，改善鼓室的引流与通气，有助于脓耳治疗

3. 针灸疗法

体针	①急性实证脓耳常用穴位有听会、阳陵泉、侠溪、外关、耳门、合谷、曲池、听宫等，应用泻法治疗。②慢性虚证脓耳常用穴位有耳门、听宫、听会、翳风、足三里、丰隆等，应用补法治疗
灸法	适用于慢性虚证脓耳，可选用足三里、阳陵泉、脾俞、肾俞、丰隆等穴悬灸
穴位注射	可选用翳风、风池等穴，药物可选用炎琥宁注射液、鱼腥草注射液等

六、西医治疗

1. 急性化脓性中耳炎

全身治疗	早期足量应用抗生素类药物。全身症状严重者予以补液等支持疗法
局部治疗	①鼓膜穿孔前可用2%酚甘油滴耳以消炎止痛；可予鼻用血管收缩剂或鼻用糖皮质激素喷鼻以改善咽鼓管功能，减轻局部炎症。②鼓膜穿孔后可用3%过氧化氢溶液清洗或用负压吸引清除外耳道脓液；可用抗生素滴耳液控制感染。炎症消退后，部分鼓膜穿孔可自行愈合
病因治疗	积极治疗鼻腔、鼻窦、鼻咽部慢性疾病，如肥厚性鼻炎、慢性鼻窦炎、慢性扁桃体炎、腺样体肥大等，有助于防止疾病复发

2. 慢性化脓性中耳炎

病因治疗	及时治疗急性化脓性中耳炎，促使鼓膜愈合；积极治疗上呼吸道疾病，如慢性扁桃体炎、慢性腺样体炎、慢性鼻窦炎等
局部治疗	①单纯型：以局部用药为主。②骨疡型：引流通畅者，以局部用药为主，定期复查；引流不畅或疑有并发症者，行乳突根治手术。③胆脂瘤型：尽早行乳突根治术，清除病灶，预防并发症

第六单元　耳鸣

重点提示　耳鸣的病因病机、诊断、鉴别诊断、辨证论治（★★★）。

一、定义

耳鸣是以自觉耳内或头颅鸣响而周围环境中并无相应声音为主要特征的病证。既是多种疾病的常见症状之一，亦是以耳鸣为主症之一的独立疾病。

二、病因病机

主要为饮食不节、睡眠不足、压力过大等导致脏腑功能失调，病机有虚有实，实者多因风邪侵袭、痰湿困结或肝气郁结，虚者多因脾胃虚弱、心血不足或肾元亏损所致。

三、诊断

1. 部分患者发病前可有情志不舒、饮食失节或过劳史。

2. 以耳鸣为主诉，可急性起病或缓慢起病；可为单侧或双侧；可呈持续性或间歇性；可呈高音调（如蝉鸣声、汽笛声、口哨声等）或低音调（如机器声、隆隆声等）；一般在夜间或安静时加重，严重时可影响睡眠及对生活、工作、情绪产生干扰。

3. 外耳及中耳检查和相关听力学检查多无异常表现。

4. 临床诊断原则

（1）以耳鸣为主诉，通过病史及检查，能查出引起耳鸣的原发疾病者，做出相应疾病诊断。

（2）以耳鸣为主诉，无明显听力下降，通过检查不能确定原发疾病者，可诊断为耳鸣。若耳鸣伴有听力下降，需诊断为耳聋。

四、鉴别诊断

与幻听、存在客观声源的鸣响声（如耳周围的血管搏动、肌肉颤动、呼吸气流声等）及因其他疾病（如耳胀、脓耳、耵耳、耳眩晕等）导致的症状性耳鸣相鉴别。

五、辨证论治

1. 治疗原则　实证以祛邪为主，虚证以扶正为主。

外邪或脏腑实火上扰耳窍，或瘀血、痰饮蒙蔽清窍所致；耳鸣急起者；耳鸣声大者	多为实证
脏腑虚损、清窍失养所致；耳鸣缓慢起病者；耳鸣声小者	多为虚证

2. 分证论治

证型	证候		治法	方药
外邪侵袭证	鼻塞、流涕、头痛、咳嗽	舌淡红，苔薄白，脉浮	疏风散邪，宣肺通窍	芎芷散
痰湿困结证	头重如裹，胸脘满闷，咳嗽痰多	舌淡红，苔腻，脉弦滑	祛湿化痰，升清降浊	涤痰汤
肝气郁结证	胸胁胀痛，夜寐不宁，头痛或眩晕	舌红，苔白或黄，脉弦	疏肝解郁，行气通窍	逍遥散

中医耳鼻咽喉科学

续表

证型	证候		治法	方药
脾胃虚弱证	倦怠乏力，少气懒言，面色无华	舌淡红，苔薄白，脉弱	健脾益气，升阳通窍	益气聪明汤
心神不宁证	心烦失眠，惊悸不安，注意力不能集中，面色无华	舌淡，苔薄白，脉细弱	益气养血，宁心通窍	归脾汤
肾元亏损证	发脱或齿摇，夜尿频多	舌淡胖，苔白，脉沉细弱	补肾填精，温阳化气	肾气丸

3. 针灸疗法

体针	局部可取耳门、听宫、听会、翳风为主。风邪侵袭者，可加外关、合谷、风池、大椎；痰湿困结者，可加丰隆、足三里；肝气郁结者，可加太冲、丘墟、中渚；脾胃虚弱者，可加足三里、气海、脾俞；肾元亏损者，可加肾俞、关元；心神不宁者，可加通里、神门
耳穴贴压	取内耳、脾、肾、肝、神门、皮质下、肾上腺、内分泌等耳穴，用王不留行籽贴压以上穴位，不时按压以保持穴位刺激
穴位注射	可选听宫、翳风、完骨、耳门等穴，药物可选当归注射液、丹参注射液、维生素 B_{12} 注射液、利多卡因注射液等
穴位敷贴	用吴茱萸、乌头尖、大黄三味为末，温水调和，敷贴于涌泉；或单用吴茱萸末，用醋调和，敷贴于足底涌泉

4. 导引法　①鸣天鼓法。②营治城郭法，以两手按耳轮，一上一下摩擦之，每次做15分钟左右。③鼓膜按摩法。

六、西医治疗

缺乏公认的有效治疗手段。目前应用于临床的治疗方法主要有松弛训练、心理治疗、声治疗、耳鸣习服疗法（TRT）、重复经颅磁刺激（rTMS）、药物治疗。

第七单元　耳聋

重点提示　耳聋的病因病机、诊断、鉴别诊断、辨证论治（★★★）。

一、定义

耳聋是以听力下降为主要特征的疾病。既是一种独立疾病，也是多种耳病的常见症状之一。

分类依据	类型
听力损失程度	轻度聋（26～40dB）、中度聋（41～55dB）、中重度聋（56～70dB）、重度聋（71～90dB）和极重度聋（>90dB）
病变部位	传导性聋、感音神经性聋和混合性聋
发病时间	先天性聋和后天性聋
发病病程	暴聋和久聋

二、病因病机

耳聋有虚实之分，实证者多因外邪侵袭、肝火上扰、痰火郁结、气滞血瘀，循经上扰、蒙蔽清窍致病；虚证者多因脾肾不足、气血亏虚、清窍失养致病。

三、诊断

1. 部分患者有家族史、耳毒性药物使用史、特殊感染史等。

2. 突发或渐进性单耳或双耳听力下降，常伴耳鸣，有些患者伴有耳堵闷感、头晕等症状。

3. 外耳道、鼓膜多无异常。

4. 纯音听阈测试显示单侧或双侧的骨气导听力下降。

四、鉴别诊断

耵耳、耳胀、脓耳等出现耳聋症状的疾病	多为传导性耳聋
耳聋	多为感音神经性聋或混合性耳聋

五、辨证论治

1. 治疗原则　辨清虚实，明确病因。实证者治拟疏散外邪，清肝泄热，清热化痰，活血化瘀；虚证者治拟健脾益肾，补益气血，兼以引经通窍之法。

2. 分证论治

证型	证候		治法	方药
外邪侵袭证	鼻塞，流涕，咳嗽	舌淡红，苔薄，脉浮	疏风散邪，宣肺通窍	银翘散
肝火上扰证	口苦咽干，夜眠欠安，胸胁胀痛	舌红，苔黄，脉弦数	清肝泄热，开郁通窍	龙胆泻肝汤
痰火郁结证	头晕目眩，胸脘满闷，咳嗽痰多	舌红，苔黄腻，脉滑数	化痰清热，散结通窍	清气化痰丸
气滞血瘀证	听力下降，或有爆震史	舌暗红或有瘀点，脉细涩	活血化瘀，行气通窍	通窍活血汤
肾精亏损证	头昏眼花，腰膝酸软，夜尿频多，发脱齿摇	舌红少苔，脉细弱或细数	补肾填精，滋阴潜阳	耳聋左慈丸
气血亏虚证	语声低怯，面色无华，食欲不振	舌淡红，苔薄白，脉细弱	健脾益气，养血通窍	归脾汤

3. 针灸疗法

体针	局部取穴以听宫、听会、耳门、翳风为主。外邪侵袭可加外关、曲池、合谷、大椎；肝火上扰可加太冲、中渚、丘墟；痰火郁结可加大椎、丰隆；气滞血瘀可加血海、膈俞；肾精亏虚可加关元、肾俞；气血亏虚可加气海、足三里、脾俞。实证用泻法，虚证用补法
灸法	虚寒者可选足三里、命门、百会、气海、三阴交、涌泉等穴，悬灸或隔姜灸
耳穴贴压	选取内耳、肝、脾、肾、神门、交感、皮质下、内分泌等耳穴，以王不留行籽贴压以上穴位，两耳交替
穴位注射	可选听宫、耳门、翳风等穴，药物可选丹参注射液、当归注射液、维生素 B_{12} 注射液等
穴位敷贴	用吴茱萸、大黄、乌头尖研粉，温水调和，敷贴于涌泉

4. 按摩疗法　①鸣天鼓法。②营治城郭法。③鼓膜按摩法。

六、西医治疗

药物治疗	多在排除或治疗疾病原因的同时，尽早选用可扩张内耳血管的药物，降低血液黏稠度和溶解小血栓的药物，营养末梢神经药物，能量制剂，必要时可用抗细菌、抗病毒及糖皮质激素类药物
助听器	语频平均听力损失35～80dB者均可使用，听力损失60dB左右效果最好，单侧耳聋一般不需配助听器
人工耳蜗植入	先天性耳聋患儿经助听器训练不能获得应用听力者首选

第八单元　耳眩晕

重点提示　耳眩晕的病因病机、诊断、鉴别诊断、辨证论治（★★★）。

一、定义

耳眩晕是指由耳窍病变所引起的以头晕目眩、天旋地转，如坐舟车为主要特征的疾病。各种年龄均可发生，尤以成年人多见。西医学的梅尼埃病、良性阵发性位置性眩晕、前庭神经炎等均可参考本病进行辨证施治。

二、病因病机

本病有虚有实。虚证多为肾、脾之虚，如肾精亏损、脾气虚弱等；实证可见于风邪外袭、痰浊中阻、肝风内动等；也有虚中夹实证，如阳虚水泛等。

三、诊断

1. 有无反复发作史、应用耳毒性药物史或感冒史。

2. 旋转性眩晕是主要诊断依据，眩晕突然发作，自觉天旋地转，身体有向一侧倾倒的感觉，站立不稳，持续时间短则数秒，长则数小时或数天，体位变动时可诱发或加重眩晕，但神志清楚，多伴恶心呕吐、出冷汗、耳鸣耳聋等症状。

3. 检查

查体	眩晕发作时可见自发性水平型或水平旋转型眼球震颤，快相向病侧或健侧，发作过后眼震逐渐消失。必要时可行体位诱发试验
外耳道及鼓膜检查	多无异常发现
纯音听阈测试	波动性感音性听力减退，即眩晕发作期听力减退，间歇期听力好转，但听力正常不能排除本病
前庭功能检查	一侧前庭功能亢进或减退、丧失。初次发作者，可显示病侧前庭功能亢进，或有向病侧的优势偏向；多次发作者，病侧前庭功能减退甚至消失，或有向健侧的优势偏向。部分患者前庭功能可正常

四、鉴别诊断

1. 头晕（头昏）　为头脑昏沉、头重脚轻等不适感，没有旋转感及恶心呕吐。

2. 昏厥　突然昏倒，不省人事。

五、辨证论治

1. 治疗原则　发作期以实证多见，治疗以祛邪为主；发作间歇期以虚证多见，治疗以补益为主。虚实夹杂者，须分辨虚实之孰轻孰重，以扶正或祛邪为主。

2. 分证论治

证型	证候		治法	方药
风邪外袭证	突发眩晕，如立舟船，发热恶风	舌红，苔薄黄，脉浮数	疏风散邪，清利头目	桑菊饮
痰浊中阻证	头重如蒙，胸中闷闷不舒，呕恶较甚，痰涎多	舌淡苔白腻，脉濡滑	燥湿健脾，涤痰止眩	半夏白术天麻汤
肝风内动证	急躁易怒，口苦咽干，面红目赤，胸胁苦满	舌红，苔黄，脉弦数	平肝息风，滋阴潜阳	天麻钩藤饮
阳虚水泛证	频频呕吐清涎，腰痛背冷，四肢不温	舌淡胖，苔白滑，脉沉细弱	温补肾阳，散寒利水	真武汤
肾精亏损证	腰膝酸软，精神萎靡，失眠多梦	舌嫩红，苔少，脉细数	滋阴补肾，养肝息风	杞菊地黄丸
脾气虚弱证	每遇劳累时发作或加重，耳鸣耳聋	舌淡，脉细弱	补益气血，健脾安神	归脾汤

3. 针灸疗法

体针	主穴：百会、头维、风池、风府、神门、内关。风邪外袭者，配合谷、外关；痰浊中阻者，配丰隆、中脘、解溪；肝风内动者，配行间、侠溪、肝俞；阳虚水泛者，配肾俞、命门；肾精亏损者，配三阴交、关元、肾俞；脾气虚弱者，配足三里、脾俞、气海。实证用泻法，虚证用补法，可配合灸法
耳针	可选肾、肝、脾、内耳、神门、皮质下、交感等穴
头皮针	取双侧晕听区针刺
穴位注射	可选合谷、太冲、内关、风池、翳风、足三里、丰隆等穴，每次取2～3穴，每穴注射黄芪注射液或丹参注射液0.5～1mL

六、西医治疗

梅尼埃病	①发作期卧床休息，低盐饮食，消除心理紧张情绪。②发作期以对症处理为主，尽快缓解眩晕、恶心、呕吐，可选用前庭神经抑制剂、抗胆碱能药物、血管扩张药及钙通道阻滞药、利尿脱水药、鼓室注射地塞米松等。③凡眩晕发作频繁、剧烈，长期保守治疗无效，耳鸣耳聋严重者可考虑手术治疗，如内淋巴囊手术、前庭神经切断术等
良性阵发性位置性眩晕	首选耳石复位法。个别不愈者可考虑使用前庭抑制剂。如上述疗法无效，且影响正常生活、工作者，可行后壶腹神经切断术、半规管阻塞术等。部分患者可有一定的自愈倾向
前庭神经炎	与病毒感染有关，常有感冒病史。早期卧床休息，避免声、光刺激。可应用抗眩晕药物，用药时间不宜长，可适当应用短效类固醇激素药物
药物中毒性眩晕	常见于应用氨基糖苷类抗生素（如链霉素、庆大霉素）过程中或使用后，伴有耳鸣及耳聋。停药后，眩晕可因代偿而逐渐消失，但听力常难以恢复正常

第二章　鼻部常见疾病

第一单元　鼻疔

重点提示　鼻疔的病因病机、诊断、鉴别诊断、辨证论治、西医治疗（★★★）。

一、定义

鼻疔是指发生在鼻尖、鼻翼及鼻前庭部位的疔疮疖肿，以局部红肿疼痛、呈粟粒状突起、有脓点为特征。多为单发，偶见多发。西医学的鼻疖可参考本病进行辨证施治。

二、病因病机

多因挖鼻、拔鼻毛等损伤肌肤，邪毒乘机外袭，火毒上攻鼻窍，熏蒸肌肤而致。若处置不当，邪毒内陷，可转为疔疮走黄的重症。

三、诊断

1. 多有挖鼻或拔鼻毛史，部分患者可有消渴病史，或放化疗史。
2. 鼻部疼痛，成脓时有跳痛。可伴有发热、头痛、便秘、周身不适等全身症状。
3. 可见鼻前庭或鼻尖、鼻翼处呈丘状隆起，周围发红发硬，成熟后，顶有黄白色脓点。病情重者，可引起同侧上唇、面部、下睑等处肿胀。如疔疮走黄，见疮头紫暗，顶陷无脓，根脚散漫，鼻肿如瓶，目胞合缝等。
4. 若出现疮头紫暗，顶陷无脓，根脚散漫，鼻肿如瓶，目胞合缝，局部红肿灼痛，头痛如劈，见高热、烦躁、呕恶、神昏谵语、痉厥等，考虑海绵窦血栓性静脉炎。属病危之象，尽快紧急救治。

四、鉴别诊断

鼻疳	鼻部红肿疼痛，病变范围较大，不会化脓，可出现糜烂、渗液，病程较长，易反复发作
鼻疔	鼻部红肿疼痛，病变较局限，可化脓，病程较短，愈后不易反复

五、辨证论治

1. 治疗原则　早期以清热解毒，消肿止痛为主；出现热入营血，治宜泄热解毒，清营凉血；出现热入心包，治宜清心开窍。

2. 分证论治

证型	证候		治法	方药
外感风热证	焮热微痛，疮顶现黄白色脓点，顶高根软，头痛发热	舌红，苔白或黄，脉数	清热解毒，消肿止痛	五味消毒饮
火毒内陷证	局部红肿灼痛，头痛如劈，神昏谵语，痉厥	舌红绛，苔厚黄燥，脉洪数	泄热解毒，清营凉血	黄连解毒汤＋犀角地黄汤

3. 外治法

外敷	脓未成者，可用内服中药渣再煎，纱布蘸汤热敷患处；或用紫金锭、四黄散等水调涂敷患处；亦可用野菊花、仙人掌、鱼腥草、芙蓉花叶、苦地胆等捣烂外敷
排脓	脓成顶软者，局部消毒后，用尖刀片挑破脓头，小镊子钳出脓头或吸引器头吸出脓栓。切开时不可切及周围浸润部分，忌挤压

4. 针灸疗法　刺血法：取同侧耳尖、耳背或耳垂，用三棱针点刺放血，或少商、商阳、中冲点刺放血，以泄热解毒。

六、西医治疗

1. 严禁挤压，控制感染，预防并发症。

2. 疖肿未成熟者，清洁皮肤及涂抹抗生素软膏，配合理疗。

3. 疖肿已成熟者，待疖肿自行穿破，亦可用尖刀将脓头表面薄层皮肤轻轻挑破，取出脓栓排出脓液。疖肿穿破后，局部消毒，清除脓痂。

4. 足量应用抗生素。

七、调护

1. 禁忌早期切开引流及挤压、挑刺、灸法，以免脓毒扩散，入侵营血，内犯心包，引起疔疮走黄之危证。

2. 注意休息，忌食辛辣炙煿肥甘厚腻之品，多吃蔬菜、水果，多饮水，保持大便通畅。

3. 治疗原疾病。戒除挖鼻及拔鼻毛等不良习惯，治疗鼻病，保持鼻部清洁。

4. 屡次发作者，加强身体锻炼，加强营养。

第二单元　鼻疳

重点提示　鼻疳的病因病机、诊断、鉴别诊断、辨证论治（★★★）。

一、定义

鼻疳是以鼻前孔及其附近皮肤红肿痛痒、糜烂渗液粗糙或皲裂为主要特征的疾病。多见于小儿，可反复发作。西医学的鼻前庭炎、鼻前庭湿疹可参考本病进行辨证施治。

二、病因病机

基本病机为外感风热邪毒、脾胃湿热或阴虚血燥所致。

三、诊断

1. 多有急、慢性鼻炎，鼻窦炎或变应性鼻炎等疾病病史；有挖鼻、拔鼻毛等不良嗜好；部分有接触有害气体及粉尘病史。

2. 急性者可见鼻前孔及其附近灼热疼痛或瘙痒、结痂；慢性者鼻部皮肤常有灼热、干痒、异物感等异常感觉。

3. 急性者鼻前庭皮肤红肿、潮红、溃烂、结痂或皲裂，有压痛，严重者可延及上唇。慢性者鼻前庭部皮肤增厚、皲裂或盖有鳞屑样痂皮；病程日久者，常有鼻毛脱落或稀少。

四、鉴别诊断

与鼻疔相鉴别。

五、辨证论治

1. 治疗原则　协调脏腑，祛邪扶正，清热解毒，滋阴润燥。

2. 分证论治

证型	证候		治法	方药
肺经蕴热证	鼻前孔及周围皮肤红肿或糜烂，灼热干焮，疼痛	舌红，苔黄，脉数	疏风散邪，清热泻肺	黄芩汤
脾胃湿热证	大便黏滞不爽或溏薄，小便黄浊	舌红，苔黄腻，脉滑数	清热燥湿，解毒和中	萆薢渗湿汤
阴虚血燥证	鼻前孔及周围干燥、瘙痒或灼痛，皮肤粗糙，口干咽燥	舌红，少苔，脉细数	滋阴润燥，养血息风	四物消风饮

3. 外治法

外洗	可选以下方药煎水局部外洗：①内服中药渣再煎。②苦楝树叶、桉树叶各30g。③苦参、苍术、白鲜皮各15g。④菊花、蒲公英各60g。⑤马齿苋、地肤子、黄柏、枯矾各30g
外敷	①红肿、糜烂、渗液，可用青蛤散涂敷。②糜烂不愈，脂水多，可取瓦松或五倍子适量，烧灰研细末，敷于患处。③干燥、皲裂、脱屑，用黄连膏外涂。④灼热疼痛，取辰砂定痛散用麻油调敷

4. 针灸疗法

体针	可取合谷、曲池、外关、少商等穴，提插捻转，用泻法
耳穴贴压	取鼻、肺、胃、下屏间等耳穴，用王不留行籽贴压，经常用手轻按贴穴，维持刺激

六、西医治疗

急性期可局部湿敷或红外线照射，全身酌情使用抗生素。皮肤糜烂或皲裂者可用10%硝酸银烧灼，并涂抗生素软膏；慢性期可用3%过氧化氢溶液除痂皮和脓液，局部涂1%黄降汞软膏等；渗出较多者，可用5%氧化锌软膏涂擦。

第三单元　鼻窒

重点提示　鼻窒的诊断、鉴别诊断、辨证论治（★★★）。

一、定义

鼻窒是以经常性鼻塞为主要特征的疾病。西医学的慢性鼻炎等疾病可参考本病进行辨证施治。

二、病因病机

多因伤风鼻塞反复发作，余邪未清而致。不洁空气、长期使用血管收缩剂滴鼻等亦可致本病。病机与肺、脾二脏功能失调及气滞血瘀有关。

三、诊断

1. 部分患者可有伤风鼻塞反复发作史。

2. 经常性鼻塞为突出症状，多呈间歇性或交替性鼻塞，甚者呈持续性鼻塞，鼻涕较少，久病者可有嗅觉减退。

3. 早期鼻黏膜色红或暗红，下鼻甲肿胀，表面光滑，触之柔软，弹性好。久病者下鼻甲肥大，呈桑葚状或结节状，触之有硬实感，弹性差，部分患者可见严重的鼻中隔偏曲。

4. 鼻内镜检查见鼻黏膜肿胀或肥厚，下鼻甲肿大或肥大，鼻腔或下鼻道内有黏液或黏稠脓性分泌物。

四、鉴别诊断

1. 伤风鼻塞

伤风鼻塞	以鼻塞为主，病程短，早期流清涕且打喷嚏，1～2 天后渐转为黏涕及黄涕，鼻黏膜多鲜红，可伴有恶寒发热、头痛等全身症状
鼻窒	以鼻塞为主，病程长，常表现为间歇性、交替性鼻塞，流涕较少，无明显全身症状

2. 鼻渊

鼻渊	以鼻流浊涕、量多不止为主要特征，中鼻甲肥大或息肉样变，鼻窦 X 线或 CT 显示窦腔模糊、密度增高及混浊
鼻窒	以鼻塞为主，常表现为间歇性、交替性鼻塞，流涕较少，下鼻甲肿胀或肥大

五、辨证论治

1. 治疗原则　分辨患病之新久。早期以祛邪为主；久病应扶正祛邪。外治以芳香通窍为主。

2. 分证论治

证型	证候		治法	方药
肺经蕴热证	鼻涕色黄量少，鼻气灼热，咳嗽痰黄	舌尖红，苔薄黄，脉数	清热散邪，宣肺通窍	黄芩汤
肺脾气虚证	涕白而黏，遇寒冷时症状加重，倦怠乏力，易患感冒	舌淡，苔白，脉缓弱	补益肺脾，散邪通窍	肺气虚为主，用温肺止流丹；脾气虚为主，用补中益气汤
气滞血瘀证	鼻塞较甚或持续不减，嗅觉减退，鼻甲肥大质硬，表面呈桑葚状凹凸不平，头胀头痛	舌暗红或有瘀点，脉弦或弦涩	行气活血，化瘀通窍	通窍活血汤

3. 外治法

滴鼻	可用芳香通窍的中药滴鼻剂滴鼻
蒸汽吸入	可用中药煎煮液如苍耳子散，或将柴胡、当归、丹参注射液等雾化经鼻吸入
下鼻甲注射	鼻甲肥大者，可酌情选用当归、黄芪、复方丹参注射液等行下鼻甲注射

4. 针灸疗法

体针	主穴为迎香、鼻通、印堂；配穴为百会、风池、太阳、合谷、足三里
耳穴贴压	取鼻、内鼻、肺、脾、内分泌、皮质下等穴
艾灸	肺脾气虚、气滞血瘀证，取迎香、人中、印堂、百会、肺俞、脾俞、足三里等穴，温灸

六、西医治疗

1. 慢性单纯性鼻炎

病因治疗	找出全身、局部和环境等方面的致病原因，及时治疗或排除。如矫正鼻中隔偏曲，治疗慢性化脓性鼻窦炎。锻炼身体，改善营养状况，提高机体免疫力等
局部治疗	①鼻用糖皮质激素：有抗炎和抗水肿作用。②鼻用减充血剂：能减轻炎症反应所致的鼻黏膜充血和肿胀，缓解鼻塞症状，但不适合长期应用，一般连续使用不宜超过 1 周。③鼻腔盐水冲洗：常用于鼻腔和鼻窦炎性疾病的辅助治疗

2. 慢性肥厚性鼻炎

（1）局部应用减充血剂后，下鼻甲尚能缩小者：①同慢性单纯性鼻炎之疗法。②下鼻甲硬化剂注射。

（2）鼻甲黏膜肥厚，对减充血剂无明显反应，或经上述治疗未能奏效者：可行下鼻甲部分切除术或低温等离子射频消融术。下鼻甲骨性肥大者，做下鼻甲黏骨膜下切除术。

3. 慢性非变应性鼻炎

药物治疗	①鼻内糖皮质激素。②抗组胺药物。③鼻内抗胆碱能药物，主要抑制鼻黏膜腺体分泌。④鼻塞患者可适当应用鼻用减充血剂，但不能长期使用，连续使用不超过 7 天。⑤鼻腔生理盐水冲洗
手术治疗	主要适应证是药物治疗无效或效果不佳者。主要术式是下鼻甲成形或鼻腔副交感神经切断术

第四单元　鼻鼽

重点提示　鼻鼽的病因病机、诊断、鉴别诊断、辨证论治、西医治疗（★★★）。

一、定义

1. 鼻鼽是以突然和反复发作的鼻痒、打喷嚏、流清涕、鼻塞等为主要特征的鼻病。常伴嗅觉减退，眼、耳、咽喉部痒感及头痛等。可伴发鼻渊、鼻息肉、耳胀、喉痹、哮喘等。以儿童、青壮年居多。

2. 西医学的变应性鼻炎、血管运动性鼻炎、嗜酸性粒细胞增多性非变应性鼻炎等疾病可参考本病进行辨证施治。

二、病因病机

多由肺、脾、肾虚损，正气不足，腠理疏松，卫表不固，使机体对外界环境的适应性降低所致。

三、诊断

1. 部分患者可有过敏史及家族史。

2. 发作时主要表现为鼻痒、喷嚏频频、清涕如水、鼻塞，呈阵发性，有突然发作和反复发作的特点。

3. 发作期鼻黏膜多为苍白或淡蓝色，亦可充血色红，鼻甲肿大，鼻腔有较多水样分泌物。间歇期以上特征不明显。

4. 变应原检测，皮肤点刺试验阳性；血清特异性 IgE 升高。

四、鉴别诊断

伤风鼻塞	常在受凉后起病，初起时打喷嚏、流清涕，后鼻涕逐渐转为黄稠且喷嚏停止，鼻黏膜充血肿胀，多伴有恶寒、发热、头痛等表证，病程一般在 1 周左右，短期内不易反复发作
鼻鼽	突然发作，打喷嚏、流清涕，或有鼻塞，鼻黏膜多苍白水肿，无恶寒、发热等表证，症状可迅速消失，易反复发作

五、辨证论治

1. 治疗原则　分辨患病之新久。新起者，以祛邪为主；病情日久，迁延不愈，反复发作者，应扶正祛邪。外治以芳香通窍为主。

2. 分证论治

证型	证候		治法	方药
肺气虚寒证	畏风怕冷，自汗，气短懒言	舌淡，苔薄白，脉虚弱	温肺散寒，益气固表	温肺止流丹
脾气虚弱证	面色萎黄无华，消瘦，食少纳呆	舌淡胖，边有齿痕，苔薄白，脉弱无力	益气健脾，升阳通窍	补中益气汤
肾阳不足证	形寒肢冷，腰膝酸软，小便清长	舌淡，苔白，脉沉细无力	温补肾阳，固肾纳气	肾气丸
肺经伏热证	咳嗽，咽痒，口干烦热	舌红，苔白或黄，脉数	清宣肺气，通利鼻窍	辛夷清肺饮

3. 外治法

滴鼻法	可选用芳香通窍的中药滴鼻剂滴鼻
嗅法	可用白芷、川芎、细辛、辛夷共研细末，置瓶内，时时嗅之
吹鼻法	可用碧云散吹鼻，亦可用皂角研极细末吹鼻
塞鼻法	细辛膏，棉裹塞鼻

4. 针灸疗法

体针	主穴：迎香、印堂、风池、风府、足三里等。配穴：上星、合谷、口禾髎、肺俞、脾俞、肾俞、三阴交等
灸法	选足三里、命门、百会、气海、三阴交、涌泉、神阙、上星等穴，悬灸或隔姜灸
耳针	选神门、内分泌、内鼻、肺、脾、肾等穴埋针，或以王不留行籽贴压以上穴位，两耳交替
穴位注射	可选迎香、合谷、风池等穴，药物可选当归注射液、丹参注射液，或维生素 B_1 注射液、维丁胶性钙注射液、胎盘组织液等
穴位敷贴	用斑蝥虫研粉，取少许撒于胶布，敷贴于内关或印堂，12～24 小时后取去

5. 按摩疗法　以疏通经络，使气血流通，祛邪外出，宣通鼻窍。

六、西医治疗

1. 避免接触过敏原。

2. 药物治疗　鼻用糖皮质激素、鼻用抗组胺药、抗白三烯药、肥大细胞膜稳定剂、减充血剂、鼻腔盐水冲洗。

3. 免疫治疗　主要用于治疗吸入变应原所致的Ⅰ型变态反应。

4. 外科治疗　是变应性鼻炎的辅助治疗方法。手术方式：①改善鼻腔通气功能的下鼻甲成形术。②降低鼻黏膜高反应性的副交感神经切断术。

第五单元　鼻渊

重点提示　鼻渊的病因病机、诊断、鉴别诊断、辨证论治（★★★）。

一、定义

鼻渊是以鼻流浊涕、量多不止为主要特征的鼻部疾病。多与鼻炎同时存在，其发病率较高，并有逐年增加的趋势。西医学的急、慢性鼻窦炎等疾病可参考本病进行辨证施治。

二、病因病机

多由脏腑功能失调，邪气入侵，卫气虚损，脾虚湿困，肺失宣降，肝胆失调，导致肺气逆行，相火化热，胆热上移，熏蒸鼻窍，浊阴不降，循鼻窍而出，形成鼻渊。实证者多因外邪侵袭，引起肺、脾胃、肝胆之病变而发病；虚证者多因肺、脾脏气虚损，邪气久羁，滞留鼻窍，致病情缠绵难愈。

三、诊断

1. 部分患者可有感冒病史、过敏史、鼻部外伤史及放射治疗史等。

2. 主要表现为单侧或双侧鼻流浊涕，量较多，可流向前鼻孔，也可经后鼻孔流向咽部，常伴有鼻塞和嗅觉减退，部分患者可伴有明显头痛。

3. 鼻黏膜红肿，尤以中鼻甲及中鼻道为甚；或为淡红色，中鼻甲肥大或呈息肉样变，中鼻道、嗅沟、下鼻道或后鼻孔可见脓涕。前额、颌面部或鼻根部可有压痛。

4. CT 检查是最直接和准确的诊断方法。常可发现窦口鼻道复合体或鼻窦黏膜病变、鼻窦腔内低密度影、骨质增生等表现。同时可明确病变鼻窦的位置、范围、解剖学致病因素等。

四、鉴别诊断

1. 鼻窒　常呈交替性或持续性鼻塞，不一定有流涕，即使伴有流涕，量也不多，鼻甲肿胀以下鼻甲为主，中鼻道及嗅沟一般无脓涕；鼻渊鼻塞可轻可重，以流脓涕、头痛为主要症状，鼻甲肿胀以中鼻甲为主，中鼻道及嗅沟常有脓涕。

2. 鼻鼽　大量流清涕，常伴有喷嚏连连、鼻痒等；鼻渊为大量流浊涕，多无喷嚏。

五、辨证论治

1. 治疗原则　分辨患病之虚实。实者以清热利湿、化浊通窍为主；虚者应健脾补肺，益气通窍。

2. 分证论治

证型	证候		治法	方药
肺经风热证	发热恶寒，咳嗽	舌红，苔薄白，脉浮	疏风清热，宣肺通窍	银翘散
胆腑郁热证	脓涕量多，色黄或黄绿，或有腥臭味，烦躁易怒，口苦咽干	舌红，苔黄或腻，脉弦数	清泄胆热，利湿通窍	龙胆泻肝汤
脾胃湿热证	倦怠乏力，胸脘痞闷，纳呆食少	舌红，苔黄腻，脉滑数	清热利湿，化浊通窍	甘露消毒丹
肺气虚寒证	气短乏力，语声低微，自汗畏风，咳嗽痰多	舌淡，苔薄白，脉缓弱	温补肺脏，益气通窍	温肺止流丹
脾虚湿困证	食少纳呆，腹胀便溏，脘腹胀满，肢困乏力	舌淡胖，苔薄白，脉细弱	健脾利湿，益气通窍	参苓白术散

3. 外治法　①滴鼻法，用芳香通窍的中药滴鼻剂滴鼻。②熏鼻法，用芳香通窍、行气活血的药物，如苍耳子散、川芎茶调散等。③鼻窦穿刺冲洗法，多用于上颌窦。④鼻窦负压置换法。⑤理疗，可配合局部超短波或红外线等物理治疗。

4. 其他治法

针刺疗法	主穴：迎香、攒竹、上星、禾髎、印堂、阳白等。配穴：合谷、列缺、足三里、丰隆、三阴交等
艾灸疗法	主穴：百会、前顶、迎香、四白、上星等。配穴：足三里、三阴交、肺俞、脾俞、肾俞、命门等。一般用于虚寒证
穴位按摩	选迎香、合谷，自我按摩

六、西医治疗

1. 全身用药　对于感染性病因，或合并有感染因素者，使用足量、足疗程的抗生素。糖皮质激素不作为常规用药。黏液稀释及改善黏膜纤毛活性药是常规辅助用药。合并变应性因素者可加用抗组胺药。

2. 局部用药　酌情使用鼻腔减充血剂。局部糖皮质激素可作为主要用药。生理盐水冲洗是目前常用的治疗和鼻腔保健护理方法。

3. 局部治疗　①上颌窦穿刺冲洗，适用于急性上颌窦炎无并发症、全身症状消退、局部炎症基本控制且化脓性病变已局限化时。②鼻窦负压置换治疗。③鼻内镜下负压吸引。

4. 外科手术　适用于急性者出现并发症或演变成为慢性且药物治疗无效者。以解除鼻腔鼻窦解剖学异常造成的机械性阻塞、结构重建、通畅鼻窦的通气和引流、黏膜保留为主要原则。

第六单元　鼻槁

重点提示　鼻槁的病因病机、诊断、鉴别诊断、辨证论治（★★★）。

一、定义

鼻槁是以鼻内干燥，甚或黏膜萎缩、鼻腔宽大为主要特征的疾病。发病以气候干燥的地区多见。西医学的干燥性鼻炎、萎缩性鼻炎等疾病可参考本病进行辨证施治。

二、病因病机

病因与燥邪、阴虚、气虚等有关。基本病机为脏腑亏虚，津液不能上濡鼻窍。

三、诊断

1. 多有鼻腔慢性炎症病史或有害粉尘、气体及干燥、高温环境刺激病史；或反复鼻腔手术病史；鼻部、鼻咽肿瘤放疗史；用药史或特殊感染病史。

2. 鼻内干燥感，可伴有鼻出血、鼻塞、嗅觉减退或丧失、头昏、头痛等症状，严重时鼻内有腥臭气味、脓涕鼻痂多。

3. 鼻黏膜干燥，甚至萎缩，鼻甲缩小（尤以下鼻甲为甚），鼻腔宽大，有时可直接从鼻孔望及鼻咽部，鼻黏膜表面可见黄绿色脓痂覆盖，清除痂皮后见黏膜糜烂出血。

四、鉴别诊断

鼻渊	大量流浊涕（最主要），一般无特殊的腥臭味，无鼻内干燥感，常伴有鼻塞，检查鼻腔多见中鼻甲肿大或息肉样变，中鼻道或嗅裂有分泌物或息肉，一般无痂皮覆盖
鼻槁	早期一般无流涕现象，仅在发展到后期严重时才会有脓涕，有特殊的腥臭味，有鼻内干燥症状，检查鼻腔内有较多黄绿色痂皮覆盖

五、辨证论治

1. 治疗原则　内外兼治，重在清燥，滋阴，补气。

2. 分证论治

证型	证候		治法	方药
燥邪犯肺证	灼热疼痛，涕痂带血，鼻黏膜干燥，咽痒干咳	舌尖红，苔薄黄少津，脉细数	清燥润肺，宣肺散邪	清燥救肺汤
肺肾阴虚证	脓涕痂皮积留，鼻气恶臭，咽干、干咳少痰	舌红少苔，脉细数	滋养肺肾，生津润燥	百合固金汤
脾气虚弱证	纳差腹胀，倦怠乏力，面色萎黄	舌淡红，苔白，脉缓弱	健脾益气，祛湿化浊	补中益气汤

3. 外治法

鼻腔冲洗	可用生理盐水或中药煎水冲洗鼻腔，以清除鼻内痂块，减少鼻腔臭气
滴鼻	可用滋养润燥药物滴鼻，如用蜂蜜、芝麻油加冰片少许滴鼻，或复方薄荷油、鱼肝油滴鼻
蒸汽吸入	可用内服中药再煎水，或清热解毒排脓中药煎水，或用鱼腥草注射液蒸汽吸入

4. 针灸疗法

体针	选迎香、禾髎、足三里、血海、三阴交、肺俞、脾俞等穴，用补法
耳穴贴压	取内鼻、肺、肾、脾、内分泌等耳穴
迎香穴位埋线	常规消毒，局部麻醉，用埋线针将羊肠线埋入迎香穴皮下

六、西医治疗

全身治疗	口服复合维生素及微量元素
局部治疗	①鼻腔冲洗，常用温热生理盐水。②滴鼻，用1%链霉素液，或1%复方薄荷樟脑油、清鱼肝油、石蜡油，或25%葡萄糖甘油，或50%葡萄糖等。③涂鼻，用1%新斯的明
手术治疗	鼻腔黏－骨膜下埋藏术、鼻腔外侧壁内移加固定术、前鼻孔闭合术等

第七单元　鼻衄

重点提示　鼻衄的诊断、鉴别诊断（★★）、处理原则（★）。

一、诊断

1. 主要表现为单侧或双侧鼻出血，可为间歇反复出血，亦可持续出血。出血量多少不一，轻者仅鼻涕中带血；较重者，渗渗而出或点滴而下；严重者，血如泉涌，鼻口俱出，甚则昏厥。

2. 鼻腔检查多可找到出血部位，以鼻中隔前下方及下鼻道后部的出血较多见。

二、鉴别诊断

咯血	咳嗽时出血，多兼有咳痰
吐血	呕吐时出血，血色多暗红，且混有胃内容物
鼻衄	流经咽部者，为鲜红色血液，无痰液或胃内容物混杂，也无咳嗽及呕吐

三、处理原则

急则治其标，缓则治其本，同时稳定病者的情绪，以利于配合治疗和检查。有虚脱者，及时抢救处理。

第三章　咽喉部常见疾病

第一单元　喉痹

重点提示　喉痹的病因病机、诊断、鉴别诊断、辨证论治（★★★）。

一、定义

喉痹是以咽部红肿疼痛或异物梗阻不适感、喉底或有颗粒状突起为主要特征的疾病。可伴发耳胀、鼻渊、喉喑等。西医学的急、慢性咽炎可参考本病进行辨证施治。

二、病因病机

诸脉失和，咽喉痹阻，其症不一，究其病由，或外邪侵袭，或火毒上攻，或痰瘀交阻，或阴阳气虚。

三、诊断

1. 部分患者可曾有感受风寒、过食辛辣、烟酒粉尘刺激史。

2. 咽部干燥，灼热感，异物感，咽痛、咽痒、咳嗽等。急性发作者可有发热、头痛、食欲不振和四肢酸痛等。

3. 急性者可见口咽部黏膜弥漫性充血、肿胀，咽后壁淋巴滤泡隆起，表面可见黄白色点状分泌物，悬雍垂及软腭水肿，下颌角淋巴结肿大。慢性者可见口咽部黏膜慢性充血，咽后壁淋巴滤泡增生或咽侧索肥厚。部分患者可出现口咽部黏膜干燥，萎缩变薄，色苍白发亮，常附有黏稠分泌物。

四、鉴别诊断

1. 乳蛾　咽痛明显，检查可见乳蛾肿大或可见其表面有脓点，可连成伪膜。

2. 梅核气　发病有明显的情志因素，咽异物感明显，咽肌膜无明显充血肿胀或肥厚改变，经暗示治疗，症状可迅速消失。

3. 喉痈　咽喉剧烈疼痛，局部红肿、化脓，吞咽困难，言语含糊，甚则张口、呼吸困难。

4. 咽喉肿瘤　可出现咽后壁、咽侧壁隆起，或检查可见咽喉部肿物，喉镜检查及咽喉部、食管影像学检查有助鉴别诊断。

五、辨证论治

1. 治疗原则　病程短以咽部红肿疼痛为主者，多属实证、热证，以疏散外邪、清热利咽为主；病程长以咽部异物梗阻不适感为主者，多属阴阳气虚或痰凝血瘀之证，脏腑虚损，以扶正为主；虚实夹杂者，采用扶正祛邪法。

2. 分证论治

证型	证候		治法	方药
外邪侵袭证	偏于风热者发热，咳痰黄稠；偏于风寒者恶寒发热，身痛，咳嗽痰稀	偏于风热者舌红，苔薄黄，脉浮数；偏于风寒者舌淡红，苔薄白，脉浮紧	疏风散邪，宣肺利咽	风热外袭，用疏风清热汤；风寒外袭，用六味汤
肺胃热盛证	发热，口渴喜饮，口气臭秽，大便燥结	舌红，苔黄，脉洪数	清热解毒，消肿利咽	清咽利膈汤
肺肾阴虚证	干咳痰少而稠，痰中带血，手足心热，潮热盗汗	舌红少苔，脉细数	滋养阴液，降火利咽	肺阴虚为主，用养阴清肺汤；肾阴虚为主，用知柏地黄汤
脾气虚弱证	口干而不欲饮或喜热饮，易恶心，倦怠乏力，纳差	舌淡红，边有齿印，苔薄白，脉细弱	益气健脾，升清降浊	补中益气汤
脾肾阳虚证	形寒肢冷，腰膝冷痛，夜尿频而清长	舌淡胖，苔白，脉沉细弱	补益脾肾，温阳利咽	附子理中丸
痰凝血瘀证	恶心呕吐，胸闷不适	舌暗红，或有瘀斑、瘀点，苔白或微黄，脉弦滑	祛痰化瘀，散结利咽	贝母瓜蒌散

3. 外治法

吹喉法	将中药制成粉剂，直接吹喷于咽喉患部，以清热止痛利咽，如冰硼散
含漱法	中药煎水含漱。如金银花、连翘、薄荷、甘草煎汤；桔梗、甘草、菊花煎汤
含噙法	将中药制成丸或片剂含服，使药物直接作用于咽喉
蒸汽吸入法	可用内服之中药煎水装入保温杯中，趁热吸入药物蒸汽，亦可将中药液置入蒸汽吸入器进行蒸汽吸入
烙治法	喉底颗粒较多，可配合烙治法

4. 针灸疗法

体针	主穴：合谷、内庭、曲池、足三里、肺俞、太溪、照海等。配穴：尺泽、内关、复溜、列缺等
灸法	主要用于体质虚寒者，可选合谷、足三里、肺俞等穴，悬灸或隔姜灸
耳针	可选咽喉、肺、肾上腺、神门等埋针
穴位注射	可选人迎、扶突、水突等穴，每次 1 穴（双侧），药物可用丹参注射液、川芎注射液，或维生素 B_1 注射液等，每穴 0.5 ~ 1mL
刺血法	咽喉痛较甚、发热者，可配合耳尖、少商、商阳点刺放血，以助泄热

5. 按摩导引疗法

按摩	于喉结旁开 1 ~ 2 寸，亦可沿颈部第 1 ~ 7 颈椎棘突旁开 1 ~ 3 寸，用示指、中指、无名指沿纵向平行线上下反复轻轻揉按，或可用一指禅推法
导引	可用叩齿咽津法

六、西医治疗

1. 急性咽炎

（1）全身症状较轻或无，可采取局部治疗，复方硼砂溶液含漱；应用抗病毒药，口服喉片。可用 1% ~ 3% 碘甘油、2% 硝酸银涂抹咽后壁肿胀的淋巴滤泡，有消炎作用。

（2）若全身症状较重，如有高热，应卧床休息，多饮水及进食流质饮食，在局部治疗的基础上加用抗生素治疗，抗病毒药可从静脉途径给药。

2. 慢性咽炎

（1）去除病因：戒除烟酒，积极治疗急性咽炎及鼻和鼻咽部慢性炎症等。纠正便秘和消化不良，改善工作和生活环境（避免粉尘及有害气体）。治疗全身性疾病以增强身体抵抗力。

（2）局部治疗：

慢性单纯性咽炎	常用含漱法、含服喉片，或可用复方碘甘油涂抹咽部。咽异物感症状较重者，可用穴位封闭治疗
慢性肥厚性咽炎	除上述方法处理外，还可用化学药物或激光、射频烧灼对咽后壁淋巴滤泡进行处理（治疗范围不宜过广）
萎缩性及干燥性咽炎	可局部涂抹碘剂，口服维生素促进黏膜上皮生长。不可施行烧灼法

第二单元　乳蛾

重点提示　乳蛾的病因病机、诊断、鉴别诊断、辨证论治（★★★）。

一、定义

乳蛾是以咽痛或咽部不适，喉核红肿或化脓为主要特征的疾病。多见于儿童和青壮年，每遇受凉、过度疲劳、烟酒过度、有害气体刺激、季节更替和气温变化时最易发病。西医学的急、慢性扁桃体炎可参考本病进行辨证论治。

二、病因病机

起病急骤者，多为风热之邪乘虚外袭，火热邪毒搏结喉核而致。若病久体弱，脏腑失调，邪毒久滞喉核，易致病程迁延，反复发作。

三、诊断

1. 可有急性或反复发生的咽痛伴发热，或反复咽部不适的病史。

2. 急性者发热、咽痛，可伴有畏寒、头痛、食欲下降、乏力等；可见双侧扁桃体及腭舌弓、腭咽弓充血肿胀，扁桃体表面有黄白色脓点，甚者膜连成片状；颌下淋巴结可有肿大、压痛。白细胞总数可升高，中性粒细胞分类常增多。

3. 慢性者咽部不适（如异物感、干痒、灼热等）反复发作；可见扁桃体或大或小，腭舌弓呈带状充血、暗红色，挤压腭舌弓时扁桃体隐窝有干酪样物溢出。

四、鉴别诊断

1. 喉痹　黏膜充血、肿胀与淋巴滤泡脓性渗出重点集中在口咽后壁与侧壁，扁桃体受累常不明显。慢喉痹者，咽后壁黏膜可见淋巴滤泡增生呈散在或密集颗粒样，甚者呈斑片状；咽侧索可增生肥厚。

2. 喉关痈　多为急乳蛾之变证。咽痛明显，可向耳部放射，张口受限、妨碍吞咽，流涎，颈部偏向患侧。喉关（软腭）一侧红肿，推向对侧的扁桃体可红肿、表面有脓点。发病4～5天，多有脓液形成，局部隆起显著，可有波动感，抽吸即见脓液。颌下淋巴结可肿大，压痛。

五、辨证论治

1. 治疗原则　发病急骤者，多为实证、热证，宜清热解毒；慢病久病者多为虚证或虚实夹杂之证，宜补虚泻实。

2. 分证论治

证型	证候		治法	方药
风热外袭证	发热恶风，头痛，咳嗽	舌淡红，苔薄黄，脉浮数	疏风清热，消肿利咽	疏风清热汤
肺胃热盛证	咽部疼痛剧烈，痛连耳根，吞咽困难，痰涎较多	舌红，苔黄，脉洪数	清泻肺胃，消肿利咽	清咽利膈汤
肺肾阴虚证	午后颧红，手足心热，耳鸣眼花	舌红少苔，脉细数	滋养肺肾，清利咽喉	百合固金汤
脾胃虚弱证	口淡不渴，恶心呕吐，大便时溏	舌淡，苔白腻，脉缓弱	益气健脾，和胃利咽	六君子汤
痰瘀互结证	咽干不利，或刺痛胀痛	舌暗有瘀点，苔白腻，脉细涩	活血化瘀，祛痰利咽	会厌逐瘀汤＋二陈汤

3. 外治法

含漱法	选用金银花、连翘、荆芥、薄荷煎汤含漱
吹喉法	选用清热解毒、消肿利咽的中药粉剂直接吹于咽喉患处，如冰硼散
含服法	选用清热解毒、养阴利咽中药含片或丸剂含服
蒸汽吸入或雾化吸入	用内服中药煎水，装入保温杯中，趁热吸入；或用银黄注射液、鱼腥草注射液、双黄连注射液等雾化吸入
烙治法或啄治法	适用于慢乳蛾或喉核肥大者，以减缓或消除症状

4. 针灸疗法

体针	①实热证，主穴选合谷、内庭、曲池，配穴选天突、少泽、鱼际，强刺泻法。②虚证，选太溪、鱼际、三阴交、足三里，平补平泻
耳针	①实热证，取扁桃体、咽喉、肺、胃、肾上腺，强刺激。②虚证，取咽喉、肾上腺、皮质下、脾、肾等穴，用王不留行籽贴压，以中等强度按压
穴位注射	取脾俞、肩井、曲池、天突、孔最等穴位，每穴注射柴胡注射液或鱼腥草注射液 1mL
穴位敷贴	用咽扁清磁疗贴，敷贴于大椎和天突

六、西医治疗

一般治疗	适当隔离，注意休息，进流质易消化饮食，多饮水，保持大便通畅
药物治疗	①抗感染药物，首选青霉素及头孢类抗生素，肌内注射或静脉给药。用药 2 ~ 3 天病情无好转者，改用其他广谱抗生素。②复方氯己定、淡盐水等漱口
外科治疗	扁桃体肥大妨碍呼吸及吞咽、慢性扁桃体炎反复急性发作等可选扁桃体切除术

第三单元　喉喑

重点提示　喉喑的病因病机、诊断、鉴别诊断、辨证论治、西医治疗（★★★）。

一、定义

1. 喉喑是以声音嘶哑为主要特征的喉部疾病。好发于教师、歌唱演员及销售人员。小儿喉喑急症，病情常比成人重，易致急喉风危重症。

2. 西医学的急性喉炎、慢性喉炎、声带小结、声带息肉、喉肌弱症、声带麻痹等疾病可参考本病进行辨证施治。

二、病因病机

有虚实之分。实证多由外邪犯肺，或肺热壅盛，或血瘀痰凝，致声门开合不利而致，即所谓“金实不鸣”；虚证多因脏腑虚损，咽喉失养，声门开合不利而致，即所谓“金破不鸣”。

三、诊断

1. 常有上呼吸道感染、饮食不当或滥用及错误用嗓的病史。

2. 声嘶最常见，但程度差异很大。轻者仅声音稍变粗或音调变低，重者明显声音嘶哑，甚至不能发声。部分患者可伴有发声疲劳、咳嗽、咽喉疼痛、咽部异物感等不适。

3. 急性发病者常见喉腔黏膜充血，声带肿胀，声带不能向中线靠拢而闭合不良。慢性发病者可出现喉黏膜及声带干燥、变薄；或声带边缘有小结、息肉；或声带松弛无力，声门闭合不全；或声带活动受限、固定。

四、鉴别诊断

喉瘤、喉菌　喉腔可见新生物生长，或局部溃烂易出血，部分患者可伴有呼吸困难、进食呛咳等症状。取组织送病理学检查有助于鉴别。

五、辨证论治

1. 治疗原则　急性起病者多属表实之证，以疏风宣肺为治疗大法，或疏风清热，或疏风散寒。慢性起病者多属虚证，以滋阴为主，或以益气为要；实者行气活血化痰。

2. 分证论治

证型	证候		治法	方药
风寒袭肺证	畏寒发热，鼻塞、头痛	舌淡，苔白，脉浮	疏风散寒，宣肺开音	三拗汤
风热犯肺证	咽干，咳黄痰，发热，微恶寒，流黄浊涕	舌边尖红，苔薄黄，脉浮或浮数	疏风清热，宣肺开音	疏风清热汤
肺热壅盛证	发热烦渴，口干气粗，咳痰黄稠，大便干，尿黄	舌红，苔黄厚，脉数大	泄热解毒，利喉开音	泻白散
肺肾阴虚证	讲话不能持久，干咳少痰，颧红唇赤，手足心热	舌红少苔，脉细数	滋养肺肾，降火清音	百合固金汤
肺脾气虚证	倦怠乏力，少气懒言，纳呆便溏	舌淡红，舌胖或有齿痕，苔白，脉虚弱	补益肺脾，益气开音	补中益气汤
血瘀痰凝证	喉内不适，有异物感，常有清嗓、胸闷	舌暗，或有瘀点，脉涩	行气活血，化痰开音	会厌逐瘀汤

3. 外治法

含服	铁笛丸、润喉丸等
蒸汽吸入	风寒袭肺者，可用苏叶、香薷、细辛等；风热犯肺及痰热壅肺者，可用柴胡、鱼腥草、黄芩、薄荷等。取过滤液 20mL 行蒸汽吸入或超声雾化吸入

4. 针灸疗法

体针	取合谷、曲池、足三里、尺泽等穴
耳针	取咽喉、肺、肾上腺等穴
穴位注射	取天突、曲池等穴，用 10% 葡萄糖、丹参注射液、维生素 B_1 或维生素 B_{12} 注射液行穴位注射

六、西医治疗

行为干预	戒烟酒，避免物理、化学物质刺激。多饮水，尽量少接触刺激性饮品及辛辣食物。轻声及柔声说话，避免过度用嗓

续表

内科治疗	①急性感染者可酌情使用敏感抗生素。伴有咽喉反流者可使用质子泵抑制剂。②雾化治疗，吸入液中加入糖皮质激素或α－糜蛋白酶等。③超短波理疗，碘离子透入，激光治疗等。④嗓音康复治疗
手术治疗	喉部病变经内科治疗无效者可在纤维喉镜或支撑喉镜下行病灶切除

第四单元　喉痈

重点提示　喉痈的病因病机、诊断、鉴别诊断、辨证论治、西医治疗（★★★）。

一、定义

1. 喉痈是以咽喉红肿疼痛、吞咽困难为主要特征的咽喉及其邻近部位的痈肿。以喉关痈、会厌痈常见，多发于青壮年，平均年龄20～35岁，儿童和老人少见；里喉痈多见于3岁以下的婴幼儿。

2. 西医学的扁桃体周围脓肿、急性会厌炎及会厌脓肿、咽后脓肿、咽旁脓肿等疾病可参考本病进行辨证施治。

二、病因病机

多因脏腑蕴热，复感风热邪毒，或异物、创伤染毒，内外热毒搏结于咽喉，灼腐血肉而为脓，毒聚而成痈肿。

酿脓期	咽喉为肺胃所属，风热邪毒乘虚侵袭，循口鼻入肺系，咽喉首当其冲，邪毒与气血搏结不散，导致气血壅聚咽喉而为病
成脓期	外邪不解，入里化火，引动脏腑积热上攻，内外火热邪毒搏结于咽喉，热毒流窜困结于一处，灼腐血肉而为脓
溃脓期	痈肿溃破后，因火热邪毒久灼咽喉，又因咽痛饮食难进，加之清解攻伐，导致气阴两伤，余邪未清

三、诊断

1. 共同症状是咽喉疼痛剧烈，吞咽困难，语言含糊，甚则张口困难，多伴有发热、全身不适等。病情发展迅速，因咽喉肿塞、剧痛而影响进食，甚则阻碍呼吸，危及生命。

2. 类型

喉关痈	多继发于乳蛾发病3～5天后；一侧软腭明显红肿隆起，喉核被推向前下方或后下方，并被肿胀的腭舌弓和软腭所遮盖，悬雍垂红肿被推向对侧
会厌痈	常有外感、异物、创伤及邻近器官急性炎症史；可见会厌红肿、增厚，尤以会厌舌面表现显著，甚至肿胀成球形，影响呼吸；如已成脓，会厌红肿处可见黄白色脓点。喉关多无明显红肿
里喉痈	可有感冒或咽部异物及外伤后感染史；可见喉底一侧红肿隆起，脓肿较大者可将患侧腭咽弓及软腭向前推移。患侧颌下有臖核，压痛明显
颌下痈	可有乳蛾、喉关痈、里喉痈或咽旁组织损伤史；颈部僵直，一侧颌下肿胀压痛，成脓后可有波动感，穿刺可抽出脓液；同侧咽壁及喉核被推向咽腔中央，但喉核无红肿

3. 实验室检查多见外周血白细胞、中性粒细胞、C反应蛋白升高。影像学检查在各型喉痈的发病部位可发现脓肿表现。

四、鉴别诊断

1. 乳蛾　喉关痈常继发于乳蛾，早期表现与乳蛾相同，注意乳蛾是否已发展为喉关痈，鉴别要点是患侧软腭是否红肿隆起。

2. 喉风　两者均可出现咽喉剧烈疼痛、吞咽困难、口涎外溢等症状，但喉风呼吸困难最突出，喉痈无明显呼吸困难。

五、辨证论治

1. 治疗原则　辨是否成脓乃辨证之关键，及时采取排脓治疗，对缩短病程至关重要。

2. 分证论治

证型	证候		治法	方药
外邪侵袭，热毒搏结证	发热恶寒，头痛，患处黏膜色红漫肿或颌下肿胀	舌红，苔薄黄，脉浮数	疏风清热，解毒消肿	五味消毒饮
热毒困结，化腐成脓证	口臭口干，便结溲黄，患处触之有波动感，穿刺可抽出脓液	舌红，苔黄厚，脉洪数有力	泄热解毒，消肿排脓	仙方活命饮
气阴耗损，余邪未清证	身热已退，咽干口渴，溃口未愈合	舌红或淡红，苔薄黄而干，脉细数	益气养阴，清解余毒	沙参麦冬汤

3. 外治法

吹药法	可用清热解毒、消肿止痛的中药散剂吹喉关红肿处
含噙法	可用清热解毒、利咽止痛的中药含片、滴丸含服
含漱法	可用金银花、桔梗、甘草煎水或用内服中药渣再煎之药液，冷后频频含漱
蒸汽吸入	可用清热解毒、消肿止痛的中药注射剂
外敷法	颌下肿痛明显者，可用紫金锭或如意金黄散，以醋调敷
排脓法	喉痈脓成之后，及时排脓

4. 针灸疗法

体针	咽喉肿痛甚者，针刺合谷、内庭、太冲等穴，用泻法。张口困难者，针刺患侧颊车、地仓，以使牙关开张
刺血法	痈肿未成脓时，可用三棱针于局部黏膜浅刺，或用尖刀轻划使其出血；高热者，用三棱针刺少商、商阳或耳尖，每穴放血数滴

5. 擎拿法　适用于咽喉肿塞，疼痛剧烈，汤水难入者。

六、西医治疗

脓肿形成前	全身使用广谱、足量抗生素及适量糖皮质激素等药物，以防感染蔓延和并发症发生
脓肿形成后	①穿刺抽脓，可明确脓肿是否形成及脓肿部位，注意方位，不可刺入太深。②切开排脓。③喉关痈易复发，可在炎症消退2周后行扁桃体切除术

七、调护

1. 观察病情变化，防止窒息。脓已成应及时排脓，保持引流通畅，并适时做好气管切开的准备。

2. 吞咽困难者，宜进半流质或流质饮食，忌食辛辣炙煿、醇酒厚味。

3. 起居有常，增强体质。治疗咽喉部急慢性疾病，保持口腔卫生。

第五单元　喉风

重点提示　喉风的诊断、鉴别诊断（★★）、辨证论治、西医治疗（★）。

一、定义

喉风是以吸气性呼吸困难为主要特征的危急重症。小儿脏腑娇嫩，喉腔狭小，稍有肿胀即可发生阻塞，发生喉风的机会较多。西医学的喉阻塞等病证可参考本病所述辨证治疗。

二、诊断

1. 多有食物、药物或其他物质如油漆、异气的过敏史，急性咽喉炎特别是急性会厌炎病史；或有咽喉部异物史、外伤史；或有近期喉部肿瘤放疗史等。

2. 以吸气性呼吸困难为突出症状，吸气时间长而费力，呼气相对容易；吸气时出现喉鸣、三凹征或四凹征（吸气时天突、缺盆、肋间隙及/或剑突下凹陷）；常伴有咽喉肿痛、痰涎壅盛、语言难出、声如拽锯、汤水难下等症状。

3. 呼吸困难程度

分度	表现
一度呼吸困难	安静时无呼吸困难，活动时出现吸气困难、喉鸣、鼻翼扇动、三凹征或四凹征
二度呼吸困难	安静时有上述呼吸困难表现，活动时加重，但不影响睡眠和进食
三度呼吸困难	呼吸困难明显，喉鸣较响，并因缺氧而出现烦躁不安、三凹征或四凹征显著
四度呼吸困难	呼吸极度困难，端坐呼吸，唇青面紫，额汗如珠，身汗如雨，甚则四肢厥冷，脉沉微欲绝，呼吸浅速，神昏，濒临窒息

4. 血氧饱和度可下降。

5. 间接喉镜、纤维喉镜检查可见喉部特别是会厌舌面黏膜红肿或水肿如球状；喉 CT、MRI 等可见喉部通道狭窄或不同程度阻塞。

三、鉴别诊断

1. 呼气性呼吸困难　呼气费力，呼气时胸部可听到哮鸣音，常伴有咳喘、张口抬肩等表现，无三凹征（或四凹征）出现，多见于哮病、喘证、肺痈、肺胀等肺部疾病。

2. 其他

肺源性呼吸困难	吸气和呼气均困难。支气管哮喘时出现明显的呼气性呼吸困难，无声嘶。肺部听诊可闻及哮鸣音。如为肺部炎症，肺部听诊可有湿啰音。X 线检查可协助诊断。常见于慢性肺气肿、各种肺炎、肺水肿、胸膜炎等
中枢性呼吸困难	呼吸中枢受抑制所致。呼吸频率慢或不规则，可出现潮式呼吸、间歇性呼吸、点头呼吸等。多有原发病史，常因于中毒性呼吸困难

续表

心源性呼吸困难	吸气和呼气均困难，活动时出现或加重，休息时减轻或缓解，仰卧位可加重，坐位或立位时可减轻。轻者短时间内可缓解，重者哮喘，面色青紫，咳粉红色泡沫样痰等
中毒性呼吸困难	体内代谢产生的有毒物质，直接作用于呼吸中枢；或由体外进入的有毒物质，作用于血红蛋白，使携氧能力下降，血氧缺乏，二氧化碳蓄积，导致呼吸困难。可见于代谢性酸中毒、尿毒症、酮血症、亚硝酸盐中毒、氢氰酸中毒等
血源性呼吸困难	主要为呼吸频率增快，伴有心悸、头晕、嗜睡等不适。血液中红细胞数量减少或血红蛋白变性，携氧能力下降，血氧不足，导致呼吸困难。可见于各类贫血等

四、危急状态辨识

患者出现三度以上呼吸困难，喉鸣较响，并因缺氧而出现烦躁不安、三凹征或四凹征显著。或端坐呼吸，唇青面紫，额汗如珠，身汗如雨，甚则四肢厥冷，脉沉微欲绝，呼吸浅速，神昏，濒临窒息状态，应高度警惕，尽快解除呼吸困难，使患者脱离缺氧状态，挽救生命。

五、辨证论治

1. 治疗原则　密切观察呼吸困难程度，针对病因及时解除呼吸困难症状；掌握各阶段病变主要表现，准确辨证施治，祛风、化痰、清热泻火是治疗关键。

2. 分证论治

证型	证候		治法	方药
风痰凝聚证	猝然咽喉憋闷，呼吸困难，恶寒、发热、头痛	舌淡苔白，脉浮	祛风散寒，化痰消肿	六味汤
痰火壅结证	喘息气粗，喉中痰鸣，声如拽锯，烦躁不安，汗出如雨	舌红绛，苔黄或腻，脉数或沉微欲绝	泄热解毒，祛痰开窍	清瘟败毒饮

3. 外治法　蒸汽吸入、中药离子透入、吹药法、含漱法。

4. 针刺疗法　①体针：取合谷、少商、商阳、尺泽、少泽、曲池等穴。②耳针：选用神门、咽喉、平喘等穴。③放血疗法：三棱针浅刺少商、商阳、少泽放血。

5. 擎拿法　一、二度呼吸困难可酌情配合擎拿法。

六、西医治疗

一度呼吸困难	喉部炎症引起者，及时使用激素加抗生素，配合蒸汽吸入或雾化吸入等
二度呼吸困难	观察病情变化，做好气管切开术的准备工作。如为异物，立即取出；如为肿瘤，考虑气管切开
三度呼吸困难	如为异物，及时取出；如为急性炎症，可先试用药物治疗，若未见好转或阻塞时间较长，及早施行气管切开。肿瘤或其他原因引起的喉阻塞，先行气管切开，待呼吸困难缓解后，再根据病因，给予其他治疗
四度呼吸困难	行紧急抢救手术

第六单元　梅核气

重点提示　梅核气的诊断、鉴别诊断、辨证论治（★★★）。

一、定义

梅核气是以咽部异物阻塞感为主要特征的疾病。多发于中年女性，也见于职场和围绝经期女性。西医学的咽异感症可参考本病进行辨证论治。

二、病因病机

多与七情郁结、气机不利有关。

三、诊断

1. 多因情志不畅而发，随情志抑郁加重。
2. 发作时咽部异物感、吞吐不下，情志抑郁可加重，但进食基本正常。

（1）咽部异常感觉，如异物感（如有发丝、树叶、肿物或痰黏感）、蚁行感、灼热感、梗阻感、紧束感等，吐之不出，咽之不下。

（2）症状轻重与情志变化有关，多于情志不舒、心情郁闷时加重，咽喉的异物阻塞感又容易加重患者的精神负担。

（3）不碍饮食及呼吸，不影响进食。

3. 咽喉各部所见均属基本正常，也可见咽喉轻度慢性充血。

四、鉴别诊断

1. 喉痹　慢性咽炎病程长，晨起时出现刺激性咳嗽、恶心等，与用嗓过度、受凉、疲劳有关，与情志抑郁无关。

2. 咽喉及食管肿瘤　若出现咽部异物感，进食吞咽时加重；梅核气的咽异物感则空咽时明显，进食时反而减轻。

五、辨证论治

1. 分证论治

证型	证候		治法	方药
肝郁气滞证	胸胁脘腹胀满，心烦郁闷，善太息	舌淡红，苔薄白，脉弦	疏肝理气，散结解郁	逍遥散
痰气互结证	咳痰色白，肢倦纳呆，脘腹胀满，嗳气	舌淡胖，苔白腻，脉弦滑	行气导滞，散结除痰	半夏厚朴汤

2. 外治法　吹药法、咽部注射。

3. 针灸疗法

体针	毫针刺廉泉，针尖向上刺至舌根部，令患者做吞咽动作，至异物感减轻或消失时出针
灸法	取膻中、中脘、脾俞
穴位埋线法	取天突或膻中埋线

续表

耳针	取肝、肺、咽喉、内分泌、肾上腺穴
穴位注射	取天突、廉泉、人迎、内关等穴位

4. 按摩疗法、心理疗法。

六、西医治疗

可酌情给予质子泵抑制剂或抗抑郁药物。放松心情，改善人际关系，必要时结合心理治疗，也可收到很好疗效。

第七单元　骨鲠

重点提示　骨鲠的诊断、鉴别诊断（★★）、辨证论治（★）。

一、定义

骨鲠是各种骨类或其他异物哽于咽、喉、气管或食管等部位，以咽喉部疼痛、吞咽痛和吞咽困难为主要特征的疾病。咽与食管异物以中老年多见，呼吸道异物以幼儿和儿童多见。骨鲠多为鱼骨、鸡鸭骨、猪骨和牛羊骨。西医学的咽异物、喉异物、气管支气管和食管异物可参考本病进行辨证论治。

二、诊断

1. 有明确的异物史。
2. 进食后突发咽喉疼痛、咳嗽、气急、吞咽疼痛和吞咽困难等。
3. 扁桃体下极、舌根、会厌谷、梨状窝和喉腔可见异物，触诊喉、气管和胸骨上窝，可有压痛，胸部叩诊和听诊，可有一侧或双侧呼吸音减弱，甚至消失。
4. X线、食管钡餐和CT检查可协助异物判断，食管镜或支气管镜检查可明确食管或气管支气管异物的存在与否。

三、鉴别诊断

肿瘤性疾病　骨鲠好发部位的肿瘤，早期症状常不明显，中晚期可有咽喉疼痛、咳嗽、气急、吞咽疼痛和吞咽困难等症状，但发病缓慢，症状由轻到重。特点是相应部位查见新生物。

四、辨证论治

1. 治疗原则　取出异物。
2. 治法分述

咽喉部异物	扁桃体异物多可用枪状镊直接夹取；舌根、会厌谷、梨状窝和喉异物可在局麻下借助间接喉镜或纤维（电子）喉镜取出
食道异物	可借助硬管或电子食管镜取出，麻醉可选择局麻或全麻
气管支气管异物	成人较小异物可在局麻下借助电子支气管镜取出，成人较大异物和儿童异物可在全麻下借助支气管镜取出异物

3. 其他治法

气管切开术	适用于喉气管异物，呼吸困难严重，无异物取出条件者
颈侧切开术	适用于颈段食管异物，硬管或食管镜下异物取出困难，或异物穿出食管

五、调护

1. 进食时细嚼慢咽，切莫说笑。告诫儿童勿含硬币等物。
2. 消化道异物取出后，2 天内宜流质饮食。

第四章 耳鼻咽喉科常用检查法

第一单元 耳部常用检查法

重点提示 一般检查法（★★）。

一、一般检查法

1. 耳周、耳郭、外耳道口

（1）观察耳郭及周围组织是否有病变，如两侧耳郭是否对称，有无畸形、新生物，以及皮肤有无红肿或肿胀隆起、疱疹、糜烂、渗液、结痂、皮肤增厚、创伤，有无瘘口、副耳及腮腺肿大等。

（2）检查外耳道，观察外耳道有无闭锁、狭窄、塌陷或红肿、耵聍、异物、新生物、分泌物，如有分泌物注意其颜色、性状、气味和量。

成人	将耳郭向后上外方牵拉，使外耳道变直，示指将耳屏向前推压，使外耳道口扩大
婴幼儿	将耳郭向后下外方牵拉，以便窥清外耳道和鼓膜

（3）触诊两侧乳突尖及鼓窦区，观察有无压痛，耳周淋巴结是否肿大。指压耳屏或牵拉耳郭时出现疼痛或疼痛加重者，提示外耳道炎或疖肿。如耳后肿胀，注意有无波动感。遇有瘘口，以探针探查其深度及瘘管走向。

2. 鼓膜 观察其正常标志是否改变，有无内陷、外凸、液平、充血、疱疹、肉芽、钙斑或增厚等病变；活动度是否正常，有无穿孔（注意穿孔大小、位置、形状），分泌物性质，有无胆脂瘤上皮及新生物。

二、特殊检查法

1. 耳内镜检查。

2. 纯音听阈测试 纯音听力计用于测试人耳听觉功能，判断听力受损程度，可对引发耳聋的病位和类型做出初步诊断。

（1）测试项目包括气导和骨导，先测试气导，再测试骨导。两种纯音听阈图是以横坐标为频率（Hz），纵坐标为声级（dB）的坐标图，或称听力曲线。

（2）一般以 500Hz、1000Hz、2000Hz 3 个频率的气导听阈值平均数来评价耳聋程度。26～40dB 为轻度聋，41～55dB 为中度聋，56～70dB 为中重度聋，71～90dB 为重度聋，>90dB 为极度聋（又称全聋）。

（3）根据听力曲线的特点，可判断耳聋性质。骨导正常或接近正常，气导下降（气骨导间距大于 10dB，一般不大于 40dB），气导曲线平坦或以低频听力下降为主而呈上升型者，多为传导性聋；气骨导间距大于 40dB，可考虑为听骨链中断。气导骨导曲线一致性下降，一般以高频听力下降较重，曲线呈渐降型或陡降型，多为感音神经性聋，兼有上述两种听力曲线特点者为混合性聋。

3. 声导抗测试法　鼓室导抗图 A 型为中耳功能正常；As 型见于耳硬化、听骨固定、鼓膜明显增厚；Ad 型见于听骨链中断、鼓膜萎缩、咽鼓管异常开放、愈合性穿孔；B 型见于鼓室积液、中耳粘连；C 型见于咽鼓管功能障碍。

第二单元　鼻部常用检查法

重点提示　鼻窦检查法（★★）。

一、一般检查法

1. 外鼻检查法　主要观察外鼻有无形态、皮肤色泽的改变，有无充血、肿胀、隆起，触诊有无压痛、皮肤增厚或变硬以及鼻背有无塌陷、鼻梁有无歪斜等。

2. 鼻腔检查法

鼻前庭检查法	被检查者头稍后仰，检查者用拇指推起鼻尖并左右轻移动。观察鼻前庭皮肤有无充血、肿胀、局限性隆起、溃疡、渗液、结痂、皲裂、新生物等
前鼻镜检查法	检查者左手执前鼻镜，先将前鼻镜两叶合拢，镜唇前端勿超过鼻阈以防损伤鼻黏膜，张开鼻镜镜唇，观察鼻前庭及固有鼻腔。检查一般由下向上、由内向外、由前向后进行。正常鼻腔黏膜表面光滑、湿润、呈淡红色，鼻甲黏膜有弹性，各鼻道与鼻底无分泌物
后鼻镜检查法	见间接鼻咽镜检查

3. 鼻窦检查法

视诊和触诊	观察前额、面颊、内眦及眉根部位皮肤有无红肿、压痛，局部有无隆起，眼球有无移位及运动障碍。判断压痛位置，有助于判定是哪组鼻窦病变
鼻镜检查	①观察鼻道中有无分泌物及量、色、性质和引流部位，检查各鼻道有无息肉或新生物。如中鼻道有分泌物，提示为前组鼻窦炎症；上鼻道及嗅裂区有分泌物，提示为后组鼻窦炎症。 ②疑似鼻窦炎而中、上鼻道未见分泌物，可先用 1% 麻黄素生理盐水收缩鼻腔黏膜，再采用体位引流法。疑为上颌窦炎，患者取侧卧低头位，患侧向上；疑为额窦或筛窦炎，取正坐位，约 10 分钟后再观察鼻道中有无分泌物

二、特殊检查法（鼻内镜检查法）

1. 患者可取坐位或平卧位，先用 1% 丁卡因和 1% 麻黄素棉片麻醉并收缩鼻腔黏膜 3 ~ 5 分钟后，再行鼻内镜检查。

2. 持 0°或 30°镜头沿鼻底进入，越过鼻中隔后缘，转动镜面观察鼻咽各壁情况，然后逐渐退出，观察鼻腔其他部位。

3. 检查鼻腔时，重点观察黏膜形态、分泌物性质、有无糜烂、血管扩张；观察鼻中隔、各鼻甲、各鼻道、鼻窦开口有无异常及有无解剖结构畸形和新生物生长等，检查时可行拍片或录像、直视下取活检或手术。

第三单元　咽喉部常用检查法

重点提示　间接鼻咽镜、间接喉镜检查（★★★）；口咽检查（★★）。

一、一般检查法

1. 间接鼻咽镜检查

（1）受检者端坐，自然张口但不伸舌，用鼻安静呼吸。将鼻咽镜加热，以温而不烫为宜，然后将额镜的反射光线投射于咽后壁。

（2）检查者左手持压舌板将舌前2/3压下，右手以执钢笔姿势将鼻咽镜从左侧口角（镜面向上）送到软腭与咽后壁之间，避免触及咽壁及舌根，以免引起恶心而妨碍检查。

（3）将镜面倾斜成45°，此时镜中可查见鼻后孔的一部分，先找到鼻中隔后缘，即以之为中心分别检查其余各处。

（4）镜中所见与实体位置左右相反。镜面向上向前，可见软腭背面、鼻中隔后缘、后鼻孔、各鼻道及鼻甲后段。镜面移向左右，可见咽鼓管咽口及其周围结构。镜面移向水平，可见鼻咽顶部及腺样体。

2. 口咽检查

（1）嘱患者张口，先将光线照于患者口咽部悬雍垂处，以压舌板将舌前2/3轻轻压下，即可见口咽部。

（2）嘱患者发“啊”音时软腭上抬，观察悬雍垂、软腭、腭舌弓、腭咽弓、咽后壁及咽侧壁。

（3）咽反射较强者，可先用1%丁卡因行咽部黏膜表面麻醉，观察黏膜有无充血、溃疡及新生物生长，咽后壁和咽侧壁有无膨隆。

3. 间接喉镜检查

（1）患者取坐位，身体略向前倾，对准光线，将间接喉镜的镜面用酒精灯加温，检查者用手背试其温度是否过热。

（2）嘱患者张口、伸舌，以无菌纱布裹住舌尖部，用左手拇指和中指将舌轻轻拉出，示指抵住上唇以固定。

（3）检查者右手持喉镜经患者左口角使镜面与舌背平行放入，镜背将软腭和悬雍垂推至后上方。检查舌根、会厌舌面、会厌谷、喉咽侧壁与后壁。

（4）令患者发“咿”声，会厌抬起时镜下可见会厌喉面、杓会厌皱襞、杓区、室带、声带及声门裂等，发音时声门处于闭合状态。嘱患者安静呼吸，声带外展时，观察声带运动是否正常，并经声门可见声门下区及部分气管环。注意各处黏膜有无充血、肿胀及溃疡，是否有异物或存在发育畸形、新生物，观察咽喉部有无分泌物等。

（5）喉部各处，后、前、左、右、上、下应依次检查，列为常规。

二、特殊检查法

纤维喉镜检查法、动态喉镜检查法（目前评估喉部疾病最全面、精确）。

第五章 耳鼻咽喉科常用治疗操作

第一单元 耳部常用治疗操作

重点提示 鼓膜按摩法、鸣天鼓法（★★★）；外耳道冲洗法、鼓膜穿刺抽液法（★★）。

一、外耳道冲洗法

操作目的	清理外耳道耵聍和异物
适应证	耵耳（细小耵聍），耳异物
禁忌证	脓耳（化脓性中耳炎伴鼓膜穿孔），外耳道湿疹（旋耳疮）及耳疮（外耳道炎）
操作步骤	①患者取坐位，头略偏向对侧。使患耳稍向上，同侧颈及肩部围以治疗巾或橡皮布。②患者手托弯盘紧贴耳垂下颈部皮肤，以便冲洗时水可回流入弯盘。③操作者左手将耳郭牵向后上（婴幼儿则向后下方牵拉），使外耳道成一条直线。④右手持耳冲洗器，取适量温水（水温最好与体温相近）对着外耳道后上壁注入，用力不可过猛，也不可将冲洗器头紧塞外耳道内，以致水不能流出而撑破鼓膜，更不该正对鼓膜冲击。⑤冲洗后用干棉签拭干外耳道，检查外耳道及鼓膜有无损伤或病变，若有则予以及时处理
注意事项	①如耵聍一次洗不净，须继续滴药，软化后再冲洗。②有鼓膜穿孔或耳道流脓史者禁用。鼓膜和外耳道炎症期不宜冲洗，以免感染扩散

二、鼓膜穿刺抽液法

操作目的	清理鼓室积液，提高听力
适应证	耳胀耳闭（分泌性中耳炎），耳带疮（大疱性鼓膜炎）
禁忌证	脓耳急性期（急性化脓性中耳炎），颈静脉球体瘤（鼓室型），严重心脏病或血液疾病
操作步骤	①戴额镜，对光（也可用硬性耳内镜下侧卧位进行），患者取侧坐位，头偏向健侧，用卷棉子裹少许棉花蘸表面麻醉剂涂于鼓膜前下方（或后下、正下方）麻醉约 10 分钟。②用 75% 酒精消毒外耳道及鼓膜表面。③以针尖斜面较短的 7 号针头，在无菌操作下从鼓膜前下方（或后下）刺入鼓室（切勿过深，刺入后固定针头抽吸），抽吸积液，必要时可重复穿刺，也可向鼓室内注入药液。④穿刺抽液完毕后，用消毒干棉球置于外耳道口
注意事项	①严格掌握进针位置，勿刺及鼓膜后上象限，以免损伤中耳结构，导致耳聋及眩晕，或损及迷路结构，出现迷路刺激症状。②鼓膜大疱行穿刺时，只需将大疱刺破，抽出液体即可。③鼓膜穿刺后 1 周内，严禁污水入耳，以防感染。避免用力擤鼻涕

三、鼓膜按摩法

1. 鼓膜按摩

操作目的	调整中耳压力，提升中耳功能
适应证	耳胀耳闭（分泌性中耳炎、咽鼓管功能不良）
禁忌证	脓耳（化脓性中耳炎），鼓膜穿孔

续表

操作步骤	①手掌按摩法：以两手掌心贴于外耳道，交替性按压，使空气进入外耳道，然后又放出，从而使鼓膜产生向内、向外的运动，每次操作 10 次为宜，3～4 次/天。②手指按摩法：将示指塞入同侧耳孔内，轻轻摇动几下，然后突然抽搐手指，连续反复进行 20 次，可起到按摩作用
注意事项	①动作轻柔、舒适为宜。②若出现迷路刺激症状，立即停止

2. 咽鼓管吹张术

（1）操作目的：调节中耳压力，改善中耳功能。

（2）适应证：耳胀耳闭（分泌性中耳炎、咽鼓管功能不良）。

（3）禁忌证：感冒（急性鼻炎），鼻渊（急、慢性鼻窦炎），鼻瘤（鼻腔血管瘤），鼻菌（鼻腔鼻窦恶性肿瘤），鼻衄（鼻出血），颃颡岩（鼻咽癌）。

（4）操作步骤

捏鼻闭口鼓气法	受试者以拇指和示指将自己的两鼻翼向内压紧，紧闭双唇，用力屏气。咽鼓管通畅者，此时呼出的气体经鼻咽部循咽鼓管冲入鼓室，检查者用听诊管可从受试者的耳道口听到鼓膜振动声；也可从电耳镜中观察到鼓膜向外的鼓动。受试者自己可感到鼓膜向外膨出。若咽鼓管不通畅，则无上述现象。每天操作数次，有助于内陷鼓膜恢复正常
饮水通气法	主要适用于小儿。嘱受试者含水一口，检查者将波氏球（或洗耳球）前端的橄榄头塞于受试者一侧的前鼻孔，并以手指压紧另一侧前鼻孔。告知受试者将口中所含之水吞下，于受试者吞水之际，迅速捏紧橡皮球，向鼻腔内吹气。咽鼓管功能正常者，此时软腭上举、鼻咽腔关闭，同时咽鼓管开放的瞬间，从波氏球内压入鼻腔中的空气可从咽鼓管逸入鼓室，检查者从听诊管内可听到鼓膜振动

（5）注意事项：①动作轻柔、舒适为宜。②若出现迷路刺激症状，立即停止。③吞咽、鼓气和捏鼻的密切配合。

四、鸣天鼓法

操作目的	调补肾元，强本固肾
适应证	耳胀耳闭（分泌性中耳炎、咽鼓管功能不良），耳鸣耳聋（急慢性耳鸣、老年性聋）
禁忌证	严重颈椎病，肢体活动受限者
操作步骤	①两手掌心紧按两耳外耳道，两手示指、中指和无名指分别轻轻敲击脑后枕骨，共 60 下。②用掌心掩按外耳道，手指紧按脑后枕骨不动再骤然抬离，此时耳中有放炮样声响，如此连续开闭放响 9 下。③以上作为 1 回，每次可做 3 回，每天可做 3 次。④鸣天鼓动作练习时可叩击玉枕、风池、脑户等穴位
注意事项	①尽量在开窗通气状态下进行操作，呼吸自然，思想集中。姿势可坐或站位，但身体保持顶平项直，督脉畅通。②掩耳动作规范，双掌掩住耳郭，在屏蔽环境声音的前提下，适度用力。③取穴准确：玉枕位于后发际正中直上 2.5 寸，旁开 1.3 寸平枕外隆凸上缘的凹陷处；风池位于颈后枕骨下，与乳突下缘相平，大筋外侧凹陷处；脑户位于枕骨粗隆上方。④练习时间最好在酉时（每天 17 点至 19 点）肾气充盛之时，也可根据情况选择其他时间

第二单元　鼻部常用治疗操作

重点提示　洗鼻法（★★★）；鼻腔填塞止血法（★★）。

一、洗鼻法

操作目的	减轻炎症，改善通气
适应证	鼻鼽（变应性鼻炎），鼻渊（急、慢性鼻窦炎），鼻窒（急、慢性鼻炎），鼻槁（萎缩性鼻炎），鼻菌（鼻腔鼻窦恶性肿瘤）术后，颃颡岩（鼻咽癌）放疗后
禁忌证	脓耳（急、慢性化脓性中耳炎），耳胀耳闭（分泌性中耳炎、咽鼓管功能不良）
操作步骤	①将一杯等渗盐水（温度勿高，舒适为宜）注入鼻腔冲洗器内。也可选专门的洗鼻盐或鼻腔冲洗剂。②握住鼻腔冲洗器，手指封住冲洗管橄榄头不松开。③头部向前倾，张口，用嘴呼吸，将鼻腔冲洗器出水孔对准一边鼻孔。松开冲洗管口，水流自动流入鼻孔清洗鼻腔，由另一边鼻孔流出，将鼻腔分泌物一并排出。若需暂停，示指封住气孔即可，水流速度因人而异，可自行调节
注意事项	①一般1~2次/天。②鼻腔水肿明显，可用2%~3%高渗盐水。③鼻腔干燥、出血，可用复方薄荷脑滴鼻液或鱼肝油滴鼻。④使用过程中勿吞咽，闭口呼吸

二、鼻窦负压置换法

操作目的	吸除鼻腔内分泌物，促进鼻窦引流，利用负压原理鼻窦局部用药
适应证	鼻渊（慢性鼻窦炎）
禁忌证	鼻衄（鼻出血），伤风鼻塞（急性鼻炎），鼻异物，鼻损伤
注意事项	①治疗前，先以1%盐酸麻黄素滴鼻液收缩中鼻道及嗅裂等处黏膜，以利窦口开放；鼻内多痂者宜先行鼻腔冲洗；合并有萎缩性鼻炎者治疗时忌用麻黄素，可改用生理盐水。②负压不宜过高，持续吸引和每次治疗的时间不宜过久。③鼻窦炎急性发作时，有导致感染扩散的风险，应视此法为禁忌

三、鼻腔填塞止血法（前鼻孔填塞法）

操作目的	填塞鼻腔以压迫止血
适应证	鼻衄（适用鼻腔前段出血，如利氏区、鼻中隔中段、筛前动脉出血等）
禁忌证	休克患者，无法配合者
操作步骤	①患者取坐位或半卧位，先用0.1%肾上腺素1mL+奥布卡因凝胶5mL棉片收缩鼻甲和鼻腔黏膜。②将无菌凡士林纱条的一端双叠10~12cm，将折叠端放进鼻腔后上方嵌紧，再将折叠部分上下分开，使短的一段平贴鼻腔上部，长的一段平贴鼻腔底，形成一向外开口的“口袋”。③将纱条长段填入“口袋”深处，自上而下，从后向前进行连续填塞，使纱条紧紧填满整个鼻腔。④剪去前鼻孔外面多余的纱条，用棉球紧塞前鼻孔。⑤填塞完毕，检查是否仍有鲜血经后鼻孔流入咽部
注意事项	①纱条开端必须固定好。②纱条须在明视下送入，逐层填紧，不要前紧后松；尽量避免因动作盲目、粗暴损伤鼻黏膜。鼻中隔偏曲或有出血倾向者及儿童更应注意。③出血完全停止后，可时时从前鼻孔往纱条上滴石蜡油，以方便抽纱条。④根据出血情况（一般在血止后24~48小时），逐段抽去填塞纱条

四、上颌窦穿刺冲洗法

操作目的	上颌窦疾病诊断及治疗
适应证	鼻渊（亚急性和慢性上颌窦炎）的治疗；上颌窦造影，穿刺后注入40%碘油，X线拍片供诊断用；穿刺活检；鼻菌（上颌窦疑有恶性肿瘤）者穿刺做细胞学检查

续表

禁忌证	3岁以下儿童上颌窦发育过小，穿刺有危险；个别成人患者上颌窦腔小，骨壁厚，不适合行上颌窦穿刺术；妇女月经期或有出血倾向者；急性期的鼻窦炎，穿刺有可能引起感染扩散
注意事项	①穿刺时抽出血液，应终止操作。②操作中观察有无面颊部皮下气肿或感染、眶内气肿或感染、翼腭窝感染、气栓等并发症发生，是否出现晕针及局麻药过敏，如有应立即使患者平卧并适当处理。③冲洗时若水不能自中鼻道流出，可能为上颌窦自然开口阻塞，或穿刺针刺于肥厚黏膜内或针斜面贴于黏膜，可将穿刺针向外稍拔出并转动针斜面。④拔针后若出血不止，可用浸有1:1000肾上腺素液棉片紧填下鼻道妥善止血

第三单元　咽喉部常用治疗操作

重点提示　雾化吸入法、穴位贴敷法（★★★）。

一、雾化吸入法

1. 氧气雾化吸入法

操作目的	消除炎症和水肿，解痉，稀化痰液，帮助祛痰
适应证	喉痹（急、慢性咽喉炎），喉喑（急、慢性喉炎），喉痈（急性会厌炎）
禁忌证	急性肺水肿、自发性气胸、肺大疱患者
操作步骤	①按医嘱抽药液，用蒸馏水稀释或溶解药物在5mL以内，注入雾化器的储药罐内。调节氧流量达6～8L/min。将雾化器储药罐与吸入管口旋紧连接，下端再与氧气装置的延长导管相连，连接应紧密，防止漏气。②患者取坐位。将洁净的口含嘴取出，与雾化器的吸入管口一端相连。③调节氧气装置，储药罐有雾化液气出现，下端无药液漏出，即雾化器安装完毕。④嘱患者张口用嘴吸气，用鼻出气，持续雾化约15分钟。做完雾化用清水漱口
注意事项	雾化器应垂直拿。婴幼儿可抱起，用面罩罩住口鼻；成年患者应坐起用嘴吸气，吸入同时做深吸气，使气雾充分发挥作用。禁止在有氧设备附近吸烟或出现明火。雾化前半小时尽量不进食，避免雾化吸入过程中气雾刺激引起呕吐。雾化完后及时洗脸及漱口，以免残留雾滴引起皮肤过敏或口腔黏膜感染

2. 超声雾化吸入法

操作目的	消除炎症和水肿，解痉，稀化痰液，帮助祛痰
适应证	喉痹（急、慢性咽喉炎），喉喑（急、慢性喉炎），喉痈（急性会厌炎）
禁忌证	急性肺水肿、自发性气胸、肺大疱患者
操作步骤	①水槽内加冷蒸馏水250mL，液面高度约3cm，浸没雾化罐底的透声膜。②雾化罐内放入药液，稀释至30～50mL，将罐盖旋紧，把雾化罐放入水槽内，将水槽盖盖紧。③接通电源，先开电源开关，红色指示灯亮，预热3分钟，再开雾化开关，白色指示灯亮，此时药液成雾状喷出。④根据需要调节雾量（开关自左向右旋，分3挡，大挡雾量每分钟3mL，中挡每分钟2mL，小挡每分钟1mL），一般用中挡。⑤患者吸气时，将面罩覆于口鼻部，呼气时开启；或将“口含嘴”放入患者口中，嘱其紧闭口唇深吸气。一般每次使用时间为15～20分钟
注意事项	使用前，先检查机器各部有无松动、脱落等异常情况。机器和雾化罐编号要一致。水槽和雾化罐切忌加温水或热水。特殊情况需连续使用，中间须间歇30分钟。每次使用完毕，将雾化罐和“口含嘴”浸泡于消毒溶液内60分钟

二、穴位贴敷法

操作目的	温经活血，行气止痛，疏经活络，调和阴阳
适应证	喉痹（急、慢性咽喉炎），乳蛾（急、慢性扁桃体炎），喉咳（喉源性咳嗽）
禁忌证	①贴敷部位有创伤、溃疡者。②对药物或敷料成分过敏者。③孕妇
操作步骤	①详细询问患者病情，对患者病情进行治疗前评估，把握好适应证。②四诊合参并进行经络诊查，制订穴位处方及中药配方。③用75%酒精棉球在施术部位消毒。④制作贴敷药膏，将药膏贴敷于患者相应穴位。⑤治疗后对患者进行评估，并交代患者治疗后注意事项。⑥成人每次贴药时间为1～2天，儿童为12～24小时
注意事项	①选准穴位，定位准确，注意体位。②注意局部清洁，预防不良反应。③贴敷时间不宜过长，防止出现皮肤过敏、破溃，甚至感染。④贴敷期间宜饮食清淡，少食辛辣、刺激、生冷食物

三、扁桃体周围脓肿切开排脓法

操作目的	将扁桃体周围间隙内脓液排出，从而控制感染、缓解症状
适应证	喉关痈（扁桃体周围脓肿）
相对禁忌证	凝血功能异常患者
操作步骤	①穿刺抽脓：可明确脓肿是否形成及脓肿部位。用1%丁卡因行表面麻醉，用5mL针头于脓肿最隆起处刺入。②切开排脓：前上型者，在脓肿最隆起部位切开排脓。常规定位是于悬雍垂根部做一假象平行线，再自腭舌弓游离缘下端做一假象垂直线，两线相交叉点即为适宜切口处。切开黏膜和浅层组织后，用血管钳从切口中伸入，沿扁桃体被膜外方进入脓腔，稍加扩张，充分排脓。后上型者，则在腭咽弓处排脓。③用甲硝唑注射液冲洗术腔
注意事项	穿刺时动作轻柔，可感觉到有落空感即进入脓腔，不要刺入过深，以免刺伤大血管引起出血。如未抽出脓，可将针退出一部分，改变方向再刺入试抽。术后第2天复查伤口。必要时可每天用血管钳扩张脓腔，直至术腔清洁

四、扁桃体烙法

操作目的	消除扁桃体慢性炎症，改善临床症状，保留扁桃体免疫功能
适应证	乳蛾（慢性扁桃体炎、扁桃体肥大）
禁忌证	①慢性扁桃体炎急性发作者。②体温≥38℃。③慢性扁桃体炎引起全身疾病如急性肾炎、风湿热、心肌炎等。④妊娠期或哺乳期妇女。⑤伴有严重心脑血管、肝肾和造血系统疾病及精神病患者
操作步骤	①患者端坐张口，儿童应有人固定头部。②医生持金属压舌板压下舌前1/3并令发“啊”音，使扁桃体充分暴露，不需任何麻醉。③另一手持自制小烙铁置酒精灯上烧红，蘸香油并在压舌板上轻点一下（去除多余香油），迅速而准确地烙在扁桃体上，当听到烙铁烙到扁桃体发出“吡啦”声音后立即取下，不宜停留。④每侧扁桃体可烙5～10下，每周烙1～2次，再次施烙时间以前次形成的烙痂脱落为度，并以前次施烙部位为中心向周围扩展，直至扁桃体逐渐缩小，表面平滑即可停烙。一般扁桃体肿大Ⅲ度者须烙8～10次，Ⅱ度者须烙5～8次，儿童酌量减少次数
注意事项	①烙铁烧红蘸上麻油后，立刻准确送往发病部位，动作不可过慢，以免时间延迟，热度降低，起不到烧烙作用。②施烙一次后，烙铁热度已降低，所蘸香油已烧尽，不宜再用，必须重新加热烙铁，蘸香油，重复施术。③操作完毕后患者休息15分钟，无不良反应方可离去；术后注意口腔清洁、半流质饮食

第九部分

卫生法规与医学伦理

卫生法规

第一单元　卫生法基本理论

重点提示　卫生法的概念、卫生法律责任（★）。

一、概述

1. 概念　卫生法是由国家制定或认可的，由国家强制力保证实施的旨在保护和增进人体健康活动中形成的各种社会关系的法律规范的总和。

2. 渊源　是卫生法的表现形态，包括宪法、卫生法律、卫生行政法规、地方性卫生法规、卫生自治条例和单行条例、部门卫生规章、地方性卫生规章、卫生标准、国际卫生条约等。

二、卫生立法和实施

1. 卫生立法　目前，卫生法律都是由全国人大常务委员会制定的。

2. 卫生法实施　包括卫生法的遵守、适用、卫生行政执法。卫生行政执法的手段主要有卫生行政许可、卫生行政强制、卫生行政处罚和卫生监督检查。

三、卫生法律责任

1. 行政责任

（1）卫生行政处罚：种类有警告、罚款、没收非法所得、责令停产停业、暂扣或吊销许可证等。

（2）卫生行政处分：种类有警告、记过、记大过、降级、撤职、开除。

2. 民事责任　涉及卫生领域的责任主要有赔偿损失（如医疗损害赔偿责任），消除影响、恢复名誉，赔礼道歉等。

3. 刑事责任　刑事责任的体现是刑罚。刑罚分类：①主刑，包括管制、拘役、有期徒刑、无期徒刑、死刑。②附加刑，包括罚金、剥夺政治权利、没收财产。对于犯罪的外国人还可以独立或附加适用驱逐出境。与卫生健康相关的罪名，如妨害传染病防治罪、医疗事故罪。

第二单元　传染病防治法律制度

重点提示　法定传染病分类、疫情报告的时限（★★★）。

一、概述

国家对传染病防治实行预防为主的方针，防治结合、分类管理、依靠科学、依靠群众的原则。

二、法定传染病分类

1. 甲类传染病　鼠疫、霍乱。

2. 乙类传染病　新型冠状病毒感染、严重急性呼吸综合征（传染性非典型肺炎）、艾滋病、病毒性肝炎、脊髓灰质炎、人感染高致病性禽流感、麻疹、流行性出血热、狂犬病、流行性乙型脑炎、人感染 H7N9 禽流感、登革热、炭疽、细菌性和阿米巴性痢疾、肺结核、伤寒和副伤寒、流行性脑脊髓膜炎、百日咳、白喉、新生儿破伤风、猩红热、布鲁氏菌病、淋病、梅毒、钩端螺旋体病、血吸虫病、疟疾、猴痘。

3. 丙类传染病　流行性感冒（流感）、流行性腮腺炎、风疹、急性出血性结膜炎、麻风病、流行性和地方性斑疹伤寒、黑热病、包虫病、丝虫病，除霍乱、细菌性和阿米巴性痢疾、伤寒和副伤寒以外的感染性腹泻病、手足口病。

三、疫情报告的时限

1. 甲类传染病患者或疑似患者　要求 2 小时内通过传染病疫情监测信息系统上报。

2. 乙类、丙类传染病患者或疑似患者　要求 24 小时内上报。乙类传染病中的严重急性呼吸综合征、肺炭疽必须采取甲类传染病的报告、控制措施。

四、艾滋病防治的法律规定

1. 我国艾滋病防治工作坚持预防为主、防治结合的方针。

2. 国家建立、健全艾滋病监测网络，实行艾滋病自愿咨询和自愿检测制度。

3. 法律责任　医疗卫生机构有下列情形之一的，由县级以上人民政府卫生主管部门责令限期改正，通报批评，给予警告；造成艾滋病传播、流行或者其他严重后果的，对负有责任的主管人员和其他直接责任人员依法给予降级、撤职、开除的处分，并可以依法吊销有关机构或者责任人员的执业许可证件；构成犯罪的，依法追究刑事责任：①未履行艾滋病监测职责的。②未按照规定免费提供咨询和初筛检测的。③对临时应急采集的血液未进行艾滋病检测，对临床用血艾滋病检测结果未进行核查，或者将艾滋病检测阳性的血液用于临床的。④未遵守标准防护原则，或者未执行操作规程和消毒管理制度，发生艾滋病医院感染或者医源性感染的。⑤未采取有效的卫生防护措施和医疗保健措施的。⑥推诿、拒绝治疗艾滋病病毒感染者或者艾滋病患者的其他疾病，或者对艾滋病病毒感染者、艾滋病患者未提供咨询、诊断和治疗服务的。⑦未对艾滋病病毒感染者或者艾滋病患者进行医学随访的。⑧未按照规定对感染艾滋病病毒的孕产妇及其婴儿提供预防艾滋病母婴传播技术指导的。

五、传染性非典型肺炎防治工作

坚持预防为主，防治结合，分级负责，依靠科学，依法管理的原则。

六、医院感染管理的法律规定

1. 医院感染是指住院患者在医院内获得的感染，包括在住院期间发生的感染和在医院内获得出院后发生的感染，但不包括入院前已开始或入院时已存在的感染，医院工作人员在医院内获得的感染也属医院感染。

2. 医疗机构应严格执行医疗器械、器具的消毒工作技术规范，并达到以下要求：①进入人体组织、无菌器官的医疗器械、器具和物品必须达到灭菌水平。②接触皮肤、黏膜的医疗器械、器具和物品必须达到消毒水平。③各种用于注射、穿刺、采血等有创操作的医疗器具必须一用一灭菌。④医疗机构应当及时发现医院感染病例和医院感染的暴发，分析感染源、感染途径，采取有效的处理和控制措施，积极救治患者。

3. 医院发生10例以上的医院感染暴发，或发生特殊病原体或者新发病原体的医院感染，或可能造成重大公共影响或者严重后果的医院感染，应当按照要求在2小时内向所在地县级卫生行政部门报告，并同时向所在地疾病预防控制机构报告。所在地的县级卫生行政部门确认后，应当在2小时内逐级上报至省级卫生行政部门。省级卫生行政部门进行调查，确认发生以上情形的，应当在2小时内上报至国家卫生健康委员会。

第三单元　突发公共卫生事件应急法律制度

重点提示　突发公共卫生事件的应急报告和法律责任（★）。

一、概述

突发公共卫生事件的范围包括重大传染疫情、群体性不明原因疾病、重大食物和职业中毒以及其他严重影响公众健康的事件。

二、应急报告

突发公共卫生事件监测机构、医疗卫生机构和有关单位发现下列需要报告情形之一的，应当在2小时内向所在地县级人民政府卫生行政主管部门报告：①发生或者可能发生传染病暴发、流行。②发生或者发现不明原因的群体性疾病。③发生传染病菌种、毒种丢失。④发生或者可能发生重大食物和职业中毒事件。

三、应急处理

有关部门、医疗卫生机构应当对传染病做到早发现、早报告、早隔离、早治疗“四早”措施，切断传播途径，防止扩散。

四、法律责任

医疗卫生机构有下列行为之一的，由卫生行政主管部门责令改正、通报批评、给予警告；情节严重的，吊销“医疗机构执业许可证”；对主要负责人、负有责任的主管人员和其他直接责任人员依法给予降级或者撤职的纪律处分；造成传染病传播、流行或者对社会公众健康造成其他严重危害后果，构成犯罪的，依法追究刑事责任：①未依照规定履行报告职责，隐瞒、缓报或者谎报的。②未依照规定及时采取控制措施的。③未依照规定履行突发事件监测职责的。④拒绝接诊患者的。⑤拒不服从突发事件应急处理指挥部调度的。

第四单元　医疗机构管理法律制度

重点提示　处方管理（★★★）。

一、设置审批

未取得《医疗机构执业许可证》的，任何单位或个人都不得从事诊疗活动。要取得《医疗机构执业许可证》必须通过设置和登记两个环节的审批批准。

二、申请登记

申请医疗机构执业登记，应当具备下列条件：①按照规定应当办理设置医疗机构批准书的，已取得设置医疗机构批准书。②符合医疗机构的基本标准。③有适合的名称、组织机构和场所。④有与其开展的业务相适应的经费、设施、设备和专业卫生技术人员。⑤有相应的规章制度。⑥能够独立承担民事责任。

三、处方管理

1. 医师开具处方和药师调剂处方应当遵循安全、有效、经济的原则。处方药应当凭医师处方销售、调剂和使用。

2. 处方书写的常用规则

（1）患者一般情况、临床诊断填写清晰、完整，并与病历记载相一致。

（2）每张处方限于1名患者的用药。

（3）字迹清楚，不得涂改；如需修改，应当在修改处签名并注明修改日期。

（4）药品名称应当使用规范的中文名称书写，没有中文名称的可以使用规范的英文名称书写；医疗机构或者医师、药师不得自行编制药品缩写名称或者使用代号；书写药品名称、剂量、规格、用法、用量要准确规范，药品用法可用规范的中文、英文、拉丁文或者缩写体书写，但不得使用“遵医嘱”“自用”等含混不清字句。

（5）患者年龄应当填写实足年龄，新生儿、婴幼儿写日、月龄，必要时要注明体重。

（6）西药和中成药可以分别开具处方，也可以开具一张处方，中药饮片应当单独开具处方。

（7）开具西药、中成药处方，每一种药品应当另起一行，每张处方不得超过5种药品。

（8）中药饮片处方的书写，一般应当按照“君、臣、佐、使”的顺序排列；调剂、煎煮的特殊要求注明在药品右上方，并加括号，如布包、先煎、后下等；对饮片的产地、炮制有特殊要求的，应当在药品名称之前写明。

3. 处方开具及其管理

（1）处方开具当天有效。特殊情况下需延长有效期的，由开具处方的医师注明有效期限，但有效期最长不得超过3天。

（2）处方一般不得超过7天用量；急诊处方一般不得超过3天用量；对于某些慢性病、老年病或特殊情况，处方用量可适当延长，但医师应当注明理由。医疗用毒性药品、放射性药品的处方用量应当严格按照国家有关规定执行。

（3）为门（急）诊患者开具的药品

麻醉药品注射剂，每张处方为一次常用量；控缓释制剂，每张处方不得超过7天常用量；其他剂型，每张处方不得超过3天常用量。

第一类精神药品注射剂，每张处方为一次常用量；控缓释制剂，每张处方不得超过7天常用量；其他剂型，每张处方不得超过3天常用量。哌醋甲酯用于治疗儿童多动症时，每张处方不得超过15天常用量。

第二类精神药品一般每张处方不得超过7天常用量；对于慢性病或某些特殊情况的患者，处方用量可以适当延长，医师应当注明理由。

（4）医疗机构应当对出现超常处方3次以上且无正当理由的医师提出警告，限制其处方权；限制处方权后仍连续2次以上出现超常处方且无正当理由的，取消其处方权。

（5）普通处方、急诊处方、儿科处方保存期限为1年，医疗用毒性药品、第二类精神药品处方保存期限为2年，麻醉药品和第一类精神药品处方保存期限为3年。

四、法律责任

1. 未取得医疗机构执业许可证擅自执业的，由县级以上人民政府卫生健康主管部门责令停止执业活动，没收违法所得和药品、医疗器械，并处违法所得5倍以上20倍以下的罚款，违法所得不足1万元的，按1万元计算。

2. 伪造、变造、买卖、出租、出借医疗机构执业许可证的，由县级以上人民政府卫生健康主管部门责令改正，没收违法所得，并处违法所得5倍以上15倍以下的罚款，违法所得不足1万元的，按1万元计算；情节严重的，吊销医疗机构执业许可证。

第五单元　执业医师法律制度

重点提示　执业医师、助理医师资格的考试条件，法律责任（★★★）。

一、医师资格考试

1. 执业医师资格考试条件　具有下列条件之一的，可以参加执业医师资格考试：①具有高等学校相关医学专业本科以上学历，在执业医师指导下，在医疗卫生机构中参加医学专业实践满1年。②具有高等学校相关医学专科学历，取得执业助理医师执业证书后，在医疗卫生机构中执业满2年。

2. 执业助理医师资格考试条件　具有高等学校相关医学专业专科以上学历，在执业医师指导下，在医疗卫生机构中参加医学专业工作实践满1年的，可以参加执业助理医师资格考试。

二、不予注册的情形

有下列情形之一的，不予注册：①无民事行为能力或者限制民事行为能力。②受刑事处罚，刑罚执行完毕不满2年或者被依法禁止从事医师职业的期限未满。③被吊销医师执业证书不满2年。④因医师定期考核不合格被注销注册不满1年。⑤法律、行政法规规定不得从事医疗卫生服务的其他情形。

三、医师执业权利

包括：①人格尊严和人身安全不受侵犯。②诊疗权。③执业保障权。④专业研习权。⑤获取报酬和福利的权利。⑥民主管理的权利。⑦法律法规规定的其他权利。

四、医师执业义务

包括：①依法执业的义务。②谨守医德的义务。③关心、爱护、尊重患者，保护患者的隐私和个人信息。④勤勉义务。⑤卫生宣传义务。⑥法律法规规定的其他义务，如告知义务等。

五、医师执业规定

1. 医师实施医疗、预防、保健措施，签署有关医学证明文件，必须亲自诊查、调查，并按照规定及时填写病历等医学文书，不得隐匿、伪造、篡改或者擅自销毁病历等医学文书及有关资料。医师不得出具虚假医学证明文件以及与自己执业范围无关或者与执业类别不相符的医学证明文件。

2. 医师在诊疗活动中应当向患者说明病情、医疗措施和其他需要告知的事项。需要实施手术、特殊检查、特殊治疗的，医师应当及时向患者具体说明医疗风险、替代医疗方案等情况，并取得其明确同意；不能或者不宜向患者说明的，应当向患者的近亲属说明，并取得其明确同意。

3. 对需要紧急救治的患者，医师应当采取紧急措施进行诊治，不得拒绝急救处置。因抢救生命垂危的患者等紧急情况，不能取得患者或者其近亲属意见的，经医疗机构负责人或者授权的负责人批准，可以立即实施相应的医疗措施。

六、考核不合格医师的处理

对考核不合格的医师，县级以上人民政府卫生健康主管部门应当责令其暂停执业活动3个月至6个月，并接受相关专业培训。暂停执业活动期满，再次进行考核，对考核合格的，允许其继续执业。

七、法律责任

1. 医师在医疗、预防、保健工作中造成事故的，通常由医疗机构等承担责任。如果有关人员未经批准擅自开办医疗机构行医或者非医师行医的，给患者造成损害的，应当依法承担赔偿责任。

2. 应承担行政责任的情形　①在医师资格考试中有违反考试纪律等行为或以不正当手段取得医师资格证书等。②违反执业相关法律法规和执业规则的。③医师未按照注册的执业地点、执业类别、执业范围执业的。④严重违反医师职业道德、医学伦理规范，造成恶劣社会影响的。⑤非医师行医的。

非医师行医的，由县级以上人民政府卫生健康主管部门责令停止非法执业活动，没收违法所得和药品、医疗器械，并处违法所得2倍以上10倍以下的罚款，违法所得不足1万元的，按1万元计算。

3. 和医师执业活动相关的刑事罪名主要有非国家工作人员受贿罪、侵犯公民个人信息罪、医疗事故罪、非法行医罪、非法植入基因编辑及克隆胚胎罪等。

第六单元　中医药法律制度

重点提示　违反《中医药法》的法律责任（★）。

一、概述

1. 国家大力发展中医药事业，实行中西医并重的方针，继承与创新相结合的原则，建立符合中医药特点的管理制度，充分发挥中医药在我国医药卫生事业中的作用。

2. 国家加强中药的保护与发展，充分体现中药的特色和优势，发挥其在预防、保健、医疗、康复中的作用。

二、法律责任

1. 中医医疗机构、中医医师及其他中医药专业人员，中药生产经营企业等在从事医药活动中违反《中医药法》规定给患者或者其他人员造成人身、财产损害的，应依法承担民事责任，包括赔偿损失、赔礼道歉等。

2. 需承担行政责任的情形　①中医诊所超出备案范围开展医疗活动的。②中医医师超出注册的执业范围从事医疗活动的。③应当备案而未备案，或者备案时提供虚假材料的。④在中药材种植过程中使用剧毒、高毒农药的。⑤违法发布中医医疗广告的。⑥中医药主管部门及其他有关部门未履行法定职责的。

3. 违反《中医药法》规定的犯罪主要有医疗事故罪、非法行医罪、生产销售假药罪等。

第七单元　医疗事故与损害法律制度

重点提示　医疗机构及其医务人员的法律责任（★★★）。

一、概述

1. 医疗纠纷　指医患双方因诊疗活动引发的争议。

2. 医疗事故　指医疗机构及其医务人员在医疗活动中，违反医疗卫生管理法律、行政法规、部门规章和诊疗护理规范、常规，过失造成患者人身损害的事故。

二、医疗纠纷的处理

1. 医疗纠纷的解决途径　①双方自愿协商，申请人民调解，申请行政调解，向人民法院提起诉讼，法律、法规规定的其他途径。②病历资料和现场实物封存。③尸检及尸体处理。④重大医疗纠纷的报告。⑤医患双方依法维护医疗秩序。

2. 尸检　患者死亡，医患双方对死因有异议的，应当在患者死亡后 48 小时内进行尸检；具备尸体冻存条件的，可以延长至 7 天。

三、法律责任

医疗机构及其医务人员有下列情形之一的，由县级以上人民政府卫生主管部门责令改正，给予警告，并处 1 万元以上 5 万元以下罚款；情节严重的，对直接负责的主管人员和其他直接责任人员给予或者责令给予降低岗位等级或者撤职的处分，对有关医务人员可以责令暂停 1 个月以上 6 个月以下执业活动；构成犯罪的，依法追究刑事责任：

（1）未按规定制定和实施医疗质量安全管理制度。

（2）未按规定告知患者病情、医疗措施、医疗风险、替代医疗方案等。

（3）开展具有较高医疗风险的诊疗活动，未提前预备应对方案防范突发风险。

（4）未按规定填写、保管病历资料，或者未按规定补记抢救病历。

（5）拒绝为患者提供查阅、复制病历资料服务。

（6）未建立投诉接待制度、设置统一投诉管理部门或者配备专（兼）职人员。

（7）未按规定封存、保管、启封病历资料和现场实物。

（8）未按规定向卫生主管部门报告重大医疗纠纷。

（9）其他未履行《医疗纠纷预防和处理条例》规定义务的情形。

第八单元　药品管理法律制度

重点提示　属于假药和劣药的情形（★★★）。

一、概述

1. 我国药品管理法律法规体系以《药品管理法》为基本法。

2. 我国药品管理以人民健康为中心，坚持风险管理、全程管控、社会共治原则，以全面提升药品质量，保障药品的安全、有效、可及为宗旨，建立科学、严格的监督管理制度。

3. 医疗机构应当坚持安全有效、经济合理的用药原则，遵循药品临床应用指导原则、临床诊疗指南和药品说明书等合理用药，对医师处方、用药医嘱的适宜性进行审核。

4. 处方药，是指必须凭执业医师或执业助理医师处方才可调配、购买和使用的药品。非处方药（OTC）是指不需要凭执业医师或执业助理医师处方即可自行判断、购买和使用的药品。其中，根据药品的安全性，非处方药又分为甲、乙两类，乙类更安全。国家药品监督管理部门负责非处方药目录的遴选、审批、公布和调整工作。

二、禁止生产、配制、销售、使用假药和劣药

1. 有下列情形之一的，为假药　①药品所含成分与国家药品标准规定的成分不符。②以非药品冒充药品或者以他种药品冒充此种药品。③变质的药品。④药品所标明的适应证或者功能主治超出规定范围。

2. 有下列情形之一的，为劣药　①药品成分的含量不符合国家药品标准。②被污染的药品。③未标明或者更改有效期的药品。④未注明或者更改产品批号的药品。⑤超过有效期的药品。⑥擅自添加防腐剂、辅料的药品。⑦其他不符合药品标准的药品。

第九单元　医疗质量管理办法

重点提示　医疗机构质量管理的责任人（★）。

一、概述

医疗机构主要负责人是本机构医疗质量管理的第一责任人；临床科室以及药学、护理、医技等部门（以下称业务科室）主要负责人是本科室医疗质量管理的第一责任人。

二、法律责任

医疗机构开展诊疗活动超出登记范围、使用非卫生技术人员从事诊疗工作、违规开展禁止或者限制临床应用的医疗技术、使用不合格或者未经批准的药品、医疗器械、耗材等开展诊疗活动的，由县级以上地方卫生计生行政部门依据国家有关法律法规进行处理。

医学伦理

第一单元　医学伦理学的理论基础和规范体系

重点提示　医学道德修养的途径和评价标准（★★），医疗机构从业人员行为规范的基本内容（★）。

一、医学道德教育

方法：①案例讨论，以理导人的方法。②积极疏导，以情动人的方法。③典型引导，以形感人的方法。④舆论扬抑，以境育人的方法。

二、医学道德修养

1. 目标　医务人员进行医学道德修养的目标是养成良好的医德品质，提升自己的医学

道德境界。

（1）医德品质：由医德认识、医德情感和医德意志构成。医务人员的医德品质主要有仁慈、诚挚、严谨、公正和节操等。

（2）医学道德境界：可分为最高境界（即大公无私的医德境界）、较高境界（即先公后私的医德境界）、较低境界（即先私后公的医德境界）和最低境界（即自私自利的医德境界）。

2. 途径　坚持实践是医学道德修养的根本途径。

3. 方法　包括自我反省、见贤思齐和坚持慎独。

三、医学道德评价

1. 意义　①是培养医务人员医学道德品质和调整其医学伦理行为的重要手段。②是医学道德他律转化为医学道德自律的形式。③可以创造良好的医学道德氛围，调节医学职业的道德生活。④可以促进精神文明和医学科学的健康发展。

2. 具体标准　①是否有利于患者疾病的缓解和康复（首要标准）。②是否有利于人类生存环境的保护和改善。③是否有利于优生和人群的健康、长寿。④是否有利于医学科学的发展和社会的进步。

3. 方式　社会舆论（具有广泛性）、传统习俗（具有持久性）、内心信念（具有深刻性）。

四、医疗机构从业人员行为规范

基本内容：①以人为本，践行宗旨。坚持救死扶伤、防病治病的宗旨，发扬大医精诚理念和人道主义精神，以患者为中心，全心全意为人民健康服务。②遵纪守法，依法执业。③尊重患者，关爱生命。④优质服务，医患和谐。⑤廉洁自律，恪守医德。⑥严谨求实，精益求精。⑦爱岗敬业，团结协作。⑧乐于奉献，热心公益。

第二单元　医患关系伦理

重点提示　医患关系模式、医务人员的权利（★★★）。

一、医患关系概述

1. 概念　①狭义的医患关系，是指医生和患者之间的个体关系。医生和患者之间发生的特定的医疗纠纷即属于此处狭义的医患关系。②广义的医患关系，是指除狭义医患关系的内容外，还包括以医生为中心的群体与以患者为中心的群体在诊疗或缓解患者疾病过程中所建立的医疗人际关系，是一种群体性关系。

2. 特点　医患信息的不对称性（医生在理论知识和实践能力上具有优越性）、医患权利义务的统一性、目的的高度一致性、医患纠纷的不可避免性。

3. 构成　①技术性关系，是医患关系的基础和核心。②非技术性关系，包括但不限于经济关系、法律关系、道德关系、价值关系。

4. 模式

主动－被动模式	主要适用于处于麻醉、急性创伤、昏迷状态的患者及难以进行表达的患者
指导－合作模式	主要适用于急性感染期的患者
共同参与模式	主要适用于慢性病、心理疾病患者及具有一定医学技术知识的患者

二、医患双方的权利和义务

1. 患者权利　包括生命健康权、医疗保障权、知情同意权、隐私保护权、医疗监督权、医疗求偿权。

2. 患者义务　包括保持和恢复健康、配合诊疗、遵守医疗机构规章制度、给付医疗费用、支持医学科研等义务。

3. 医务人员权利　①在注册的执业范围内，按照有关规范进行医学诊查、疾病调查、医学处置、出具相应的医学证明文件，选择合理的医疗、预防、保健方案。②获取劳动报酬，享受国家规定的福利待遇，按照规定参加社会保险并享受相应待遇。③获得符合国家规定标准的执业基本条件和职业防护装备。④从事医学教育、研究、学术交流。⑤参加专业培训，接受继续医学教育。⑥对所在医疗卫生机构和卫生健康主管部门的工作提出意见和建议，依法参与所在机构的民主管理。⑦法律、法规规定的其他权利。

此外，医务人员享有特殊干涉权。常见行使特殊干涉权的情形：①精神患者、自杀未遂等患者拒绝治疗时。②对传染病患者的强制隔离，对吸食或注射毒品成瘾人员的强制戒毒。③在进行人体试验性治疗时，虽然患者已知情同意，但有初步证据证明可能会出现高度危险的情形时，必须中止试验以保护患者的生命健康权。④危重患者要求了解自己疾病的真相，但告知其事实真相可能会对诊治活动造成重大障碍或其他不良影响时，医务人员进行“善意”的隐瞒。

4. 医务人员义务　包括严格遵守规章制度和技术操作规程、如实记载和妥善保管病历、如实告知和说明、保守秘密、抢救和转诊等义务。

三、医患关系的影响因素

1. 医务人员因素　技术能力、服务态度和伦理素养。
2. 患者因素　诊疗预期、道德修养和心理状态。
3. 医院管理因素　医院管理目标和管理体系。
4. 社会因素　政府投入和资源配置。

四、构建和谐医患关系的伦理要求

包括热爱本职、精益求精，尊重患者、一视同仁，认真负责、任劳任怨，语言贴切、保守秘密，公正廉洁、遵纪守法。